Ernährung heute

von Cornelia A. Schlieper

12., überarbeitete Auflage

Mit zahlreichen Versuchen, Aufgaben
und mehrfarbigen Abbildungen

Dr. Felix Büchner – Handwerk und Technik · Hamburg

Vorwort

Ernährung heute bietet ein erprobtes handlungsorientiertes didaktisch-methodisches Konzept und entspricht damit moderner Ernährungs- und Gesundheitserziehung. Dieser liegt heute ein ganzheitlicher Qualitätsansatz zugrunde, der durch die Faktoren bestimmt wird: Genuss, Gesundheit, Eignung, Ökologie, psychologischer Wert, soziokultureller Wert und politischer Wert.

Das Interesse an Gesundheit und Wohlergehen der Menschheit nimmt insbesondere bei Jugendlichen aufgrund der umfangreichen Aufklärung zu. Ausgehend von der heutigen Ernährungssituation, werden deren Gefahren für Mensch, Tier und Umwelt erkannt. Durch unser Ernährungsverhalten entstehen ernährungsbedingte Folgeerkrankungen und Schäden an der Umwelt.

Das immer exakter werdende Fachwissen unterstützt die Erarbeitung von Lösungsvorschlägen. Diese ganzheitliche, problemorientierte Ernährungslehre ermöglicht einen handlungsorientierten Unterricht mit dem Ziel einer Verhaltensänderung – einer veränderten **Ernährung heute**.

Das vorliegende Arbeitsbuch ist unter dieser Zielsetzung für Berufsfachschüler geschrieben worden.

Die Kapitel sind folgendermaßen strukturiert:

- Die zu erwerbenden **Kompetenzen** fassen die inhaltlichen Ziele der einzelnen Kapitel zusammen.
- **Motivationsphasen** problematisieren den folgenden Lernstoff. Heutige Ernährungsgewohnheiten, Lebensmittelkennzeichnungen, Werbeaussagen usw. werden infrage gestellt, Fallbeispiele, Versuche und Arbeitsaufträge geben Anregungen für eine handlungsorientierte Erarbeitung des Lernstoffes.

T

Fallbeispiele veranschaulichen und problematisieren die zu behandelnden Themen und ermöglichen so den Einstieg bzw. die Erarbeitung des Lernstoffes.

I

Informationstexte erweitern den Grundtext. Hierdurch wird eine Vertiefung des Lernstoffes ermöglicht.

!

Merktexte fassen wesentliche Aussagen zusammen.

?

Weiterführende Aufgaben tragen zur Vertiefung des Lernstoffes bei.

Die Benutzung der Nährstofffarben ermöglicht die jeweilige Zuordnung und somit die selbstständige Erarbeitung.

Cornelia A. Schlieper

ISBN 978-3-582-04474-7

Das vorliegende Buch wurde auf Grundlage der neuen Rechtschreibregelung, die am 1. August 2006 in Kraft getreten ist, erstellt.

Verlag Dr. Felix Büchner – Verlag Handwerk und Technik G.m.b.H.,
Lademannbogen 135, 22339 Hamburg; Postfach 63 05 00, 22331 Hamburg – 2007
E-Mail: info@handwerk-technik.de – Internet: www.handwerk-technik.de

Technische Umsetzung: CMS-Cross Media Solutions GmbH, Würzburg
Druck und Bindung: Stürtz GmbH, Würzburg

Inhaltsverzeichnis

1 Allgemeine Grundlagen

1.1 Ernährung heute

Diese Kompetenzen können Sie erwerben:

- *Ernährungsfehlverhalten erkennen und Alternativen entwickeln*
- *Gründe für die Lebensmittelauswahl beschreiben und eine begründete persönliche Rangliste für die eigene Lebensmittelauswahl aufstellen*

Ernährungsfehlverhalten

?

1. Lesen Sie zunächst den Merktext.
2. Lesen Sie dann die beiden Fallbeispiele.
3. Was machen die einzelnen Personen bei den Mahlzeiten falsch?
4. Wodurch wird dieses Fehlverhalten der Personen ausgelöst bzw. verstärkt?
5. Nennen Sie mögliche gesundheitliche Folgen dieses Fehlverhaltens.
6. Was muss sich bei den Mahlzeiten ändern, damit ein gesundes Ernährungsverhalten der einzelnen Personen erreicht wird?

!

- **Essgewohnheiten werden wie viele andere Verhaltensweisen anerzogen. Ernährungsfehlverhalten kann so auch Folge falscher Essgewohnheiten oder Traditionen sein, z. B.**
  - **essen müssen, was auf den Tisch kommt – auch wenn man es nicht mag oder wenn man satt ist.**
  - **nicht essen dürfen, weil es noch nicht Essenszeit ist – auch wenn man hungrig ist.**
  - **nicht essen, weil man meint, keine Zeit zu haben.**
- **Häufiges Ernährungsfehlverhalten:**
  - **zu hastig essen, zu unkontrolliert essen,**
  - **unregelmäßig essen,**
  - **statt fünf Mahlzeiten drei einnehmen, meist mit zu großen Portionen.**
- **Man verlernt, den normalen Signalen des Körpers zu folgen. Hunger und Sättigung richten sich nach Uhrzeiten und dem Essensangebot.**

T **Will denn keiner mehr den Rest?**

Frau P. hat sich besonders viel Mühe gemacht. Sie hat liebevoll den Tisch gedeckt und sich bemüht, die Lebensmittelauswahl vielseitig zu gestalten, damit für jeden das Richtige dabei ist. Endlich sitzt die gesamte Familie am Frühstückstisch: Herr und Frau P., der dreijährige Olaf und der fünfjährige Steffen. Alle freuen sich auf ein gemütliches Frühstück, doch als Frau P. das Müsli austeilt, kündigen sich Meinungsverschiedenheiten an. Herr P. zieht die Stirn kraus und erklärt: „Immer dieses Körnerfutter …, ich bin doch kein Huhn!" Steffen stimmt in den Chor ein.

Alle Argumente von Frau P., wie gesund Müsli sei, können die beiden nicht umstimmen. Herr P. beharrt auf seinem Standpunkt wie eh und je, und Steffen handelt genauso. Frau P. ist hilflos und findet sich mit der Situation ab.

Sie stellt das Rührei auf den Tisch, das von allen gern genommen wird. Als ein kleiner Rest bleibt, fragt sie: „Wer nimmt denn noch das bisschen? Da lohnt sich das Aufwärmen doch wirklich nicht!" Herr P. und Steffen teilen sich das Rührei, anschließend langen alle noch gut bei Brot und Aufschnitt zu. Auch von der selbst gemachten Konfitüre probiert jeder, und Frau P. freut sich, dass es allen so gut schmeckt. Am Ende bleibt eine Scheibe Geflügelwurst übrig. „Na, und wer nimmt wohl noch die eine Scheibe?", fragt Frau P., „Reste müssen aufgegessen werden, sonst gibt es schlechtes Wetter – das hat auch meine Mutter immer gesagt. Außerdem lohnt sich das Aufheben nicht, und wegwerfen kann ich sie doch auch nicht – bei so vielen hungernden Menschen auf der Welt …!" Sie legt Steffen die Scheibe mit den Worten auf den Teller: „Du darfst sie ohne Brot essen – damit du groß und stark wirst und morgen die Sonne wieder scheint." Obgleich Steffen erklärt, dass er satt ist, isst er die Wurst schließlich auf.

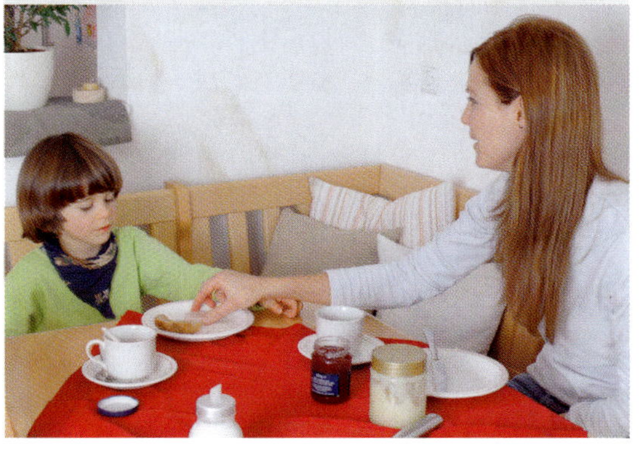

T Beeilt euch! – Sonst kommt ihr zu spät!

Frau und Herr K. sind beide berufstätig. Spätestens wenn ihre Kinder, die sechsjährige Mirja und der siebenjährige Kay, aufstehen, beginnen die Schwierigkeiten. Mirja blockiert regelmäßig das Bad, vor dem Kay dann ungeduldig und nörgelnd wartet.

Herr K. versucht sich aus den allmorgendlichen Streitereien seiner Kinder herauszuhalten – sie stören ihn zwar, aber er ist mit seinen Gedanken schon bei der Arbeit und ohnehin spät dran ... Immer häufiger antwortet er seiner Frau auf die Aufforderung, doch „richtig" zu frühstücken: „Lass doch – ich kriege sowieso nichts runter. Gib mir nur einen Kaffee!"

Und dann die Kinder! ... Mittlerweile ist wenigstens Kay im Bad – aber ehe der fertig ist ... Und Mirja trödelt wieder! ... „Kinder, seht zu! – Ihr kommt sonst zu spät zur Schule!" Mutter seufzt, fürs Frühstück bleibt wieder kaum Zeit. Mirja kommt endlich herunter und beginnt gleich zu maulen: „Ist Vati schon weg? Er hat nicht einmal ‚tschüs' gesagt!" Mutter: „Er hat es heute besonders eilig. Setz dich und frühstücke – ihr seid ohnehin schon knapp mit der Zeit." Mirja sieht auf das mit Konfitüre bestrichene Brot und verzieht die Mundwinkel: „Schon wieder Erdbeerkonfitüre ..., ich habe gar keinen Appetit!" Kay stürmt in die Küche. Er schaut seiner Mutter über die Schulter. „Mutti, ich mag heute kein Frühstück. Heiße Milch mag ich sowieso nicht, und außerdem schreiben wir in der ersten Stunde eine Mathearbeit, und viel zu spät ist es auch schon." Er greift seine Schultasche und fordert Mirja auf, sich zu beeilen. Die lässt sofort ihr halb gegessenes Brot liegen und will sich mit ihrem Bruder auf den Schulweg machen, als ihre Mutter sie kurz aufhält, um beiden wenigstens etwas Geld mitzugeben, von dem sie sich in der Pause etwas zu essen kaufen sollen.

Spätestens in der ersten großen Pause sieht man Mirja und Kay dann am Kiosk, wo sie sich jeder Kuchen und Limonade kaufen. (M. Heermeier)

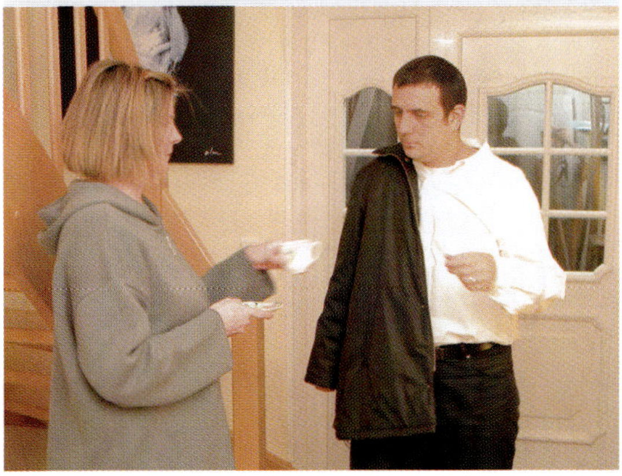

!

- **Ernährungsfehlverhalten kann Ursache für Krankheiten sein.**
- **Die Ernährungslehre soll notwendige Kenntnisse über eine gesunde und umweltfreundliche Ernährung vermitteln und helfen, falsche Ernährungsgewohnheiten rechtzeitig abzuändern.**
- **Gewohnheiten zu ändern ist nicht leicht. Trotzdem: Die eigenen Ernährungsgewohnheiten sollten durchdacht und evtl. abgeändert werden.**

?

1. In der Klasse soll ein Frühstück gemeinsam vorbereitet und eingenommen werden. Beantworten Sie auf Wandzeitungen folgende Fragen:
   - Wie verhält man sich bei der Mahlzeiteneinnahme?
   - Was wird gegessen?
2. Das Ess- und Trinkverhalten anderer Personen soll überprüft werden:
   a) Entwickeln Sie einen Fragenkatalog, z. B.:
      - Wie viel Mahlzeiten essen Sie?
      - Wie viel Zeit benötigen Sie für eine Mahlzeit?
      - Was haben Sie gestern zu den verschiedenen Mahlzeiten gegessen?
      - usw.

   b) Starten Sie eine Umfrage und werten Sie diese auf Wandzeitungen aus.

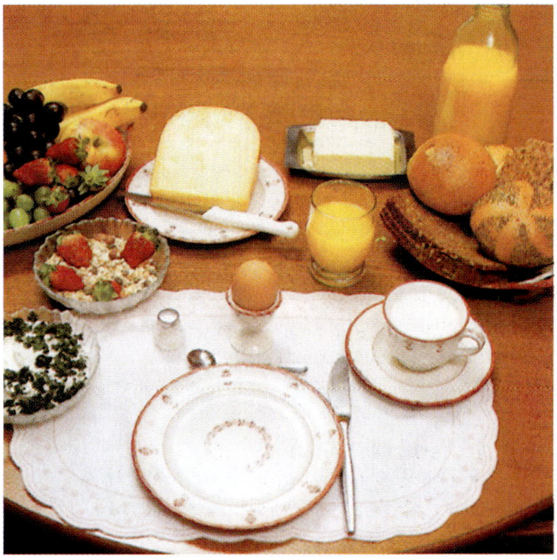

Wodurch wird der Wert von Lebensmitteln bestimmt?

?

1. Lesen Sie die Umfrage im Supermarkt.
2. Ermitteln Sie die jeweiligen Gründe, die die verschiedenen Personen für ihre Lebensmittelauswahl haben.
   a) Manfred und Sabine:
      - Es soll schmecken,
      - das Essen soll zur guten Stimmung beitragen.
   b) Peter?
   c) usw.
3. Für die Lebensmittelauswahl können folgende Gründe entscheidend sein:
   - **Genusswert,**
   - **Gesundheitswert,**
   - **Eignungswert,**
   - **ökologischer Wert (Umwelt),**
   - **psychologischer Wert,**
   - **soziokultureller Wert (Gesellschaft),**
   - **politischer Wert.**

   Ordnen Sie je einen Begriff dem Einkaufsverhalten der verschiedenen Personen zu:
   a) Manfred und Sabine?
   b) Peter?
   c) usw.
4. Nennen Sie Lebensmittel, die in dem Einkaufswagen von
   a) Manfred und Sabine
   b) usw. liegen.

Tipp: Zur Lösung dieser Aufgaben sollten Sie den Text auf S. 11 f. lesen.

T Umfrage im Supermarkt

Können Sie uns sagen, was für Ihre Lebensmittelauswahl entscheidend ist?

Sabine und Manfred: Wir haben Freunde zum Abendessen eingeladen. Wir wollen es bei dem herrlichen Wetter im Garten genießen. Das Essen für uns und unsere Freunde soll schmecken und gut aussehen. Diese Speisen und Getränke werden zur guten Stimmung beitragen. Ausgewählt haben wir: …

Peter: Ich möchte durch meinen Einkauf die Umwelt möglichst wenig belasten. Wenn verpackte Lebensmittel, dann nur umweltfreundliche, sehen Sie sich doch diesen Joghurt an. Lebensmittel müssen auch in der Gegend erzeugt sein. Wie viel Energie wird für den Transport von unreif geernteten Früchten aus anderen Erdteilen benötigt, ganz zu schweigen von der Umweltbelastung durch die Abgase. Lebensmittel müssen umweltfreundlich angebaut bzw. erzeugt werden. Massentierhaltung, Einsatz von Pflanzenschutzmitteln, nein danke! Ausgewählt habe ich: …

Jan: Meine Großeltern sind durch falsche Ernährung erkrankt. Ich möchte mich gesund ernähren. Ich achte nun darauf, dass die Lebensmittel nicht zu viel Zucker, Fett, Energie oder Salz enthalten. Viel Ballaststoffe, Vitamine und Mineralstoffe sollen dagegen vorhanden sein. Die Lebensmittel sollen eine hohe Dichte essentieller Nährstoffe haben, …

Reporter: Können Sie das verständlicher erläutern?

Jan: Ganz einfach! Gesund ernähren Sie sich, wenn Sie den Ernährungskreis beachten. Ausgewählt habe ich: …

Anna: Ich bin berufstätig und lebe in einem Single-Haushalt. Ich achte auf kleine Portionen und schnelle Zubereitung. Mit einem großen Braten kann ich nichts anfangen. Der Preis muss natürlich auch stimmen. Meine Rezepte stammen aus der schwäbischen Küche, da müssen die Kartoffeln eher mehlig sein. Ausgewählt habe ich: …

Simone: Es gibt Hunger und Elend auf der Welt. Diese Früchte wurden für uns in Afrika geerntet, obwohl es dort viele Menschen gibt, die nicht satt werden. Auch Futtermittel für unsere Tiere werden in Entwicklungsländern angebaut, obwohl bei uns Lebensmittel im Überschuss vorhanden sind. Politiker können da sicher etwas tun, aber auch ich will durch mein Einkaufsverhalten mithelfen, die Not in Entwicklungsländern zu mindern. Ausgewählt habe ich: …

Mustafa: Ich achte bei der Lebensmittelauswahl darauf, dass kein Schweinefleisch darin ist. Unsere Kultur ist entscheidend für mein Einkaufsverhalten. Für türkische Speisen benötige ich auch viel Gemüse, …

Mirijam: Ich bin Vegetarierin, da passe ich sogar noch mehr auf. Auch ich habe meine Ernährungsgewohnheiten von meinen Eltern übernommen. Ausgewählt habe ich: …

Markus: Es gibt bestimmte Lebensmittel, z.B. Grünkohl, die ich nicht mag. Ich werde also bestimmt keinen Grünkohl kaufen. Es gibt jedoch viele andere Gemüsesorten, die ich sehr gern esse. Beim Einkauf versuche ich auch möglichst die Werbung zu vergessen. Die Werbung versucht unsere Meinung zu beeinflussen, sie sagt z.B.: „Kinder …, so gesund“, „Kinder freuen sich über …“, „Reich an Vitaminen“ usw. Gesund sind aber ganz andere Lebensmittel, für die nicht geworben wird: Ausgewählt habe ich: …

Genusswert
Speisen und Getränke sollen nicht nur satt machen und gesund sein, sondern auch gut aussehen und schmecken. Im Sommer möchte man ein kaltes Getränk, im Winter eine heiße Suppe.

Der Duft des Kuchens lässt einem das Wasser im Mund zusammenlaufen, man kann es kaum erwarten, dass der Kuchen angeschnitten wird. Der Duft eines ungeliebten Gerichts kann einem dagegen den Appetit verderben.

Eignungswert
Meist kauft man nur bestimmte Lebensmittel, die man für die geplanten Speisen benötigt.

Das Speisenangebot in Deutschland ist unterschiedlich, Weißwurst in Bayern, frischer Fisch am Meer, Spätzle in Schwaben.

Beim Einkauf wird häufig ein Preisvergleich durchgeführt, das Haushaltsgeld muss reichen – der Großeinkauf im Supermarkt oder Gemüse auf dem Wochenmarkt. Teure Speisen müssen nicht besser schmecken oder gesünder sein.

Das große Angebot an Fertiggerichten bzw. vorgefertigten Speisen – auch für Einzelpersonen – ist eine Antwort der Industrie auf die veränderten Bedürfnisse von erwerbstätigen Frauen und Männern. Auch diese Speisen sollen gut schmecken und gesund sein.

Auch die Haltbarkeit der Lebensmittel ist wichtig für die Kaufentscheidung. Kurzfristig haltbare Lebensmittel, z. B. Milch oder Salat, müssen täglich frisch gekauft werden, hierfür sind zusätzliche Zeit und eine entsprechende Planung nötig.

Ökologischer Wert (Umwelt)
Das Umweltbewusstsein ist in den letzten Jahren gewachsen. Getränke werden zunehmend in Mehrwegflaschen gekauft. Werden auch sonst unverpackte oder umweltschonend verpackte Getränke oder Lebensmittel ausgewählt?

Erzeugnisse aus dem biologischen – ökologischen – Anbau sind teurer als herkömmlich erzeugte Lebensmittel. Der Arbeitsaufwand ist hier größer, und die Erträge sind oft geringer.

Der Preis, der von allen im Nachhinein mit den Steuern für die Umweltschäden gezahlt werden muss, ist jedoch oft höher.

Was nützt es, wenn der Energie- und Nährstoffgehalt der Nahrung die Gesundheit des Einzelnen schützt, bei der Erzeugung jedoch gleichzeitig die Umwelt belastet wird?

Keine Frage, exotische Spezialitäten wie Mangos, Papayas oder Kiwis müssen von weit her geholt werden. Doch warum werden alltägliche Produkte wie bayerischer Joghurt an die Ostseeküste, Lüneburger Kefir dafür nach Süddeutschland transportiert? Butter sogar 1500 Kilometer weit aus Irland? Einfach deshalb, weil die Verbraucher bestimmte Marken bevorzugen. Und die Umweltbelastung? Schon heute rollen 2 Millionen Trucks von Stau zu Stau. Eine Untersuchung zeigt, welchen großen Anteil die Lkw-Flotte an der Schadstoffproduktion des gesamten Verkehrs hat.

Psychologischer Wert
Persönliche Vorstellungen, Meinungen und Erwartungen führen zu einem bestimmten Ernährungsverhalten. Werbung will Vorstellungen und Meinungen wecken. Werbung für Getränke und Süßigkeiten hat häufig einen großen Einfluss auf das Kaufverhalten.

Kinder bekommen Süßigkeiten als Belohnung, der Erwachsene isst ein Stück Kuchen: „Ich gönne mir ja sonst nichts!"

Für preiswerte Lebensmittel, die man ohnehin benötigt – Vollkornbrot, Obst, Kartoffeln und Hülsenfrüchte –, gibt es kaum Werbung. Diese Lebensmittel haben so teils auch einen geringen psychologischen Wert. Wenn man sich einmal vorstellt, Kartoffeln wären genauso teuer wie Hummer, wie begehrt wären sie dann wohl?

Soziokultureller Wert
Ernährungsgewohnheiten des Einzelnen werden auch durch die Gesellschaft bestimmt. Die Mahlzeiten in Frankreich, Italien oder England sehen anders aus als in Deutschland. Zum Frühstück in England: Tee und Rührei mit Schinkenspeck, in Frankreich: Milchkaffee und Weißbrot. Diese Ernährungsgewohnheiten kann man nicht völlig verändern, man kann sie höchstens abändern.

In manchen Ländern oder Kulturkreisen gibt es auch Verbote für bestimmte Lebensmittel, z. B. kein Schweinefleisch bei Moslems und Juden.

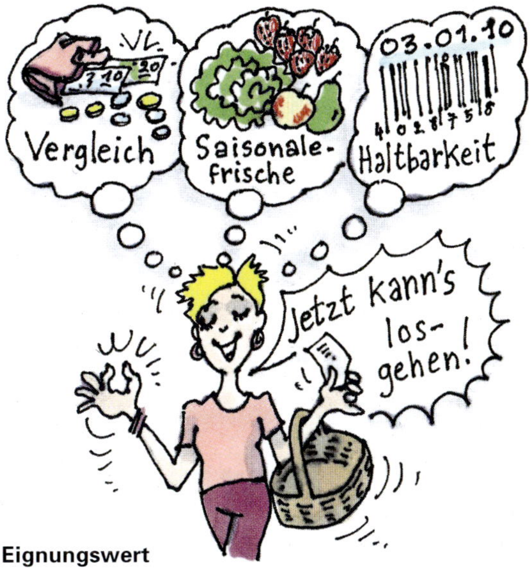

Eignungswert

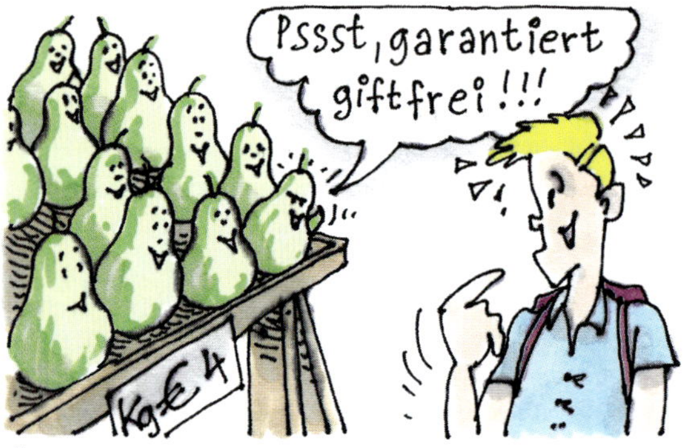
Pssst, garantiert giftfrei!!!
Kg € 4

Ökologischer Wert

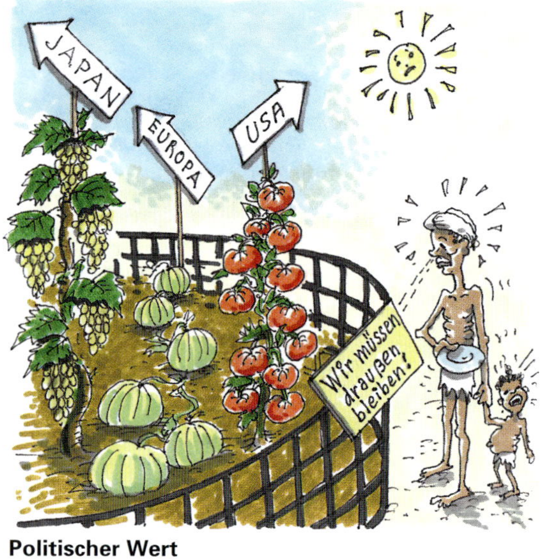
JAPAN
EUROPA
USA
Wir müssen draußen bleiben!

Politischer Wert

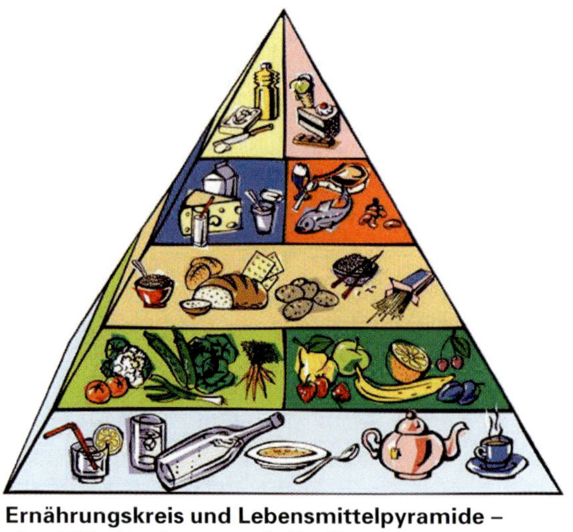

Ernährungskreis und Lebensmittelpyramide – eine Hilfe für die gesunde Ernährung

Politischer Wert

Die Hälfte der Menschen in Brasilien leidet täglich Hunger. Auf Anregung eines ausländischen Unternehmens plant die brasilianische Regierung ein großes Bewässerungsprojekt. Der Anbau von Viehfutter, Spargel, Melonen, Tomaten und Ananas ist geplant. Die Lebensmittel sollen in den USA, Europa und Japan verkauft werden. Das fruchtbare Flusstal wird dadurch zerstört. Kleinbauern verlieren ihr Land, sie werden gegen einen geringen Lohn für das ausländische Unternehmen arbeiten.

Um z. B. Spargel und Weintrauben im Winter zu genießen, kaufen wir diese und andere Lebensmittel oft ohne Überlegung: auf Kosten der Menschen in den Entwicklungsländern und der Umwelt. Wir leben im Überfluss, während andere Menschen unter Nahrungsmangel leiden.

Gesundheitswert

Gesunde Speisen sollen wenig Zucker, Fett, Energie und Salz enthalten. Dagegen sollen Ballaststoffe, Vitamine und Mineralstoffe reichlich enthalten sein. Sie sollen leicht verdaulich sein und satt machen. In den Lebensmitteln sollen außerdem wenig oder gar keine Zusatzstoffe, z. B. Konservierungsstoffe, oder Schadstoffe, z. B. Quecksilber, enthalten sein.

Folgende Hauptenährungsfehler werden gemacht:

- **Wir essen zu viel und zu energiereich.**
  Unser Energiebedarf ist gesunken, da sich die Arbeits- und Lebensbedingungen geändert haben. Geräte erleichtern die Arbeit, Verkehrsmittel längere Wege. Wir bewegen uns zu wenig.
  Unser Lebensmittelangebot ist überreichlich. Kohlenhydratreiche Lebensmittel, wie Kartoffeln, gelten als Dickmacher, Hummer und Lachs dagegen als eine Delikatesse.
  Vor allem am Abend, z. B. vor dem Fernseher, und am Wochenende und an Feiertagen wird häufig zu viel gegessen und getrunken.
- **Wir essen das Falsche. Wir essen zu einseitig.**
- **Wir essen zu süß und naschen zwischendurch.**
- **Wir trinken zu viel Alkohol oder andere energiereiche Getränke.**
  Mit Getränken, Süßigkeiten, Konfitüre usw. nehmen wir täglich durchschnittlich 100 g Zucker (etwa 20 Zuckerstücke) zu uns. So viel Zucker ist bereits in 1 l Cola-Getränk oder Obstsaft enthalten. Nimmt man über den Energiebedarf hinaus Zucker oder Alkohol auf, so werden diese in Depotfett umgewandelt und gespeichert.
  Der hohe Zuckerkonsum kann nicht nur zu Übergewicht, sondern auch zu Karies führen.

- **Wir nehmen zu wenig Ballaststoffe auf.**
  Unsere Nahrung ist zu stark verfeinert. Bei der Verarbeitung der Lebensmittel werden häufig Ballaststoffe, Vitamine und Mineralstoffe entfernt. Anstelle von Lebensmitteln essen wir „isolierte Nährstoffe".

  3 Äpfel (450 g) liefern z. B. 150 g Apfelsaft.

  Apfelsaft enthält Vitamine und Mineralstoffe und viel Zucker, aber die Ballaststoffe fehlen. Ein Glas Apfelsaft ist schnell getrunken, an drei Äpfeln muss man dagegen „lange kauen". Der geringe Verzehr an Ballaststoffen kann zu Verdauungsstörungen und Verstopfung führen. Außerdem kann es durch den Verzehr von ballaststoffarmen Lebensmitteln, z. B. Weißbrot, zu Vitamin- und Mineralstoffmangelerscheinungen kommen.

- **Wir essen zu fett – zu viel tierisches Fett.**
  Häufig werden pro Tag 40 bis 50 g Fett zu viel aufgenommen. Meist geschieht dies, ohne dass es uns bewusst wird. Besonders in Fleisch und Fertiggerichten ist „verstecktes Fett" enthalten. Auch durch Gartechniken, z. B. Braten, kann die Fettzufuhr erhöht werden. Die Lebensmittel müssen mager sein, die Kräuterbutter – so sagt es uns die Werbung – verbessert dann den Geschmack.

  Der hohe Fettverzehr kann zu Übergewicht und so zu Herz- und Kreislauferkrankungen führen.

- **Wir salzen zu stark.**
  Lebensmitteln wird oft bei der Verarbeitung Salz zugefügt. Durch reichliches Nachsalzen wird der Salzgehalt der Speisen dann noch weiter erhöht. Der Geschmackssinn kann hierdurch so verändert werden, dass sogar gesalzene Speisen nicht mehr salzig schmecken.

  Hoher Salzkonsum kann zu Bluthochdruck und somit zu Herz- und Kreislauferkrankungen führen.

?

Die Deutsche Gesellschaft für Ernährung (DGE) hat einen Ernährungskreis entwickelt.
Die Größe der Tortenabschnitte gibt Hinweise hinsichtlich der mengenmäßigen Auswahl der Lebensmittel.
Manche Menschen bevorzugen jedoch die Lebensmittelpyramide als Maßstab für eine gesunde Ernährung.

1. Vergleichen Sie Anordnung und Mengen der Lebensmittel
   a) in der Lebensmittelpyramide, vgl. S. 12,
   b) in dem Ernährungskreis, vgl. S. 14.
2. Nennen Sie Vorteile und Nachteile der beiden Darstellungsformen.

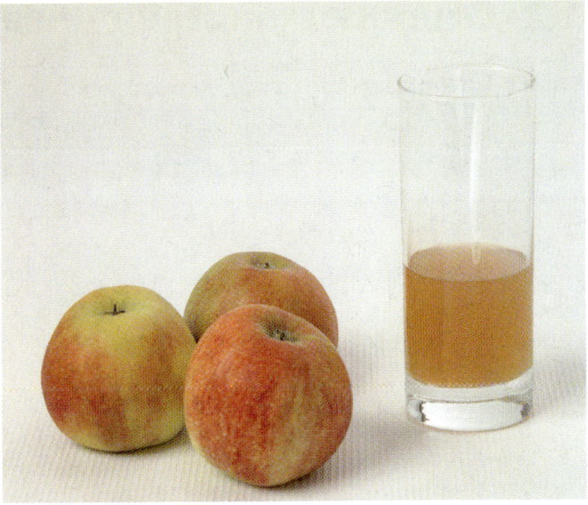

In drei Äpfeln enthaltene Saftmenge

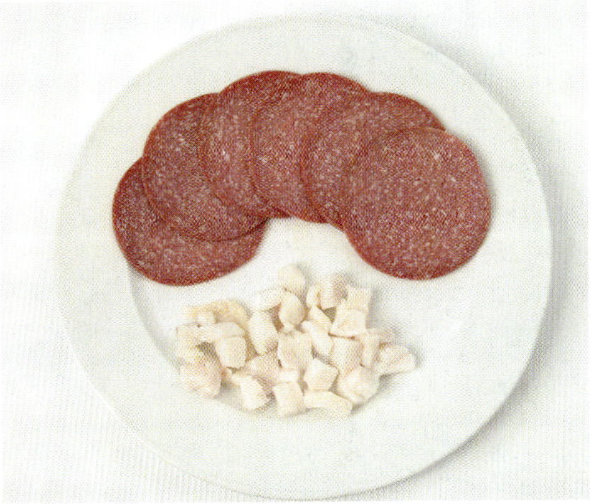

In dieser Wurst enthaltene Fettmenge

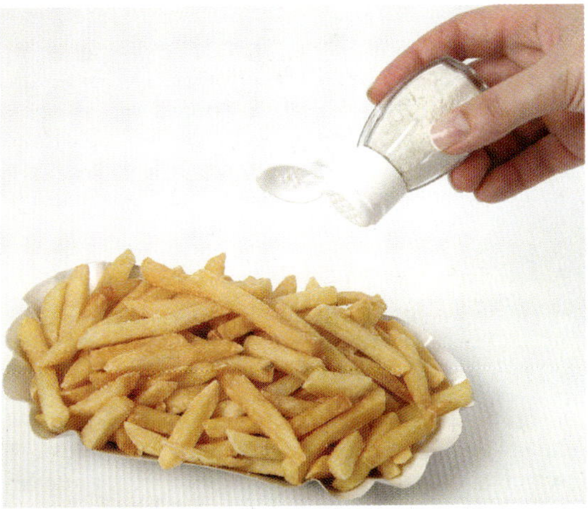

Hoher Salzkonsum gefährdet die Gesundheit

1.2 Grundbestandteile unserer Nahrung

Diese Kompetenzen können Sie erwerben:

- *Aufgaben der Nahrungsbestandteile im menschlichen Körper erläutern*
- *Vorkommen der Nahrungsbestandteile in Lebensmitteln kennen*

Der Ernährungskreis der DGE

?

1. Finden Sie Überschriften für die Lebensmittelgruppen des Ernährungskreises: Lebensmittelgruppe 1: Getränke Lebensmittelgruppe 2: ? usw.
2. Untersuchen Sie den Nährstoffgehalt der Lebensmittelgruppen mithilfe von
   a) Versuchen bzw.
   b) Angaben in der Nährwerttabelle, vgl. S. 312 ff.
3. Ermitteln Sie Verzehrsempfehlungen für die verschiedenen Lebensmittel.
4. Erstellen Sie in Gruppen Plakate zu den verschiedenen Lebensmittelgruppen: „Der Nährstoffgehalt und Verzehrsempfehlungen".

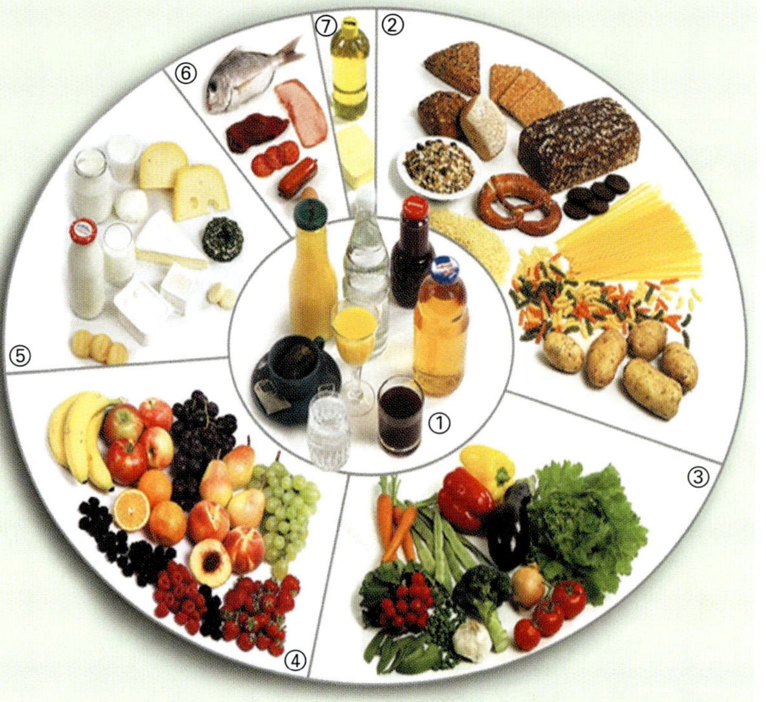

I Begriffserläuterungen

Lebensmittel im Sinne des Lebensmittelrechts sind alle Stoffe oder Erzeugnisse, die dazu bestimmt sind, dass sie in verarbeitetem, teilweise verarbeitetem oder unverarbeitetem Zustand von Menschen aufgenommen werden. Nicht dazu gehören u.a. Arzneimittel und Tabakerzeugnisse.

Bei statistischen Erhebungen werden die Lebensmittel nach ihrer Bedeutung für die menschliche Ernährung in Nahrungsmittel und Genussmittel unterteilt.

Nahrungsmittel dienen der menschlichen Ernährung. Man unterteilt sie in pflanzliche und tierische Nahrungsmittel. Sie werden roh oder verarbeitet gegessen.

Genussmittel dienen nicht der menschlichen Ernährung. Sie üben eine anregende Wirkung aus, sie haben keinen oder fast keinen Nährwert. Auch Alkohol wird zu den Genussmitteln gerechnet, er hat jedoch einen sehr hohen Energiegehalt, vgl. S. 16.

Nährstoffe: Im Verdauungstrakt wird unsere Nahrung in verwertbare und unverwertbare Bestandteile aufgespalten. Die **verwertbaren Bestandteile** werden unterteilt in:

- Energie liefernde Grundnährstoffe und
- nicht Energie liefernde Nährstoffe.

Zusatzstoffe werden Lebensmitteln zur Beeinflussung ihrer Beschaffenheit oder zur Erzielung bestimmter Eigenschaften oder Wirkungen zugesetzt.

Übersicht – Nährstoffe

Vorkommen in Lebensmitteln	Vorkommen im menschlichen Körper	Aufgaben im menschlichen Körper
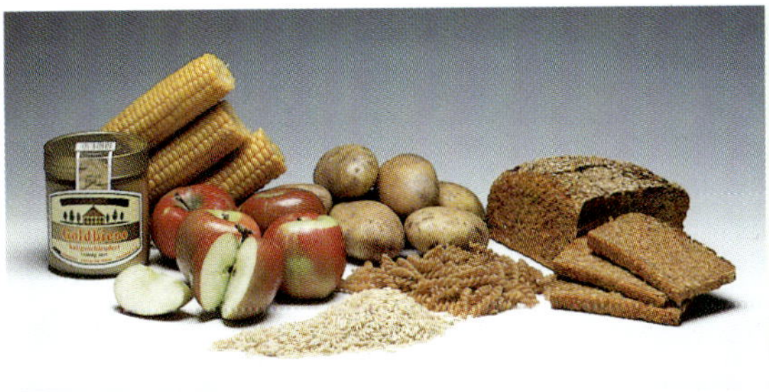	**Kohlenhydrate** 1 % der Körpermasse vor allem in der Leber und Muskulatur	liefern dem Körper vorwiegend Energie für Stoffwechsel, Körpertemperatur und weitere Leistungen 1 g ≙ 17 kJ (4 kcal)
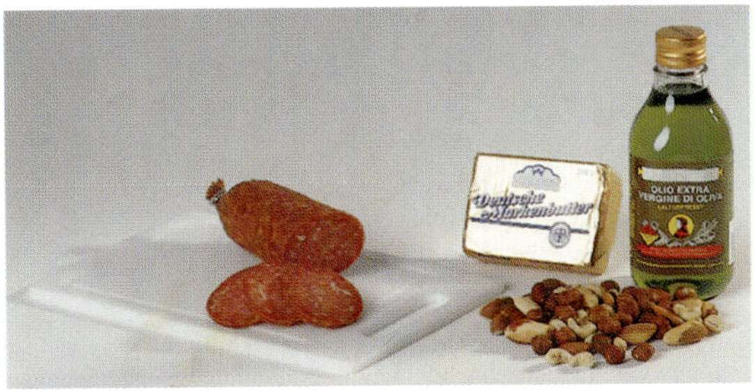	**Fette** 10 bis 15 % der Körpermasse vor allem im Unterhautfettgewebe und Bauchfett	liefern dem Körper vorwiegend Energie für Stoffwechsel, Körpertemperatur und weitere Leistungen 1 g ≙ 37 kJ (9 kcal)
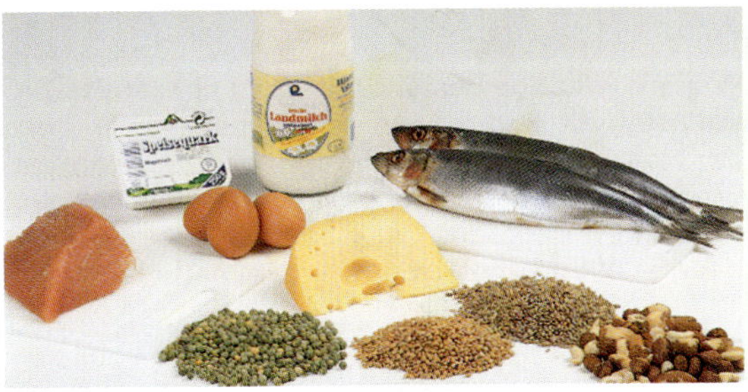	**Eiweiß** 20 % der Körpermasse in allen Körperzellen, ohne Eiweiß kein Leben	hauptsächlich zum Aufbau und zur Erhaltung des Körpers 1 g ≙ 17 kJ (4 kcal)
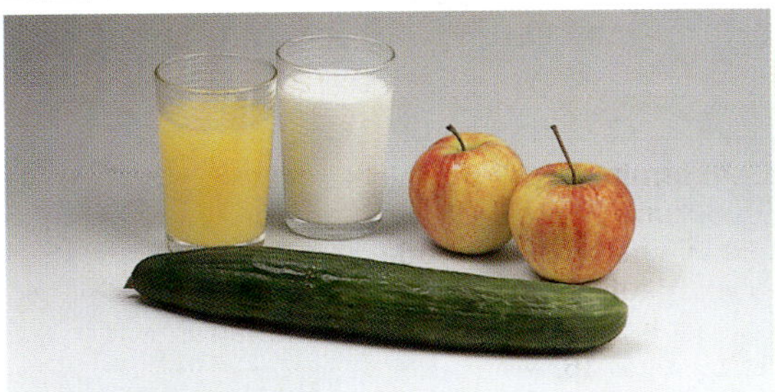	**Wasser** 60 bis 70 % der Körpermasse in Blut, Lymphe und in allen Zellen	zum Aufbau und zur Erhaltung des Körpers; außerdem als Transport- und Lösungsmittel
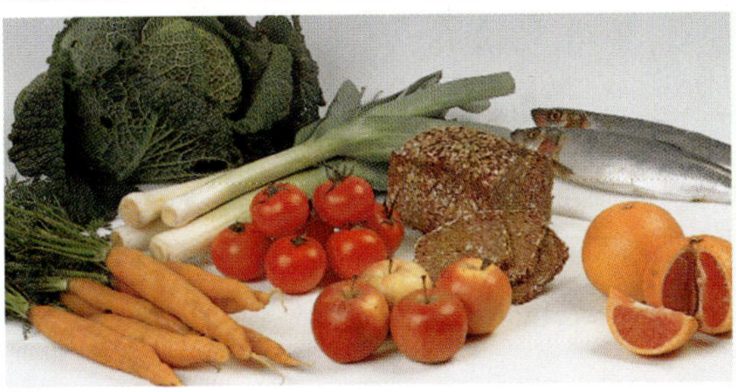	**Mineralstoffe** 4 bis 5% der Körpermasse, Calcium in den Knochen, Eisen in den roten Blutkörperchen usw. **Vitamine** in Spuren, je nach Aufgabe unterschiedlich	zum Aufbau und zur Erhaltung des Körpers und als Wirkstoffe zur Regelung von Körpervorgängen als Wirkstoffe zur Regelung von Körpervorgängen

Der Energiegehalt der Grundnährstoffe wird in Joule gemessen.

1000 J (Joule) ≙ 1 kJ (Kilojoule)
≙ 0,001 MJ (Megajoule)
4,2 kJ ≙ 1 kcal

Im menschlichen Körper liefert:

1 g Fett	≙ 37 kJ (9 kcal)
1 g Kohlenhydrate	≙ 17 kJ (4 kcal)
1 g Eiweiß	≙ 17 kJ (4 kcal)
1 g Alkohol	≙ 29 kJ (7 kcal)

Grundnährstoffe	Weitere Nährstoffe
Kohlenhydrate	Wasser
Fette	Mineralstoffe
Eiweißstoffe	Vitamine

Hinweis: Die Nährstoffe werden im Buch mit den jeweils angegebenen Farben gekennzeichnet.

?

1. Erstellen Sie eine Mind-Map „Aufgaben und Vorkommen der Nährstoffe".
2. Warum sind die Getränke in der 1. Lebensmittelgruppe?

Aufgaben der Nahrungsbestandteile

Verwertbare Nährstoffe
Kohlenhydrate und Fette liefern dem Körper vorwiegend Energie (Brennstoffe):

- zur Aufrechterhaltung des Stoffwechsels, z. B. Herztätigkeit
- zur Aufrechterhaltung der Körpertemperatur, Wärme
- für Arbeitsleistung, z. B. Radfahren

Eiweißstoffe, Mineralstoffe und **Wasser** werden zum Aufbau und zur Erhaltung des Körpers benötigt (Baustoffe):

- für das Wachstum, neue Zellen (neues Gewebe) werden aufgebaut
- für die Zellerneuerung, Zellen werden nach 10 bis 100 Tagen abgebaut und wieder neu aufgebaut

Vitamine und Mineralstoffe werden als Schutz- und Reglerstoffe benötigt (Wirkstoffe):

- als Schutz, z. B. vor Krankheiten
- zur Regelung von Körpervorgängen, z. B. Abbau von Nährstoffen

Weitere wichtige Bestandteile der Lebensmittel
Ballaststoffe sind die unverdaulichen Bestandteile der Nahrung. Sie haben die Aufgabe, die Darmbewegung anzuregen. Eine ballaststoffarme Nahrung führt zu Verstopfung. Ballaststoffe sind überwiegend in pflanzlichen Lebensmitteln enthalten.

Sekundäre Pflanzenstoffe sind gesundheitsfördernde Wirkstoffe, die in Pflanzen als Abwehr- und Farbstoffe gebildet werden, z. B. Carotinoide.

Lebensmittel
pflanzliche und tierische

→ **Nährstoffe**
- → **Baustoffe** → **Eiweißstoffe, Mineralstoffe, Wasser** → **dienen dem Körper vorwiegend zum Aufbau und zur Erhaltung**
- → **Brennstoffe** → **Fette, Kohlenhydrate** → **liefern dem Körper vorwiegend Energie (Bewegung und Wärme)**
- → **Wirkstoffe** → **Vitamine, Mineralstoffe** → **regeln Körpervorgänge**

→ **Ballaststoffe** → **z. B. Cellulose** → **regen die Darmbewegung an**

→ **Sekundäre Pflanzenstoffe** → **z. B. Carotinoide** → **fördern die Gesundheit**

Ernährungskreis – Lebensmittelmengen (Empfehlungen der DGE)

?

1. Stellen Sie die Lebensmittelmengen, vgl. Tabelle, durch Lebensmittelsymbole oder durch eigene Zeichnungen dar.
2. Erstellen Sie in Gruppen mithilfe der Mengenangaben auf Plakaten Tageskostpläne.
3. Präsentieren und erläutern Sie Ihre Tageskostpläne.
4. Übertragen Sie die verschiedenen Tageskostpläne in Ihren Ordner.
5. Vergleichen Sie die Lebensmittelauswahl in dem Tageskostplan von Michael, vgl. S. 28, mit den von der DGE empfohlenen Lebensmittelmengen.

I Warum essen wir eigentlich?

Eine Stunde und 43 Minuten seines Tages widmet der Durchschnitts-Deutsche der Nahrungsaufnahme. Das macht knapp 630 Stunden im Jahr – da lässt sich einiges verschlingen. Eine ganze Lkw-Ladung verbraucht eine vierköpfige Familie in zwölf Monaten: 120 Kilo frisches Gemüse, 103 Kilo Obst, 62 Kilo Brot und 210 Brötchen, 33 Kilo Fertiggerichte, 28 Kilo Fleisch, 3 Kilo Fisch, 251 Eier, 26 Kilo Käse, 25 Kilo Süßes und vieles mehr. Das fand die Gesellschaft für Konsumforschung heraus.

Ohne feste Nahrung würde der Mensch innerhalb von etwa einem Monat verhungern. Über die Mahlzeiten versorgt der Körper seine Zellen.

Ein Teil jeder Mahlzeit wird im Körper chemisch „verbrannt", also in nutzbare Energie umgewandelt. Den „Brennwert" unserer Nahrung misst man in Kilojoule.

Energie brauchen wir ständig, egal ob wir gerade schlafen oder Marathon laufen. Bei der Energiegewinnung arbeitet unser Körper ähnlich erfolgreich wie ein hochmodernes Kraftwerk. Von der Energie, die wir mit der Nahrung in den Mund stecken, wandeln wir etwa 60 % direkt in Wärme um. Ein paar Prozent gehen mit unseren Ausscheidungen und abgestorbenen Körperzellen verloren, ein paar werden für die Verdauung verbraucht. Der Rest kann im Körper genutzt oder gespeichert werden.

Unsere wichtigste Energiequelle sind die Kohlenhydrate, vor allem Stärke und Zucker. Gehaltvoller als Kohlenhydrate sind allerdings die Fette, die wir fest oder flüssig zu uns nehmen.

(nach Das große Ernährungsbuch, Frankfurt 2005)

Gruppe	Lebensmittel
1. Gruppe: Getränke	insgesamt mindestens 1,5 Liter bevorzugt energiearme Getränke
2. Gruppe: Getreide, Getreideerzeugnisse, Kartoffeln	Brot 200 bis 300 g (4 bis 6 Scheiben) oder Brot 150 bis 250 g (3 bis 5 Scheiben) und 50 bis 60 g Getreideflocken Kartoffeln 200 bis 250 g gegart oder Teigwaren 200 bis 250 g gegart oder Reis 150 bis 180 g gegart Produkte aus Vollkorn bevorzugen
3. Gruppe: Gemüse, Salat	Gemüse: insgesamt 400 g und mehr Gemüse 300 g gegart + Rohkost/Salat 100 g oder Gemüse 200 g gegart + Rohkost/Salat 200 g
4. Gruppe: Obst	2 bis 3 Portionen Obst (250 g) und mehr
5. Gruppe: Milch, Milchprodukte	Milch/Joghurt 200 bis 250 g Käse 50 bis 60 g fettarme Produkte bevorzugen
6. Gruppe: Fleisch, Wurst, Fisch, Ei	Pro Woche: Fleisch und Wurst 300 bis 600 g insgesamt fettarme Produkte bevorzugen Fisch: Seefisch fettarm 80 bis 150 g und Seefisch fettreich 70 g Ei: bis zu 3 Stück pro Woche (inklusive verarbeitetes Ei)
7. Gruppe: Speisefette, -öle	Butter, Margarine: 15 bis 30 g Speiseöle, z. B. Rapsöl, Sojaöl, Walnussöl 10 bis 15 g

1.3 Berechnung des Energie- und Grundnährstoffgehaltes von Speisen

Diese Kompetenzen können Sie erwerben:

- *Angaben aus Nährwerttabellen entnehmen*
- *Den Energiegehalt und Grundnährstoffgehalt von Speisen und Getränken für eine gesunde Ernährung berechnen*

?

Als Beispiel soll der Energiegehalt und Grundnährstoffgehalt für eine Portion Müsli berechnet werden.

1. Machen Sie Vorschläge für die Arbeitsweise bei einer solchen Berechnung.

1 Portion Müsli:

2 EL Haferflocken, kernige	**20 g**
4 EL Vollmilch	**60 g**
1 kleiner Apfel	**100 g**
1/2 Banane	**150 g**
1 TL Sultaninen	**15 g**
1 EL Haselnüsse	**5 g**
1 EL Zitronensaft	**15 g**

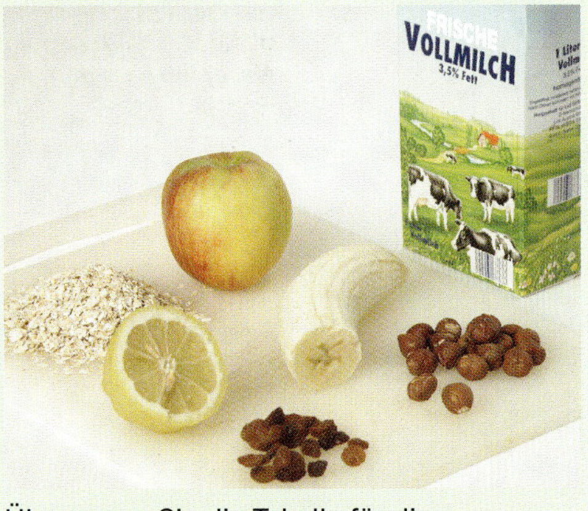

2. Übertragen Sie die Tabelle für die Nährwertberechnung, vgl. S. 19, in Ihren Ordner.
3. Ermitteln und übertragen Sie die fehlenden Angaben für je 100 g Lebensmittel aus der Nährwerttabelle:
   a) Energiegehalt,
   b) Eiweißgehalt,
   c) Fettgehalt,
   d) Kohlenhydratgehalt.

Hinweis: Energie- und Nährstoffangaben in der Nährwerttabelle, vgl. S. 312 ff., beziehen sich jeweils auf 100 g bzw. ml Lebensmittel.

Folgende Angaben sind hier zu finden:
- Energiegehalt in Kilojoule/Kilokalorien
- Eiweiß-, Fett-, Kohlenhydratgehalt in g

Bei der Berechnung geht man am besten folgendermaßen vor:

- Übertragung der Angaben aus der Nährwerttabelle:

  Energiegehalt, Eiweißgehalt, Fettgehalt und Kohlenhydratgehalt für jeweils 100 g Lebensmittel werden zunächst aus der Nährwerttabelle in eine Tabelle für die Berechnung übertragen.
- Nun müssen die Angaben umgerechnet werden.

?

4. Lesen und erläutern Sie die Umrechnungsbeispiele für
   a) Teilmenge – Haferflocken,
   b) gleiche Menge – Apfel,
   c) vielfache Menge – Banane.

Umrechnung der Nährstoffangaben

1. Teilmenge – 20 g Haferflocken

Von den Haferflocken werden nur 20 g benötigt. Die Angaben in der Nährwerttabelle beziehen sich jedoch auf 100 g.

Es handelt sich also um eine Teilmenge von 100 g.

20 : 100 = 0,2

Die aus der Nährwerttabelle übernommenen Angaben müssen also mit 0,2 multipliziert werden.

Die so ermittelten Werte sollten jeweils auf- bzw. abgerundet werden, vgl. S. 19.

20 g Haferflocken enthalten		
Energie	1565 kJ × 0,2 ≈	313 kJ
Eiweiß	13 g × 0,2 ≈	3 g
Fett	7 g × 0,2 ≈	1 g
Kohlenhydrate	63 g × 0,2 ≈	13 g

20 g Haferflocken enthalten also 313 kJ Energie, 3 g Eiweiß, 1 g Fett und 13 g Kohlenhydrate.

Diese **Werte** werden nun in die Tabelle in die **Spalte x g** eingetragen.

2. Gleiche Menge – 100 g Apfel
Es werden 100 g Apfel benötigt.

In der Nährwerttabelle sind die Werte für 100 g Lebensmittel angegeben.

Die Werte können also ohne Umrechnung in die Spalte x g übertragen werden.

3. Vielfache Menge – 150 g Banane
Es werden 150 g Banane benötigt, dies ist ein Vielfaches, da sich die Angaben in der Nährwerttabelle auf 100 g beziehen.

150 : 100 = 1,5

Die aus der Nährwerttabelle übernommenen Angaben müssen also mit 1,5 multipliziert werden.

Die so ermittelten Werte sollten jeweils auf- bzw. abgerundet werden, vgl. unten.

150 g Banane enthalten		
Energie	290 kJ × 1,5 ≈	435 kJ
Eiweiß	1 g × 1,5 ≈	2 g
Fett	+ Der Wert wird nicht verändert.	
Kohlenhydrate	16 g × 1,5 ≈	24 g

150 g Banane enthalten also 435 kJ Energie, 2 g Eiweiß, Fett in Spuren und 24 g Kohlenhydrate.

Diese **Werte** werden nun in die Tabelle in die **Spalte x g** eingetragen.

!

Arbeitsschritte bei der Berechnung des Energiegehaltes und Grundnährstoffgehaltes von Speisen und Getränken:

- **Aus der Nährwerttabelle werden zunächst die Angaben für jeweils 100 g Lebensmittel in die Tabelle übertragen.**
- **Dann werden Energie- und Nährstoffgehalt auf die wirklich verwendeten Lebensmittelmengen umgerechnet.**
- **Zur Ermittlung des Energie- und Grundnährstoffgehaltes der Speisen und Getränke werden die Energieangaben und Grundnährstoffangaben der Speisen und Getränke addiert.**

?

1. Vervollständigen Sie die Nährwertberechnung für das Müsli.
2. Berechnen Sie den Energiegehalt und Nährstoffgehalt für
   a) **½ Käsebrötchen – Zutaten**
   ½ Brötchen (20 g), 5 g Butter, 1 Scheibe Käse (30 g)
   b) **ein Rezept Kartoffelbrei für 4 Personen**
   Zutaten: 1 kg Kartoffeln, ungeschält, ¼ l Vollmilch, 25 g Butter
   c) **eine Portion Kartoffelbrei**

1 Portion Müsli – Energie- und Grundnährstoffberechnung[1]

Eingekaufte Ware	Lebensmittel	Im essbaren Anteil eingekaufter Ware							
		Energie in		Eiweiß in		Fett in		Kohlenhydrate in	
		100 g	x g	100 g	x g	100 g	x g	100 g	x g
20 g	Haferflocken	**1565 kJ**	313 kJ	**13 g**	3 g	**7 g**	1 g	**63 g**	13 g
60 g	Vollmilch	**275 kJ**	?	**3,5 g**	?	**3,5 g**	?	**5 g**	?
100 g	Apfel	**210 kJ**	210 kJ	+	+	+	+	**12 g**	12 g
150 g	Banane	**290 kJ**	435 kJ	**1 g**	2 g	+	+	**16 g**	24 g
15 g	Sultaninen	?	?	?	?	?	?	?	?
5 g	Haselnüsse	?	?	?	?	?	?	?	?
15 g	Zitronensaft	?	?	?	?	?	?	?	?
1 Portion Müsli		?	?	?	?	?	?	?	?

+ ≙ in Spuren enthalten

[1] Die ermittelten Werte sollten jeweils auf- bzw. abgerundet werden, da es sich lediglich um Richtwerte handeln kann. Es gibt z. B. sehr viele unterschiedliche Apfelsorten mit unterschiedlichem Nährstoffgehalt.

1.4 Energiebedarf

Diese Kompetenzen können Sie erwerben:

- *Grundumsatz und Leistungsumsatz unterscheiden*
- *Den Energiebedarf unterschiedlicher Personen erläutern*

Grundumsatz (Ruhe-Nüchtern-Umsatz)

?

Bei völliger Ruhe – im Liegen – haben Menschen einen unterschiedlichen Energiebedarf.

Vergleichen Sie die Angaben für den Grundumsatz der verschiedenen Personen. Begründen Sie die Unterschiede.

Frau, 18 Jahre, 60 kg Körpergewicht, 166 cm
Grundumsatz 6200 kJ (6,2 MJ)/24 h

Mann, 18 Jahre, 70 kg Körpergewicht, 172 cm
Grundumsatz 7900 kJ (7,9 MJ)/24 h

Frau, 25 Jahre, 60 kg Körpergewicht, 166 cm
Grundumsatz 6000 kJ (6,0 MJ)/24 h

Frau, 18 Jahre, 65 kg Körpergewicht, 174 cm
Grundumsatz 6700 kJ (6,7 MJ)/24 h

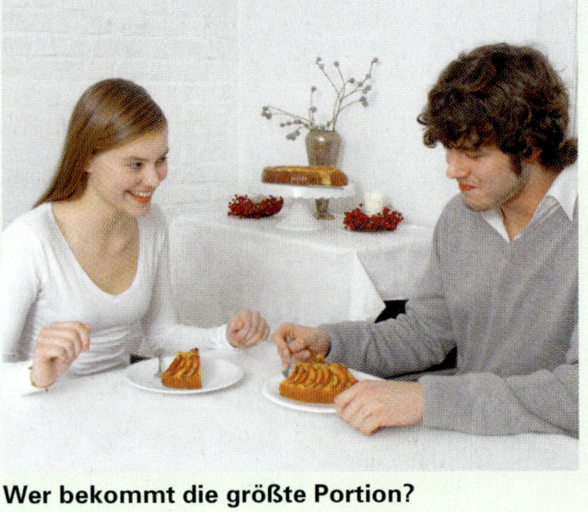

Wer bekommt die größte Portion?

Grundumsatz – benötigte Energie für einzelne Organe

Gehirn	25 %
Magen-Darm-Trakt, Leber, Niere	35 %
Skelettmuskeln	20 %
Herz	6 %
Rest	14 %

Der Grundumsatz ist die Energiemenge, die bei völliger Ruhe im Liegen zwölf Stunden nach der letzten Nahrungsaufnahme bei einer Raumtemperatur von 20 °C durchschnittlich benötigt wird. Diese Energie dient der Aufrechterhaltung von Grundstoffwechsel – z. B. Atmung und Herztätigkeit – und Körpertemperatur.

Es ist schwer, den Grundumsatz eines Menschen eindeutig zu bestimmen, da auch eine weitgehende Ruhigstellung des Gehirns zu den Bedingungen der Grundumsatzmessung gehört. Nervosität z. B. kann den Grundumsatz entscheidend steigern.

!

- **Zur Ermittlung des täglichen Gesamtenergiebedarfs eines Menschen unterscheidet man zwei Größen: Grundumsatz + Leistungsumsatz = Gesamtenergiebedarf.**
- **Als Grundumsatz (Ruhe-Nüchtern-Umsatz) bezeichnet man die Energiemenge, die ein Mensch**
  - **bei völliger Ruhe – im Liegen,**
  - **12 Stunden nach der letzten Nahrungsaufnahme,**
  - **leicht bekleidet – in einem Raum mit einer Temperatur von 20 °C**

  durchschnittlich benötigt.

Normalerweise wird der Grundumsatz für 24 Stunden (h) berechnet.

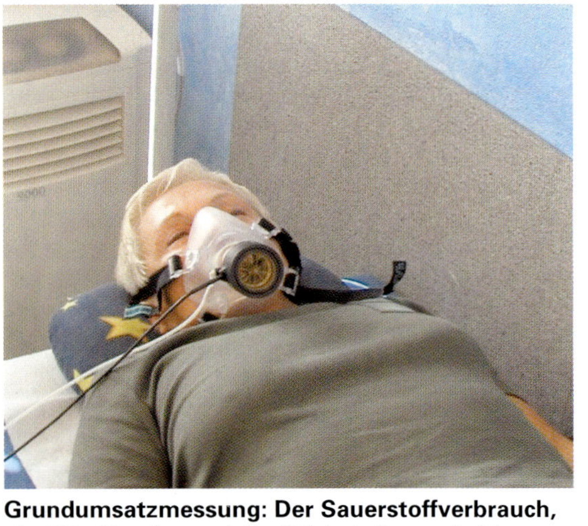

Grundumsatzmessung: Der Sauerstoffverbrauch, die CO_2-Abgabe und die Stickstoffausscheidung werden ermittelt

Folgende Faktoren beeinflussen den Grundumsatz

Größe und Gewicht (Körperoberfläche): Mit zunehmender Größe/steigendem Gewicht nimmt die Gewebsmasse zu, die versorgt werden muss. Der Grundumsatz steigt also. Außerdem erhöht sich der Wärmeverlust.

Diese Aussagen gelten selbstverständlich nur für das Normalgewicht. Der Grundumsatz steigt nicht parallel zum Übergewicht, da in diesem Fall vorwiegend passives Gewebe aufgebaut wird.

Prozentuale Körperzusammensetzung

	Mann	Frau
Muskeln, Nerven usw.	55 %	47 %
Knochen, Bindegewebe, Blut usw.	32 %	28 %
Energiereserven (Fettgewebe usw.)	13 %	25 %

Alter: Die Stoffwechselvorgänge verlangsamen sich mit zunehmendem Alter, z. B. Atmung, Puls. Ältere Menschen haben dementsprechend pro Kilogramm Körpergewicht einen geringeren Grundumsatz als jüngere.

Geschlecht: Der Grundumsatz liegt bei Männern, bezogen auf gleiche Körpermasse und gleiches Alter, etwa 6 bis 9 % höher als bei Frauen. Männliche Personen haben generell mehr aktives Gewebe (Muskelmasse) als Frauen, diese haben mehr passives Gewebe, d. h., der Fettgewebsanteil ist höher.

Weitere Faktoren, die den Grundumsatz beeinflussen

Hormone steuern den Grundumsatz. Die Schilddrüsenhormone Thyroxin und Triiodthyronin verändern den Grundumsatz, aber auch andere Hormone, wie Adrenalin, beeinflussen ihn.

Eine Grundumsatzbestimmung gibt daher Aufschluss über die Funktion der Schilddrüse. Eine Überfunktion der Schilddrüse steigert den Grundumsatz, eine Unterfunktion senkt ihn.

Persönliche Faktoren beeinflussen den Grundumsatz, z. B. **Stress** erhöht den Grundumsatz, **Depressionen** erniedrigen ihn. Auch **Krankheiten**, z. B. Fieber, können den Grundumsatz steigern, **Medikamente**, z. B. Schmerzmittel, können ihn dagegen senken.

Das **Klima** hat ebenfalls Einfluss auf den Grundumsatz. Der Körper passt sich durch eine entsprechende Wärmeproduktion an das jeweilige Klima an. In tropischen Gebieten z. B. ist der Grundumsatz eines Menschen geringer als in Ländern mit gemäßigtem Klima.

!

- **Für die Berechnung des Grundumsatzes eines 25-jährigen Erwachsenen nimmt man folgende Richtwerte an:**
  - **Grundumsatz pro Stunde je 4 kJ je Kilogramm Körpergewicht**
  - **Grundumsatz pro Tag ca. 100 kJ je Kilogramm Körpergewicht**
- **Der Grundumsatz wird bestimmt durch Alter, Geschlecht, Körpergröße/Körpergewicht, außerdem beeinflusst durch Stress, Krankheiten, Medikamente, Klima usw.**

Grundumsatz je Tag – Richtwerte (nach DGE)

Alter	Mann 176 cm, 74 kg	Frau 165 cm, 60 kg
15–18 Jahre	7600 kJ (7,6 MJ)	6100 kJ (6,1 MJ)
19–24 Jahre	7600 kJ (7,6 MJ)	5800 kJ (5,8 MJ)
25–50 Jahre	7300 kJ (7,3 MJ)	5600 kJ (5,6 MJ)
51–64 Jahre	6600 kJ (6,6 MJ)	5300 kJ (5,3 MJ)
65 und älter	5900 kJ (5,9 MJ)	4900 kJ (4,9 MJ)

?

1. Erläutern Sie erneut den unterschiedlichen Grundumsatz der vier genannten Personen, vgl. S. 20.
2. Berechnen Sie mithilfe des Richtwertes den Grundumsatz einer 25-jährigen Frau , die ein Körpergewicht von 53 kg hat.
3. Überprüfen Sie Ihr Körpergewicht nach dem Body-Mass-Index, vgl. S. 22.

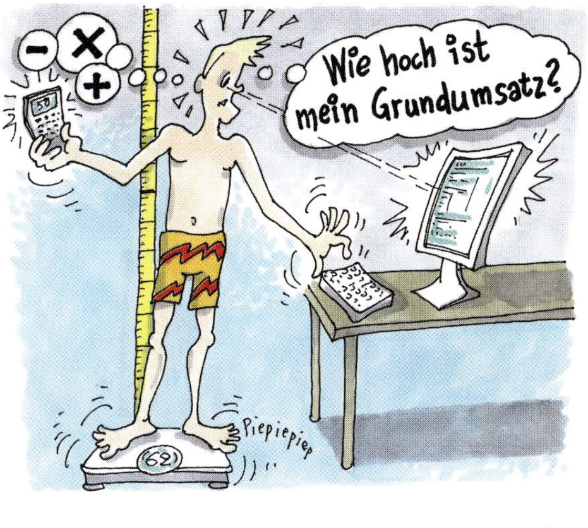

I Normalgewicht

Für die Grundumsatzbestimmung muss also zunächst das Normalgewicht ermittelt werden. Das Normalgewicht wird heute nach dem Body-Mass-Index bestimmt.

Neben der Berechnung kann das eigene Körpergewicht auch mit dem Body-Mass-Index-Nomogramm überprüft werden.

Normalgewicht nach Body-Mass-Index
(Körpermassenindex)

Allgemein: $\text{BMI} = \dfrac{\text{Körpergewicht in kg}}{(\text{Körpergröße in m})^2}$

Es wird das Verhältnis von Körpergewicht in kg zu Körpergröße in m zum Quadrat berechnet.

Beispiel: $\dfrac{64\ \text{kg}}{(1{,}70\ \text{m})^2} = 22{,}1$

Body-Mass-Index-Nomogramm

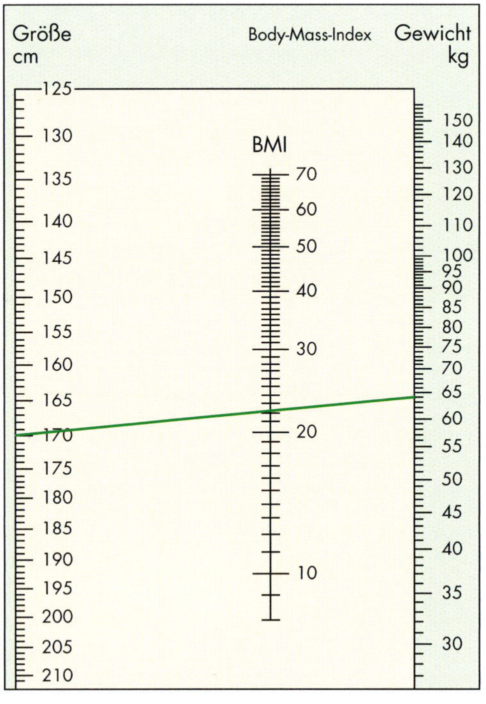

Bewertung

< 18: Untergewicht: Empfehlenswert ist eine Gewichtszunahme
18–25: Normalgewicht
26–30: Übergewicht
> 30: Adipositas – Fettsucht

Referenzmaße für Kinder und Jugendliche, vgl. S. 259.

Leistungsumsatz

Für jede weitere Leistung, die ein Mensch vollbringt, verbraucht er zusätzlich Energie. Diese Energiemenge, die über den Grundumsatz hinaus benötigt wird, bezeichnet man als Leistungsumsatz.

Der Leistungsumsatz wird zunächst durch die Muskeltätigkeit – Arbeitsleistung – bestimmt.

Mit jeder Muskeltätigkeit ist ein zusätzlicher Energiebedarf verbunden. Aber auch durch konzentrierte geistige Tätigkeit – Gehirntätigkeit – kommt es zu einer Steigerung des Leistungsumsatzes.

Bei der Leistungsumsatzmessung wird die Steigerung des Sauerstoffverbrauchs ermittelt. Ein 70 kg schwerer Mensch benötigt z. B. für einen Weg von 1 km 6 bis 11,8 l O_2, dies entspricht einem Energiebedarf von 125 bis 245 kJ.

Der Leistungsumsatz durch die tägliche Arbeit ist in den letzten Jahren stark gesunken. Etwa 78 % unserer Bevölkerung üben eine leichte Arbeit aus, 13 % eine mittelschwere und nur 9 % eine schwere oder schwerste Arbeit. Durch den Einsatz von Maschinen usw. haben die Berufe mit leichter Arbeit in den vergangenen 50 Jahren erheblich zugenommen. Nach unseren Essgewohnheiten müssten wir jedoch Schwerarbeiter sein, um die aufgenommene Energie auch zu verbrauchen.

Weitere Faktoren, die den Leistungsumsatz beeinflussen:

Wärmeregulation
Für die Grundumsatzmessung ist eine Umgebungstemperatur von 20 °C festgelegt.

Bei einer Umgebungstemperatur unter 20 °C muss mehr Energie/Wärme aufgewandt werden, um die Körpertemperatur auf ca. 37 °C konstant zu halten.

Eine höhere Umgebungstemperatur bedingt eine verstärkte Schweißbildung und durch die entstehende Verdunstungskälte wird die Körpertemperatur gesenkt. Der Schweiß verdunstet. Durch die Verdunstung von 1 l Schweiß werden dem Körper etwa 2400 kJ entzogen. Die Schweißbildung kann in extremen Situationen bis auf 12 l pro Tag ansteigen.

Verdauungstätigkeit
Der Nährstoffgehalt der Lebensmittel kann durchschnittlich nur zu 94 % ausgenutzt werden. Durch diese unvollständige Nährstoffaufnahme kommt es zu Energieverlusten.

Die Nährstoffe werden in den Zellen umgebaut, z. B. Eiweiß in Kohlenhydrate, dadurch kommt es zu weiteren Energieverlusten.

?

1. Eine 25-jährige Hauswirtschafterin (60 kg, 165 cm) führt folgende Arbeiten durch:
   a) 30 min Gemüseputzen,
   b) 15 min Abwaschen,
   c) 8 min Bettenmachen,
   d) 20 min Staubsaugen,
   e) 45 min Einkaufen.
   Berechnen Sie den Leistungsumsatz.
2. Nennen Sie Freizeitbeschäftigungen mit einem
   a) hohen,
   b) niedrigen Energiebedarf.
3. Finden Sie Erklärungen für folgende Behauptungen:
   a) Für die gleiche körperliche Leistung wird bei einer Umgebungstemperatur von 39 °C mehr Energie benötigt als bei 28 °C.
   b) Der Leistungsumsatz beim Schwimmen bei einer Wassertemperatur von 18 °C ist wesentlicher höher als bei 26 °C.
   c) Ein Mensch hat bei einer Wassertemperatur von 15 °C eine durchschnittliche Überlebenschance von 6 bis 8 Stunden.
4. Stellen Sie den Gesamtenergiebedarf eines 20-jährigen Mannes, vgl. S. 25, in einem Stabdiagramm dar.
   Kennzeichnen Sie den Grundumsatz rot, den Leistungsumsatz blau.

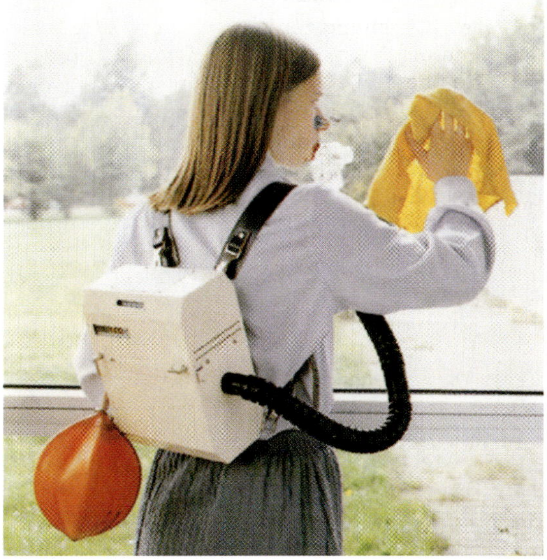

Messung des Leistungsumsatzes

Leistungsumsatz bei weiteren speziellen Tätigkeiten (Kraut, Wirths u. a.)

Tätigkeiten	kJ/min
Sitzen	
– Fernsehen	0,4
– Essen	1,4
– Schreiben	2,1
Waschen und Ankleiden bzw. Auskleiden	8,0
Gemüseputzen	4,2
Bügeln, kleine Stücke	5,0
Einkaufen	5,9
Kochen/Abwasch	8,4
Staubsaugen	13,4
Staubwischen	14,2
Fensterputzen	16,3
Bettenmachen	17,2
Wäschemangeln	20,5
Gehen	
– 4 km/h	5,4
– 4 km/h, 10 kg	14,7
– 4 km/h, 20 kg	22,0
Laufen	
– 9 km/h	42
Radfahren	
– 10 km/h	8,4
– 15 km/h	13,4
Pkw-Fahren	
– Großstadtstraßen	3,4
– Autobahn	2,5
Schwimmen	
– Brustschwimmen, 20 m/min	19
– Kraulen, 50 m/min	58
Fußball	55
Gymnastik	16
Tanzen	22–30
Geräteturnen	30–40
Tischtennis	22
Schlittschuhlaufen – 12 km/h	20
Skilaufen – 4 km/h	35

Die Werte oben zeigen, wie gering die Energiemenge ist, die durch verschiedene Tätigkeiten verbraucht wird.

Diese Werte gelten für Erwachsene. Sie sind als Richtwerte anzusehen. Im Einzelfall sind außerdem entscheidend für den tatsächlichen Leistungsumsatz das Körpergewicht, das Gewicht des Gerätes bzw. der Kleidung, die Bodenbeschaffenheit usw.

Tätigkeiten und Energiebedarf (DGE)

Beispiele	PAL-Wert
alte, gebrechliche Menschen	1,2
Büroangestellte, Feinmechaniker	1,4 bis 1,5
Laboranten, Kraftfahrer, Schüler	1,6 bis 1,7
Hausfrauen, Verkäufer	1,8 bis 1,9

?

1. Ermitteln Sie eine Liste von Berufen, die zu den verschiedenen PAL-Werten passen.
2. Begründen Sie die Tatsache, dass die körperliche Aktivität während des Schlafens einen PAL-Wert von 0,95 aufweist.
3. Ermitteln Sie Ihren eigenen PAL-Wert.

Körperliche Aktivität

Ein erheblicher Teil des Leistungsumsatzes beruht auf dem Energiebedarf, der für körperliche Tätigkeiten benötigt wird, die im Beruf und in der Freizeit entstehen.

Der Gesamtenergiebedarf wird in der Regel in Abhängigkeit vom Grundumsatz bestimmt. Ausgehend von der körperlichen Aktivität und dem Freizeitverhalten wird der Gesamtenergiebedarf im Mehrfachen des Grundumsatzes angegeben.

Körperlicher Aktivitätsgrad heißt auf Englisch **p**hysical **a**ctivity **l**evel – abgekürzt als PAL.

Ermittlung des PAL-Wertes – Beispiel männlicher Erwachsener unter 25 Jahre:

Gesamtenergiebedarf 10,6 MJ
Grundumsatz 7,6 MJ

10,6 MJ/7,6 MJ = 1,4 PAL

Ermittlung des Gesamtenergiebedarfs – Beispiel männlicher Erwachsener unter 25 Jahre:

Grundumsatz 7,6 MJ

$7{,}6\ \text{MJ} \times 1{,}4 = 10{,}6\ \text{MJ}$

Der Gesamtenergiebedarf beträgt 10,6 MJ.

Für sportliche Betätigungen oder anstrengende Freizeittätigkeiten können zusätzlich pro Tag 0,3 PAL-Einheiten hinzugerechnet werden.

Übersicht – körperliche Aktivitäten im Beruf

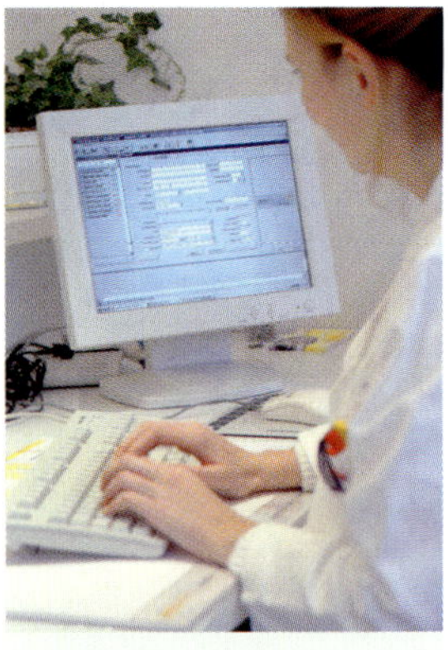

ausschließlich sitzende Tätigkeit mit wenig oder keiner anstrengenden Freizeitaktivität

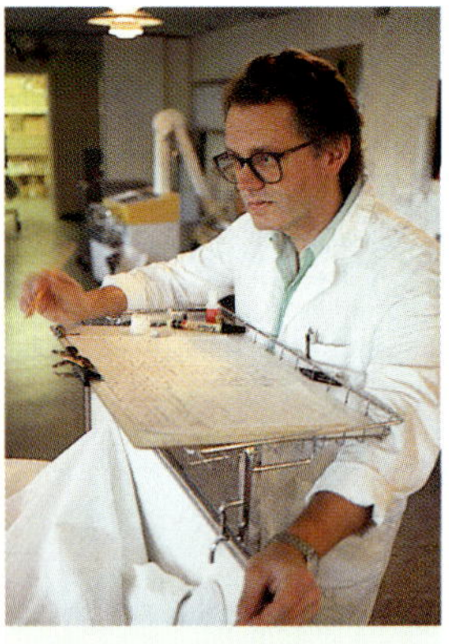

sitzende Tätigkeit, zeitweilig auch zusätzlicher Energiebedarf für gehende und stehende Tätigkeiten

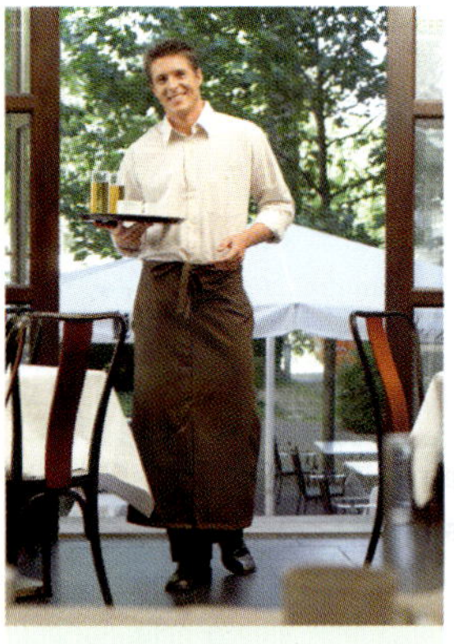

überwiegend gehende und stehende Arbeit

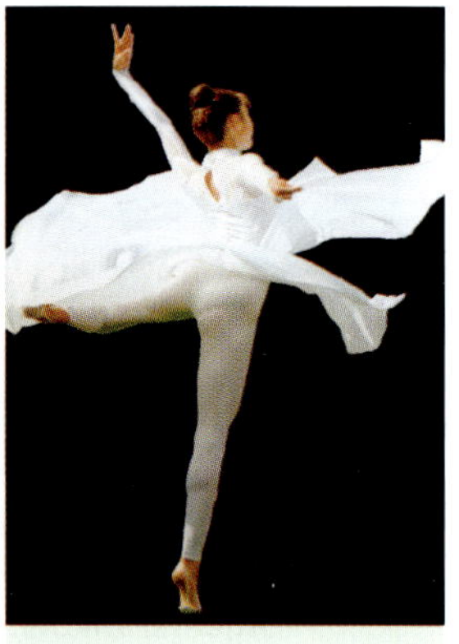

körperlich anstrengende Arbeit

Energiebedarf pro Kilogramm Körpergewicht pro Stunde:

2 bis 4 kJ (0,5 bis 1 kcal)	4 bis 8 kJ (1 bis 2 kcal)	8 bis 12 kJ (2 bis 3 kcal)	12 kJ u. m. (3 kcal u. m.)
PAL-Wert 1,4–1,5	PAL-Wert 1,6–1,7	PAL-Wert 1,8–1,9	PAL-Wert 2,0–2,4

Gesamtenergiebedarf

?

1. Berechnen Sie den Gesamtenergiebedarf eines 25-jährigen Mannes
   Grundumsatz: 7,3 MJ (7300 kJ).
   Sein beruflicher Leistungsumsatz hat einen PAL-Wert von 1,6.
2. Berechnen Sie den Gesamtenergiebedarf einer 25-jährigen Frau
   Grundumsatz: 5,6 MJ (5600 kJ).
   Ihr beruflicher Leistungsumsatz hat einen PAL-Wert von 1,4.
   In der Freizeit geht sie jeden Abend joggen, dies ergibt einen zusätzlichen PAL-Wert von 0,3.
3. Berechnen Sie den Gesamtenergiebedarf einer 45-jährigen Frau, die als Friseurin tätig ist. Ihr PAL-Wert beträgt 1,6.

Gesamtenergiebedarf eines Mannes – PAL-Wert 1,4 (DGE)

Alter	Grundumsatz	Leistungsumsatz	Gesamtenergiebedarf
19–24 Jahre	7600 kJ	3000 kJ	10 600 kJ
25–50 Jahre	7300 kJ	2900 kJ	10 200 kJ
51–64 Jahre	6600 kJ	2600 kJ	9 200 kJ

Die Tabelle zeigt, dass unser Gesamtenergiebedarf im Wesentlichen durch den Grundumsatz und nicht durch die Tätigkeiten – den Leistungsumsatz – bestimmt wird.

Durchschnittliche Werte von Körpergröße, Körpergewicht und Gesamtenergiebedarf verschiedener Personengruppen – geringe körperliche Aktivität – PAL-Wert 1,4 (DGE)

Personengruppen	Körpergröße cm		Körpergewicht kg		kJ/Tag	
	m	w	m	w	m	w
Jugendliche und Erwachsene						
15–18 Jahre	174	166	67	58	10 600	8 500
19–24 Jahre	176	165	74	60	10 600	8 100
25–50 Jahre	176	164	74	59	10 200	7 800
51–64 Jahre	173	161	72	57	9 200	7 400
65 Jahre und älter	169	158	68	55	8 300	6 900

!

- **Heute wird meist nur ein PAL-Wert von 1,4 bis 1,5 erreicht.**
- **Die Energiezufuhr muss an den tatsächlichen Energiebedarf angepasst werden.**
- **Ist die Energiezufuhr höher als der Energiebedarf, so kommt es zu Übergewicht und Folgeerkrankungen.**

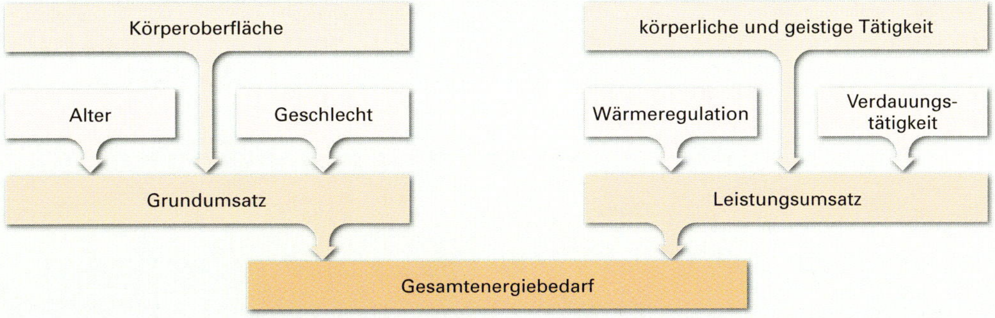

1.5 Empfehlungen für die Nährstoffzufuhr

Diese Kompetenzen können Sie erwerben:

- *Empfehlungen für die Grundnährstoffzufuhr berechnen*
- *Grundnährstoffzufuhr durch Speisen und Getränke allgemein beurteilen*

?

1. Wie viel Energie liefern die folgenden Grundnährstoffmengen?
   Rechnen Sie in kJ um:
   a) 73 g Eiweiß,
   b) 65 g Fett,
   c) 271 g Kohlenhydrate,
   d) 358 g Kohlenhydrate.

2. Rechnen Sie in Gramm um:
   a) 952 kJ Eiweiß,
   b) 1073 kJ Fett,
   c) 3876 kJ Kohlenhydrate,
   d) 2730 kJ Fett.

3. Berechnen Sie die tägliche Grundnährstoffzufuhr für einen 16-jährigen Jugendlichen mit einem Körpergewicht von 64 kg.

4. Der Tageskostplan auf S. 28 zeigt die Mahlzeiten eines 16-jährigen Jugendlichen. Die DGE empfiehlt, dass er täglich 10 600 kJ zu sich nehmen soll.
   Berechnen Sie in Gramm seine tägliche
   a) Eiweißzufuhr,
   b) Fettzufuhr,
   c) Kohlenhydratzufuhr.

5. Welche Nährstoffe nimmt der Jugendliche mit dem Tageskostplan
   a) zu viel,
   b) zu wenig auf?

6. Machen Sie Verbesserungsvorschläge. Wie kann sich der Jugendliche gesünder ernähren?

!

Umrechnungsbeispiele

- **g in kJ**
  330 g Kohlenhydrate enthalten wie viel kJ?
  330 × 17 = 5610 kJ
  330 g Kohlenhydrate liefern 5610 kJ.
- **kJ in g**
  2664 kJ ergeben wie viel g Fett?
  2664 : 37 = 72
  2664 kJ ist der Energiegehalt von 72 g Fett.

Berechnung der empfohlenen täglichen Grundnährstoffzufuhr für Jugendliche:

- **nach dem Körpergewicht**

allgemein je kg Körpergewicht	Beispiel bei einem Körpergewicht von 55 kg
6 g Kohlenhydrate	330 g Kohlenhydrate
1,3 g Fett	72 g Fett
1,5 g Eiweiß	83 g Eiweiß

- **nach dem Gesamtenergiebedarf**

Die tägliche Grundnährstoffzufuhr wird aufgrund des Gesamtenergiebedarfs berechnet. Folgende prozentuale Grundnährstoffzufuhr wird allgemein empfohlen:

Gesamtenergiebedarf	100 %
davon Eiweißzufuhr	10 bis 15 %
Fettzufuhr	30 %
Kohlenhydratzufuhr	55 bis 60 %

Für die Berechnung der jeweiligen Nährstoffzufuhr in Gramm muss also zunächst ermittelt werden, welcher prozentuale Kilojouleanteil des Gesamtenergiebedarfs durch Eiweiß, Fett oder Kohlenhydrate gedeckt werden soll.

Die ermittelten Kilojoulewerte müssen dann, je nachdem ob es sich um Eiweiß und Kohlenhydrate oder um Fett handelt, durch 17 bzw. 37 dividiert werden.

Beispiel			
Gesamtenergiebedarf	100 %	8400 kJ	in g
Eiweißzufuhr	15 % 10 %	1260 kJ/17 kJ 840 kJ/17 kJ	74 g 49 g
Fettzufuhr	30 %	2520 kJ/37 kJ	68 g
Kohlenhydratzufuhr	55 % 60 %	4620 kJ/17 kJ 5040 kJ/17 kJ	272 g 296 g

Wie viel sollen Jugendliche essen?

Eine ausgewogene Ernährung sollte Eiweiß, Fett und Kohlenhydrate sowie Mineralstoffe und Vitamine in einem angemessenen Verhältnis enthalten.

Die für die jeweilige Person notwendige Grundnährstoffzufuhr ist abhängig von dem täglichen Gesamtenergiebedarf.

In diesem Buch werden Nährstoffrelationen von 15% Eiweiß, 30% Fett und 55% Kohlenhydraten zugrunde gelegt, da mit Erreichung dieser Werte die Ernährungssituation in Deutschland bereits wesentlich verbessert wird. Eine weitere Verringerung des Eiweißanteils zugunsten des Kohlenhydratanteils ist jedoch wünschenswert.

Oft wird es nicht möglich sein, mit den einzelnen Mahlzeiten bzw. Tageskostplänen genau die angegebenen Energiemengen und Nährstoffmengen aufzunehmen.

Die unten angegebenen Zahlen sind **Richtwerte**, die Gesamtwerte sollten jedoch generell eingehalten werden, d. h., wenn an einem Tag mehr oder weniger gegessen wird, kann dies auch am folgenden Tag ausgeglichen werden.

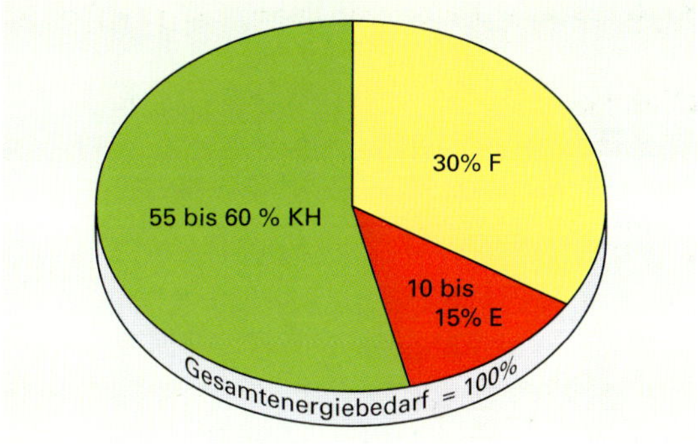

Gesamtenergie- und Nährstoffbedarf

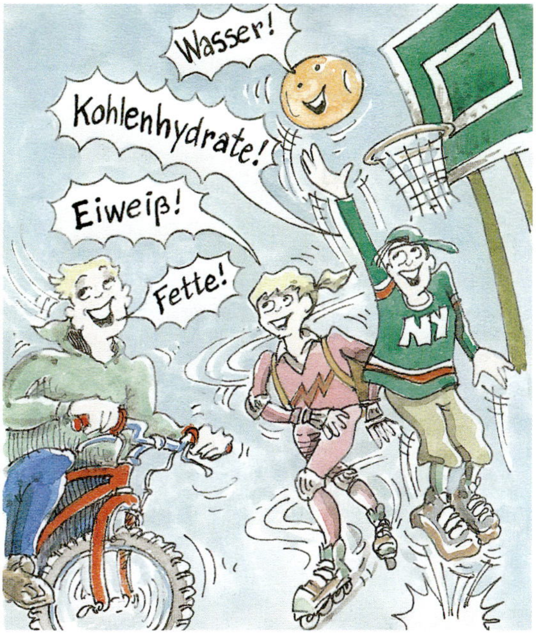

Ich esse häufig ...?

Weitere notwendige Nährstoffe

- Täglich sollten etwa 2 bis 2,5 l Wasser mit Getränken und Speisen aufgenommen werden. Mit Speisen werden durchschnittlich etwa 0,8 l Flüssigkeit aufgenommen.
- 5 Portionen Gemüse oder Obst sollten täglich möglichst frisch oder nur kurz gegart oder als Saft gegessen bzw. getrunken werden. Damit werden als Beitrag zur Gesundheit Ballaststoffe, Vitamine, Mineralstoffe und sekundäre Pflanzenstoffe aufgenommen.

15- bis 18-jährige weibliche Jugendliche
Schülerin – PAL-Wert 1,4 (166 cm, 58 kg)

Mahlzeiten	Energie kJ	Eiweiß g	Fett g	Kohlenhydrate g
1. Frühstück	2125	18	17	68
2. Frühstück	850	8	7	28
Mittagessen	2550	23	21	83
Nachmittag	850	8	7	28
Abendessen	2125	18	17	68
Insgesamt	**8500**	**75**	**69**	**275**

15- bis 18-jährige männliche Jugendliche
Schüler – PAL-Wert 1,4 (174 cm, 67 kg)

Mahlzeiten	Energie kJ	Eiweiß g	Fett g	Kohlenhydrate g
1. Frühstück	2650	24	21	86
2. Frühstück	1060	9	9	34
Mittagessen	3180	28	26	103
Nachmittag	1060	9	9	34
Abendessen	2650	24	21	86
Insgesamt	**10600**	**94**	**86**	**343**

Tageskostplan: Michael, 16 Jahre,
Gesamtenergiebedarf 10 600 kJ

Menge	Lebensmittel	Energie kJ	Energie kcal	Eiweiß g	Fett g	Kohlenhydrate g
1. Frühstück						
40 g	Brötchen, Semmel (1 Stück)	426	101	3	0	20
50 g	Roggenvollkornbrot (1 Scheibe)	428	102	4	1	21
25 g	Butter	814	194	+	21	0
57 g	Hühnerei (1 Stück)	370	88	7	6	1
30 g	Doppelrahmfrischkäse (1 Portion)	497	118	5	11	1
50 g	Schinken, gekocht (1 Scheibe)	553	132	10	10	+
20 g	Konfitüre	224	53	+	0	13
	Tee	0	0	0	0	0
	Istzufuhr 1. Frühstück	?		?	?	?
2. Frühstück						
50 g	Vollmilchschokolade (½ Tafel)	1160	276	5	16	27
	Istzufuhr 2. Frühstück	?		?	?	?
Mittagessen						
150 g	Schweineschnitzel (1 großes Stück)	653	155	32	3	+
10 g	Maiskeimöl (1 EL)	390	93	0	10	0
200 g	Kartoffelsalat mit Öl	770	183	4	6	30
200 g	Bohnensalat	420	100	2	5	10
75 g	Eiscreme	671	160	3	9	16
30 g	Schlagsahne	381	90	1	9	1
	Istzufuhr Mittagessen	?		?	?	?
Nachmittag						
50 g	Kartoffelchips (kleine Tüte)	1180	281	3	20	21
330 g	Cola-Getränk (1 Dose)	611	145	0	0	36
	Istzufuhr Nachmittag	?		?	?	?
Abendessen						
40 g	Roggenmischbrot (1 Scheibe)	362	86	2	+	18
50 g	Roggenvollkornbrot (1 Scheibe)	428	102	4	1	21
25 g	Margarine	785	187	+	20	0
25 g	Leberwurst, grob (1 Portion)	445	106	3	10	+
30 g	Edamer Käse, 45 % Fett i. Tr. (1 Scheibe)	443	105	7	8	1
70 g	Tomate (1 Stück)	49	12	1	+	2
	Tee	0	0	0	0	0
	Istzufuhr Abendessen	?		?	?	?
	Gesamt-Istzufuhr	?		?	?	?
	Gesamt-Sollzufuhr	?		?	?	?

2 Kohlenhydrate

2.1 Kohlenhydratarten

Diese Kompetenzen können Sie erwerben:

- *Den Begriff Kohlenhydrate erklären*
- *Kohlenhydrate in Lebensmitteln nachweisen*
- *Den Aufbau unterschiedlicher Kohlenhydratarten kennen*

!

- **Stärke kann mit Iodkaliumiodid nachgewiesen werden.**
- **Traubenzucker (Glucose) kann mit Glucoseteststäbchen nachgewiesen werden.**

?

1. Ermitteln Sie in Versuchen die chemischen Elemente, aus denen Kohlenhydrate aufgebaut sind. Erhitzen Sie dazu langsam in je einem Reagenzglas
   a) 1 TL Stärke,
   b) 1 TL Zucker.
   Beobachten Sie beim Erhitzen besonders die Wandungen der Reagenzgläser.

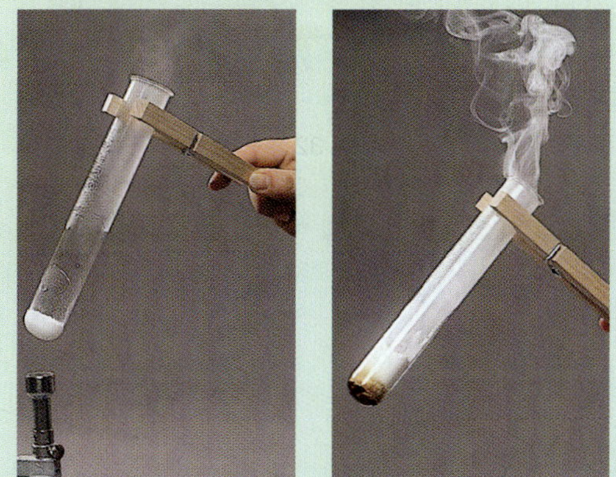

Nachweis der chemischen Elemente in Kohlenhydraten

2. Ermitteln Sie, in welchen Lebensmitteln Traubenzucker – Glucose – vorhanden ist. Geben Sie 1 TL Traubenzucker in ein Glas mit Wasser.
   Halten Sie ein Glucoseteststäbchen in die Flüssigkeit. Beobachten Sie die Farbänderung. Ermitteln Sie mithilfe der Gebrauchsanweisung die Bedeutung der Farbänderung.

3. Überprüfen Sie, den Traubenzuckergehalt folgender Lebensmittel:
   a) Obstsaft,
   b) Milch,
   c) Weizenmehl in Wasser,
   d) geriebene Kartoffel,
   e) weitere Lebensmittel.

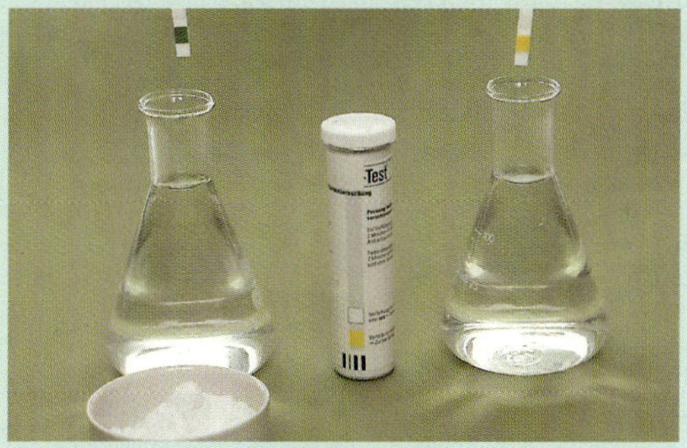

Teststäbchen mit und ohne Traubenzucker

4. Ermitteln Sie, in welchen Lebensmitteln Stärke vorhanden ist.
   Halbieren Sie eine Kartoffel. Geben Sie auf die Innenfläche der Kartoffelhälfte einen Tropfen Iodkaliumiodid.
   Beobachten Sie die Farbänderung.

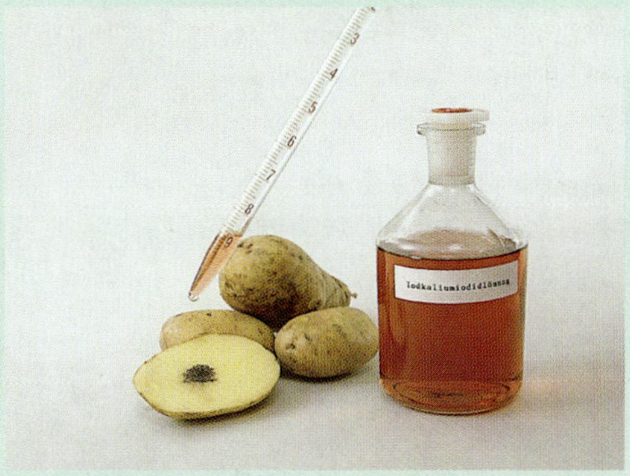

Stärkenachweis mit Iodkaliumiodid

5. Überprüfen Sie den Stärkegehalt folgender Lebensmittel:
   a) Obstsaft,
   b) Milch,
   c) Weizenmehl in Wasser,
   d) Apfelscheibe,
   e) weitere Lebensmittel.

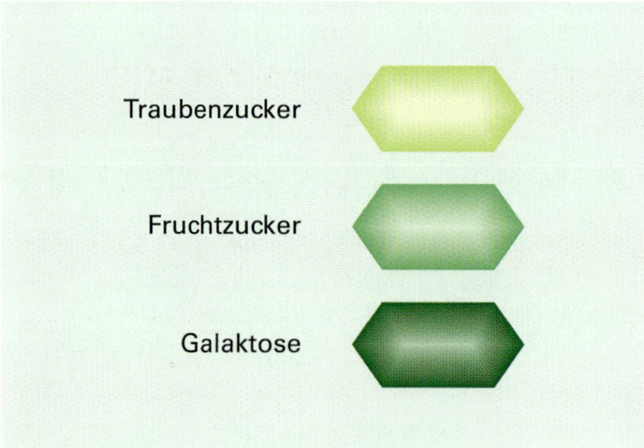

Einfachzucker – Monosaccharide

Süßkraft verschiedener Zuckerarten
bezogen auf Rohr- und Rübenzucker ≙ 100 %

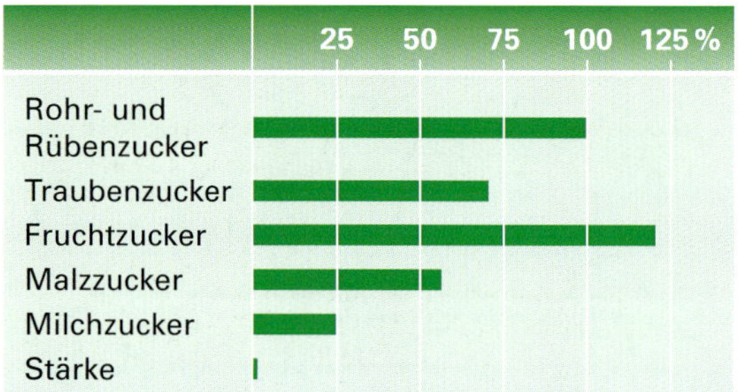

!

- **Allgemeine Summenformel der Einfachzucker – Monosaccharide: $C_6H_{12}O_6$**
  Elemente: C ● H ○ O ●

Einfachzucker – Monosaccharide

Einfachzucker sind, wie schon der Name besagt, die einfachsten Kohlenhydrate.

Zu den Einfachzuckern zählen:
- **Traubenzucker – Glucose,**
- **Fruchtzucker – Fructose,**
- **Galaktose.**

Einfachzucker liegen überwiegend in Ringform vor. Ein Symbol für Einfachzucker ist so die sechseckige Ringform.

Traubenzucker kommt in Honig, Süßigkeiten und in vielen Obst- und Gemüsesorten vor.

Fruchtzucker kommt in Obst, Honig und Süßigkeiten vor.

Galaktose ist lediglich Bestandteil des Milchzuckers, der Laktose.

Einfachzucker sind Bestandteile der Doppelzucker – Disaccharide.

Alle Einfachzucker sind **wasserlöslich**.

Einfachzucker schmecken süß. Einfachzucker haben aber eine unterschiedliche Süßkraft. Fruchtzucker hat die höchste Süßkraft. Fruchtzucker darf aber nur in geringeren Mengen zum Süßen von Speisen verwendet werden, da er in größeren Mengen abführend wirkt. Fruchtzucker ist ein Zuckeraustauschstoff, vgl. S. 46.

?

1. Nennen Sie Lebensmittel, die
   a) Traubenzucker – Glucose,
   b) Fruchtzucker – Fructose,
   c) Galaktose enthalten.
2. Erläutern Sie die Abbildung „Süßkraft verschiedener Zuckerarten".

Übersicht – Einfachzucker

Bezeichnungen	Glucose Traubenzucker	Fructose Fruchtzucker	Galaktose
Symbolische Darstellung	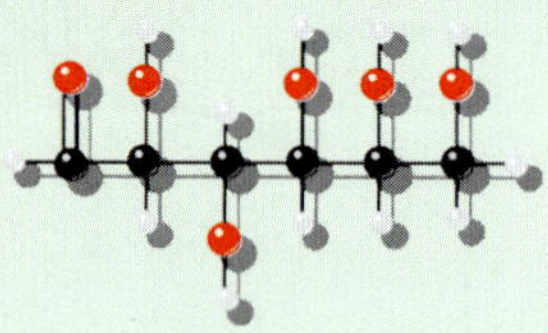	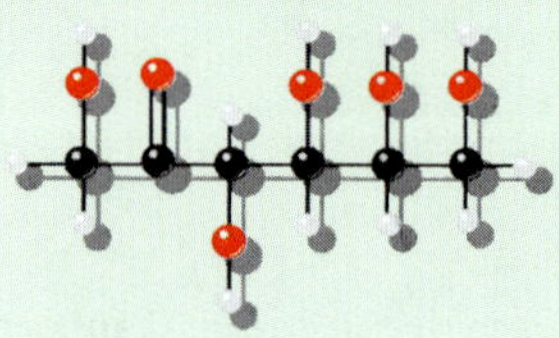	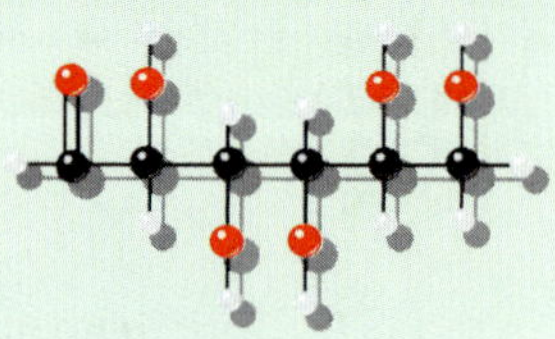
Vorkommen	Obst, Honig, Süßigkeiten	Obst, Honig, Süßigkeiten	Milch, Milchprodukte z. B. Käse
Eigenschaften	süß, wasserlöslich	sehr süß, wasserlöslich	weniger süß, wasserlöslich

Doppelzucker – Disaccharide

Doppelzucker entstehen aus zwei Molekülen Einfachzucker unter Abspaltung eines Wassermoleküls.

Allgemeine Reaktionsgleichung:

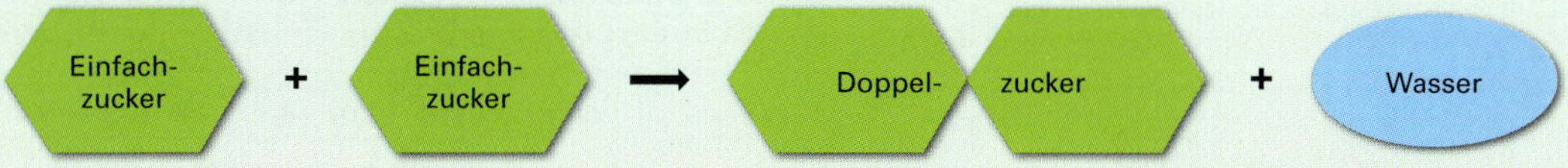

$$C_6H_{12}O_6 + C_6H_{12}O_6 \longrightarrow C_{12}H_{22}O_{11} + H_2O$$

Zu den Doppelzuckern zählen
Rohr- oder Rübenzucker – Saccharose, bestehend aus Traubenzucker und Fruchtzucker,

Malzzucker – Maltose, bestehend aus Traubenzucker,

Milchzucker – Laktose, bestehend aus Traubenzucker und Galaktose.

Rohr- und Rübenzucker wird, wie der Name besagt, aus Zuckerrüben bzw. aus Zuckerrohr gewonnen. Der Haushaltszucker ist Rüben- bzw. Rohrzucker.

Malzzucker kommt in keimenden Gerstenkörnern, in Bier und im Malzextrakt vor.

Milchzucker kommt in Kuhmilch, Milch von anderen Tieren und Muttermilch vor. Milchzucker ist so das wichtigste Kohlenhydrat für Säuglinge.

Milchzucker kann als leichtes Abführmittel verwendet werden.

Doppelzucker sind wie die Einfachzucker **wasserlöslich**. Außerdem haben die Doppelzucker wie die Einfachzucker eine **unterschiedliche Süßkraft**. Milchzucker hat die geringste Süßkraft.

Doppelzucker werden im menschlichen Körper schnell in Einfachzucker gespalten.

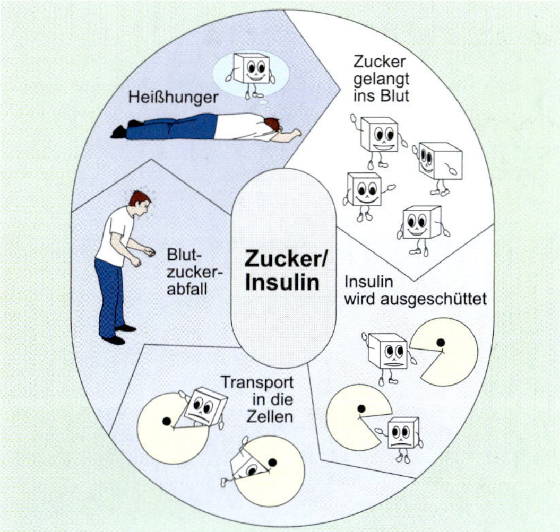

Teufelskreis Zucker (Insulin vgl. S. 288 f.)

!

- **Allgemeine Summenformel der Doppelzucker – Disaccharide: $C_{12}H_{22}O_{11}$**

Übersicht – Doppelzucker

Bezeichnungen	Saccharose Rohr- und Rübenzucker	Maltose Malzzucker	Laktose Milchzucker
Symbolische Darstellung			
Bestandteile	Traubenzucker, Fruchtzucker	Traubenzucker	Traubenzucker, Galaktose
Vorkommen	Zuckerrübe, Zuckerrohr, Haushaltszucker	Bier, Gerste, Malzbonbons	Milch, Milchprodukte z. B. Käse
Eigenschaften	süß, wasserlöslich	weniger süß, wasserlöslich	wenig süß, wasserlöslich

I Kohlenhydrate – ein wichtiger Nährstoff

Kohlenhydrate sind rein mengenmäßig der wichtigste Nährstoff für den menschlichen Körper. Sie werden durch Fotosynthese, vgl. S. 34, in der Pflanze mithilfe von Sonnenenergie und Blattgrün – Chlorophyll – gebildet. Die Fotosynthese ist der wichtigste uns bekannte Prozess, bei dem aus den anorganischen Verbindungen Kohlenstoffdioxid und Wasser ein organischer Nährstoff entsteht.

Die Kohlenhydrate sind Ausgangsprodukte für die Bildung der Fette und der Eiweißstoffe. Man kann dementsprechend sagen: Alles Leben hängt mittelbar oder unmittelbar von den Kohlenhydraten ab.

Kohlenhydrate bestehen also aus Wasser und Kohlenstoff. Aufgrund dieser Tatsache entstand 1844 der Name Kohlenhydrate – Hydrat des Kohlenstoffes (Hydro – Wasser).

?

1. Betupfen Sie Stärkekörner verschiedener Getreidearten mit Iodkaliumiodidlösung. Betrachten Sie die Stärkekörner unter dem Mikroskop.

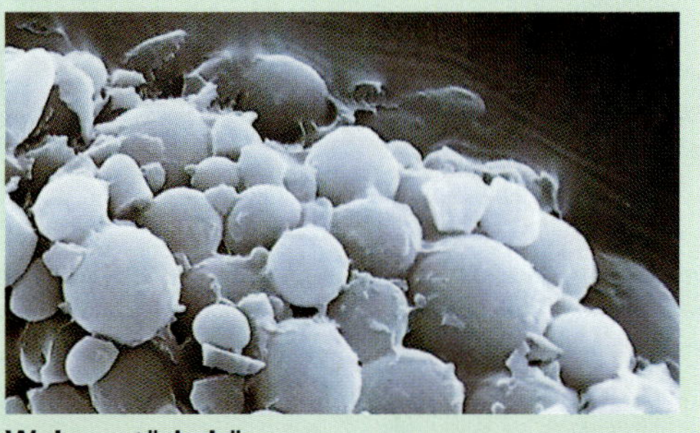

Weizenstärkekörner

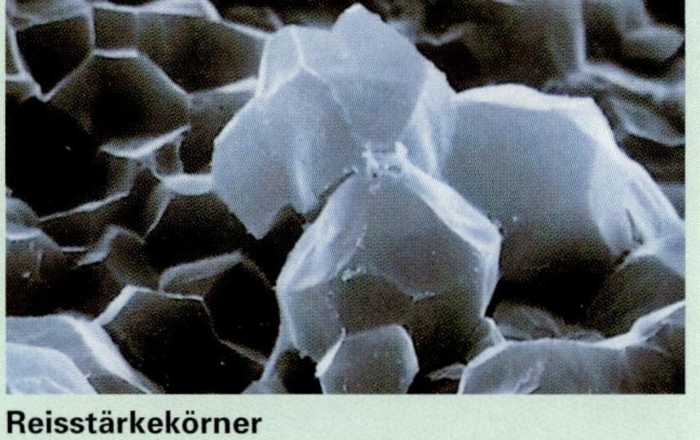

Reisstärkekörner

2. Beschreiben Sie den Aufbau von
   a) Stärke,
   b) Cellulose.
3. Warum sind Dextrine leichter verdaulich als Stärke?

Vielfachzucker – Polysaccharide

Vielfachzucker – Polysaccharide – entstehen aus vielen Molekülen Einfachzucker unter Wasserabspaltung.

Die wichtigsten Vielfachzucker – Polysaccharide
Stärke ist das Speicherkohlenhydrat der Pflanzen.
Stärke von Kartoffeln, einigen Getreidesorten und Hülsenfrüchten besteht aus zwei unterschiedlichen Vielfachzuckern.

Amylose befindet sich im Inneren des Stärkekorns. Sie besteht aus 200 bis 1000 Traubenzuckerresten, die unverzweigte, spiralig angeordnete Ketten bilden.

Amylose ist in heißem Wasser löslich, wobei sie einen Kleister bildet. Sie kann jedoch leicht wieder auskristallisieren, dadurch wird z. B. Brot „altbacken". Amylose zeigt mit Iodkaliumiodidlösung eine intensive Blaufärbung, da sich das Iod in das Innere der Amylosespirale schiebt. Durch die so eintretende Lichtbrechung erscheint das ursprünglich braune Iod nun blau, vgl. S. 29.

Amylopektin, der Hauptbestandteil des Stärkekorns (meist 70 bis 80 %), bildet die Hüllschichten. Hirse-, Maisstärke usw. bestehen lediglich aus Amylopektin. Amylopektin besteht aus 600 bis 6000 Traubenzuckerresten, die verzweigte Ketten bilden. Jeweils nach etwa 20 Traubenzuckerresten findet eine Verzweigung statt. Amylopektin ist ebenfalls zum Teil spiralig angeordnet.

Amylopektin ist wasserunlöslich, in heißem Wasser quillt es auf. Da die verzweigungsfreien Anteile beim Amylopektin sehr gering sind, zeigt es mit Iod eine Rotfärbung.

Dextrine sind Abbauprodukte der Stärke, sie bestehen aus 20 bis 30 Traubenzuckerresten. Dextrine entstehen bei der Verdauung und beim trockenen Erhitzen von Stärke, z. B. Brotrinde und Zwieback. Sie sind wasserlöslich und schmecken wenig süß.

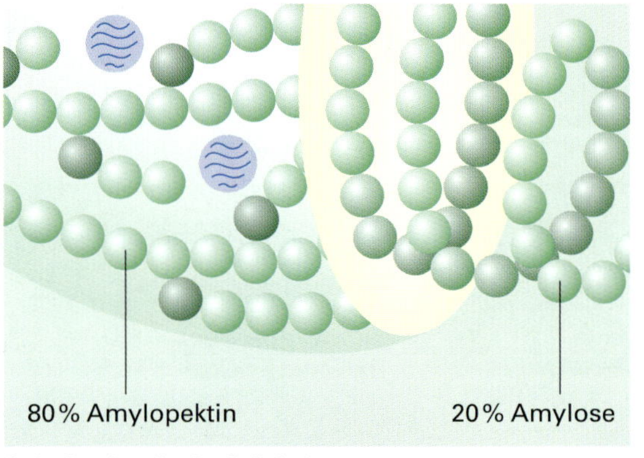

Schnitt durch ein Stärkekorn

Glykogen ist das Speicherkohlenhydrat im menschlichen und tierischen Körper.
Glykogen befindet sich in Leber und Muskulatur. Der chemische Aufbau entspricht dem des Amylopektins, es ist jedoch stärker verzweigt. Glykogen wird bei der Verdauung ebenfalls zunächst zu Dextrinen abgebaut.

Cellulose
Cellulose, eine faserige, feste und wasserunlösliche Substanz, besteht aus 8000 bis 12000 Traubenzuckerresten. Sie bildet die Gerüstsubstanz der pflanzlichen Zellwände. Baumwolle ist fast reine Cellulose, Holz besteht überwiegend aus Cellulose. Cellulose ist ein unverdaulicher Nahrungsbestandteil. Sie gehört zu den Ballaststoffen und regt so die Darmbewegung an.

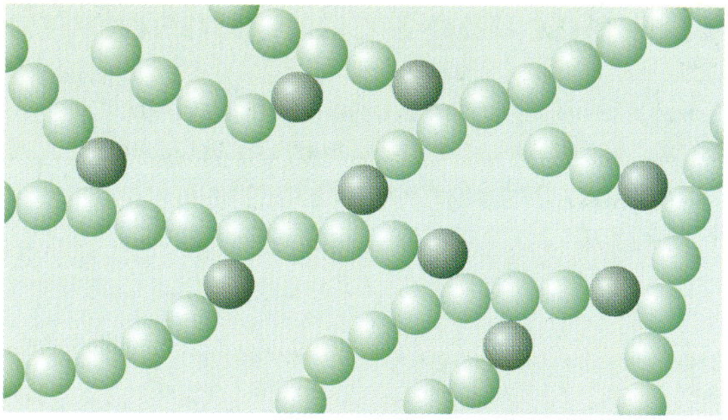

Ausschnitt aus einem Glykogenmolekül

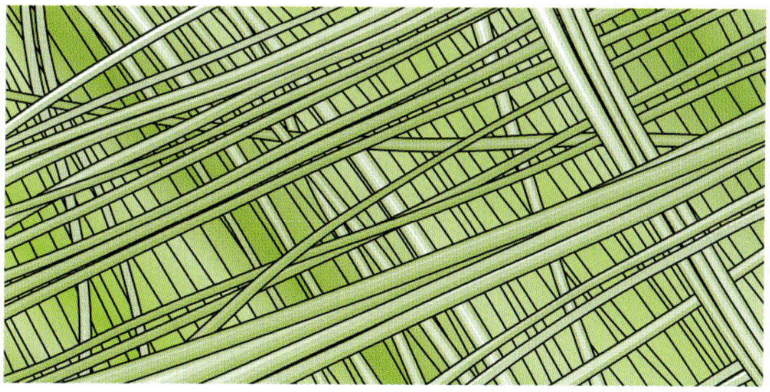

Cellulose

!

- **Allgemeine Summenformel der Vielfachzucker – Polysaccharide: $(C_6H_{10}O_5)_n$**
- **Molekülgröße und räumliche Struktur sind jedoch unterschiedlich.**

Übersicht – Vielfachzucker

Bezeichnungen	Stärke	Glykogen	Cellulose
Symbolische Darstellung (Ausschnitt)	Amylose 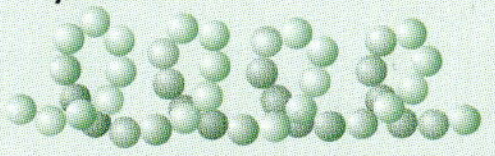 Amylopektin 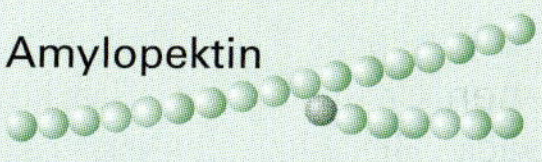	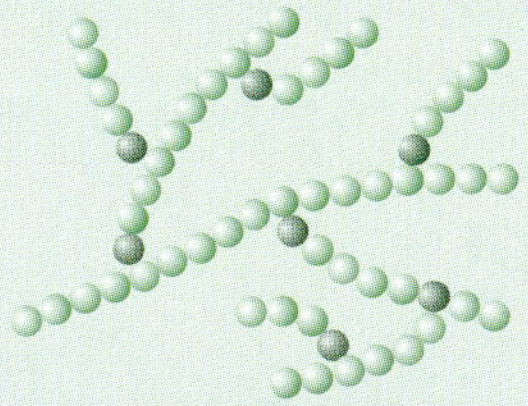	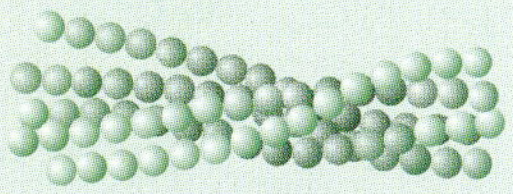
Aufbau	Amylose: unverzweigte Ketten, 200 bis 1000 Traubenzuckerreste Amylopektin: verzweigte Ketten, 600 bis 6000 Traubenzuckerreste	sehr stark verzweigte Ketten, 5000 bis 7000 Traubenzuckerreste	unverzweigte Ketten, 8000 bis 12000 Traubenzuckerreste
Vorkommen	Kartoffeln, Getreide, Hülsenfrüchte usw.	Leber, Muskulatur	Getreide, Gemüse, Obst, Hülsenfrüchte, Kartoffeln usw.
Aufgaben	Speicherkohlenhydrat der Pflanzen	Speicherkohlenhydrat von Mensch und Tier	Gerüstsubstanz der Pflanzen
Eigenschaften	Amylose: wasserlöslich Amylopektin: wasserunlöslich	wasserunlöslich	wasserunlöslich

2.2 Bildung von Kohlenhydraten in Pflanzen

Diese Kompetenzen können Sie erwerben:

- *Den Vorgang der Kohlenhydratbildung – Fotosynthese – in Pflanzen beschreiben*
- *Die Bedeutung der Pflanzen für den Menschen begründen*

?

1. Welche Bedeutung haben die Grünzonen in einer Stadt?
2. Jährlich wird der Tag des Baumes begangen. Ist dies lediglich eine Aktion zur Verschönerung unserer Landschaft oder bedeutet dieser Tag mehr?
3. Durch welchen Bestandteil wird der süße Geschmack der Früchte bewirkt?
4. Beschreiben Sie die Bildung von Traubenzucker in Pflanzen.

!

- **KOHLENHYDRATE – Hydrat des Kohlenstoffes (Hydro – Wasser)**
  - **Kohlenhydrate bestehen also aus Wasser und Kohlenstoff.**
  - **Elemente: C ● H ○ O ●**

Reaktionsschritte:
(vereinfachte Darstellung)

1. **Die Pflanze nimmt** aus der Luft **Kohlenstoffdioxid** (CO_2) **auf.**

   Kohlenstoffdioxid besteht aus den Elementen Kohlenstoff und Sauerstoff.

2. Die **Pflanze nimmt** aus der Erde **Wasser** (H_2O) auf.

   Wasser besteht aus den Elementen Wasserstoff und Sauerstoff.

3. In den **Blattgrünkörperchen** (Chlorophyllkörperchen) wird unter **Einwirkung von Sonnenlicht – Lichtenergie –** aus den Elementen Wasserstoff, Sauerstoff und Kohlenstoff zunächst **Traubenzucker** aufgebaut.

4. Schließlich **gibt die Pflanze** bei diesem Vorgang **Sauerstoff ab.**

Fotosynthese wird dieser Vorgang der Kohlenhydratbildung in der Pflanze auch genannt
(phos – Licht, synthesis – Aufbau).

Der Name Fotosynthese besagt also: Erst durch das Einwirken von Lichtenergie wird der Aufbau von Kohlenhydraten in der Pflanze ermöglicht.

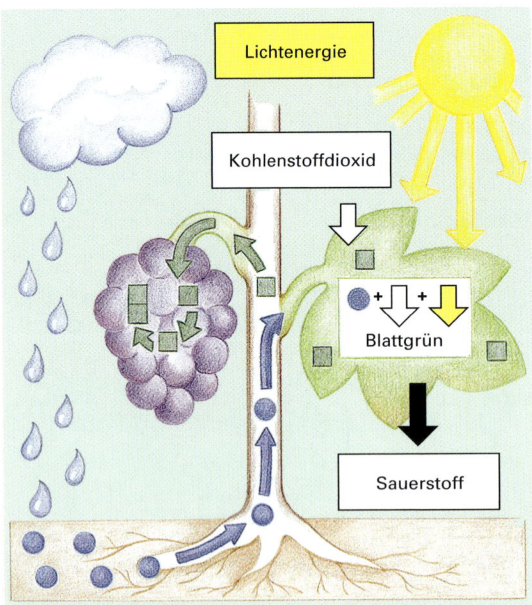

Aufbau von Kohlenhydraten in der Pflanze

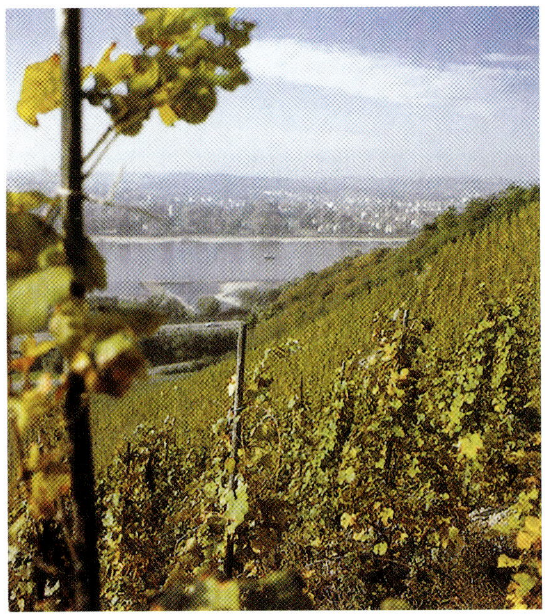

Sonne lässt den Wein reifen

Reaktionsgleichung: Aufbau von Kohlenhydraten in der Pflanze

Kohlenstoffdioxid $6\ CO_2$ + Wasser $6\ H_2O$ + Lichtenergie 2826 kJ —Blattgrünkörperchen→ Traubenzucker $C_6H_{12}O_6$ + Sauerstoff $6\ O_2$

Die in der Pflanze gebildeten **Einfachzucker** sind dann **Bausteine für alle weiteren Kohlenhydrate: Doppelzucker und Vielfachzucker**. Die Kohlenhydrate sind aber auch Ausgangsprodukte für alle anderen Nährstoffe: Eiweiß und Fette. Die Fotosynthese ist der einzige uns bekannte Vorgang, bei dem aus energiearmen, anorganischen Verbindungen (Kohlenstoffdioxid und Wasser) unter Einwirkung von Lichtenergie der Sonne energiereiche, organische Verbindungen (Kohlenhydrate) aufgebaut werden. In den Kohlenhydraten ist also gewissermaßen die aufgenommene Sonnenenergie gespeichert.

Die Kohlenhydrate, die bei der Fotosynthese entstehen, dienen also als Bausteine oder auch als Energielieferanten. **Menschen bzw. Tiere** nehmen **Kohlenhydrate** mit der Nahrung auf. Unter Sauerstoffaufnahme werden die Kohlenhydrate im Körper wieder zu **Kohlenstoffdioxid** und **Wasser abgebaut**. Die gespeicherte Energie wird bei diesem Abbauvorgang wieder frei. Man kann also sagen: Alles Leben hängt mittelbar oder unmittelbar von der Fotosynthese, d.h. von der Kohlenhydratbildung in den Pflanzen, ab.

?

1. Beschreiben Sie die Bildung von Vielfachzuckern – Stärke – in Pflanzen.
2. Erläutern Sie mithilfe der Abbildung unten den Kreislauf der Kohlenhydrate.
3. Erklären Sie den Begriff Fotosynthese.
4. Begründen Sie erneut die Bedeutung der Pflanzen für den Menschen.

!

- **Kohlenhydratbildung (Fotosynthese)**
  Die Pflanze baut in den Blattgrünkörperchen (Chlorophyllkörperchen) mithilfe der Lichtenergie der Sonne aus den Elementen Kohlenstoff, Wasserstoff und Sauerstoff zunächst Traubenzucker auf. Bei diesem Vorgang gibt sie Sauerstoff ab.

anorganische, energiearme Verbindung + Lichtenergie —Blattgrünkörperchen→ organische, energiereiche Verbindung + Sauerstoff

Kreislauf der Kohlenhydrate

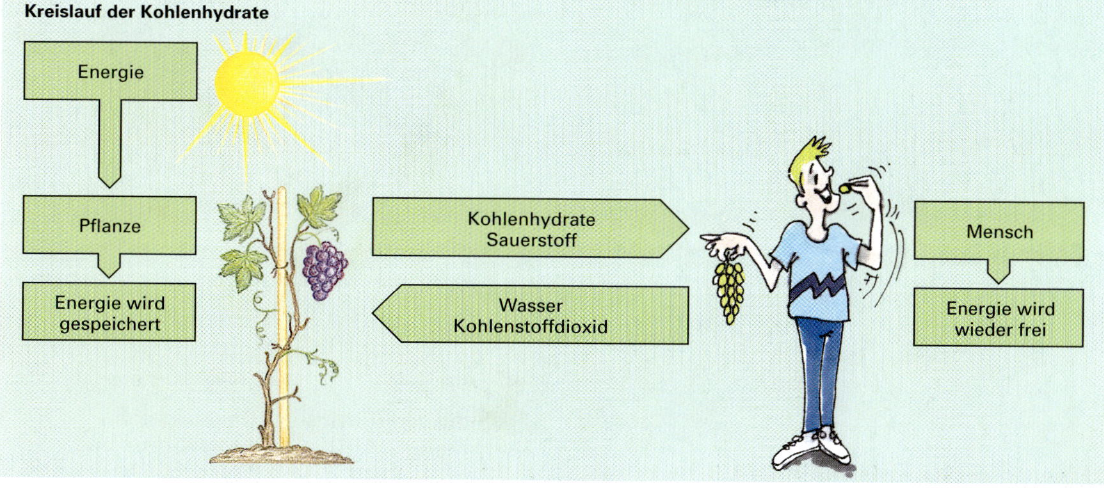

2.3 Kohlenhydratverdauung

Diese Kompetenzen können Sie erwerben:

- *Die Kohlenhydratverdauung beschreiben*
- *Allgemeine Prinzipien der Kohlenhydratverdauung erläutern*
- *Auswirkungen eines unterschiedlichen Kohlenhydratgehaltes der Nahrung auf die Verdauung beschreiben*

?

1. Kauen Sie ein Stück Weißbrotrinde. Achten Sie dabei auf die Geschmacksveränderung. Welche Abbauvorgänge werden durch den Mundspeichel bewirkt?
2. Beschreiben Sie den Weg der Nahrung durch den menschlichen Verdauungstrakt.
3. Nennen Sie leicht verdauliche kohlenhydratreiche Lebensmittel.
4. Beschreiben Sie die Auswirkungen einer ballaststoffarmen Ernährung.
5. Warum muss bei einer erhöhten Ballaststoffaufnahme die Flüssigkeitszufuhr gesteigert werden?
6. Welche Auswirkungen haben die Verzehrsgewohnheiten von Marie, vgl. S. 40, auf die Verdauung?
7. Begründen Sie die Aussage: Durch Traubenzucker wird dem Körper schnell Energie zugeführt.

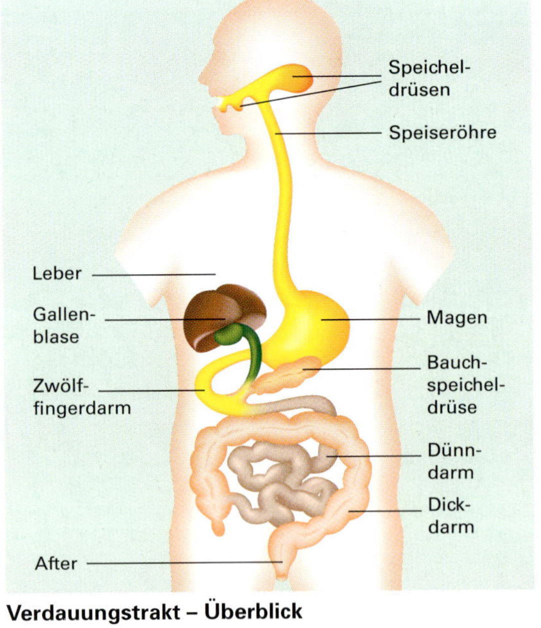

Verdauungstrakt – Überblick

Kohlenhydrate verzehren wir meist als Stärke, Rüben- oder Rohrzucker, Frucht- und Traubenzucker.

Im **Mund** wird ein kleiner Teil der verdaulichen Vielfachzucker – Stärke und Glykogen – unter Wasseranlagerung zu Dextrinen und später zu Malzzucker abgebaut. Das kohlenhydratspaltende Enzym im Mundspeichel ist die Amylase.

Im **Magensaft** befindet sich kein kohlenhydratspaltendes Enzym. Die Amylasen des Mundspeichels wirken jedoch bis zur Durchsäuerung des Speisebreies weiter.

Im **Zwölffingerdarm** werden die verdaulichen Vielfachzucker weiter zu Dextrinen und später zu Malzzucker abgebaut.

Im **Dünndarm** wirken die Enzyme des Bauchspeichels weiter auf den Speisebrei ein, bis Stärke und Glykogen vollständig zu Malzzucker abgebaut sind.

In der obersten Zellschicht der **Dünndarmwand** befinden sich Enzyme, die Doppelzucker zu Einfachzuckern abbauen. Unter Wasseranlagerung werden dabei die Doppelzucker in Einfachzucker gespalten.

Stärke wird nach und nach zu Traubenzucker abgebaut. Der Traubenzucker wird dann langsam ins Blut aufgenommen. Der Blutzuckerspiegel steigt kaum an.

Ballaststoffe verzögern die Aufnahme von Traubenzucker noch zusätzlich, da die verdaulichen Kohlenhydrate nur langsam aus den pflanzlichen Zellen freigesetzt werden.

Traubenzucker kann schnell ins Blut aufgenommen werden. Der Blutzuckerspiegel steigt dabei stark an. Insulin wird ausgeschüttet. Der Blutzuckerspiegel sinkt wieder und man wird schnell wieder hungrig.

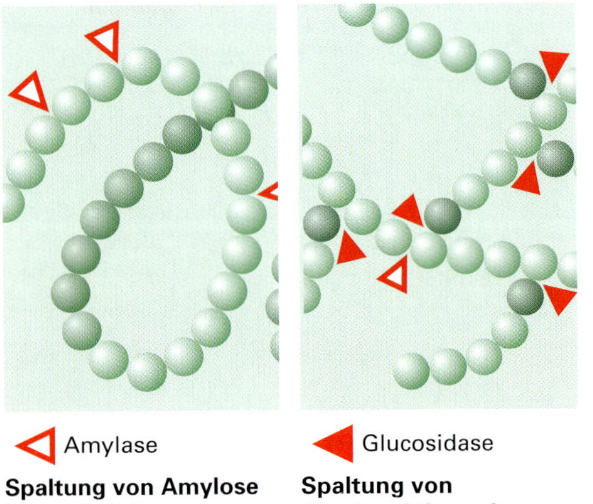

Spaltung von Amylose (Ausschnitt)

Spaltung von Amylopektin und Glykogen (Ausschnitt)

Ballaststoffe verhindern Verstopfung

Als Ballaststoffe werden die unverdaulichen Nahrungsbestandteile bezeichnet. Ballaststoffe sind vorwiegend in pflanzlichen Lebensmitteln enthalten. Zu den Ballaststoffen gehören: Cellulose, Hemicellulose, Pektine, Lignine usw.

Wirkung einer ballaststoffreichen Nahrung

- Die Kautätigkeit wird durch die festere Struktur der Nahrung angeregt. Die Verweildauer im Magen – das Sättigungsgefühl – wird aus dem gleichen Grund erhöht.
- Aufgrund des größeren Volumens werden vermehrt Verdauungssäfte abgegeben.
- Ballaststoffe quellen im Darm auf, die Darmbewegung, besonders die Bewegung des Dickdarms, wird erhöht, dadurch wird eine bessere Verdauung gesichert.
- Die Resorption von Stärke, Vitaminen usw. wird verzögert. Die Nahrung enthält jedoch gleichzeitig mehr Vitamine und Mineralstoffe.
- Schadstoffe und Nahrungscholesterin werden außerdem teilweise gebunden und ausgeschieden.

Folgende Krankheiten treten bei einer ballaststoffreichen Ernährung seltener auf:

- **Verstopfung**,
- **Übergewicht**, da die Nahrung ein großes Volumen und einen geringen Energiegehalt hat,
- **Zuckerkrankheit und Fettstoffwechselstörungen**, da der Blutzucker- und Blutcholesterinspiegel weniger belastet werden,
- **Divertikulose**, da es durch eine ballaststoffreiche Nahrung nicht so leicht zu Ausstülpungen (Divertikel) der Darmschleimhaut durch die Darmwand kommen kann. Folge einer Divertikulose sind oft schmerzhafte Entzündungen.

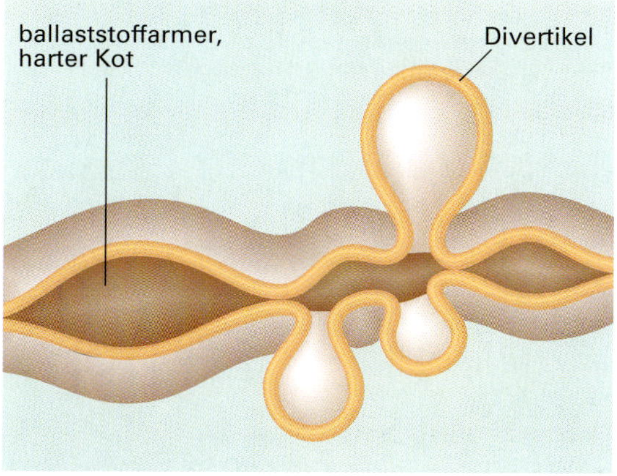

Divertikulose

!

- **Den Namen eines Enzyms erkennt man an der Endung „ase".**
- **Stärke, Glykogen und Doppelzucker werden durch Enzyme zu Einfachzuckern abgebaut.**
- **Einfachzucker werden ins Blut resorbiert und zu den Zellen transportiert.**
- **Ballaststoffe quellen im Darm auf und regen die Darmbewegung an.**

?

1. Ergänzen Sie die folgende Tabelle.
   Welche Einfachzucker entstehen jeweils bei der Spaltung folgender Doppelzucker?

Abbau von Doppelzuckern zu Einfachzuckern

Doppelzucker	Enzyme	Einfachzucker
Malzzucker (Maltose)	Maltase	?
Rohr- und Rübenzucker (Saccharose)	Saccharase	?
Milchzucker (Laktose)	Laktase	?

2. **Ballaststoffe binden Stoffe**
   Geben Sie 5 EL Weizenkleie mit reichlich Wasser in ein Becherglas.
   Färben Sie das Wasser mit Tinte.
   Lassen Sie die Probe 30 Minuten stehen. Gießen Sie die Flüssigkeit durch einen Filter ab.
   Beobachten Sie die Veränderung.

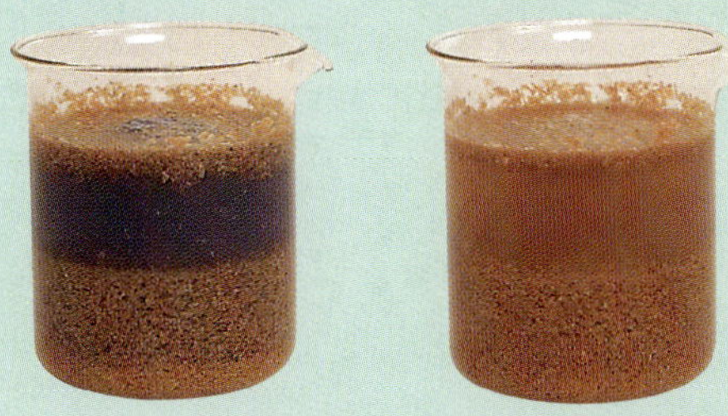

Übersicht – Kohlenhydratverdauung

Verdauungsorgane	Verdauungssaft Enzyme	Kohlenhydratabbau	Symbolische Darstellung
Mund	Mundspeichel **Amylasen**	Ein kleiner Teil der verdaulichen Vielfachzucker wird unter Wasseranlagerung zu Dextrinen und später zu Malzzucker abgebaut.	Amylose Glykogen Amylopektin 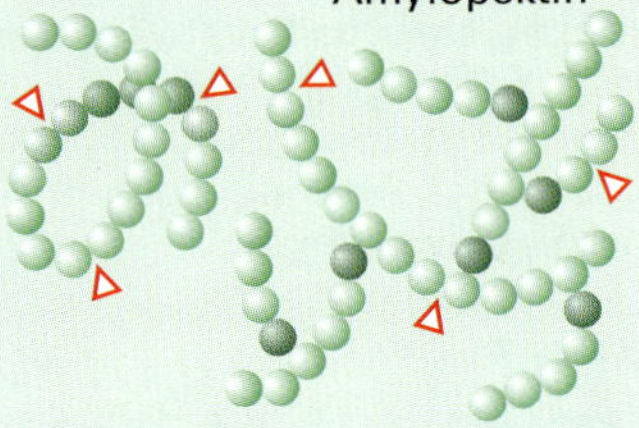
Magen	Magensaft	Im Magensaft befindet sich kein kohlenhydratspaltendes Enzym. Die Amylasen des Mundspeichels wirken jedoch bis zur Durchsäuerung des Speisebreies weiter.	
Zwölffingerdarm	Bauchspeichel **Amylasen** **Glucosidasen**	Die verdaulichen Vielfachzucker werden weiter zu Dextrinen und später zu Malzzucker abgebaut. Glucosidasen spalten die Verzweigungsstellen der Vielfachzucker.	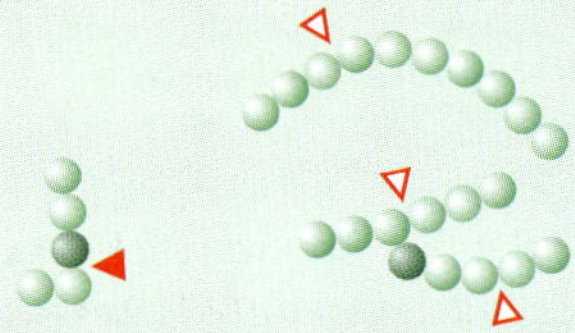 Glucosidase Amylase
Dünndarm	Dünndarmsaft **Maltasen** **Saccharasen** **Laktasen**	Die Enzyme des Bauchspeichels wirken im Dünndarm weiter. In der obersten Zellschicht der Dünndarmwand befinden sich Enzyme, die die Doppelzucker zu Einfachzucker abbauen	 Maltase Saccharase Laktase

Übersicht – Kohlenhydrate im menschlichen Körper

Kohlenhydratarten	Vorkommen im Organismus	Aufgaben	Menge in g
Vielfachzucker Glykogen	Muskeln	kurzfristige Energiereserve Energieversorgung	200 (1 g/100 g)
Vielfachzucker Glykogen	Leber	kurzfristige Energiereserve Blutzuckerregulation	150 (10 g/100 g)
Einfachzucker Traubenzucker	Gewebe	Energieversorgung	30
Einfachzucker Traubenzucker	Blut	Energieversorgung des Gehirns	5 (0,1 g/100 ml)
Vielfachzucker verbunden mit Eiweißstoffen	Skelett, Schleimstoffe usw.	Baustoff	300

2.4 Kohlenhydratstoffwechsel

Diese Kompetenzen können Sie erwerben:

- *Den Kohlenhydratstoffwechsel beschreiben*
- *Die Aufgaben der Kohlenhydrate im menschlichen Körper ableiten*

Kohlenhydrate erfüllen im Stoffwechsel des Menschen unterschiedliche Aufgaben.

Energiegewinnung
In den Zellen des menschlichen Körpers wird Traubenzucker zu Kohlenstoffdioxid und Wasser abgebaut, dabei wird Energie frei. Die Nervenzellen und die roten Blutkörperchen können nur durch den Abbau von Traubenzucker Energie gewinnen. Für diese Abbauvorgänge wird Vitamin B_1 benötigt, vgl. S. 154.

Kurzfristige Speicherung
Werden mehr verdauliche Kohlenhydrate mit der Nahrung aufgenommen, als sofort zur Energiegewinnung benötigt werden, so werden diese zu Glykogen umgebaut und in Leber (150 g) und Muskulatur (200 g) gespeichert.

Zwischen den Mahlzeiten kann Glykogen wieder zu Traubenzucker abgebaut und zur Energiegewinnung genutzt werden. Aus der Leber gelangt der Traubenzucker über das Blut in alle Zellen und stellt so deren Energieversorgung sicher. Muskelglykogen dient dagegen nur der Energiegewinnung in den Muskelzellen. Die Glykogenspeicher sind spätestens 18 Stunden nach der letzten Nahrungsaufnahme erschöpft.

Umwandlung zu Fett
Der menschliche Körper vermag also nur eine sehr begrenzte Kohlenhydratmenge zu speichern. Wenn die Glykogenspeicher in Leber und Muskulatur aufgefüllt sind, werden die überschüssig aufgenommenen Kohlenhydrate in der Leber zu Fett umgebaut und im Fettgewebe gespeichert. Auch eine zu reichliche Kohlenhydratzufuhr kann also zu Übergewicht führen.

Kohlenhydrate ermöglichen ein normales Stoffwechselgeschehen
Sind die Kohlenhydratvorräte im Körper erschöpft, so werden die Fette nicht mehr vollständig abgebaut. Es entstehen Ketonkörper, die zu einer Übersäuerung des Körpers führen können, vgl. S. 289.

Kohlenhydrate haben spezifische Aufgaben
Kohlenhydrate werden in sehr geringen Mengen zum Aufbau bestimmter Körpersubstanzen, wie Knochen, Knorpel, Schleimstoffe usw., benötigt.

Aufgaben der Ballaststoffe, vgl. S 37.

?

1. Beschreiben Sie mithilfe der Abbildung den Kohlenhydratstoffwechsel.
2. Warum sagt man: „Kohlenhydrate machen dick"?

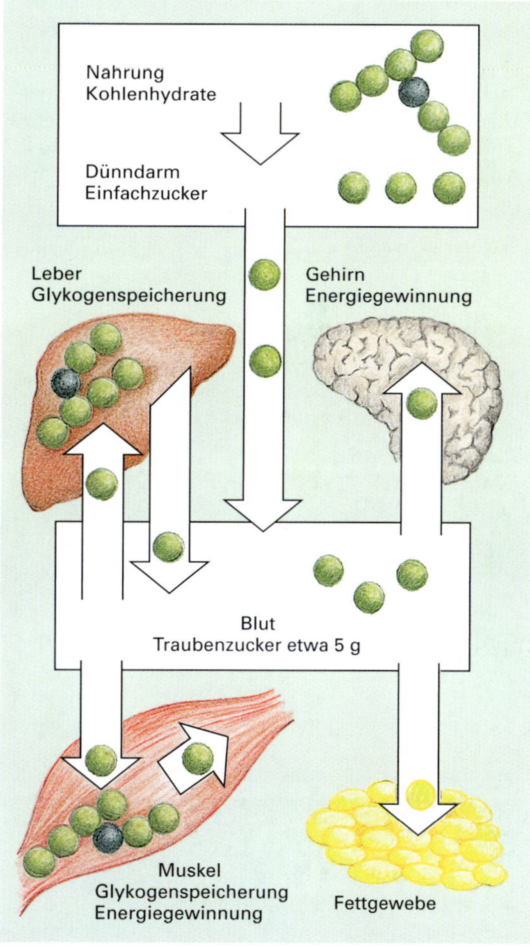

Kohlenhydratstoffwechsel

!

- **Kohlenhydrate dienen der Energiegewinnung.**
- **Eine geringe Kohlenhydratmenge wird in Form von Glykogen als Energiereserve zwischen den Mahlzeiten gespeichert.**
- **Überschüssige Kohlenhydrate werden in Fett umgewandelt und im Fettgewebe gespeichert.**

2.5 Empfehlungen für die Kohlenhydratbedarfsdeckung

Diese Kompetenzen können Sie erwerben:

- *Die empfohlene Kohlenhydratzufuhr berechnen*
- *Kohlenhydratreiche Lebensmittel hinsichtlich ihrer Eignung für die Kohlenhydratbedarfsdeckung unterscheiden*

T Ernährungsgewohnheiten von Marie

Zum Frühstück gibt es Weizenbrötchen mit Konfitüre oder Honig, dazu ein Glas Multivitamin-Nektar, der so besonders gesund sein soll.

Zum zweiten Frühstück isst sie den „kleinen Happen" für den großen Hunger zwischendurch. Zur Abwechslung kann es auch mal Joghurt-Schokolade oder Vitaminbonbons geben.

Zum Mittagessen ein Burgerbrötchen …

Nachmittags ein Stück Kuchen und ein Glas Cola-Getränk …

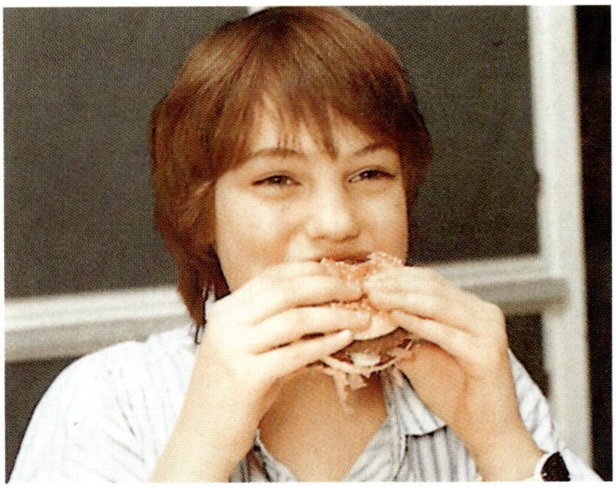

?

1. Lesen und beurteilen Sie die Ernährungsgewohnheiten von Marie.
2. Machen Sie Vorschläge, wie Marie sich gesünder ernähren kann.
   Zum Frühstück anstelle von hellen Brötchen? usw.?
3. Berechnen Sie die täglich empfohlene Kohlenhydratzufuhr bei einem Gesamtenergiebedarf von 9000 kJ.
4. Wie viel
   a) Stärke,
   b) Zucker,
   c) Ballaststoffe
   sollten bei einem Gesamtenergiebedarf von 9000 kJ aufgenommen werden?
5. Beurteilen Sie den Tageskostplan auf S. 28 hinsichtlich der
   a) Gesamtkohlenhydratzufuhr,
   b) Auswahl kohlenhydrathaltiger Lebensmittel:
      – Anteil an Zucker,
      – Anteil an Stärke,
      – Anteil an Ballaststoffen.

   Machen Sie Verbesserungsvorschläge.

Ballaststoffgehalt einiger Lebensmittel (Angaben in g pro Portion)

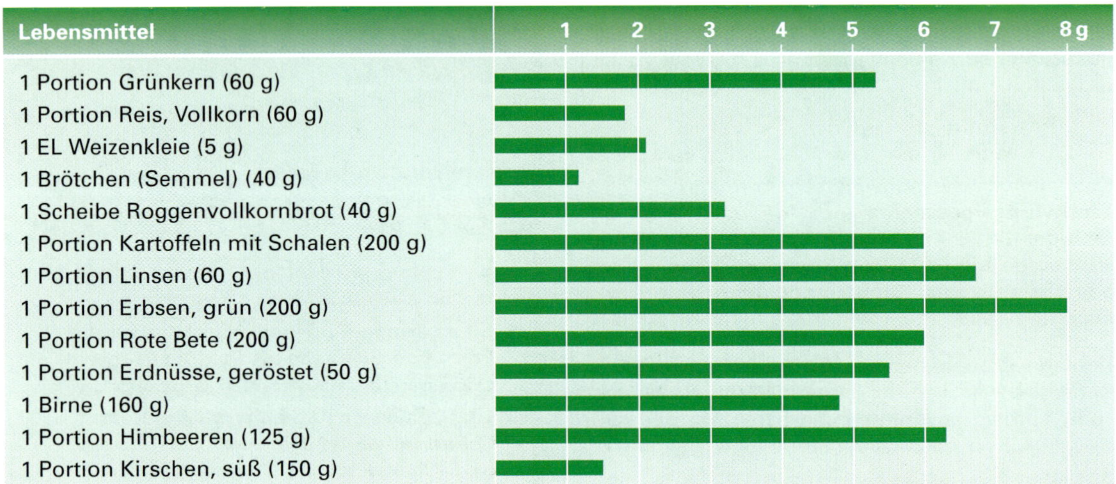

Tägliche Kohlenhydratbedarfsdeckung

Bei der Zusammenstellung der Tageskostpläne sollte man nicht nur darauf achten:
Wie viel Kohlenhydrate werden gegessen?
Welche Kohlenhydratarten werden gegessen?

Man sollte auch bedenken:

Zwei Drittel unseres Kohlenhydratbedarfs sollten durch Vielfachzucker – Stärke – gedeckt werden.

Hierfür eignen sich besonders folgende Lebensmittel: Vollkornprodukte, Kartoffeln, Obst, Gemüse und Hülsenfrüchte.

Obst und Gemüse sollten außerdem möglichst oft roh verzehrt werden. In dieser Form sind neben Stärke und Ballaststoffen auch reichlich Vitamine und Mineralstoffe enthalten.

Aufgrund des Ballaststoffgehaltes regen diese Lebensmittel die Darmbewegung an, eine bessere Verdauung ist gesichert. Außerdem werden diese Lebensmittel nicht so schnell verdaut, die Kohlenhydrate werden langsam und gleichmäßig ans Blut abgegeben. Das Sättigungsgefühl hält länger vor.

Ein Drittel unseres Kohlenhydratbedarfs kann durch Doppelzucker und Einfachzucker gedeckt werden, z. B. Haushaltszucker, Traubenzucker.

Unsere Ernährungsgewohnheiten sehen jedoch anders aus. Wir essen zu süß. Unser Geschmacksempfinden „Süß" nimmt ab, die Speisen und Getränke werden immer stärker gesüßt.

Bei der Lebensmittelverarbeitung werden auch häufig Ballaststoffe entfernt, übrig bleiben leicht verdauliche, energiereiche Lebensmittel wie Zucker, Brötchen, Kuchen, Süßigkeiten. Diese Lebensmittel enthalten oft kaum Vitamine und Mineralstoffe. Sie haben einen geringen Sättigungswert, sie machen oft hungrig und durstig. So besteht die Gefahr, dass zu große Mengen davon aufgenommen werden. Übergewicht kann die Folge sein.

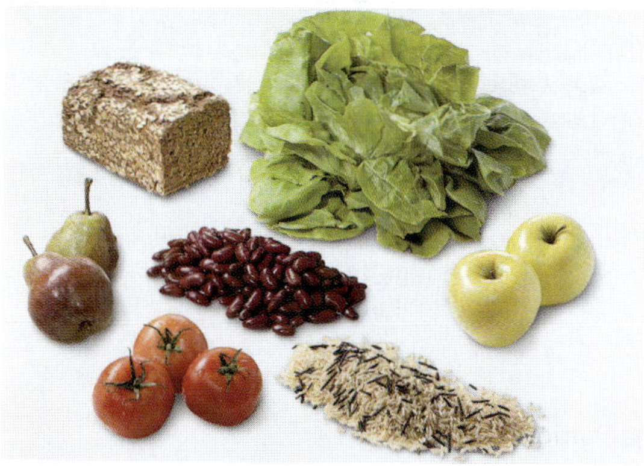

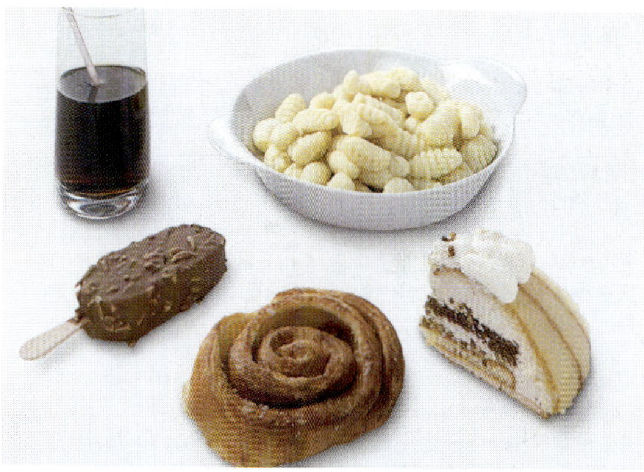

!

- **Energiearme, kohlenhydratreiche, ballaststoffreiche Lebensmittel sollten Grundlage der täglichen Mahlzeiten sein.**

Berechnung der empfohlenen Kohlenhydratzufuhr für Jugendliche

Die empfehlenswerte Kohlenhydratzufuhr in g bei einem Gesamtenergiebedarf von 10 000 kJ soll berechnet werden:

Gesamtenergiebedarf	100 %	10 000 kJ
Kohlenhydratzufuhr	55 %	5 500 kJ

1 g Kohlenhydrate liefert	17 kJ
x g Kohlenhydrate liefern	5 500 kJ

5500 : 17 = 324

!

- **Energiereiche, kohlenhydratreiche, ballaststoffarme Lebensmittel sollten nur in geringen Mengen aufgenommen werden.**
- **Jugendliche mit einem Gesamtenergiebedarf von 10 000 kJ sollten täglich 324 g Kohlenhydrate aufnehmen.**
- **Bei der Mahlzeitenzusammenstellung sollte neben der Gesamtkohlenhydratmenge besonders darauf geachtet werden, ob Zucker oder Stärke in den Lebensmitteln enthalten ist.**
- **Täglich sollten 30 g Ballaststoffe aufgenommen werden.**

3 Kohlenhydratreiche Lebensmittel

I Zuckerlexikon

Bienenhonig besteht zu 70% aus Traubenzucker und Fruchtzucker. Honig enthält außerdem 7% Malzzucker und geringe Mengen an Mineralstoffen, Vitaminen und Eiweiß.

Brauner Zucker oder Rohzucker besteht zu 98% aus Rohr- und Rübenzucker, geringen Mengen an Mineralstoffen und Vitaminen. Durch die Reinigung erhält man weißen Haushaltszucker.

Rohrzuckermelasse wird aus dem Saft des Zuckerrohrs gewonnen. Neben 68% Rohrzucker sind Mineralstoffe enthalten.

Dextrose ist eine andere Bezeichnung für Traubenzucker.

Farin oder Farinsirup ist ein feinmehliger brauner Zucker bzw. eine dickflüssige Zuckerlösung. Farin fällt bei der Kandisherstellung an.

Glucosesirup ist industriell aus Stärke hergestellter Traubenzucker mit 16% Wasser.

Invertzucker ist eine Mischung aus Traubenzucker und Fruchtzucker.

Maltodextrin wird aus Stärke hergestellt, es besteht aus mehreren Zuckerbausteinen.

Malzextrakt wird aus gekeimter und gerösteter Gerste gewonnen, er besteht aus Malzzucker und Maltodextrin.

Haushaltszucker besteht aus dem Doppelzucker Saccharose, er enthält keine Mineralstoffe oder Vitamine. Für den Abbau in den Zellen wird jedoch Thiamin benötigt, vgl. S. 154.

Alle Zuckersorten haben im menschlichen Körper die gleiche Wirkung wie Haushaltszucker, z. B. Gefahr von Karies und Übergewicht.

3.1 Süßungsmittel

Diese Kompetenzen können Sie erwerben:

- *Zucker und Honig bewerten*
- *Eigenschaften des Zuckers bei der Lebensmittelverarbeitung berücksichtigen*
- *Den Zusammenhang zwischen Zucker und Karies erläutern*
- *Eigenschaften der Zuckeraustauschstoffe und Süßstoffe kennen*

?

1. Lesen Sie die Zutatenlisten der Frucht- und der Pausenschnitte.
   Hinter welchen Bezeichnungen verbirgt sich Zucker?
2. Welche Schnitte hat Ihrer Meinung nach den höheren Zuckergehalt?
3. Sammeln und bewerten Sie Werbeaussagen für Süßigkeiten.
4. Vergleichen und bewerten Sie den Energie- und Nährstoffgehalt von zwei Stück Würfelzucker (10 g) und einem Apfel (150 g).

Früher war Zucker eine Kostbarkeit, die in wertvollen Zuckerdosen aufbewahrt wurde. Noch 1850 wurden täglich lediglich etwa 8 g Zucker pro Person verbraucht.

Heute nimmt jeder Bundesbürger täglich durchschnittlich 100 g Zucker in reiner oder verarbeiteter Form zu sich.

Lebensmittel mit der Angabe „ohne Haushaltszucker" können trotzdem viel Zucker enthalten, nur unter Namen, die wir teilweise nicht kennen. Doch wir sind klüger! Da nutzt den Produzenten das Versteckspiel nichts mehr.

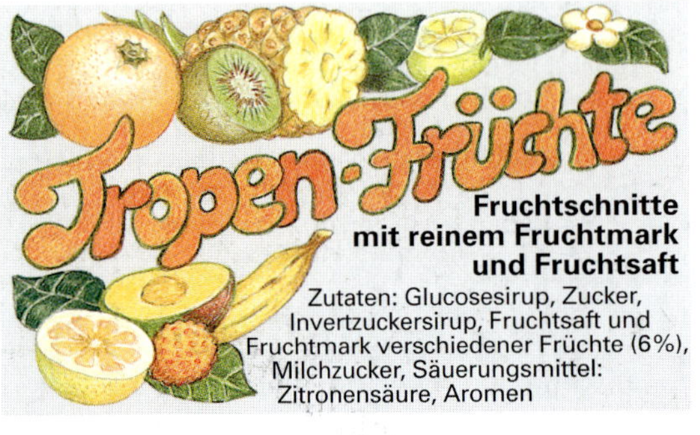
Tropen-Früchte
Fruchtschnitte
mit reinem Fruchtmark
und Fruchtsaft
Zutaten: Glucosesirup, Zucker, Invertzuckersirup, Fruchtsaft und Fruchtmark verschiedener Früchte (6%), Milchzucker, Säuerungsmittel: Zitronensäure, Aromen

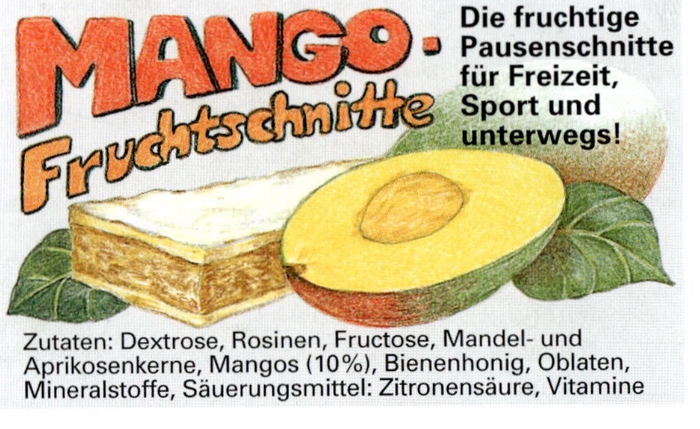
MANGO-Fruchtschnitte
Die fruchtige Pausenschnitte für Freizeit, Sport und unterwegs!
Zutaten: Dextrose, Rosinen, Fructose, Mandel- und Aprikosenkerne, Mangos (10%), Bienenhonig, Oblaten, Mineralstoffe, Säuerungsmittel: Zitronensäure, Vitamine

Zuckerherstellung aus Zuckerrüben

Waschen und Schnitzeln: Zuckerrüben werden gesäubert und in 3 mm starke Schnitzel zerkleinert.

Saftgewinnung: Mit heißem Wasser wird der Zucker den Schnitzeln entzogen. Der entstandene Rohsaft enthält 12 bis 14 % Zucker.

Reinigung des Saftes: Ballaststoffe, Eiweißstoffe und sonstige Nichtzuckerstoffe werden entfernt.

Eindampfen: Der gesäuberte Dünnsaft wird durch Verdampfen in Dicksaft (55 bis 65 % Zucker) umgewandelt.

Kristallisation: Mithilfe von Zentrifugen wird der Sirup vom Rohzucker (brauner Zucker) getrennt.

Reinigung: Durch Dampfbehandlung wird der Rohzucker von anhaftenden Sirupresten befreit, es entsteht „Weißzucker" – Raffinade.

I Zuckergewinnung

Die meisten Pflanzen enthalten geringe Zuckermengen. Gewonnen wird Zucker aus Zuckerrohr und Zuckerrüben. Zucker aus Zuckerrohr wurde bereits im 7. Jahrhundert hergestellt.

Erst 1747 entdeckte der Berliner Chemiker Marggraf die Bedeutung der Zuckerrübe für die Zuckergewinnung. Ende des 18. Jahrhunderts entstand in Schlesien eine Zuckerfabrik, die Zuckerrüben verarbeitete.

Während heute in den westeuropäischen Ländern die Zuckerrübe die entscheidende Zuckerquelle ist, wird in der tropischen Zone Zucker aus Zuckerrohr gewonnen.

Zuckerrohr ist eine tropische Grasart. Die 2 bis 5 cm dicken Halme werden bis 4 m hoch und liefern ca. 30 Jahre lang ergiebige Erträge. Zuckerrohr wird dicht über den Wurzeln abgeschnitten, zerkleinert usw.

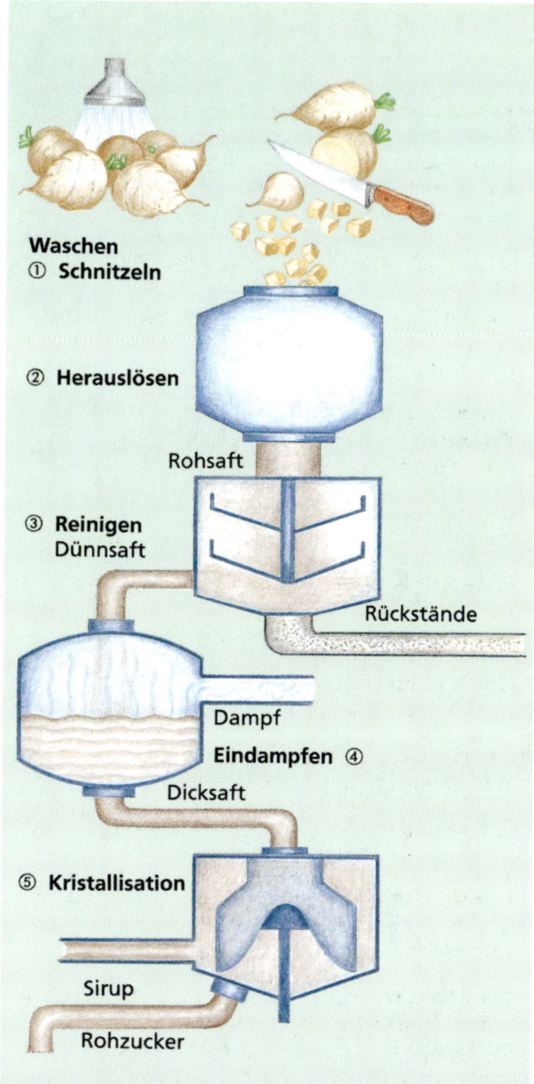

Zuckerherstellung – Schema

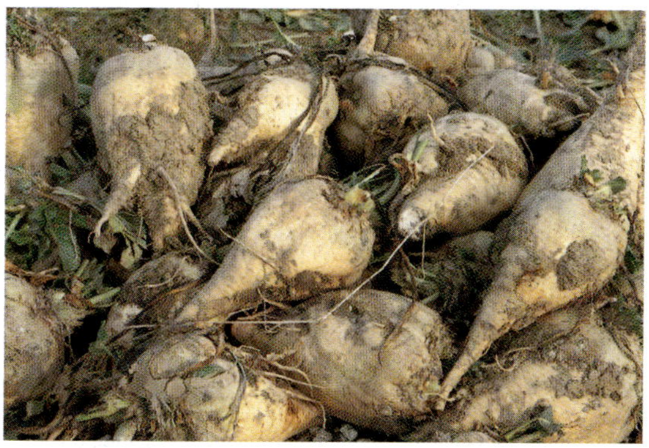

Zuckerrüben

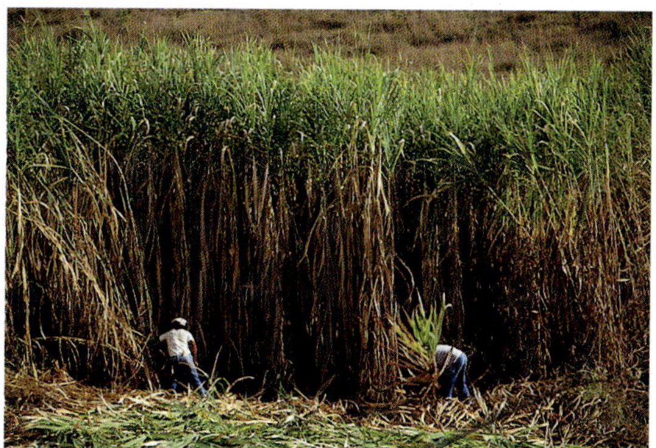

Zuckerrohr

Regeln für die Verwendung von Zucker

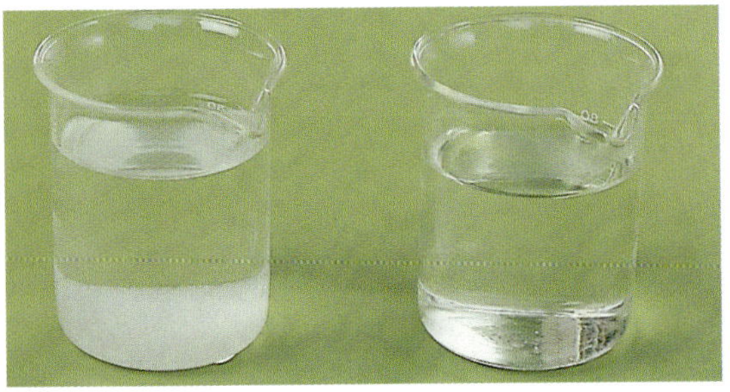
Löslichkeit des Zuckers

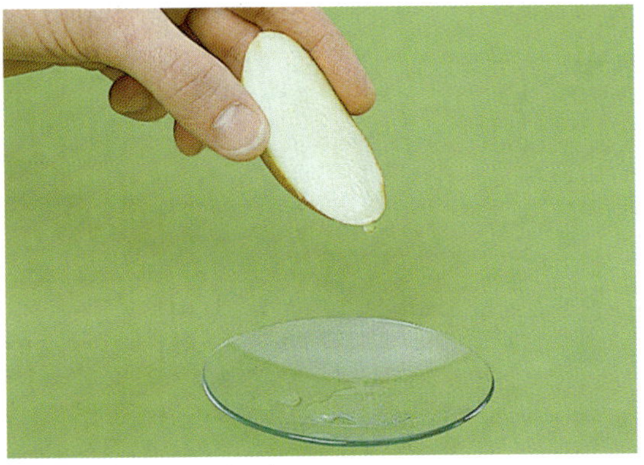
Konservierungsmittel

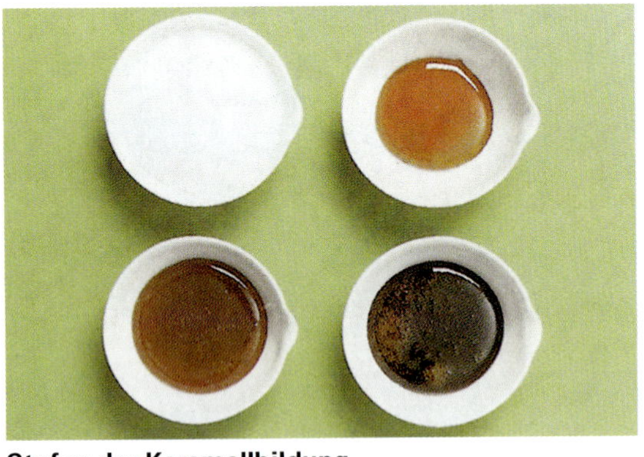
Stufen der Karamellbildung

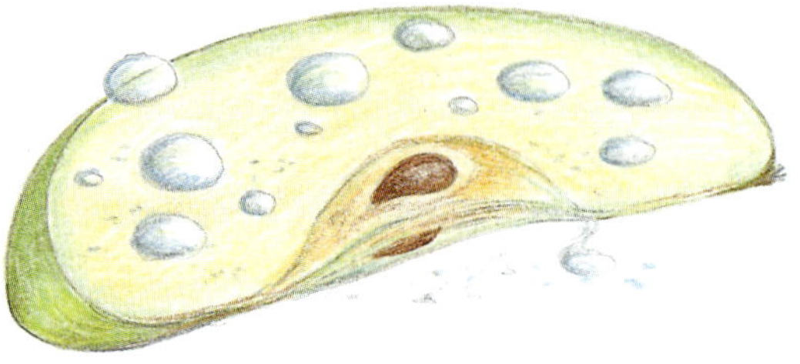
Apfelscheibe mit Zucker

?

1. **Löslichkeit des Zuckers**
   Geben Sie je einen TL Zucker in ein Becherglas mit
   a) kaltem Wasser,
   b) heißem Wasser.
   Beobachten Sie.
2. **Kochen von Zucker mit Säuren**
   Geben Sie 1 TL Zucker und den Saft einer halben Zitrone in 50 ml Wasser. Lassen Sie die eine Hälfte der Lösung stehen, die andere Hälfte lassen Sie 10 Minuten kochen.
   Prüfen Sie anschließend den Geschmack beider Proben.
3. **Zucker als Konservierungsmittel**
   Bestreuen Sie eine Apfelscheibe mit Zucker. Beobachten Sie mögliche Veränderungen.
   Geben Sie außerdem 10 g Zucker und 10 g Hefe in ein Becherglas. Beobachten Sie, ob eine Gärung stattfindet.
4. **Stärkeres Erhitzen von Zucker**
   Erhitzen Sie 50 g Zucker in einer Pfanne, bis sich der Zucker dunkelbraun gefärbt hat. Gießen Sie einen Teil der Masse auf ein gefettetes Pergamentpapier. Lösen Sie den Rest der Masse in heißem Wasser auf.
   Prüfen Sie die Süßkraft der Lösung.

- **Speisen süßen, solange sie heiß sind.** Zucker löst sich schneller und besser.
- **Säurehaltige Speisen erst nach dem Kochen süßen.** Auf diese Weise wird weniger Zucker benötigt, die Speisen sind energieärmer.
- **Zur Herstellung von Karamell und Zuckercouleur Zucker stärker erhitzen.** Bei Temperaturen über 100 °C färbt sich Zucker braun, Wasser wird entzogen.
- **Karamell hat eine geringere Süßkraft als Haushaltszucker.**
- **Pikante Speisen wie Salate, Gemüse, Wildgerichte mit einer Prise Zucker würzen.** Der Geschmack wird so ausdrucksvoller.
- **Konfitüren und Gelees ausreichend Zucker als Konservierungsmittel zusetzen.** Zucker bindet freies Wasser. Die Mikroorganismen, die den Verderb bewirken, benötigen freies Wasser.

Honig – ein anderes Süßungsmittel

Lange vor dem Zucker wurde Honig zum Süßen von Speisen verwendet. Nach der pflanzlichen Herkunft unterscheidet man **Blütenhonig** (Nektar) und **Honigtauhonig bzw. Waldhonig** (klebriger Belag von Nadelbäumen).

Honig entsteht durch enzymatische Vorgänge. Durch die Invertase – ein Enzym – wird Saccharose in Traubenzucker und Fruchtzucker – Invertzucker – gespalten.

Honig enthält in der Regel mehr als 70 % Invertzucker, 7 % Malzzucker und geringe Mengen anderer Kohlenhydratarten.

Außerdem sind enthalten:

- etwa 17 % Wasser
- 0,1 bis 0,2 % organische Säuren, z. B. Essigsäure, Milchsäure
- 0,2 % Mineralstoffe
- 0,3 % Enzyme – Eiweißstoffe
- in Spuren Vitamin B_1, B_2, Niacin und C, vgl. S. 159
- der „natürliche Gehalt" an Schadstoffen, z. B. Blei, und evtl. radioaktive Elemente

Honig wird vor allem aufgrund seines Genusswertes verzehrt. Honig gilt als naturbelassenes Lebensmittel, er hat jedoch einen hohen Energiegehalt und ist frei von Ballaststoffen. Honig fördert genauso wie Zucker die Kariesentstehung. Beim Erhitzen über 40 °C werden die Enzyme und sonstige Eiweißstoffe denaturiert, vgl. S. 94.

In der Vollwert-Ernährung von Koerber/Männle/Leitzmann heißt es: „Grundsätzlich sollten konzentrierte Süßungsmittel wie Honig und Dicksäfte sparsam verwendet werden. Trotzdem haben sie den Vorteil, dass sie keine so starke Verarbeitung wie Haushaltszucker erfahren haben. Es sollte angestrebt werden, Honig nicht zu erhitzen."

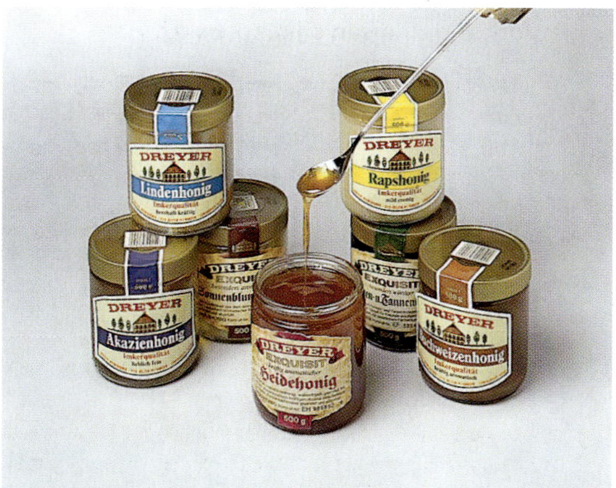

Honigsorten

Karies

Bakterien und Speisereste bilden Plaques – Zahnbeläge. Bereits nach 24 Stunden – ohne Zähneputzen – sind diese mit bloßem Auge sichtbar.

Von den Bakterien werden Speisereste – besonders Zucker – zu Milchsäure umgebaut.

Milchsäure greift den Zahnschmelz an. Es entsteht Karies.

Der häufige Konsum von Zucker fördert die Entstehung von Zahnbelägen und so von Karies. Entscheidend ist auch die Dauer des Kontaktes zwischen Zucker und Zähnen und die Häufigkeit des Verzehrs. Die Karieswirkung ist besonders hoch bei klebrigen Süßigkeiten, z. B. bei Karamellbonbons und uneingeweichtem Trockenobst.

Zur Vorbeugung gegen Zahnkaries sollten die Zähne regelmäßig und gründlich geputzt werden.

!

Karies steht unter den Gesundheitsschäden bei Jugendlichen an erster Stelle.

Die jährlichen Kosten für die Behandlung von Karies betragen in Deutschland ca. 14 Milliarden €.

Kariesentstehung wird gefördert durch

- **klebrige, zuckerhaltige Lebensmittel und Speisen,**
- **häufige Aufnahme von zuckerhaltigen Speisen und Getränken,**
- **Lebensmittel mit hohem Zuckergehalt,**
- **mangelnde Zahnpflege – Mundhygiene,**
- **Calcium- und Fluoridmangel.**

Zeichen für zahnschonende Süßwaren

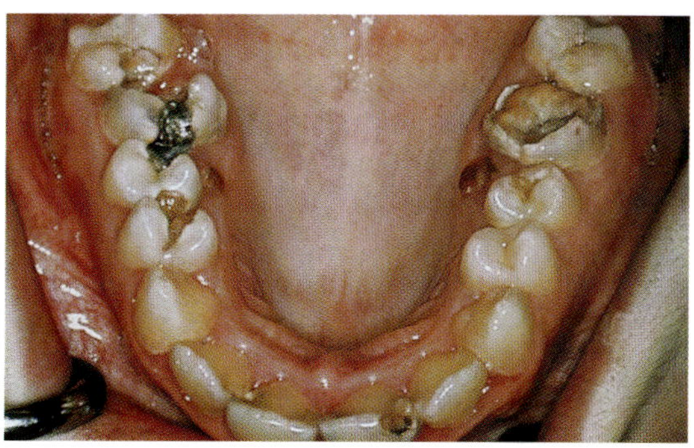
Gebiss mit Karies

Zuckeraustauschstoffe und Süßstoffe

?

Beurteilen Sie die folgende Lebensmittelkennzeichnung:

PEPPERMINT ohne Zucker
Pfefferminz
mit 99,5 % Zuckeraustauschstoff Sorbit.
1 Päckchen mit 10 Streifen enthält 459 kJ. Kann bei übermäßigem Verzehr abführend wirken.

PEPPERMINT
Kaugummi ohne Zucker
Kaugummi, Kaumasse mit Süßstoff Saccharin und anderen Zusatzstoffen, mit Zuckeraustauschstoffen Sorbit, Mannit.

Zuckeraustauschstoffe

- **Fruchtzucker** ist ein Einfachzucker mit hoher Süßkraft.
- **Sorbit und Mannit** sind Zuckeralkohole, sie werden aus Einfachzuckern hergestellt.
- **Xylit**, ebenfalls ein Zuckeralkohol, wird aus Holz hergestellt.

Zuckeraustauschstoffe

- enthalten Energie, aber keine Vitamine usw.,
- können im Körper insulinunabhängig verwertet werden, sie werden in der Diät für Diabetiker verwendet, vgl. S. 288 ff.,
- wirken in größeren Mengen abführend,
- wirken bei längerer Verwendung karieserregend.

Süßkraft von Zuckeraustauschstoffen und Saccharose

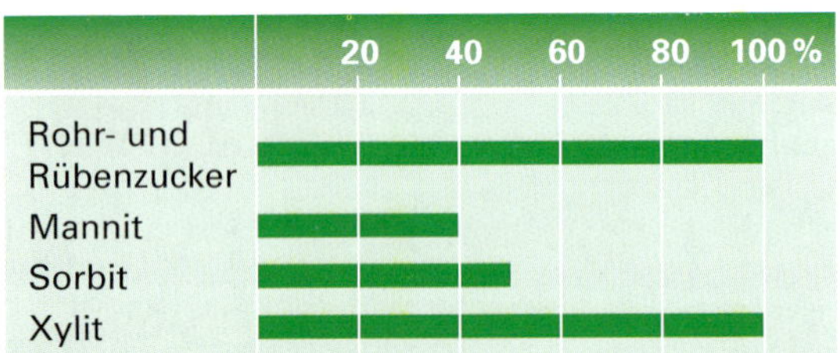

Süßstoffe

Süßstoffe haben eine höhere Süßkraft als Haushaltszucker – Saccharose –, aber keinen entsprechend hohen Energiegehalt. Die Süßstoffe haben heute eine große Bedeutung, da Lightprodukte gefragt sind. Die gesundheitliche Bedeutung der Süßstoffe liegt auf dem diätetischen Gebiet, z. B. bei Übergewicht und Zuckerkrankheit und zur Vorbeugung von Karies. Zum Süßen von Baby- und Kleinkinderkost sollten Süßstoffe nicht verwendet werden.

Der Zusatz von Süßstoffen muss auf Fertigpackungen kenntlich gemacht werden, z. B. „Süßstoff Saccharin".

Verwendung von Süßstoffen: Getränke, Süßwaren, Obstkonserven usw. Die Zutatenliste sollte auch bei Süßstoffen beachtet werden.

Saccharin: Der bittere Nachgeschmack kann durch die Zugabe von Cyclamat gemindert werden. Zum Kochen und Backen ist es nur bedingt geeignet.

Die WHO empfiehlt für einen 70 kg schweren Menschen eine tägliche Höchstaufnahme von 11 Tabletten (2,5 mg pro kg Körpergewicht pro Tag).

Cyclamat: Die WHO empfiehlt für einen 70 kg schweren Menschen eine tägliche Höchstaufnahme von 14 Tabletten (11 mg pro kg Körpergewicht pro Tag).

Cyclamat darf nur noch energieverminderten Erfrischungsgetränken zugesetzt werden.

Aspartam wird aus Aminosäuren hergestellt. Personen, die an Phenylketonurie, vgl. S. 301, leiden, dürfen diesen Süßstoff nicht benutzen. Ein entsprechender Hinweis wird auf der Verpackung gegeben. Die WHO empfiehlt für einen 70 kg schweren Menschen eine tägliche Höchstaufnahme von 155 Tabletten (40 mg pro kg Körpergewicht pro Tag).

Zum Kochen und Backen kann Aspartam nicht verwendet werden.

Acesulfam darf, wie Aspartam, zahlreichen Lebensmitteln zugesetzt werden:

Erfrischungsgetränken, Kaugummi, Süßspeisen, Milcherzeugnissen, Zuckerwaren, Feinkostsalaten, Gemüse- und Obstkonserven, Würzsoßen.

Weitere Süßstoffe: Neohesperidin DC wird aus Orangenschalen und **Thaumatin** ebenfalls aus Pflanzen gewonnen.

Süßstoffe	Saccharin	Cyclamat	Aspartam	Acesulfam	Neohesperidin DC
Süßkraft stärker als Saccharose	500-mal	30-mal	200-mal	200-mal	500-mal
Löslichkeit	in kaltem Wasser schlecht	gut	zerfällt im sauren Bereich	gut	begrenzt
Hitzebeständigkeit	zerfällt im sauren Bereich	gut	schlecht	gut	gut

3.2 Getreide

Diese Kompetenzen können Sie erwerben:

- *Die wichtigsten Getreidearten kennen*
- *Den Aufbau des Getreidekorns beschreiben*
- *Getreideerzeugnisse kennen*

Getreidearten

?

1. Wie heißen die abgebildeten Getreidearten?
2. Nennen Sie Lebensmittel/Speisen bzw. Backwaren, die aus den verschiedenen Getreidearten hergestellt werden.
3. Erstellen Sie in Gruppen Plakate zu den verschiedenen Getreidearten.
   Überlegen Sie zunächst, was dargestellt werden soll, z. B.:
   - Wo wird das Getreide angebaut?
   - Wie wird das Getreide angebaut?
   - Welche Rezepte gibt es?
   - usw.
4. Besorgen Sie sich Informationen zu den verschiedenen Getreidearten
   a) aus Büchern,
   b) aus dem Internet.

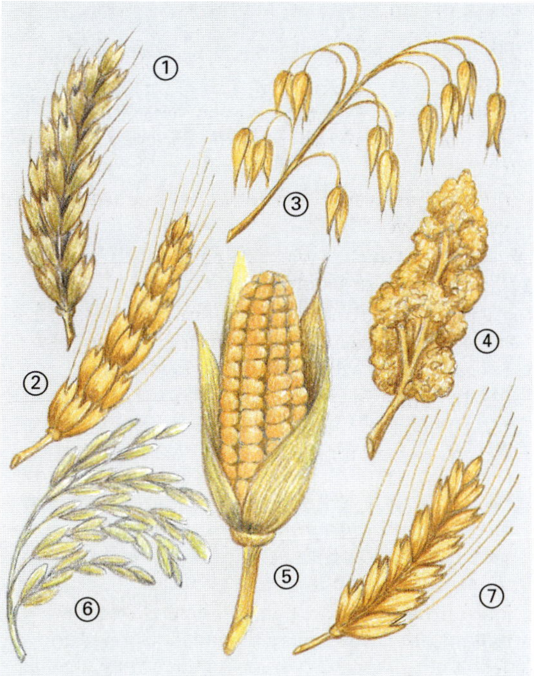

Getreidearten

Mutterkornpilz

?

5. Führen Sie eine Pro-und-Kontra-Diskussion: Einsatz von Pilzbekämpfungsmitteln oder ökologischer Anbau?

Mutterkorn ist ein Pilz, der auf Getreideähren – meist Roggen, seltener Weizen – wächst.

Verpilztes Getreide bzw. daraus gewonnenes Mehl oder Brot kann toxisch – giftig – wirken. Der Getreidebrandpilz bildet in seinen Fruchtkörpern einen Stoff, der zu Mutterkornvergiftungen führt.

Anzeichen: Bewegungs- und Sprachstörungen, Nervenschädigungen und Gefäßkrämpfe.

Durch die heute übliche Saatgutreinigung und moderne Reinigungstechniken in den Mühlen schien dieses Problem bewältigt. In den letzten Jahren ergaben jedoch Untersuchungen, dass der „Biroggen"einen Mutterkornanteil von 1,6 % enthielt. Der Mutterkornanteil in Getreide und Mehl ist auf 0,1 % begrenzt.

Vermeidung von Mutterkornvergiftungen

- Biogetreide vor dem Vermahlen sichten, 1 bis 2 cm lange Mutterkörner können an der schwarz-violetten Farbe erkannt werden.

T Mutterkorn

„Die Getreideernte ist vorüber. Sie war in diesem Jahr nicht schlecht. Das neue Korn wird schon zu Brot verbacken. Plötzlich erkranken alle, die davon gegessen haben. Sie schreien, jammern, krümmen sich vor Schmerzen. Die Menschen glauben sich verhext. Vierzigtausend sterben – viele davon im Wahnsinn. Das war vor fast tausend Jahren in Frankreich."

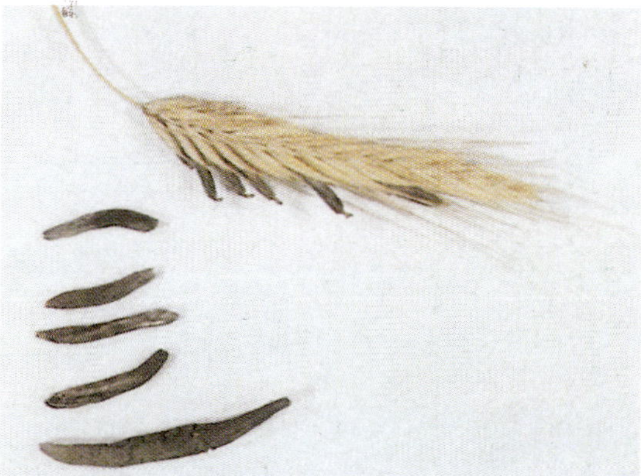

Mutterkorn am Roggen

?

1. **Aufbau eines Getreidekorns**

Lassen Sie Weizenkörner 6 Stunden in Wasser aufquellen.
Zerschneiden Sie ein Weizenkorn in Längsrichtung.

Betupfen Sie das Weizenkorn mit einem Tropfen Iodkaliumiodid und betrachten Sie es durch eine Lupe – Fadenzähler.
Welche Bestandteile sind zu erkennen?

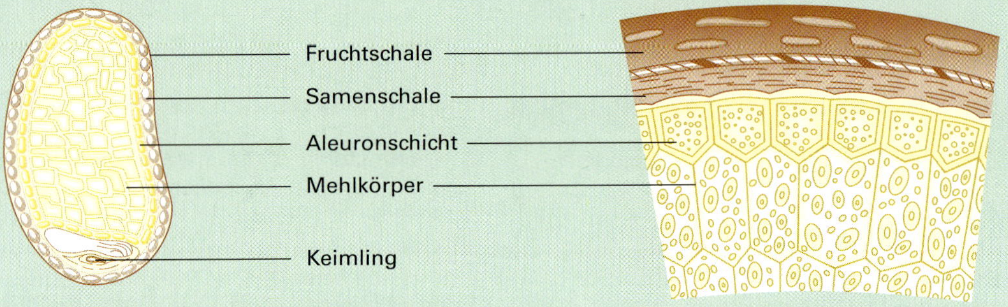

2. **Nachweis des Nährstoffgehaltes in Getreide**

Kohlenhydrate

Mischen Sie 4 EL Weizenmehl mit 2 EL Wasser und 1/2 TL Salz.

Lassen Sie den Teig eine halbe Stunde ruhen.
Geben Sie ihn danach in ein Leinentuch und waschen Sie ihn in einer Schüssel mit Wasser aus.

Prüfen Sie eine Probe des Auswaschwassers mit Iodkaliumiodid.

Eiweißstoffe – Kleber

Waschen Sie den Teig aus dem vorherigen Versuch weiter aus, bis das Auswaschwasser klar bleibt.

Betrachten Sie den Rückstand.

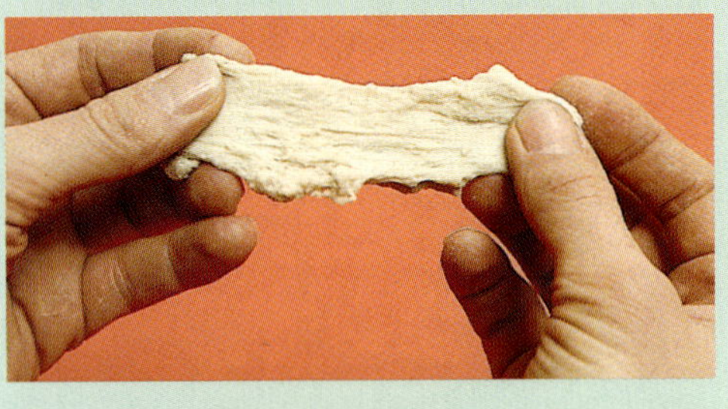

Fette

Übergießen Sie eine Probe Getreideschrot mit Benzin.

Schütteln Sie die Probe kräftig und lassen Sie diese 15 Minuten stehen.

Filtrieren Sie die Probe ab.

Geben Sie das Filtrat in ein Porzellanschälchen.

Betrachten Sie den Rückstand.

I Getreideerzeugnisse – Nährmittel

Ganzes Korn: Hafer, Hirse, Gerste, Reis, Roggen, Weizen, Grünkern (Dinkel)

Gerste und Hafer werden auch als spelzenlose Züchtung angeboten: Nacktgerste und Nackthafer.

Graupen: Gerste, Weizen

Das Korn wird länglich oder rund geschliffen, dabei werden Frucht- und Samenschale und Keimling entfernt.

Flocken: Hafer, Mais, Gerste, Reis, Roggen, Weizen

Frucht- und Samenschalen werden entfernt. Das Korn wird ganz oder zerschnitten gedämpft, feucht gewalzt und getrocknet.

Grütze: Gerste, Hafer, Hirse, Mais, Roggen, Weizen, Buchweizen

Frucht- und Samenschalen und Keimling werden entfernt. Das Korn wird grob gemahlen.

Grieß: Hafer, Hirse, Mais, Reis, Roggen, Weizen

Der Mehlkörper wird grob gemahlen, bei Vollkorngrieß das ganze Korn.

Stärke: Aus dem Mehlkörper wird die Stärke ausgeschwemmt, sie enthält also kein Klebereiweiß.

Die Eigenschaften der Stärke können durch Modifizierung verändert werden. Instantprodukte, z. B. Soßenpulver, Puddingpulver, enthalten meist modifizierte Stärke. Diese Speisen müssen nicht mehr gekocht werden.

Instantmehl wird durch Benetzen, Zusammenballen der Mehlteilchen und anschließendes Trocknen erzeugt. Instantmehl verteilt sich im Wasser ohne Klumpenbildung.

Bestandteile des Getreidekorns		Anteil Nährstoffe	
Kleie 17 %	Fruchtschale Samenschale	5 %	Ballaststoffe, Mineralstoffe, Vitamine
	Aleuronschicht	9 %	Eiweiß, Mineralstoffe, Vitamine
	Keimling	3 %	Fette, Eiweiß, Mineralstoffe, Vitamine
Mehl 83 %	Mehlkörper	83 %	Stärke, Eiweißstoffe (Kleber)

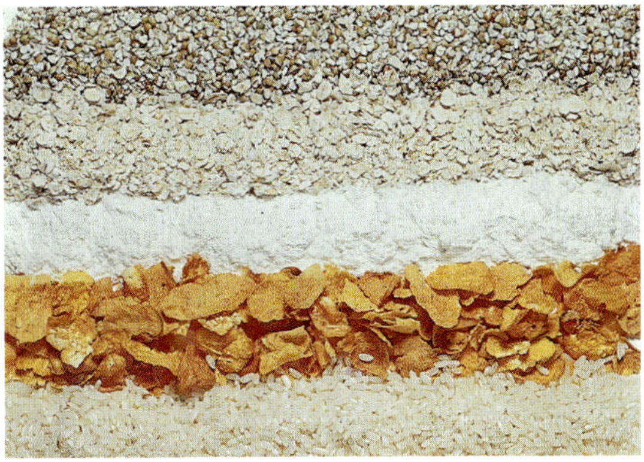

Unterschiedliche Nährmittel

Übersicht – Getreidearten

Getreidearten	Verwendungszwecke
Weizen	ist das wichtigste Brotgetreide in der gemäßigten Zone bzw. weltweit. Weizen hat eine besonders gute Backfähigkeit. Man unterscheidet: **Hartweizen**, kleberreich, vgl. S. 48, zur Herstellung von Teigwaren und Grieß. **Weichweizen**, stärkereich, zur Herstellung von Backwaren.
Dinkel	ist eine alte Kulturform des Weizens. Grünkern ist unreif geernteter Dinkel, aufgrund des nussartigen Geschmacks geeignet für Bratlinge, Eintöpfe, Suppe, Beilagen usw.
Roggen	gedeiht in der kühlen, gemäßigten Zone. Der Geschmack ist kräftiger als bei Weizen. Er wird zum Brotbacken verwendet, Roggenbrot ist dunkler und bleibt länger frisch.
Hafer	ist fett- und eiweißreicher als andere Getreidearten und reich an Mineralstoffen, Vitaminen und Ballaststoffen. Er kommt besonders in Form von Haferflocken und -grütze in den Handel.
Gerste	Gerste ist die älteste Getreideart. Sie wird zum Bierbrauen und außerdem als Nacktgerste (ohne Spelzen) z. B. für Brei, Bratlinge, Aufläufe, Beilagen verwendet.

Getreidearten	Verwendungszwecke
Reis vgl. auch S. 153	gedeiht in der tropischen und subtropischen Zone, ca. 8000 Sorten. Reis ist Hauptnahrungsmittel in Asien. Er eignet sich besonders für Beilagen und Süßspeisen.
Wildreis	Samen von wild wachsenden Wassergräsern
Mais	ist wie Hafer fettreicher. Er ist Hauptnahrungsmittel in Teilen von Amerika. Er wird bei uns vor allem zu Maisstärke und Maisgrieß verarbeitet, sonst wird er als Maisbrei, Popcorn, Zucker- und Gemüsemais angeboten. Eine einseitige Maisernährung kann zu Mangelerscheinungen führen, vgl. S. 159.
Hirse	ist in Afrika Hauptnahrungsmittel. Geschälte Hirse hat einen milden Geschmack, sie kann vielseitig für süße und salzige Gerichte verwendet werden. Außerdem werden aus Hirse Alkohol und Traubenzucker hergestellt.
Buchweizen	gehört nicht zum Getreide, er ist ein Knöterichgewächs. Buchweizen ist eiweißreich. Er wird wie Getreide zum Backen und Kochen, z. B. Breie, Suppen, Aufläufe und Pfannkuchen, verwendet.
Amarant	wird in Mexiko und Südamerika angebaut. Die gelblichen Samenkörner haben einen nussartigen Geschmack und können gekocht, als Müslizutat oder beim Backen einen Teil des Weizens bzw. Roggens ersetzen.

3.3 Verwendung von Stärke

Diese Kompetenz können Sie erwerben:

- *Regeln für die Verwendung von Stärke bei der Lebensmittelverarbeitung berücksichtigen*

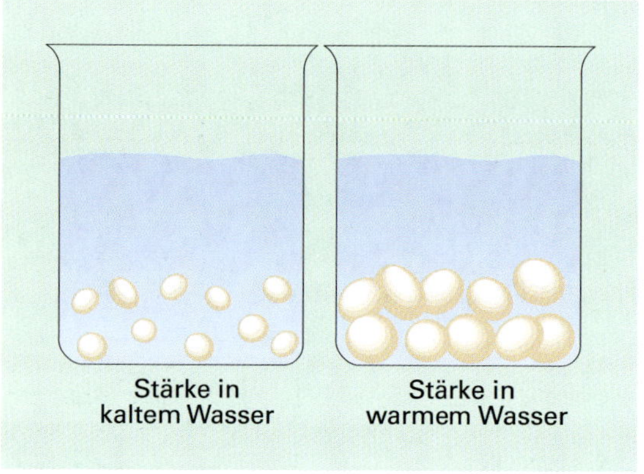

Löslichkeit von Stärke

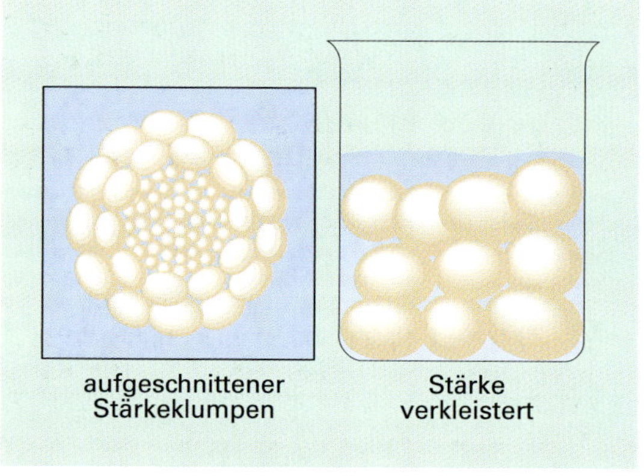

Bildung von Stärkeklumpen

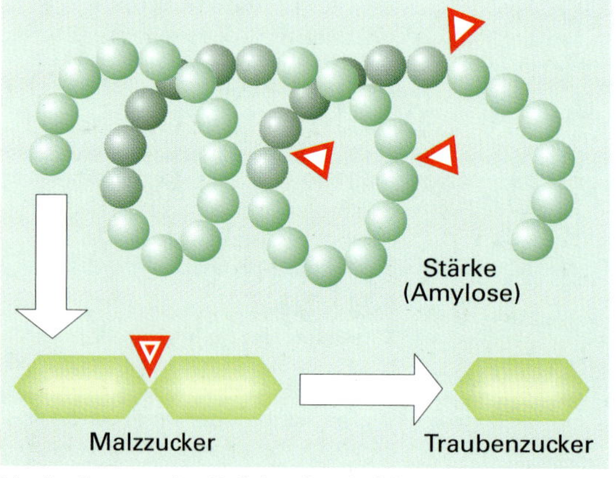

Veränderung der Stärke durch Säure und Enzyme

?

1. **Löslichkeit von Stärke**

1.1 Geben Sie je einen TL Stärke in ein Glas mit
a) kaltem Wasser,
b) warmem Wasser,
c) kochendem Wasser.

Vergleichen Sie Aussehen und Beschaffenheit der drei Proben.

Stellen Sie die jeweiligen Veränderungen der Stärke fest.

1.2 Verrühren Sie 1 TL Stärke mit 2 EL kaltem Wasser. Bringen Sie in einem Topf 100 ml Wasser zum Kochen.

Geben Sie die angerührte Stärke unter Rühren in das kochende Wasser.

Lassen Sie das Ganze kurz aufkochen. Beschreiben Sie die Veränderung der Stärke.

2. Nennen Sie Ursachen, die zum Klumpen einer Mehlschwitze führen können.

3. Warum werden Teigwaren – Nudeln – zum Garen in kochendes Wasser gegeben?

4. **Veränderung der Stärke durch Säure und Enzyme**

Stellen Sie einen Stärkekleister her, vgl. Versuchsanweisung Versuch 1.2.

Geben Sie zu der Hälfte des Stärkekleisters 6 ml verdünnte Salzsäure. Kochen Sie diese Probe.

Geben Sie zu der anderen Hälfte des Stärkekleisters etwa 6 ml Mundspeichel. Lassen Sie die Probe bei 37 °C im Wasserbad stehen.

Prüfen Sie beide Proben nach 20 Minuten getrennt mit
a) Iodkaliumiodid,
b) Glucoseteststäbchen.

?

5. **Veränderung der Stärke durch trockene Hitze**
   Erhitzen Sie 1 TL Stärke, bis sie gebräunt ist.
   Verrühren Sie die gebräunte Stärke mit 100 ml kaltem Wasser.
   Erhitzen Sie die Probe bis zum Kochen.
   Kontrollversuch:
   Stellen Sie einen Stärkekleister her, vgl. Versuchsanweisung Versuch 1.2.
   Vergleichen Sie die Beschaffenheit und den Geschmack der beiden Proben.
   Prüfen Sie danach beide Proben mit Iodkaliumiodid.
6. **Unterschiedliche Bindefähigkeit von Getreidestärke und Kartoffelstärke**
   Stellen Sie einen Stärkekleister mit
   a) Getreidestärke,
   b) Kartoffelstärke her.
   Vgl. Versuchsanweisung Versuch 1.2.
   Vergleichen Sie die Beschaffenheit der beiden Proben
   a) sofort,
   b) nach dem Erkalten.
7. Suchen Sie ein Rezept für die Herstellung einer Karamellcreme.
   Erläutern Sie die jeweiligen Veränderungen
   a) des Zuckers,
   b) der Stärke
   bei der Herstellung.
8. Orientieren Sie sich über die unterschiedliche Bindefähigkeit verschiedener Bindemittel: Stärke, Grieß, Graupen, Reis.

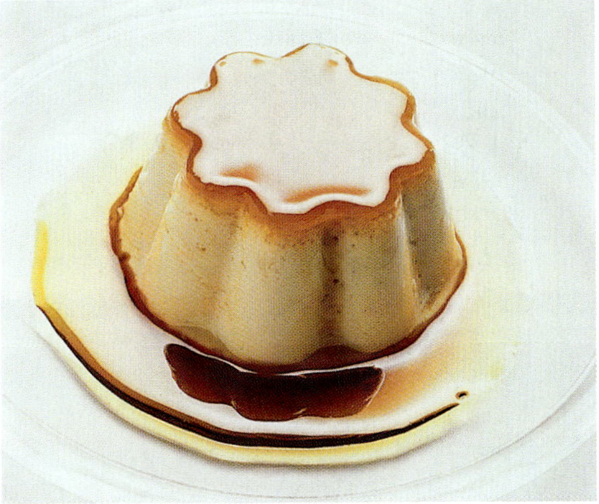

Karamellcreme

- **Vermeidung von Klumpen:** Stärke oder Mehl zunächst in kalter Flüssigkeit anrühren, dann unter ständigem Rühren in die kochende Flüssigkeit geben.
- Beim Bereiten einer Mehlschwitze Mehl in das heiße Fett geben. Mehl und Fett gut miteinander vermischen, danach unter Rühren kalte Flüssigkeit hinzugeben.
- Bei Klumpenbildung verkleistern die Stärkekörner der Randschichten, die rohen – nicht gequollenen – Stärkekörner werden im Inneren eingeschlossen.
- **Grobe Bindemittel** wie Grieß und Reis direkt in die kochende Flüssigkeit einstreuen. Die einzelnen Teile sind hier so groß, dass sie nicht zusammenklumpen können.
- **Teigwaren** in viel kochendes Wasser geben, die Randschichten verkleistern schneller und die Form bleibt erhalten. Die Teigwaren kleben nicht zusammen.
- **Stärkehaltige Speisen nach der Zugabe von Säuren**, z.B. Zitronensaft, Essig, nicht mehr längere Zeit kochen, da die Stärke abgebaut wird.
- Stärkehaltige Speisen nur mit **sauberem Löffel probieren**, auch durch Speichel wird Stärke abgebaut.
- Beim Binden von Soßen und Suppen mit Getreidestärke beachten, dass die Stärke beim Erkalten **nachquillt**.

I Stärke

Stärke wird aus Getreide und aus Pflanzenknollen gewonnen. Nach dem Vermahlen der stärkehaltigen Pflanzenteile wird die Stärke ausgewaschen, gereinigt und getrocknet.

Nicht nur der Körper baut Stärke zu Zucker ab

Dextrose bzw. Glucose – Traubenzucker – wird industriell aus Mais- oder Kartoffelstärke gewonnen. Glucosesirup, eine Mischung aus Traubenzucker und Wasser, wird auch aus Stärke gewonnen. Schließlich werden auch Maltodextrin, ein schwach süß schmeckender Vielfachzucker, und Maltose aus Stärke gewonnen.

Die Stärkeverzuckerung für die Süßwarenindustrie erfolgt durch Säuren und Enzyme. Je weiter die Verzuckerung fortgeschritten ist, umso süßer schmeckt das Endprodukt.

Weitere Stärkeprodukte

Sagostärke wird aus dem Mark der Sagopalme gewonnen. Daraus hergestellter echter Sago hat eine lange Garzeit. Kartoffelsago wird dagegen aus Kartoffelstärke erzeugt. Verwendung: Kaltschalen, Suppen usw.

T 1400 Kilometer für ein Brot

IS **Wuppertal** – Für einen Laib Brot müssen 1460 Kilometer quer durch Deutschland zurückgelegt werden. Diese Strecke ergibt sich so: Eine Großbäckerei aus Hamburg versorgt norddeutsche Supermärkte mit Brot. Die Entfernung zwischen den Städten Hamburg und Bremen beträgt z. B. etwa 120 Kilometer.

Clips und Plastiktüten kommen aus Düsseldorf, jeweils etwa 450 Kilometer. Das Salz wird aus Kassel geliefert, etwa 400 Kilometer; Hefe, Weizen- und Roggenmehl aus dem Raum Norddeutschland, insgesamt mehr als 150 Kilometer. Durch den hohen Konkurrenzdruck im europäischen Markt sind die Preise für den Transport auf den Straßen extrem niedrig. Transportkosten spielen deshalb nur eine geringe Rolle, entscheidend sind die Preise für die Rohstoffe.

Verbraucher können dies ändern, sie regeln mit ihrer Nachfrage das Angebot in den Supermärkten. Damit der Kunde sich für ein „transportarmes" Produkt entscheiden kann, müsste eine neue Kennzeichnung eingeführt werden. Denkbar wäre z. B. eine Ampel. Grün stände dann für Produkte, deren Rohstoffe aus einem Umkreis von 200 km kommen, Gelb und Rot kennzeichneten Erzeugnisse mit entsprechend höherem Transportaufwand.

3.4 Brot

Diese Kompetenzen können Sie erwerben:

- *Die Mehlherstellung beschreiben*
- *Die Brotherstellung beschreiben*
- *Verschiedene Brotsorten bewerten*

?

1. Orientieren Sie sich in Geschäften über das vielfältige Brotangebot. Treffen Sie eine begründete Auswahl.
2. Erkunden Sie den jeweiligen Herstellungsort.
3. Nehmen Sie Stellung zu folgender Aussage: Brot, Reis, Nudeln und Kartoffeln – alle diese kohlenhydratreichen Lebensmittel – sind unerwünschte Dickmacher.
4. Erstellen Sie einen Fragebogen zum Thema Brotverzehr, z. B.
   - Welches Brot essen Sie?
   - Wie viel Brot essen Sie?
   - Wo kaufen Sie das Brot?
   - Was kostet das Brot?

   Führen Sie die Befragung durch.
   Werten Sie die Befragung aus.
   Stellen Sie Ihre Ergebnisse auf Plakaten dar.

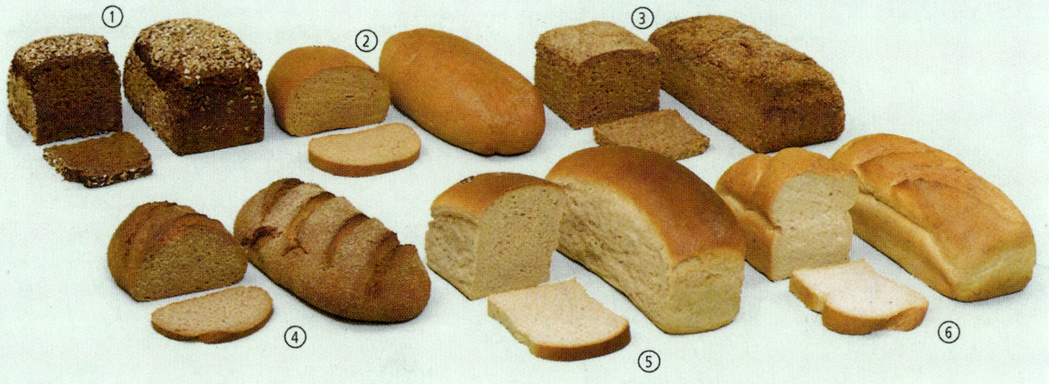

Brotsorten

① **Roggenvollkornbrote:** Oldenburger Schwarzbrot, Vollkornbrot, Pumpernickel, Simonsbrot, Liekenbrot, Steinmetzbrot u. a.

② **Roggenmischbrote:** Frankenlaib, Paderborner, Korbbrot, Gerstenbrot u. a.

③ **Roggenbrote:** Berliner Landbrot, Schlüterbrot u. a.

④ **Weizenvollkornbrote:** Grahambrot u. a.

⑤ **Weizenmischbrote:** Schwäbisches Bauernbrot, Buttermilchbrot, Eifeler Brot, Kasseler, Hamburger u. a.

⑥ **Weizenbrote:** Weißbrot, Toastbrot, Meterbrot, Viererzopf, Krustenbrot u. a.

Mehlherstellung – Mehlsorten

Getreidearten für die Brotherstellung: Es werden überwiegend Roggenmehl, Weizenmehl oder Mischungen beider Getreidearten verwendet. Daneben werden auch andere Getreidearten, z. B. Hafer und Hirse, zugesetzt. Über weitere Zusätze, z. B. Leinsamen, Sonnenblumenkerne, Nüsse, informiert die Zutatenliste, vgl. S. 202.

Bei der Mehlherstellung aus Roggen und Weizen unterscheidet man folgende Arbeitsgänge:

Reinigung: Zunächst werden die Getreidekörner von grobem Schmutz befreit. Die Fruchtschale wird gelockert und abgetrennt.

Zerkleinerungsgrad: Das Getreide wird nun zerkleinert, gemahlen, d. h., zunächst wird das Korn zwischen grob geriffelten Walzen zu Schrot zerbrochen. Danach kann der Schrot zwischen feineren geriffelten Walzen und durch glatte Walzen zu Mehl vermahlen werden.

Sichten: Durch unterschiedliche – grobe bzw. feine – Rüttelsiebe werden die Mahlprodukte nach Feinheitsgrad getrennt. Beim Weizen unterscheidet man je nach dem Zerkleinerungsgrad folgende Mahlprodukte: Schrot, Grieß, Dunst (sehr feiner Grieß) und Mehl.

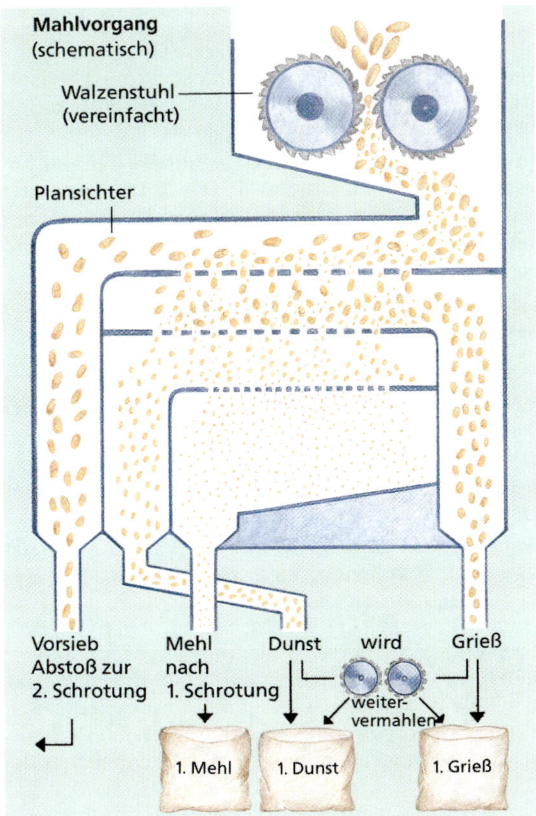

Die Typenzahl gibt Auskunft über den Ausmahlungsgrad

Vom Feinheitsgrad unabhängig werden Getreidekörner unterschiedlich stark ausgemahlen. Je nach dem Ausmahlungsgrad – Grad der Schalenabtrennung – spricht man von Vollkornmehl oder Auszugsmehl.

Vollkornmehl/Vollkornschrot: Werden die ganzen Getreidekörner vermahlen, erhält man bei feiner Zerkleinerung Vollkornmehl, bei grober Vollkornschrot.

Auszugsmehle: Hier werden Frucht-, Samenschale, Aleuronschicht und Keimling in unterschiedlichem Maße abgetrennt. Der innere Teil der Getreidekörner – der mineralstoffarme Mehlkörper – wird zu Auszugsmehl (Weißmehl) vermahlen.

Die Mehltype gibt den Mineralstoffgehalt in mg pro 100 g Mehl an. Erhältlich sind:

Weizenmehl: Type 405, 550, 812, 1050, 1600

Weizenbackschrot: Type 1700

Roggenmehl: Type 815, 997, 1150, 1370, 1740

Roggenbackschrot: Type 1800

Ausmahlungsgrad

Der Ausmahlungsgrad gibt an, wie viel Prozent des Getreides vermahlen wurden. Werden z. B. 100 kg Getreide vermahlen und man erhält daraus 60 kg Mehl, so beträgt der Ausmahlungsgrad 60 %. Der entfernte Schalenanteil beträgt dann 40 %.

!

- **Vollkornmehl, -schrot**
  dunkel
  100 %
  Ausmahlungsgrad

  Bezeichnung:
  z. B. Vollkornschrot

  enthalten mehr
  Mineralstoffe,
  Vitamine,
  Eiweiß,
  Ballaststoffe

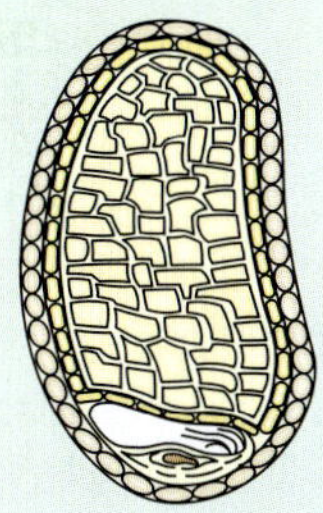

- **Auszugsmehle**
  hell

  niedriger
  Ausmahlungsgrad

  Angabe der
  Typenzahl,
  z. B. 405

  enthalten mehr
  Stärke, Energie

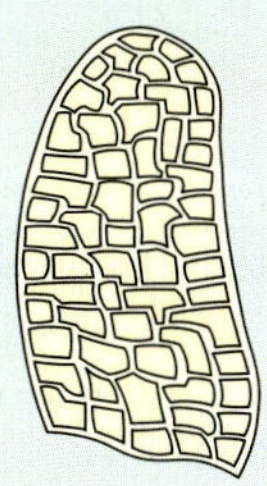

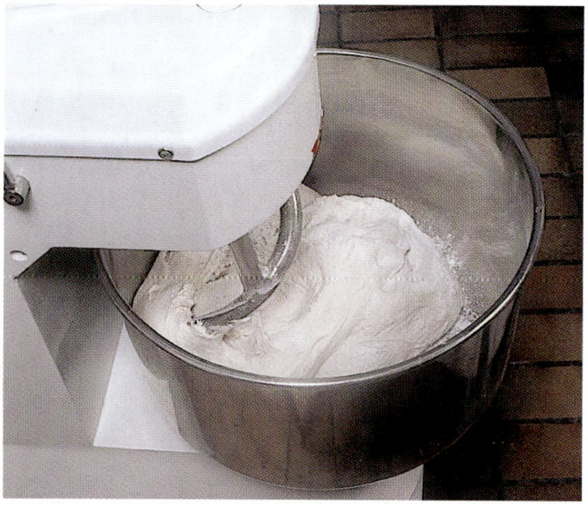

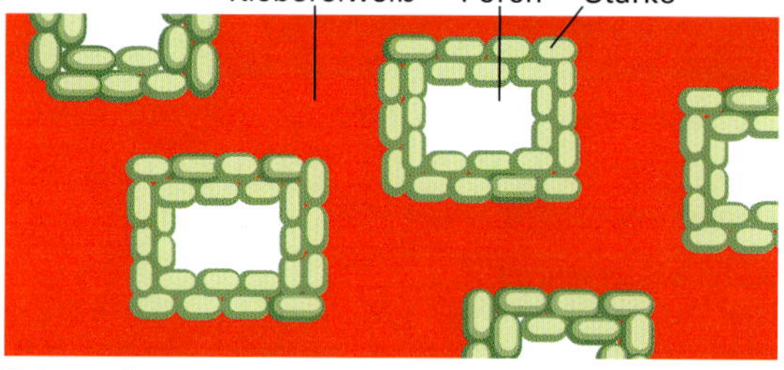

Teiggerüst

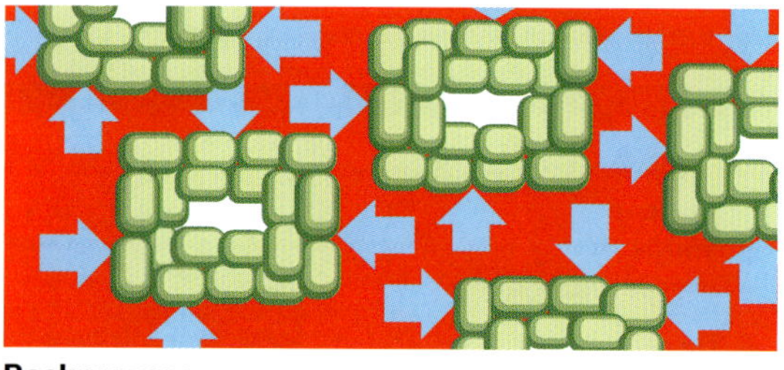
Backprozess

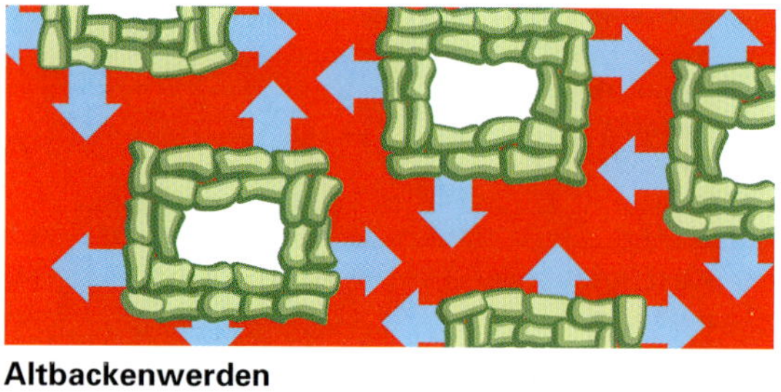
Altbackenwerden

!

- **Durch den Backprozess wird das Getreide leichter verdaulich.**
- **Stärke und Klebereiweiß quellen auf. Stärke wird teilweise zu Dextrinen abgebaut.**

Teigherstellung für Brot

Brot wird aus Mehl und/oder Schrot unter Zugabe von Wasser, Salz, Teiglockerungsmitteln und weiteren Zutaten hergestellt. Mehl und Schrot bestehen aus Stärke und Eiweiß (Klebereiweiß).

Bei der Teigherstellung nehmen Klebereiweiß und die ballaststoffreichen Randschichten des Vollkorns Wasser auf – das Mehl quillt. Auszugsmehl nimmt schnell wenig Flüssigkeit auf. Bei der Verwendung von Vollkornschrot/-mehl wird die Flüssigkeitsmenge erhöht. Vollkornschrot muss außerdem länger quellen.

Salzzusatz hemmt die Quellfähigkeit des Klebereiweißes. Hierdurch wird das Gashaltevermögen des Teiges verbessert.

Durch Teiglockerungsmittel wird der Teig mit feinen Luft- bzw. Gasbläschen durchsetzt. Das Klebereiweiß bildet ein weitmaschiges Porennetz, in dem die Stärke eingelagert ist.

Backprozess

Im Inneren des Gebäcks herrschen Temperaturen unter 100 °C. Das Klebereiweiß gerinnt und bildet das Eiweißgerüst. Es gibt dabei Wasser ab, das von der Stärke des Mehls aufgenommen wird. Die Stärke quillt und verkleistert.

Nur bei **ausreichendem Kleberanteil** wird ein festes Eiweißgerüst aufgebaut. Kleberarme Mehlsorten, z. B. Gerste, sollen deshalb nur zusammen mit Weizen und/oder Roggen verwendet werden.

In der Gebäckkruste herrschen höhere Temperaturen von etwa 200 bis 250 °C. Die Stärke wird hier zu Dextrinen und karamellhaltigen Stoffen abgebaut. Durch die Reaktionen zwischen Klebereiweiß und Zucker werden Röststoffe gebildet.

Lagerung – Altbackenwerden

Konservierungsmittel sind nur bei Schnittbrot erlaubt. Dieses wird außerdem häufig mit Heißluft behandelt, um die Haltbarkeit zu verbessern.

Roggenvollkornbrot schmeckt etwa zehn Tage lang frisch, während Weißbrot schon nach Stunden „altert".

Beim Lagern wird das Brot zunächst weich, es ist nicht mehr knusprig, es wird altbacken. Bei diesem Vorgang gibt die Stärke Wasser ab – sie entquillt. Solange sich dieses Wasser noch im Brot befindet, kann es durch einfaches Erhitzen wieder knusprig und frisch werden. Während des Aufbackens nimmt die Stärke das Wasser wieder auf. Altbackenwerden wird auch durch Tiefkühlen verhindert. Altbackenwerden geht am schnellsten bei 0 °C vor sich. Brot sollte deshalb nicht im Kühlschrank aufbewahrt werden.

Dunkles Brot ist nicht immer Vollkornbrot

Die Herstellung dunkler Brotsorten aus hoch ausgemahlenen Roggenmehlen ist schwieriger und zeitraubender als die Herstellung von hellem Weizenfeinbrot. Helles Brot kann durch Verlängerung der Backzeit und den Zusatz von Backmalzen dunkel gefärbt werden. Die Farbe allein ist also kein Hinweis auf die Verwendung von Vollkornmehl.

Brotarten	Getreidearten/ Mahlerzeugnisse	Ausmahlungsgrad
Roggenvollkornbrot	Roggenvollkornmehl, -schrot	100 %ig
Roggenbrot	Roggenmehl	70–80 %ig
Roggenmischbrot	überwiegend Roggenmehl	70–80 %ig
Weizenmischbrot	überwiegend Weizenmehl	70–80 %ig
Weizenvollkornbrot	Weizenvollkornmehl, -schrot	100 %ig
Weizenbrot	Weizenmehl	40–70 %ig

Spezialbrote

Grahambrot wird aus Weizenvollkornschrot in einem besonderen Backverfahren hergestellt.

Knäckebrot wird überwiegend aus Vollkornschrot hergestellt. Die dünnen Fladen werden bei hohen Temperaturen gebacken und anschließend noch nachgetrocknet.

Pumpernickel wird aus Roggenschrot und Sauerteig erzeugt. Er wird bei mäßiger Hitze 16 bis 24 Stunden in Dampfkammern gebacken, hierbei entsteht der malz- und karamellartige Geschmack.

Simonsbrot wird aus ganzen, gequollenen Getreidekörnern, die im Nassverfahren gemahlen werden, ähnlich wie Pumpernickel hergestellt.

Steinmetzbrot – Getreidekörner werden im Nassverfahren von der Fruchtschale befreit und anschließend unterschiedlich fein gemahlen.

Drei-, Vier- oder Fünfkornbrote enthalten neben Roggen- und Weizenanteilen (meist Auszugsmehl) geringe Mengen an Hafer, Gerste, Hirse usw. und evtl. Samen oder Nüsse.

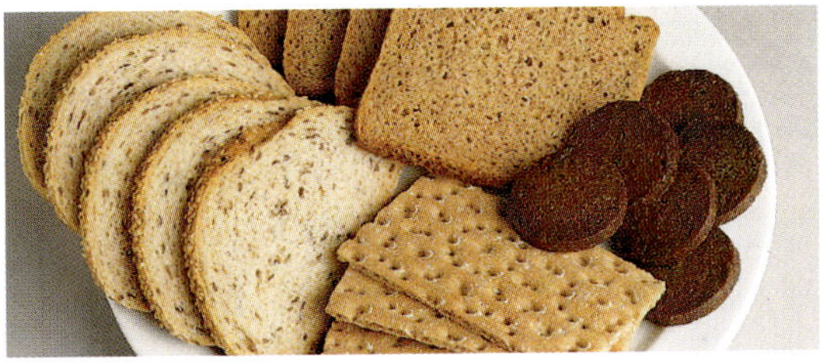

T Brot – das wichtigste Getreideerzeugnis

Brot ist das wichtigste Getreideerzeugnis, seit etwa 3000 Jahren ist es bereits als Lebensmittel bekannt. Es mag 800 Jahre vor Christus gewesen sein, als einer ägyptischen Hausfrau durch ein kleines Missgeschick die Erfindung gelang. Der Brei war sauer geworden. Anstatt den Brei wegzuwerfen, probierte die sparsame Frau etwas aus: Sie stellte den Topf aufs Feuer und bemerkte, dass der saure Brei locker wurde: Ein Fladen war entstanden.

!

- **Über 200 verschiedene Brotsorten werden in Deutschland im Handel angeboten.**
- **Etwa 20 bis 25 % unseres Energiebedarfs decken wir durch Brot.**
- **Vollkornbrot ist ein wichtiger Thiaminlieferant, vgl. S. 154.**
- **Vollkornbrot enthält reichlich Ballaststoffe und fördert so die Verdauung.**
- **Die Deutsche Gesellschaft für Ernährung empfiehlt einen täglichen Verzehr von 4 bis 6 Scheiben Brot.**

?

1. Erläutern Sie die Angaben auf den Mehltüten:
   a) Weizenmehl, Type 405,
   b) Weizenvollkornmehl.
2. Vergleichen Sie das Aussehen und die Beschaffenheit von Weizenvollkornschrot und Weizenmehl, Type 405.
3. Welche Nährstoffe sind in Weizenvollkornbroten reichlicher enthalten?
4. Worauf ist bei der Lagerung von Brot zu achten?

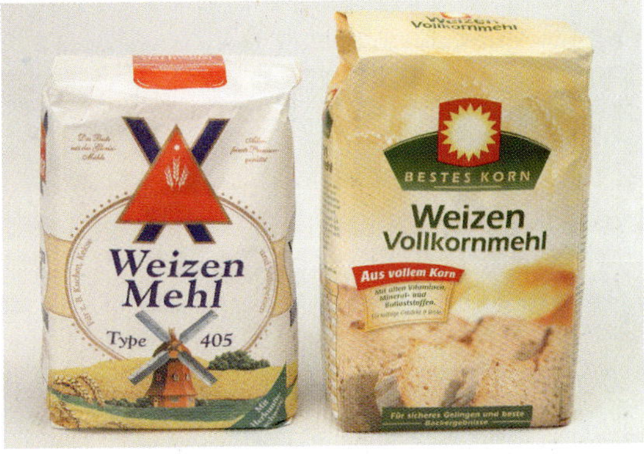

Weizenmehl und Weizenvollkornmehl

?

1. Bewerten Sie die verschiedenen Brotsorten, vgl. Tabelle, aufgrund ihres Energie- und Nährstoffgehaltes.
   a) Erläutern Sie den Zusammenhang zwischen Ausmahlungsgrad des Getreides und Nährstoffgehalt der verschiedenen Brotsorten.
   b) Vitamin B_1 – Thiamin – wird durch längere Hitzeeinwirkung zerstört. Bewerten Sie den Vitamin-B_1-Gehalt der verschiedenen Brotsorten.
2. Für Sandkuchen wird Stärke anstelle von Mehl verwendet. Welcher Zusammenhang besteht zwischen dieser Tatsache und der krümeligen Beschaffenheit des Sandkuchens?

!

Vollkornbrote
- **Dunkle Brote**
- **Sie haben einen höheren**
  - **Sättigungswert**
  - **Ballaststoffgehalt**
  - **Eiweiß-, Vitamin- und Mineralstoffgehalt**

Brote aus Auszugsmehlen
- **Helle Brote**
- **Sie haben einen geringeren**
  - **Sättigungswert**
  - **Ballaststoffgehalt**
  - **Vitamin- und Mineralstoffgehalt**
- **Häufiger Genuss kann zu Verdauungsstörungen, Übergewicht und Vitamin-B_1-Mangel führen**
- **Sie trocknen schneller aus**

Bewertung verschiedener Brotsorten

Vollkornbrote haben im Gegensatz zu Broten aus Auszugsmehlen einen

- **höheren Eiweißgehalt und auch biologisch hochwertigeres Eiweiß.** Die Eiweißstoffe – Globuline und Albumine – der Aleuronschicht sind besonders hochwertig. Das Klebereiweiß des Mehlkörpers kann nur zu einem geringen Teil in Körpereiweiß umgebaut werden.

- **höheren Fettgehalt.** Der Keimling ist fettreich. Vollkornmehle werden so auch schneller ranzig. Um die Haltbarkeit zu steigern, wird der Keimling oft beim Mahlprozess entfernt.

- **höheren Vitamin- und Mineralstoffgehalt.** Neben dem Keimling enthalten Fruchtschale und Samenschale besonders viel Mineralstoffe und Vitamine. Die Vitamin-B_1-Bedarfsdeckung ist weitgehend abhängig von einem ausreichenden Verzehr von Vollkornprodukten. Der Vitamin-B_1-Bedarf ist häufig nicht gedeckt. Vgl. auch S. 154.

- **höheren Ballaststoffgehalt.** Der Ballaststoffgehalt unserer Nahrung ist insgesamt zu niedrig. Durch die Ballaststoffe wird die Verdauung angeregt und der Sättigungswert erhöht. Größere Ballaststoffmengen können zu einer schlechteren Ausnutzung des Nährstoffgehaltes – Eiweiß, Vitamine, Mineralstoffe – führen. Die Nährstoffe sind von Ballaststoffen umgeben und können so nur langsamer herausgelöst und resorbiert werden. Diese Resorptionsverluste werden jedoch durch den Nährstoffgehalt der Vollkornprodukte ausgeglichen.

- **niedrigeren Stärkegehalt.** Der höhere Anteil an anderen Nährstoffen bzw. Ballaststoffen bedingt gleichzeitig einen niedrigeren Stärkeanteil.

Energie- und Nährstoffgehalt von jeweils zwei Scheiben verschiedener Brotsorten

Brotsorten	Eiweiß g	Fett g	Kohlenhydrate g	Ballaststoffe g	Energie kJ	Energie kcal	Mineralstoffe Calcium mg	Mineralstoffe Eisen mg	Vitamine B_1 mg	Vitamine B_2 mg
100 g Roggenvollkornbrot	7	1	41	8	855	204	40	3,3	0,18	0,15
80 g Roggenbrot	5	1	38	5	764	182	24	2,0	0,14	0,09
80 g Weizenvollkornbrot	6	1	33	6	684	163	48	1,6	0,20	0,12
40 g Weizenbrot	3	+	19	2	396	94	24	0,4	0,03	0,02
20 g Knäckebrot, Weizen	2	+	14	2	276	66	25	0,8	0,04	0,03

Nährstoffgehalt in jeweils 100 g, vgl. Nährwerttabelle S. 312 ff.

3.5 Teiglockerung

Diese Kompetenzen können Sie erwerben:
- *Die Wirkungsweise von Teiglockerungsmitteln beschreiben*
- *Regeln für die Verwendung von Teiglockerungsmitteln ableiten*

?

1. Nennen und begründen Sie mögliche Ursachen für das Aussehen und die Beschaffenheit der drei Kuchen.

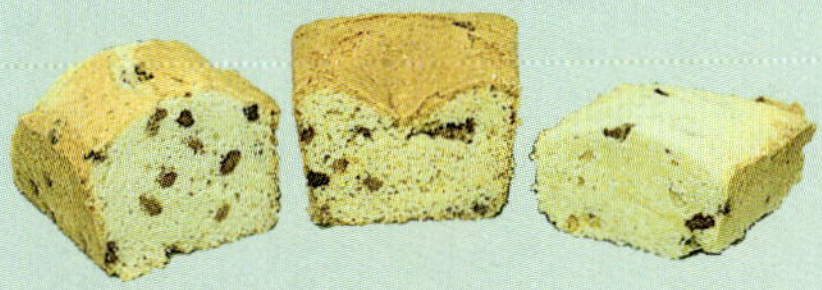

2. Nennen Sie außerdem verschiedene Möglichkeiten der Teiglockerung.

Durch Teiglockerung – den Zusatz von Teiglockerungsmitteln oder durch mechanische Teiglockerung – will man, wie der Name bereits besagt, eine Lockerung der Krume erreichen. Gelockertes Gebäck wird bereits im Mund besser mit Speichel durchsetzt. Auch im weiteren Verdauungstrakt können die Enzyme leichter in den Nahrungsbrei eindringen und die Nährstoffe abbauen.

Mechanische Teiglockerung

Durch Kneten, Rühren oder Unterheben von Eischnee wird dem Teig Luft zugeführt. Luft dehnt sich durch die Erwärmung beim Backen aus und lockert so den Teig, z. B. Biskuit. Wasser geht beim Backen in Dampf über und lockert ebenfalls den Teig, z. B. Blätterteig.

- Eischnee mit dem Schneebesen vorsichtig unterheben, nicht unterrühren. Der Eischnee fällt sonst zusammen, die Luft entweicht.
- Gebäck sofort abbacken, nicht länger stehen lassen. Die Luft entweicht sonst.

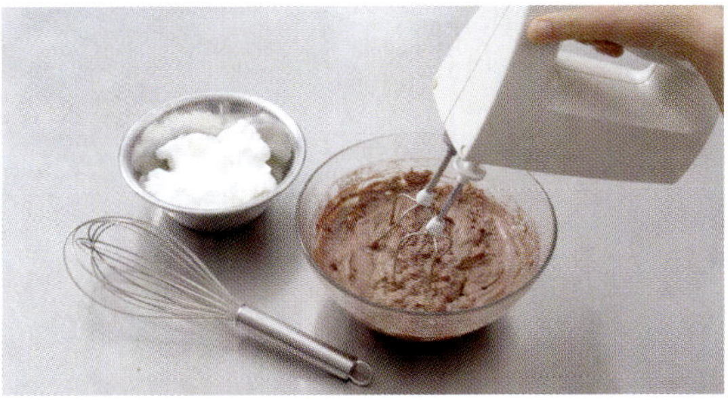

Mechanische Teiglockerung

?

1. **Alkoholische Gärung**

   Führen Sie die folgenden Versuche durch. Beobachten und begründen Sie die Versuchsergebnisse.

   Leiten Sie Regeln für die Herstellung eines Hefeteiges ab.

   Geben Sie jeweils 1 TL Hefe in ein Glas mit
   a) kaltem Wasser und 1 TL Zucker, umrühren. Stellen Sie die Probe in den Kühlschrank.
   b) kochendem Wasser und 1 TL Zucker, umrühren. Stellen Sie die Probe in den Backofen bei 150 °C.
   c) warmem Wasser, umrühren. Stellen Sie die Probe in den Backofen bei 50 °C.
   d) 1 TL Zucker, umrühren. Stellen Sie die Probe in den Backofen bei 50 °C.
   e) warmem Wasser, 1 TL Zucker und 50 g flüssiger Margarine, umrühren. Stellen Sie die Probe in den Backofen bei 50 °C.
   f) warmem Wasser und 1 TL Zucker, umrühren. Stellen Sie die Probe in den Backofen bei 50 °C.

2. **Mikroskopische Untersuchung von Hefen**

   Geben Sie etwas Hefe in Wasser.
   Bringen Sie einen Tropfen dieser Hefeaufschwemmung auf einen Objektträger.
   Legen Sie ein Deckglas darüber.
   Betrachten Sie das Präparat unter dem Mikroskop.

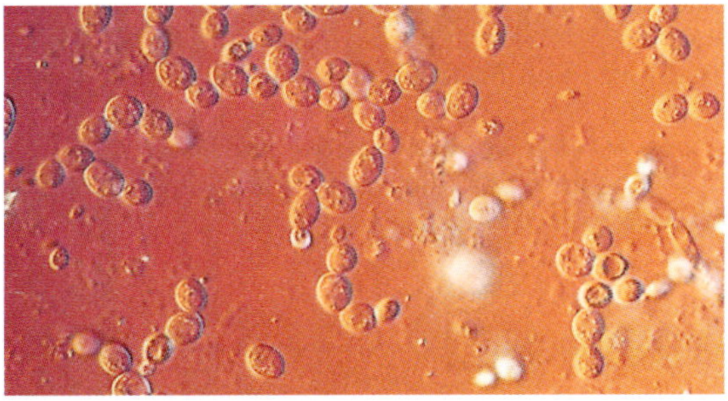

Hefen – Vergrößerung

Biologische oder organische Teiglockerung

Durch Hefen und Milchsäurebakterien – Mikroorganismen – können Teige gelockert werden.

Hefen – alkoholische Gärung
Bei der alkoholischen Gärung wird durch die Hefen Traubenzucker in Alkohol und Kohlenstoffdioxid gespalten. Diese Stoffe dehnen sich durch die Wärme beim Backprozess aus und bewirken so die Lockerung des Teiges.

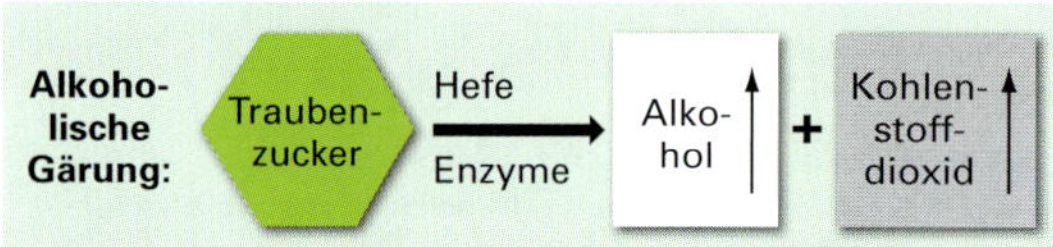

- **Warme Flüssigkeit für die Teigherstellung verwenden.** Teig bzw. Vorteig zum Gehen warm stellen. Wärme beschleunigt das Hefewachstum (Vermehrung).
- **Teig vor dem Abbacken gehen lassen.** Bei größerer Hitzeeinwirkung werden die Hefen zerstört, sie können sich nicht mehr vermehren.
- **Ausreichend Flüssigkeit zum Teig geben.** Hefen benötigen Wasser zum Leben.
- **Wenig Zucker zum Teig geben.** Hefen benötigen Nahrung – Zucker – zur Vermehrung. Zu viel Zucker entzieht den Hefen Wasser, sie werden zerstört.
- **Fett nie direkt auf die Hefen geben.** Fett legt sich als Hülle um die Hefen und hemmt das Wachstum.

!

- **Hefen benötigen zum Wachstum**
  - **Wärme,**
  - **Luft,**
  - **Wasser,**
  - **Nahrung.**
- **Hefen sind als Lockerungsmittel für zuckerreiche und fettreiche Teige ungeeignet.**

Milchsäurebakterien – Milchsäuregärung
Sauerteig wird hergestellt, indem man einen Rest des letzten Sauerteigs, z. B. Brotteig, zum neuen Teig hinzugibt. Sauerteig enthält Milchsäurebakterien und Hefen (Wirkung der Hefen s. o.). Milchsäurebakterien spalten Traubenzucker enzymatisch in Milchsäure, der Teig wird durchsäuert und beim Backprozess gelockert.

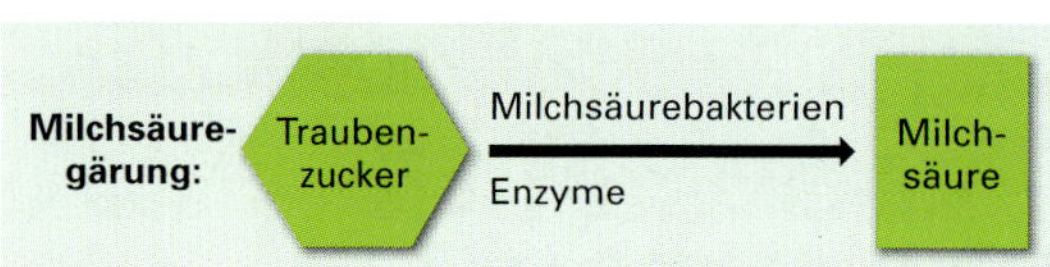

Anorganische oder chemische Teiglockerungsmittel

?

Führen Sie die folgenden Versuche durch.
Begründen Sie die Versuchsergebnisse.
Leiten Sie Regeln für die Verwendung von
a) Backpulver,
b) Hirschhornsalz,
c) Pottasche
ab.

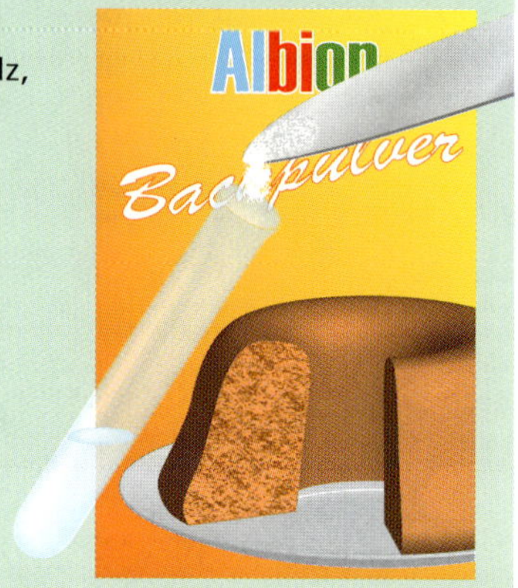

Versuchsanweisungen

1. **Backpulver**
   Geben Sie jeweils eine Messerspitze Backpulver in ein Reagenzglas
   a) mit kaltem Wasser,
   b) mit heißem Wasser,
   c) ohne Wasser. Träufeln Sie anschließend etwas Zitronensaft in das Reagenzglas.
   Beobachten Sie die unterschiedliche Gasentwicklung.
2. **Hirschhornsalz – Ammoniumhydrogencarbonat**
   Geben Sie jeweils eine Messerspitze Hirschhornsalz in ein Reagenzglas
   a) mit kaltem Wasser,
   b) mit heißem Wasser,
   c) ohne Wasser. Träufeln Sie anschließend etwas Zitronensaft in das Reagenzglas.
   Beobachten Sie die unterschiedliche Gasentwicklung.
3. **Pottasche**
   Geben Sie jeweils eine Messerspitze Pottasche in ein Reagenzglas
   a) mit kaltem Wasser,
   b) mit heißem Wasser,
   c) ohne Wasser. Träufeln Sie anschließend etwas Zitronensaft in das Reagenzglas.
   Beobachten Sie die unterschiedliche Gasentwicklung.

- **Backpulver erst zum Schluss – unter das Mehl gemischt – zum Teig geben.** Backpulverteige sofort abbacken. Zitronensaft und Wasser nie direkt auf das Backpulver geben. Backpulver trocken aufbewahren.

  Wasser, Wärme und Säure bewirken bei Backpulver eine Gasentwicklung, diese Faktoren müssen möglichst vor dem Backen ausgeschlossen werden.
- **Pottasche nur für Teige verwenden, die Säure enthalten.** Im Lebkuchenteig bildet sich z. B. Milchsäure, während man ihn ruhen lässt. Nur Säure bewirkt bei Pottasche die Gasentwicklung.

Kaliumcarbonat + Milchsäure → Kaliumlactat + Kohlenstoffdioxid ↑ + Wasserdampf ↑

- **Hirschhornsalz** sollte wegen des starken Geruchs und Geschmacks **nur für flaches, stark gewürztes Gebäck**, z. B. Lebkuchenteig, verwendet werden.

  Das Ammoniak kann so besser entweichen. Säure und Wärme bewirken bei Hirschhornsalz die Gasentwicklung.

Ammoniumhydrogencarbonat —(Hitze / Säure)→ Wasserdampf ↑ + Kohlenstoffdioxid ↑ + Ammoniak ↑

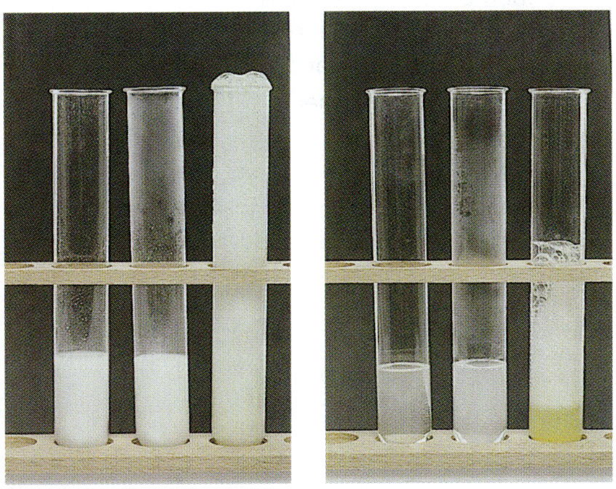

a) b) c) Backpulver   a) b) c) Pottasche

Unterschiedliche Gasentwicklung, vgl. S. 58.

?

1. Warum ist Hirschhornsalz nur für flaches, stark gewürztes Gebäck geeignet?
2. Warum muss Biskuitmasse sofort nach der Zubereitung abgebacken werden?
3. Warum muss Backpulver trocken aufbewahrt werden?
4. Wodurch wird Brandteig gelockert?

Übersicht – Teiglockerung

Backwaren	Lockerungsmittel	Wirkungsweise
Biskuitmasse Baisermasse	Ei/Luft	Luft dehnt sich aus
Mürbeteig Blätterteig	Fett/Wasser	Fett gibt beim Erhitzen Wasser ab
Hefeteig	Hefen – alkoholische Gärung	Hefen bilden aus Traubenzucker Alkohol und Kohlenstoffdioxid
Sauerteig	Milchsäurebakterien – Milchsäuregärung	Milchsäurebakterien bilden aus Traubenzucker Milchsäure
Rührmasse	Backpulver	Durch Feuchtigkeit und Wärme wird Kohlenstoffdioxid freigesetzt
Lebkuchenteig	Hirschhornsalz, Pottasche	Durch Feuchtigkeit und Wärme bzw. durch Säuren wird Kohlenstoffdioxid freigesetzt

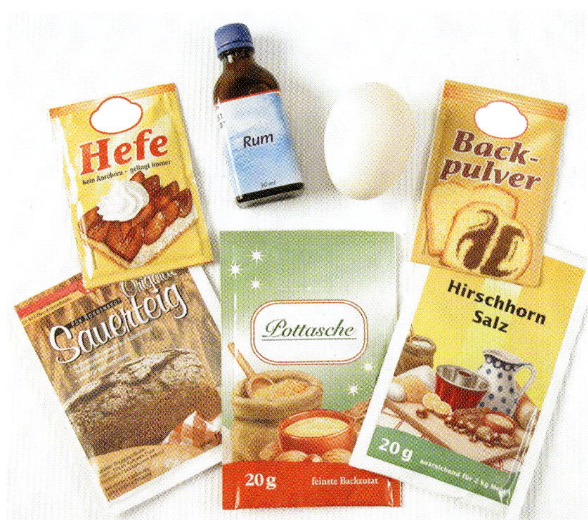

Teiglockerungsmittel

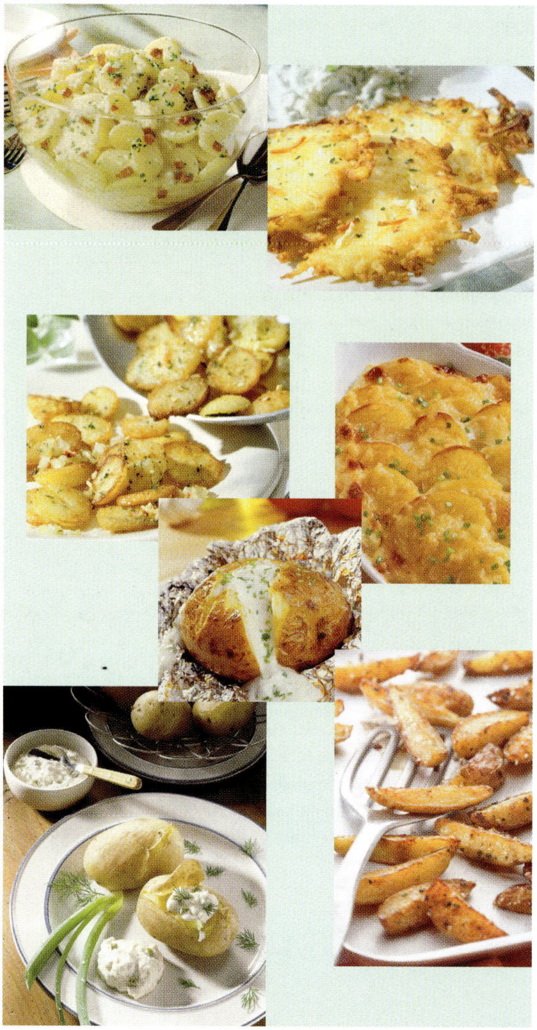

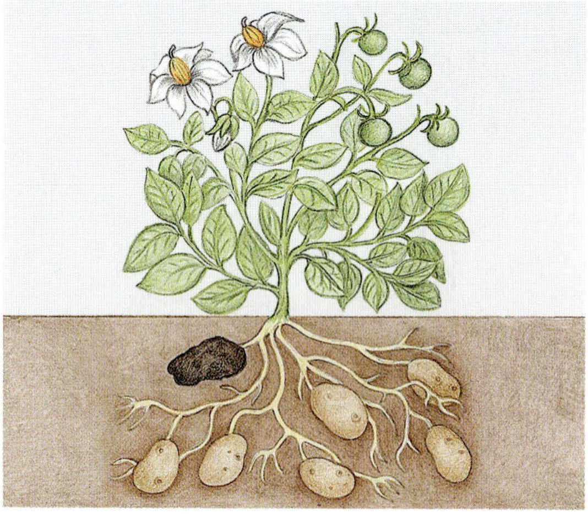

Kartoffelpflanze

3.6 Kartoffeln

Diese Kompetenzen können Sie erwerben:

- *Kartoffelsorten für verschiedene Verwendungszwecke aussuchen*
- *Kartoffeln nährstoffschonend zubereiten*
- *Kartoffelbeilagen als kohlenhydratreiche Speisekomponente bewerten*

?

1. Sammeln Sie Rezepte für Kartoffelbeilagen: Pellkartoffeln, Kartoffelgratin, Kartoffelbrei usw.
2. Welche Angaben finden Sie auf den abgebildeten Kartoffeltüten, vgl. S. 61?
3. Ermitteln Sie geeignete Kartoffelsorten für die verschiedenen Kartoffelbeilagen.
4. Beschreiben Sie die Zubereitung der verschiedenen Kartoffelbeilagen. Machen Sie Vorschläge: Wie kann man
   a) den Fettgehalt senken,
   b) eine Verringerung des Vitamin- und Mineralstoffgehaltes vermeiden?
5. Bewerten Sie die Kartoffelbeilagen mithilfe der Nährwerttabelle, vgl. S. 312, bezüglich des
   a) Energie- und Fettgehaltes,
   b) Vitamin- und Mineralstoffgehaltes,
   c) Sättigungswertes und der Verdaulichkeit.
6. Bewerten Sie den Kartoffelverzehr in Deutschland: Täglich werden 2 bis 3 Kartoffeln (200 g) meist in Form von Kartoffelerzeugnissen wie Pommes frites und Chips gegessen.

I Kartoffel, ein Grundnahrungsmittel

Kartoffeln sind im botanischen Sinn die knollenförmig verdickten unterirdischen Speicherorgane der Kartoffelpflanze. Das Ursprungsland der Kartoffel ist Südamerika (Peru und Bolivien). 1550 wurde die Kartoffel von den Spaniern zunächst als Zierpflanze nach Burgund gebracht. In der zweiten Hälfte des 18. Jahrhunderts erkannte man den Wert der Kartoffel als Grundnahrungsmittel.

Besonders die Notzeiten während der Kriege führten dazu, dass die Kartoffeln in den täglichen Speiseplan aufgenommen wurden.

Heute wird die Kartoffel als „Dickmacher" häufig aus dem Speiseplan verdrängt, obwohl es viele schmackhafte, energiearme Kartoffelgerichte gibt.

Lebensmittelkennzeichnung

?

1. Lesen Sie die lebensmittelrechtlichen Bestimmungen für Speisekartoffeln.
2. Sammeln Sie Kartoffelverpackungen. Erläutern Sie die gesetzlich vorgeschriebenen Angaben auf den Kartoffelverpackungen.
3. Erkunden Sie die Kennzeichnung von Speisekartoffeln auf dem Wochenmarkt.
4. Beurteilen Sie die verschiedenen Kartoffelverpackungen hinsichtlich der Umweltverträglickeit.
5. Sammeln Sie Argumente, die für bzw. gegen die Einlagerung von Speisekartoffeln sprechen.

Lagerung – Einkellerung

Heute werden seltener Speisekartoffeln eingekellert – eingelagert –, da die notwendigen Lagerbedingungen in den Stadtwohnungen oft nicht gegeben sind. Für diese Veränderung ist aber auch der rückläufige Gebrauch frischer Speisekartoffeln verantwortlich.

Speisekartoffeln müssen kühl, luftig, dunkel und vor Frost geschützt gelagert werden. Im Dunkeln werden die Kartoffeln nicht grün, das Auskeimen wird verzögert. Bei Temperaturen unter 4 °C wird die Stärke teilweise zu Zucker abgebaut, die Kartoffeln werden süß.

Die Einlagerung von Speisekartoffeln spart Geld und Zeit.

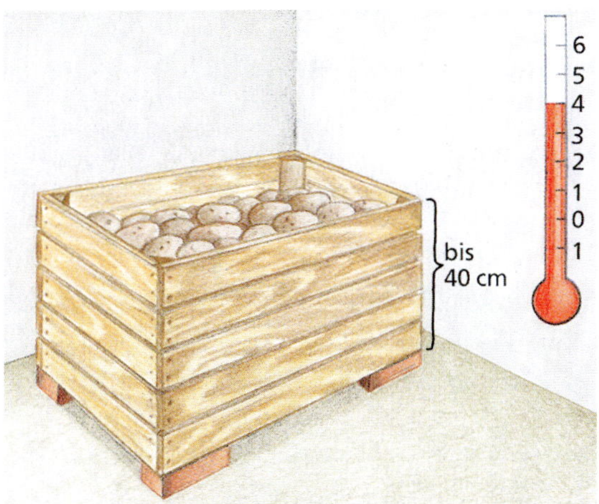

Lagerung von Kartoffeln

I Kartoffelkennzeichnung

Bestimmungen im Lebensmittelgesetz

Erntezeit

Speisefrühkartoffeln sind Kartoffeln, die in der Zeit vom 1. Februar bis zum 10. August unmittelbar nach der Ernte erstmalig verladen werden. Im Übrigen lautet die Bezeichnung Speisekartoffeln.

Sortennamen

Im Handel werden etwa 100 verschiedene Sorten angeboten, z. B. Hansa, Grata, Bintje, Sieglinde.

Abfüller und Verkäufer

Name und Ort werden angegeben, damit fehlerhafte Ware beanstandet werden kann.

Handelsklassen

Kartoffeln werden in den Handelsklassen Extra und I angeboten.

- Mindestgröße und Größenunterschiede sind für beide Handelsklassen gleich. Speisekartoffeln, die die Mindestgröße von 30 mm unterschreiten, können als Drillinge angeboten werden.
- Der Anteil an nicht qualitätsgerechten Kartoffeln darf bei der Klasse Extra 5 % und bei der Klasse I 8 % betragen.
- Der Anteil an fremden Bestandteilen darf bei der Klasse Extra 1 % und bei der Klasse I 2 % betragen.

Kocheigenschaften

Es werden drei Kochtypen unterschieden.

Kochtyp	Kocheigenschaften
festkochend	fest, feinkörnig und feucht, platzen nicht auf
vorwiegend festkochend	mäßig feucht und feinkörnig, platzen wenig auf
mehlig kochend	trockener, grobkörnig, platzen stärker auf

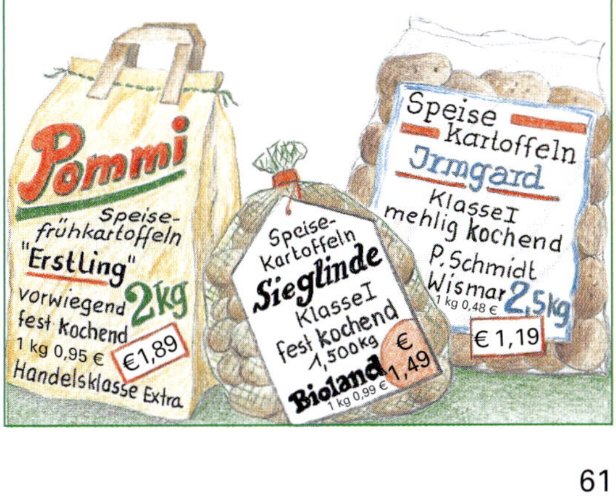

?

1. Ermitteln Sie mithilfe der Abbildung, welche Nährstoffe beim Schälen verloren gehen.
2. Betrachten Sie die Fotos „Zubereitung von Speisekartoffeln" auf S. 172.
   Was wird hier falsch gemacht?

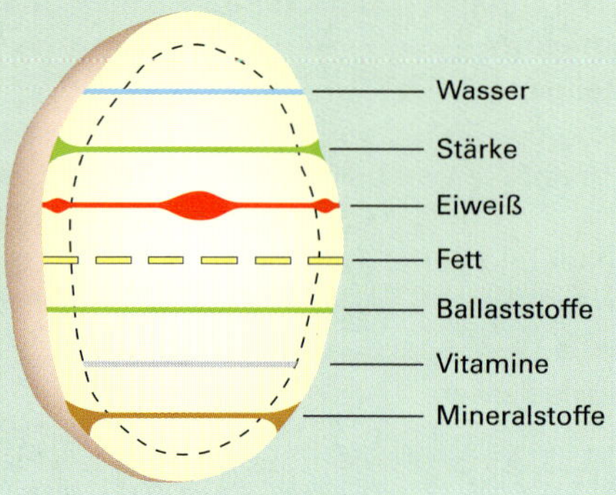

Verteilung des Nährstoffgehaltes in Speisekartoffeln

Vitamin-C-Verluste geschälter Kartoffeln beim Wässern

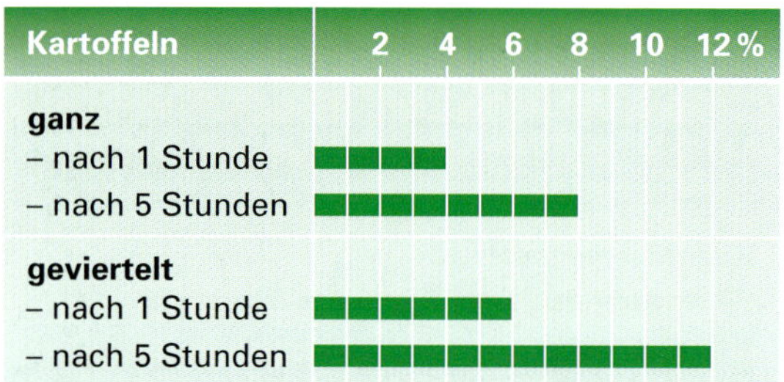

Verluste beim Kochen ungeschälter Kartoffeln

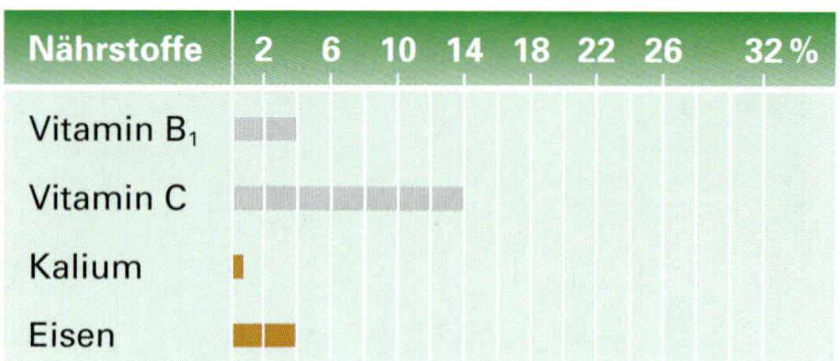

Verluste beim Kochen geschälter Kartoffeln

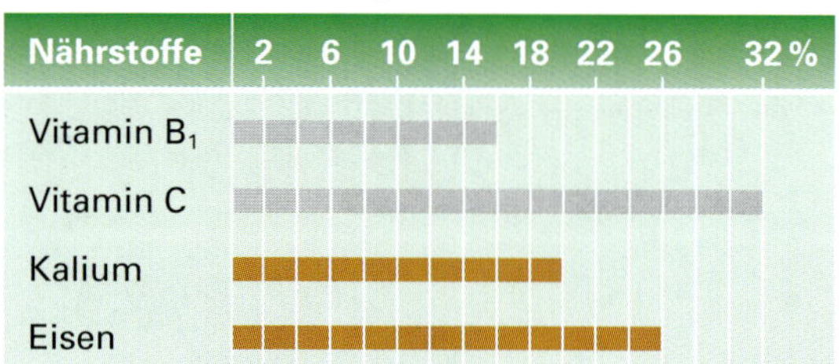

Wie verändert sich der Nährstoffgehalt beim Zubereiten von Speisekartoffeln?

Entscheidend für den wirklichen Energie- und Nährstoffgehalt von Kartoffelbeilagen ist die Zubereitung.

Schälen
Durch das Schälen von Speisekartoffeln kommt es zu Nährstoffverlusten.

- **Speisekartoffeln möglichst als Pellkartoffeln garen oder dünn mit einem Sparschäler schälen.** Grüne Stellen müssen abgeschnitten werden, sie enthalten Solanin, einen giftigen Stoff.

Waschen – Wässern
Bewahrt man Speisekartoffeln längere Zeit in Wasser auf, so werden wasserlösliche Vitamine – besonders Vitamin C und Vitamin B_1 – Thiamin –, Eiweißstoffe und Mineralstoffe herausgelöst. Speisekartoffeln kurz und gründlich waschen, nur kurze Zeit in kaltem Wasser aufbewahren.

Nachweis von Vitamin C, vgl. S. 173.

Eiweiß ist in Kartoffeln relativ wenig enthalten. Die Albumine, vgl. S. 93, sind jedoch hochwertige Eiweißstoffe.

Verfärbung geschälter Speisekartoffeln
Geschälte Speisekartoffeln werden an der Luft braun. Unter Einwirkung von Luftsauerstoff, z. B. bei der Herstellung von Kartoffelpuffern, bewirken Enzyme diese Bräunung.

- Durch den Zusatz von Essig bzw. Zitronensaft werden die Speisekartoffeln wieder hell.

Garen
Um den Vitamingehalt und Mineralstoffgehalt der Speisekartoffeln zu erhalten, sollte beim Garen Folgendes beachtet werden:

- Speisekartoffeln möglichst mit Schale garen. Die Schale schützt vor der herauslösenden Wirkung des Wassers.
- Speisekartoffeln in wenig Wasser garen oder im Siebeinsatz dämpfen. Große Wassermengen oder schlecht schließende Töpfe können die Garzeit und so die Dauer der Hitze- und Wassereinwirkung verlängern, es wird mehr Vitamin C zerstört.

!

Speisekartoffeln

- **kurz und gründlich waschen,**
- **erst unmittelbar vor dem Garen schälen,**
- **nie wässern, nur kurze Zeit in kaltem Wasser aufbewahren,**
- **mit wenig Wasser garen bzw. dämpfen.**

Veränderung von Stärke und Cellulose beim Garen

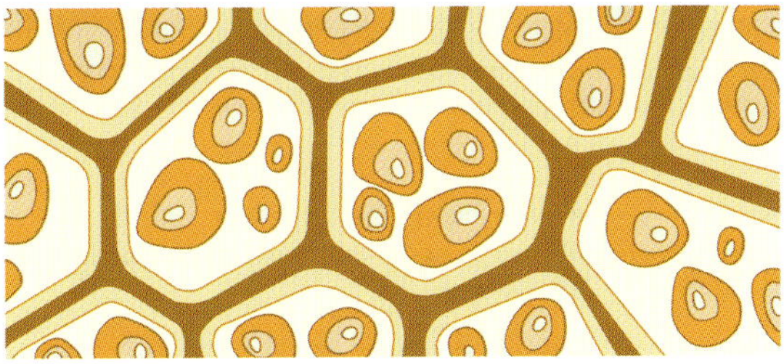

Rohe Kartoffel: Stärkekörner, Zellwände

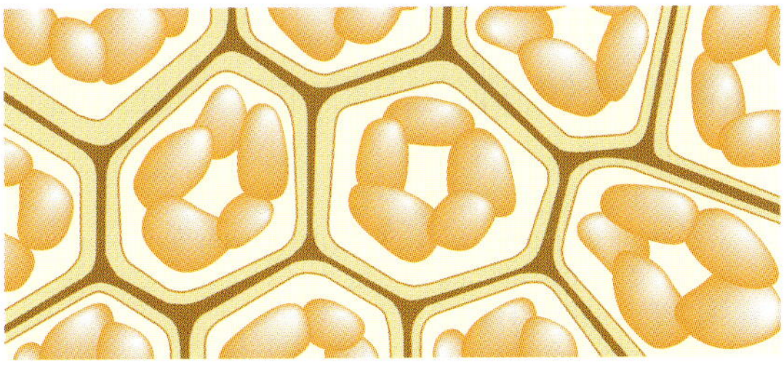

Während des Garens: Stärke quillt, die Zellwände werden weich.

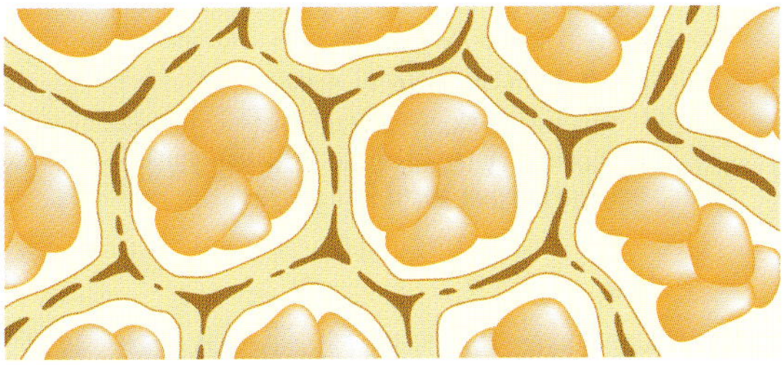

Fertig gegarte Kartoffeln: Die Stärke ist gequollen und verkleistert, die Zellwände sind zum Teil zerstört.

Verdauungsenzyme können nun in die Zellen eindringen und die Stärke abbauen. Durch das Garen werden also die Kohlenhydrate der Kartoffel – Stärke und Cellulose – positiv verändert.

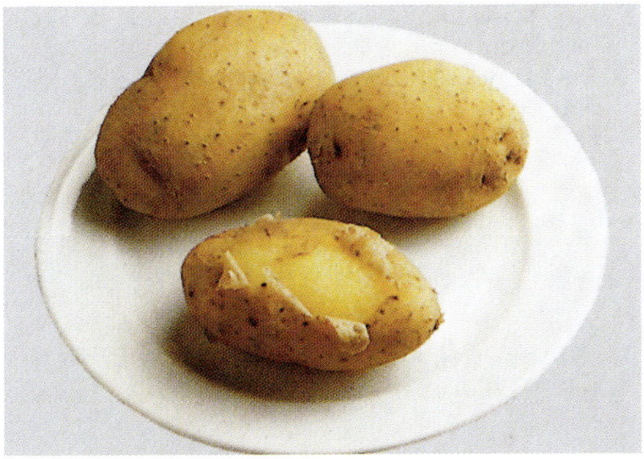

Veränderung des Energie- und Fettgehaltes

Der Fettgehalt – Energiegehalt – von Kartoffeln kann durch das Garen stark erhöht werden. Fett ist in Speisekartoffeln kaum enthalten, der Energiegehalt von Pellkartoffeln und Speisefrischkartoffeln ist also sehr gering.

Energiegehalt pro 100 g

100 g Kartoffeln	290 kJ (69 kcal)
100 g Banane	290 kJ (69 kcal)
100 g Weintrauben	270 kJ (64 kcal)
100 g Pommes frites	1100 kJ (262 kcal)

In einer Portion Pommes frites (150 g) sind dagegen 18 g Fett enthalten, diese Fettmenge ist in drei Eigelb oder ½ Liter Vollmilch vorhanden. Aufgrund des hohen Fettgehaltes sind Pommes frites und Chips schwerer verdaulich, sie haben einen hohen Sättigungswert.

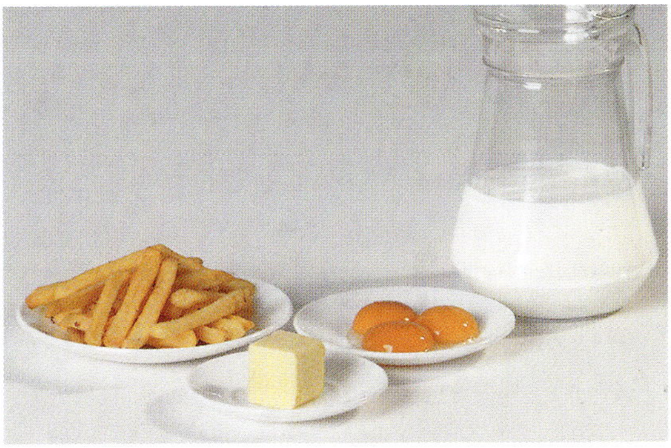

Die gleiche Fettmenge ist jeweils enthalten

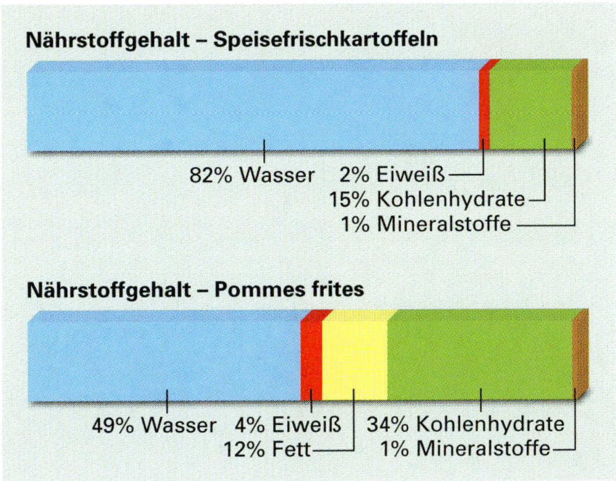

?

Nachweis des Grundnährstoffgehaltes in Speisekartoffeln

Führen Sie die folgenden Versuche durch. Stellen Sie fest, um welchen Nährstoff es sich jeweils handelt.

Reiben Sie zunächst eine Kartoffel in ein Gefäß.

Geben Sie 100 ml Wasser dazu.

Gießen Sie den Kartoffelbrei durch ein Haarsieb in ein Glasgefäß ab.

Lassen Sie das Filtrat im **ersten Glasgefäß** stehen, bis sich ein Bodensatz gebildet hat.

Gießen Sie vorsichtig etwa zwei Drittel der Flüssigkeit in ein **zweites Glasgefäß** ab, der Bodensatz mit der restlichen Flüssigkeit soll im ersten Gefäß zurückbleiben.

1. Kochen Sie die Probe in dem ersten Glasgefäß auf. Lassen Sie die Probe abkühlen. Prüfen Sie diese mit zwei Tropfen Iodkaliumiodid.
2. Betrachten Sie den festen Rückstand in dem Haarsieb.
3. Kochen Sie die Probe in dem zweiten Glasgefäß kurz auf. Beobachten Sie besonders die Veränderungen an der Oberfläche der Flüssigkeit.
4. Drücken Sie ein Stück geschälte Kartoffel fest auf ein Stück Löschpapier. Lassen Sie das Löschpapier trocknen.

Warmhalten

Beim Warmhalten von Speisekartoffeln kommt es zu weiteren Vitaminverlusten.

Falls notwendig, Speisekartoffeln abkühlen lassen und portionsweise schnell wieder aufwärmen, z. B. in der Mikrowelle.

Vitamin-C-Verluste beim Warmhalten (60 °C)

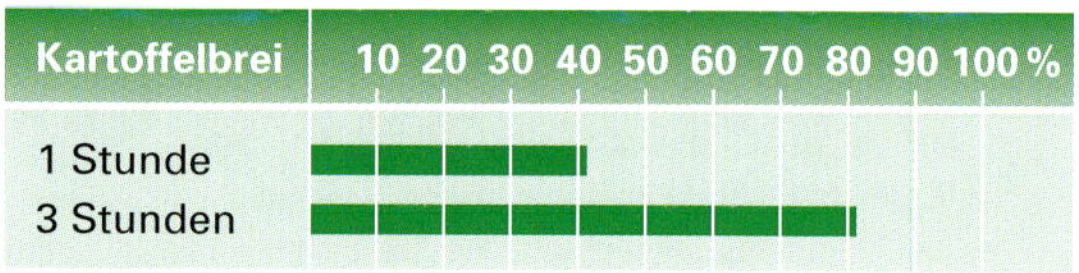

!

- **Speisekartoffeln sind**
  - **energiearm, fettarm,**
  - **kohlenhydratreich, vitaminreich und mineralstoffreich,**
  - **leicht verdaulich.**
- **Kartoffelerzeugnisse sind häufig energiereich, fettreich und salzreich. Übermäßiger Verzehr führt zu Übergewicht.**
- **Die Deutsche Gesellschaft für Ernährung (DGE) empfiehlt den täglichen Verzehr von 200 bis 250 g (drei bis vier mittelgroße) Kartoffeln.**
  Anstelle der Kartoffeln kann auch eine Portion Reis oder Nudeln gegessen werden.

Nährstoffgehalt von jeweils einer verzehrfertigen Portion

		Pellkartoffeln 200 g	Pommes frites 150 g	Vollreis 180 g	Reis, poliert 180 g
Energie	kJ (kcal)	580 (138)	1650 (393)	990 (236)	792 (189)
Eiweiß	g	4	6	5	4
Fett	g	+	20	2	+
Kohlenhydrate	g	30	47	49	43
Ballaststoffe	g	4	6	2	+
Natrium	mg	420	450	297	297
Kalium	mg	890	1328	45	16
Calcium	mg	20	30	59	16
Eisen	mg	1,6	2,4	1,3	0,2
Thiamin, B_1	mg	0,20	0,23	0,04	0,02
Riboflavin, B_2	mg	0,08	0,30	0,02	0,02
Niacin	mg	2,2	3,7	7,2	5,4
Ascorbinsäure, C	mg	36	35	0	0

4 Speisefette – Speiseöle

4.1 Fettnachweis

Diese Kompetenz können Sie erwerben:

- *Fette in Lebensmitteln nachweisen*

?

1. Lesen Sie die Versuchsanweisungen.

   Versuchsanweisungen:

2. **Nachweis mit Löschpapier**

   Verreiben Sie 1 TL gemahlene Haselnüsse auf einem Stück Löschpapier.

   Geben Sie außerdem einige Wassertropfen auf ein zweites Stück Löschpapier.

   Lassen Sie die Papierstücke 10 Minuten trocknen.

   Betrachten Sie die Papierstücke anschließend gegen das Licht.

3. **Herauslösen mit Leichtbenzin**

   Geben Sie einen TL gemahlene Haselnüsse in einen Erlenmeyerkolben mit Leichtbenzin.

   Schütteln Sie die Probe kräftig und lassen Sie diese 15 Minuten stehen.

   Gießen Sie die Probe durch einen Filter ab.

   Geben Sie das Filtrat in ein Porzellanschälchen.

   Betrachten Sie das Filtrat.

4. Überprüfen Sie nach den Versuchsanweisungen den Fettgehalt folgender Lebensmittel:
   a) Banane,
   b) hart gekochtes Hühnerei,
   c) Wurst,
   d) Sahnequark,
   e) Pommes frites,
   f) gemahlene Getreidekörner.

5. Nennen und überprüfen Sie weitere fettreiche Lebensmittel.

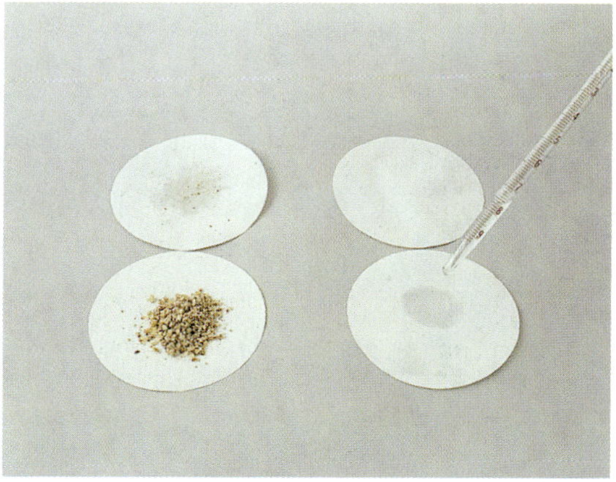

Löschpapier mit Fettfleck

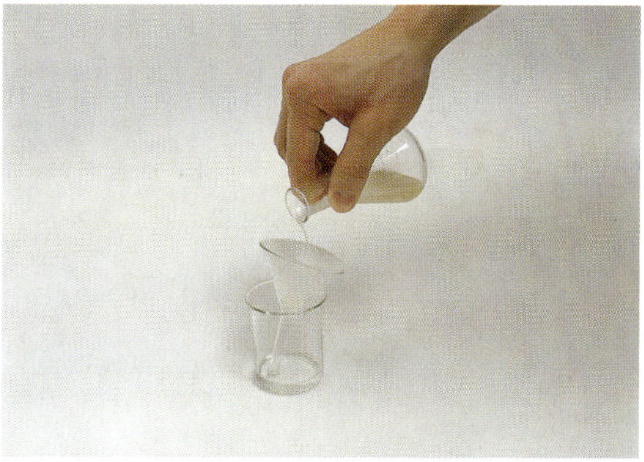

Herauslösen von Fett mit Leichtbenzin

!

- **Größere Fettmengen in Lebensmitteln können mit einem Stück Fließpapier oder Löschpapier – Fettfleck – nachgewiesen werden.**
- **Fette in Lebensmitteln können außerdem mit Leichtbenzin herausgelöst und so nachgewiesen werden.**

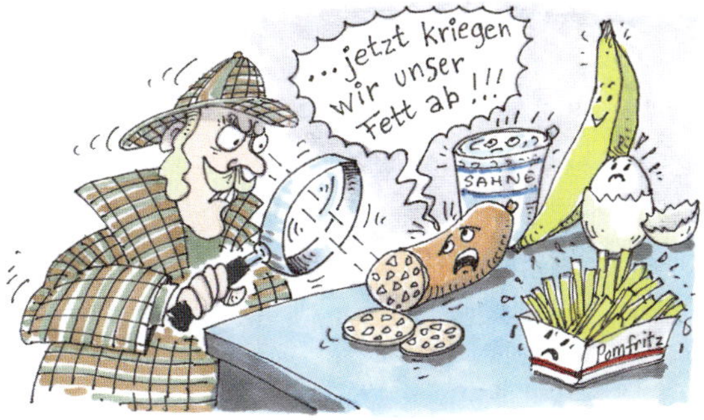

4.2 Fette enthalten unterschiedliche Fettsäuren

Diese Kompetenzen können Sie erwerben:

- *Eigenschaften von Speisefetten/-ölen mithilfe ihres Aufbaus erläutern*
- *Bedeutung und Vorkommen der essenziellen Fettsäuren kennen*

Mind Map

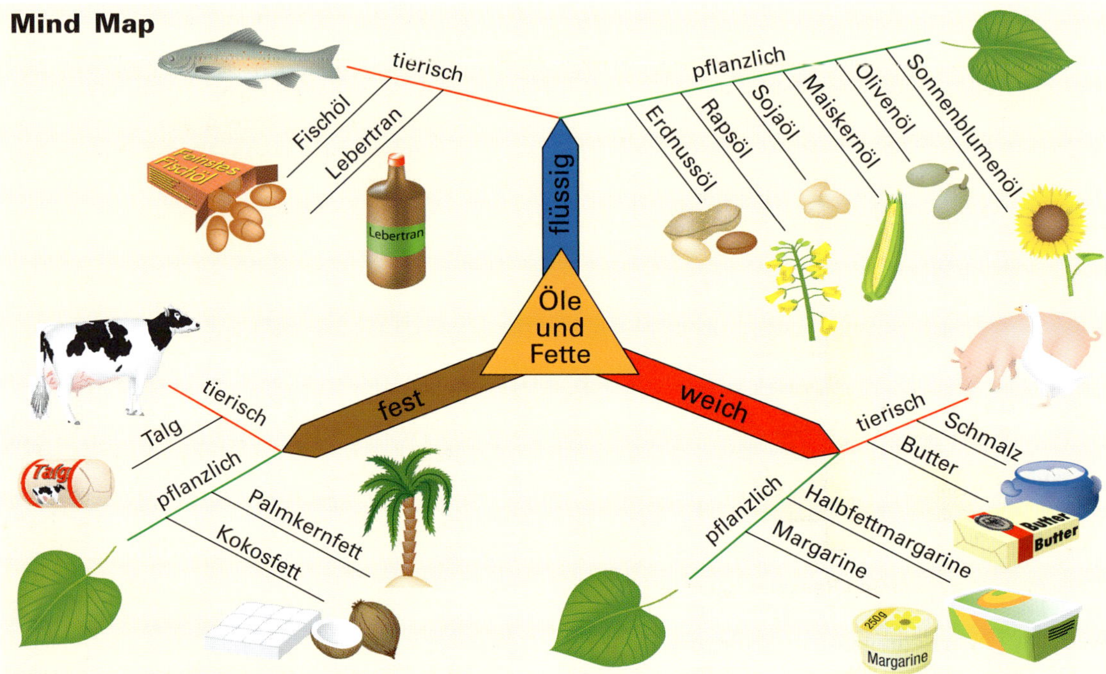

?

1. Nennen Sie Ihnen bekannte Speisefette und Speiseöle.
   a) Beschreiben Sie deren Eigenschaften: Aussehen, Beschaffenheit usw.
   b) Nennen Sie Verwendungsmöglichkeiten für die verschiedenen Speisefette und Speiseöle.
2. Ermitteln Sie die Schmelzbereiche von Speisefetten.
   Geben Sie in je ein Reagenzglas
   a) 1 TL Rindertalg,
   b) 1 TL Butter,
   c) 1 TL Schmalz.
   Halten Sie die Reagenzgläser in Bechergläser mit heißem Wasser.
   Stellen Sie mithilfe eines Thermometers die Schmelzbereiche der Speisefette fest.
3. Welche Bedeutung haben die unterschiedlichen Schmelzbereiche für die
   a) Speisenzubereitung,
   b) Ernährung?

Fette – Lipide

Zu den Fetten – Lipiden – werden viele Stoffe gezählt, die sich in ihrem chemischen Aufbau unterscheiden. Es gibt einfache und komplexe Lipide. Alle Fette – Lipide – sind unlöslich in Wasser und löslich in organischen Lösungsmitteln.

Lipide erfüllen im menschlichen Körper zwei Hauptaufgaben:

- Energieversorgung,
- Bestandteile der Zellmembranen.

Fette (Lipide)

Fette – einfache Lipide
Neutralfette – Glycerin – Fettsäuren
Fettähnliche Stoffe – komplexe Lipide
– Phosphatide – Sterine – Carotinoide

Fettbildung

Die am häufigsten vorkommenden Lipide sind die Neutralfette, sie werden auch einfache Fette genannt.

Bei der Fettbildung verbindet sich Glycerin mit drei Fettsäuren unter Abspaltung von drei Wassermolekülen zu einem Fettmolekül (Triglycerid).

Man nennt diesen Vorgang **Veresterung**.

Glycerin ist ein dreiwertiger Alkohol.

Fettsäuren sind organische Säuren, die am ersten Kohlenstoffatom eine Carboxylgruppe (–COOH) besitzen.

Alle Fette und Öle enthalten einen unterschiedlichen Anteil verschiedener Fettsäuren, vgl. Tabelle.

!

- **Fette bestehen aus den Elementen**
  - **Kohlenstoff ●**
  - **Wasserstoff**
  - **Sauerstoff ●**
- **Fette – Lipide – sind aus zwei unterschiedlichen Bestandteilen aufgebaut:**
  - **Glycerin, dreiwertiger Alkohol, Summenformel $C_3H_5(OH)_3$**
  - **unterschiedliche Fettsäuren, Fettsäuren sind organische Säuren.**
- **Fette unterscheiden sich durch ihren Fettsäurengehalt.**

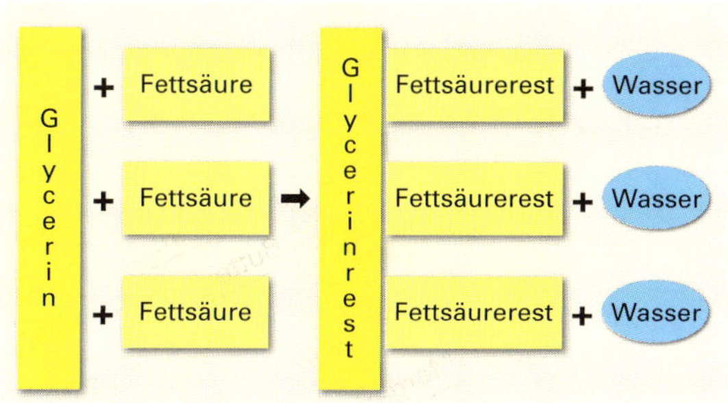

Fettbildung – allgemeine Reaktionsgleichung

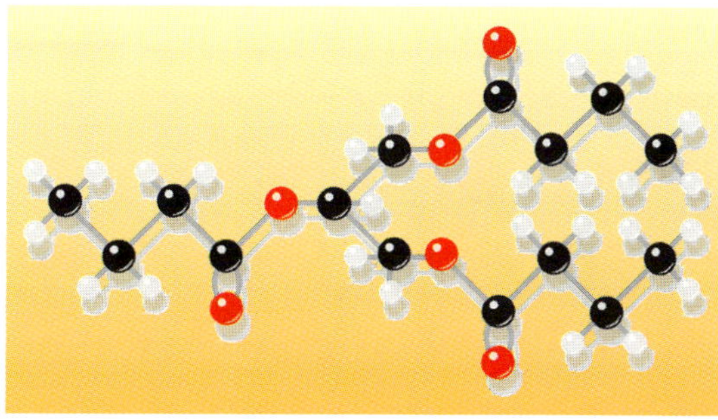

Fett

Prozentuale Fettsäurenzusammensetzung von Speisefetten und -ölen

Fettsäuren		Anzahl der C-Atome	Anzahl der Doppelbindungen	Schmelzpunkt °C	tierische Fette			pflanzliche Fette/Öle							
					Milch/Butterfett	Rindertalg	Schweineschmalz	Kokosfett	Palmkernfett	Olivenöl	Erdnussöl	Maiskeimöl	Rapsöl	Sonnenblumenöl	Sojaöl
Gesättigte Fettsäuren	Buttersäure	4		–8,0	3	–	–	–	–	–	–	–	–	–	–
	Capronsäure	6		–3,9	2	–	–	1	–	–	–	–	–	–	–
	Caprylsäure	8		+16,3	2	–	–	8	4	–	–	–	–	–	–
	Caprinsäure	10		+31,3	3	–	–	6	4	–	–	–	–	–	–
	Laurinsäure	12		+43,2	3	–	–	47	47	–	–	–	–	–	–
	Myristinsäure	14		+54,4	9	4	2	18	16	–	–	–	–	–	–
	Palmitinsäure	16		+62,8	24	31	31	9	9	13	10	11	5	7	10
	Stearinsäure	18		+69,6	13	20	14	2	3	2	3	3	2	5	4
Ungesättigte Fettsäuren	Ölsäure	18	1	+13	37	40	43	7	15	74	50	33	59	24	21
	Linolsäure	**18**	**2**	**–5**	**2**	**5**	**9**	**2**	**2**	**10**	**31**	**52**	**24**	**63**	**56**
	Linolensäure	18	3	–11	1	–	1	–	–	1	–	1	10	1	9

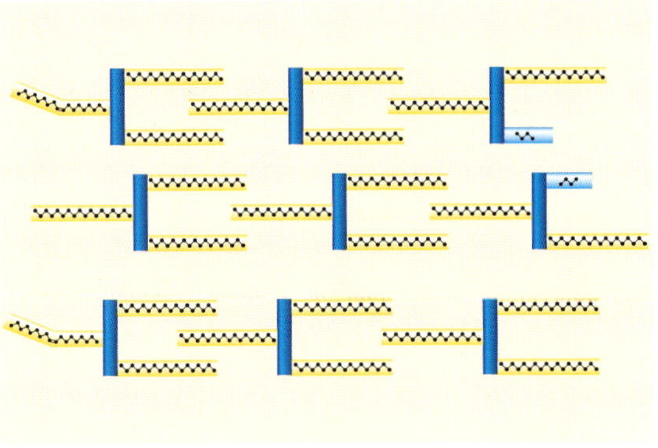

Gitterbildung bei festen Fetten

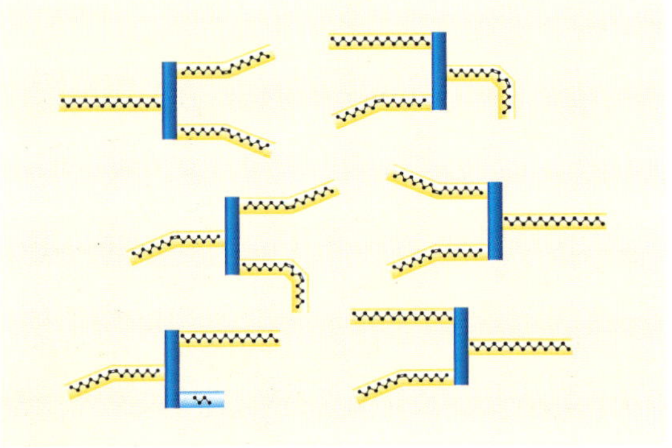

Gitterbildung bei Ölen

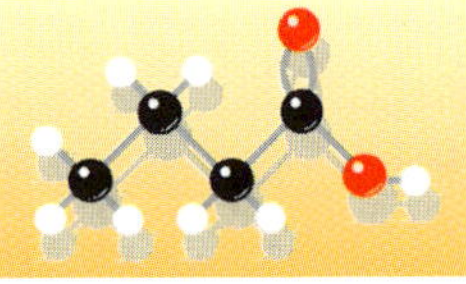

Buttersäure – kurzkettige, gesättigte Fettsäure

Eigenschaften der Fettsäuren

Kettenlänge

- **Kurzkettige Fettsäuren** – 4 Kohlenstoffatome (C-Atome), z. B. Buttersäure – haben niedrige Schmelzpunkte zwischen +16 °C und −8 °C, sie sind bei Zimmertemperatur flüssig.
- **Mittelkettige Fettsäuren** – 6 bis 12 C-Atome.
- **Langkettige Fettsäuren** – mehr als 12 C-Atome, z. B. Stearinsäure, haben hohe Schmelzpunkte zwischen +55 °C und +70 °C, sie sind bei Zimmertemperatur fest.

Anzahl der Doppelbindungen

- **Gesättigte Fettsäuren**, z. B. Palmitinsäure, Stearinsäure, haben keine Doppelbindungen. Aufgrund der gestreckten Molekülstruktur können diese Fettsäuren „dichter" gepackt werden, es wird also mehr Energie benötigt, um sie in den flüssigen Zustand zu überführen.
- **Ungesättigte Fettsäuren** besitzen eine oder mehrere Doppelbindungen (–C=C–), die Kohlenstoffatome sind nicht vollständig mit Wasserstoff abgesättigt. Je nach der Anzahl der Doppelbindungen unterscheidet man **einfach und mehrfach ungesättigte Fettsäuren**. Die Doppelbindungen bedingen jeweils einen „Knick" im Molekül, die Fettsäuren können also nicht so dicht gepackt werden, sie sind reaktionsfähiger.

!

Der Schmelzpunkt einer Fettsäure

- **sinkt mit zunehmender Anzahl der Doppelbindungen,**
- **steigt mit der Kettenlänge.**

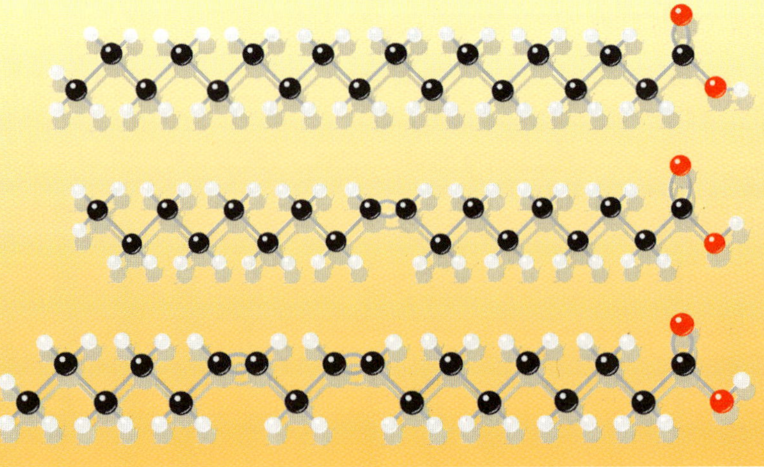

Stearinsäure – langkettige, gesättigte Fettsäure

Ölsäure – einfach ungesättigte Fettsäure

Linolsäure – zweifach ungesättigte Fettsäure

Langkettige Fettsäuren

Essenzielle Fettsäuren

Essenzielle – lebensnotwendige – Fettsäuren können nicht im menschlichen Körper gebildet werden, sie müssen mit der Nahrung aufgenommen werden.

Linolsäure – Omega-6-Fettsäure – und **Linolensäure** – Omega-3-Fettsäure – sind essenzielle Fettsäuren. Linolsäure kommt in größeren Mengen in Pflanzenölen und Margarine vor. Linolensäure kommt in Pflanzenölen und in Fischen vor: Lachs, Makrele, Hering und Thunfisch. Essenzielle Fettsäuren senken den Blutcholesterinspiegel und schützen so vor einem Herzinfarkt.

Ölsäure – Omega-9-Fettsäure – ist in Oliven- und Rapsöl enthalten. Ölsäure kann im Körper z. B. aus Traubenzucker hergestellt werden und ist somit nicht essenziell. Ölsäure senkt ebenfalls den Blutcholesterinspiegel.

Transfettsäuren

Ungesättigte Fettsäuren kommen meist in cis-Form vor. Bei der Fetthärtung, vgl. S. 82, entstehen jedoch Transfettsäuren. Der Wasserstoff an den Doppelbindungen weist nun eine „andere Richtung" auf. Transfettsäuren erhöhen den Blutcholesterinspiegel.

Löslichkeit der Fettsäuren ist abhängig von der Kettenlänge:

Fettsäuren bestehen aus:

- **einem wasserliebenden (hydrophilen) – polaren – Teil**, der Carboxylgruppe (–COOH), und
- **einem Wasser abweisenden (hydrophoben) – unpolaren – Teil**, der Kohlenwasserstoffkette (CH_3–CH_2–CH_2–...).

Die unpolare Kohlenwasserstoffkette ist für die schlechte Löslichkeit von Fettsäuren in Wasser verantwortlich.

Die Carboxylgruppe ist für die schwache Löslichkeit kurzkettiger Fettsäuren – Buttersäure – in Wasser verantwortlich, hier überwiegt der wasserlösliche Teil der Fettsäure.

Der „überwiegende Teil der Fettsäure" bestimmt also die Wasserlöslichkeit bzw. Unlöslichkeit.

!

- **Speisefette und Speiseöle werden nach ihrem Gehalt an Fettsäuren bewertet, vgl. S. 67.**
- **Essenzielle Fettsäuren sind in Pflanzen und Kaltwasserfischen und daraus hergestellten Produkten enthalten. Süßwasserfische und Landtiere enthalten kaum essenzielle Fettsäuren.**
- **Wöchentlich mindestens eine Seefischmahlzeit zur Deckung des Bedarfs an der essenziellen Fettsäure Linolensäure.**

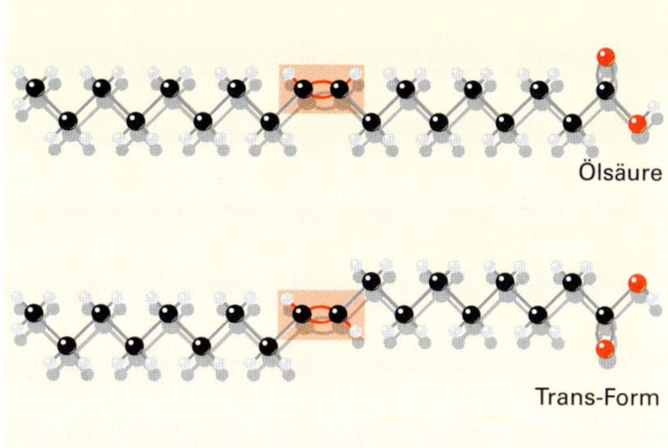

Transfettsäuren

I Olestra – ein Fettersatzstoff

Eine amerikanische Firma entwickelte den Fettersatzstoff Olestra. Der Werbeslogan heißt: Unsere Zukunft – fettloser Knabberspaß ohne Geschmackseinbuße.

Olestra wird zum Frittieren von Chips verwendet. Olestra lässt sich im Gegensatz zu anderen Fettersatzstoffen hoch erhitzen. In sensorischen Tests konnte kein Geschmacksunterschied zu herkömmlichen Fetten festgestellt werden. Olestra schmeckt sahnig-buttrig-cremig, ist also ein Genuss für die Zunge. Aber ohne Reue? Olestra ist unverdaulich, die Moleküle können nicht geknackt werden. Gut für die Hüften, aber ... Der Darm wird mit einem dünnen Ölfilm überzogen, fettlösliche Vitamine A, D, E, K werden in Olestra gelöst und können nicht mehr in den Körper gelangen, Olestra bewirkt also Durchfall und einen Vitaminmangel.

Durch die Verwendung von Olestra entsteht eine Umweltbelastung. Vermutlich kann Olestra von den Bakterien im Boden ebenso wenig abgebaut werden wie von den Darmbakterien.

Schlank um jeden Preis?

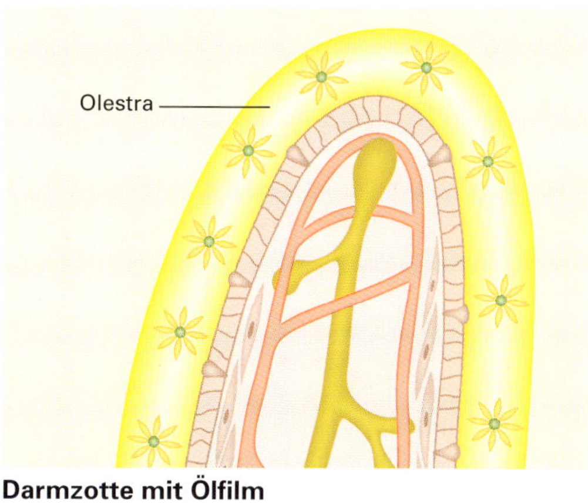

Darmzotte mit Ölfilm

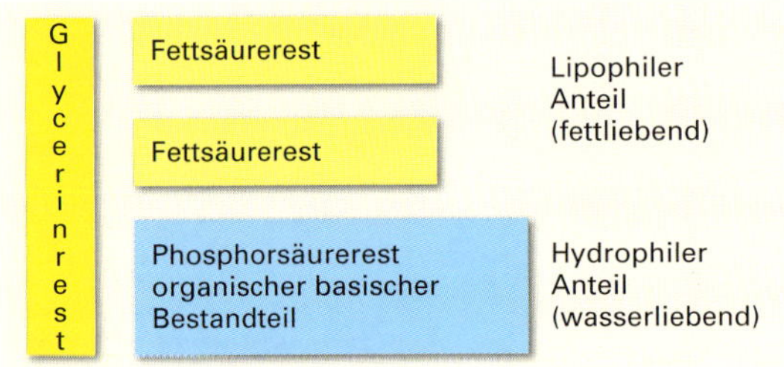

Struktur der Phosphatide

Man unterscheidet zwei Emulsionsarten

Öl-Wasser-Emulsion

Öl ist im Wasser verteilt:
z. B. Milch, Sahne, Mayonnaise

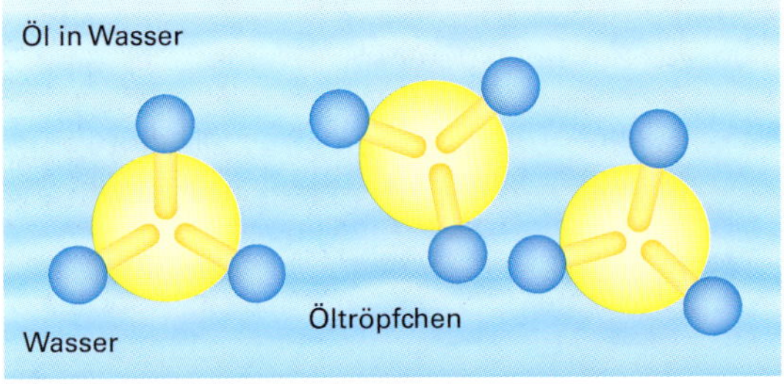

Wasser-Öl-Emulsion

Wasser ist im Öl verteilt:
z. B. Butter, Margarine

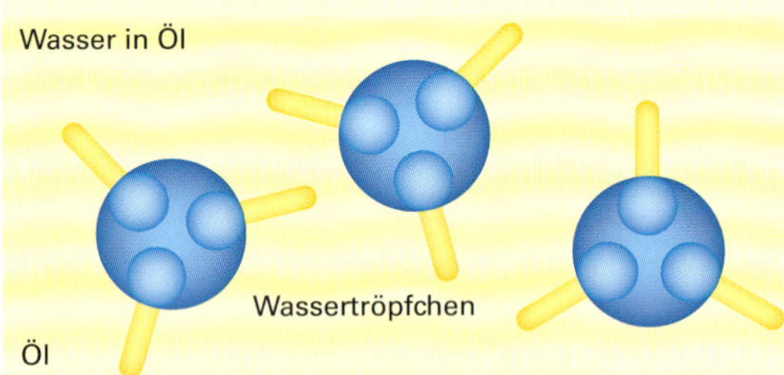

?

Beschreiben Sie Veränderungen bei der Herstellung von Mayonnaise.

Rezept: 1 Eigelb
1 EL Zitronensaft
1 TL Senf, 1 Pr. Salz

Zutaten im Mixer mischen.
1/8 l Öl zunächst tropfenweise unter Rühren dazugeben. Das restliche Öl langsam unter Rühren dazufließen lassen.

4.3 Fettähnliche Stoffe

Diese Kompetenzen können Sie erwerben:

- *Die Wirkung von Phosphatiden – Emulgatoren – erklären*
- *Die Bedeutung der fettähnlichen Stoffe für den Menschen erläutern*

Phosphatide

Die bekanntesten Vertreter dieser Stoffgruppe sind Lecithine und Kephaline.

Lecithine und Kephaline bestehen aus einem

- **lipophilen** (unpolaren, fettliebenden) Anteil, den Fettsäuren, und einem
- **hydrophilen** (polaren, wasserliebenden) Anteil, Phosphorsäure und organischer Base.

Aufgrund dieser Struktur können Lecithine und Kephaline als Lösungsvermittler – Emulgatoren – zwischen fettlöslichen und wasserlöslichen Stoffen dienen.

Öl und Wasser sind zwei solche nicht miteinander mischbare Flüssigkeiten. Werden Öl und Wasser gemischt, so sammelt sich das Öl schnell wieder an der Wasseroberfläche.

Durch den Zusatz von Emulgatoren, z. B. Lecithinen in Eigelb, kann ein Öl-Wasser-Gemisch bzw. Wasser-Öl-Gemisch in eine beständige Emulsion überführt werden. Der Emulgator umschließt die Öl- bzw. Wassertröpfchen und ermöglicht so eine feine Verteilung der einen Flüssigkeit in der anderen.

Fette werden auch durch Spülmittel (Tenside) oder Gallenflüssigkeit emulgiert.

Bedeutung der Phosphatide für den Menschen
Lecithine und Kephaline sind am Aufbau von Zellmembranen, Gehirnzellen und Nervenzellen beteiligt. Auch hier wirken die Stoffe als Lösungsvermittler, vgl. S. 242.

Lecithine und Kephaline sind in der Nahrung vorhanden bzw. sie können im Körper aufgebaut werden. Sie müssen also nicht zusätzlich mit der Nahrung, z. B. als Nervenstärkungsmittel, aufgenommen werden.

Carotinoide

Carotinoide werden in Pflanzen gebildet, sie bewirken eine gelbe oder rote Färbung.

β-Carotin ist der bekannteste Vertreter dieser Gruppe. Carotin kann im Körper zu Vitamin A umgebaut werden, es wird deshalb auch als Pro(Vor)vitamin A bezeichnet, vgl. S. 158. Carotin bzw. Vitamin A kann nicht im Körper aufgebaut werden, es muss mit der Nahrung aufgenommen werden.

Sterine – Cholesterin

Cholesterin ist der bekannteste Vertreter der Sterine. 1 bis 1,5 g Cholesterin werden täglich in der Leber hergestellt. Cholesterin ist Bestandteil der Zellmembranen; außerdem werden daraus Gallensäuren, Vitamin D und wichtige Hormone aufgebaut.

Mit der Nahrung werden täglich nur 300 bis 700 mg Cholesterin zugeführt. Im gesunden Körper führt eine deutlich erhöhte Cholesterinaufnahme, z. B. durch drei Eier zum Frühstück, zu einer Senkung der Bildung von Cholesterin im menschlichen Organismus.

Der Streit **„Butter oder Margarine"** trifft nicht den wesentlichen Punkt einer gesunden vollwertigen Ernährung, einer Gesundheitsvorsorge.

Bei uns werden täglich durchschnittlich pro Person 160 g Fett verzehrt, davon je 20 g Butter, 20 g Margarine und 29 g Speiseöl. Mit der Butter werden täglich etwa 45 mg Cholesterin aufgenommen. Margarine und Speiseöl enthalten kein Cholesterin. Cholesterin wird vor allen Dingen durch andere Lebensmittel aufgenommen.

Trotz eines täglichen Butterkonsums von nur 5,5 g in den USA liegt die tödliche Herzinfarktrate dort sehr hoch.

Bei älteren Menschen und bei Übergewicht ist der Blutcholesterinspiegel häufig erhöht. Ein krankhaft erhöhter Blutcholesterinspiegel muss behandelt werden, vgl. S. 294, da Cholesterin unerwünschte Ablagerungen in den Gefäßen – Arteriosklerose – beschleunigt. Herz- und Kreislauferkrankungen sind mögliche Folgen.

Hauptcholesterinlieferanten

20 g	Butter	48 mg
100 g	Schweineschnitzel	70 mg
100 g	Aal	145 mg
100 g	Muscheln	160 mg
100 g	Krabben	160 mg
1	Ei	315 mg
100 g	Kalbsleber	360 mg

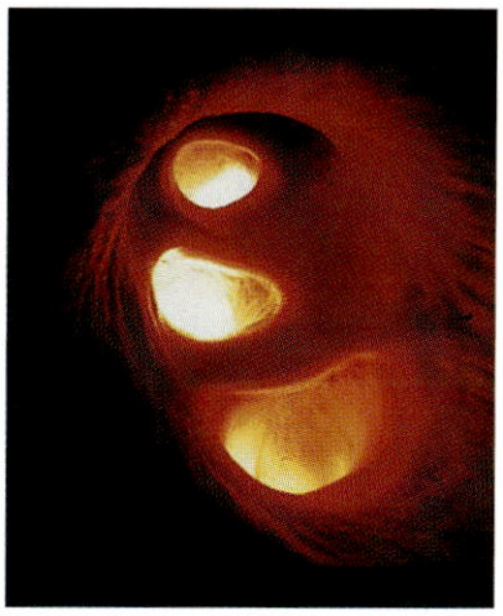

Gesunde Arterienverzweigung

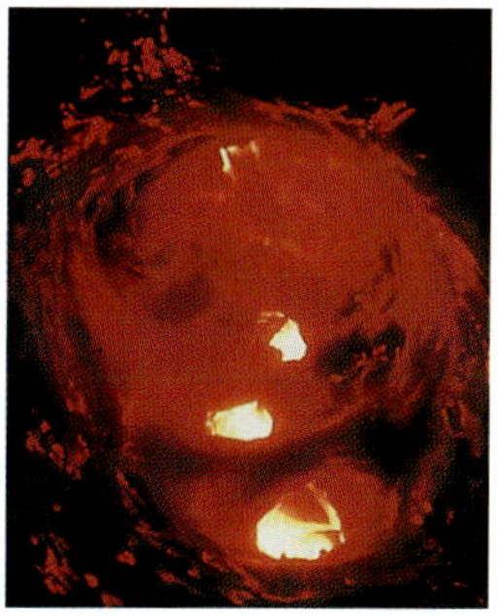

Kranke Arterienverzweigung

?

Beurteilen Sie die folgende Situation:
Ein Internist stellt bei einer Seniorin einen erhöhten Blutcholesterinspiegel fest. In der Beratung sagt er: „Sie essen doch wohl keine Butter!" Die Seniorin antwortet mutig: „Doch, die eine Scheibe Brot zum Frühstück bestreiche ich mit Butter!"

Übersicht – Fettähnliche Stoffe

Arten	Bestandteile	Vorkommen	Eigenschaften	Bedeutung für den Menschen
Phosphatide Lecithine Kephaline	Glycerin, Fettsäuren, Phosphorsäure und organische Base	Eigelb, Sahne, Lebertran, Getreidekeime	wirken als Emulgatoren bei der Margarine- und Mayonnaiseherstellung	Bausteine der Zellmembranen, Gehirn- und Nervenzellen
Sterine Cholesterin	Kohlenwasserstoffringverbindungen	Eigelb, Hirn, Butter, fettes Fleisch, Lebertran		Bestandteil der Zellmembranen, Aufbau von Gallensäuren, Vitamin D, einiger Hormone
Carotinoide Carotin	Kohlenwasserstoffringverbindungen	Karotten, Eigelb, Spinat, Grünkohl	Farbstoff für Lebensmittel	Provitamin A wird im Körper zu Vitamin A umgebaut

?

Führen Sie die folgenden Versuche durch. Beschreiben und begründen Sie die jeweiligen Veränderungen.

1. **Wirkung der Gallenflüssigkeit**

   Geben Sie jeweils 10 ml Öl in ein Reagenzglas mit
   a) 5 ml Wasser,
   b) 5 ml Gallenflüssigkeit.
   Schütteln Sie beide Proben kräftig. Vergleichen Sie anschließend das Aussehen beider Proben.

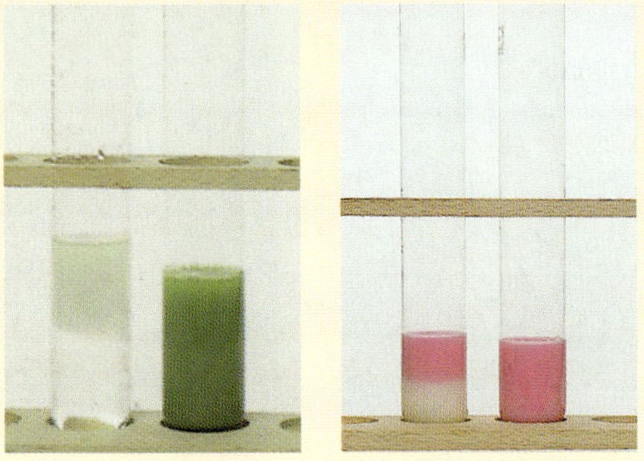

a) b) c) d)

2. **Wirkung der Pankreaslipase – Bauchspeichellipase**

   Geben Sie in zwei Reagenzgläser je 10 ml Vollmilch und 10 ml Wasser.

   Erwärmen Sie beide Proben im Wasserbad auf 37 °C.

   Geben Sie danach in eins der Reagenzgläser 2 ml Pankreatinlösung und 1 Tropfen Phenolphthaleinlösung. Geben Sie in das andere Reagenzglas lediglich 1 Tropfen Phenolphthaleinlösung.

   Geben Sie danach in beide Reagenzgläser – unter Schütteln – vorsichtig wenig verdünnte Natronlauge, bis eine beständige Rotfärbung eintritt.

   Lassen Sie die Reagenzgläser bei 37 °C im Wasserbad stehen. Beobachten Sie die Farbänderung.

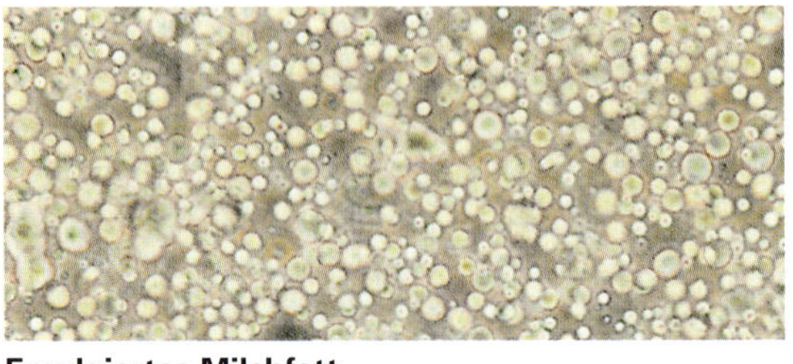

Emulgiertes Milchfett

4.4 Fettverdauung

Diese Kompetenzen können Sie erwerben:

- *Allgemeine Prinzipien der Fettverdauung erläutern*
- *Auswirkungen des Fettgehaltes der Nahrung auf die Verdauung begründen*

Gallensäuren – Emulgierung

Der größte Teil der Fette wird im Zwölffingerdarm abgebaut.

Da Speiseöle usw. nicht in Wasser löslich sind, können die Verdauungsenzyme kaum einwirken. Die Fette müssen also zunächst – soweit ihr Schmelzbereich unterhalb von 37 °C liegt – durch Gallensäuren emulgiert werden, d.h., sie werden in feinste Tröpfchen zerteilt, vgl. S. 70.

Emulgierte Fette sind wasserlöslich und haben eine größere Oberfläche, die Verdauungssäfte/-enzyme können leichter einwirken.

Wenige Nahrungsfette – Milchfett in Milch, Sahne, Butter usw., Margarine und das Fett im Eigelb – sind bereits emulgiert.

Lipasen – enzymatische Spaltung

Das Enzym, das die Fettverdauung bewirkt, heißt Lipase. Die Lipasen des Bauchspeichels spalten nacheinander die Fettsäuren unter Wasseranlagerung vom Glycerin ab. Endprodukte der Verdauung sind Monoglyceride (Glycerinrest und ein Fettsäurerest) bzw. Glycerin und Fettsäuren.

Die Fette werden über die Lymphgefäße zum Fettgewebe zur Speicherung transportiert.

Sättigungswert der Fette

Fettreiche Speisen haben durch die längere Verweildauer im Magen einen hohen Sättigungswert. Durch Fette wird das Nahrungsvolumen verringert, d.h., mit einer geringeren Nahrungsmenge wird eine größere Energiemenge zugeführt. Diese Tatsache ist für Schwerarbeiter sicher vorteilhaft, für alle anderen Menschen eher von Nachteil.

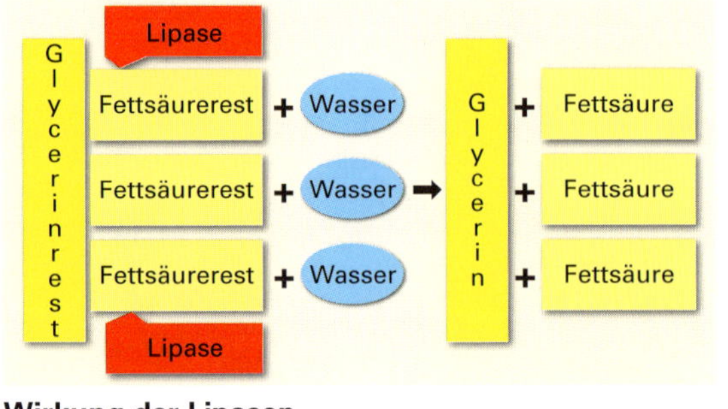

Wirkung der Lipasen

?

1. Nennen Sie die verschiedenen Organe und deren Aufgaben, die an der Fettverdauung beteiligt sind.
2. Warum kann Milchfett leichter verdaut werden als Kokosfett?
3. Welche Fette können auch bei einer gestörten Gallenfunktion – Mangel an Gallensäuren – verdaut werden?
4. Welche Gemeinsamkeiten bestehen zwischen dem Kohlenhydratabbau und dem Fettabbau im Verdauungstrakt?

Verweildauer der Speisen im Magen

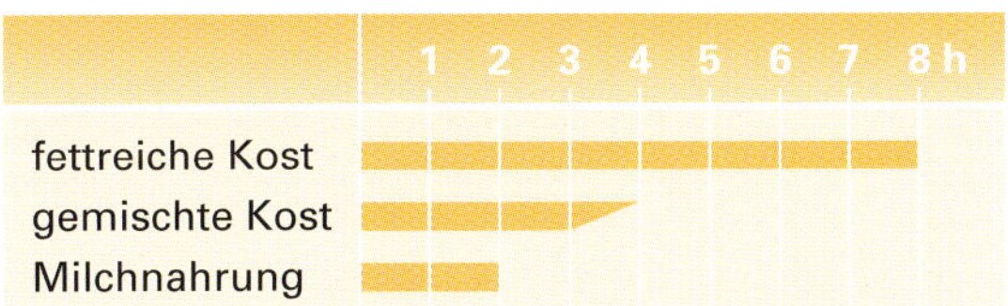

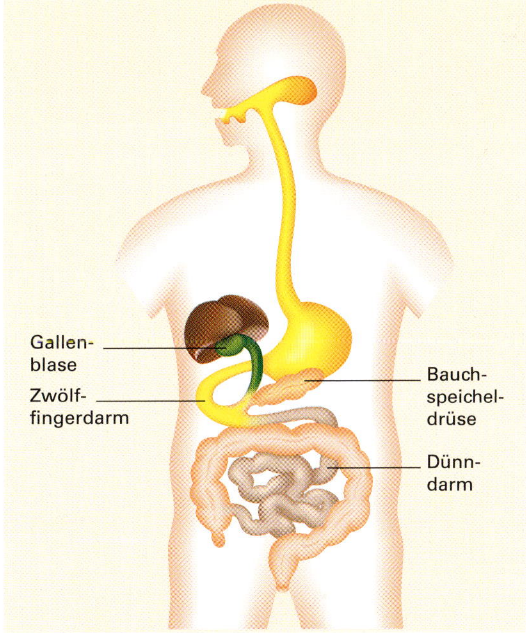

Organe der Fettverdauung

Übersicht – Fettverdauung

Verdauungs-organe	Verdauungssaft Enzyme	Fettabbau	Symbolische Darstellung
Mund	Mundspeichel	Fett schmilzt z. T. Hier befindet sich kein fett-spaltendes Enzym.	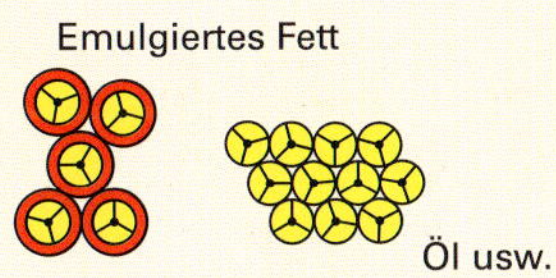
Magen	Magensaft		
Zwölffinger-darm	Gallensaft	Durch den Gallensaft werden die restlichen Fette und Öle emulgiert.	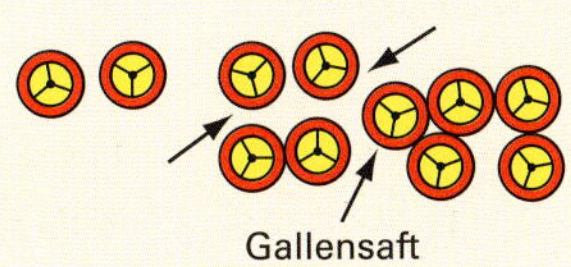
	Bauchspeichel **Lipasen**	Fette und Öle werden in Monoglyceride, Glycerin und Fettsäuren unter Wasseranlagerung gespalten.	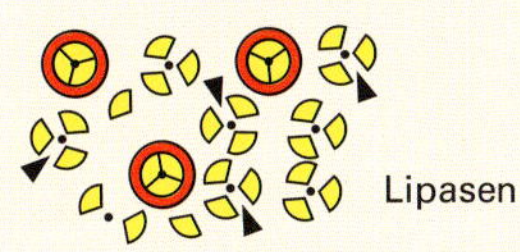
Dünndarm	Dünndarmsaft	Im Dünndarmsaft ist kein weiteres fettspaltendes Enzym; Lipasen des Bauchspeichels wirken hier allerdings noch weiter.	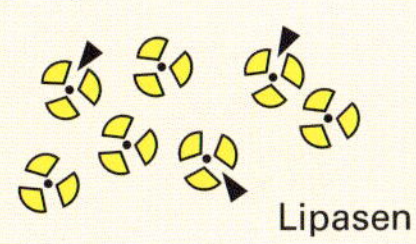

4.5 Fettstoffwechsel

Diese Kompetenzen können Sie erwerben:

- *Den Fettstoffwechsel beschreiben*
- *Aufgaben der Fette im menschlichen Organismus ableiten*

?

1. Beschreiben Sie mithilfe der Abbildung den Fettstoffwechsel.
2. Nennen Sie Aufgaben der Fette im menschlichen Körper.

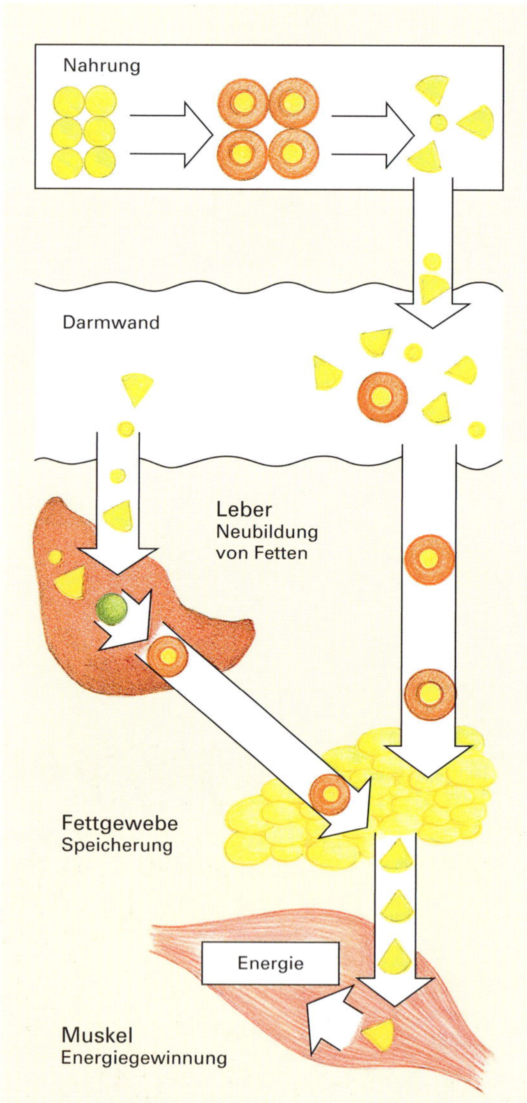

Übersicht – Fettstoffwechsel

Resorption

- **Langkettige Fettsäuren**, z. B. Ölsäure, Stearinsäure, Linolsäure, sind hauptsächliche Endprodukte der Verdauung, sie sind wasserunlöslich. In der Darmwand werden aus diesen Fettsäuren und Glycerin wiederum Fette aufgebaut, die dann durch Eiweiß und Phosphatide zu wasserlöslichen Chylomikronen, Fetttröpfchen, umgebaut werden. Die Chylomikronen gelangen über Lymphe und Blut zum Fettgewebe, hier werden die Fettsäuren abgespalten und zum Aufbau von Depotfett benutzt.
- **Kurzkettige und mittelkettige Fettsäuren** sind wasserlöslich, sie werden wie Traubenzucker (Glucose) über die Pfortader zur Leber transportiert.

Fettlösliche Vitamine A, D, E, K und auch das Provitamin Carotin – hauptsächlich in fetthaltigen Lebensmitteln enthalten – können nur bei gleichzeitiger Anwesenheit von Fetten aus dem Darm aufgenommen werden. Bei einem Fettmangel, z. B. in Entwicklungsländern, kommt es deshalb zu einem Mangel an fettlöslichen Vitaminen.

Fette sind auch Träger von Geschmacks- und Aromastoffen.

Fette sind konzentrierte Energielieferanten
Fette haben einen höheren Energiegehalt als Kohlenhydrate. 1 g Fett liefert im menschlichen Körper 37 kJ. Eine fettreiche Nahrung führt also schneller zu Übergewicht als eine kohlenhydratreiche Ernährung.

Bildung von Fetten aus Kohlenhydraten
Wird dem Körper überschüssige Energie in Form von Kohlenhydraten oder Alkohol zugeführt, so werden diese in der Leber zu Fetten umgebaut. Diese Fette werden zu wasserlöslichen Prä-β-Lipoproteinen, kleineren Fetttröpfchen, umgebaut und ebenfalls zum Fettgewebe transportiert.

Lipoproteine, vgl. auch S. 296.

Fette dienen als langfristige Energiespeicher
Unterhautfettgewebe und Bauchfett werden auch Depotfett genannt. Der durchschnittliche Anteil an Depotfett beträgt bei Männern etwa 10 kg und bei Frauen etwa 12 kg.

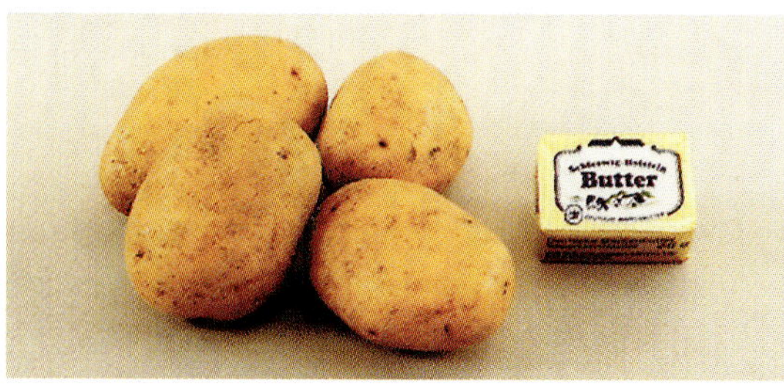

Die gleiche Energiemenge

Abbau von Depotfett
Bei Energiebedarf wird Depotfett wieder zu Glycerin und Fettsäuren abgebaut. Glycerin wird in der Leber zu Traubenzucker umgebaut. Die Fettsäuren werden, an Albumine – Plasmaprotein – gebunden, zu den Zellen transportiert. Vor allem Muskeln, Herz und Niere werden auf diese Weise mit Energie versorgt.

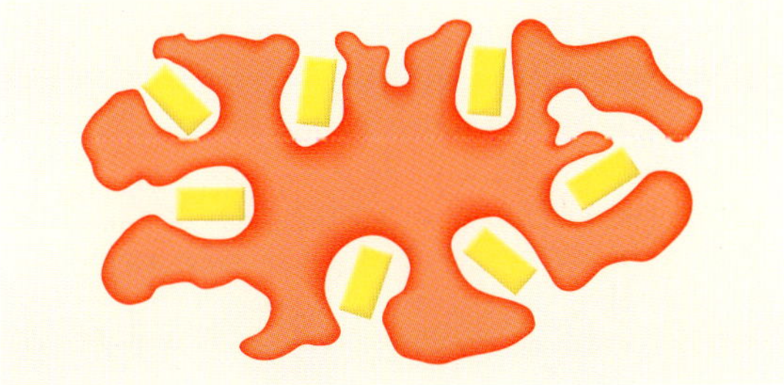

Albumin mit Fettsäuren

Depotfett in geringen Mengen ist für den Körper notwendig.

- Es schützt innere Organe vor Stoß und Druck. Bewegliche Organe, z.B. die Niere, werden durch Depotfett in der richtigen Lage gehalten.
- Depotfett dient außerdem als Wärmeschutz, dünne Menschen frieren eher. Depotfett bildet unter der Haut eine Isolierschicht.
- Depotfett wird zwischen den Mahlzeiten in geringen Mengen zur Energiegewinnung abgebaut. Das Depotfett, das nach den Mahlzeiten aufgebaut wurde, wird zwischen den Mahlzeiten wieder abgebaut.

Depotfett in größeren Mengen – Übergewicht – bedeutet eine zusätzliche Belastung für Herz und Kreislauf, vgl. S. 278.

Die folgende Tabelle zeigt, dass der Anteil an Depotfett bei steigendem Körpergewicht zunimmt. Der Anteil an Zellfett nimmt dagegen kaum zu. Unter Zellfett versteht man den Fettanteil in allen Körperzellen, der zum Aufbau von Zellmembranen usw. benötigt wird.

Prozentualer Fettanteil im menschlichen Körper
Angaben bezogen auf Personen mit gleicher Größe und unterschiedlichem Gewicht

Körpergewicht (insgesamt)	53 kg/160 cm	73 kg/160 cm
Fettanteil (insgesamt)	16%	24%
Depotfett	8 kg	17 kg
Zellfett	0,4 kg	0,5 kg

!

- **Fette werden zum Aufbau von Depotfett und zur Energiegewinnung benötigt.**
- **Fette sind konzentrierte Energielieferanten.**
- **Depotfett erfüllt Schutzfunktionen im Körper: Wärmeschutz, Schutz gegen Stoß usw.**
- **Zu viel Depotfett bedeutet eine Belastung für Herz und Kreislauf.**

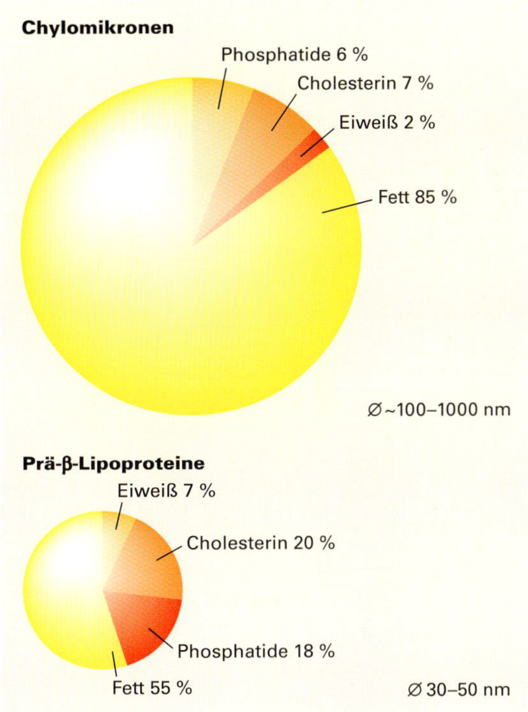

Lipoproteine

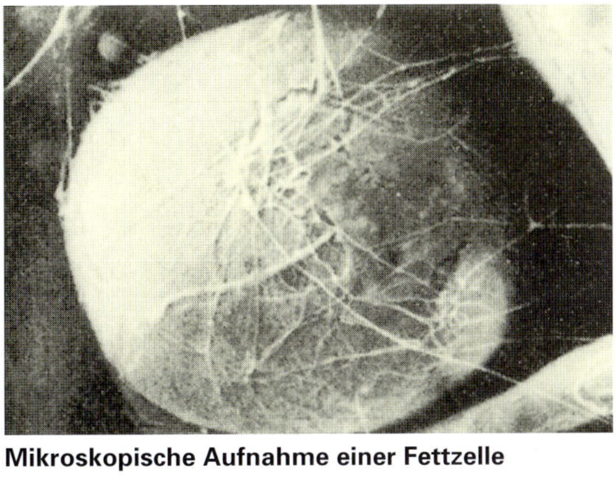

Mikroskopische Aufnahme einer Fettzelle

4.6 Empfehlungen für die Fettbedarfsdeckung

Diese Kompetenzen können Sie erwerben:

- *Die empfohlene Fettzufuhr berechnen*
- *Maßnahmen zur Fetteinsparung nennen und erläutern*
- *Den gegenwärtigen Fettverzehr in Deutschland beurteilen*

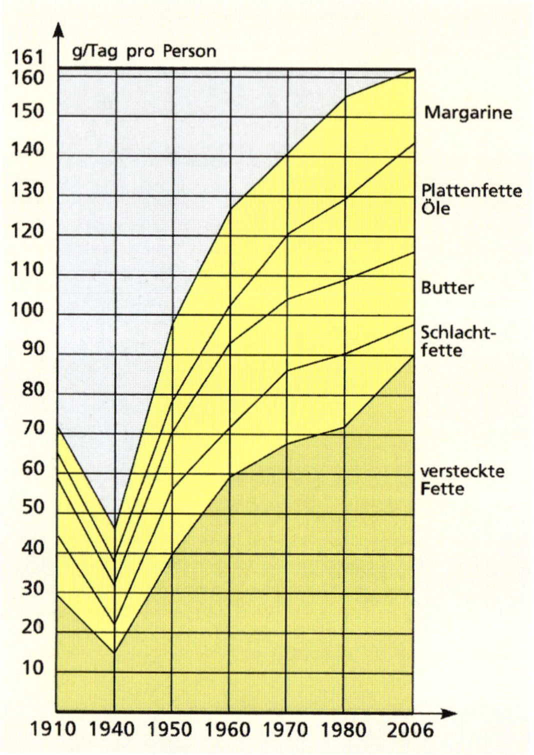

Fettkonsum in Deutschland

Fettgehalt einiger Lebensmittel
Angaben in g pro Portion

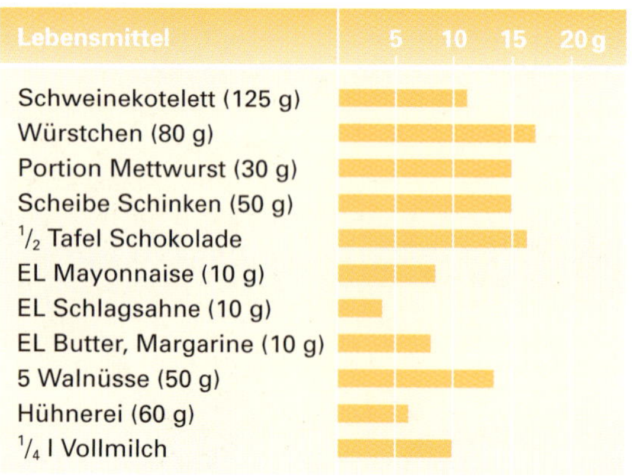

?

1. Beschreiben Sie den gegenwärtigen Fettkonsum in Deutschland.
2. Nennen Sie Ernährungsgewohnheiten, die zu diesem hohen Fettkonsum führen.
3. Ermitteln Sie mithilfe der Nährwerttabelle je zehn
   a) fettreiche,
   b) fettarme Lebensmittel.
4. Berechnen Sie die täglich empfohlene Fettzufuhr bei einem Gesamtenergiebedarf von 9000 kJ.
5. Wie viel
   a) Streichfett,
   b) Garfett,
   c) versteckte Fette
   können bei einem Gesamtenergiebedarf von 9000 kJ aufgenommen werden?

Berechnung der empfohlenen Fettzufuhr für Jugendliche
Die empfehlenswerte Fettzufuhr in g bei einem Gesamtenergiebedarf von 10 000 kJ soll berechnet werden:

Gesamtenergiebedarf	100 %	10 000 kJ
Fettzufuhr	30 %	3 000 kJ

1 g Fett liefert	37 kJ
x g Fett liefern	3 000 kJ

3 000 : 37 = 81

Die empfohlene tägliche Fettzufuhr bei einem Gesamtenergiebedarf von 10 000 kJ beträgt 81 g.

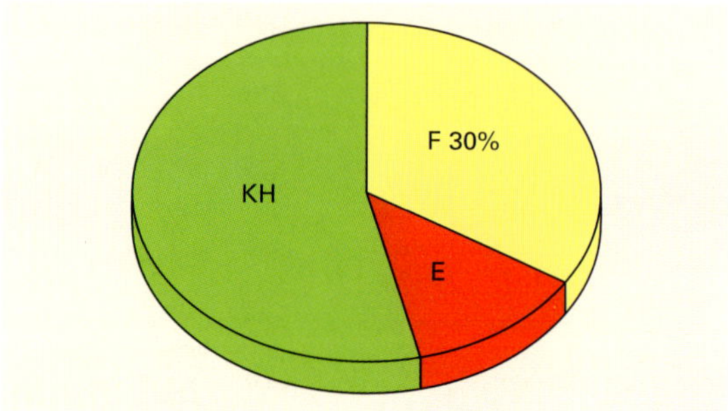

Prozentuale Aufteilung der Nährstoffe

Tägliche Fettbedarfsdeckung – Jugendliche

Jugendliche sollten täglich bei einem Gesamtenergiebedarf von 10000 kJ nicht mehr als etwa 80 g Fett aufnehmen. Nicht mehr als 30 % der täglich benötigten Gesamtenergiemenge dürfen in Form von Fetten aufgenommen werden.

10 % des täglichen Fettbedarfs sollten durch essenzielle Fettsäuren – Linolsäure und Linolensäure – gedeckt werden.

Die tägliche Fettzufuhr setzt sich zusammen aus Streichfett, Garfett – Zubereitung von Speisen – und nicht sichtbaren „versteckten" Fetten in Lebensmitteln.

- **Streichfett:** Täglich sollten höchstens 20 bis 30 g Butter oder Margarine verwendet werden.
- **Garfett** und Streichfett zusammen sollten nicht mehr als die Hälfte der täglichen Fettzufuhr ausmachen.
- **Gartechniken** auswählen, die nur wenig oder keinen Fettzusatz erfordern, z. B. Dämpfen, Grillen, Mikrowelle. Für Salate usw. geringe Mengen an hochwertigen Pflanzenölen verwenden.
- **Fettreiche Lebensmittel – versteckte Fette** sollten möglichst vermieden werden, da sonst die Gefahr einer zu hohen Fettzufuhr besteht. Ohne es zu sehen, werden „versteckte" Fette aufgenommen.

In Deutschland wird mit Fleisch, Fleischwaren, fettreichen Zwischenmahlzeiten an Imbissständen usw. viel zu viel Fett aufgenommen. Wir nehmen täglich etwa doppelt so viel Fett auf wie benötigt. Auch der Bedarf an essenziellen Fettsäuren ist reichlich gedeckt.

Wir müssen uns vor allem fragen:
Wie kann ich meinen Fettverzehr einschränken?
und nicht: Welches Fett soll ich essen?
Bei einer eingeschränkten Fettzufuhr wird der Blutfettspiegel gesenkt, eine zusätzliche Aufnahme von essenziellen Fettsäuren zur Senkung des Blutfettspiegels wird hierdurch überflüssig.

?

1. Wie kann bei dem Kostplan auf S. 28 Fett eingespart werden?
   Nennen Sie Einsparungsmöglichkeiten für
   a) versteckte Fette,
   b) Streichfette,
   c) Garfette.
2. Beraten Sie Michael bei der Auswahl und Zusammenstellung seiner täglichen Fettaufnahme.

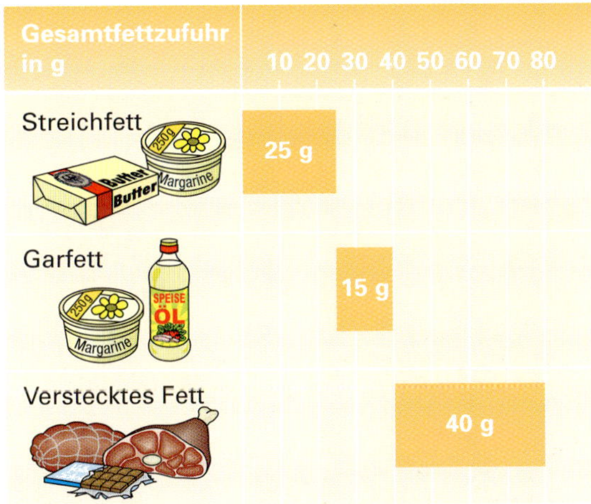

Die gleiche Fettmenge, wie sie in einer Hotelportion Butter enthalten ist, finden wir auch in folgenden Lebensmitteln:

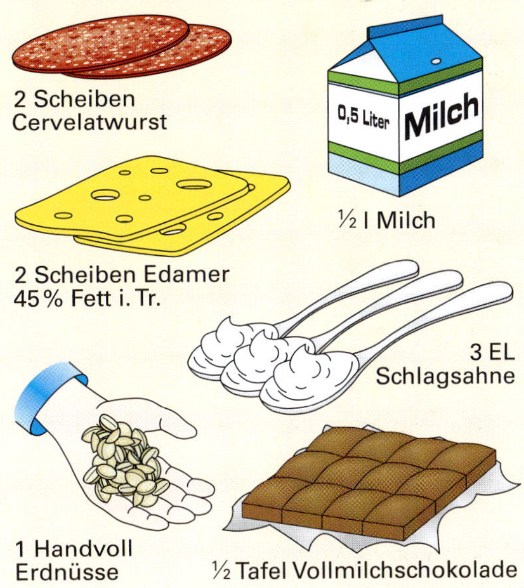
2 Scheiben Cervelatwurst
0,5 Liter Milch
½ l Milch
2 Scheiben Edamer 45 % Fett i. Tr.
3 EL Schlagsahne
1 Handvoll Erdnüsse
½ Tafel Vollmilchschokolade

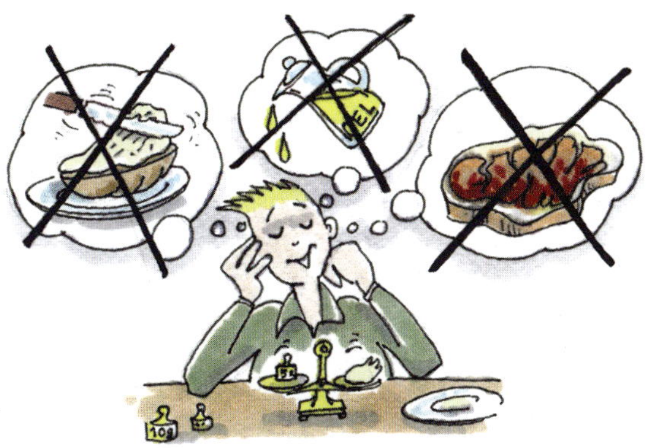

4.7 Speiseölsorten

Diese Kompetenzen können Sie erwerben:

- *Fettreiche Pflanzenteile kennen*
- *Unterschiedliche Speiseölsorten kennen und bewerten*

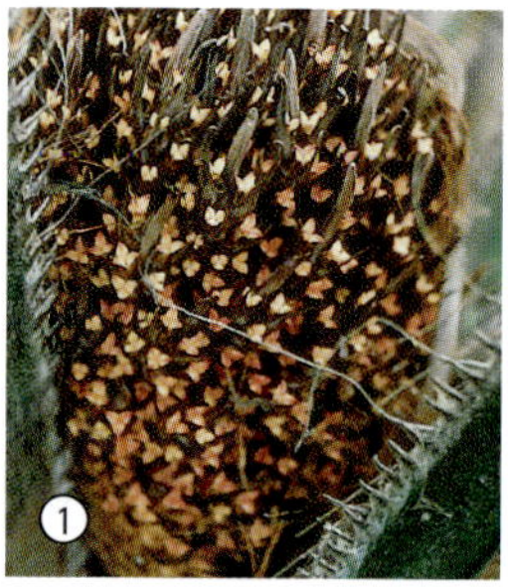

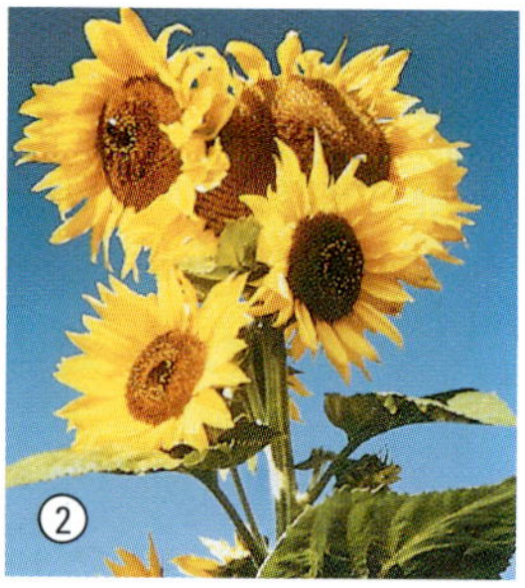

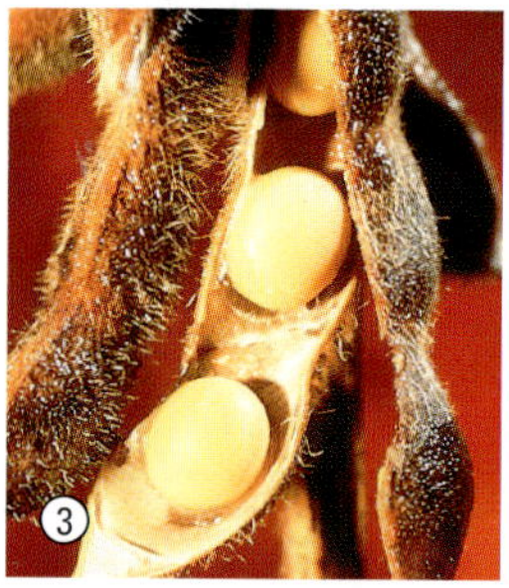

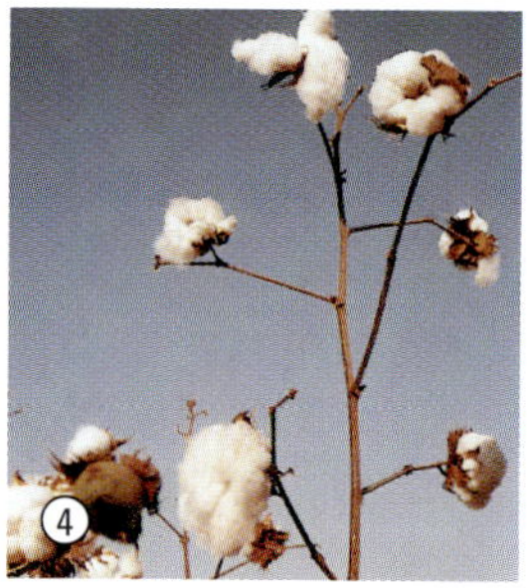

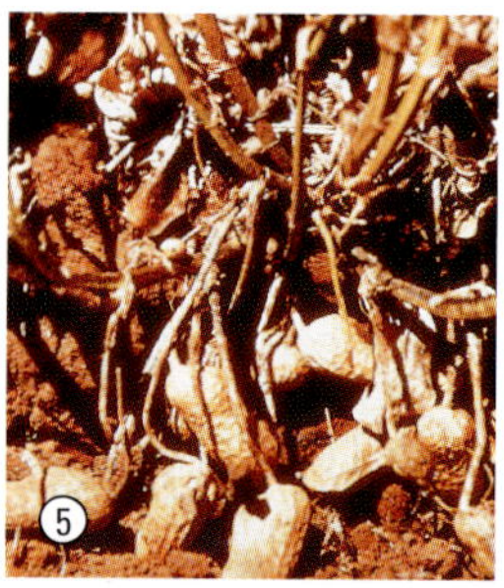

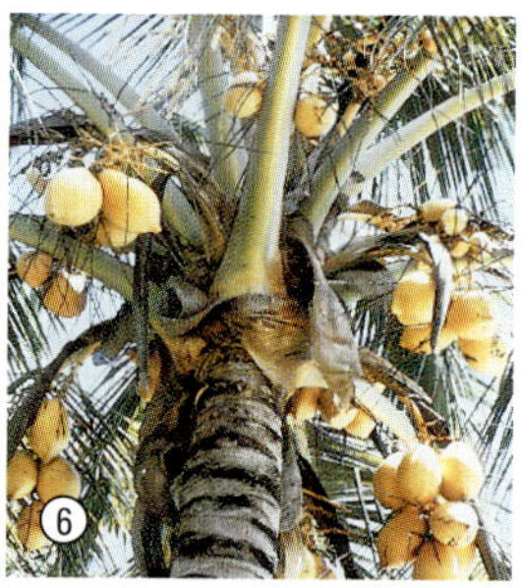

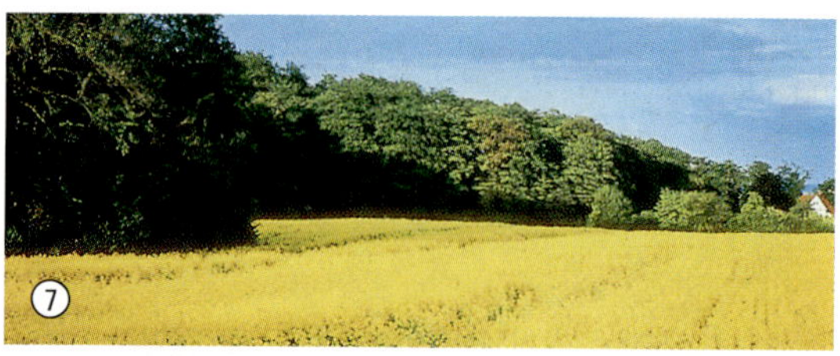

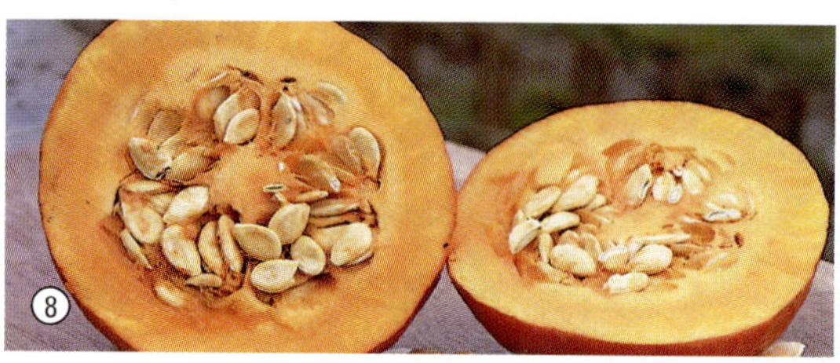

?

1. Welche Pflanzen bzw. fettreichen Pflanzenteile sind auf den Fotos abgebildet?
2. Nennen Sie weitere fettreiche Pflanzenteile.
3. Welche Angaben über
   a) Pflanzenteile,
   b) Herstellungsverfahren
   sind den Kennzeichnungen auf den Speiseölflaschen zu entnehmen?
4. Stellen Sie Preis- und Qualitätsunterschiede fest.

   Angaben auf den Speiseölflaschen:

   1 l reines Pflanzenöl – 0,99 €

   1 l reines Sonnenblumenöl – 1,89 €
   cholesterinfrei

   0,5 l Rapsöl – 3,59 € (7,18 €/l)
   aus kontrolliert ökologischem Anbau
5. Nennen Sie Verwendungszwecke für die abgebildeten Speiseölsorten.

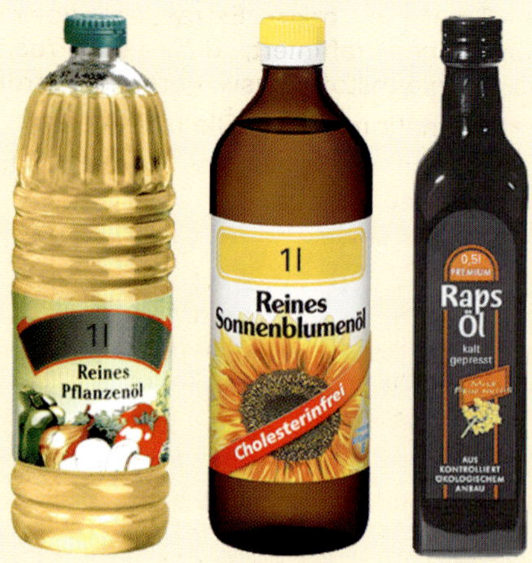

Gewinnung von Speiseölen und -fetten

Die wichtigsten Pflanzenfette und -öle sind: Sojaöl, Kokosfett, Palmöl, Sonnenblumenöl, Erdnussöl, Palmkernfett, Baumwollsaatöl und Olivenöl. Speiseöle und -fette können durch folgende Verfahren aus fettreichen Pflanzenteilen gewonnen werden:

Fettreiche Samen oder Früchte werden gereinigt und evtl. zwischen Walzen zerkleinert.

Kaltpressung: Anschließend werden die fettreichen Samen oder Früchte z.B. in Schneckenpressen (Prinzip eines Fleischwolfs) unter Druck ausgepresst. Durch den Druck wird Wärme erzeugt, dadurch lassen sich die Öle und Fette leichter auspressen. Danach werden die Öle gewaschen oder mit Wasserdampf behandelt, aber nicht raffiniert.

Aus der ersten Kaltpressung stammende Öle, z.B. Olivenöl, enthalten alle Geschmacks- und Geruchsstoffe, evtl. jedoch auch Schadstoffe wie Pestizid-, Schwermetall- und Schimmelpilzrückstände. Das Kaltpressverfahren setzt also eine besonders sorgfältige Auswahl der Rohware voraus.

Kalt gepresste Öle sollten nicht zum Braten verwendet werden, da die Begleitstoffe bei höheren Temperaturen den Geschmack beeinträchtigen. Einmal angebrochen, müssen diese Speiseöle schnell verbraucht werden.

Warmpressung: Auspressung von Ölen und Fetten erfolgt unter Druck und Erwärmung.

Extraktionsverfahren – Herauslösungsverfahren
Mit diesem Verfahren werden nach der Pressung aus dem Presskuchen – Ölkuchen – restliche Öle und Fette herausgelöst. Extrahiert wird bei 70 bis 80 °C mit einem Fettlösungsmittel, z.B. Hexan oder Leichtbenzin. Danach wird in Verdampfern das Lösungsmittel wieder von den Fetten abgetrennt.

Raffination
Durch Pressung oder Extraktion gewonnene Rohöle können raffiniert, d.h. von Fruchtrückständen, Schleimstoffen usw. gereinigt werden.

Bei der Raffination werden Öle und Fette

- **entschleimt:** Kohlenhydrate und fettähnliche Stoffe werden entfernt;
- **entsäuert:** freie Fettsäuren werden entfernt;
- **gebleicht und desodoriert:** Geschmacks- und Geruchsstoffe – auch Schadstoffe – werden entfernt. Auch der Gehalt an Vitamin A und E wird gemindert. Der Linolsäure- und Linolensäuregehalt wird nicht beeinträchtigt.

Durch die Raffination erhält man reine, neutral schmeckende und riechende Öle und Fette, die unmittelbar verwendet werden können oder als Grundstoffe für die Herstellung von Margarine, Bratfetten usw. benutzt werden.

Bewertung von Speiseölsorten

Zunächst sind der Verwendungszweck und der Genusswert, z.B. Geschmack, für die Auswahl eines Speiseöls entscheidend. Kalt gepresste, nicht raffinierte Speiseöle, beispielsweise Olivenöl, haben einen typischen Geschmack. Sie eignen sich besonders für Salate. Bei der Raffination eines Speiseöls geht der Geschmack verloren.

Raffinierte Speiseöle können stärker erhitzt werden, sie eignen sich also z.B. zum Braten und Frittieren.

Bei der Auswahl ist auch zu beachten:

- Gehalt an essenziellen – lebensnotwendigen – Fettsäuren. Die Pflanzen haben einen unterschiedlichen Gehalt an essenziellen Fettsäuren, Linolsäure und Linolensäure.
- Gehalt an Vitamin E. Vitamin E verhindert das Ranzigwerden der Speisefette und -öle.
  Vitamin E, vgl. S. 159.

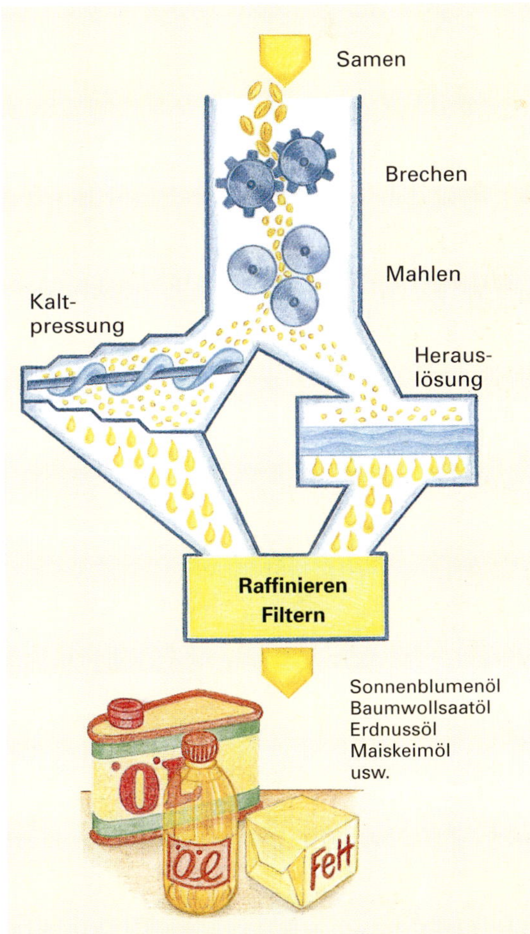

Gewinnung pflanzlicher Öle und Fette

Übersicht – Pflanzliche Öle und Fette

Fettart/Ölart	Pflanzenart	Anbaugebiete	Linolsäuregehalt in %	Vitamin E mg/100 g	Verwendung/ Bemerkung
Baumwollsaatöl	Samen der Baumwollpflanze	USA, GUS, China, Indien, Brasilien	38–55 ∅ 48	65	Margarineherstellung, Speiseöl
Erdnussöl	Samen der Erdnusspflanze	Indien, China, Nigeria, Senegal, USA	12–46 ∅ 24	33	Margarineherstellung, Speiseöl, gut haltbar
Kokosfett	Fruchtfleisch der Kokospalme	Philippinen, Indonesien, Südostasien	1–2 ∅ 1,4	3	Brat- und Backfett, Margarineherstellung
Kürbiskernöl	Samenkerne des Kürbis	bestimmte Gebiete Österreichs, China, Rumänien	40–70 ∅ 51	–	dunkelgrünes Salatöl mit nussartigem Geschmack
Maiskeimöl	Keimlinge der Maiskörner	USA, GUS, Argentinien, Brasilien, Rumänien	21–65 ∅ 50	30	Speiseöl
Olivenöl	Früchte des Olivenbaumes	Mittelmeerländer	4–13 ∅ 9	14	Speiseöl, besonderer Geschmack
Palmkernfett	Palmkerne der Ölpalme	Nigeria, Zaire, Indonesien	1–5 ∅ 2,5	–	Margarineherstellung
Palmfett (Palmöl)	Fruchtfleisch der Ölpalme	Nigeria, Zaire, Indonesien	5–12 ∅ 11	35	Margarineherstellung, carotinreich
Rapsöl oder Rüböl	Samen des Rapses	Europa, Amerika, Indien, China	17–26 ∅ 24	40	Speiseöl, Margarineherstellung
Safloröl (Distelöl)	Früchte der Färberdistel	GUS, USA, Indien, Vorderasien	67–79 ∅ 74	38	Speiseöl, Margarineherstellung
Sesamöl	Samen der Sesampflanze	China, Indien, Naher Osten, Afrika, Mexiko	32–56 ∅ 43	29	Speiseöl, Margarineherstellung
Sojaöl	Samen der Sojabohne	USA, China, Indonesien, Japan, GUS, Brasilien	37–58 ∅ 53	94	Brat- und Backfett, Margarineherstellung, Pflanze wird eigentlich wegen des hohen Eiweißgehaltes angebaut
Sonnenblumenöl	Samen der Sonnenblume	GUS, Argentinien, Südosteuropa, Südafrika	19–75 ∅ 60	60	Margarineherstellung, Speiseöl, guter Geschmack, gut haltbar, carotinreich

?

1. Ermitteln Sie mithilfe der Tabelle Speiseöle bzw. -fette, die besonders viel
   a) Linolsäure,
   b) Vitamin E enthalten.

2. Beurteilen Sie die folgende Aussage der Vollwert-Ernährung: „Kalt gepresste Öle sollten bevorzugt werden."

4.8 Fettverderb

Diese Kompetenzen können Sie erwerben:

- *Geschmacksveränderungen bei ranzigen Speisefetten erläutern*
- *Speisefette und Speiseöle angemessen aufbewahren*

Fette und fettreiche Lebensmittel verderben verhältnismäßig schnell. Der Fettverderb wird durch das Einwirken von Licht, Sauerstoff, Metall und Mikroorganismen begünstigt. Beim Fettverderb unterscheidet man zwei Abschnitte:

Sauerwerden von Fetten

Zunächst werden durch Licht oder Wärme oder Mikroorganismen Fettsäuren abgespalten.

Freie Fettsäuren sind nun im Fett vorhanden. Der Fettverderb entspricht so weit dem Fettabbau im Verdauungstrakt. Der Geschmack „alter Butter" beruht auf dem Vorhandensein von freier Buttersäure. Freie Buttersäure kann ebenso wie andere freie Fettsäuren mithilfe von Indikatorpapier nachgewiesen werden. Blaues Lackmuspapier wird z.B. durch Säuren rot gefärbt.

Ranzigwerden von Fetten

Freie Fettsäuren werden durch das Einwirken von Luftsauerstoff und Mikroorganismen weiter zersetzt. Dabei entstehen übel riechende und schmeckende Stoffe.

Butter wird besonders schnell ranzig. Aufgrund des Wassergehaltes herrschen hier ideale Lebensbedingungen für Mikroorganismen. Margarine und Speiseöle werden nicht so schnell ranzig, weil sie meist einen hohen Anteil an Vitamin E enthalten. Vitamin E verhindert zunächst das Ranzigwerden.

Beim Verderb ungesättigter Fettsäuren entstehen Radikale. Radikale sind sehr energiereich, sie können die Grundbausteine der Zellen angreifen und schädigen. Es besteht Krebsgefahr.

Aufbewahrung von Speiseölen und -fetten

Speiseöle und Speisefette sollten kühl und lichtgeschützt aufbewahrt werden, hierdurch kann die Haltbarkeit deutlich erhöht werden. Aus diesem Grund werden Speiseöle in braunen Flaschen angeboten, bei Aufbewahrung im Kühlschrank ist dieser Lichtschutz jedoch nicht erforderlich.

!

- **Verdorbene Speiseöle und -fette sind gesundheitsschädlich.**

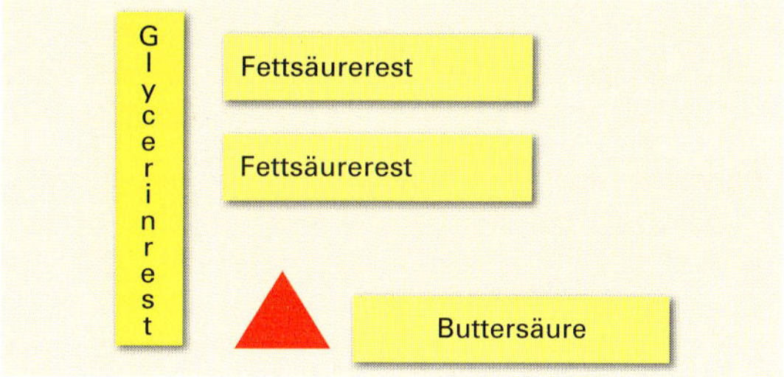

Sauerwerden von Fetten

?

1. Führen Sie die folgenden Versuche durch.
2. Begründen Sie die Versuchsergebnisse.

   Versuchsanweisungen
3. Bestreichen Sie einen Objektträger mit
   a) Butter,
   b) Margarine,
   c) Speiseöl.

   Legen Sie die Objektträger an einen warmen, sonnenbeschienenen Platz.

   Prüfen Sie die Proben nach einigen Stunden mit einem feuchten Indikatorpapier.

   Prüfen Sie außerdem den Geruch.

   Prüfen Sie die Proben nach drei bis vier Tagen nochmals mit feuchtem Indikatorpapier.

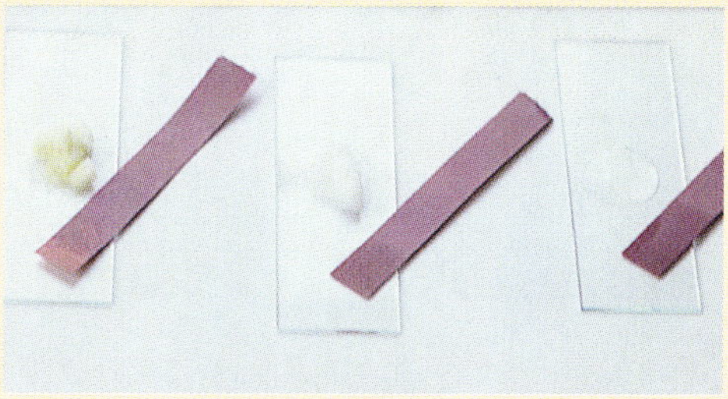

Butter Margarine Öl
Proben nach einigen Tagen

4. Warum wird Butterschmalz nicht so schnell ranzig wie Butter?
5. Sie haben keinen Kühlschrank. Machen Sie Vorschläge für die Aufbewahrung von Speisefetten und -ölen. Überlegen Sie, wie die schädigenden Faktoren Licht und Sauerstoff bei der Lagerung vermieden werden können.

I Margarine wurde in Frankreich erfunden

Kaiser Napoleon III. benötigte für seine Soldaten einen preiswerten Butterersatz, da durch die Landflucht und die Industrialisierung Butter und Schmalz knapp geworden waren. Napoleon veranstaltete also einen Wettbewerb. 1869 entwickelte so ein Chemiker aus Rindertalg und Magermilch ein neues Streichfett, das den Namen „Margarine“ (griech.: Perle) erhielt.

In dem kommenden Jahrhundert versuchten die Hersteller, die Margarine der Butter in Geschmack und Aussehen möglichst anzugleichen. 1897 erließ Kaiser Wilhelm das erste Margarinegesetz. Damit man sie von der Butter unterscheiden konnte, musste sie in Würfelform oder in einem runden Becher mit einem roten Streifen abgepackt werden. Außerdem musste Margarine etwas Kartoffelstärke enthalten, so waren Butter und Margarine schnell mit ein paar Tropfen Iodkaliumiodid zu unterscheiden.

1902 entdeckte Normann, dass man flüssige Öle durch reinen Wasserstoff härten kann, nun konnte man auch reine Sonnenblumenmargarine herstellen.

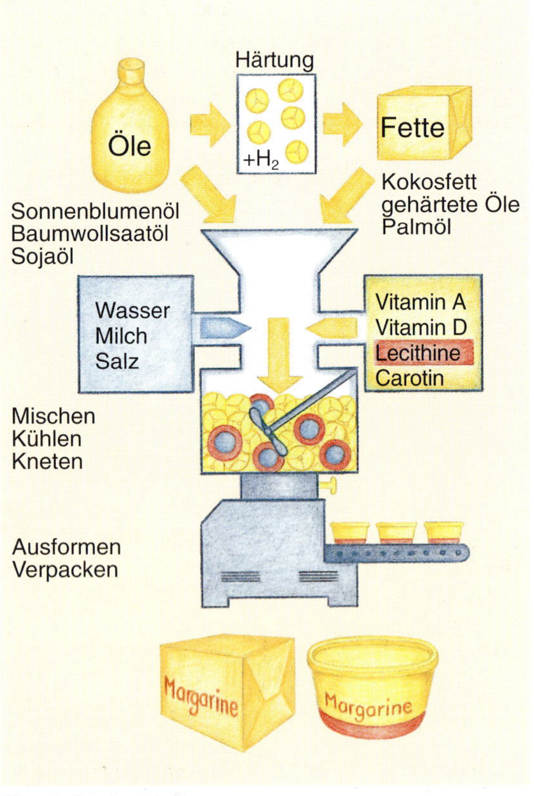

Margarineherstellung

4.9 Margarine

Diese Kompetenzen können Sie erwerben:

- *Margarineherstellung beschreiben*
- *Margarinesorten hinsichtlich der Qualität unterscheiden*

Margarineherstellung

Margarine besteht zu 80 % aus Ölen und Fetten. Für die Margarineherstellung werden hauptsächlich Sojaöl, Palmöl, Sonnenblumenöl, Baumwollsaatöl, Palmkernfett und Kokosfett verwendet.

Fetthärtung: Bei der Herstellung von Sonnenblumenmargarine wird ein Teil des Sonnenblumenöls gehärtet.

Fetthärtung kann durch Wasserstoffanlagerung an die Doppelbindungen ungesättigter Fettsäuren erfolgen. Ölsäure schmilzt z. B. bei 13 °C, durch Anlagerung von Wasserstoff entsteht Stearinsäure, die erst bei 70 °C schmilzt. Der gewünschte Schmelzbereich einer Margarine kann also durch entsprechenden Anteil an gehärteten Fettsäuren eingestellt werden.

Sonnenblumenmargarine enthält also einen größeren Anteil an gesättigten Fettsäuren als Sonnenblumenöl. Sonnenblumenmargarine ist so bei Zimmertemperatur streichfähig.

Emulgierung: In einem Schnellkühler mit Rührwerk werden Fettphase und wässrige Phase gemischt.

Fettphase:

- Fett-Öl-Gemisch
- Vitamin A, D und teils E
  Vitamin E verhindert das Ranzigwerden der Margarine
- Lecithine als Emulgatoren
- Carotin zum Färben
- fettlösliche Aromastoffe

Wässrige Phase:

- Magermilch oder gesäuerte Milch oder eine Mischung aus Wasser und Milch
- Kochsalz, für gesalzene Margarine
- wasserlösliche Aromastoffe

Durch die mechanische Bearbeitung im Schnellkühler entsteht eine butterähnliche Wasser-Fett-Emulsion, vgl. S. 70. Durch die Kühl- und Knetvorgänge wird die Geschmeidigkeit erreicht.

Ausformung: Margarine wird abgepackt, viele Verpackungsformen sind heute möglich.

Kennzeichnung auf der Packung:
Verkehrsbezeichnung Margarine, Mindesthaltbarkeitsdatum, der eventuelle Zusatz von Vitaminen, Kochsalz und Konservierungsstoffen in der Zutatenliste.

?

1. **Margarine selbst hergestellt**
   Schmelzen Sie in einer kleinen feuerfesten Schüssel vorsichtig 60 g Kokosfett und mischen Sie dies mit 40 g Speiseöl.
   Geben Sie Eisstücke in eine große Schüssel, stellen Sie die kleinere Schüssel mit dem Fett-Öl-Gemisch hinein.
   Mischen Sie das Fett-Öl-Gemisch weiter mit einem Handrührgerät.
   Geben Sie unter Rühren 1 EL Milch und 1 Eigelb hinzu.
   Rühren Sie so lange, bis die Margarine steif ist.

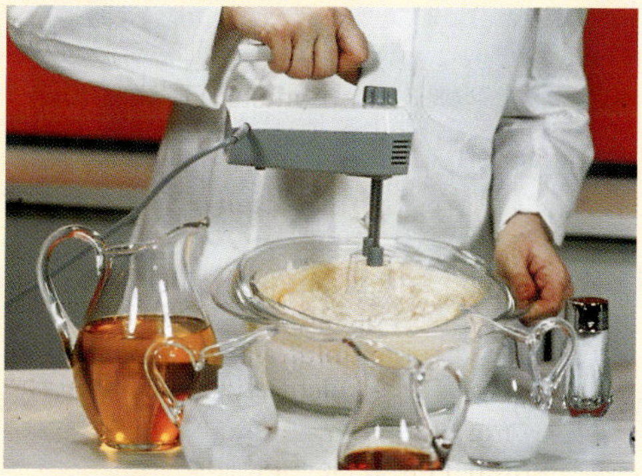

2. Nennen Sie Aufgaben der verschiedenen Zutaten bei der Margarineherstellung.
3. Sammeln Sie Packungen von verschiedenen Pflanzenfetten, Pflanzenölen.
   Beurteilen Sie die Pflanzenfette, -öle hinsichtlich
   a) Gesundheitswert – Nährstoffe: Fettgehalt, Linolsäuregehalt, Zusatzstoffe,
   b) Umweltfreundlichkeit – Verpackung und Herstellungsort/Transport,
   c) Eignungswert – Verwendungszwecke.

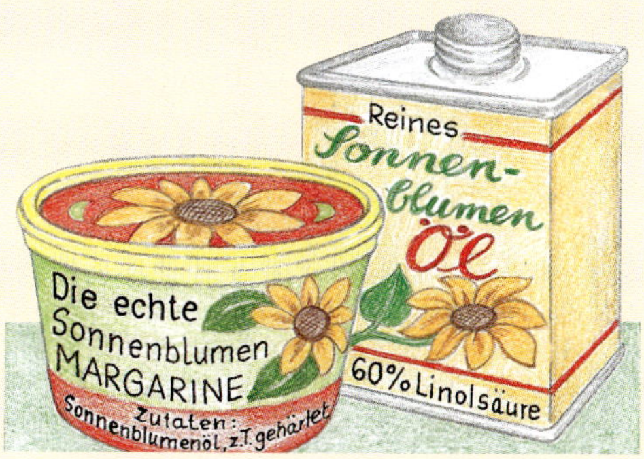

I Margarinelexikon

Standardware besteht aus Fetten pflanzlicher und/oder tierischer Herkunft.

Pflanzenmargarine: Mindestens 97 % der Fette/Öle sind pflanzlicher Art. Stammt der Fettanteil zu mindestens 97 % von einer Pflanzenart, so kann der Name mit angegeben werden, z. B. Sonnenblumenmargarine. Pflanzenmargarine enthält mindestens 15 % Linolsäure. Die Kennzeichnung „linolsäurereich“ ist ein Hinweis auf einen Linolsäuregehalt von mindestens 30 %. Vitaminzugaben werden ebenfalls auf der Packung vermerkt.

Diätmargarine enthält 50 % Linolsäure.

Weitere Kennzeichnungsmöglichkeiten:

- Vitaminzugaben
- **streng natriumarm:** enthält nicht mehr als 40 mg Natrium/100 g
- **natriumarm:** enthält nicht mehr als 120 mg Natrium/100 g. Margarinesorten für Personen mit Bluthochdruck, Arteriosklerose

Halbfettmargarine enthält nur 39 bis 41 % Fett. Der Fett- und Energiegehalt sind also nur halb so hoch wie bei Margarine. Sie ist aufgrund des hohen Wassergehaltes nur als Streichfett, nicht aber zum Braten und Backen geeignet.

Auch andere Fettgehaltsstufen, z. B. Dreiviertelfettmargarine, sind möglich. Der Gesamtfettgehalt kann 20 bis 80 % betragen. Der Milchfettgehalt darf höchstens 3 % des Gesamtfettgehaltes betragen.

Margarinesorten – gewerbliche Verarbeitung

Backmargarine wird für die gewerbliche Herstellung von Hefe- und Mürbeteiggebäck verwendet. Sie lässt sich gut im Teig verrühren.

Ziehmargarine ist „zäh“ und „lang“. Sie wird zur Herstellung von Blätterteig benutzt. Durch den hohen Schmelzbereich dieses Fettes werden die Fettschichten im Teig ausgebildet.

Durchschnittliche Fettsäurenzusammensetzung (in % der Gesamtfettsäuren)

	gesättigte Fettsäuren	einfach ungesättigte Fettsäuren	zweifach ungesättigte essenz. Fettsäuren (Linolsäure)
Diätmargarine	25	25	50
Pflanzenmargarine linolsäurereich	25	45	30
Pflanzenmargarine	40	45	15
Halbfettmargarine	25	40	35

4.10 Butter

Diese Kompetenzen können Sie erwerben:

- *Verschiedene Buttersorten unterscheiden*
- *Herkunft von tierischen Fetten kennen*

?

1. Beschreiben Sie die Herstellung von Süßrahmbutter.
2. Vergleichen Sie Butter und Margarine hinsichtlich
   a) Herstellung,
   b) Verdaulichkeit,
   c) Eigenschaften,
   d) Energie- und Nährstoffgehalt,
   e) Preis.
3. Erkunden Sie in einem Geschäft, in welchen Fettgehaltsstufen
   a) Butter,
   b) Margarine
   angeboten werden.
4. Führen Sie eine Pro-und-Kontra-Diskussion: „Butter oder Margarine als Brotaufstrich?"

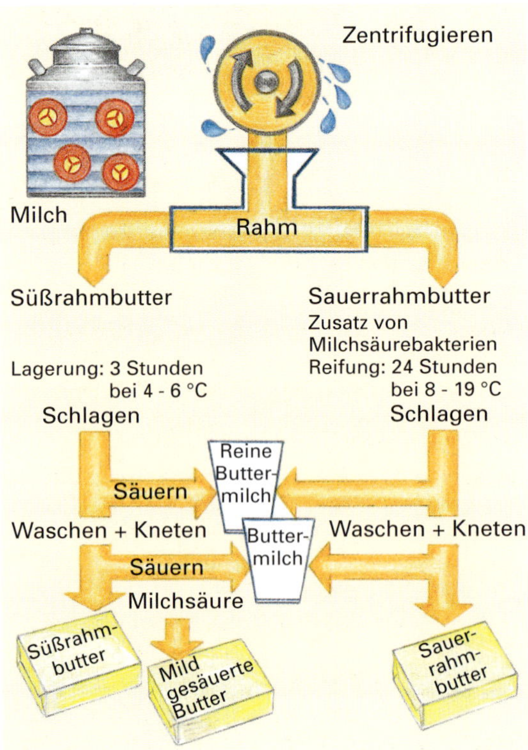

Butterherstellung

Butterherstellung – Sorten

Die Kuhmilch wird zunächst gefiltert und so von groben Verunreinigungen befreit.

Durch Zentrifugieren bei 40 °C mit etwa 6000 Umdrehungen pro Minute wird der Rahm mit einem Fettgehalt von 45 bis 50 % von der Milch abgetrennt. Der Rahm wird dann bei 92 bis 94 °C pasteurisiert, haltbar gemacht, vgl. S. 104.

Je nach dem weiteren Verfahren unterscheidet man Sauerrahmbutter, Süßrahmbutter oder mild gesäuerte Butter.

Sauerrahmbutter
Der Rahm wird mit Milchsäurebakterien versetzt. Es folgt eine Reifung unter ständigem Rühren bei 8 bis 19 °C über bis zu 24 Stunden.

Der Sauerrahm wird danach auf 8 bis 10 °C abgekühlt und in den Butterfertiger gegeben. Eiweißhüllen, die das Milchfett umgeben, werden hier durch mechanische Bearbeitung aufgebrochen. Butterkörner entstehen und Buttermilch trennt sich ab.

Rohbutter mit 82 % Fett wird gewaschen, geknetet, geformt und abgepackt.

Süßrahmbutter
Bei der Herstellung entfällt die Säuerung. Nicht gesäuerter Rahm wird bei 4 bis 6 °C mindestens 3 Stunden gelagert.

Die weitere Verarbeitung im Butterfertiger entspricht der Herstellung von Sauerrahmbutter.

Mild gesäuerte Butter
In Süßrahmbutter wird nachträglich Milchsäure eingeknetet.

Mit einem geringeren Zeitaufwand wurde durch diese Buttersorte der „Verbraucherwunsch" nach „Sauerrahmbutter" erfüllt.

Die Butter hat je nach Jahreszeit und Fütterung einen unterschiedlichen Vitamingehalt. Um eine gleichbleibende Qualität zu sichern, sind das Mischen von Sommer- und Winterbutter sowie das Färben mit Carotin zulässig.

Butterschmalz
Für die Gewinnung von Butterschmalz wird die Butter erhitzt, das Wasser verdunstet und das Eiweiß gerinnt. Das Butterschmalz ist wasser- und eiweißfrei, es kann stärker erhitzt werden, z. B. beim Braten, außerdem ist Butterschmalz dadurch länger haltbar.

Halbfettbutter enthält 39 bis 41 % Fett. Außerdem sind Zusätze von Zitronensäure, Speisegelatine, Emulgatoren und höchstens 6,4 % Milcheiweißerzeugnissen erlaubt.

Butter kann auch in anderen Fettgehaltsstufen angeboten werden, z. B. Dreiviertelfettbutter.

Handelsklassen für Butter

Butter wird in drei Handelsklassen angeboten, die Einteilung erfolgt nach einem Punkte-Bewertungssystem.

Bewertungsmerkmale sind Aussehen, Geruch, Geschmack und Textur, außerdem Wasserverteilung, Streichfähigkeit und pH-Wert. Jede Eigenschaft kann mit insgesamt fünf Punkten bewertet werden, aus der erreichten Punktzahl ergibt sich die jeweilige Handelsklasse.

Die beste Qualität ist **Deutsche Markenbutter**, sie wird aus Sahne hergestellt. Deutsche Markenbutter muss pro Bewertungsmerkmal mindestens vier Punkte erreichen.

Deutsche Molkereibutter kann aus Milch, Sahne und Molkensahne erzeugt werden. Deutsche Molkereibutter muss pro Bewertungsmerkmal mindestens drei Punkte erreichen.

Es besteht kaum ein Qualitätsunterschied zwischen Markenbutter und Molkereibutter, der Preisunterschied ist jedoch meist beachtlich.

Butter, die diese Bewertung nicht erreicht, wird zu Butterschmalz verarbeitet.

Landbutter unterliegt nicht dieser Bewertung. Sie stammt vom Bauernhof und darf nur aus dort erzeugter – nicht pasteurisierter – Milch hergestellt werden.

Die Handelsklassen für Butter sind nicht mehr gesetzlich vorgeschrieben. Eine entsprechende Kennzeichnung erfolgt jedoch häufig freiwillig.

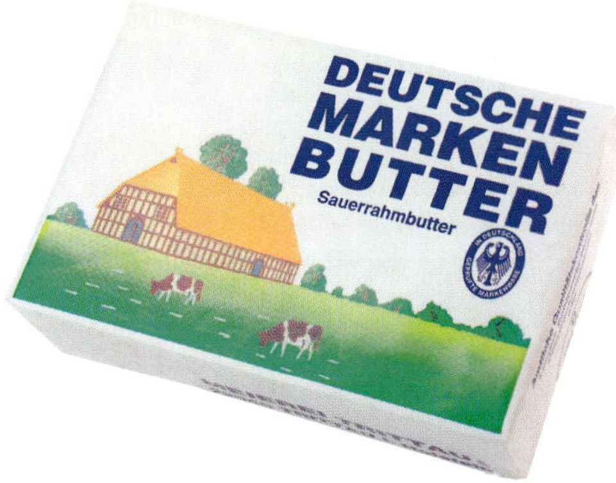

Kennzeichnung Deutsche Markenbutter

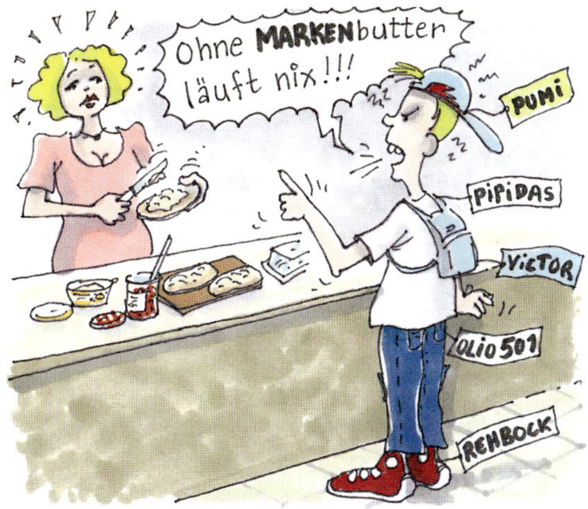

Übersicht – Tierische Fette

Fettart	Herkunft	Bemerkung
Schmalz	Bauchfett von Schweinen, Gänsen und Enten	**Gewinnung:** Ausschmelzen aus frischem Fettgewebe. Zusammensetzung: ist von der Fütterung der Tiere abhängig.
Talg	Depotfett von Rindern, Hammeln	**Gewinnung:** Ausschmelzen aus frischem Fettgewebe (sehr hoher Schmelzpunkt). **Verwendung:** wird kaum noch für die menschliche Ernährung genutzt. **Ziehmargarine** ist aus Feintalg hergestellt.
Seetieröle (Tran)	Depotfett von Seetieren: Robben	**Gewinnung:** Fett wird durch Erhitzen und Druck aus dem zerkleinerten fetthaltigen Gewebe entfernt. **Verwendung:** Margarineindustrie – nach dem Rückgang der Bestände rückläufig.
Fischleberöle (Lebertran)	Leber von Dorsch, Heilbutt, Schellfisch	Lebertran ist reich an Vitamin A und D. Besonders Dorschlebertran wird heute auch aufgrund des Fettsäuregehaltes als Medizin angeboten. Nach Auskunft des Herstellers soll er schadstofffrei sein.
Butter	Milchfett	Unter den tierischen Fetten ist Butter schon rein mengenmäßig von besonderer Bedeutung für die menschliche Ernährung.

4.11 Garen mit Fett

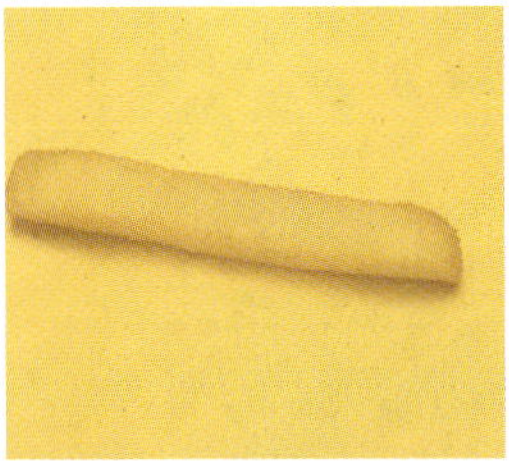

Kaltes Speiseöl

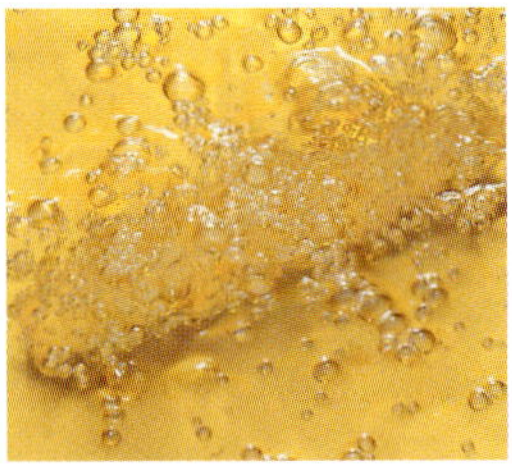

Heißes Speiseöl

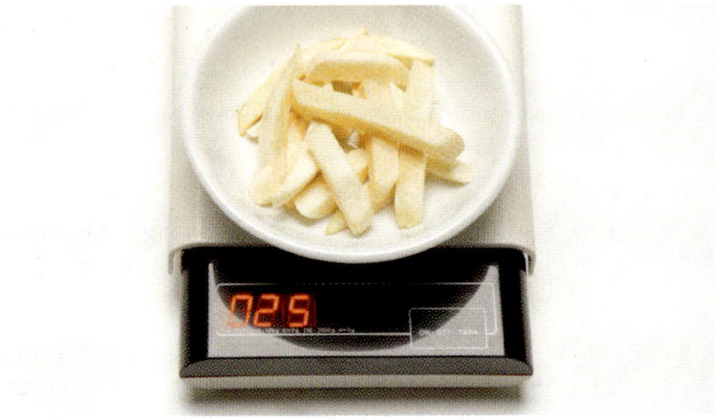

Wiegen der Kartoffelstäbchen

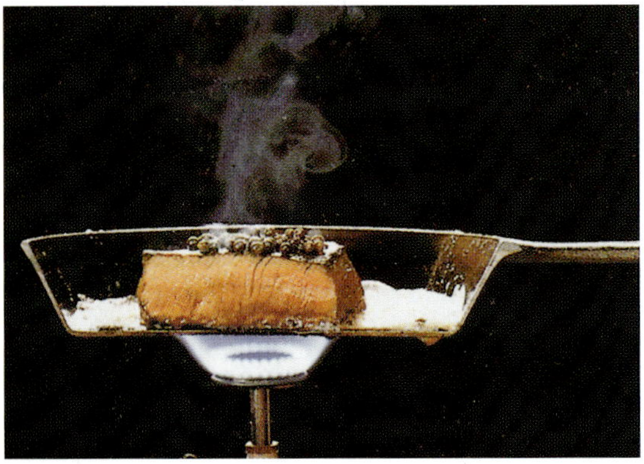

Gartemperatur beachten

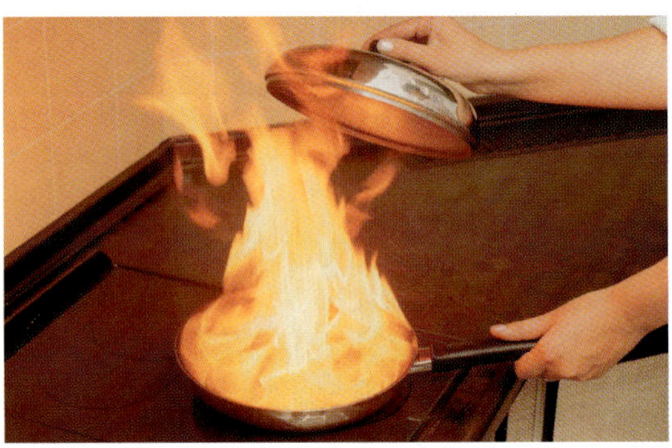

Löschen von brennendem Fett

Diese Kompetenz können Sie erwerben:

- *Eigenschaften von Speisefetten und -ölen bei der Speisenzubereitung berücksichtigen*

?

Führen Sie die folgenden Versuche durch.
Begründen Sie die Versuchsergebnisse.
Welche Speisefette bzw. Speiseöle eignen sich für welche Gartechniken?

Versuchsanweisungen

1. **Feststellung der richtigen Gartemperatur**
   Geben Sie je ein kleines Kartoffel- oder Brotstück in
   a) kaltes Speiseöl,
   b) heißes Speiseöl.
   Beobachten Sie.
   Beschreiben Sie die Veränderungen.

2. **Garen bei verschiedenen Temperaturen**
   Geben Sie jeweils 25 g (genau abwiegen) Kartoffelstäbchen in
   a) kaltes Speiseöl,
   b) heißes Speiseöl.
   Garen Sie beide Proben in dem Speiseöl.
   Vergleichen Sie anschließend Gewicht und Geschmack beider Proben.

3. **Zersetzung von Speisefetten**
   Geben Sie je 20 g
   a) Butter, b) Margarine,
   c) Plattenfett, d) Speiseöl
   in je ein Porzellanschälchen.
   Erhitzen Sie die Fettproben langsam.
   Kontrollieren Sie die Temperatur und beobachten Sie die Veränderungen.
   Bei welcher Temperatur beginnt die Zersetzung der Speisefette?

4. **Verschiedene Gartechniken**
   Garen Sie Fleisch gleicher Art durch
   a) Kochen,
   b) Braten,
   c) Grillen.
   Vergleichen Sie die Garzeiten.
   Vergleichen Sie Geschmack und Aussehen.
   Berechnen und vergleichen Sie den Energiegehalt für jeweils 100 g Fleisch.

5. Unterteilen Sie Speisefette und Speiseöle
   a) in reine Speisefette und -öle,
   b) in Speisefette und -öle, die Wasser, Eiweiß oder andere Bestandteile enthalten.

- **Lebensmittel zum Garen in heißes Fett geben. Gartemperatur zunächst prüfen.**
  Eiweiß gerinnt bzw. die Poren schließen sich schneller, es kann nur wenig Fett in das Gargut eindringen. Der Energiegehalt bleibt niedriger.
- **Fett beim Garen sparsam verwenden.**
  Fettzusatz erhöht den Geschmackswert von Speisen. Gleichzeitig wird jedoch auch der Energiegehalt erhöht, dies kann zu Übergewicht führen.
- **Lebensmittel nur gut abgetrocknet in heißes Fett geben.** Das Wasser spritzt sonst.
- **Beim Garen bei höheren Temperaturen**
  - **bilden sich Röststoffe – Aromastoffe,**
  - **wird die Garzeit verkürzt.**

  Diese Geschmacksverbesserung bzw. die kurze Garzeit ist unabhängig vom Fettzusatz, sie kann auch durch andere Gartechniken, z.B. Grillen, oder andere Geräte, z.B. beschichtete Pfanne, erreicht werden.
- **Fetthaltige Speisen, z.B. Suppen und Soßen, können entfettet werden.**
  Fett ist leichter als Wasser, es kann von der Oberfläche abgeschöpft werden.
- **Fette lassen sich also unterschiedlich stark erhitzen.**
  Reine Speisefette und -öle zersetzen sich bei höheren Temperaturen, es entstehen stechend riechende, gesundheitsschädliche Dämpfe. Zersetzte Öle schäumen stark und sind dunkel. Butter und Margarine enthalten Wasser und Eiweiß. Sie schäumen beim Erhitzen und werden eher braun als eiweißfreie, reine Fette.

Je nach Fettart tritt die Zersetzung bei unterschiedlichen Temperaturen ein:

Butter/Margarine	**150 °C**
Reine Pflanzenöle	**190 °C**
Pflanzenfette	**200 °C**

- **Kalt gepresste Öle** enthalten Begleitstoffe, die bei höheren Temperaturen den Geschmack beeinträchtigen.
- **Fett höchstens zwei- bis dreimal zum Frittieren verwenden.**
  Nach dem Gebrauch durch einen Papierfilter gießen und so reinigen.

  Speisefette und -öle werden nicht nur durch zu starkes, sondern auch durch mehrmaliges Erhitzen zersetzt. Vorsicht bei Verzehr an Imbissständen!

  Nicht über dem Fettbad salzen.
- **Für Speisen mit**
  - **kurzer Garzeit/niedriger Gartemperatur** können Butter, Margarine und kalt gepresste Öle verwendet werden.
  - **längerer Garzeit/höherer Gartemperatur** müssen reine Pflanzenfette oder -öle, evtl. auch Schmalz verwendet werden.

  Talg wird aufgrund des hohen Schmelzbereiches nur für einige Speisen verwendet, z.B. Irish Stew.
- **Fette können sich selbst entzünden.**
  Auf brennendes Fett kein Wasser gießen! Einen Deckel auf das Gefäß legen, damit die Flamme erstickt.

Übersicht – Fette und Öle: Eigenschaften und Verwendungsmöglichkeiten

	Pflanzenöle	Butter, Margarine	reine Pflanzenfette, Talg, Schmalz
Schmelzbereiche	unter 5 °C flüssige Fette	30 bis 35 °C weiche Fette	35 bis 50 °C feste Fette
	Fette, die unter 37 °C schmelzen, sind leichter verdaulich.		
Zusammensetzung	100 % Fett, reines Fett	wasserhaltiges Fett, geringe Eiweißspuren	100 % Fett, reines Fett
	Bei stärkerem Erhitzen: Wasser spritzt, Eiweiß verbrennt.		
Erhitzbarkeit	190 °C	150 °C	200 °C
	Beim Überhitzen werden Fette zersetzt, es bilden sich gesundheitsschädliche Stoffe. Fette nicht überhitzen. Fette nur zwei- bis dreimal für ein Fettbad verwenden.		
Verwendungsmöglichkeiten	Marinade, Braten, Grillen, Schmoren, Frittieren, Dünsten	Dünsten, Kurzbraten, Backen, Streichfett	Kurzbraten, Braten, Schmoren, Frittieren, Backen, Streichfett

5 Eiweiß – Proteine

5.1 Eiweißnachweis

Diese Kompetenz können Sie erwerben:

- *Eiweiß in Lebensmitteln nachweisen*

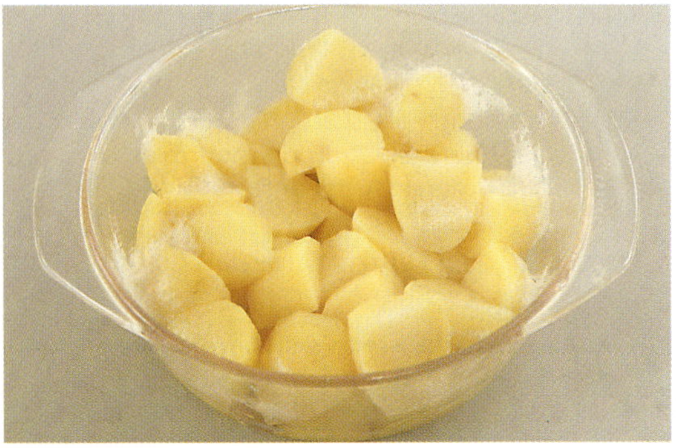

Eiweißnachweis durch Hitze

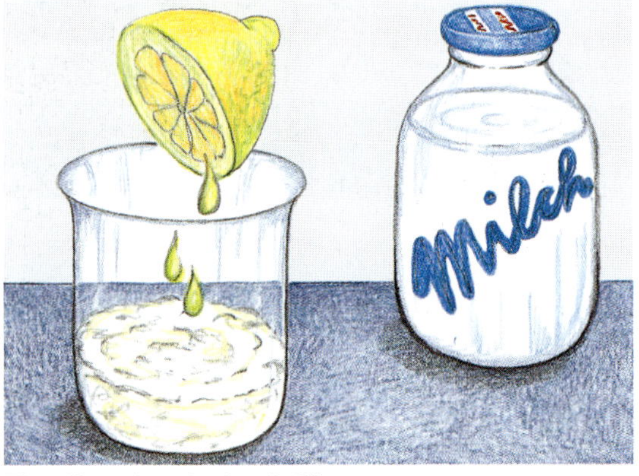

Eiweißnachweis durch Säure

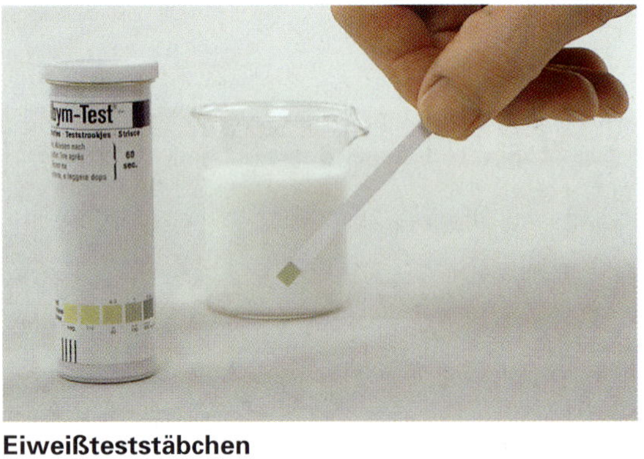

Eiweißteststäbchen

?

1. Kochen Sie Salzkartoffeln.
   Betrachten Sie die Garflüssigkeit.
   Welche Veränderung ist eingetreten?
2. Nennen Sie weitere Lebensmittel, bei denen Eiweiß durch Hitze gerinnt.
3. Geben Sie etwas Milch in ein Glasgefäß. Fügen Sie ein paar Tropfen Zitronensaft hinzu.
   Beschreiben Sie die Veränderungen.
4. Nennen Sie weitere Lebensmittel, bei denen Eiweiß durch Säurezusatz gerinnt.
5. Geben Sie etwas Milch in ein Glasgefäß. Halten Sie ein Eiweißteststäbchen in die Milch.
   Beobachten Sie die Farbänderung.
   Erläutern Sie die Farbänderung mithilfe der Gebrauchsanweisung.
6. Überprüfen Sie den Eiweißgehalt folgender Lebensmittel mit Eiweißteststäbchen:
   a) Milch,
   b) Birnensaft,
   c) etwas Hackfleisch in Wasser,
   d) Garflüssigkeit von Salzkartoffeln,
   e) Zuckerlösung,
   f) weitere Lebensmittel.
7. Ermitteln Sie mithilfe der Nährwerttabelle weitere eiweißreiche Lebensmittel:
   a) pflanzliche,
   b) tierische.
8. Erkunden Sie Verwendungsmöglichkeiten für pflanzliche eiweißreiche Lebensmittel.

!

- **Einige Eiweißstoffe gerinnen beim Erhitzen, andere Eiweißstoffe durch Säureeinwirkung.**
- **Eiweiß kann mit Eiweißteststäbchen nachgewiesen werden.**

5.2 Aufbau von Eiweißstoffen – Proteinen

Diese Kompetenzen können Sie erwerben:

- *Den Aufbau von Eiweißstoffen erläutern*
- *Beispiele für einfache und zusammengesetzte Eiweißstoffe kennen*

?

1. Weisen Sie die chemischen Elemente, aus denen Eiweißstoffe aufgebaut sind, nach.

   Versuch 1: Erhitzen Sie hart gekochtes Eiklar in einem trockenen Reagenzglas.

   Beobachten Sie besonders die Wandungen des Reagenzglases.

   Versuch 2: Versetzen Sie Eiklarlösung mit einigen Tropfen konzentrierter Natronlauge.

   Erhitzen Sie die Eiklarlösung vorsichtig.

   Überprüfen Sie die entweichenden Dämpfe hinsichtlich ihres Geruches (Vorsicht!) und der Reaktion mit feuchtem roten Lackmuspapier.
2. Überlegen Sie außerdem: Warum soll kein Silberlöffel zum Verzehr von Hühnereiern verwendet werden?

I Sitz des Lebens – die Eiweißstoffe

Innerhalb des gesamten Weltalls treffen wir die Eiweißstoffe – zumindest bis heute – nur in den Organismen unseres Planeten an.

Nur Pflanzen und einige Mikroorganismen können Eiweißstoffe aufbauen. Pflanzen versorgen den Menschen direkt oder indirekt über tierische Lebensmittel mit Eiweiß.

Die Eiweißmoleküle sind die größten, schwersten und kompliziertesten Moleküle, die wir kennen. Muskeleiweiß hat ein Molekulargewicht von 600 000, Wasser hat vergleichsweise ein Molekulargewicht von 18.

Eiweißstoffe sind in jeder menschlichen Zelle vorhanden, der Körper besteht aus 60 Billionen Zellen. 20 % unseres Gewichtes macht Eiweiß aus.

In jedem menschlichen Körper befinden sich 50 000 bis 100 000 verschiedene Eiweißstoffe, die Aufgaben sind sehr unterschiedlich. Bewegungsproteine, Speicherproteine, Transportproteine, Eiweißstoffe, die Nervenimpulse übertragen, Enzyme usw.

Man kennt inzwischen den vollständigen Aufbau von ca. 2000 Eiweißstoffen.

Alle diese verschiedenen Eiweißstoffe in unserem Körper müssen – genau nach den Plänen in der Erbsubstanz – immer wieder erneuert werden.

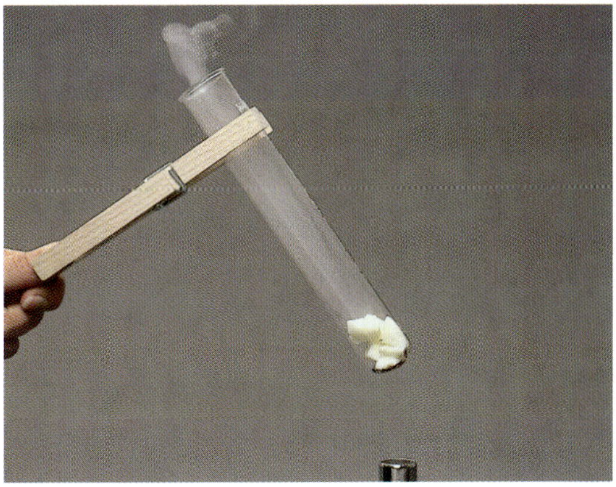

Versuch 1

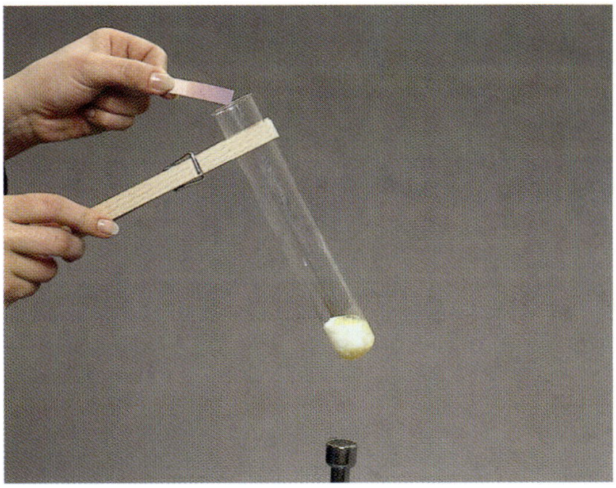

Versuch 2

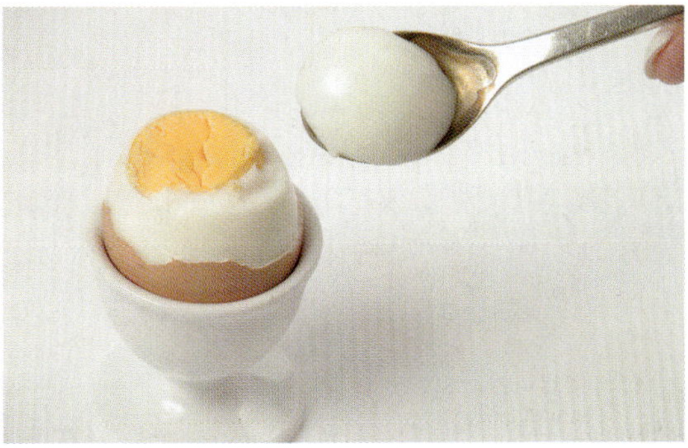

Verzehr eines Hühnereies mit einem Silberlöffel

I Der Muskel unter dem Mikroskop

Jeder Muskel besteht aus Hunderten von umhäuteten Faserbündeln, jedes Faserbündel wiederum aus etwa 1000 Muskelfasern.

In den Muskelfasern befinden sich gebündelte Eiweiß-Fadenmoleküle, die sich zusammenziehen können.

Der eine Eiweißstoff, das Myosin, ist undurchsichtig, der andere Eiweißstoff, das Actin, ist dagegen lichtdurchlässig. Da sich beide Eiweißstoffe regelmäßig abwechseln, erscheint der Muskel „quer gestreift".

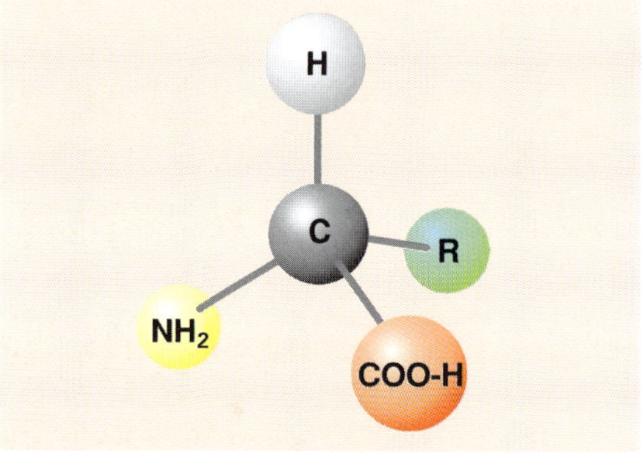

Aminosäure – Strukturformel

?

1. Welche Elemente sind in
   a) Eiweiß,
   b) Kohlenhydraten und Fetten enthalten?

2. Stellen Sie fest, wie viel unterschiedliche Peptide aus nur vier verschiedenen Aminosäuren gebildet werden können.

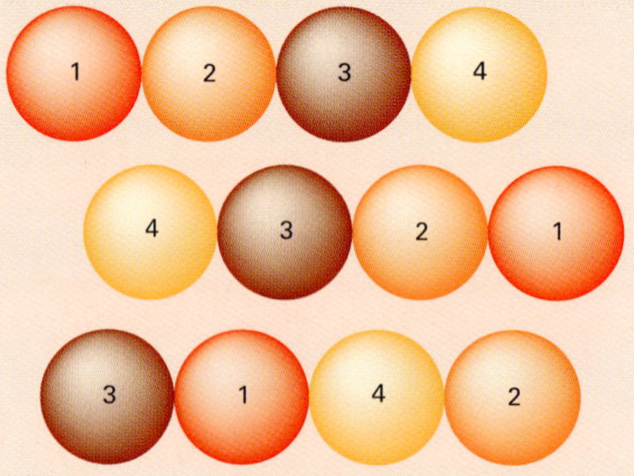

3. Nennen und beschreiben Sie Bestandteile des menschlichen Körpers, die aus Eiweiß bestehen.

Eiweißstoffe – Proteine (griech.: erstrangig) – sind die in den Zellen am häufigsten vorkommenden Makromoleküle.

Proteine erfüllen spezielle Aufgaben:

- als **Enzyme** und **Hormone**, mehr als 2000 Enzyme sind bis heute bekannt;
- als **Transportproteine**, z.B. Hämoglobin transportiert den Sauerstoff oder Lipoproteine transportieren die Fette;
- als **Speicherproteine**, z.B. Ferritin speichert Eisen;
- **Strukturproteine** ermöglichen Bewegung der Muskeln und Festigkeit der Haut und Knochen;
- **Antikörper** in der Immunabwehr sind ebenfalls Proteine;
- die Übertragung von Nervenimpulsen, z.B. beim Sehvorgang, werden ebenfalls durch Proteine ermöglicht.

Aminosäuren

Zwanzig verschiedene Aminosäuren sind die Grundbausteine aller Proteine.

An das zentrale C-Atom der Aminosäuren sind folgende Gruppen gebunden:

- eine Aminogruppe ($-NH_2$),
- eine Carboxylgruppe ($-COOH$),
- ein Wasserstoffatom
- und **ein unterschiedlicher Rest** (Seitenkette).

Aminosäuren unterscheiden sich also durch die Seitenketten.

Wie können aus nur 20 verschiedenen Aminosäuren so viele unterschiedliche Proteine aufgebaut werden?
Ein Vergleich soll dies erläutern: Unser Alphabet hat nur 26 Buchstaben, und doch können wir damit unendlich viele Wörter bilden und diese zu immer neuen Sätzen und Texten zusammensetzen. Genauso können die 20 verschiedenen Aminosäuren zu vielen unterschiedlichen Eiweißstoffen zusammengefügt werden. Die Aminosäuren stellen gewissermaßen das Alphabet des Lebens dar.

Primärstruktur – Aminosäuresequenz – der Proteine

Proteine entstehen also, indem 100 bis 220000 **Aminosäuren** in immer **anderer Reihenfolge miteinander verknüpft** werden.

Dabei reagiert die Aminogruppe der einen Aminosäure mit der Carboxylgruppe einer zweiten Aminosäure durch Peptidbindung.

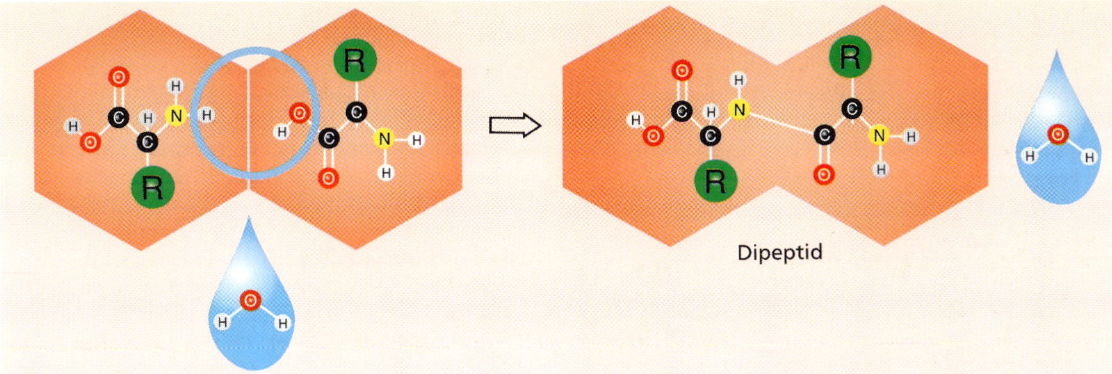

Bildung eines Dipeptids

Die Abbildung zeigt die Entstehung eines Dipeptids aus zwei Aminosäuren unter Abspaltung eines Wassermoleküls.

Viele durch Peptidbindung miteinander verknüpfte Aminosäuren bilden eine Polypeptidkette. Die 20 Aminosäuren kommen dabei in unterschiedlichen Anteilen vor. In einigen Proteinen kommen also bestimmte Aminosäuren kaum vor, in anderen dagegen in großer Menge.

Die Aminosäuresequenz der Eiweißstoffe ist genetisch festgelegt, vgl. S. 97. Durch die Reihenfolge und die Anteile der verschiedenen Aminosäuren wird die weitere räumliche Struktur bestimmt und damit auch die Eigenschaften der Proteine.

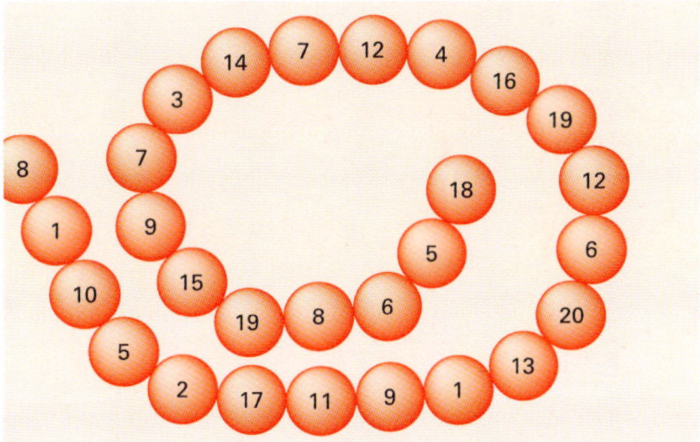

Aminosäurekette eines Eiweißstoffes

Räumliche Struktur der Proteine

Sekundär- und Tertiärstruktur der Proteine
Proteine besitzen eine dreidimensionale Struktur, erst in dieser Anordnung sind die Proteine biologisch aktiv. Häufig auftretende räumliche Strukturen sind: α-Helix, β-Faltblatt, Kollagenhelix.

Quartärstruktur der Proteine
Proteine können aus mehreren Polypeptidketten bestehen.

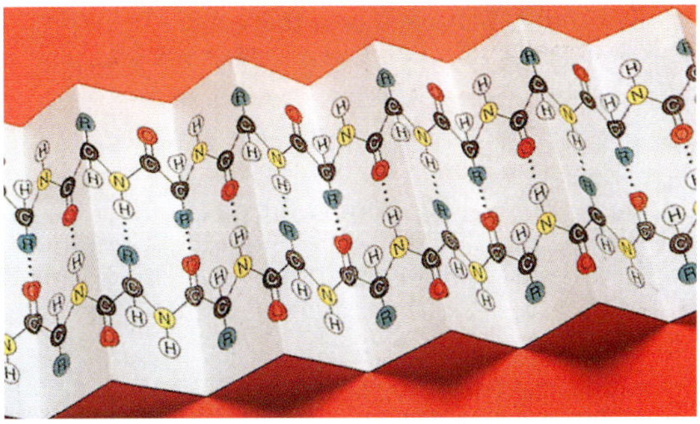

β-Faltblatt-Struktur

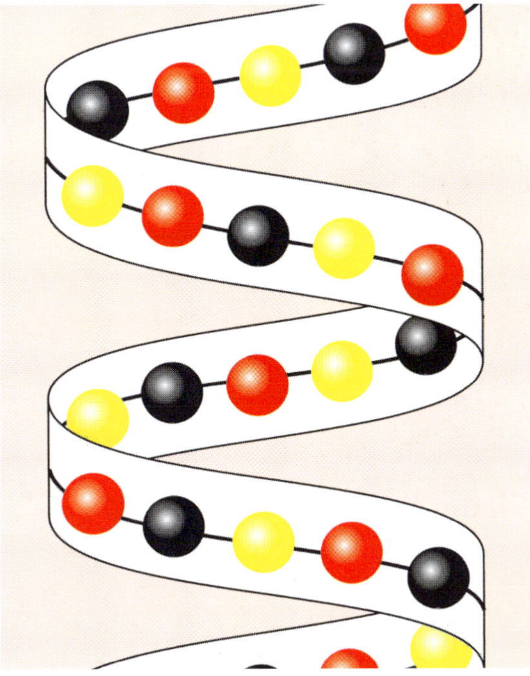

α-Helix-Struktur

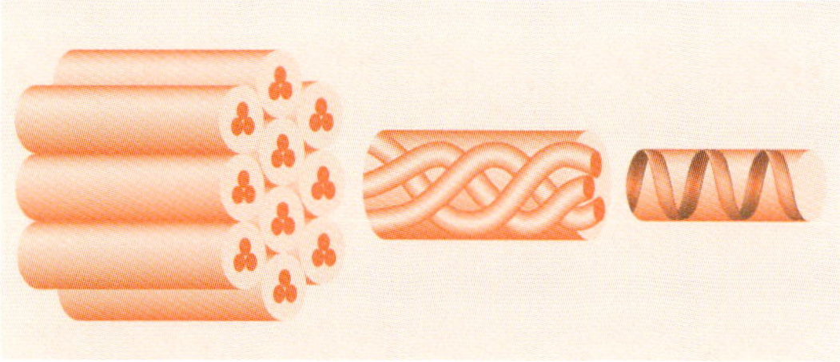

Kollagen – Tripelhelix – faserförmig

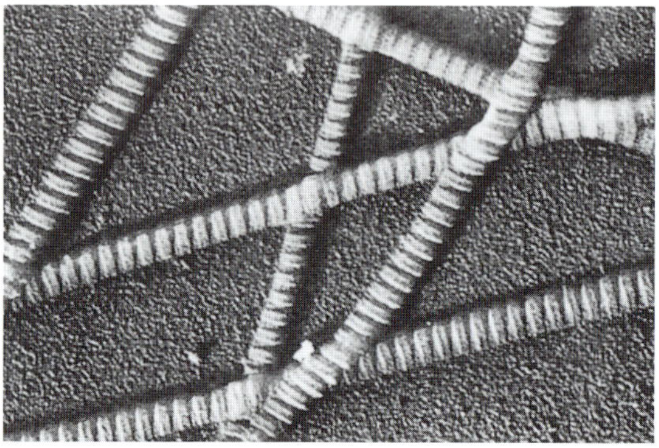

Kollagen des Bindegewebes

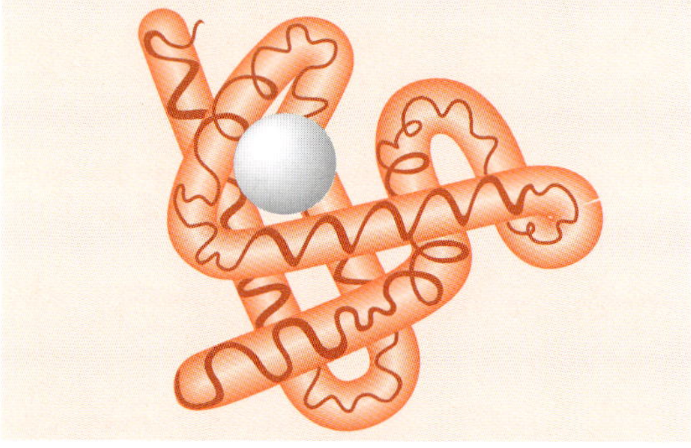

Myoglobin – Eiweißstoff – kugelförmig

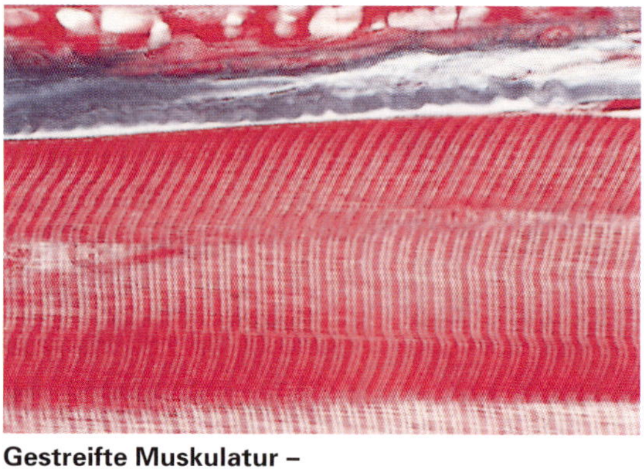

Gestreifte Muskulatur – Muskeleiweiß (Längsschnitt)

Proteine können aufgrund ihrer räumlichen Struktur in zwei Gruppen unterteilt werden:

Fibrilläre Proteine sind lange faserige Moleküle. Sie sind wasserunlöslich und haben eine hohe Zugfestigkeit.

Beispiele: Keratine der Haare bzw. Myosin der Muskeln und das Kollagen der Sehnen bestehen aus drei α-Helices, die zu einem Seil – Tripelhelix – verdrillt sind.

Keratine können ihre Struktur verändern.
Haare lassen sich durch feuchte Hitze fast auf die doppelte Länge dehnen, dabei geht die α-Helix-Struktur des Keratins in die β-Faltblatt-Struktur über. Beim Abkühlen entsteht wieder die α-Helix-Struktur.

Kollagene sind Proteine mit hoher Zugfestigkeit.
Die Helixstruktur im Kollagen unterscheidet sich grundlegend von der α-Helix-Struktur. Kollagen ist eines der längsten Proteine (1000 Aminosäurenreste), das man kennt. Drei Aminosäurenketten sind jeweils umeinander gewunden und bilden so ein festes Kabel. Die Ketten der Tripelhelix sind außerdem durch Wasserstoffbrücken stabilisiert. Kollagene können das Zehntausendfache ihres eigenen Gewichts tragen.

Globuläre Proteine sind eng kugelförmig zusammengefaltet. Sie sind meist in Wasser löslich. Fast alle Enzyme, Transport- und Speicherproteine und Antikörper sind kugelförmige Proteine.

Beispiele: Hämoglobin und Myoglobin sind Proteine mit überwiegender α-Helix-Struktur.

Das **Myoglobin** – der rote Farbstoff im Muskel – besteht aus einer Polypeptidkette (153 Aminosäurenreste), es besitzt eine Hämgruppe.

Hämoglobin – der rote Blutfarbstoff – hat einen ähnlichen Aufbau wie das Myoglobin, es besteht jedoch aus vier Polypeptidketten, jede besitzt eine Hämgruppe, die Sauerstoff transportieren kann.

!

- **Eiweiß besteht aus den Elementen Kohlenstoff, Sauerstoff, Wasserstoff, Stickstoff, Schwefel und teilweise Phosphat C ● O ● H ● N ● S (P).**
- **Proteine – Eiweißstoffe – bestehen aus 20 verschiedenen Aminosäuren mit unterschiedlichen Seitenketten.**
- **Nach dem Aufbau unterscheidet man faserförmige – fibrilläre – und kugelförmige – globuläre – Proteine.**
- **Beim Aufbau von Aminosäuren werden Primärstruktur (Aminosäuresequenz) und räumliche Struktur (Sekundär-, Tertiär- und Quartärstruktur) unterschieden.**

Übersicht – Eiweißstoffe/Proteine

Einfache Eiweißstoffe	Bezeichnungen	Vorkommen	Eigenschaften
Globuläre Eiweißstoffe 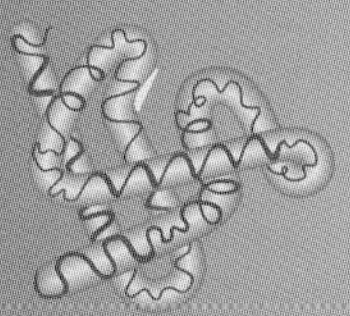	Albumine	Ei, Fleisch, Fisch, Milch, Gemüse, Getreide	wasserlöslich, gerinnen bei 70 °C
	Globuline	Fleisch, Fisch, Ei, Hülsenfrüchte, Nüsse Getreide, Milch	löslich in verdünnter Salzlösung, gerinnen bei 70 °C
	Klebereiweiß (Gluten)	Getreide: Weizen, Roggen, Gerste, Hafer	wasserunlöslich, quellen und binden Wasser, gerinnen bei 70 °C
Fibrilläre Eiweißstoffe 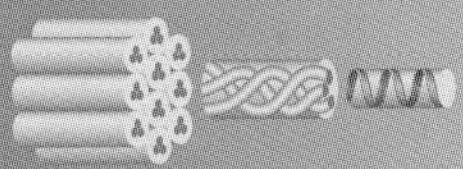	Myosin, Actin	Hauptbestandteil der Muskulatur	löslich in verdünnter Salzlösung
	Kollagene	Sehnen, Bindegewebe, Knorpel, Gelatine	unlöslich, werden durch längeres Kochen gelöst
	Keratine	Horn, Haare, Federn	unlöslich und unverdaulich
	Elastine	Bindegewebe, Sehnen	unlöslich, nahezu unverdaulich

Zusammengesetzte Eiweißstoffe Bezeichnungen	Bestandteile	Vorkommen	Eigenschaften/Aufgaben
Casein Phosphoproteine	Protein + Phosphorsäure	Milch, Milchprodukte	gerinnt durch Säure im Magen; Gerinnung durch Labenzym
Hämoglobin Myoglobin Chromoproteine	Protein + Farbstoffe	roter Blutfarbstoff, Muskelfarbstoff	Sauerstofftransport von der Lunge zu den Zellen; Versorgung der Muskulatur
Schleimstoffe Glykoproteine	Protein + Kohlenhydrate	Speichel: Mund, auf allen Schleimhäuten	schützen die Schleimhäute
Lipoproteine	Protein + Fette	Blut, Lymphe	Trägersubstanzen für Fette und fettähnliche Stoffe
Nukleoproteine	Proteine + Nukleinsäure	Zellkerne, Hülsenfrüchte, Innereien	am Aufbau der Gene beteiligt, Erbanlagen

!

- **Einfache Eiweißstoffe sind nur aus Aminosäuren aufgebaut**

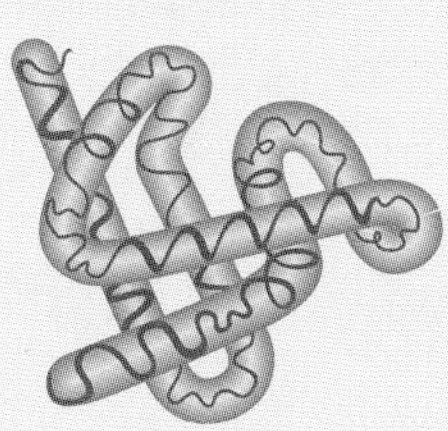

- **Zusammengesetzte Eiweißstoffe enthalten neben den Aminosäuren einen Nichteiweißanteil**

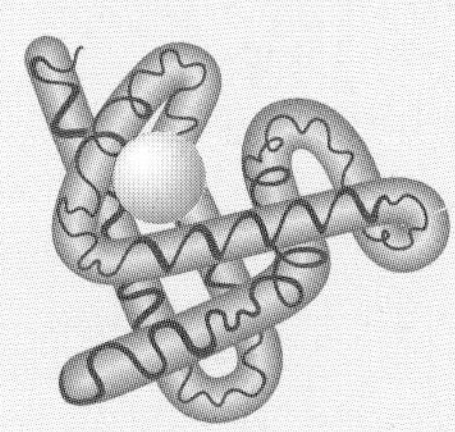

5.3 Eiweißverdauung

Diese Kompetenzen können Sie erwerben:

- *Allgemeine Prinzipien der Eiweißverdauung nennen*
- *Die Verdauung eiweißreicher Lebensmittel beschreiben*

?

1. Geben Sie in zwei Bechergläser jeweils die gleiche Milchmenge.

   Geben Sie in das eine Becherglas zusätzlich etwas verdünnte Salzsäure.

   Vergleichen Sie danach das Aussehen der beiden Proben.

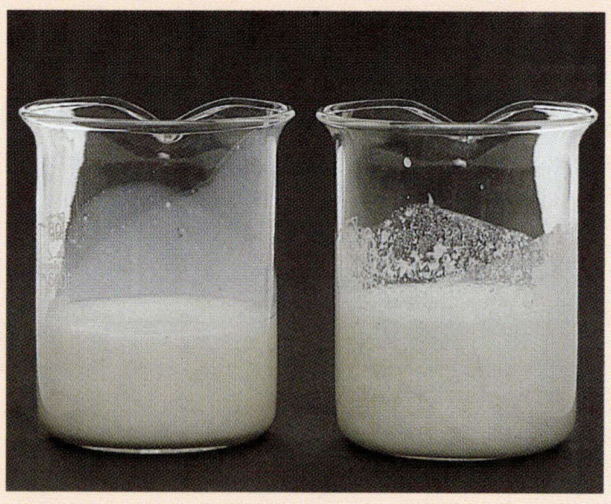

2. Erwärmen Sie beide Proben im Wasserbad auf 37 °C.

   Geben Sie danach zu beiden Proben je 10 ml 5%ige Pepsinlösung.

   Beobachten Sie wiederum die Veränderungen.

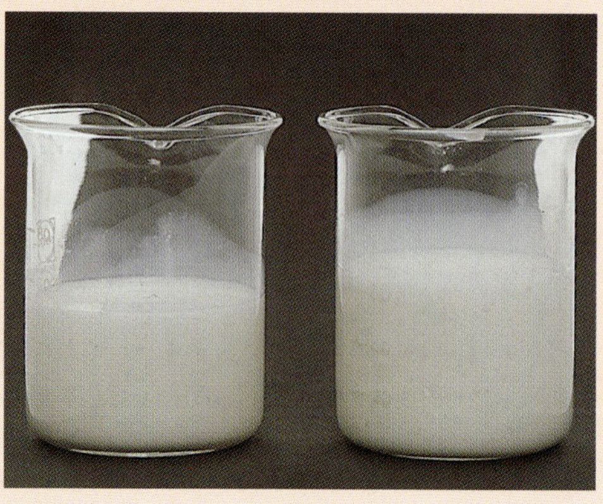

Denaturierung der Eiweißstoffe

Eiweißstoffe gerinnen – denaturieren – durch die Magensalzsäure. Durch die Denaturierung wird die räumliche Struktur der Eiweißstoffe fast völlig zerstört. Die Oberfläche der Eiweißstoffe wird also vergrößert, die Verdauungsenzyme können leichter einwirken.

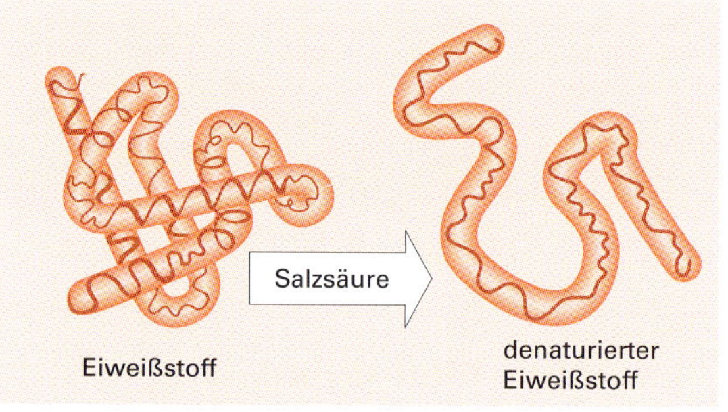

Enzymatische Spaltung

- **Abbau der Eiweißstoffe zu Polypeptiden**
  Endopeptidasen (endo – innen) spalten Eiweißstoffe an bestimmten Stellen in der Mitte der Aminosäurekette unter Wasseranlagerung in Polypeptide.

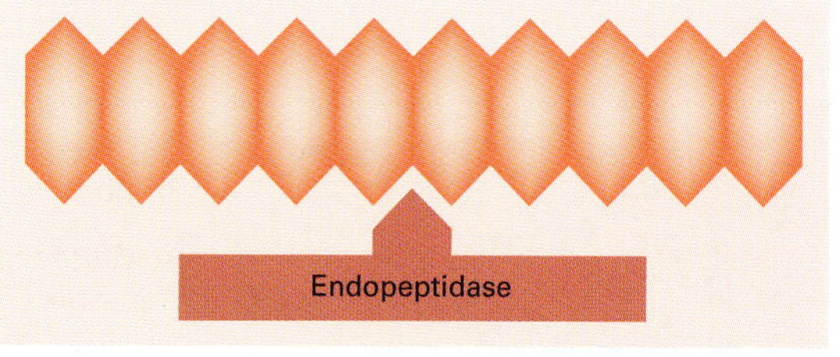

- **Abbau von Polypeptiden zu Aminosäuren**
  Exopeptidasen (exo – außen) spalten endständige Aminosäuren unter Wasseranlagerung von den Peptidketten ab.

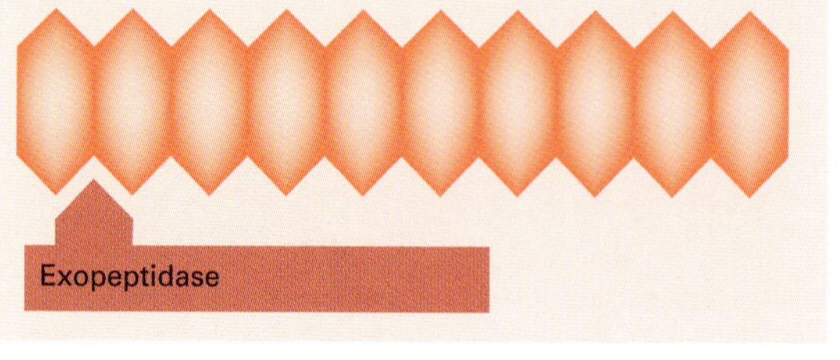

- Aminosäuren sind das Endprodukt der Eiweißverdauung.

?

1. Wie beeinträchtigt ein Mangel an Magensalzsäure die Eiweißverdauung?
2. Milch gerinnt feiner, wenn man gleichzeitig Brot dazu isst. Welche Bedeutung hat diese Tatsache für die Eiweißverdauung und somit für die Ernährung?
3. Nennen Sie die Organe, die an der Eiweißverdauung beteiligt sind.
4. Zum Frühstück gibt es ein Wurstbrot mit Milch und einen Apfel.
   Beschreiben Sie genau die Verdauung dieser Mahlzeit.
5. Welche Gemeinsamkeiten treten beim Abbau aller Grundnährstoffe auf?
   Leiten Sie daraus allgemeine Gesetzmäßigkeiten für die Verdauung ab.

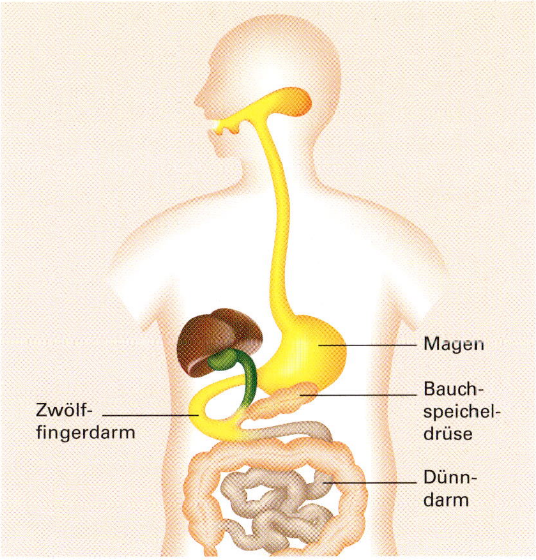

Organe der Eiweißverdauung

Übersicht – Eiweißverdauung

Verdauungs-organe	Verdauungssaft Enzyme	Eiweißabbau	Symbolische Darstellung
Mund	Mundspeichel	Im Mundspeichel befindet sich kein eiweißspaltendes Enzym.	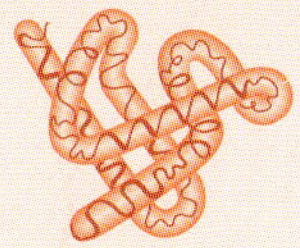
Magen	Magensaft Magensalzsäure **Endopeptidasen** (Labenzym, Pepsin)	Durch die Magensalzsäure werden die Eiweißstoffe zunächst denaturiert. Im Magensaft befindet sich eine kleine Menge Endopeptidasen, die einen geringen Teil der Eiweißstoffe zu Polypeptiden abbauen.	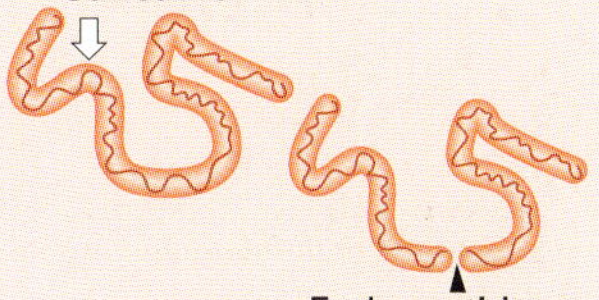
Zwölffinger-darm	Bauchspeichel **Endopeptidasen** (Trypsin) **Exopeptidasen**	Die Eiweißstoffe werden vollständig durch die Endopeptidasen unter Wasseranlagerung zu Polypeptiden abgebaut. Daneben werden auch schon Polypeptide durch die Exopeptidasen unter Wasseranlagerung zu Aminosäuren abgebaut.	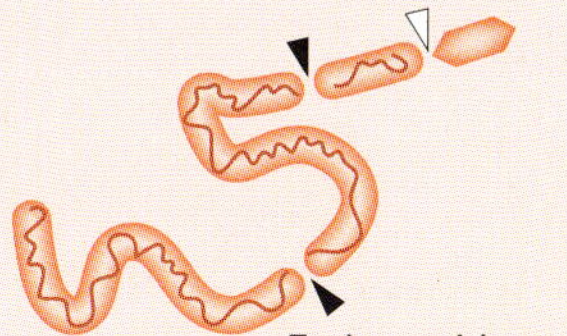
Dünndarm	Dünndarmsaft **Exopeptidasen**	Im Dünndarmsaft befinden sich weitere Exopeptidasen, die die Polypeptide unter Wasseranlagerung vollständig zu Aminosäuren abbauen.	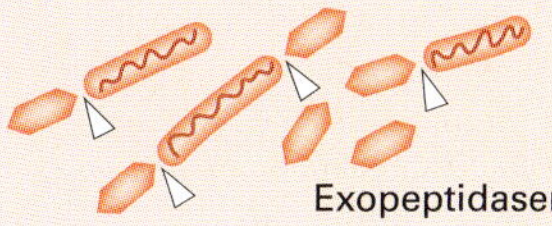

5.4 Eiweißstoffwechsel

Diese Kompetenzen können Sie erwerben:
- *Den Eiweißstoffwechsel beschreiben*
- *Nahrungseiweißstoffe hinsichtlich ihrer biologischen Wertigkeit unterscheiden*
- *Den Ergänzungswert der Eiweißstoffe bei der Speisenzusammenstellung berücksichtigen*

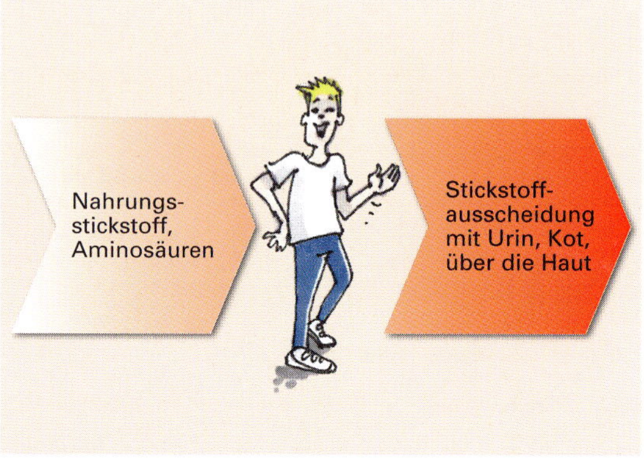

Ausgeglichene Stickstoffbilanz

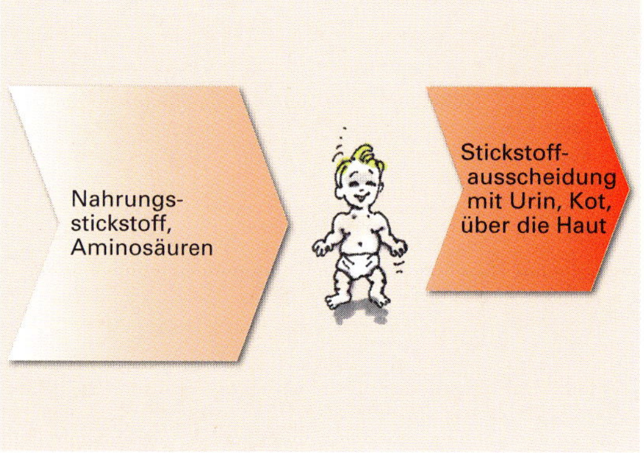

Positive Stickstoffbilanz

Halbwertzeit der Proteine im menschlichen Körper

Proteine	Halbwertzeit
Skelettmuskel	50 bis 60 Tage
Herzmuskel	11 Tage
Fibrinogen	4 bis 5 Tage
Transferrin	8 Tage
Leberenzyme	6 bis 14 Stunden
Präalbumin	2 Tage
Retinol (Vitamin A) bindendes Protein	12 Stunden

Nachdem die Eiweißstoffe im Magen-Darm-Trakt vollständig in Aminosäuren gespalten worden sind, werden diese durch die Darmwand in das Blut aufgenommen und über die Pfortader zur Leber transportiert.

In der Leber werden die Aminosäuren zum Aufbau von Bluteiweißstoffen verwendet und mit diesen zu allen Körperzellen transportiert.

In den Zellen findet eine ständige Erneuerung von Körpereiweißstoffen statt.

Erneuerungszeit für Eiweißstoffe:
- innere Organe wie Leber, Bauchspeicheldrüse, Blut usw. etwa alle 10 Tage
- Haut, Muskulatur etwa alle 100 Tage

Bei Kindern, Jugendlichen, Schwangeren und Stillenden müssen zusätzlich neue Eiweißstoffe aufgebaut werden. Bei einem 12-jährigen Kind wird z. B. bei einer Gewichtszunahme von 5 kg zusätzlich 1 kg Körpereiweiß neu gebildet (positive Stickstoffbilanz).

Bei der Erneuerung von Körpereiweißstoffen gehen Aminosäuren „verloren", die nicht mehr zum Aufbau verwendet werden können. Diese Aminosäuren werden in Niere und Leber zu Kohlenstoffdioxid, Wasser, Ammoniak und Energie – 1 g Eiweiß liefert 17 kJ – abgebaut.

Ammoniak wird im Harnstoff gebunden und ausgeschieden.

Diese Aminosäuren müssen täglich mit der Nahrung ersetzt werden.

Stickstoffbilanz
Mithilfe der Stickstoffbilanz kann die Eiweißversorgung beurteilt werden.

Ausgeglichene Stickstoffbilanz: Genauso viel Aminosäuren – Stickstoff – werden mit der Nahrung aufgenommen wie ausgeschieden wurden.

Negative Stickstoffbilanz: Es wird weniger Stickstoff aufgenommen als ausgeschieden wurde, z. B. beim Fasten. Es besteht eine Eiweißunterversorgung.

Positive Stickstoffbilanz: Im Wachstum werden mehr Aminosäuren – Stickstoff – aufgenommen als ausgeschieden.

Mithilfe der Stickstoffbilanz kann so auch ermittelt werden, ob die Nahrung genügend Aminosäuren/Stickstoff enthält. Aufgrund dieser Untersuchungen können Empfehlungen für eine angemessene Eiweißversorgung gegeben werden.

Die DNA liefert Informationen für Aufbau und Eigenschaften der Körpereiweißstoffe

Beim Aufbau der Eiweißstoffe müssen die Aminosäuren in einer ganz bestimmten Reihenfolge miteinander verknüpft werden. Der genetische Code für die Aminosäuresequenz ist in der DNA im Zellkern festgelegt.

Für die Eiweißsynthese muss zunächst von der DNA eine **Negativkopie** – eine **RNA-Matrize** – erstellt werden.

Diese Boten-RNA, auch **Messenger-RNA** (m-RNA) genannt, verlässt dann den Zellkern und bringt die Informationen zu den Ribosomen, dem Ort in der Zelle, an dem sich die Eiweißsynthese vollzieht.

Die **Transport-RNA**, Transfer-RNA (t-RNA) genannt, bringt dann die Aminosäuren zu der Boten-RNA. Dort „verknüpfen“ Enzyme die verschiedenen Aminosäuren aufgrund der Informationen der Boten-RNA in der richtigen Reihenfolge zu einer Peptidkette.

Die fertige Peptidkette löst sich von der Boten-RNA und wird ins Zellplasma abgegeben. Durch die Faltung – räumliche Struktur – erhält der Eiweißstoff dann seine biologischen Eigenschaften.

Boten-RNA und Transport-RNA können für die Bildung weiterer Eiweißstoffe genutzt werden. Die Eiweißsynthese vollzieht sich relativ schnell. In einer Minute können 5000 bis 6000 Peptidbindungen geknüpft werden.

90 % aller Körperzellen werden so jährlich mindestens einmal erneuert, Leberzellen sogar alle 10 bis 20 Tage.

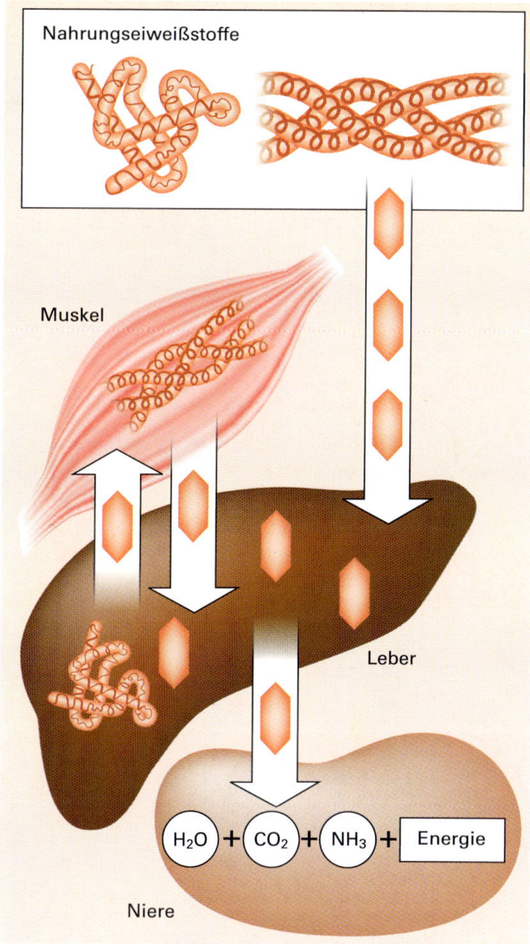

Übersicht – Eiweißstoffwechsel

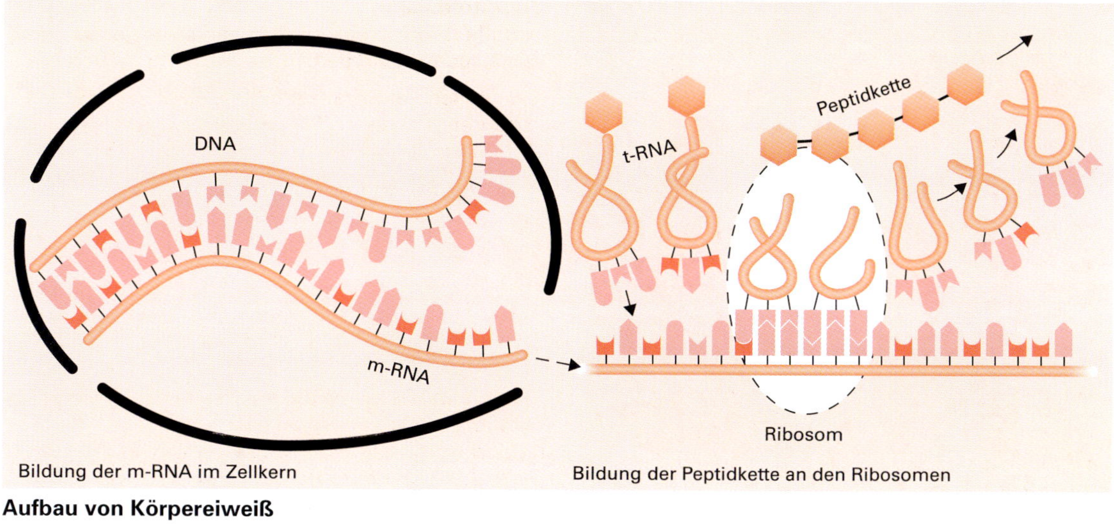

Aufbau von Körpereiweiß

Namen der essenziellen Aminosäuren	
Valin	1
Leucin	2
Isoleucin	3
Threonin	4
Methionin	5
Lysin	6
Phenylalanin	7
Tryptophan	8
(Histidin	9)

In den Abbildungen werden jeweils nur die angegebenen Nummern für die Aminosäuren verwendet.

Histidin wurde in den folgenden Abbildungen nicht berücksichtigt. Histidin ist evtl. für den Säugling essenziell.

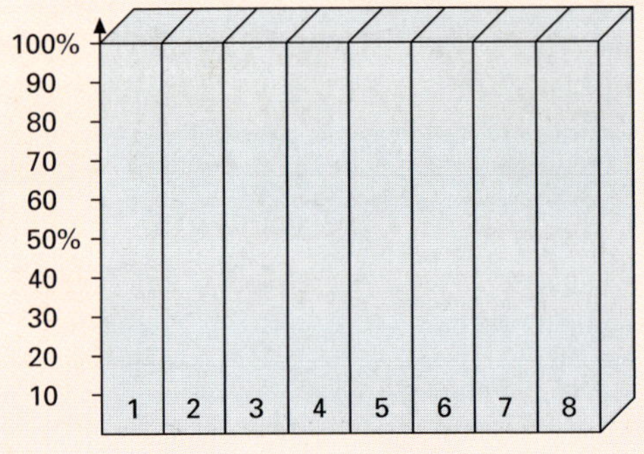

Körpereiweiß – essenzielle Aminosäuren

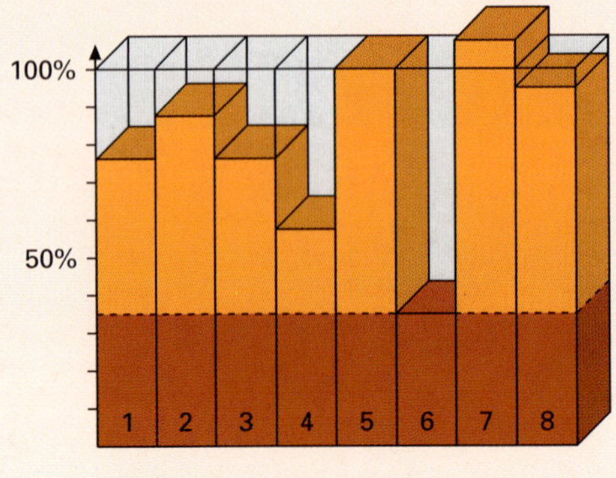

Biologische Wertigkeit von Getreideeiweiß

Biologische Wertigkeit – Umbau von Nahrungseiweiß in Körpereiweiß

Wird Getreide oder Milch verzehrt, so werden die Eiweißstoffe dieser Lebensmittel im Verdauungstrakt in die kleinsten Bausteine – 20 verschiedene Aminosäuren – zerlegt.

Zwölf dieser Aminosäuren können im menschlichen Körper aus anderen Aminosäuren aufgebaut werden. Die restlichen acht Aminosäuren können nicht aufgebaut werden, sie sind jedoch **lebensnotwendig – essenziell** – für den Aufbau von Körpereiweiß.

Die essenziellen Aminosäuren werden in ganz bestimmten Mengen für den Aufbau von Körpereiweiß benötigt. Diese Menge ist in der Abbildung jeweils mit 100% angegeben. In den Lebensmitteln sind diese Aminosäuren jedoch in anderen Mengenverhältnissen vorhanden.

Aminosäuren werden beim Aufbau bzw. bei der Erneuerung von Körpereiweiß in einer ganz bestimmten Reihenfolge miteinander verknüpft. Diese Reihenfolge ist in der DNA im Zellkern festgelegt, vgl. S. 97.

Diese Aussage soll an einem Beispiel erläutert werden:
Das Wort **AMINOSÄUREN** soll bei einem Spiel geschrieben werden. Ein Spieler beginnt das Wort zu legen: **AMINO**. Jetzt stellt er fest, dass ihm das **S** fehlt. Obwohl der Spieler alle anderen Buchstaben hat, kann er das Wort nicht legen.

Fehlt eine „essenzielle Aminosäure", so kann die Peptidkette nicht weiter aufgebaut werden. Der Aufbau des Eiweißstoffes wird also gestoppt.

Biologische Wertigkeit am Beispiel Getreideeiweiß
Im Getreideeiweiß sind die essenziellen Aminosäuren in einem ganz anderen Mengenverhältnis vorhanden, als sie zum Aufbau von Körpereiweiß benötigt werden.

Aus der Abbildung ist zu ersehen, dass Lysin – 6. Aminosäure – nur zu 35% enthalten ist. Zum vollständigen Umbau in Körpereiweiß werden jedoch 100% benötigt. Alle anderen essenziellen Aminosäuren sind in größeren Mengen vorhanden.

Ohne Lysin kann kein weiteres Körpereiweiß aufgebaut werden. Lysin begrenzt den Aufbau von Körpereiweiß auf 35%.

Die biologische Wertigkeit des Getreideeiweißes ist niedrig, sie beträgt 35%.

In einem Brötchen sind z.B. 3 g Getreideeiweiß enthalten, hieraus kann nur 1 g Körpereiweiß aufgebaut werden.

Biologische Wertigkeit am Beispiel Rindfleischeiweiß

Im Rindfleischeiweiß sind die essenziellen Aminosäuren in einem ähnlichen Anteil vorhanden, wie sie im menschlichen Körper zum Aufbau von Eiweiß benötigt werden.

Die Abbildung zeigt, dass Threonin (4. Aminosäure) zu 76% enthalten ist. Zum vollständigen Umbau zu Körpereiweiß werden jedoch 100% benötigt. Die anderen essenziellen Aminosäuren sind in größeren Mengen vorhanden.

Ohne Threonin kann kein weiteres Körpereiweiß aufgebaut werden. Threonin begrenzt den Aufbau von Körpereiweiß auf 76%.

Die biologische Wertigkeit des Rindfleischeiweißes ist hoch, sie beträgt 76%.

In einem Steak sind z.B. 19 g Rindfleischeiweiß enthalten, hieraus können 14 g Körpereiweiß aufgebaut werden.

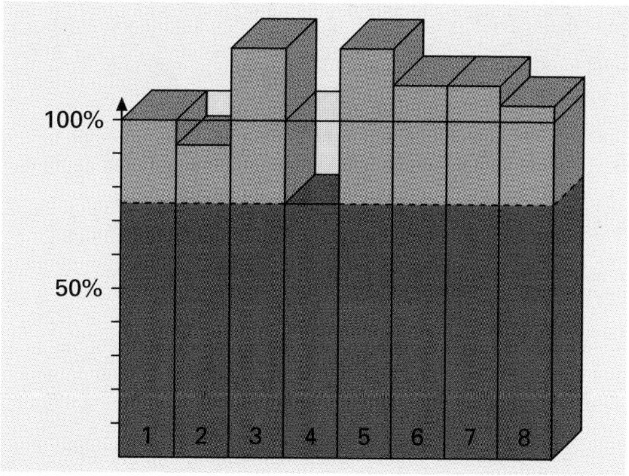

Biologische Wertigkeit von Rindfleischeiweiß

!

- **Körpereiweißstoffe und Nahrungseiweißstoffe haben eine unterschiedliche Aminosäurezusammensetzung.**
- **Acht Aminosäuren sind essenziell, sie können nicht im menschlichen Körper aufgebaut werden, sie müssen mit der Nahrung aufgenommen werden.**
- **Die begrenzende Aminosäure bestimmt die biologische Wertigkeit eines Eiweißstoffes.**
- **Die biologische Wertigkeit gibt an, wie viel Gramm Körpereiweiß aus 100 g Nahrungseiweiß aufgebaut werden.**
- **Die biologische Wertigkeit von tierischem Eiweiß ist im Allgemeinen höher als die von pflanzlichem.**

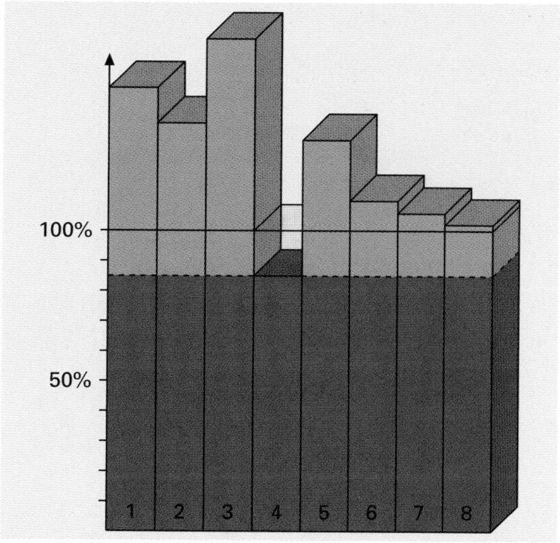

Biologische Wertigkeit von Milcheiweiß

?

1. Erläutern Sie die biologische Wertigkeit von
   a) Milcheiweiß,
   b) Volleieiweiß.
2. Wie viel Gramm Körpereiweiß können jeweils aufgebaut werden?
   a) 1 Hühnerei enthält 7 g Eiweiß.
      Die biologische Wertigkeit beträgt 94%.
   b) In 1/4 l Milch sind 9 g Eiweiß.
      Die biologische Wertigkeit beträgt 86%.
3. Im Gelatineeiweiß fehlt Tryptophan fast vollständig.
   Wie hoch ist die biologische Wertigkeit von Gelatineeiweiß?

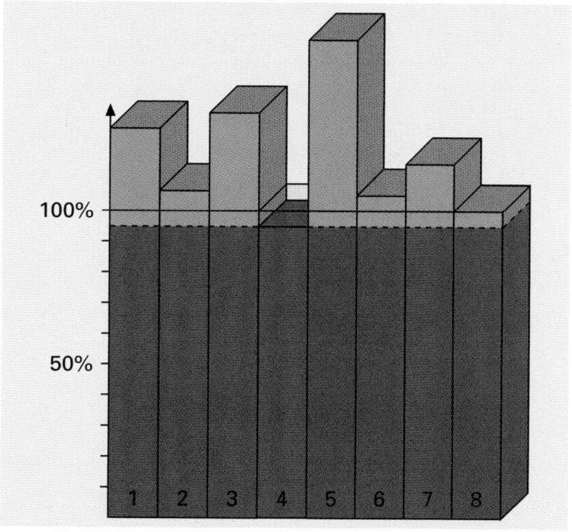

Biologische Wertigkeit von Volleieiweiß

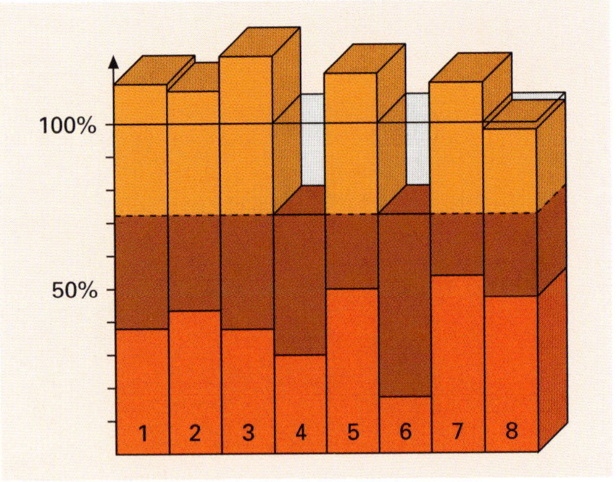

Ergänzungswirkung zwischen Getreideeiweiß und Milcheiweiß

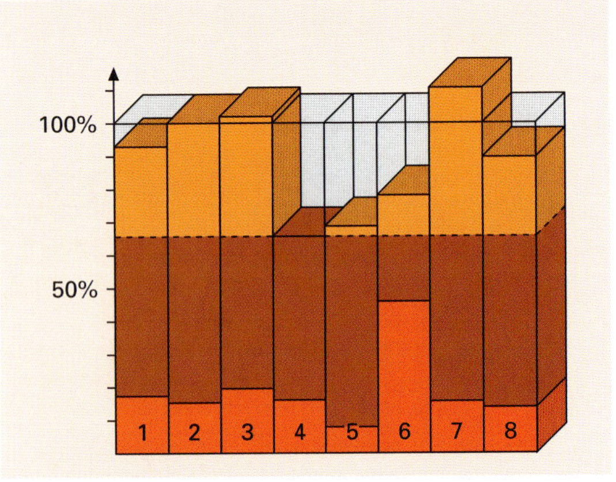

Ergänzungswirkung zwischen Erbseneiweiß und Getreideeiweiß

?

1. Erläutern Sie den biologischen Ergänzungswert zwischen Erbseneiweiß und Weizenmehleiweiß.

   Es werden 200 g Erbsen und 500 g Weizenmehl (Teigtaschen) gegessen.
   200 g Erbsen enthalten 13 g Eiweiß. Die begrenzende Aminosäure ist Methionin, BW 37 %.

   500 g Weizenmehl enthalten 53 g Eiweiß. Die begrenzende Aminosäure ist Lysin, BW 39 %.

   Die biologische Wertigkeit dieses Eiweißgemisches beträgt 65 %, vgl. Abb.

2. Berechnen Sie, wie viel g Körpereiweiß
   a) bei getrennter,
   b) bei gemeinsamer
   Aufnahme aufgebaut werden können.

Biologischer Ergänzungswert – nicht nur für Vegetarier nützlich?

Bei einer gemischten Kost werden die Aminosäuren der verschiedenen Lebensmittel gleichzeitig aus dem Darm aufgenommen, sie können nun gemeinsam zum Aufbau von Körpereiweiß verwendet werden. Hierdurch kann man die biologische Wertigkeit eines einzelnen Eiweißstoffes durch einen anderen erhöhen – ergänzen.

Die Ergänzungswirkung zwischen zwei Nahrungseiweißstoffen soll am Beispiel Nudeln (Getreideeiweiß) und Emmentaler (Milcheiweiß) erläutert werden.

Nudeln und Emmentaler werden getrennt gegessen:
75 g Nudeln (Rohware) enthalten 10 g Eiweiß.

Die biologische Wertigkeit des Getreideeiweißes beträgt 35 %.

Lysin ist die begrenzende Aminosäure.

Aus 10 g Getreideeiweiß können 3,5 g Körpereiweiß aufgebaut werden.

35 g Emmentaler enthalten ebenfalls 10 g Eiweiß. Die biologische Wertigkeit des Milcheiweißes beträgt 85 %.

Threonin ist hier die begrenzende Aminosäure.

Lysin ist im Milcheiweiß im Überschuss vorhanden.

Aus 10 g Milcheiweiß können 8,5 g Körpereiweiß aufgebaut werden.

Nudeln und Emmentaler – Nudeln mit Käse überbacken – werden gemeinsam gegessen:
Die beiden Nahrungseiweißstoffe können sich nun gegenseitig ergänzen, da sie unterschiedliche begrenzende Aminosäuren haben.

Der Überschuss an Lysin im Milcheiweiß ermöglicht eine weitere Ausnutzung des Getreideeiweißes.

Das Getreideeiweiß wird also durch das Milcheiweiß ergänzt.

Die biologische Wertigkeit des Eiweißgemisches beträgt 72 %.

Insgesamt können nun etwa 14 g Körpereiweiß aufgebaut werden.

Bei diesem Beispiel – Nudeln und Emmentaler – ist der biologische Ergänzungswert nicht besonders hoch.

Isst man jedoch z. B. Erbseneiweiß und Getreideeiweiß gemeinsam, wird eine biologische Wertigkeit erreicht, die der des Rindfleischeiweißes entspricht.

Blätterteigtaschen mit Erbsenbrei gefüllt oder Fladen mit Humus – Erbsenbrei – ersetzen so in einigen Mittelmeerländern teilweise das Fleisch.

Eiweißgemische mit gutem biologischen Ergänzungswert

allgemein	Beispiele	
Getreideerzeugnisse mit Milch, Fleisch, Fisch, Ei oder Hefe	**Brot** mit Käse, Milch, Ei, Quark, Fisch usw. **Getreideflocken** mit Milch **Grießbrei** mit Milch, Ei **Teigwaren** (Nudeln) mit Fleisch, Käse, Ei usw. **Reis** mit Fleisch, Ei usw. **Milchreis** **Brot**, mit Hefe hergestellt, bzw. Hefekuchen	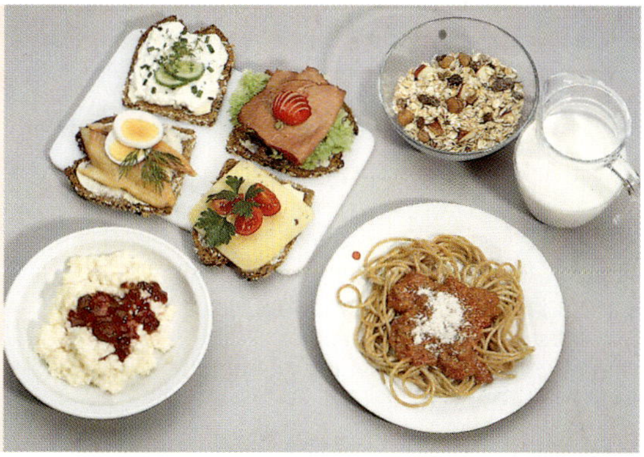
Kartoffeln mit Milch, Fleisch, Fisch, Ei	**Pellkartoffeln** mit Matjes **Kartoffeln** mit Ei **Kartoffelbrei** mit Milch **Pellkartoffeln** mit Kräuterquark **Kartoffelgratin** mit Sahne und Käse	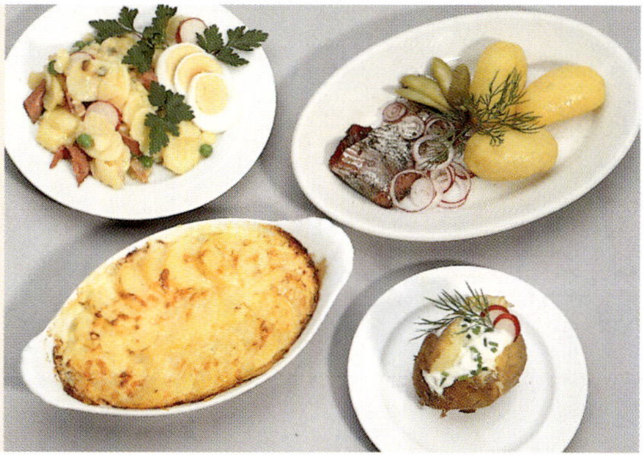
Hülsenfrüchte mit Milch, Fleisch, Fisch, Ei oder Getreideerzeugnissen	**Bohnensalat** mit Brot Serbische **Bohnensuppe** mit Würstchen Sahnige **Erbsensuppe** **Grünkernsalat mit Erbsen**	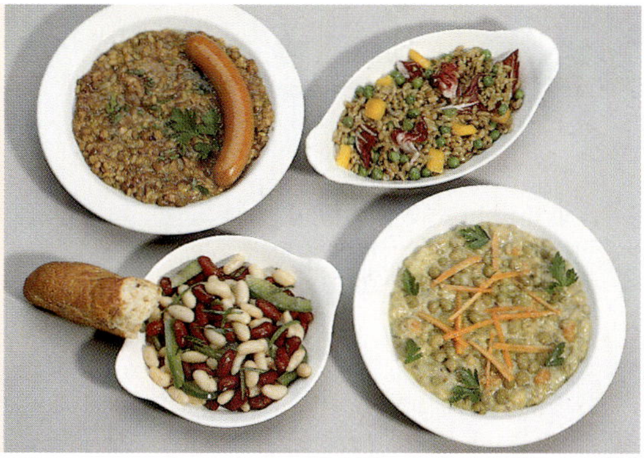

!

- **Nahrungseiweißstoffe können sich bei gleichzeitiger Aufnahme gegenseitig ergänzen.**
- **Unter Berücksichtigung des biologischen Ergänzungswertes der Eiweißstoffe kann auch ein strenger Vegetarier, der nur pflanzliche eiweißreiche Lebensmittel verzehrt, seinen Eiweißbedarf decken.**

?

1. Sammeln Sie fünf Rezepte für warme Hauptgerichte, bei denen der Ergänzungswert von Eiweißstoffen berücksichtigt wurde.
2. Stellen Sie unterschiedliche Mahlzeiten mit pflanzlichen eiweißreichen Lebensmitteln zusammen.

5.5 Empfehlungen für die Eiweißbedarfsdeckung

Diese Kompetenzen können Sie erwerben:

- *Den Eiweißbedarf unterschiedlicher Personen erläutern*
- *Den gegenwärtigen Eiweißkonsum in Deutschland beurteilen*

?

1. Erläutern Sie die Bedeutung der Nahrungseiweißstoffe für Jugendliche.
2. Beurteilen Sie folgende Werbeaussagen:
   a) „So erhält Ihr Kind eine extra Portion Milch."
   b) „... sind so gesund wie ein kleines Steak zwischendurch."

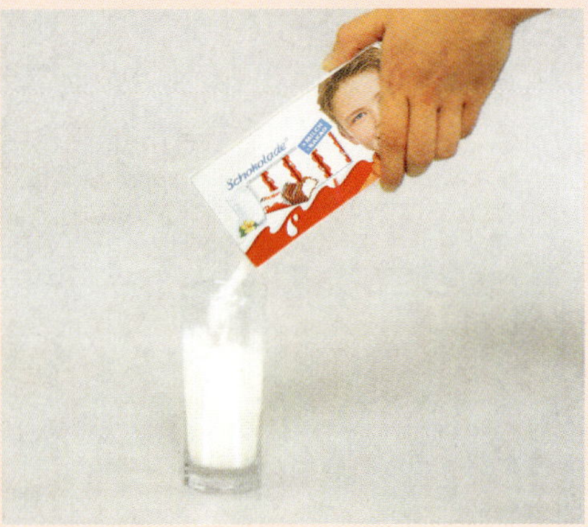

3. Sammeln Sie Argumente, die gegen einen zu hohen Verzehr von tierischem Eiweiß sprechen.
4. Ermitteln Sie für den Kostplan auf S. 28 die Zufuhr in Gramm an
   a) Eiweiß insgesamt,
   b) tierischem Eiweiß,
   c) pflanzlichem Eiweiß.
5. Machen Sie evtl. Verbesserungsvorschläge.
6. Ermitteln Sie Ihren eigenen Eiweißbedarf.
7. Stellen Sie zusammen, was Sie am vergangenen Tag gegessen haben.
   Überprüfen Sie, ob Sie die richtige Eiweißmenge und -art zu sich genommen haben.
   Machen Sie evtl. Änderungsvorschläge – unter besonderer Berücksichtigung der Ergänzungswirkung der Eiweißstoffe.

Tägliche Eiweißbedarfsdeckung

Der Eiweißbedarf ist abhängig von dem Aminosäuregehalt, den der Körper täglich zum Aufbau bzw. zur Erneuerung von Körpereiweiß benötigt. Dementsprechend unterscheidet man zwei Personengruppen:

- **Personen, die Eiweiß zur Erneuerung und zum Aufbau von Körpereiweiß benötigen.**
  Zu dieser Gruppe gehören Säuglinge, Kinder und Jugendliche. Die Tabelle zeigt, dass der Eiweißbedarf von der Wachstumsgeschwindigkeit abhängig ist.

  Zu dieser Gruppe gehören auch Schwangere und Stillende, vgl. S. 252 ff.

- **Personen, die Eiweiß nur zur Erneuerung von Körpereiweiß benötigen.**
  Erwachsene sollten bei einer gemischten Kost täglich mindestens 0,8 g Eiweiß pro kg Körpergewicht aufnehmen.

  Bei einer vegetarischen bzw. überwiegend pflanzlichen Kost muss mehr Eiweiß pro kg Körpergewicht aufgenommen werden.

  Ältere Menschen müssen auf eine eiweißreiche Kost – eine größere Nährstoffdichte – achten, da lediglich ihr Energiebedarf, aber nicht ihr Eiweißbedarf sinkt, vgl. S. 261 f.

Eine ausreichende Eiweißversorgung ist lebensnotwendig.

Empfehlenswerte Eiweißzufuhr in g pro kg Körpergewicht bei einer biologischen Wertigkeit von 70 % (DGE)

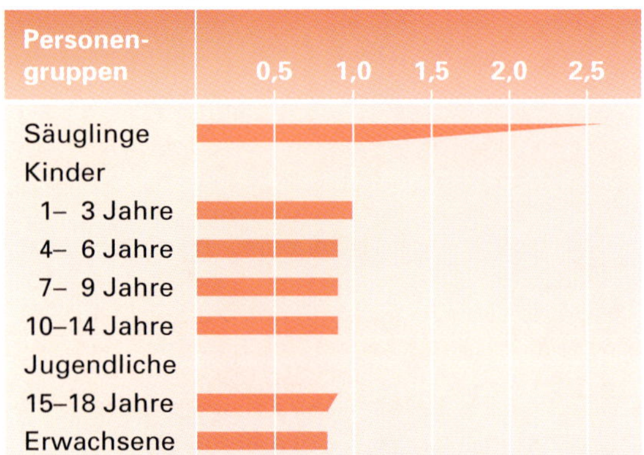

!

Bei der täglichen Eiweißbedarfsdeckung sollte Folgendes beachtet werden:

- **Nur ein Drittel der Eiweißaufnahme sollte durch tierische Lebensmittel erfolgen.**

  Eine ausreichende Versorgung mit Milch, Milchprodukten und Seefisch ist neben der Eiweißbedarfsdeckung auch für die Calciumbedarfsdeckung, Iodbedarfsdeckung usw. notwendig.

- **Durch pflanzliche Lebensmittel, wie Vollkornprodukte, Gemüse, Kartoffeln, Hülsenfrüchte usw., sollten zwei Drittel des Eiweißbedarfs gedeckt werden.**

  Pflanzliche Lebensmittel enthalten gleichzeitig Ballaststoffe, die eine Überversorgung mit Energie und Eiweiß verhindern.

- **Täglich sollten höchstens 15 % der Gesamtenergiemenge in Form von Eiweiß aufgenommen werden. Bei einer höheren Aufnahme von tierischem Eiweiß (mehr als 1/3), vgl. DGE-Empfehlungen, kann die Eiweißzufuhr auf 10 % gesenkt werden.**

- **Der jeweilige Eiweißbedarf ergibt sich also aus der biologischen Wertigkeit – dem Ergänzungswert – der Speisen.**

  Bei einer Ernährung ohne tierisches Eiweiß muss z. B. aufgrund der geringeren biologischen Wertigkeit die Gesamteiweißzufuhr erhöht werden.

- **Der Eiweißbedarf muss auf jeden Fall gedeckt werden. Eiweiß kann durch keinen anderen Nährstoff ersetzt werden.**

- **Eiweiß sollte täglich mit der Nahrung aufgenommen werden, da es nur begrenzt gespeichert werden kann.**

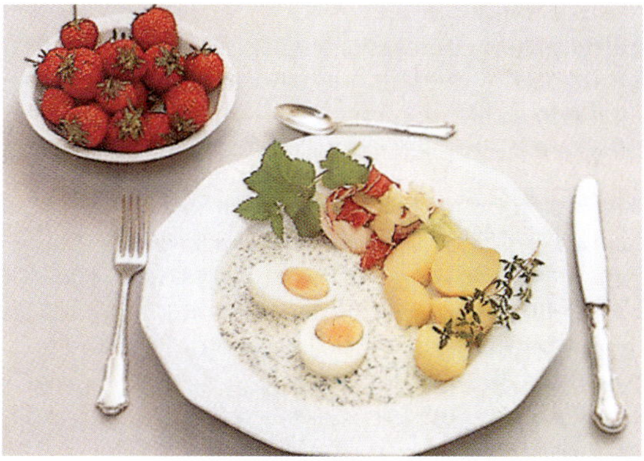

Berechnung der empfohlenen Eiweißzufuhr – Beispiel

Die empfehlenswerte Eiweißzufuhr in g bei einem Gesamtenergiebedarf von 10 000 kJ soll berechnet werden.

Gesamtenergiebedarf	100 %	10 000 kJ
Eiweißzufuhr	15 %	1 500 kJ

1 g Eiweiß liefert	17 kJ
x g Eiweiß liefern	1 500 kJ

1 500 : 17 = 88

Jugendliche sollten täglich bei einem Gesamtenergiebedarf von 10 000 kJ nicht mehr als 88 g Eiweiß aufnehmen.

In Deutschland wird häufig zu viel Eiweiß aufgenommen. Die Werbung ermuntert uns, zusätzlich Eiweiß aufzunehmen.

Gicht kann bei entsprechender Veranlagung durch diese Eiweiß- und somit Purinüberversorgung als Folgeerkrankung entstehen, vgl. S. 298 f.

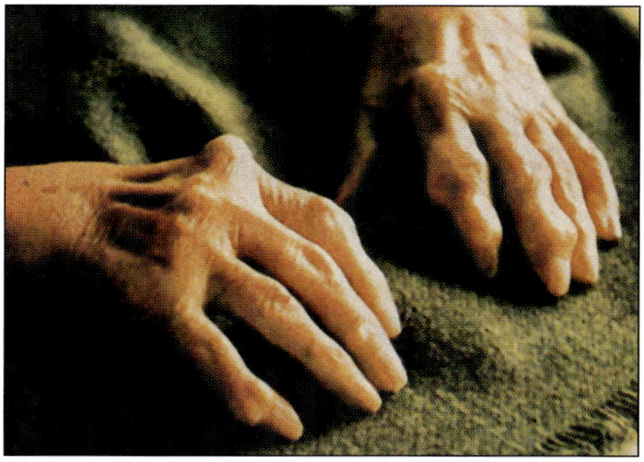

Gicht in beiden Händen

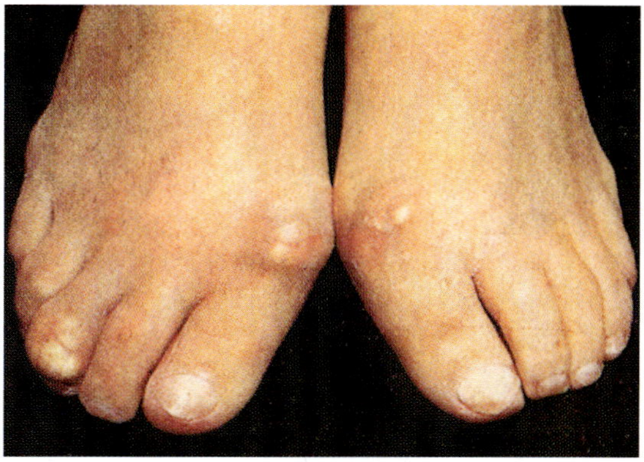

Gichtknoten im Grundgelenk des großen Zehs

6 Eiweißreiche Lebensmittel

6.1 Milch

Diese Kompetenzen können Sie erwerben:

- *Veränderungen der Rohmilch bei der Trinkmilchaufbereitung beurteilen*
- *Vollmilch und fettarme Milch vergleichend bewerten*
- *Einige Milcherzeugnisse kennen*

?

1. **Geschmackstest:**

   Bereiten Sie einen Geschmackstest vor. Schreiben Sie auf je einen Becher die Buchstaben A, B und C.

   Füllen Sie einen Becher mit H-Vollmilch, einen anderen mit frischer Vollmilch und einen dritten mit fettarmer „längerfrischer" Milch.

   Stellen Sie fest, ob andere Personen die jeweilige Milchsorte „herausschmecken" können.
2. Erkunden Sie die Preise für verschiedene Milchsorten.
3. Nennen Sie Verwendungszwecke für verschiedene Milchsorten.
4. Erläutern Sie Unterschiede zwischen den in Molkereien bearbeiteten Milchsorten und Rohmilch/Vorzugsmilch vom Bauern.
5. Beurteilen Sie das gegenwärtige Milchangebot hinsichtlich des verwendeten Verpackungsmaterials.
6. Ermitteln Sie in einem Laden, in welchen Orten die angebotenen Milchprodukte verarbeitet wurden.
7. Informieren Sie sich im Internet über die „längerfrische" Milch.

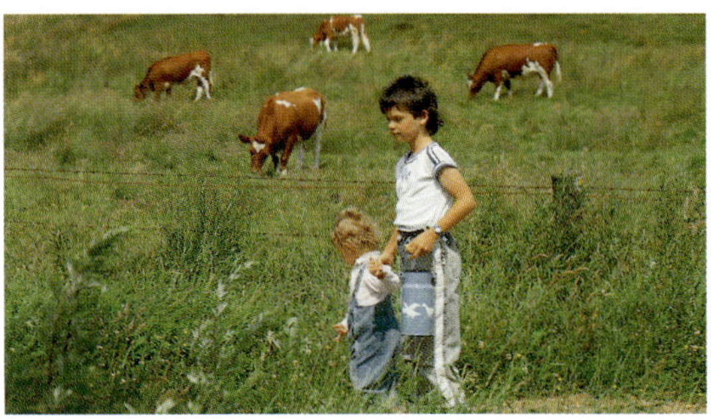

Vorzugsmilch vom Erzeuger

Trinkmilchaufbereitung

In der Molkerei wird die **Rohmilch** mit natürlichem Fettgehalt gekühlt und dunkel aufbewahrt.

Reinigung: Die Rohmilch wird von groben Verunreinigungen befreit.

Entrahmung: Durch Zentrifugieren bei 40 °C und 6000 Umdrehungen pro Minute wird der Rahm von der Rohmilch abgetrennt. Entrahmte Milch bleibt zurück.

Einstellung der Fettgehaltsstufen: Der entrahmten Milch wird wieder Rahm zugesetzt, bis die gewünschte Fettgehaltsstufe erreicht ist. Vollmilch hat mindestens 3,5 % Fett, fettarme Milch hat 1,5 bis 1,8 % Fett, entrahmte Milch enthält nur 0,3 % Fett. Der angegebene Fettgehalt darf nicht unterschritten werden, ein höherer Fettgehalt ist dagegen erlaubt.

Homogenisieren
In der Rohmilch sind die größeren Fetttröpfchen von einer Eiweißhülle umgeben, die nur anfangs das Aufrahmen der Milch verhindert. Durch Homogenisieren will man dieses Aufrahmen für einen längeren Zeitraum verhindern. Die Milch wird unter hohem Druck von 200 bar durch feinste Düsen gepresst, dabei werden die Fetttröpfchen auf etwa ein Fünftel ihrer ursprünglichen Größe zerschlagen, ein Aufrahmen der Milch wird so verhindert. Auch das Milcheiweiß ist nach dem Homogenisieren in der Milch fein verteilt.

Wärmebehandlung
Pasteurisieren: Man unterscheidet **Kurzzeiterhitzung und Hocherhitzung**. Bei der **Kurzzeiterhitzung** wird die Milch 15 bis 30 Sekunden auf 72 bis 75 °C gebracht. Bei der **Hocherhitzung** wird die Milch 1 bis 2 Sekunden auf 85 bis 125 °C erhitzt. Man erhält dann die „längerfrische" Milch, die bei unter 10 °C bis zu 15 Tage haltbar ist. Der Nährstoffgehalt und der Geschmack der Milch sind kaum verändert.

Ultrahocherhitzen: Milch wird zunächst auf 75 °C erhitzt und dann durch einen Dampfstoß für 1 Sekunde auf 135 bis 150 °C gebracht und anschließend heruntergekühlt. Nährstoffveränderungen und Vitaminverluste beim Ultrahocherhitzen der Milch sind geringer als beim Kochen.

Danach wird die Milch auf 4 °C heruntergekühlt.

Durch die Wärmebehandlung wird das Milcheiweiß denaturiert, es ist nun leichter verdaulich. Außerdem ist erhitzte Milch frei von krankheitserregenden Keimen.

Sterilisieren wird bei Trinkmilch kaum noch angewandt.

Übersicht – Trinkmilchaufbereitung

Reinigung
Entfernung von Staubteilchen

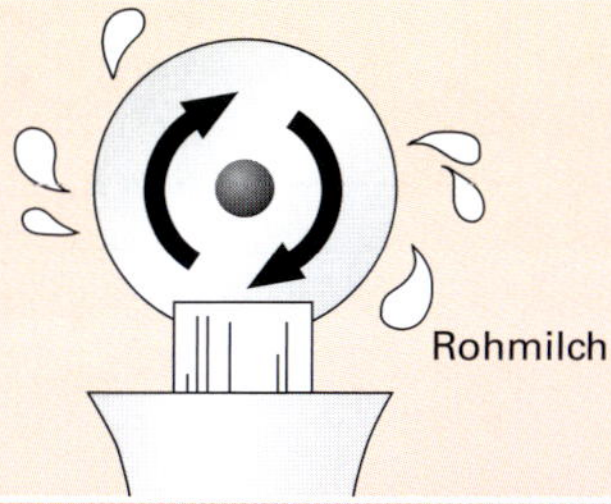

Abtrennung der Sahne (Rahm)

Fettgehaltsstufen

Vollmilch
mindestens 3,5 % Fett

entrahmte Milch
höchstens 0,3 % Fett

fettarme teilentrahmte **Milch**
mindestens 1,5 bis 1,8 % Fett

Homogenisieren

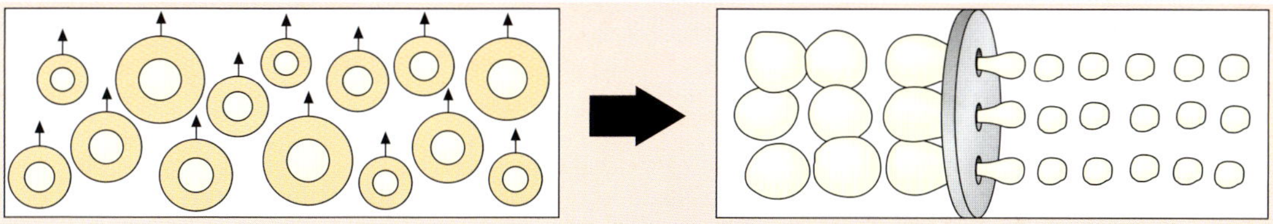

Rohmilch
Fetttröpfchen sind von einer Eiweißhülle umgeben, sie sind ungleichmäßig groß.

Milch, homogenisiert
Fetttröpfchen sind zerkleinert und gleichmäßig in der Milch verteilt.
Die Milch kann nicht mehr aufrahmen.

Wärmebehandlung

Frischmilch
drei bis vier Tage haltbar bei max. 8 °C
Kurzzeiterhitzung

Längerfrische
15 Tage haltbar bei max. 8 °C
Hocherhitzung

H-Milch
zwölf Wochen haltbar in geschlossener Packung
Ultrahocherhitzt

Sterilmilch
mehrere Monate haltbar in geschlossener Packung
Sterilisiert

?

Erläutern Sie die Angaben auf den Milchpackungen.

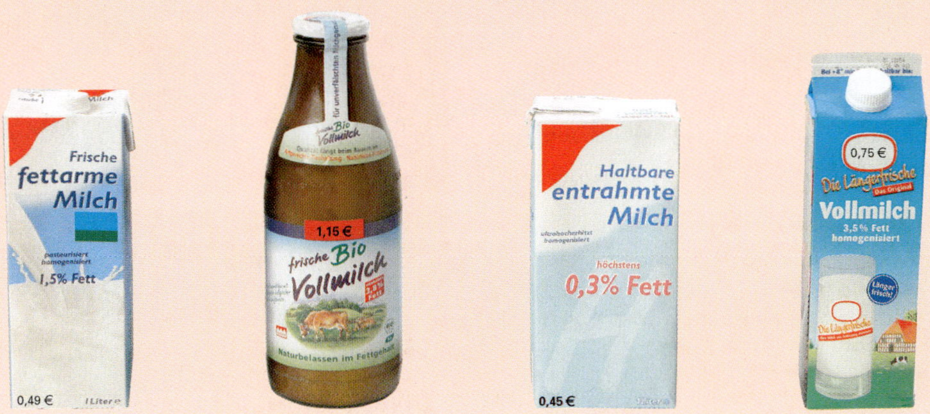

Vollmilch oder fettarme Milch?

?

1. Berechnen Sie die Eiweißmenge, die in je einem halben Liter
   a) Vollmilch,
   b) fettarmer Milch enthalten ist.
2. Ermitteln Sie, in wie viel
   a) Hühnereiern,
   b) Gramm Schweinekotelett,
   c) Gramm Kabeljaufilet
   die gleiche Eiweißmenge wie in einem halben Liter Milch enthalten ist.
3. Berechnen Sie die Kohlenhydratmenge, die in je einem halben Liter
   a) Vollmilch,
   b) fettarmer Milch enthalten ist.
4. Ein Stück Zucker wiegt 5 g. Berechnen Sie, wie viel Zuckerstücke der Kohlenhydratmenge in einem halben Liter Milch entsprechen.
5. Berechnen Sie die Fettmenge, die je in einem halben Liter
   a) Vollmilch,
   b) fettarmer Milch enthalten ist.
6. Berechnen Sie, in wie viel Gramm Butter die jeweils berechnete Fettmenge enthalten ist.
7. Wie viel Scheiben Vollkornbrot können mit der Fettmenge von je einem halben Liter
   a) Vollmilch,
   b) fettarmer Milch
   bestrichen werden?
8. Beurteilen Sie die Aussage: Milch ist kein Getränk, sondern ein flüssiges Lebensmittel.

Nährstoffgehalt in Vollmilch und fettarmer Milch
Eiweiß: In Vollmilch und in fettarmer Milch sind 3,5 % hochwertiges Eiweiß enthalten.

Die Verdaulichkeit der Milch ist abhängig von der jeweiligen Gerinnung. Rohmilch bildet im Magen ein festes, zusammenhängendes Gerinnsel, sie ist schwer verdaulich. Eine feinere Ausflockung des Milcheiweißes wird erreicht durch

- Ansäuern, z. B. Sauermilchprodukte,
- Kohlenhydratzusatz, z. B. Brei,
- Hitzebehandlung und Homogenisieren.

Kohlenhydrate: In Vollmilch und in fettarmer Milch sind 5 % Kohlenhydrate enthalten. Milchzucker ist das Kohlenhydrat, das in der Milch den größten Anteil hat. Milchzucker fördert die Verdauung. Milchzucker erhöht auch die Calciumaufnahme ins Blut.

Fett – fettlösliche Vitamine
Vollmilch enthält 3,5 % Fett, fettarme Milch dagegen nur 1,5 bis 1,8 % Fett.

Milchfett ist leicht verdaulich, da es

- emulgiert bzw. homogenisiert ist,
- einen niedrigen Schmelzbereich hat,
- einen hohen Anteil an kurzkettigen Fettsäuren enthält.

Fette sind Träger von **fettlöslichen Vitaminen**. Der Gehalt an fettlöslichen Vitaminen A und D ist in der Vollmilch doppelt so hoch wie in der fettarmen Milch. Aufgrund des hohen Fettkonsums besteht bei uns jedoch kein Mangel an fettlöslichen Vitaminen.

Mineralstoffe und wasserlösliche Vitamine
Der Gehalt an Mineralstoffen und wasserlöslichen Vitaminen ist in Vollmilch und fettarmer Milch fast gleich.

Milch ist der wichtigste Calciumlieferant für den Menschen. Mit einem 3/4 Liter Milch kann ein Erwachsener seinen täglichen Calciumbedarf decken. Ohne Milch bzw. Milchprodukte kann der Calciumbedarf nur schwer gedeckt werden.

Auch Magnesium, Phosphat und Vitamin $\mathbf{B_2}$ – **Riboflavin** – sind reichlich enthalten.

Der Eisengehalt und Vitamin-C-Gehalt der Milch sind dagegen gering. Aus diesem Grund muss die Milchnahrung des Säuglings frühzeitig durch Obst- und Gemüsesäfte ergänzt werden.

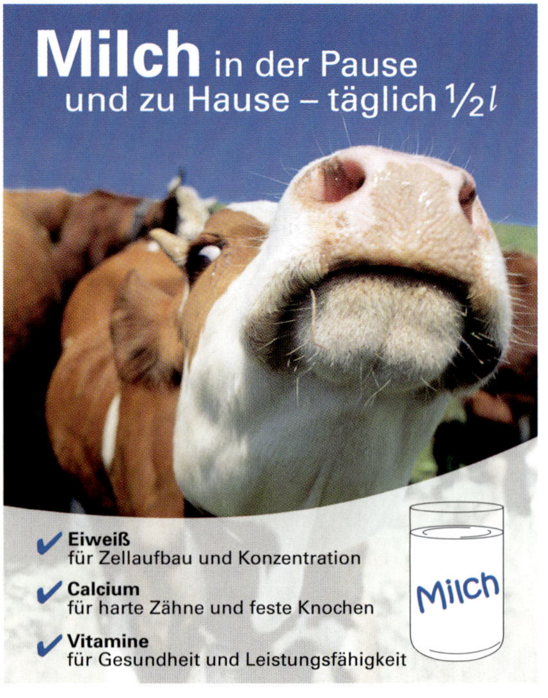
Milch in der Pause
und zu Hause – täglich 1/2 l
Eiweiß
für Zellaufbau und Konzentration
Calcium
für harte Zähne und feste Knochen
Vitamine
für Gesundheit und Leistungsfähigkeit
Milch

Rohmilch oder Vorzugsmilch – was ist der Unterschied?

Rohmilch ist unbehandelte Milch mit natürlichem Fettgehalt, die kühl und dunkel aufbewahrt wird.

Rohmilch darf ausschließlich am gleichen oder am folgenden Tag vom jeweiligen Erzeugerbetrieb direkt an den Verbraucher abgegeben werden. In der Abgabestelle muss gut sichtbar und lesbar der Hinweis „Rohmilch, vor dem Verzehr abkochen" angebracht sein.

Vorzugsmilch ist rohe Milch mit mindestens 3,5 % Fett. Sie wird im Erzeugerbetrieb gekühlt und abgefüllt. Im Lebensmittelhandel wird sie in abgepackter Form in den Handel gebracht. Die Milch darf nur von streng überwachten Rinderbeständen stammen.

Vitaminverluste der Milch bei verschiedenen Erhitzungsverfahren (Renner)

Erhitzungsverfahren	Verluste in %		
	B_1	B_6	B_{12}
Pasteurisieren	< 10	0– 8	< 10
Ultrahocherhitzen	15–20	< 10	10– 20
Kochen	10–20	10	5– 10
Sterilisieren	20–50	20–50	20–100

Erhitzungsverfahren	Verluste in %	
	Folsäure	C
Pasteurisieren	< 10	10 < 25
Ultrahocherhitzen	5–20	5– 30
Kochen	15	15– 30
Sterilisieren	30–50	30–100

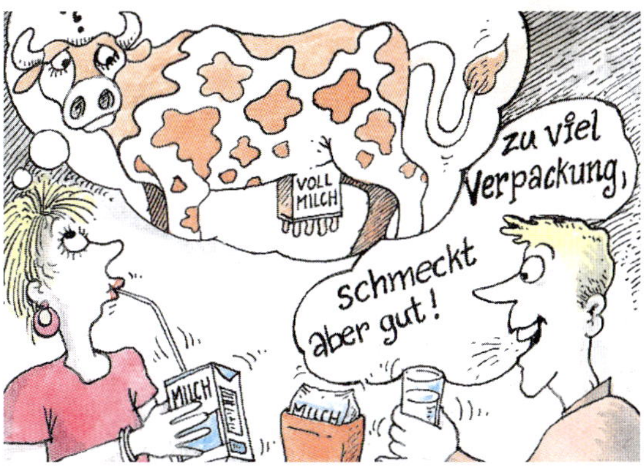
VOLL MILCH
zu viel Verpackung!
schmeckt aber gut!
MILCH
MILCH

Vorzugsmilch oder pasteurisierte Milch?

T Rohmilch in der Schwangerschaft

Im Kreis Stormarn wurden Säuglinge mit einer Infektionskrankheit geboren.

Ihre Mütter hatten versucht, sich während der Schwangerschaft möglichst gesund zu ernähren, und auch Rohmilch getrunken.

Für Schwangere, Kleinkinder, alte und kranke Menschen muss die Rohmilch vor dem Verzehr gekocht werden. Rohmilch ist für viele Menschen auch schwerer verdaulich als pasteurisierte Milch. Das schonende Erhitzen beim Pasteurisieren schädigt die Nährstoffe weniger als das Aufkochen im Haushalt.

Wer sonst Rohmilch mag und die Chance hat, Milch direkt vom Bauern zu holen, sollte dies tun. Rohmilch hat einen einzigartigen, guten Geschmack.

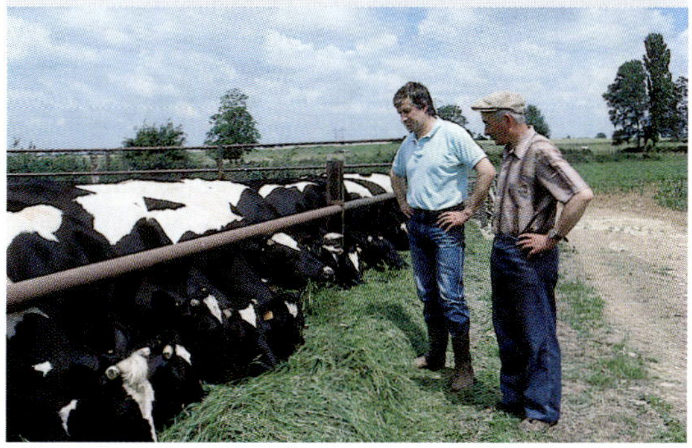

I Laktoseintoleranz

Warum vertragen manche Erwachsene keine frische Milch?

Nach dem Säuglingsalter – meist jedoch erst im Erwachsenenalter – entwickeln manche Personen einen angeborenen oder erworbenen Laktasemangel, der Milchzucker kann nicht mehr gespalten werden. Diese Menschen haben nach dem Verzehr von frischer Milch Darmbeschwerden bzw. Durchfall.

Laktoseintoleranz ist die häufigste Lebensmittelunverträglichkeit.

Sauermilchprodukte, vgl. S. 109, werden dagegen häufig gut vertragen, da der Milchzucker bei der Milchsäuregärung bereits teilweise abgebaut wurde. In Afrika und Asien haben bis zu 80 % der Bevölkerung einen Laktasemangel, bei uns sind lediglich 15 % betroffen. Menschen, die als Erwachsene keine Milch zu sich nehmen, haben also eher einen Laktasemangel.

Lebensmittelhilfen für Entwicklungsländer in Form von Milchpulver sind also nicht nur wegen der evtl. schlechteren Wasserqualität eher ungeeignet.

I Schafskäse aus Griechenland, Butter aus Irland

Ein Teil des griechischen Schafskäses landet auf Umwegen auf deutschen Tischen. Er wird hierzulande in solchen Mengen konsumiert, dass die Bauern auf dem Balkan kaum noch nachkommen. Da deutsche Verbraucher glauben, ausländischer Schafskäse schmecke generell besser als einheimischer, kaufen sie ihn auch lieber. Findige Unternehmer füllen die Marktlücke, indem sie Schafskäse aus deutschen Landen auf die Lkw-Reise in den Süden schicken. Von dort kommt er als „echt" griechisches Produkt wieder zu uns zurück.

Die Reise per Bahn oder Schiff ist noch recht umweltfreundlich. Lange Strecken werden jedoch per Lkw oder Flugzeug zurückgelegt.

Das Transportgeschäft boomt und die Lkw-Flotte wächst ständig. Schon heute rollen über 2 Millionen deutsche Trucks von Stau zu Stau.

Eine Untersuchung des Berliner Umweltamtes zeigt, welchen unverhältnismäßig großen Anteil die Lkw-Flotte an der Schadstoffproduktion des gesamten Verkehrs hat. Die Laster stoßen ebenso viel Feinstaub aus wie alle Pkw. Die restliche Schadstoffbelastung durch die Lkw beträgt etwa ein Drittel – mit steigender Tendenz.

Die ökologischen Folgekosten – die Umweltschäden –, die durch den Lebensmitteltransport entstehen, werden wir früher oder später teuer bezahlen müssen.

Keine Frage, exotische Früchte wie Mangos, Papayas oder Kiwis müssen von weit her geholt werden. Warum werden alltägliche Produkte wie bayerischer Joghurt an die Ostseeküste, Lüneburger Kefir dafür nach Süddeutschland transportiert, Butter sogar 1500 Kilometer weit aus Irland herbeigeschafft?

Einfach deshalb, weil die Verbraucher bestimmte Marken bevorzugen. Die Zeiten, in denen sich Städte und Gemeinden ausschließlich aus den Molkereien und Mühlen ihres Umlandes versorgten, sind deshalb längst vorbei.

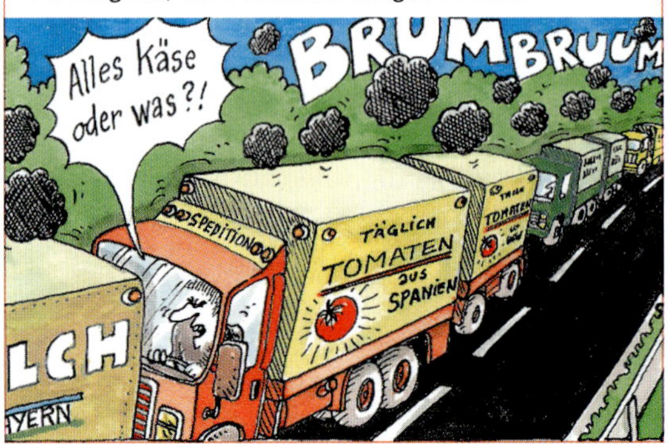

Der lange Weg eines Lebensmittels

?

1. Lesen und diskutieren Sie den Zeitungsartikel „Schafskäse aus Griechenland, Butter aus Irland".
2. Stellen Sie in einem Geschäft mithilfe der Lebensmittelkennzeichnung fest: Aus welchen Ländern werden Lebensmittel der verschiedenen Lebensmittelgruppen des Ernährungskreises angeboten?
   a) Obst aus?
   b) Gemüse aus?
   c) Milchprodukte aus?
   d) Getränke aus?
   e) usw.
3. Kennzeichnen Sie die Herkunftsländer der verschiedenen Lebensmittel auf einer Landkarte.
4. Diskutieren Sie: Auf welche Lebensmittel aus anderen Ländern können wir verzichten?
5. Erstellen Sie Plakate „Umweltbelastung durch Lebensmitteltransporte".

- Solange wir den Anspruch haben, überall und zu jeder Jahreszeit in beliebiger Menge alles kaufen zu können, wird sich nichts ändern.
- Werden Produkte aus der Region bevorzugt, so können Schadstoff- und Lärmbelastung sowie Unfallgefahren durch die Laster vermindert werden.
- Mögliche Kontakte zu Bauern und Herstellern ermöglichen evtl. eine bessere Durchschaubarkeit der Produktion.
- Lebensmittel, die selten konsumiert werden, können auch weiterhin aus anderen Regionen kommen, sie stellen eine Besonderheit dar.

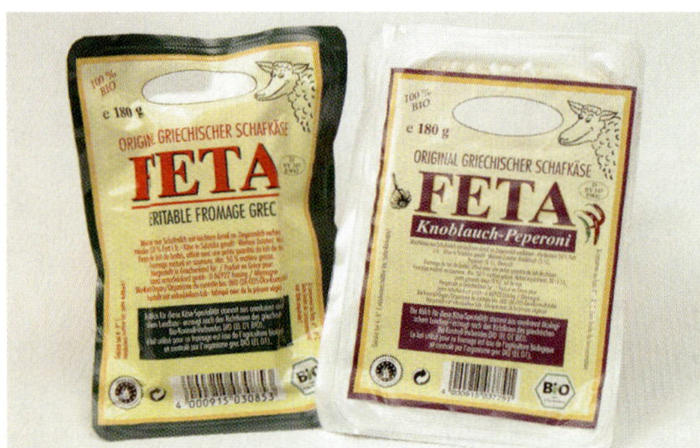

Feta – diese Bezeichnung darf nur Schafskäse aus Griechenland tragen

Milcherzeugnisse haben einen unterschiedlichen Fettgehalt

Sauermilcherzeugnisse werden durch den Zusatz von Milchsäurebakterien hergestellt.

Sauermilch oder Dickmilch wird in den gleichen Fettgehaltsstufen wie Trinkmilch angeboten. Daneben gibt es Sahnedickmilch oder auch saure Sahne mit 10% Fett, Schmand mit 20 bis 24% Fett und Crème fraîche mit 30 bis 40% Fett.

Joghurterzeugnisse gibt es in vier Fettgehaltsstufen: Joghurt – 3,5% Fett, fettarmer Joghurt – 1,5 bis 1,8% Fett, Magerjoghurt – 0,3% Fett, Sahnejoghurt – 10% Fett. In allen Fettgehaltsstufen gibt es auch Joghurt mild – Bioghurt. Hier verwendet man Joghurtkulturen, die nicht nachsäuern.

Der **kräftige Joghurtgeschmack** wird durch spezielle Joghurtkulturen erreicht, die den Milchzucker zu linksdrehender D(–)-Milchsäure abbauen.

Für **Joghurt mild** – Bioghurt – verwendet man Bakterienkulturen, die rechtsdrehende L(+)-Milchsäure produzieren.

Joghurt ist Ausgangsprodukt für **Fruchtjoghurt** – 6% bzw. 2% Frischfrucht bei besonders geschmacksintensiven Früchten, z.B. Zitrone, **Joghurt mit Fruchtzubereitung** – 3,5% Frischfrucht, **Joghurt mit Fruchtgeschmack** – weniger als 3,5% Frischfrucht. In einigen dieser Produkte können auch Zucker, Aromastoffe, Konservierungsmittel, Bindemittel, Farbstoffe und weitere Zusatzstoffe enthalten sein.

Mithilfe der Zutatenliste kann sich der Verbraucher informieren und Produkte ohne Zuckerzusatz oder Zusatzstoffe auswählen.

Kefirerzeugnisse werden wie Joghurt in vier Fettgehaltsstufen angeboten. In allen Fettgehaltsstufen gibt es auch Kefir mild, für die Herstellung werden besondere Kefirkulturen verwendet. Die Kefirkulturen bewirken eine leichte Gärung des Milchzuckers und das Entstehen von Kohlensäure und Alkohol.

Buttermilcherzeugnisse waren früher ein Nebenprodukt bei der Butterherstellung. Sie haben einen Fettgehalt von 1%. Man unterscheidet Buttermilch mit einem Zusatz von 10% Wasser oder 15% Magermilch und „Reine Buttermilch" ohne entsprechende Zusätze.

Sahneerzeugnisse werden aus dem Rahm der Milch hergestellt. Kaffeesahne(-rahm) enthält mindestens 10% Fett und Schlagsahne mindestens 30% Fett.

Sahneerzeugnisse werden pasteurisiert oder ultrahocherhitzt.

Kondensmilcherzeugnisse unterscheiden sich durch ihren Fett- und Zuckergehalt. Kondensierte Magermilch enthält höchstens 1% Fett, Kondenssahne dagegen 15% Fett und Kondensmilch mindestens 7,5% Fett. Ein eventueller Zuckerzusatz muss in der Zutatenliste angegeben werden.

Molkenerzeugnisse erhält man aus Molke, einem Nebenprodukt der Käseherstellung. Süß- bzw. Sauermolke hat 0,2% Fett, Molkensahne, -rahm hat mindestens 10% Fett. Molkenerzeugnisse können mit Milcheiweiß angereichert werden.

Seit einigen Jahren werden **„probiotische" Lebensmittel** angeboten. Diesen Lebensmitteln sind Mikroorganismen zugesetzt, die durch ihren Stoffwechsel die menschliche Gesundheit fördern sollen. Täglicher Verzehr ist erforderlich, damit sich diese Mikroorganismen im menschlichen Darm ansiedeln können.

Probiotische Joghurts, Quark usw. lindern oft besser als „normale" Joghurts Verdauungsprobleme. In der Tierernährung konnte der Einsatz von Antibiotika durch Verwendung von Probiotika gesenkt werden. Ob durch probiotische Lebensmittel das Krebsrisiko sinkt und Allergien gemindert werden können, ist noch nicht bewiesen, vgl. auch S. 198.

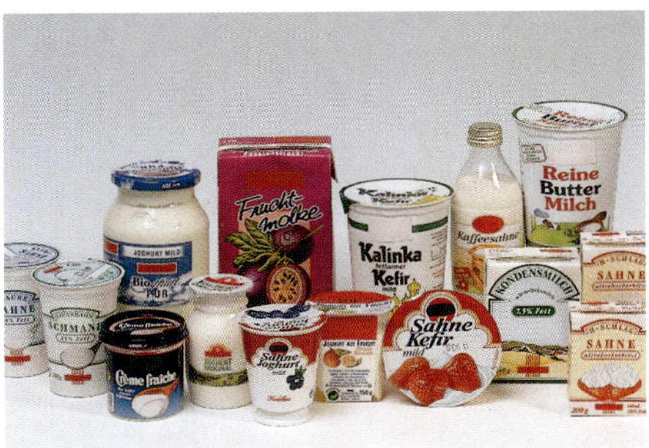

Milcherzeugnisse

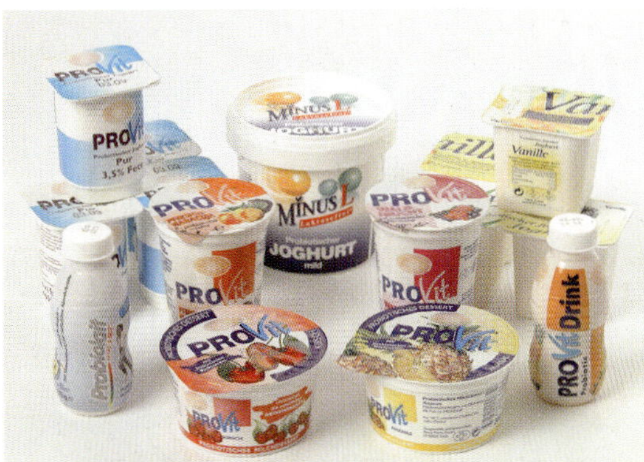

Probiotische Lebensmittel

6.2 Käse

Diese Kompetenz können Sie erwerben:

- *Käsesorten hinsichtlich des Herstellungsverfahrens und Fettgehalts vergleichend bewerten*

?

Welche Käsesorte würden Sie aussuchen? Begründen Sie Ihre Entscheidung.

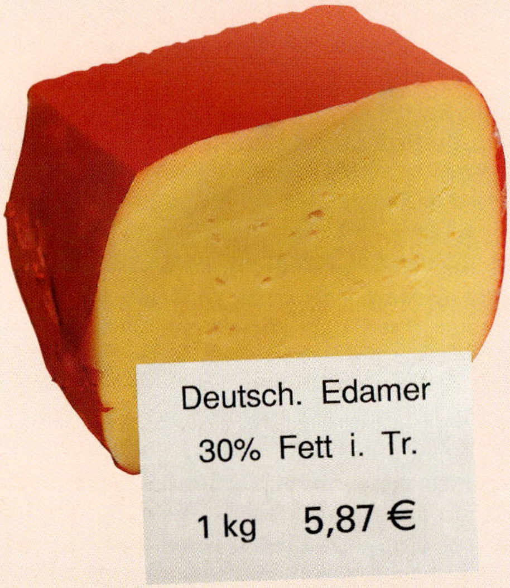

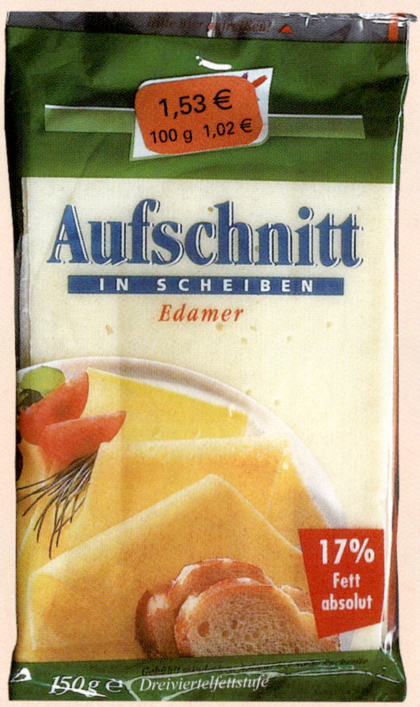

Käseherstellung

Ausgangsprodukte für die Käseherstellung sind verschiedene Milchsorten – Kuhmilch, Ziegenmilch, Schafsmilch, in Italien auch Büffelmilch (Mozzarella) – mit unterschiedlichem Fettgehalt.

Herstellungsverfahren: Man unterscheidet Labkäse und Sauermilchkäse.

- **Labkäse**
  Milch + Milchsäurebakterien + Labenzym

- **Sauermilchkäse**
  Milch, oft Magermilch + Milchsäurebakterien

Bei beiden Verfahren wird das Casein (Käsestoff) von der Molke abgetrennt. Die meisten Käsesorten werden durch Labgerinnung gewonnen. Labkäse und Sauermilchkäse werden danach einer Reifung unterzogen.

Frischkäse/Speisequark werden durch Säuerung von Milch oder Sahne mit Milchsäurebakterien und dem Zusatz einer geringen Labmenge hergestellt. Beim Frischkäse wird der Käsemasse weniger Molke entzogen. Eine Reifung erfolgt nicht.

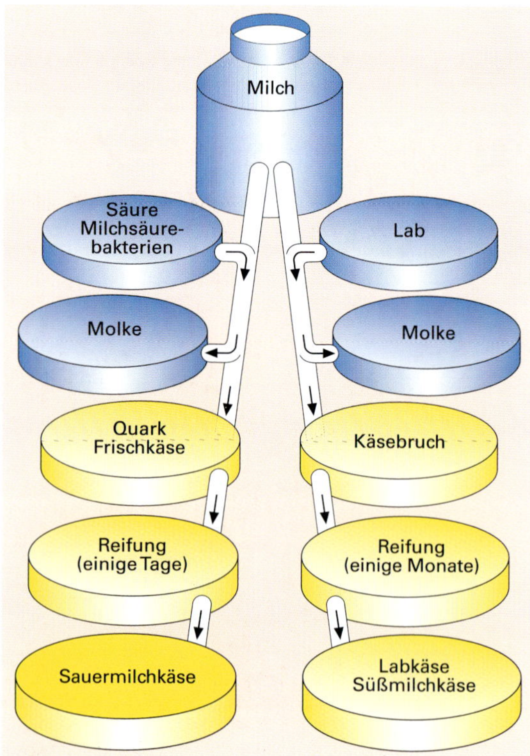

Käseherstellung

Herstellung von gereiftem Labkäse am Beispiel Emmentaler

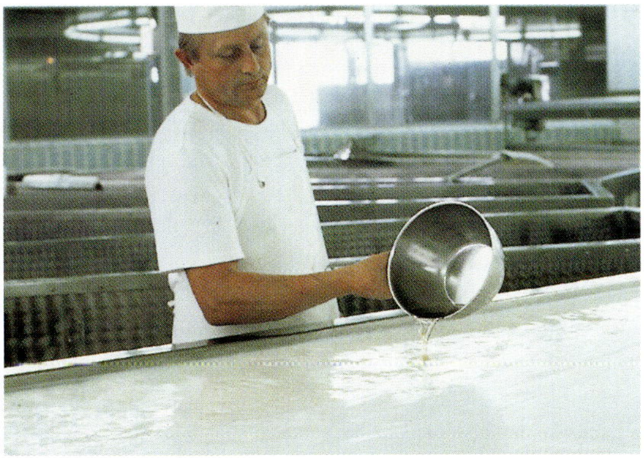

Frische Milch mit einem Fettgehalt von 3% wird leicht angesäuert und auf 30 bis 32 °C erwärmt.

Danach wird Lab zugegeben, eine halbe Stunde später bildet sich ein fester Käsebruch.

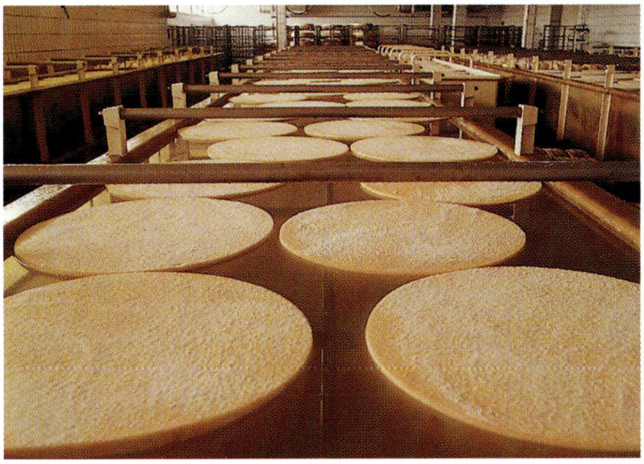

Der Käselaib kommt für einige Tage in ein Salzbad, dadurch wird die Rindenbildung gefördert und der Salzgehalt des Käses eingestellt.

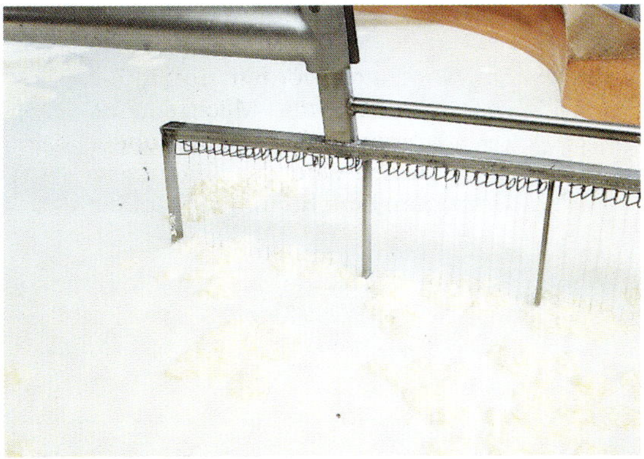

Der Käsebruch wird zerkleinert und auf 50 °C erwärmt, dabei gibt er weitere Molke ab.

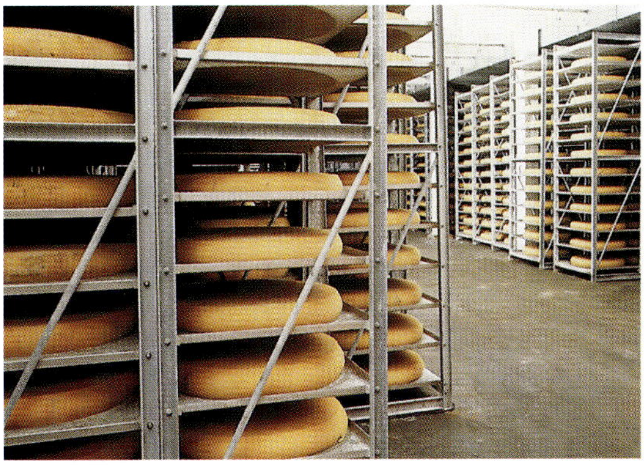

Zur weiteren Reifung kommt der Käse in große Lagerkeller. Hier muss er drei bis sechs Monate reifen. Das Casein wird teilweise abgebaut. Milchsäurebakterien bilden aus dem Milchzucker gleichzeitig Milchsäure, die Fäulnis verhindert.

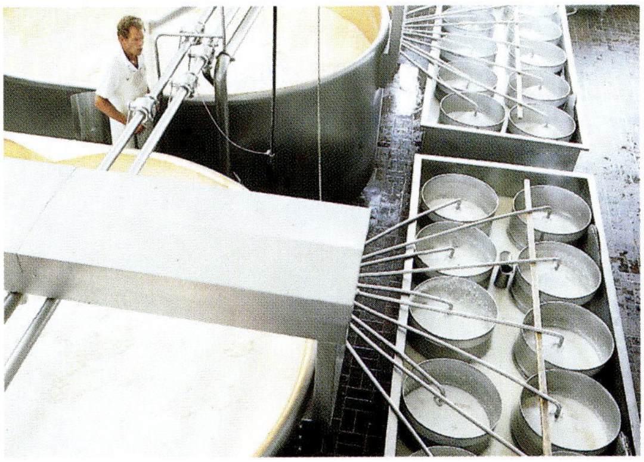

Der Käsebruch wird zum Pressen in Formen gegeben, dabei fließt Molke ab, ein Käselaib entsteht.

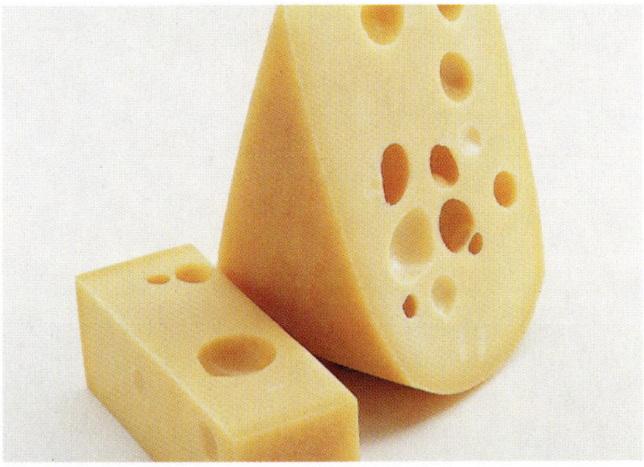

Gereifte Käsesorten sind: Emmentaler, Chester, Camembert, Brie, Butterkäse, Gouda usw.

?

Beurteilen Sie die Verzehrsgewohnheiten.
a) Wie viel Käse wird pro Woche gegessen?
b) Wie hoch ist die Fettaufnahme durch den Käseverzehr?

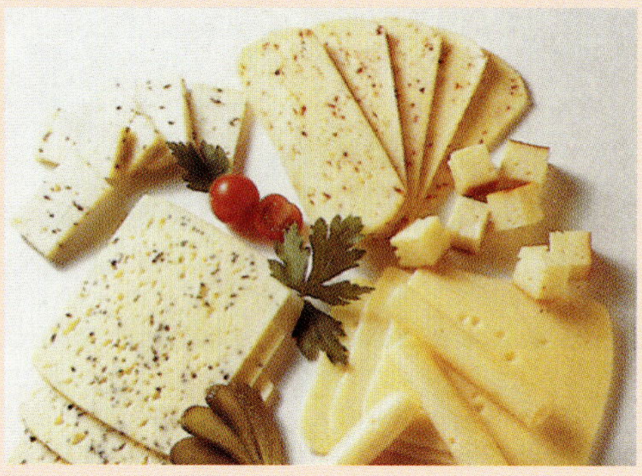

80 g Schnittkäse

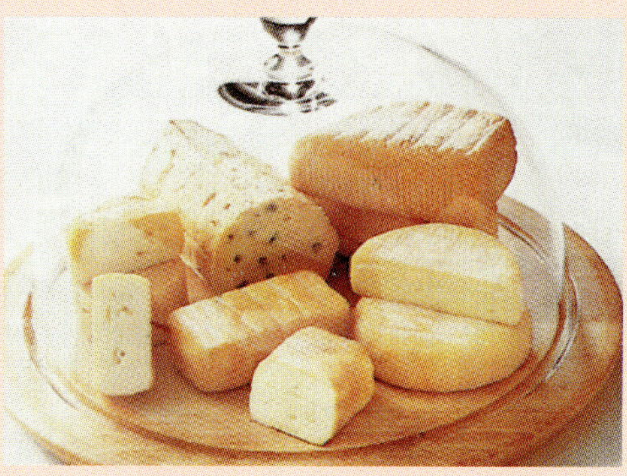

35 g Weichkäse

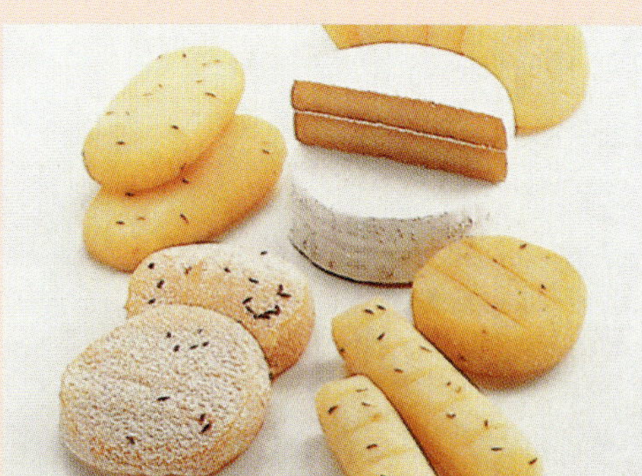

10 g Sauermilchkäse

außerdem 45 g Hartkäse, 25 g Schmelzkäse und 155 g Frischkäse (Quark usw.)

Wie viel Fett enthält der Käse?

Wassergehalts- und Fettgehaltsstufen geben Hinweise zur Beurteilung des Fettgehalts einer Käsesorte.

Wassergehaltsstufen geben den Wassergehalt in der fettfreien Trockenmasse an:

Hartkäse, Schnittkäse usw., vgl. Tabelle S. 113.

Hartkäse hat den geringsten Wassergehalt, Frischkäse den höchsten.

Die anderen Wassergehaltsstufen liegen dazwischen.

Fettgehaltsstufen geben den Fettgehalt in der Trockenmasse (i. Tr.), ohne Wasser, an: unter 10 % Fett i. Tr. – mager; 10 % Fett i. Tr. – viertelfett usw., vgl. Tabelle S. 113.

Wenig Fett enthält ein Käse, wenn er
- einen hohen Wassergehalt – also eine geringe Trockenmasse – besitzt,
- einen niedrigen Fettgehalt hat, z. B. Frischkäse – mager, unter 10 % Fett i. Tr. – Speisequark.

Bei Frischkäse beträgt der tatsächliche Fettgehalt etwa ein Drittel des angegebenen Wertes.

Viel Fett enthält ein Käse, wenn er
- einen niedrigen Wassergehalt, also einen hohen Gehalt an Trockenmasse, besitzt,
- einen hohen Fettgehalt hat, z. B. Schnittkäse – Doppelrahmstufe, 60 bis 85 % Fett i. Tr. – Tilsiter.

Bei Weich- und Schnittkäse beträgt der tatsächliche Fettgehalt etwa die Hälfte des angegebenen Wertes, bei Hartkäse etwa zwei Drittel.

!

- **Fettarme Käsesorten bis einschließlich vollfetter Käse, z. B. Gouda – 45 % Fett in Tr., sind zu bevorzugen, da die Fettzufuhr sonst insgesamt zu hoch ist.**
- **Käse ist wie Milch ein wichtiger Calcium-, Phosphat- und Vitamin-B_2-Lieferant.**
- **Fettreiche Käsesorten enthalten außerdem reichlich Vitamin A und D.**
- **Das Eiweiß ist biologisch hochwertig und leicht verdaulich.**
- **Fettarme, milde Käsesorten sind auch für die leichte Vollkost geeignet.**
- **Käseeiweiß – besonders in Form von Speisequark – ist preiswert.**
- **Die DGE empfiehlt den täglichen Verzehr von zwei Scheiben Käse.**

Trockenmasse und Wassergehalt verschiedener Käsesorten

Emmentaler, Hartkäse, 45 % Fett i. Tr.

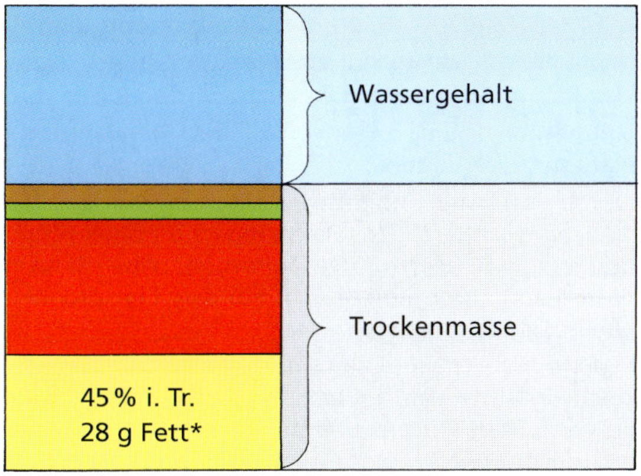

Doppelrahmfrischkäse, 60 % Fett i. Tr.

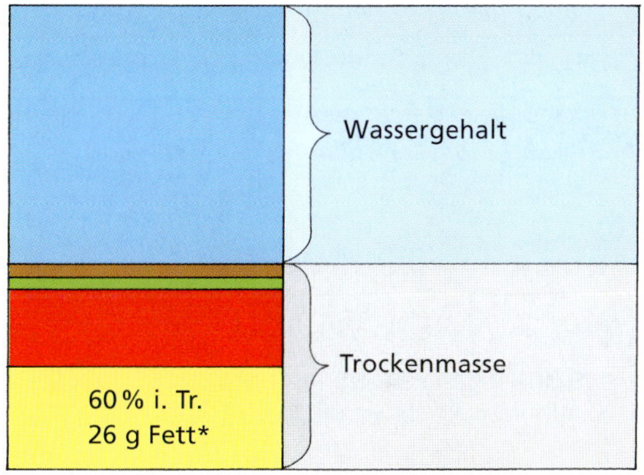

Käsesorten – Fettgehaltsstufen und Wassergehaltsstufen

Wassergehaltsstufen Käsesorten	**Fettgehaltsstufen**							
	mager	viertelfett	halbfett	dreiviertelfett	fett	vollfett	Rahmstufe	Doppelrahmstufe
	unter 10 %	10 % Fett i. Tr.	20 % Fett i. Tr.	30 % Fett i. Tr.	40 % Fett i. Tr.	45 % Fett i. Tr.	50 % Fett i. Tr.	60–85 % Fett i. Tr.
Hartkäse Bergkäse, Emmentaler Chester						28 g*	31 g	
Schnittkäse Edamer, Gouda Tilsiter				15 g	21 g	25 g	28 g	43 g
Halbfester Schnittkäse Butterkäse, Edelpilzkäse Steinbuscher Wilstermarschkäse				13 g		22 g	25 g	
Sauermilchkäse Harzer-, Mainzer-, Korb-, Handkäse	3 g							
Weichkäse Brie Camembert Weißlacker Limburger				12 g	17 g	20 g	23 g	36 g
Frischkäse Speisequark Rahmkäse Doppelrahmfrischkäse		2 g	5 g	7 g	10 g	12 g	20 g	26 g

* in 100 g enthaltene Fettmenge

angebotene Fettgehaltsstufen

6.3 Hühnereier

Diese Kompetenzen können Sie erwerben:
- *Hühnereier als eiweißreiche Lebensmittel bewerten*
- *Lebensmittelrechtliche Bestimmungen beim Einkauf berücksichtigen*
- *Regeln für die Verwendung von Eiklar und Eigelb ableiten*

Aufbau eines Hühnereies

?

1. Schlagen Sie ein Hühnerei in ein Glasgefäß auf. Versuchen Sie die Bestandteile des Hühnereies – a bis g – zu benennen.
2. Stechen Sie mit einer Nadel in das Eidotter.

   Beschreiben Sie Ihre Beobachtung und begründen Sie diese.
3. Überlegen Sie auch, welche Bedeutung die verschiedenen Bestandteile des Hühnereies haben.

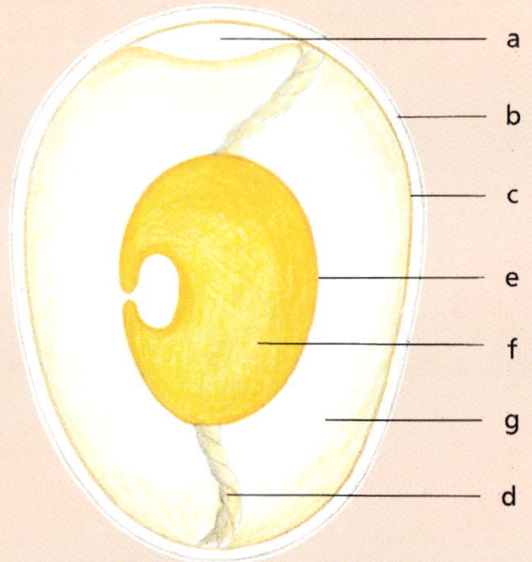

Die Dotterkugel ist von einer dünnen Haut umgeben, sie wird durch die Hagelschnüre in der Eimitte gehalten. Aus der Keimscheibe entwickelt sich das Küken. Das Eidotter muss also alle Stoffe enthalten, die für die Entwicklung des Kükens benötigt werden.

Hauptbestandteile des Hühnereies

Eischale	16 % des Gesamtgewichtes
Eiklar	50 % des Gesamtgewichtes
Eidotter	34 % des Gesamtgewichtes

Hühnerei – welche Nährstoffe liefert es?

Besonders Eigelb enthält hochwertiges Eiweiß, Mineralstoffe, z. B. Eisen und Calcium, und Vitamine, aber auch reichlich Fett und Cholesterin.

Das Fett in Hühnereiern ist leicht verdaulich.

Hühnereier sind preiswerte und konzentrierte Nährstofflieferanten.

Durch Fett- und Cholesterinablagerungen kann es frühzeitig zur Arterienverkalkung und Folgeerkrankungen, z. B. Herzinfarkt, kommen. Aus diesem Grund sollte der Eierkonsum auf drei Eier pro Woche beschränkt werden.

Wer jedoch gesund ist und sich abwechslungsreich ernährt, braucht nicht auf sein Frühstücksei zu verzichten. Hühnereier sind preiswerte und konzentrierte Energielieferanten. So kann man z. B. in der Säuglingsernährung und Krankenernährung den Nährstoffgehalt durch ein „untergerührtes" Eigelb ergänzen.

Von Eierdiäten als „Schlankheitskur" ist aber auf jeden Fall abzuraten.

Bei zu hohen Blutfettwerten sollte man nicht mehr als ein bis zwei Eier pro Woche essen. Diese Menge ist meist bereits in Speisen, z. B. Backwaren, enthalten.

Eier sind vor allem weich gekocht leicht verdaulich, hart gekocht oder gebraten schwerer verdaulich. Beim Erhitzen gerinnt das Eiweiß, und die Verdauungsenzyme können leichter eindringen. Bei hart gekochten Eiern ist die Struktur jedoch wieder so fest, dass dies nur noch schwer möglich ist.

Eier von Hühnern aus Freilandhaltung kosten meist nur wenig mehr, je nach den Umweltbedingungen haben sie jedoch eine höhere Qualität. Die Haltung von Hühnern in Käfigen ist auf keinen Fall artgerecht.

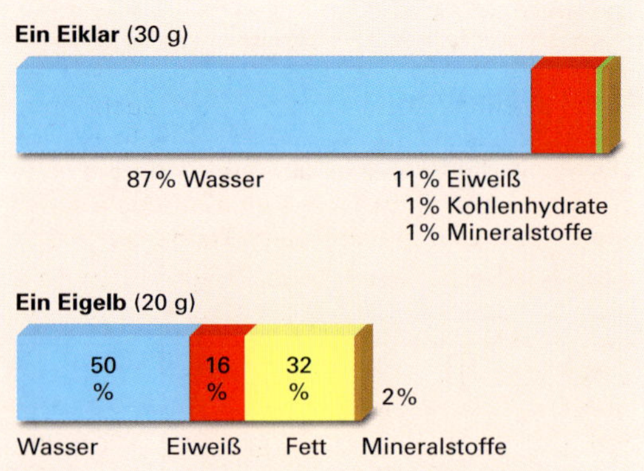

Nährstoffgehalt von je einem Eiklar und Eigelb

Frischezustand von Hühnereiern

Frische und ältere Hühnereier können durch die Sichtprobe unterschieden werden.

Ein aufgeschlagenes frisches Hühnerei hat ein gewölbtes Dotter. Das Eiklar ist zähflüssig.

Ein aufgeschlagenes älteres Hühnerei hat ein flaches Dotter und das Eiklar läuft flach auseinander.

Um Hühnereier frisch zu halten, sollten sie bei 8 bis 10 °C im Kühlschrank gelagert werden. Ab dem 18. Tag nach dem Legedatum sind bei der Lagerung sogar Temperaturen zwischen 5 und 8 °C einzuhalten.

Verkauf und Lagerung von Hühnereiern – Fristen

1. Tag	Legedatum
3. Tag	letztes Verpackungsdatum
9. Tag	bis zu diesem Tag Verkauf unter der Bezeichnung Extra erlaubt
18. Tag	Danach Kühlung im Handel vorgeschrieben
22. Tag	Hühnereier dürfen nicht mehr verkauft werden
28. Tag	Ende des Mindesthaltbarkeitsdatums

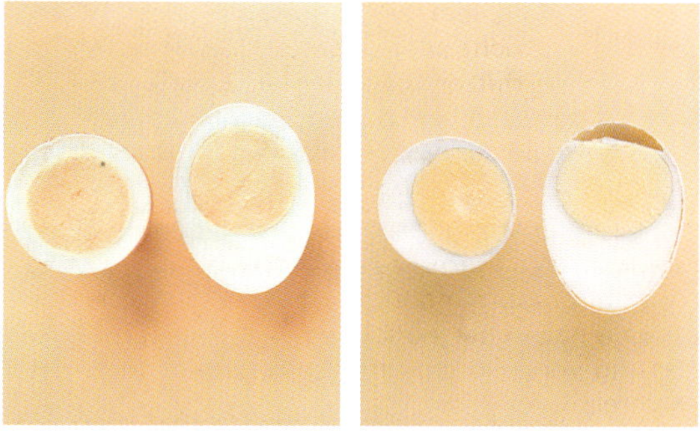

Gekochtes frisches und älteres Hühnerei

I Sind braune Eier besser?

Diese häufig anzutreffende Verbrauchermeinung ist falsch. Braune Eier sind nicht besser. Die Farbe der Schale ist abhängig von der Hühnerrasse. Allerdings ist die weiße Schale meist etwas dünner und platzt beim Kochen leichter.

Auch die Farbe des Eidotters sagt wenig über die Qualität eines Hühnereies aus. Früher war das Eidotter im Sommer, wenn die Hühner Grünfutter pickten, orangegelb und im Winter blassgelb. Heute kann der Hersteller die Dotterfarbe bestimmen, ganzjährig wird dem Futter der Legebatterie-Hennen ein natürlicher Farbstoff, Carotin, zugesetzt.

?

1. **Sichtprobe rohe Hühnereier**
   Schlagen Sie jeweils getrennt
   a) ein frisches Ei,
   b) ein älteres Ei
   auf je einen großen Teller auf.
   Vergleichen Sie Aussehen und Beschaffenheit von Eiklar und Eigelb.
2. **Sichtprobe hart gekochte Hühnereier**
   Kochen Sie je zwei frische und zwei ältere Eier hart.
   Schneiden Sie jeweils ein frisches und ein älteres Ei in Längsrichtung bzw. quer durch.
   Vergleichen Sie Lage und Größe von Eidotter und Luftkammer.

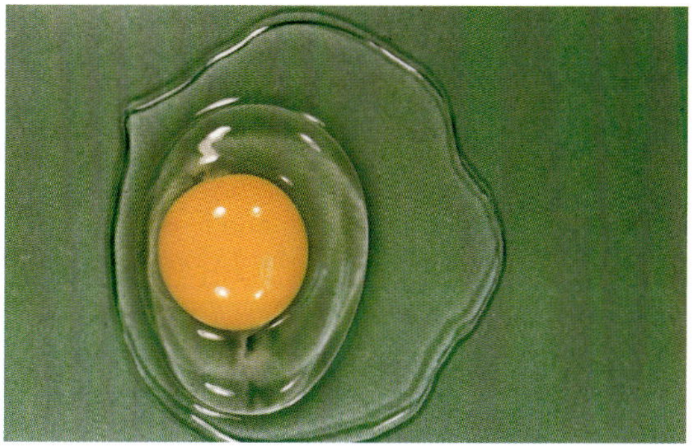

Rohes frisches Hühnerei

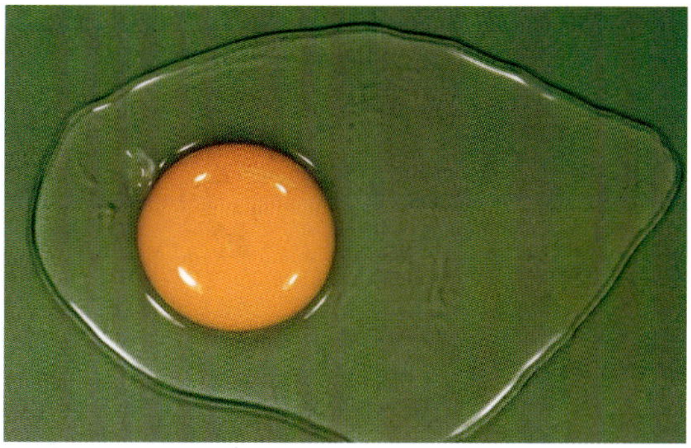

Rohes älteres Hühnerei

!

- **Der Frischezustand von Hühnereiern ist wichtig für deren Eigenschaften. Der aus frischen Hühnereiern hergestellte Eischnee ist beständiger, die Backfähigkeit ist besser.**

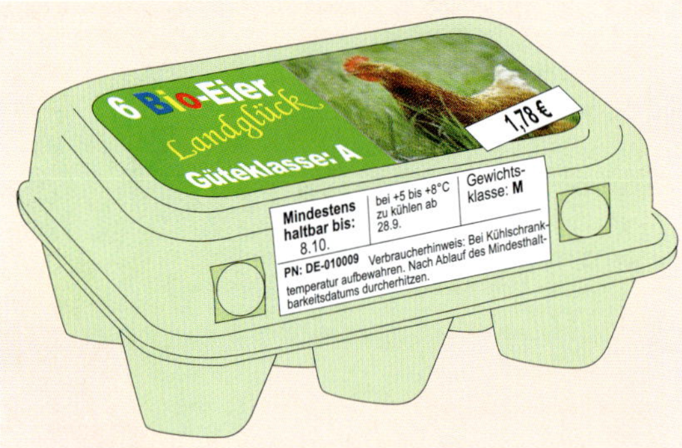
6 Bio-Eier
Landglück
Güteklasse: A
1,78 €
Mindestens haltbar bis: 8.10.
bei +5 bis +8°C zu kühlen ab 28.9.
Gewichtsklasse: M
PN: DE-010009
Verbraucherhinweis: Bei Kühlschranktemperatur aufbewahren. Nach Ablauf des Mindesthaltbarkeitsdatums durcherhitzen.

Güteklassen	Beschaffenheit der Eier/ Verpackungsbeschriftung
A-„Extra"	**Besonders frische Eier** Luftkammerhöhe bis 4 mm. Auf Kleinpackungen: Packdatum und empfohlenes Verkaufsdatum; darüber eine Banderole mit der Bezeichnung „Extra", nach sieben Tagen muss diese entfernt werden. Die Eier kommen nun in die Güteklasse A – frische Eier.
A	**Frische Eier** Luftkammerhöhe bis 6 mm. Packdatum und empfohlenes Verkaufsdatum auf der Verpackung. Die Bezeichnung „frisch" ist zulässig.

Gewichtsklassen		
S	klein	unter 53 g
M	mittelgroß	53 bis unter 63 g
L	groß	63 bis unter 73 g
XL	sehr groß	ab 73 g

?

1. Erläutern Sie die Angaben auf der Eierpackung.
2. Stellen Sie einen Preis-Mengen-Vergleich zwischen Hühnereiern der Gewichtsklassen XL und M an:
   a) 6 Eier – Gewichtsklasse M – 0,90 €
   b) 6 Eier – Gewichtsklasse XL – 1,50 €

Lebensmittelkennzeichnung – Hühnereier

Das Lebensmittelrecht schreibt vor, dass beim Verkauf von Hühnereiern jeweils die Güteklasse und Gewichtsklasse und das Mindesthaltbarkeitsdatum sowie Empfehlungen zur Lagerung anzugeben sind. Im Einzelhandel werden hauptsächlich Hühnereier der Güteklasse A angeboten. Diese sind EU-weit mit einem Erzeugercode versehen, aus dem die Herkunft des Eies und die Art der Legehennenhaltung abgelesen werden kann.

Beispiel: 0-DE-01234321 bedeutet:
Bio – Deutschland – Betrieb

Weitere Angaben, die auf Eierpackungen zu finden sind:

- Name, Anschrift und Kennnummer der Packstelle
- Zahl der verpackten Eier
- Legedatum, Abpackdatum, Mindesthaltbarkeitsdatum – 28 Tage nach dem Legedatum
- Hinweis, dass die Eier kühl aufbewahrt und nach Ablauf des Mindesthaltbarkeitsdatums durcherhitzt werden müssen

Art der Legehennenhaltung
Diese ist an der ersten Zahl des Stempels – Erzeugercode – auf den Eiern zu erkennen.

- 0 = Bio – ökologische Erzeugung
- 1 = Freilandhaltung: pro Huhn 4 m^2 Auslauffläche im Freien
- 2 = Bodenhaltung: 9 Hühner pro m^2 Bodenfläche im Stall
- 3 = Käfighaltung: 1100 cm^2 pro Henne

Einteilung nach Güteklassen – folgende Merkmale werden überprüft:

- Höhe der Luftkammer (Frischezustand), diese vergrößert sich mit der Lagerdauer
- Aussehen und Beschaffenheit von Eiklar: klar und durchsichtig; Eigelb: zentrale Lage und Keim nicht sichtbar
- Schale sauber und unverletzt
- kein Fremdgeruch

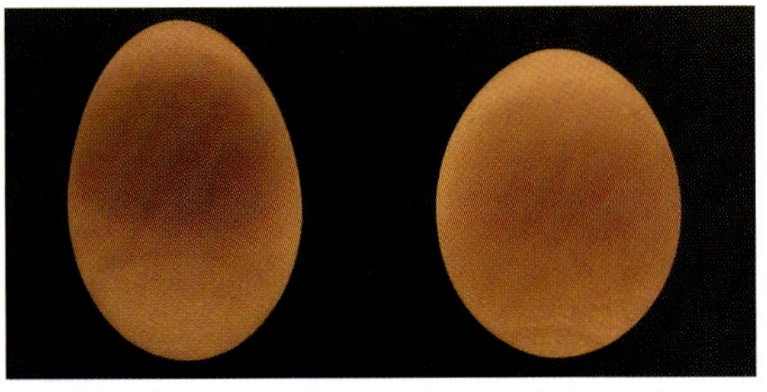

Durchleuchten von Hühnereiern, z. B. Lage des Eidotters

Hühnereier – Verarbeitung

- Bei der Herstellung von Speisen mit rohen Eiern darauf achten, dass ganz frische Eier verwendet werden. Bei älteren Eiern steigt die Gefahr der Salmonellenbelastung.
- **Eigelb und Eiklar trennen**
  Das Eigelb von einer Schalenhälfte in die andere gleiten lassen. Das Eiklar dabei in das darunterstehende Gefäß tropfen lassen.
  Eier jeweils in ein gesondertes Gefäß aufschlagen. Das Ei könnte schlecht sein.
- **Eischnee schlagen**
  Das Eigelb sauber abtrennen. Das Gefäß und der Schneebesen müssen ganz sauber und fettfrei sein, sonst wird der Eischnee nicht steif.
  Eischnee steif schlagen, bis Spitzen stehen bleiben.
  Eischnee sofort verwenden, er wird sonst wieder flüssig.
- **Unterheben von Eischnee**
  Eischnee z. B. auf die Teigmasse gleiten lassen. Eischnee vorsichtig unterheben, unterziehen, nicht mehr rühren. Durch Rühren oder Erschütterung wird das Gerüst im Eischnee zerstört.
  Aufkochen von Speisen nach dem Unterheben von Eischnee vermeiden.
- **Legieren (Sämigmachen) mit Eigelb**
  Suppen oder Soßen werden z. B. zur Verfeinerung legiert.
  Arbeitsschritte: Ei trennen. Eigelb mit etwas heißer Flüssigkeit verrühren. Eigelb unter Rühren in die heiße Speise geben. Speise nicht mehr kochen. Das Eigelb gerinnt sonst, es flockt aus.
  Durch vorheriges Vermischen des Eigelbs mit Mehl oder Stärke kann ein grobflockiges Gerinnen der Eiweißstoffe verhindert werden.
- **Eigelb wirkt emulgierend**, vgl. S. 70.
- **Mürbe- und Hefeteig vor dem Backen mit Eigelb oder Milch bestreichen**, das Gebäck erhält ein ansprechendes Aussehen, es wird braun.
- **Eine trübe Knochenbrühe kann durch Aufkochen mit Eiklar geklärt werden.** Eiklar umschließt schwebende Teilchen und setzt sich als Schaum an der Oberfläche ab.
- **Bei der Herstellung von Biskuit oder Creme auch das Eigelb schaumig schlagen.** Eigelb nimmt beim Schlagen ebenfalls Luft auf.
- **Rührei oder Eierstich: pro Ei 1 EL Wasser oder Milch zusetzen.**
- **Kloß- und Fleischteig kann Ei als Bindemittel zugesetzt werden.** Ei bindet beim Erhitzen die entsprechende Wassermenge.

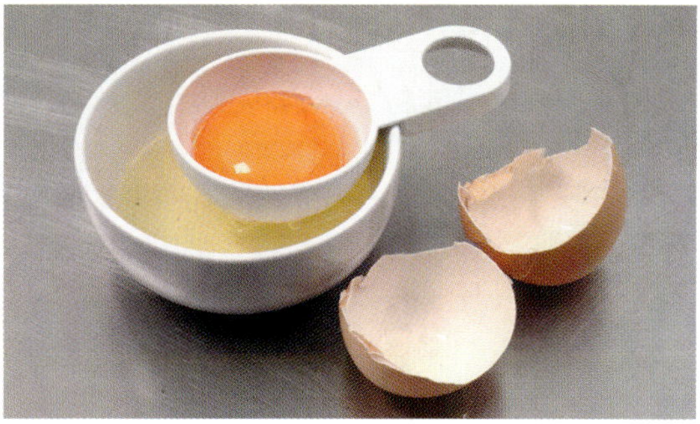

Eigelb und Eiklar trennen

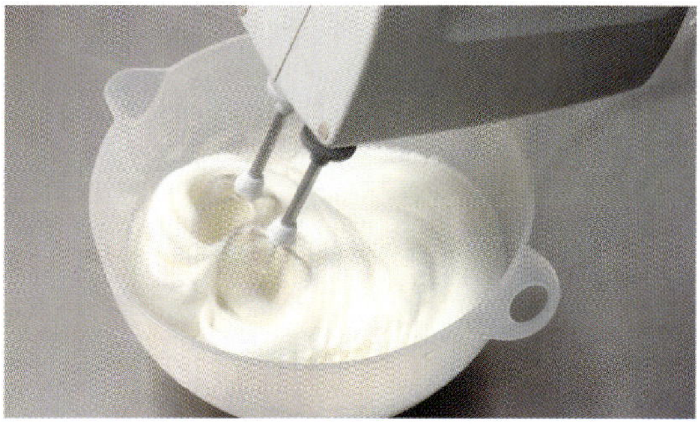

Eischnee schlagen

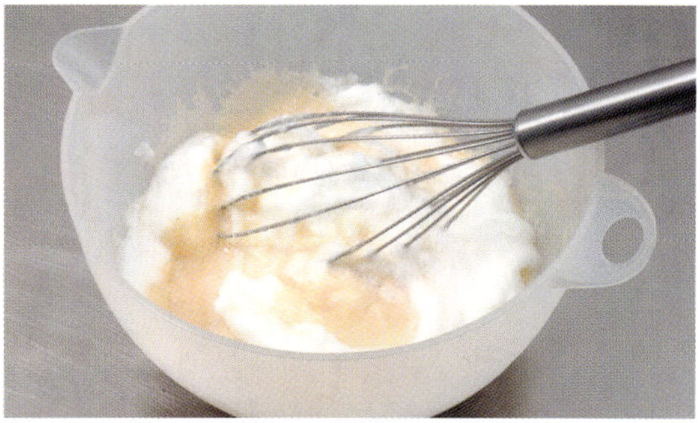

Eischnee unterheben

?

1. Spargelsuppe wurde mit Ei legiert. Was muss man beim Aufwärmen beachten?
2. **Lockerungswirkung von Eigelb**
   Mischen Sie ein Eigelb mit einem Esslöffel heißem Wasser. Verschlagen Sie die Eimasse mit etwas Zucker. Beschreiben Sie die Veränderung.
3. Eine Brühe soll mit Eiklar geklärt werden. Bewerten Sie die Veränderungen des Nährstoffgehalts.

6.4 Fleisch

Diese Kompetenzen können Sie erwerben:

- *Fleisch als eiweißreiches Lebensmittel bewerten*
- *Fleischteile für Speisen auswählen und sachgerecht zubereiten*
- *Fleischwaren und Würste nach der Herstellung und dem Fettgehalt unterteilen*

T Im „Häuslichen Glück" heißt es:

Erbsen, Bohnen und Linsen haben noch mehr Nahrungsgehalt als Fleisch, sie sind ebenso gesund und geben dieselbe Kraft zur Arbeit wie das Fleisch.

Will und kann die Hausfrau für den Sonntag ein Stück frisches Fleisch kaufen, dann gehe sie nur in einen der zuverlässigsten Fleischläden und fordere dort Rindfleisch von der besten Sorte und ohne Knochen. Wünscht sie Knochen zu haben, um die Suppe kräftig zu machen, dann kaufe sie dies extra per Pfund, andernfalls hat sie großen Schaden. Mageres Fleisch schmeckt kräftig und ist leichter verdaulich als fettes Fleisch.

Bei Mahlzeiten ist Wasser der gesündeste Trank, wenn nicht unmäßig viel davon getrunken wird. (1892)

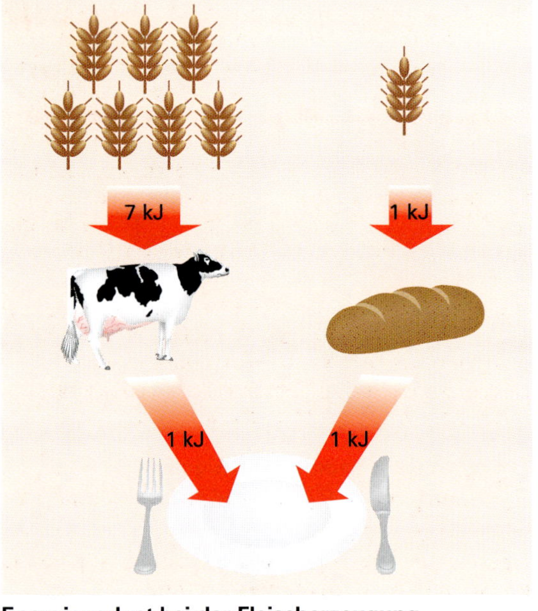

Energieverlust bei der Fleischerzeugung

Für die Erzeugung von Fleisch benötigt man im Durchschnitt siebenmal so viel Energie wie für die Erzeugung pflanzlicher Lebensmittel.

Fleisch – ein Stück Lebenskraft?

Fleisch enthält viel hochwertiges Eiweiß. Eier und Milch haben jedoch eine noch höhere biologische Wertigkeit. Durch eine günstige Zusammenstellung von pflanzlichen Lebensmitteln kann ebenfalls eine hohe biologische Wertigkeit erreicht werden, vgl. S. 100. Der Eiweißbedarf kann auch ohne Fleisch gedeckt werden.

Der Sättigungswert von Fleisch ist aufgrund des Bindegewebes und Eiweiß- und Fettanteils gut.

Fleisch enthält wichtige Vitamine und Mineralstoffe. Die B-Vitamine sind reichlich in Fleisch enthalten. Schweinefleisch ist neben Vollkornprodukten der wichtigste Thiaminlieferant, vgl. S. 152 ff. Auch Eisen ist im Fleisch reichlich vorhanden, es kann aus Fleisch besser ausgenutzt werden, vgl. S. 148. Bei einer Verringerung des Fleischkonsums muss also besonders auf Lebensmittel mit einem hohen Thiamin- und Eisengehalt geachtet werden, z. B. Vollkornbrot.

Innereien, Leber und Niere, sollten nicht oder nur selten verzehrt werden, da die Schadstoffbelastung zu hoch ist.

Fleisch in geringen Mengen kann also ein wertvoller Nährstofflieferant sein. Fleisch kann demzufolge ein Stück Lebenskraft sein, aber:

Fleisch und Fleischwaren enthalten Fett, Cholesterin und Purine. Der Fettgehalt, besonders von Fleischwaren, ist eine Ursache für den hohen Fettverzehr in der Bundesrepublik Deutschland. Übergewicht kann die Folge sein; dies ist ein Risikofaktor für ernährungsbedingte Erkrankungen.

Der hohe Cholesteringehalt führt bei entsprechender Veranlagung zur Erhöhung der Blutfettwerte und somit zu Arterienverkalkung.

Ein Überangebot an Purinen – Bestandteile der Zellkerne – kann bei entsprechender Veranlagung zu Gicht führen.

Für die Fleischerzeugung wird durchschnittlich die siebenfache Energiemenge benötigt, d.h., nur ein Siebtel der aufgenommenen Energie wandelt das Tier in vom Menschen essbares Fleisch um.

Bei der Massentierhaltung fallen große Mengen an Gülle an, die auf den Feldern versickern und das Grundwasser belasten. Auch Tierarzneimittel müssen teilweise eingesetzt werden. Futtermittel für die Tiere werden auch in Entwicklungsländern geerntet, die den Nahrungsbedarf der eigenen Bevölkerung nicht ausreichend decken können. Auf eine artgerechte Tierhaltung, z. B. beim „Biobauern", ist zu achten.

Massentierhaltung schädigt Tiere, Menschen und Umwelt

Großbetriebe, in denen Massentierhaltung stattfindet, haben heute häufig bäuerliche Mischbetriebe ersetzt. Die Mastbetriebe sind im Norden der Bundesrepublik Deutschland und in den anderen Nordseeanliegerstaaten konzentriert.

Es werden billige Futtermittel aus Entwicklungsländern, früher auch Tiermehl, eingesetzt. In Großbetrieben werden so Eier, Hähnchen, Schweinekoteletts und Steaks indirekt auf den Flächen der Dritten Welt erzeugt. Das um die Mastbetriebe liegende Land würde nicht ausreichend Futter liefern.

Die Furcht vorm Fleisch

Hormonskandal, Schweinepest, Rinderwahnsinn (BSE) – eine Serie von Schreckensmeldungen. „Verdrückte" der Bundesbürger 1987 noch 67 kg Fleisch pro Jahr, so sind es inzwischen weniger als 62 kg. Tendenz weiter fallend?

Die ersten **BSE-Fälle wurden 1982** in England beobachtet. Ursache war die Zufütterung von Proteinen aus Tierkadavern von Schafen, die an der Traber-Krankheit (Scrapie) verendet waren. Rinder – eigentlich Vegetarier – erhielten tierische Proteine, um bessere Mastergebnisse und Milcherträge zu erreichen.

Die Krankheit BSE befällt schwerpunktmäßig das Gehirn und zerstört dort wichtige, lebensnotwendige Zentren. Vor allem Hirnstamm und Rückenmark werden schwammartig zersetzt. Hinzu kommen Eiweißablagerungen im Gehirn, die wie winzige Stäbchen aussehen.

Krankheitssymptome bei Rindern: Die Zeit zwischen Beginn und Ausbruch der Krankheit liegt etwa zwischen 22 Monaten und 15 Jahren. Am häufigsten erkranken Rinder im Alter zwischen vier und sechs Jahren. Es kommt zu Verhaltensauffälligkeiten, unsicherem Gang, Schreckhaftigkeit, Zittern, Krämpfen und Schläfrigkeit. Innerhalb von drei Wochen bis zu sechs Monaten tritt qualvoll der Tod ein.

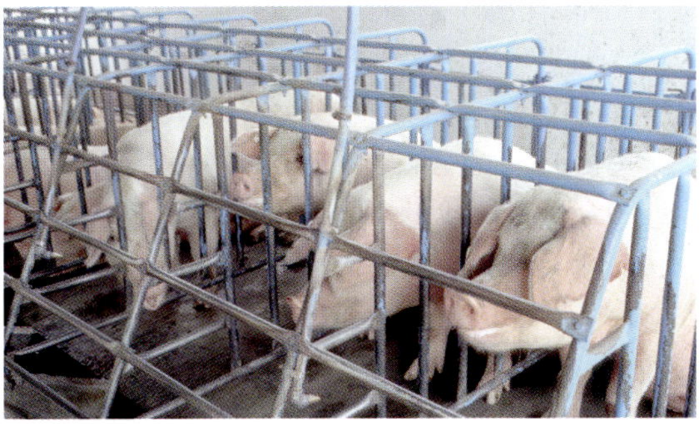

Massentierhaltung

Ungewöhnlicher Erreger: BSE wird durch kupferbindende Eiweißstoffe – sogenannte Prionen – übertragen. Die Prionen zerstören zunächst das Bindegewebe in der Umgebung von Nervenzellen und dann das gesamte Nervensystem. Diese Eiweißstoffe lösen keine bekannten Abwehrreaktionen des Immunsystems aus. Sie sind äußerst stabil und widerstandsfähig gegen chemische Desinfektion, Hitzebehandlung und ionisierende Strahlen.

Übertragung von BSE auf Kälber: Zunächst vermutete man, dass BSE lediglich durch infiziertes Tiermehl übertragen werden kann. Inzwischen steht fest, dass Kälber, die von Kühen mit BSE abstammen, ebenfalls an BSE erkranken können. BSE wird über das Blut auf Kälber übertragen.

Die Creutzfeldt-Jakob-Krankheit wurde Anfang der 20er-Jahre erstmals von dem Kieler Neurologen Hans-Gerhard Creutzfeldt und dem Hamburger Neurologen Alfons Jakob beschrieben. Krankheitsbild: Die Patienten sind älter als 42 Jahre. Es kommt zu einer Abnahme der Intelligenz und zu Verwirrung, Bewegungsstörungen, Krämpfen und typischen Veränderungen des Hirnstrommusters. 90 % der Erkrankten sterben innerhalb eines Jahres. Die Häufigkeit liegt zwischen einem und zwei Fällen pro einer Million Einwohner.

Übertragung von BSE auf den Menschen: 1996 wurden Fälle der Creutzfeldt-Jakob-Erkrankung beobachtet, die Besonderheiten aufwiesen. Das Durchschnittsalter der Erkrankten lag bei 28 Jahren. Die Zeit zwischen Beginn und Ausbruch der Krankheit liegt bei 10 Jahren. Am Anfang traten Depressionen und Angstzustände auf. Gefühlsstörungen, Probleme mit der Bewegungskoordination und Krämpfe wurden auch beobachtet. Das Hirnstrommuster war jedoch unverändert. Die Betroffenen fallen schließlich ins Koma und sterben. Die Krankheitsdauer ist doppelt so lang wie bei der Creutzfeldt-Jakob-Krankheit. Es besteht der Verdacht, dass BSE auf den Menschen übertragen wird.

BSE-auslösende Eiweißstoffe sind sowohl in Fleischprodukten als auch in Milch und Milchprodukten infizierter Rinder enthalten. Die Eiweißstoffe können nicht durch im Haushalt übliche Temperaturen unschädlich gemacht werden.

Vogelgrippe

Auf Geflügelfarmen starben Vögel – laut Medien – an der Vogelgrippe.

Neue Angst vor einer weltweiten Grippeepidemie entstand dadurch in der Bevölkerung.

Es stellt sich aber die Frage: Was ist die eigentliche Ursache für die „neuen Tierseuchen" – neue Erreger oder die Schwächung der Tiere durch die Massentierhaltung?

Fleischteile – Schwein

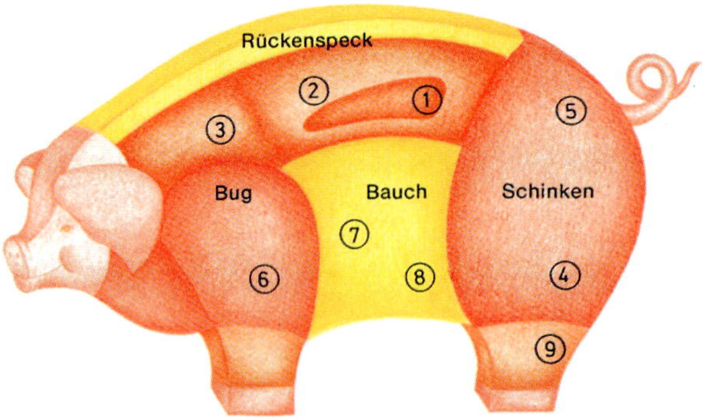

Gewichtsverlust

beim Garen: durchschnittlich 25 %
Fleischfarbe: hellrot
Fettfarbe: weiß
Muskelfasern: mit zunehmendem Alter des Tieres dicker

?

1. Nennen Sie Fleischgerichte, für die die verschiedenen Fleischteile verwendet werden können.
2. Erkunden Sie die Preise für die verschiedenen Fleischteile.
3. Erläutern Sie die Zubereitung von
   a) Schnitzel,
   b) Gulasch.
4. Erstellen Sie eine Fleischwerbung – pro oder kontra. Mögliche Gegenwerbung: „(FRUCHT)-Fleisch muss es sein".
5. Starten Sie eine Befragung zum Fleischkonsum. Warum wird Fleisch gegessen bzw. warum wird kein Fleisch gegessen? Welches Fleisch wird gegessen? usw.

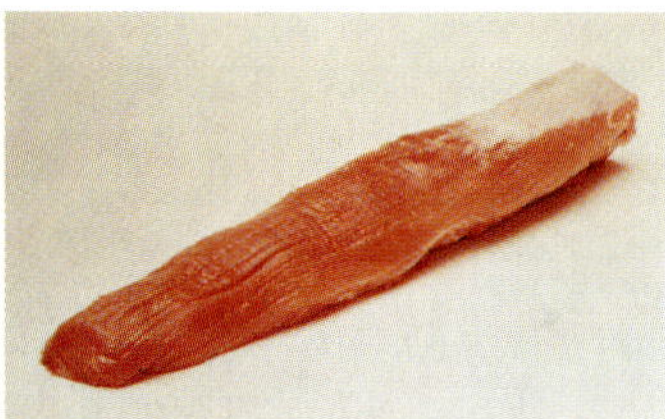

① **Filet**
(Braten, Grillen)

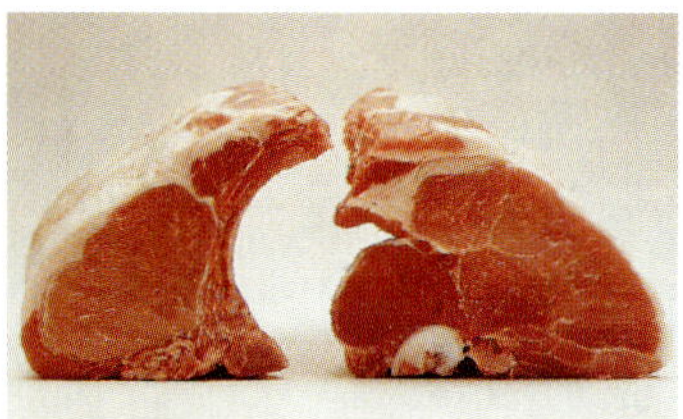

② **Kotelett**
(Braten, Grillen)

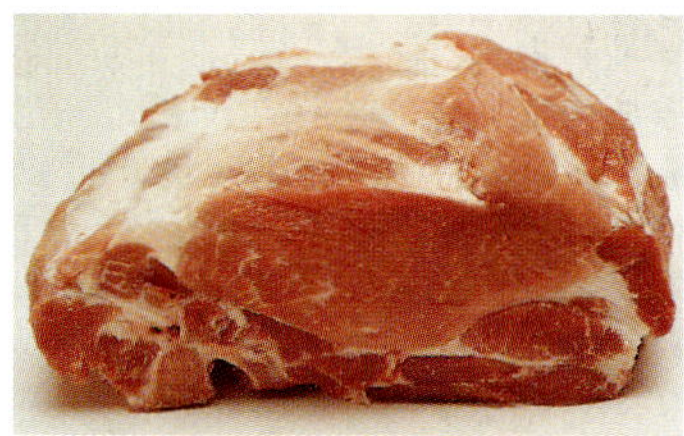

③ **Nacken, Kamm**
(Schmoren, Grillen, Kochen)

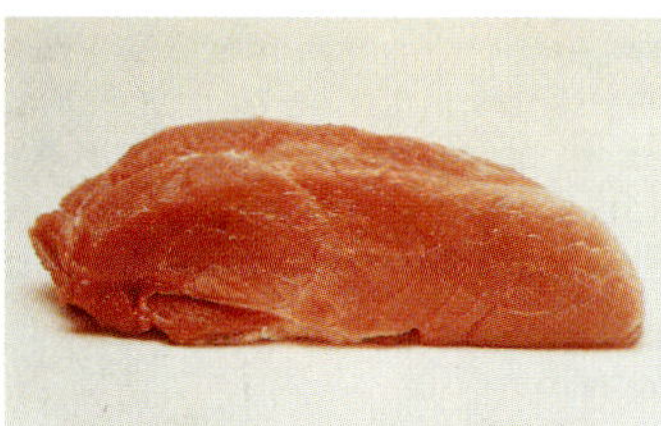

④ **Oberschale**
(Schmoren, Braten, Kochen)

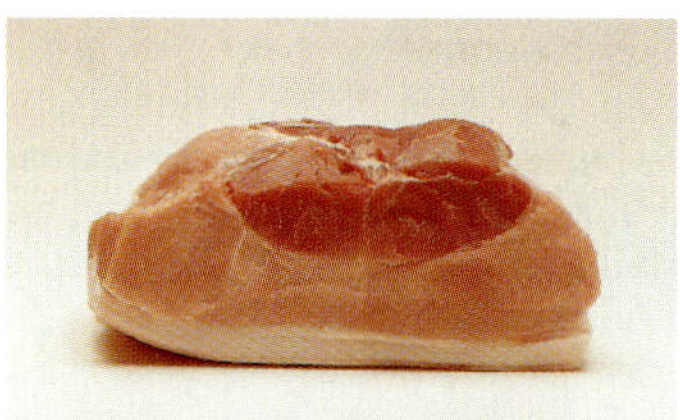

⑤ **Schinkenspeck** (Hüfte)
(Schmoren, Braten, Kochen)

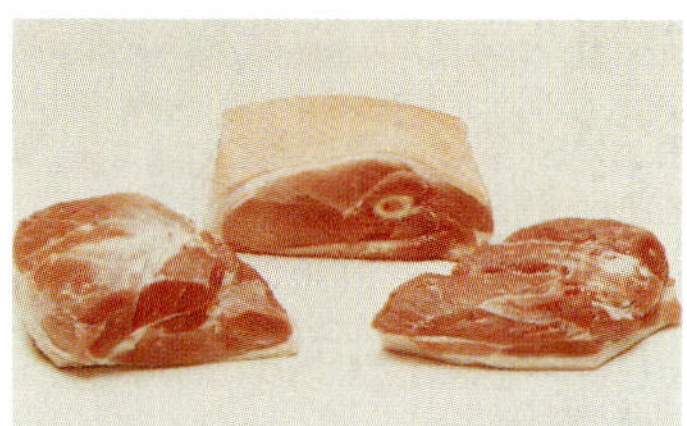

⑥ **Schulter**
(Schmoren, Braten, Kochen)

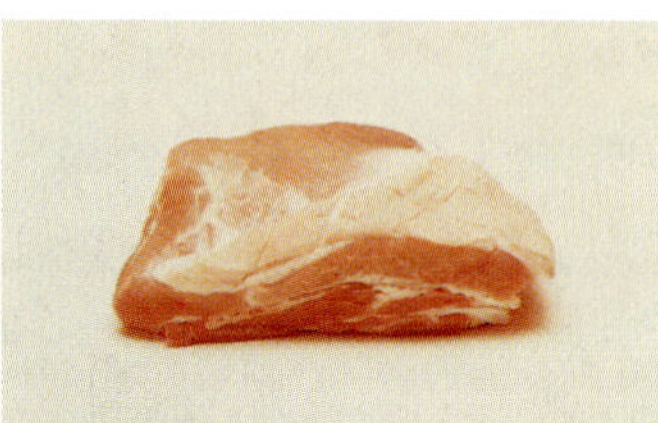

⑦ **Dicke Rippe**
(Schmoren, Braten, Kochen)

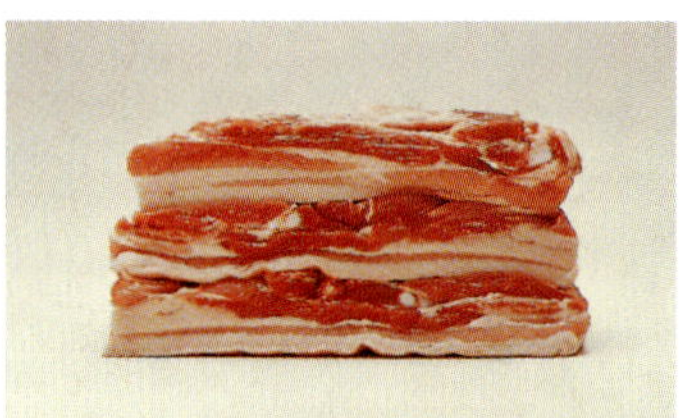

⑧ **Bauchfleisch**
(Schmoren, Braten, Kochen)

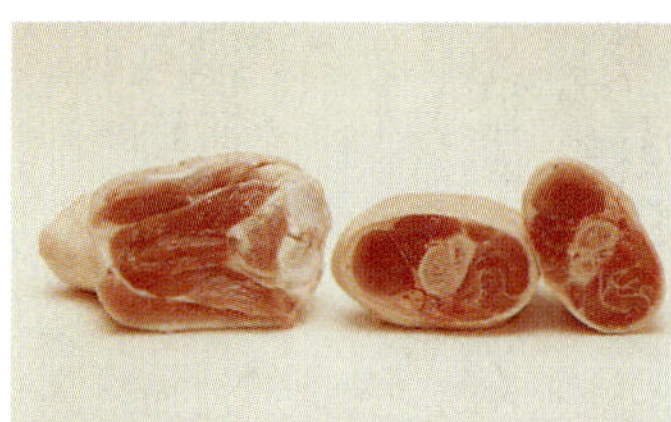

⑨ **Eisbein**
(Kochen, Grillen)

Fleischteile – Rind

?

1. Nennen Sie Fleischgerichte, für die die verschiedenen Fleischteile verwendet werden können.
2. Erkunden Sie die Preise für die verschiedenen Fleischteile.
3. Erstellen Sie ein Memo-Spiel **„Fleischteile – Gartechniken"**. Auf einer Karte ist z. B. ein Filetstück abgebildet, auf der zweiten Karte steht das Wort Grillen.
4. Erstellen Sie Regeln für die tägliche Eiweißbedarfsdeckung.
5. Führen Sie in der Klasse eine Pro-und-Kontra-Diskussion zum Thema „Muss es täglich Fleisch sein?".

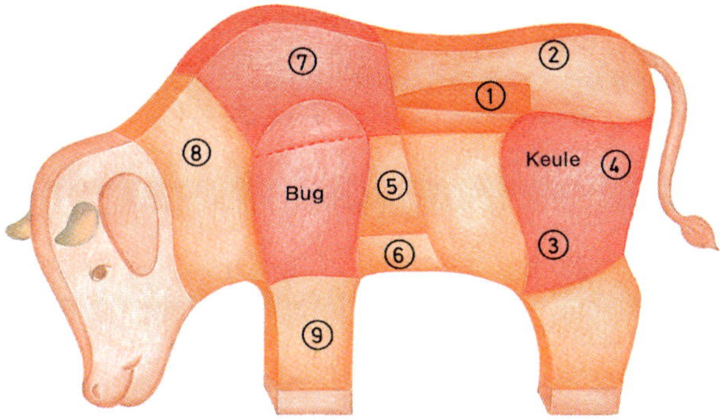

Gewichtsverlust
beim Garen: durchschnittlich 35 %
Fleischfarbe: frisch-rot
Fettfarbe: gelblich
Muskelfasern: dicker

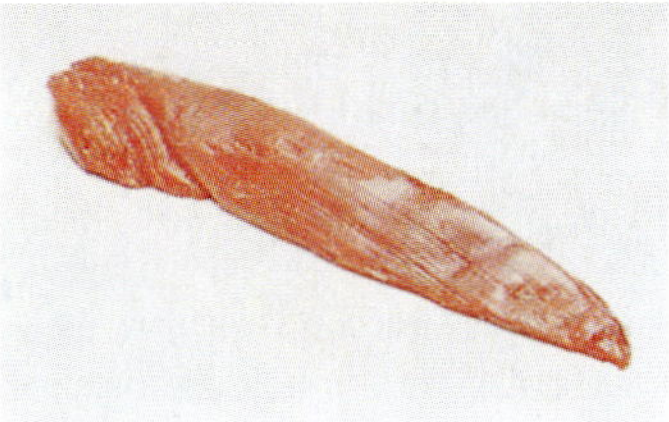

① **Filet**
(Braten, Grillen)

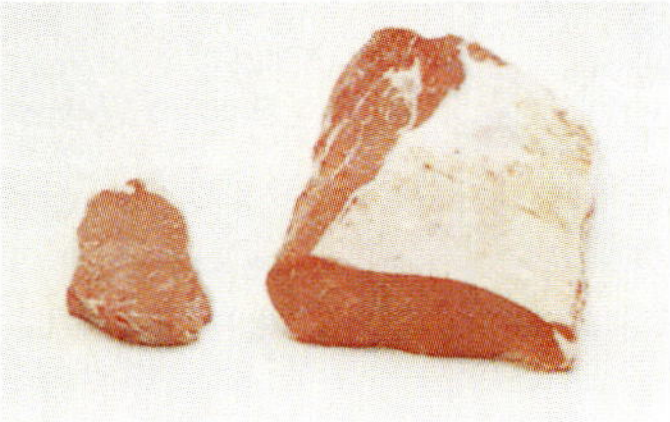

② **Roastbeef, Rumpsteak**
(Braten, Grillen)

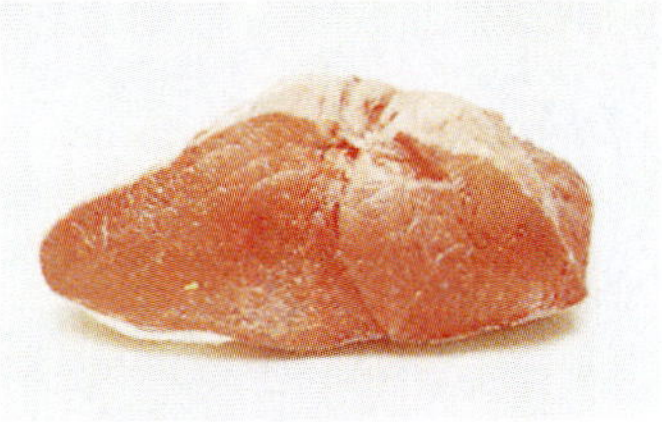

③ **Oberschale**
(Braten, Schmoren)

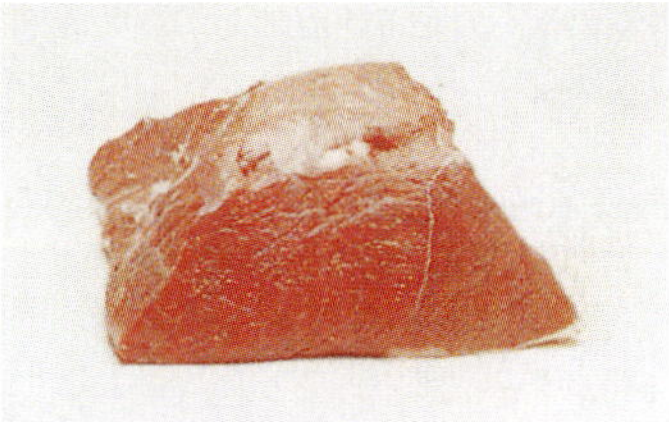

④ **Schwanzstück**
(Braten, Schmoren)

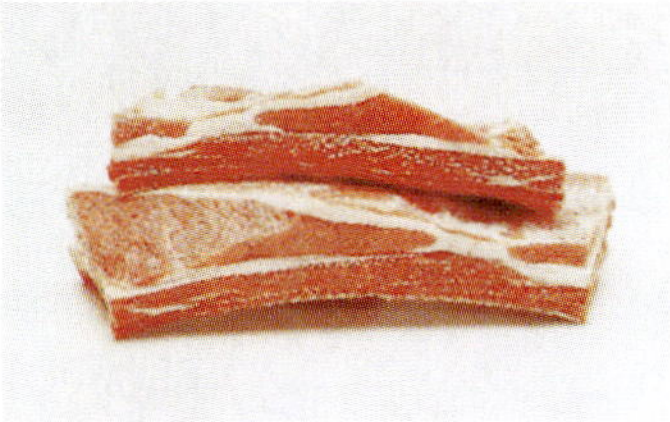

⑤ **Spann-/Quer-, Flachrippe**
(Kochen)

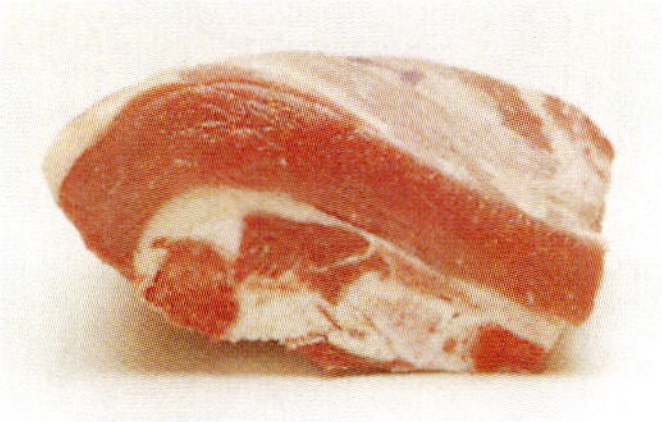

⑥ **Mittelbrust**
(Kochen, Schmoren)

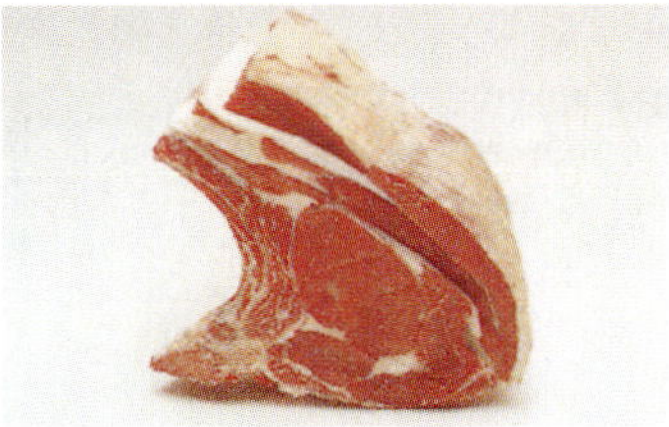

⑦ **Hohe Rippe**
(Braten, Grillen, Kochen)

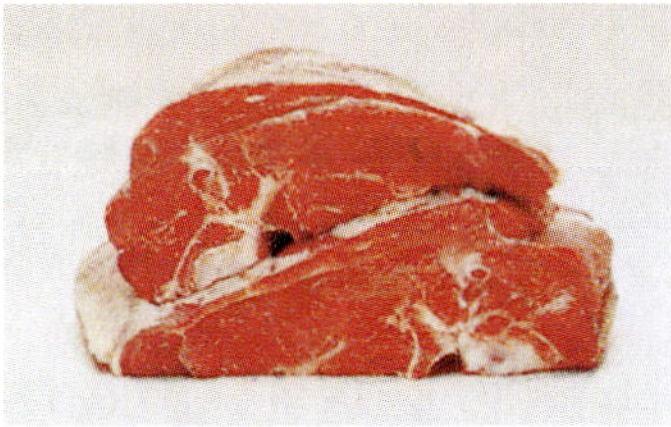

⑧ **Kamm/Nacken**
(Schmoren, Kochen)

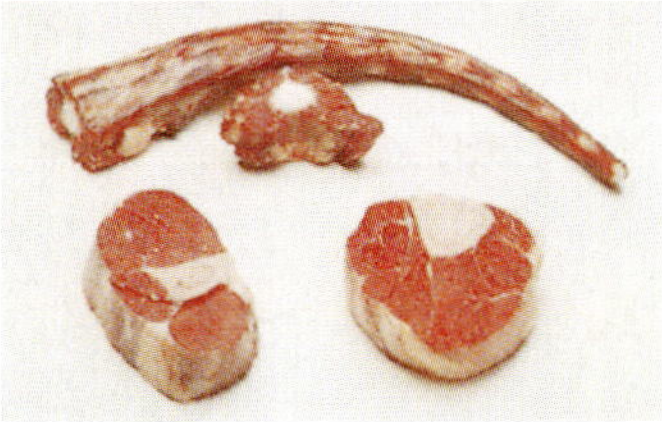

⑨ **Schwanz und Beinscheiben**
(Kochen)

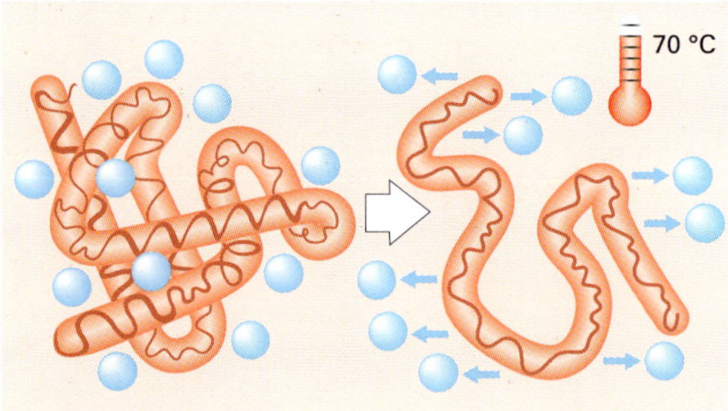

Muskeleiweißstoffe

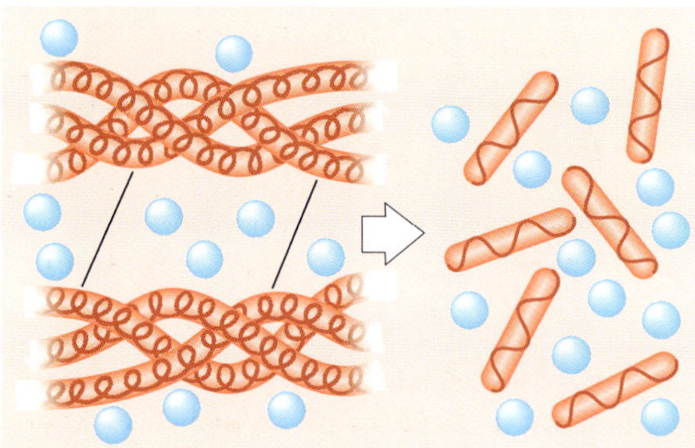

Bindegewebe – Kollagen

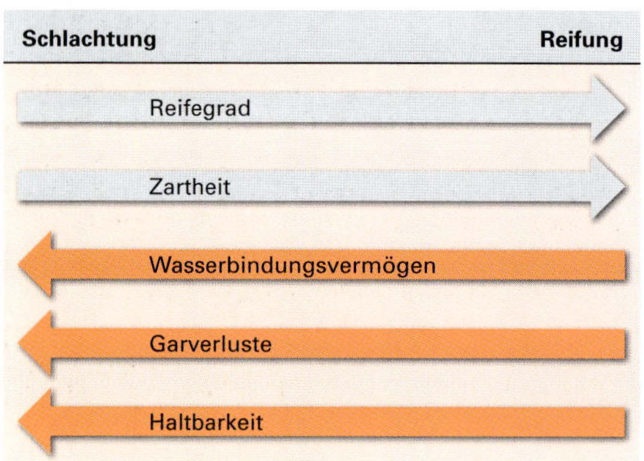

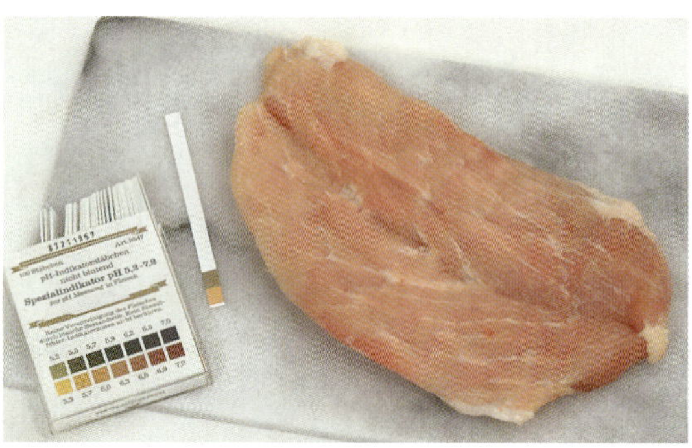

Bestimmung des pH-Wertes

Fleischreife

Je nach Tierart tritt einige Stunden bzw. einen Tag nach dem Schlachten die Totenstarre ein. Diese Veränderung wird durch folgende Stoffwechselvorgänge bewirkt:

- Muskelglykogen wird zu Milchsäure abgebaut,
- energiereiche Verbindungen werden abgebaut.

Hierdurch wird der pH-Wert des Fleisches verändert, die Eiweißstoffe quellen auf, das Fleisch wird zäh und hart.

Nach einigen Stunden bzw. Tagen kommt es durch eine erneute Veränderung des pH-Wertes zum Lösen der Totenstarre.

Das Fleisch wird durch diese Reifungsvorgänge mürbe. Beim Reifen verliert das Fleisch jedoch gleichzeitig Wasser, d. h., es entsteht ein Gewichtsverlust für den Schlachter.

Die Reifung ist beim PSE-Schweinefleisch beschleunigt, es kommt zu einer Übersäuerung des Fleisches, einer Strukturveränderung, vgl. S. 123.

Schweinefleisch muss mindestens zwei Tage reifen, Rindfleisch dagegen acht bis vierzehn Tage.

Veränderungen des Fleisches beim Garen

Die während der Fleischreifung begonnenen Veränderungen werden während des Garens noch verstärkt.

Zunächst werden die Muskeleiweißstoffe verändert. Das Fleisch wird dabei fester und zäher, es gibt Flüssigkeit ab.

Beim weiteren Garen wird dann das Bindegewebe gelockert. Das Fleisch nimmt nun Flüssigkeit auf, es wird zart.

?

1. Bestimmen Sie an einer frischen Schnittstelle mit Indikatorpapier den pH-Wert eines Fleischstückes.
   Bewahren Sie das Fleischstück abgedeckt im Kühlschrank auf und wiederholen Sie die pH-Wert-Bestimmung täglich an einer frischen Schnittstelle.
   Stellen Sie die pH-Wert-Veränderung grafisch dar.
2. Braten Sie 100 g Schweineschnitzel unpaniert und ungesalzen. Ermitteln Sie nach dem Braten den Gewichtsverlust.
   Hat das Schnitzel einen Gewichtsverlust von 50 %, so ist es eindeutig PSE-Fleisch.
3. Warum muss ein Braten quer zur Faserung aufgeschnitten werden?

Einkauf und Verarbeitung von Fleisch

- Fleisch entsprechend Verwendungszweck und Garverfahren einkaufen.
  Zum
  - **Kurzbraten, Braten und Grillen** eignet sich **bindegewebsarmes** und gut gereiftes Fleisch, z. B. Filet, Roastbeef, Kotelett.
  - **Schmoren und Kochen** eignet sich **bindegewebsreiches** und nicht so lange gereiftes Fleisch, z. B. Suppenhuhn. Dieses Fleisch muss länger gegart werden, damit das Kollagen abgebaut wird.
- Fleisch unzerkleinert kurz unter fließendem Wasser säubern. Wasser löst Nährstoffe aus dem Fleisch.
- Flache Fleischstücke vor dem Garen klopfen. Das Bindegewebe wird dadurch zerrissen, das Zellgefüge wird zerrissen, das Fleisch erscheint „zarter".
- Fleisch vor dem Schmoren, Braten oder Grillen abtupfen. Das Fett spritzt sonst.
- Fleischstücke beim Schmoren oder Braten zunächst von allen Seiten anbraten. Durch die Hitze gerinnt das Eiweiß, die Randschichten schließen sich, es kann kein Fleischsaft austreten, das Fleisch bleibt saftiger. Es bräunt schneller.
- Unpaniertes Fleisch erst nach dem Anbraten würzen. Salz entzieht dem Fleisch Flüssigkeit, das Fleisch wird zäh.
- Fleischstücke nach dem Panieren sofort braten. Bleibt das Fleisch liegen, so feuchtet die Panade durch.
- Fleisch zum Kochen in kochendes Wasser geben. Die Randschichten schließen sich schneller.
- **Aber**: Zur Herstellung einer kräftigen Brühe Fleisch in kaltes Wasser geben, langsam erhitzen. Die Geschmacks- und Nährstoffe werden aus dem Fleisch herausgelöst.
- Größere tiefgekühlte Fleischstücke, z. B. Geflügel, erst langsam vollständig auftauen lassen, dann sofort garen. Die Auftauflüssigkeit auffangen und weggießen. Ist das Fleisch nicht vollständig aufgetaut, so wird es evtl. nicht ausreichend durchgegart. Es kann zu Lebensmittelvergiftungen kommen, vgl. S. 221. Die Auftauflüssigkeit kann ebenfalls Salmonellen enthalten.
- Kleine tiefgekühlte Fleischstücke sofort unaufgetaut garen. Beim Auftauen geht Fleischsaft mit wichtigen Nährstoffen verloren.
- Fleisch ist gar, wenn es bei der Druckprobe nicht mehr nachgibt. Nicht in das Fleisch stechen, Fleischsaft mit Nährstoffen tritt aus.
- Fleisch quer zur Faser aufschneiden. Das Bindegewebe wird dabei zerschnitten, das Fleisch erscheint zarter.
- Gegartes Fleisch, z. B. Bratenreste, kann wieder eingefroren werden.
- Hackfleisch und Leber am Tag des Einkaufs weiterverwenden. Sie verderben sehr leicht.

I Fleischfehler

Blasses (**p**ale), weiches (**s**oft), wässriges (**e**xudative), extrem fettarmes Schweinefleisch aus dem Rücken und Schinken kann PSE-Fleisch sein. PSE-Fleisch ist eine Folge einer beschleunigten Fleischreifung nach dem Schlachten überzüchteter Schweine. Der Fleischsaft kann nicht durch das Eiweiß gebunden werden, das Fleisch wird zäh und trocken, es schmeckt fade.

Zur Vermeidung von PSE-Fleisch Koteletts oder Braten aus dem Nackenstück bevorzugen. Fragen Sie nach etwas fetterem Fleisch mit kräftiger Farbe. Ein dünnes Fleischstück ist außerdem nach dem Braten weniger saftig als ein dickeres.

Falls Sie PSE-Fleisch erst bei der Zubereitung erkennen, sollten Sie dies bei Ihrem Schlachter beanstanden.

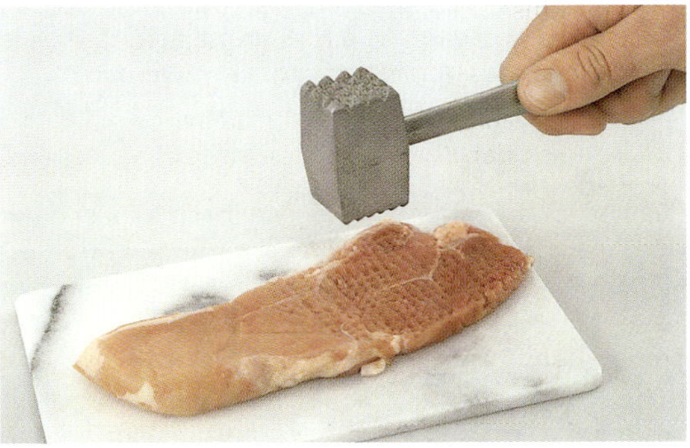

Klopfen von Fleisch

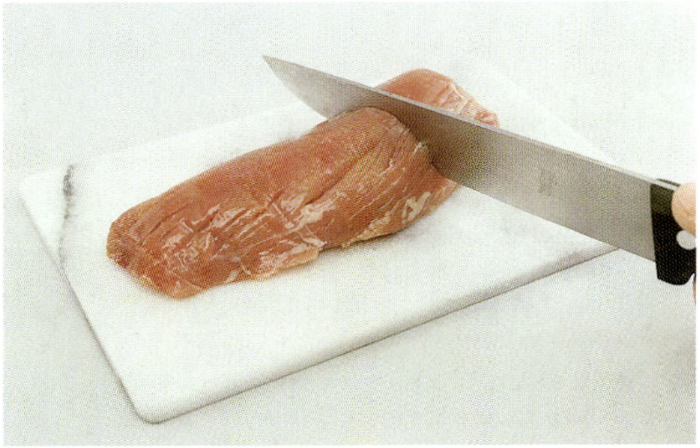

Aufschneiden von Fleisch – quer zur Faser

?

1. Lesen Sie die Angaben auf den Wurstpackungen. Stellen Sie Unterschiede fest?

Jagdwurst

Zutaten: Schweinefleisch 76%, Trinkwasser, Nitritpökelsalz (Kochsalz, Konservierungsstoff E 250), Gewürze, Zuckerstoffe, Emulgator E 471, Antioxidationsmittel: E 301, Geschmacksverstärker: E 621.

bei +7 °C mindestens haltbar bis	Grundpreis	Einwaage	Packungspreis
23.02.	€ 0,53/100 g	350 g	€ 1,86

Jagdwurst
aufgeschnitten

Zutaten: Schweinefleisch, Trinkwasser, iodiertes Speisesalz, Gewürze, Zuckerstoffe, Stabilisator: Natriumcitrat, Speisewürze, Antioxidationsmittel: Ascorbinsäure, Konservierungsstoff E 250, Rauch.

	24 %	Grundpreis €	Preis €	bei +7 °C mindestens haltbar bis
160 g	Fett	0,35/100 g	0,56	14.02.

2. Eine Portion Wurst bzw. eine Wurstscheibe wiegt durchschnittlich 25 g.
   a) Berechnen Sie jeweils in Gruppen den Fettgehalt für je eine Portion der verschiedenen Wurstsorten.
   b) Wiegen Sie die Fettmengen jeweils ab.

!

- **Lebensmittelkennzeichnung: Zutatenliste, vgl. S. 202, und freiwillige Fettkennzeichnung beachten.**
- **Gepökelte Fleischwaren**
  - **seltener verzehren,**
  - **möglichst nicht zum Grillen oder Braten verwenden.**
- **Nicht jeden Tag Wurst essen. Brot kann auch mit Quark, Fisch, Tomaten- und Gurkenscheiben usw. belegt werden.**

Fleischwaren – Würste

Pökeln von Fleischwaren
Mithilfe von Pökelstoffen werden etwa 90% der in Deutschland erzeugten Fleischwaren hergestellt.

Durch das Pökeln von Fleischwaren soll

- die Haltbarkeit verlängert werden,
- ein ansprechendes Aussehen – sogenannte Umrötung – und
- das typische Pökelaroma erzielt werden.

Beim Pökeln werden Nitrat (Salze der Salpetersäure) und/oder Nitritpökelsalz (Kochsalz mit 0,4 bis 0,5% Nitritsalz der salpetrigen Säure) und sogenannte Pökelhilfsstoffe (Trockenstärkesirup und Ascorbinsäure) verwendet.

Nitrat wird vor allen Dingen Rohschinken und länger reifenden Rohwürsten zugesetzt. Nitritpökelsalz wird eingesetzt bei der Herstellung von Mettwurst, Bierschinken, Blutwurst, Fleischkäse usw.

Während des Pökelvorgangs wird Nitrat in Nitrit umgesetzt. Nitrit reagiert mit dem roten Muskelfarbstoff, dem Myoglobin, es entsteht der rote Pökelfarbstoff.

Ohne Pökelstoffe werden Weißwurst, Gelbwurst, Hausmacher-Leberwurst, Bratwürste, Parmaschinken usw. hergestellt.

Toxische – giftige – Wirkung von Nitrit
Nitrat wird im menschlichen Körper zu Nitrit abgebaut. Nitrit verursacht eine Umwandlung des Hämoglobins, der Sauerstofftransport wird beeinträchtigt.

Besonders gefährlich ist Nitrat für Säuglinge. Da die Magensalzsäurebildung noch nicht voll entwickelt ist, beginnt die Nitritbildung bereits im Magen, es gelangen so größere Nitritmengen ins Blut.

Im Magen und auch in Lebensmitteln, z. B. beim Grillen und Braten von Kasseler, bildet Nitrit zusammen mit den Eiweißbausteinen Nitrosamine. Nitrosamine wirken krebserregend. Gekochter Schinken sollte aus diesem Grund nicht zusammen mit Käse überbacken oder gegrillt werden (z. B. Toast Hawaii). Auch Schnittkäse darf aus Haltbarkeitsgründen Nitrat zugesetzt werden.

Nitrat in Gemüse, vgl. S. 164.

Kochsalz- und Fettgehalt
Fleischwaren enthalten viel Kochsalz. Dies dient der Wasserbindung und der Geschmacksbildung.

Wurstsorten enthalten 5 bis 65% – oft versteckte – Fette. Mit zwei Scheiben Wurst können bis zu 40 g Fett aufgenommen werden.

Beim Einkauf sollte auf die freiwillige „Fettkennzeichnung" geachtet werden. Auf der Verpackung steht z. B. „Fettgehaltsstufe 25% ± 5%".

Übersicht – Würste

Art und Herstellung | **Sorten** | **Fettgehaltsstufen in %**

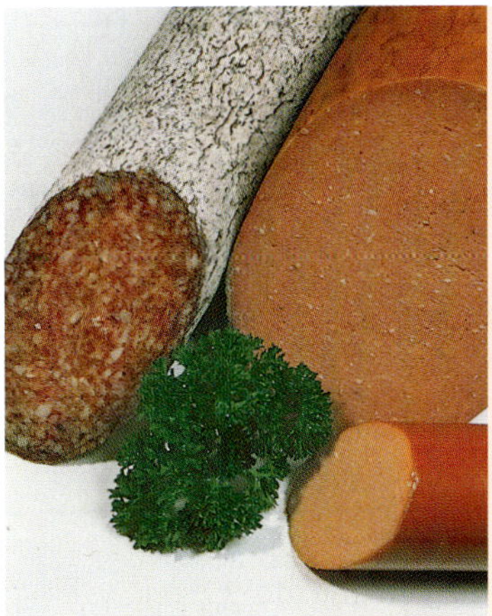

Rohwürste, Dauerwürste

Die roh belassene Wurstmasse – Fleisch, Speck, Nitrat, Salz, Gewürze – wird kalt geräuchert, luftgetrocknet.

Lange Haltbarkeit, ausgenommen Mett- und Teewurst.

Sorten	Fettgehaltsstufen in %
Schnittfest	
Cervelatwurst	35–55
Plockwurst	35–55
Schlackwurst	35–55
Salami	35–55
Streichfähig	
Mettwurst	45–70
Teewurst	35–45

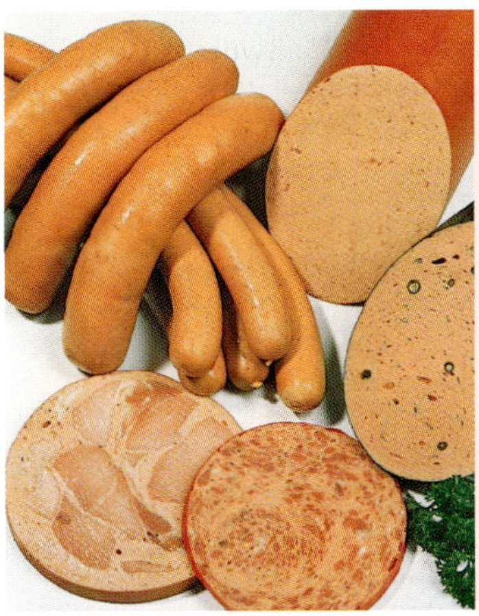

Brühwürste

Die Wurstmasse (Brät) – Fleisch, Speck, Nitrat, Salz, Gewürze und Wasser – wird bei 70 bis 80 °C gebrüht und teils geräuchert. Enthalten teilweise Phosphate, die das Wasser binden und schnittfest machen.

Zum alsbaldigen Verzehr bestimmt.

Sorten	Fettgehaltsstufen in %
Jagdwurst	20–35
Mortadella	20–35
Bierschinken	15–25
Bockwurst	20–35
Wiener Würstchen	20–35
Bratwurst	20–40

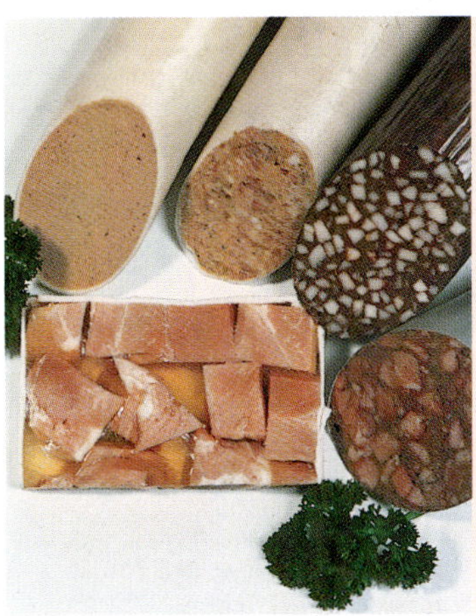

Kochwürste

Die vorgegarte Wurstmasse – Innereien, Fleisch, Speck, Blut usw. – wird nach dem Abfüllen in Wursthüllen nochmals gebrüht oder gekocht und teils geräuchert.

Bei kühler Lagerung kurz haltbar.

Sorten	Fettgehaltsstufen in %
Leberwurst	25–45
Blutwurst	40–45
Sülzwurst	5–20

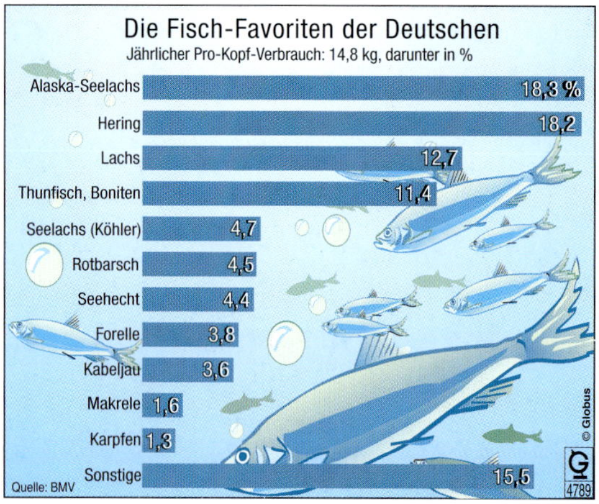

6.5 Fisch

Diese Kompetenzen können Sie erwerben:

- *Fischsorten hinsichtlich des Nährstoffgehaltes bewerten*
- *Fisch entsprechend dem Verwendungszweck einkaufen und verarbeiten*

?

Etwa 40 verschiedene Fischsorten werden bei uns im Handel angeboten.

Sehr bekannt sind die abgebildeten Fischsorten.

Nennen Sie Fischgerichte, für die diese Fischsorten verwendet werden können.

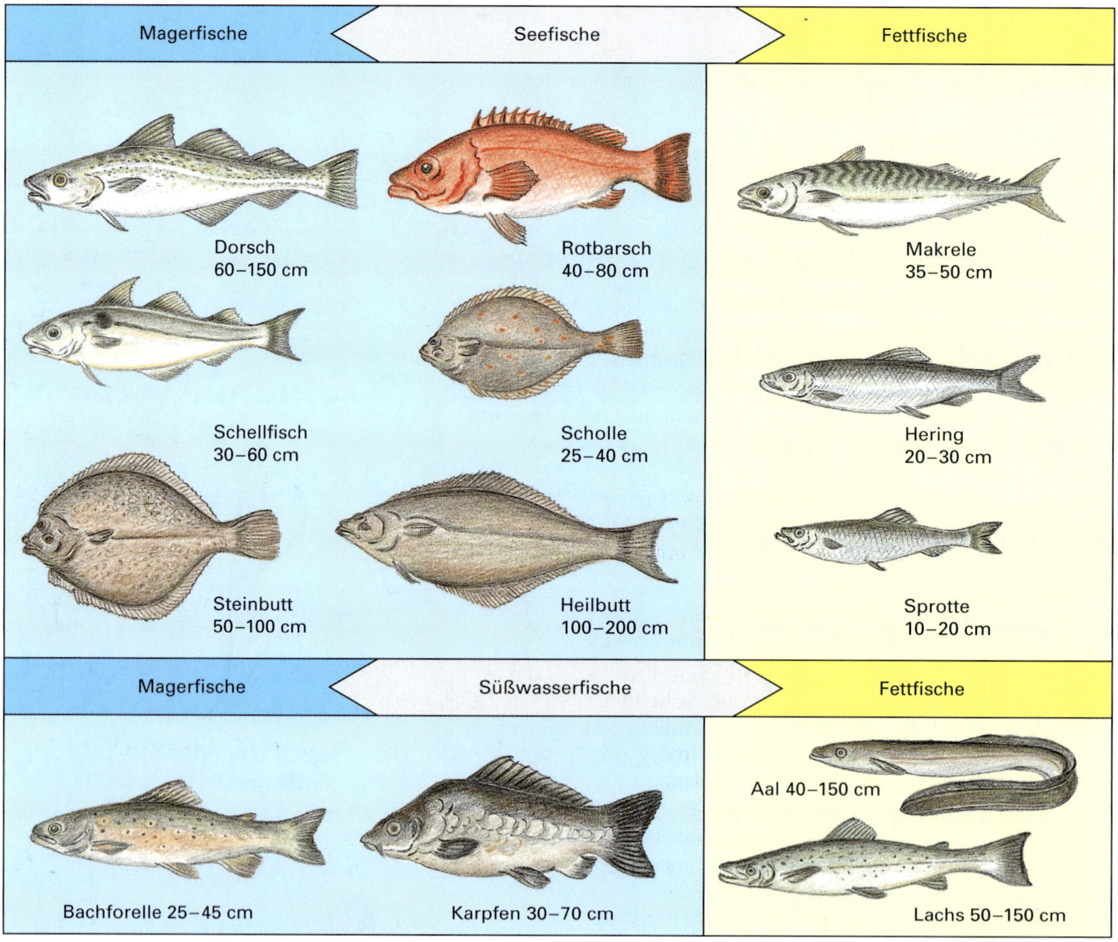

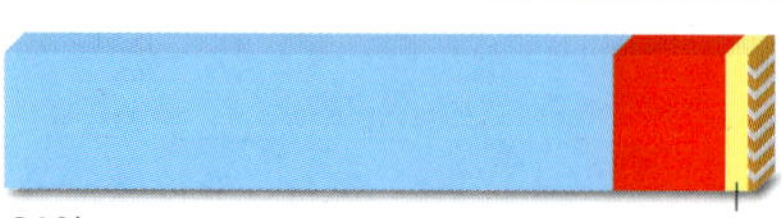

Nährstoffgehalt Magerfische

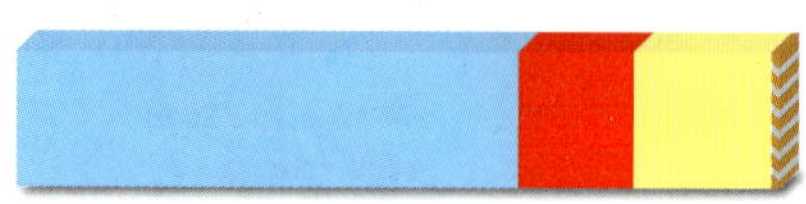

Nährstoffgehalt Fettfische

Bewertung des Nährstoffgehalts

Hinsichtlich des Nährstoffgehalts unterscheidet man Mager- und Fettfisch.

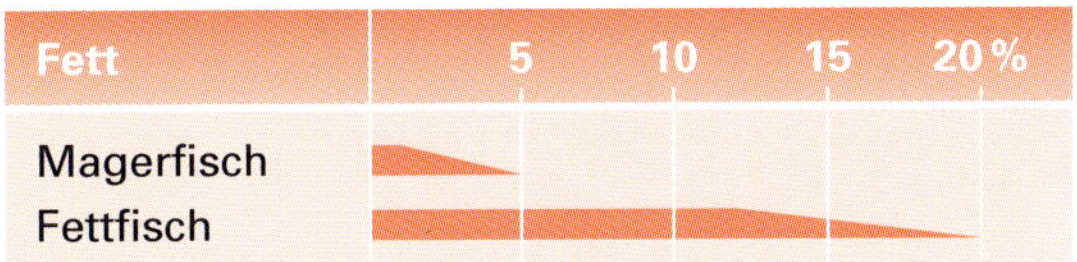

Fettfisch ist reich an mehrfach ungesättigten Fettsäuren, vgl. S. 68 f.

Fisch enthält hochwertiges Eiweiß. Durch eine Fischportion von 200 g kann etwa der halbe Tageseiweißbedarf gedeckt werden.

Fischfleisch ist leicht verdaulich, da es wenig Bindegewebe enthält. Der geringe Sättigungswert von Fisch kann durch Rohkost, Gemüse, Vollkornreis usw. ausgeglichen werden.

Fisch enthält Vitamine und Mineralstoffe. B-Vitamine sind reichlich im Fisch enthalten, Fettfisch enthält außerdem die Vitamine A und D.

Seefisch – Schellfisch und Seelachs – liefern Iod
Iod wird im menschlichen Körper zur Bildung der Schilddrüsenhormone benötigt. Die Schilddrüse sitzt rechts und links unter dem Kehlkopf. 100 Liter Blut strömen täglich durch die Schilddrüse und bringen weniger als ein viertel Milligramm Iod in das Drüsengewebe, aber diese Menge reicht aus.

Ist in der Nahrung zu wenig Iod enthalten, kommt es zur Schilddrüsenunterfunktion, das Stoffwechselgeschehen wird verlangsamt. Die Schilddrüse versucht diesen Mangel auszugleichen, sie schwillt an, es bildet sich ein Kropf.

In Deutschland gehören Schilddrüsenerkrankungen zu den häufigsten chronischen Leiden bei Jugendlichen. Deutschland ist ein Iodmangelgebiet. Die Iodzufuhr erreicht nur ein Drittel der empfohlenen Menge.

Wie können wir den Iodbedarf decken?
Iod ist in geringen Mengen im Erdboden, reichlicher dagegen im Meerwasser enthalten.

Besonders frischer bzw. tiefgefrorener Schellfisch, Seelachs und Kabeljau enthalten reichlich Iod. Fisch aus dem Meer gehört also regelmäßig auf den Speiseplan, er ist der beste Iodlieferant.

Der Iodgehalt der übrigen Lebensmittel und des Trinkwassers ist abhängig vom Iodgehalt des Bodens. Milch und Eier können bei entsprechender Fütterung der Tiere ebenfalls einen geringen Beitrag zur Iodbedarfsdeckung leisten. Beim Kochen geht ein Teil des Iods verloren. Dies gilt auch für iodiertes Speisesalz.

Durch iodiertes Speisesalz kann die Iodversorgung gesichert werden, dies ist für Vegetarier unverzichtbar. Iodiertes Speisesalz enthält 25 mg Iod pro Kilogramm.

I Iodmangel – Symptome

Iod ist vom griechischen Wort „iodes“ – veilchenfarbig – abgeleitet. Ioddämpfe sind blauviolett.

Schon mehr als zehn Millionen Bundesbürger leiden unter ganz ähnlichen Beschwerden: Sie verspüren ein eigenartiges Kloßgefühl im Hals, das ihnen die Luft abschnürt; sie sind dauernd erkältet, auch wenn sie noch so sehr auf sich achten; sie nehmen ohne ersichtlichen Grund an Gewicht zu, neigen zu trockener Haut und zu Kreislaufbeschwerden. Auch wenn es draußen warm ist, fangen sie plötzlich an zu frieren. Die Ursache ist ein Iodmangel. Bei Iodmangel verlaufen viele Körperfunktionen langsamer.

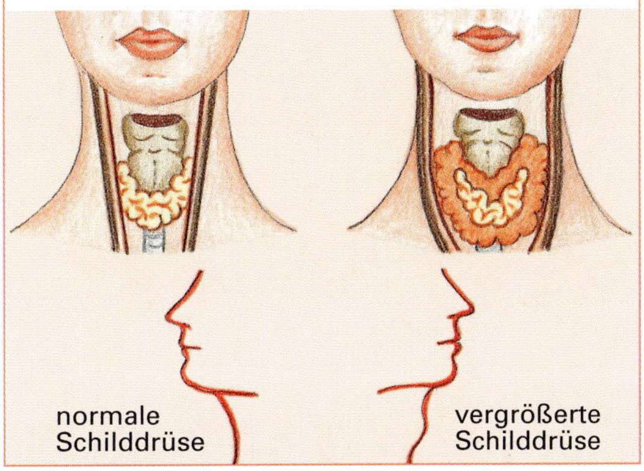

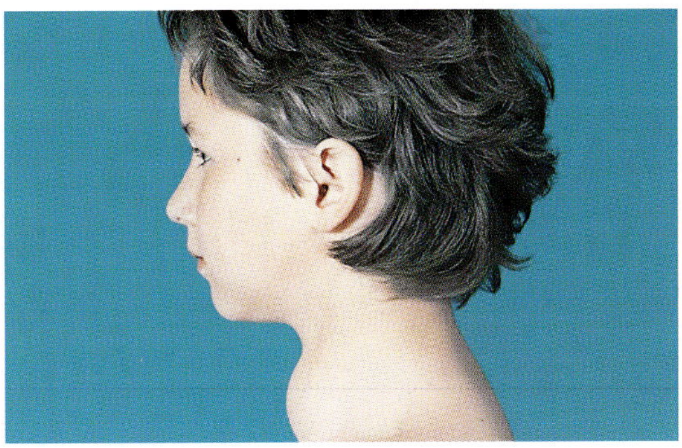

Kropfbildung bei einem Kind – Iodmangel

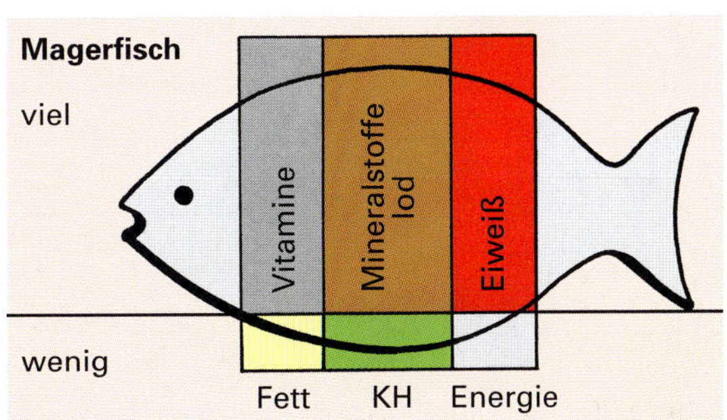

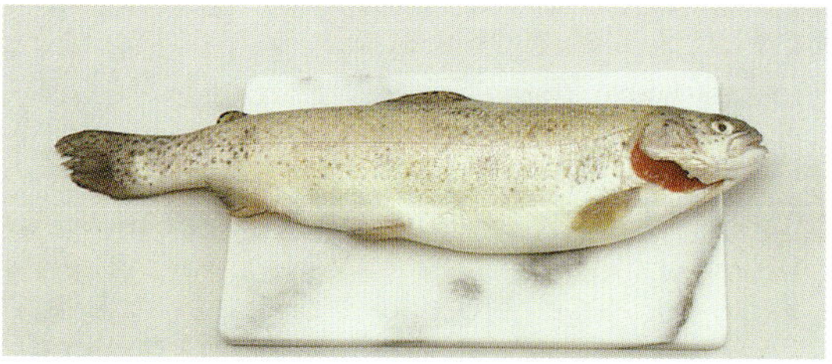

Frischer Fisch: rote Kiemen, straffe Haut

Drei-S-Regel: Säubern, Säuern, Salzen

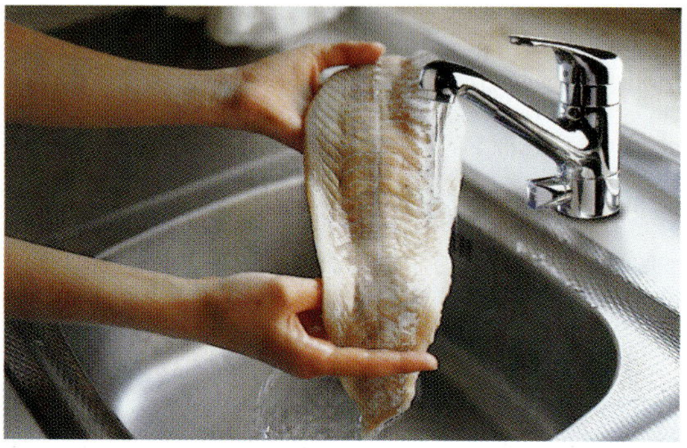

Säubern

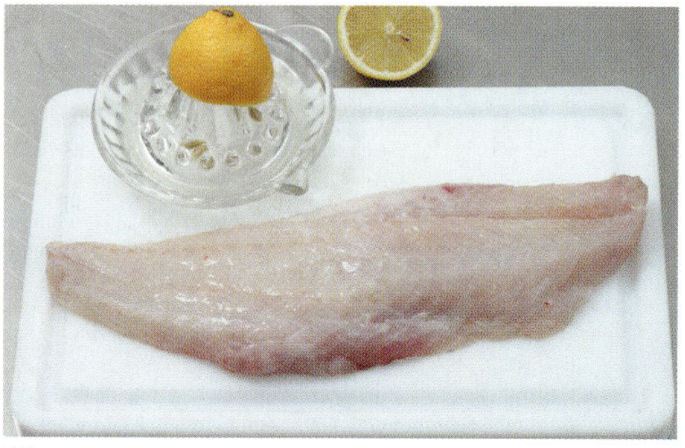

Säuern

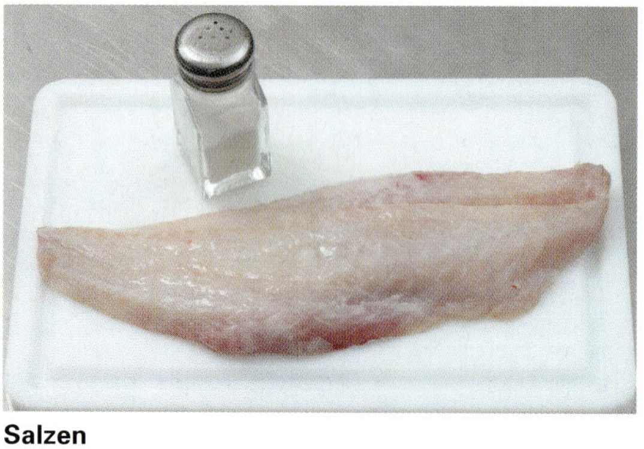

Salzen

Einkauf und Verarbeitung von Fisch

- **Frischer Fisch** hat folgende Merkmale: rote Kiemen, straffe Haut – keine Druckstellen und keinen starken Fischgeruch.
- Frischfisch kühl aufbewahren. Am Einkaufstag verarbeiten. Fisch verdirbt leicht.
- Folgende **Fischsorten** sollten aufgrund des **hohen Schadstoffgehaltes**, besonders Quecksilber, nur selten gegessen werden:
  - Thunfisch, Haifisch (z. B. Schillerlocke), Schwertfisch, Heilbutt, Blauleng. Langlebige Raubfische ernähren sich von ebenfalls belasteten kleineren Fischen, vgl. S. 186.
  - Fische aus schadstoffbelasteten Mündungsgebieten von Elbe, Jade, Weser und bestimmten Süßwasserbereichen.
  - Muscheln weisen zum Teil ebenfalls einen hohen Schadstoffgehalt auf.
- Hochseefische, z. B. Hering, Makrele, Seelachs, Rotbarsch, Seehecht, Scholle, sind am wenigsten belastet.
- Bei der Fischzucht, z. B. von Lachs und Karpfen, wird häufig ebenfalls Massentierhaltung mit allen Nachteilen betrieben.

Vorbereiten von Fisch

Drei-S-Regel: Säubern, Säuern, Salzen bei der Zubereitung anwenden.

- Fisch säubern – nur kurz unter fließendem Wasser waschen, Wasser löst sonst wertvolle Nährstoffe, z. B. Iod, heraus.
- Fisch mit Zitronensaft oder Essig säuern. 10 Minuten stehen lassen. Das Fischfleisch wird weißer und fester.
- Fisch erst unmittelbar vor dem Garen salzen. Salz entzieht dem Fisch Flüssigkeit mit wertvollen Nährstoffen.

Garen

- Besonders geeignet sind Dünsten, Braten und Grillen. Diese Gartechniken ermöglichen eine besonders schmackhafte Zubereitung. Fisch nicht kochen, sondern gar ziehen lassen. Er zerfällt sonst.
- Garflüssigkeit für Soßen oder Suppen verwenden.
- Fisch gut würzen oder mit würzigen Beilagen servieren. Fisch hat wenig Eigengeschmack.
- Fisch vor dem Panieren gut abtupfen, die Panade weicht sonst durch.
- Tiefgekühlte Fischstücke, z. B. Fischstäbchen, unaufgetaut braten. Die Form bleibt so besser erhalten.
- Fisch, im Ganzen zubereitet, ist gar, wenn sich die Rückenflosse leicht herauslösen lässt.

6.6 Hülsenfrüchte

Diese Kompetenzen können Sie erwerben:

- *Hülsenfrüchte als eiweißreiche pflanzliche Lebensmittel bewerten und sachgerecht verarbeiten*
- *Sojaprodukte und Lebensmittelimitate bewerten*

Zu den Hülsenfrüchten zählen die reifen, an der Luft getrockneten Samen der Pflanzen mit zweischaligen Fruchthülsen oder Schoten. Es sind: **Bohnen, Erbsen, Linsen, Kichererbsen und Erdnüsse**.

Erdnüsse werden in der Ernährung allerdings den Nüssen zugeordnet.

Hülsenfrüchte, vor allen Dingen Bohnen, gehören zu den ältesten Kulturpflanzen der Menschheit.

In vielen Ländern sind Hülsenfrüchte Grundnahrungsmittel: Linsen-, Erbsen- und Sojagerichte mit Reis, Kichererbsen mit Brot im Mittleren Osten. Die Rote Kidneybohne ist Bestandteil des mexikanischen Nationalgerichtes „Chili con Carne".

Hülsenfrüchte waren bei uns eine Zeit lang „aus der Mode". Man meinte, sie seien schwer verdaulich und die Zubereitung sei zu zeitraubend. Mittlerweile werden selbst in teuren Restaurants Feinschmeckergerichte auf Linsensalat oder mit rotem Bohnenpüree serviert. Auch die herzhaften Eintöpfe liegen wieder im Trend.

Diese Hülsenfrüchte sind die **eiweißreichsten pflanzlichen Lebensmittel**. Die biologische Wertigkeit der Eiweißstoffe, vgl. S. 101, kann durch Getreide, Milch und Ei noch verbessert werden. In vielen Ländern ersetzen Hülsenfrüchte mit Getreide zumindest für einen Teil der Bevölkerung das Fleischeiweiß.

Stärke und Ballaststoffe sind reichlich enthalten, Fett nur in Spuren. Der Ballaststoffgehalt der Hülsenfrüchte kann zu Blähungen führen. Die Gewöhnung an Hülsenfrüchte sollte also langsam erfolgen. Linsen werden meist besser vertragen als andere Hülsenfrüchte.

Vitamine und Mineralstoffe sind reichlich in Hülsenfrüchten vorhanden. Linsensprossen haben einen noch höheren Vitamingehalt, der Gehalt an blähend wirkenden Kohlenhydraten wurde während des Keimens abgebaut.

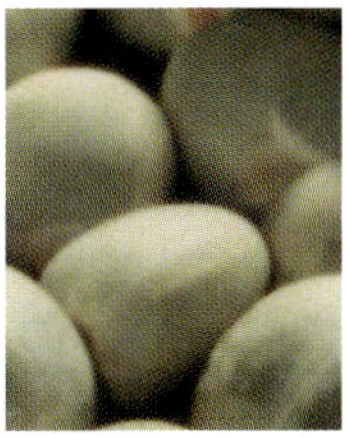

Erbsen

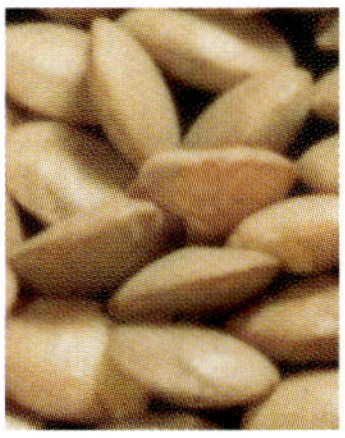

Linsen

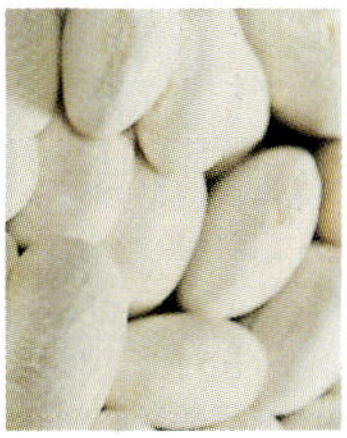

Bohnen

Verarbeitung von Hülsenfrüchten

- Hülsenfrüchte verlesen und waschen, um Schmutz, Steine und ungenießbare Samen zu entfernen.
- Ungeschälte Hülsenfrüchte vor dem Garen – am besten über Nacht – in der dreifachen Wassermenge einweichen. Durch abgekochtes weiches Wasser wird die Garzeit verkürzt.
- Das nährstoffreiche „Einweichwasser" zum Garen der Hülsenfrüchte verwenden.
- Geschälte Hülsenfrüchte werden nicht eingeweicht, sie benötigen eine kürzere Garzeit. Sie sind leichter verdaulich, Blähungen werden vermieden. Sie enthalten aber weniger Ballaststoffe, Mineralstoffe und Vitamine.
- Obstessig oder Zitronensaft wird z.B. Linsengerichten zugesetzt. Essig erst nach dem Garen dazugeben. Durch Essig quellen die Eiweißstoffe auf und werden leichter verdaulich.
- Erst nach dem Garen salzen. Das Weichwerden der Hülsenfrüchte wird durch Salz erschwert.
- Für Sojasprossen Mungobohnen verwenden oder die Sojasprossen blanchieren.

?

1. Weichen Sie in je einem Becherglas mit Leitungswasser
   a) 50 g geschälte Erbsen,
   b) 50 g ungeschälte Erbsen ein.
   Vergleichen Sie nach einer Stunde Volumen, Aussehen und Festigkeit der Erbsen.
   Begründen Sie die Veränderungen.

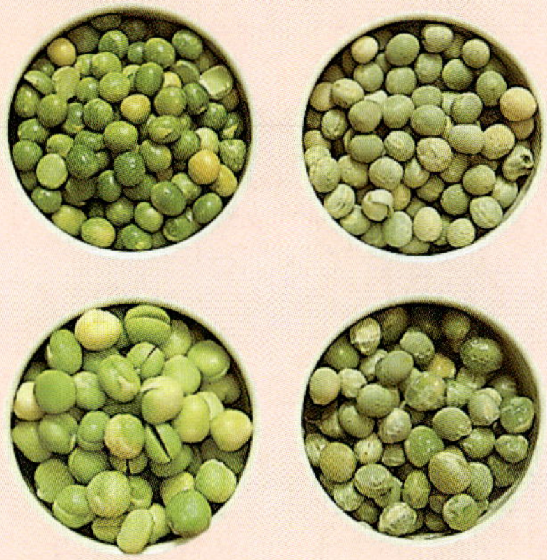

2. Sammeln Sie Rezepte für Gerichte mit Hülsenfrüchten.

Soja – (so) ja oder (so) nein?

?

1. **Gehen Sie im Supermarkt auf Spurensuche.**
   Suchen Sie in den Zutatenlisten von Produkten nach der Zutat „Soja".

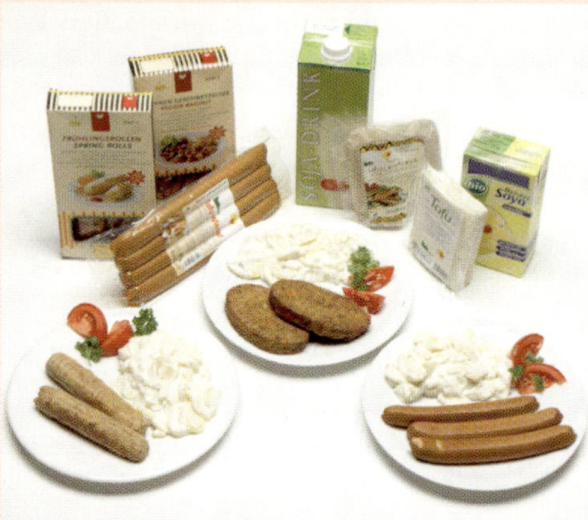

2. Informieren Sie sich in einem Reformhaus über das Angebot an Sojaprodukten.
   a) Stellen Sie einen Nährstoff-, Preis- und Geschmacksvergleich mit herkömmlichen Lebensmitteln an.
   b) Beschreiben Sie Verwendungsmöglichkeiten.
3. Vergleichen Sie den Energie- und Nährstoffgehalt von Tofu und Speisequark, mager.
4. Beurteilen Sie die Aussage: „Alternativ essen – die gesunde Sojaküche".
5. Suchen Sie im Supermarkt nach Lebensmittelimitaten.

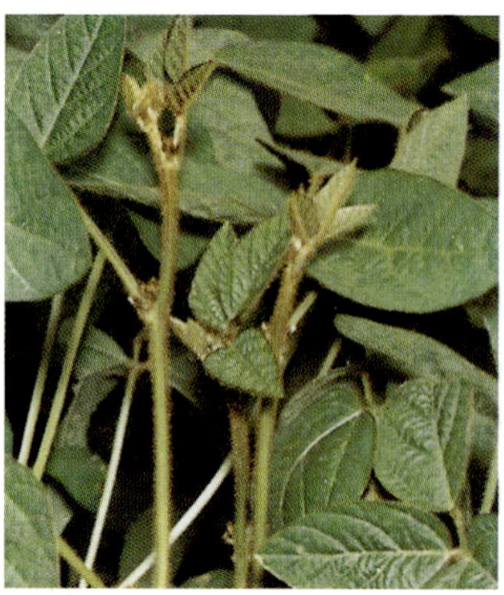

Sojabohne Pflanze

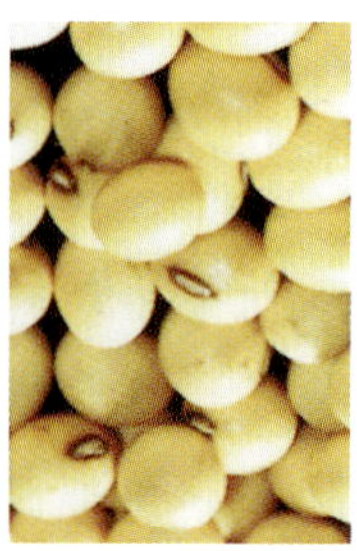

Samen

China ist das Ursprungsland der Sojabohnen. Seit Jahrtausenden ist die Sojabohne ein wichtiges Lebensmittel in Asien. Der Eiweißbedarf kann durch Soja gedeckt werden. Die Sojabohne wird daher auch das „Fleisch des Feldes" genannt.

Wie bei uns aus Getreide Mehl und Brot erzeugt werden, stellt man in Asien aus Soja zahlreiche **Sojaprodukte** her.

Soja(milch)drink: Sojabohnen werden mit der zehnfachen Wassermenge versetzt. Danach lässt man die Sojabohnen aufquellen, anschließend wird das Gemisch gemahlen, gekocht und gefiltert.

Tofu: Aus Sojamilch wird Sojaquark ausgefällt und ausgepresst. Entsprechend kann auch Sojajoghurt hergestellt werden.

Sojasoße ist als Würzmittel bekannt.

Sojasprossen sind ein weiteres Produkt.

Soja als Milchersatz bei Allergien

Bei Milchallergien können Sojamilch – angereichert mit Calcium und Vitaminen – und Tofu für Säuglinge und Kinder als Milchersatz verwendet werden. Kuhmilchallergie ist die häufigste Allergie im Säuglingsalter.

Soja als Viehfutter

Außerdem wird Soja in Amerika auf riesigen Feldern unter Einsatz von Pflanzenschutzmitteln und Mineralstoffdünger angebaut. Aus den Sojabohnen wird Öl gewonnen. Die eiweißreichen Rückstände bzw. die ganzen Sojabohnen werden als Viehfutter genutzt. Durch Soja werden auch bei uns Fleischberge und Milchberge erzeugt. Gleichzeitig verhungern Menschen, weil sie nicht genügend Eiweiß bekommen.

Soja als Eiweißquelle in unserer Ernährung?

Die Zahl der Lebensmittel in unseren Supermärkten, in denen Soja „versteckt" angeboten wird, ist sehr groß, z. B. in Backwaren, Kindernahrung, Schokolade, Streichwürsten, Fertigsuppen. Darüber hinaus werden Sojaprodukte auch als Fleischersatz, z. B. Sojawürstchen, für die vegetarische bzw. gesunde Ernährung angeboten.

Soja ist sicher eine gute Eiweißquelle. Bei der Erzeugung kommt es nicht zu den Veredelungsverlusten wie bei der Fleischherstellung, vgl. S. 118, es wird jedoch viel Energie für die Erzeugung und den Transport der Sojaprodukte benötigt. Der Salzgehalt der Sojaprodukte ist teils sehr hoch.

Wir haben keinen Eiweißmangel. Soja wird bei uns also nicht als Eiweißquelle benötigt.

Gegarte und gekeimte Hülsenfrüchte, Linsen, Erbsen und Bohnen mit Getreideprodukten sind eine gesunde Alternative, die unseren Ernährungsgewohnheiten entspricht.

Lebensmittelimitate – Milchersatzprodukte

Lebensmittelimitate sind den Originalprodukten ähnlich, beim Verbraucher führen sie nicht selten zu Verwechslungen.

Milchimitate wie Margarinekäse, Mischfette und Sojadrink werden in der Bundesrepublik Deutschland hergestellt und verkauft. Milchimitate sind Produkte, bei denen Milchfett und/oder Milcheiweiß ganz oder teilweise durch anderes Fett und Eiweiß, z. B. Soja, ersetzt sind. Grund: Pflanzliche Rohstoffe sind weitaus billiger, der Weltmarktpreis für Butter ist dreimal so hoch wie der Preis für Sojaöl. Jedoch wird Soja z. B. in den USA in großen Monokulturen angebaut. Pestizide werden eingesetzt. Für den Transport wird viel Energie benötigt, die Umweltbelastung ist hoch.

Einschätzung der Imitate aus Verbrauchersicht

- starke Verarbeitung der Rohstoffe
- hoher Gehalt an Zusatzstoffen
- teilweise geringer Mineralstoff- und Vitamingehalt, weniger Calcium, Phosphat und Vitamin B_2, dafür mehr Eisen, Vitamin B_1 und Niacin
- nur bei Verwendung von Sojaöl höherer Gehalt an mehrfach ungesättigten Fettsäuren
- Forschung bezüglich der Inhalts- und Zusatzstoffe unvollständig
- Die genannten gesundheitlichen Vorteile können auch durch eine Einschränkung des Fleischkonsums erreicht werden.

Beim Kauf sollte auf die Kennzeichnung – insbesondere die Zutatenliste – geachtet werden. So können z. B. Milchprodukte und Milchimitate unterschieden und Inhaltsstoffe bewertet werden.

Die Zutatenliste ist bisher allerdings nur für ein Drittel der erwachsenen Bevölkerung von Interesse bzw. verständlich. Außerdem müssen besonders Personen mit geringem Einkommen möglichst preiswerte Lebensmittel aussuchen.

Interessen der Produzenten

- günstige Gewinnspanne, da geringe Rohstoff- und Verarbeitungskosten
- günstige Absatzchancen, z. B. für Fertiggerichtehersteller, Gemeinschaftsverpflegung, Bäckereien, Konditoreien

Absatzfördernd wirken

- niedrige Produktpreise
- gesundheitliche Vorteile: niedriger Cholesteringehalt, z. T. hoher Anteil an mehrfach ungesättigten Fettsäuren
- längere Haltbarkeit
- gute Streichfähigkeit

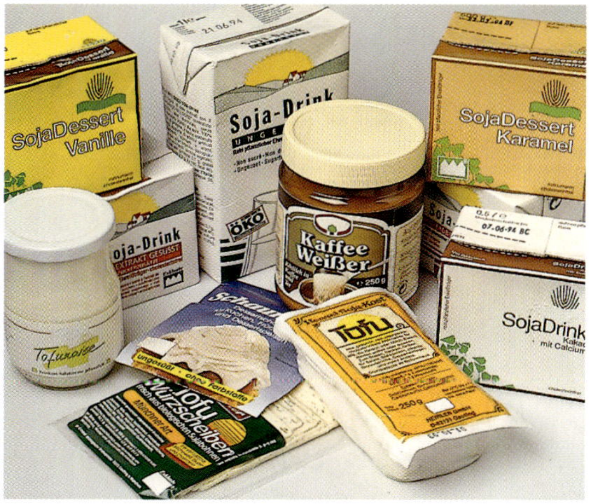

Beispiele für Milchersatzprodukte

Halbmischfett – Zutatenliste
Wasser, pflanzliche Fette, pflanzliche Öle, Milchfett, Gelatine, Salz 0,8%, Emulgatoren (Mono- und Diglyceride), Säureregulator Zitronensäure, Konservierungsstoff Sorbinsäure, Aroma, Vitamine, Farbstoff Betacarotin.

Milchfettanteil vom Gesamtfett 25%

Milchprodukte und ihre Imitate

Imitate	Imitiertes Milchprodukt	Hauptbestandteile bzw. Ausgangsprodukte
Ohne Milchbestandteile		
Sojadrink Tofu Sojajoghurt	Trinkmilch Käse, Quark Joghurt	Sojabohnen, Wasser, Süßungsmittel, Aromastoffe
Mit Milchbestandteilen		
Mischfette	Butter, Halbfettbutter	pflanzliche Öle/Fette, Milchfette, Milcheiweiß
Mischkäse	Käse (Quark)	Magermilch bzw. Milcheiweiß, pflanzliche Öle/Fette
Kondensmilchimitate	Kondensmilch	kondensierte Magermilch, pflanzliche Öle
Kaffeeweißer	Kondensmilch	pflanzliche Fette, Zucker, Milcheiweiß
Sahneimitate	Sahne	pflanzliche Fette, Zucker, Milcheiweiß, Milchfett
Dessertschäume	Sahne	pflanzliche Fette, Zucker, Milcheiweiß

7 Wasser

Diese Kompetenzen können Sie erwerben:

- *Aufgaben des Wassers im menschlichen Körper beschreiben*
- *Den Flüssigkeitsbedarf begründen und Möglichkeiten der Bedarfsdeckung nennen*
- *Eigenschaften des Wassers bei der Speisenzubereitung berücksichtigen*

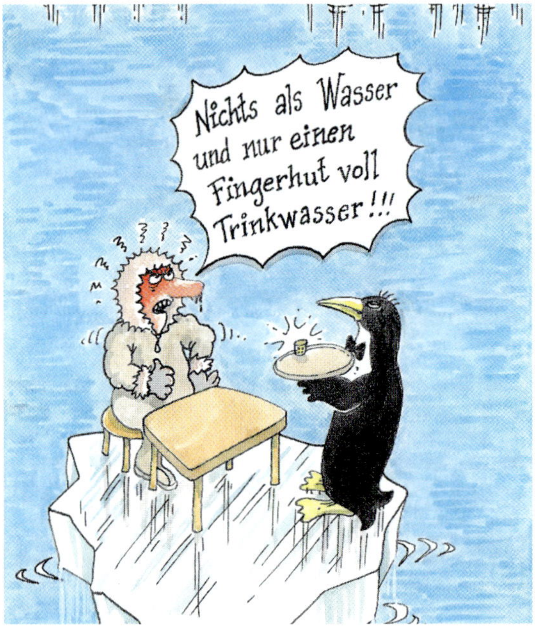

Drei Viertel der Erdoberfläche sind von Meeren bedeckt. Es gibt aber nur wenig Trinkwasser.

Wasser verdunstet; es regnet oder schneit. Regenwasser usw. durchdringt verschiedene Bodenschichten und wird dabei gereinigt. Danach gelangt dieses Wasser ins Grundwasser. Oder das Regenwasser gelangt über Bäche, Flüsse oder Seen zurück ins Meer.

Grundwasser war früher sauber, man konnte es trinken. Ein Brunnen wurde gebohrt, bis man auf Grundwasser stieß, dann wurde das Wasser mit Eimern oder über eine Pumpe heraufgeholt. Oft ist es heute ein Problem, die vorgeschriebenen EU-Trinkwasser-Richtlinien einzuhalten, z. B. weniger als 50 mg Nitrat/Liter. Doch wir benötigen einwandfreies Trinkwasser als „Lebensmittel“.

Die Hälfte unseres Trinkwassers ist immer noch Grundwasser, oft muss man jedoch sehr tief bohren, um sauberes Grundwasser zu erhalten.

Grundwasser reicht heute nicht mehr aus, so muss man Wasser aus Flüssen und Seen aufbereiten, reinigen, um Trinkwasser zu erhalten.

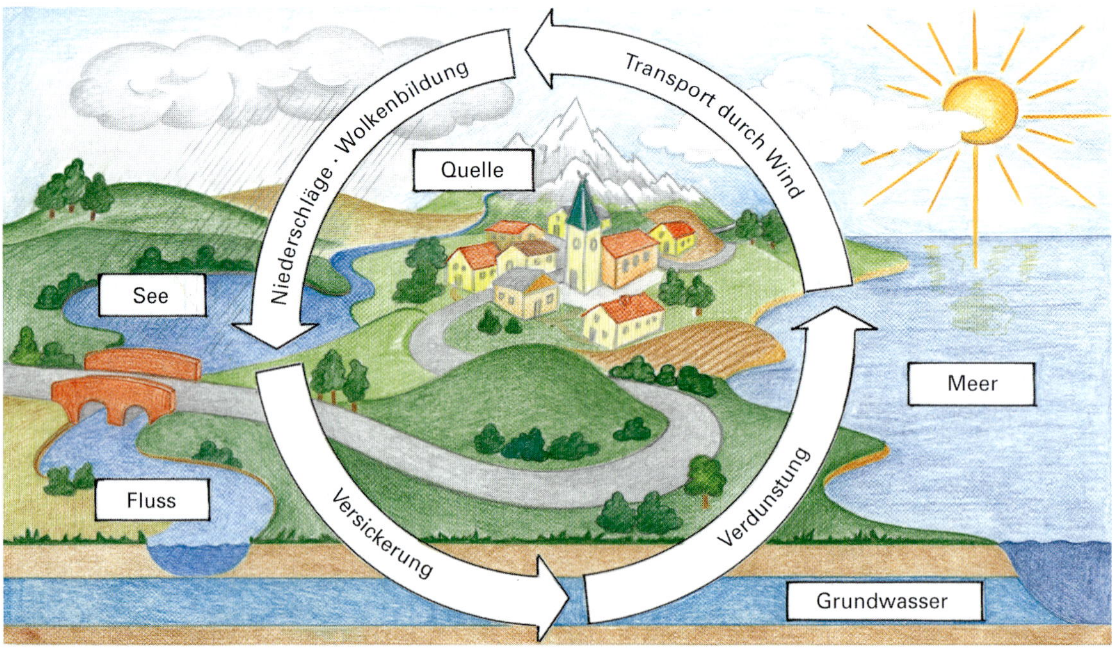

Kreislauf des Wassers

Aufgaben des Wassers im menschlichen Körper

Wasser dient als Baustoff

Der menschliche Körper besteht zu 60% aus Wasser. Der genaue Wassergehalt ist vom Fettgehalt und vom Alter abhängig. Mehr Fettgewebe bedeutet weniger Wasser. Der Wassergehalt sinkt mit zunehmendem Alter.

Rund 70% des Wassers befinden sich innerhalb der Zellen. Die restlichen 30% befinden sich außerhalb der Zellen, und zwar als Blutflüssigkeit in den Blutgefäßen, als Gewebsflüssigkeit (Lymphe) in den Lymphgefäßen und Gewebsspalten zwischen den Zellen.

Wasser dient als Lösungs- und Transportmittel

Wasser ist ein besseres Lösungsmittel als die meisten anderen Flüssigkeiten. Viele kristalline Stoffe, z. B. Kochsalz, lösen sich leicht in Wasser. Diese Eigenschaft beruht auf dem Dipol-Charakter des Wassermoleküls. Obwohl Wassermoleküle insgesamt elektrisch neutral sind, weisen die einzelnen Atome eine positive bzw. negative Ladung auf, deren Schwerpunkte nicht zusammenfallen. Wird kristallines Kochsalz mit Wasser in Verbindung gebracht, so werden die polaren Wassermoleküle stark von den Na^+- und Cl^--Ionen angezogen, das Kochsalz wird gelöst, es bilden sich hydratisierte Na^+- und Cl^--Ionen. Entsprechend kann Wasser auch organische Verbindungen, z. B. Zucker, lösen.

Die Übersicht zeigt die mengenmäßige Verteilung des Wassers im menschlichen Körper und den ständigen Austausch zwischen Blut, Gewebs- und Zellflüssigkeit. Hierdurch wird der Transport von gelösten Nährstoffen und Stoffwechselendprodukten ermöglicht. Obwohl das Wasser im Körper ständig in Bewegung ist, bleibt die prozentuale Verteilung des Wassers im Körper verhältnismäßig gleich.

Wasser ermöglicht die Wärmeregulation

Für Wasser wird eine höhere Verdampfungswärme als für die meisten anderen vergleichbaren Flüssigkeiten benötigt. Dies bedeutet, dass zwischen den benachbarten Wassermolekülen aufgrund des Dipol-Charakters Anziehungskräfte bestehen. Die Verdampfungswärme wird benötigt, um die Moleküle voneinander zu lösen, sie in den gasförmigen Zustand zu bringen. Der Körper nutzt diese Eigenschaft des Wassers, um bei starker körperlicher Arbeit oder bei heißem Wetter die Körpertemperatur bei 37 °C zu halten. Durch die Verdunstung des Wassers/Schweißes wird Wärme gebraucht, die Haut kühlt ab, die Körpertemperatur wird reguliert.

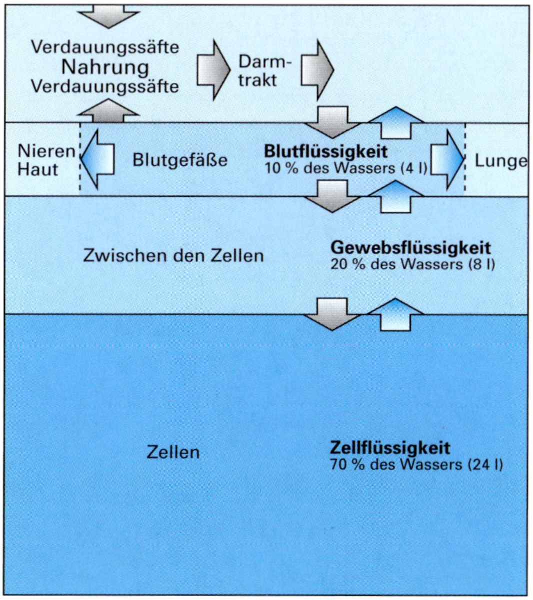

Verteilung des Wassers im menschlichen Körper

Die Literangaben beziehen sich auf ein Gesamtkörpergewicht von 60 kg, d. h., bei diesem Körpergewicht sind 36 l Wasser vorhanden.

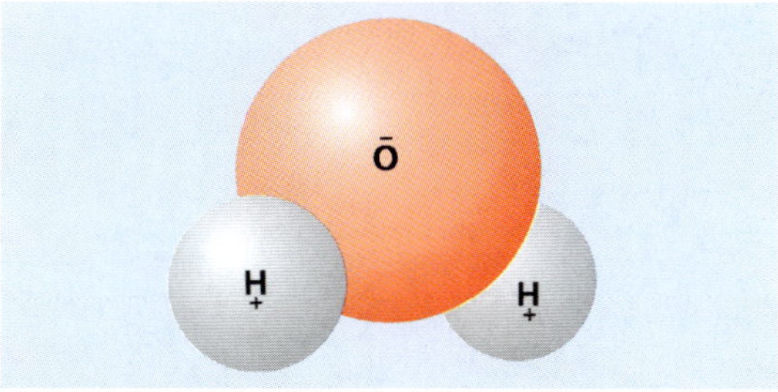

Dipol des Wassers

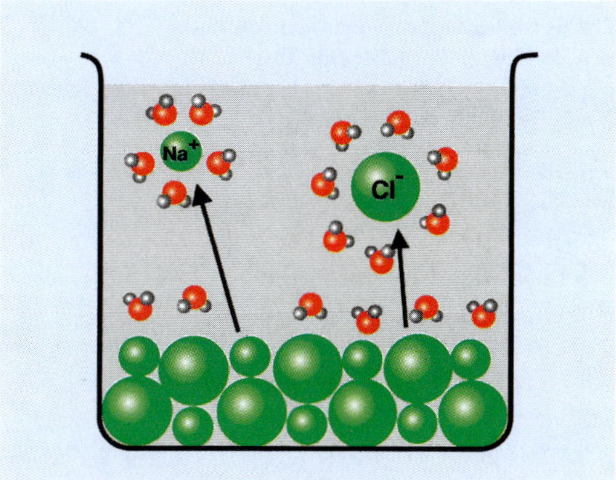

Hydratisierte Na^+- und Cl^--Ionen

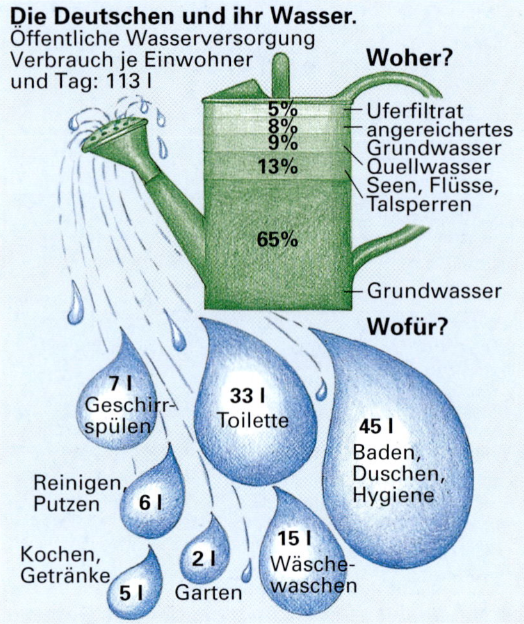

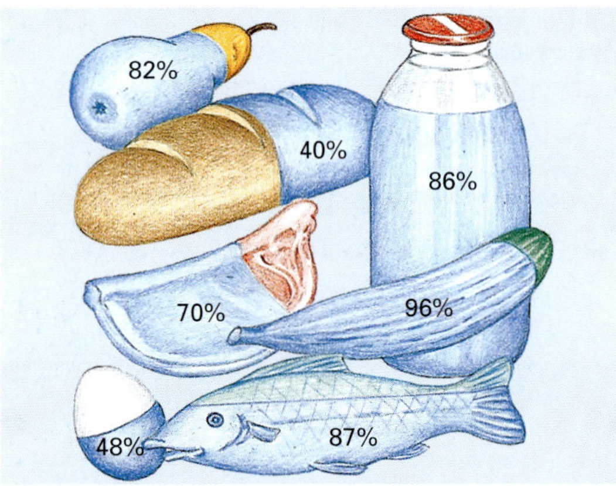

Wassergehalt einiger Lebensmittel

Empfehlenswerte Wasserzufuhr pro kg Körpergewicht pro Tag

Alter	ml Wasser
Säuglinge	130 bis 110
1 bis unter 4 Jahre	95
4 bis unter 7 Jahre	75
7 bis unter 10 Jahre	60
10 bis unter 13 Jahre	50
13 bis unter 15 Jahre	40
Jugendliche	40
Erwachsene	35 bis 30
Schwangere	35
Stillende	45

Wie viel sollen wir trinken?

Der Flüssigkeitsbedarf des Menschen steht an erster Stelle. Man kann wochenlang ohne feste Nahrung, aber nur etwa drei Tage ohne Flüssigkeit leben. Menschen machen einen Hungerstreik, aber keinen „Trinkstreik", dieser wäre schnell beendet.

Täglich sollen etwa 2,5 Liter Flüssigkeit aufgenommen werden.

Säuglinge haben einen verhältnismäßig höheren Flüssigkeitsbedarf als Erwachsene, da sie einen höheren Grundumsatz haben und die Stoffwechselendprodukte nur mit größeren Wassermengen (verdünnt) ausgeschieden werden können.

Ältere Menschen trinken häufig weniger, da das Durstempfinden sinkt, der Flüssigkeitsbedarf ist jedoch geblieben.

Besonders diese Personen müssen also auf eine ausreichende Flüssigkeitszufuhr achten.

Die Flüssigkeitszufuhr erfolgt durch

- **Getränke**,
- **feste und flüssige Nahrung**. Der Wassergehalt der Lebensmittel beträgt etwa 60 bis 70%.
- durch Wasser, das beim Abbau der Nährstoffe in den Zellen frei wird. Täglich entstehen ungefähr 300 ml **Oxidationswasser**.

Gesteigert wird der Flüssigkeitsbedarf eines Menschen durch

- **trockenes und heißes Klima und körperliche Betätigung**. Durch starkes Schwitzen kann der Flüssigkeitsbedarf auf etwa 10 Liter täglich ansteigen.
- **salzige Speisen**, sie machen durstig. Der Kochsalzgehalt im Blut muss durch eine vermehrte Flüssigkeitsaufnahme ausgeglichen werden.

!

Der jeweilige Flüssigkeitsbedarf wird durch folgende Faktoren bestimmt:

- **Klima**
- **Arbeitsleistung/Freizeit**
- **Kochsalzzufuhr**
- **Alter**

?

1. Welche Faktoren bestimmen den täglichen Flüssigkeitsbedarf?
2. Warum muss ein fiebriger Kranker viel Flüssigkeit zu sich nehmen?
3. Begründen Sie den erhöhten Flüssigkeitsbedarf an einem heißen Sommertag.

Geeignete Getränke sind

- **energiearme Getränke** wie Tee und Mineralwasser
- **vitamin- und mineralstoffreiche Getränke** wie Gemüsesaft, Obstsaft – evtl. verdünnt –, fettarme Milch, Buttermilch usw.

Ungeeignete Getränke sind

- energiereiche, vitamin- und mineralstoffarme Getränke wie Cola-Getränke, Limonaden, Bier, Fruchtsaftgetränke usw.

Auf die Lebensmittelkennzeichnung achten:

- Produktbezeichnung, z. B. Fruchtsaft
- Fruchtanteil/Gemüseanteil
- Zutatenliste, z. B. Farbstoffe, Vitamine, Zucker
- Mineralstoffzusammensetzung, z. B. Kochsalz-(Natrium)gehalt
- Mindesthaltbarkeitsdatum

Die Flüssigkeitsausscheidung erfolgt

- **mit dem Harn über die Nieren.** Eine Mindestharnmenge von 0,5 l ist notwendig, um die Stoffwechselendprodukte und die überschüssigen Mineralstoffe – besonders Kochsalz – auszuscheiden. Die Gesamtharnmenge ist abhängig von der Gesamtflüssigkeitsaufnahme. Überschüssig aufgenommene Flüssigkeit kann die Harnmenge stark ansteigen lassen.
- **mit dem Kot durch den Darm.** Die Wassermenge, die auf diese Weise ausgeschieden wird, ist gewöhnlich sehr gering. Bei Durchfall ist die Flüssigkeitsmenge im Kot dagegen stark erhöht. Flüssigkeitsverluste bei Durchfall und Erbrechen sind besonders im Säuglingsalter gefährlich, da die Regulierung des Wasserhaushalts noch nicht stabil ist.
- **mit dem Schweiß über die Haut.** Die Schweißbildung ist abhängig von der Temperatur/Luftfeuchtigkeit, sie steigt bei trockenem und heißem Klima und bei stärkerer Muskeltätigkeit.
- **mit der Atemluft als Wasserdampf über die Lungen.** Die so ausgeschiedene Flüssigkeitsmenge steigt mit der Körpertemperatur und dem Atemvolumen und sinkt mit zunehmender Feuchtigkeit der eingeatmeten Luft.

Wasserbilanz eines Erwachsenen Liter/Tag – DGE

Wasseraufnahme		Wasserabgabe	
Getränke	1,4	Urin	1,4
Speisen	0,9	Stuhl	0,2
Oxidations-wasser	0,3	Haut	0,5
		Lunge	0,5
Insgesamt	ca. 2,6	Insgesamt	ca. 2,6

?

1. Erkunden Sie das Getränkeangebot in einem Geschäft:
   a) Verkehrsbezeichnung/Zutatenliste,
   b) Verpackung, c) Preis.
2. Welches Getränk wählen Sie als Erfrischungsgetränk aus? Begründen Sie Ihre Entscheidung.
3. Vergleichen Sie mithilfe der Nährwerttabelle Energie- und Nährstoffgehalt von Apfelsaft und Limonade.
4. Beurteilen Sie den Getränkeverbrauch in Deutschland.

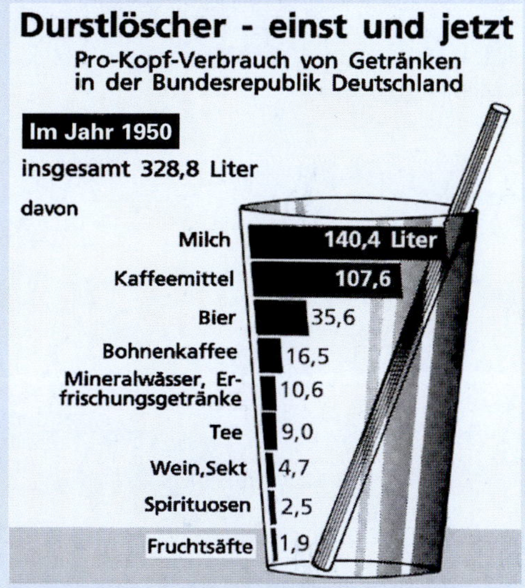

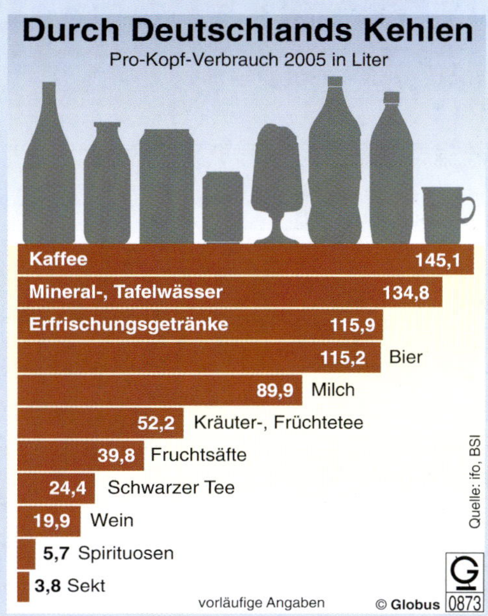

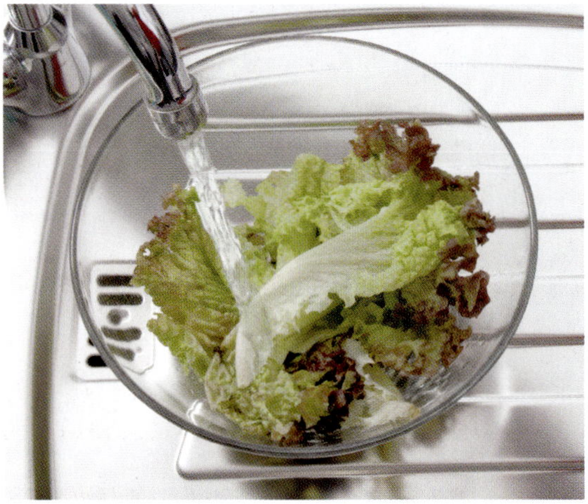

Salat wird gewaschen

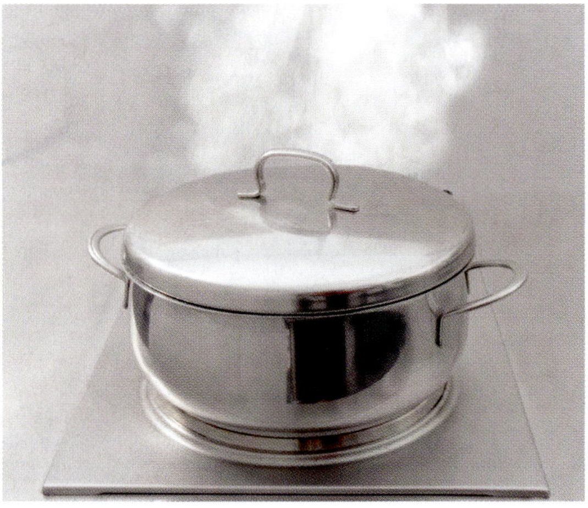

Schnell noch Gemüse gekocht

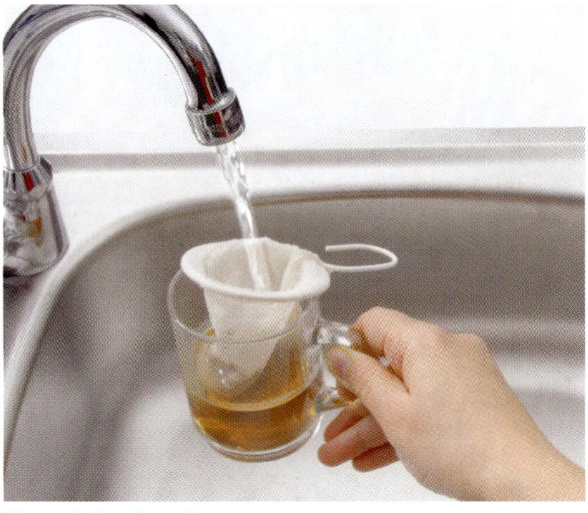

Tee wird zubereitet

Wasser bei der Speisenzubereitung richtig verwendet

- **Lebensmittel unzerkleinert waschen und nie im Wasser liegen lassen.** Mit zunehmender Zerkleinerung vergrößert sich die Oberfläche der Lebensmittel, Wasser kann leichter eindringen und Vitamine und Mineralstoffe herauslösen.
- **Lebensmittel kurz und gründlich unter fließendem, kaltem Wasser waschen.** Warmes Wasser löst stärker als kaltes. Lebensmittel mit empfindlicher Struktur, z. B. Salat, werden in stehendem Wasser gewaschen. Gründliches Waschen ist erforderlich, um evtl. vorhandene Schadstoffe, z. B. Blei, zu entfernen, vgl. S. 185. Zugleich jedoch darauf achten, dass das Wasser nicht verschwendet wird.
- Ist ein Herauslösen von Geschmacks- oder Farbstoffen erwünscht, Lebensmittel in heißes Wasser geben oder mitkochen.
- Geschmacksstoffe, die sich gut verteilen sollen, zusetzen, solange die Speisen noch heiß sind. Also z. B. Speisen süßen, solange sie noch heiß sind.
- Lebensmittel, denen durch Trocknung Wasser entzogen wurde, z. B. Hülsenfrüchte, zum Aufquellen in Wasser geben.
- Sobald Wasser siedet, die Wärmequelle regulieren. Wasser siedet bei 100 °C (Meereshöhe), es geht bei dieser Temperatur in Wasserdampf über. Bei weiterem Erhitzen kann Wasser nicht über 100 °C erhitzt werden.
- Im Dampfdrucktopf bei 1,8 bar siedet Wasser dagegen erst bei 116 °C, hierdurch wird die Garzeit erheblich verkürzt.

?

1. Betrachten Sie die Abbildungen. Was wird hier falsch gemacht?
2. Nennen Sie Beispiele aus der Speisenzubereitung, bei denen ein Herauslösen von Geschmacks- oder Farbstoffen erwünscht ist.
3. Welche Nahrungsbestandteile können durch heißes Wasser aus Lebensmitteln
   a) herausgelöst,
   b) nicht herausgelöst werden?
4. Nennen Sie fünf Speisen, für deren Herstellung sich der Einsatz des Dampfdrucktopfes lohnt.
5. Beschreiben Sie das Säubern und Garen von
   a) Karotten,
   b) Blumenkohl.

?

Führen Sie die folgenden Versuche durch.

Begründen Sie die Versuchsergebnisse.

Nennen Sie je ein Beispiel aus der Speisenzubereitung, bei dem Sie die jeweilige Eigenschaft des Wassers berücksichtigen.

Leiten Sie allgemeine Regeln für die Speisenzubereitung ab.

Versuchsanweisungen

1. **Siedepunkt des Wassers**

   Erhitzen Sie Wasser und beobachten Sie dabei den Temperaturanstieg.

   Stellen Sie fest, bis zu welcher Temperatur Wasser erhitzt werden kann.

2. **Wasser löst einige Stoffe**

2.1 Geben Sie je 1 TL Zucker oder Salz in ein Becherglas mit
a) kaltem Wasser,
b) heißem Wasser.
Beobachten Sie.

2.2 Geben Sie in je ein Becherglas mit kaltem Wasser
a) 1 EL Speiseöl,
b) 1 EL Alkohol.
Beobachten Sie.

2.3 Öffnen Sie eine Flasche Mineralwasser. Geben Sie Mineralwasser in ein Becherglas und erhitzen Sie dieses langsam.
Beobachten Sie.

3. **Wasser löst heraus**

   Geben Sie jeweils getrennt in ein Becherglas mit kaltem Wasser und in ein Becherglas mit heißem Wasser
   a) einige Spinatblätter,
   b) ein Stück Zitronenschale,
   c) einige Teeblätter.

   Beobachten Sie und vergleichen Sie das Aussehen der Proben.

4. **Wasser lässt aufquellen**

   Geben Sie Backobst oder Hülsenfrüchte in Wasser.

   Lassen Sie die Lebensmittel 12 Stunden im Wasser stehen.

   Vergleichen Sie danach Aussehen, Beschaffenheit und Volumen von eingeweichten und nicht eingeweichten Lebensmitteln.

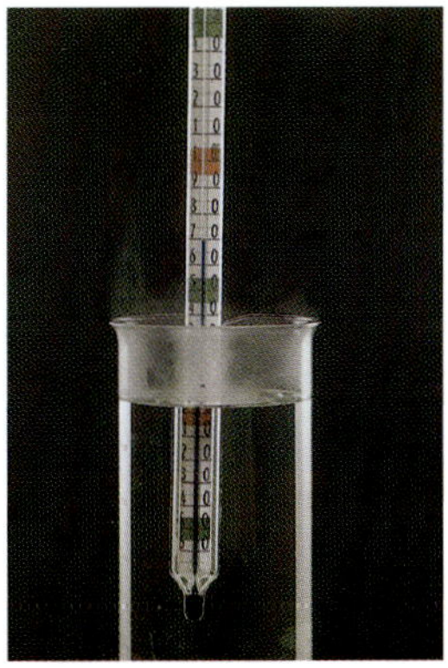

Wasser bei 70 °C

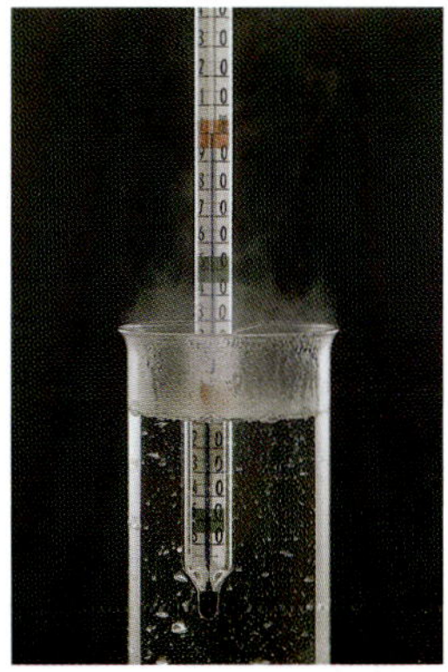

Wasser bei 95 bis 100 °C

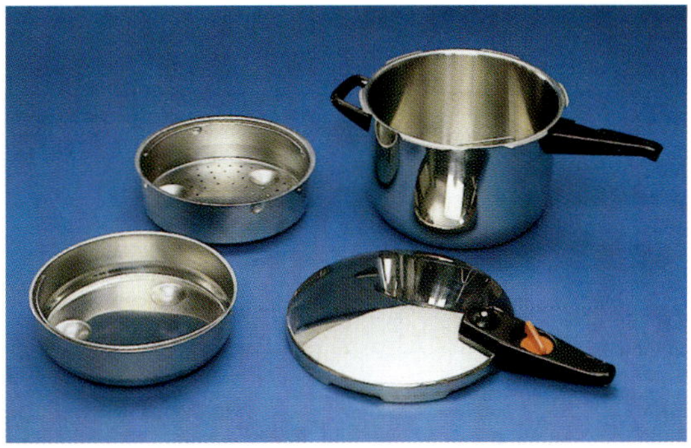

Dampfdrucktopf

Lebensmittel	Garzeit in Minuten	
	Normaltopf	Dampfdrucktopf
Suppen	100–150	30–50
Fischfilet	8– 20	8–10
Blumenkohl	20– 30	10
Erbsen	10– 15	3– 5
Möhren	20– 40	8–12
Weißkohl	20– 40	10–15
Pellkartoffeln	20– 25	15

Vitamin-C-Verluste beim Waschen

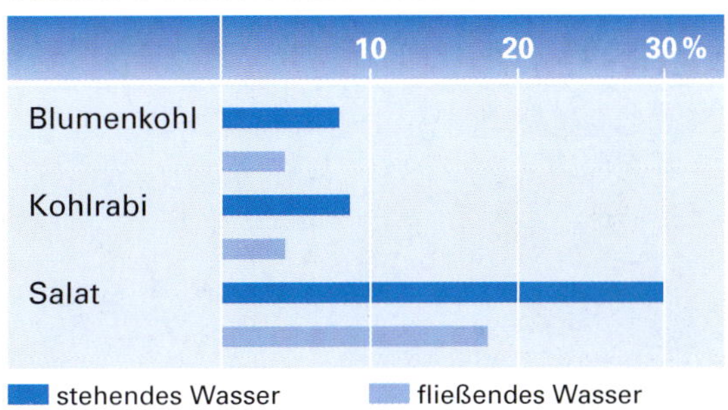

Mineralwasser, Quellwasser, Tafelwasser

Über 300 natürliche oder künstlich erschlossene Mineralwasserquellen sprudeln in Europa.

Wie entsteht natürliches Mineralwasser?
Regenwasser sickert durch die oberen Gesteinsschichten. Das Wasser wird dabei gefiltert, gereinigt. Zugleich nimmt das Regenwasser an bestimmten Stellen im Erdreich Mineralstoffe und evtl. Kohlensäure auf: Mineralwasser ist entstanden. Der Mineralstoffgehalt hängt davon ab, durch welche Gesteinsschichten das Wasser sickert. Kalkgestein führt z. B. zu einem hohen Kalkgehalt.

Schadstoffe, z. B. Nitrat, die in das Erdreich gelangen, können sich im Mineralwasser anreichern.

Natürlichem Mineralwasser kann Kohlensäure zugesetzt oder entzogen werden. Außerdem dürfen Eisen und Schwefel entfernt werden. Entsprechende Angaben findet man auf den Flaschen, z. B.: **Natürliches Mineralwasser, mit Kohlensäure versetzt und enteisent**.

Neben Mineralwasser werden auch **Quellwasser** und **Tafelwasser** angeboten. Quellwasser stammt auch aus natürlichen Quellen, es muss keine Mineralstoffe enthalten. Der Zusatz von Kohlensäure usw. ist wie beim Mineralwasser erlaubt. Tafelwasser wird nicht aus Quellen gewonnen. Tafelwasser ist eine Mischung von Trinkwasser, Mineralwasser, Quellwasser usw.

Durch Trinkwasser und Mineralwasser wird dem Körper Flüssigkeit, aber keine Energie zugeführt. Wie weit die Mineralstoffe aus dem Mineralwasser ausgenutzt werden können, ist umstritten.

Trinkwasser ist das „Lebensmittel Nr. 1", ohne Wasser gibt es kein Leben. Mineral- und Grundwasser werden durch unser Verhalten belastet.

Der Gedanke „Wasser aus der Leitung trinke ich nicht, da nehme ich lieber Mineralwasser" täuscht. Wir müssen unser Verhalten ändern, damit wir uns nicht selbst das „Wasser abgraben".

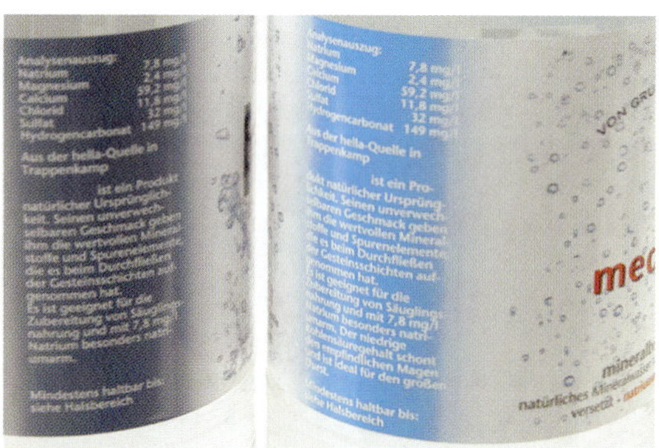

Mineralwasser

Saft, Nektar, Fruchtsaftgetränk – was heißt das?

Fruchtsaft besteht zu 100 % aus Obst. Dies gilt auch für Fruchtsaft, der aus Fruchtsaftkonzentraten durch Zufügen der vorher entzogenen Flüssigkeit hergestellt wird. Fruchtsaft darf keine Zusatzstoffe, z. B. Farbstoffe und Konservierungsstoffe, enthalten. Fruchtsaft hat etwa einen Eigenzuckergehalt von 100 g/Liter, außerdem sind Vitamine und Mineralstoffe enthalten. Bei Bedarf kann Fruchtsaft bis zu 15 g Zucker pro Liter ohne Kenntlichmachung zugesetzt werden.

Fruchtnektar ist eine Mischung aus Fruchtsaft und/ oder Fruchtmark, Wasser und Zucker. Der Fruchtanteil beträgt 25 bis 50 %. Fruchtnektar wird unter anderem aus Früchten hergestellt, die sonst zu sauer sind. Der Zuckergehalt ist hoch.

Der Fruchtanteil muss angegeben werden. Konservierungsstoffe usw. dürfen nicht zugesetzt werden. Der Wasseranteil dieser Getränke ist höher.

Fruchtsaftgetränk hat einen noch geringeren Fruchtanteil. Bei Orangensaft sind es 6 % und bei Trauben- und Apfelsaft 30 %. Der Fruchtsaftanteil muss auf dem Etikett angegeben werden. Der Zusatz an Wasser und Zucker ist bei diesen Getränken noch höher, der Gehalt an natürlichen Vitaminen und Mineralstoffen dagegen geringer.

Obstschorle enthält 50 bis 60 % Fruchtanteil.

Gemüsesaft ist wie Fruchtsaft unverdünnt. Salz, Gewürze usw. dürfen jedoch zugesetzt werden. Zutatenliste beachten. Gemüsesäfte, z. B. von Roten Beten und Karotten, können einen hohen Nitrat- und Salzgehalt aufweisen. Nitrat, vgl. S. 164.

Gemüsesaft-Cocktail ist eine Mischung von verschiedenen Gemüsesäften.

Gemüsetrunk enthält 25 bis 40 % Gemüseanteil. Es dürfen Salz, Gewürze, Flüssigzucker usw. zugesetzt werden. Zutatenliste beachten.

Bei **Limonaden** ist der Fruchtsaftanteil halb so hoch wie bei Fruchtsaftgetränken. Sie enthalten natürliche Aroma- und Farbstoffe. **Tonicwater** und **Bitter Lemon** gehören zu den Limonaden. Der Bitter-Geschmack entsteht durch den Zusatz von Chinin. **Cola-Getränke** sind coffeinhaltige Limonaden.

Brausen haben keinen Fruchtanteil. Auf den Etiketten sollen keine Früchte zu sehen sein. Sie bestehen aus Wasser, Zucker und künstlichen Aromastoffen.

Energie-Drink enthält Koffein und Taurin. Taurin ist im menschlichen Körper im Gallensaft enthalten. In tierischen Lebensmitteln ist Taurin ebenfalls enthalten. Taurin unterstützt Gehirn- und Herzfunktionen. Ob Taurin aus Getränken beim gesunden Menschen eine Verbesserung der Körperfunktionen bewirkt, ist nicht nachweisbar.

8 Mineralstoffe

8.1 Einteilung

Diese Kompetenz können Sie erwerben:

- *Bedeutung der Mineralstoffe allgemein erklären*

Mineralstoffe sind anorganische, nicht brennbare Nahrungsbestandteile. Sie haben in gelöster Form bzw. chemisch gebunden unterschiedliche Aufgaben im menschlichen Körper zu erfüllen.

Baustoffe: Calcium und Phosphat z. B. sind am Aufbau der Knochen beteiligt. Mineralstoffe geben diesen die Festigkeit und ermöglichen dadurch die Stützfunktion der Knochen.

Reglerstoffe: Natrium und Kalium z. B. regeln mit anderen Mineralstoffen den osmotischen Druck, die Gewebespannung. Die Stoffwechselvorgänge in den Zellen können nur bei normaler Gewebespannung ablaufen.

Bestandteile von wichtigen organischen Verbindungen: Iod z. B. ist Bestandteil der Schilddrüsenhormone und regelt den Grundumsatz. Eisen ist Bestandteil der roten Blutkörperchen und hier für den Sauerstofftransport verantwortlich.

Mineralstoffe haben jedoch nicht nur spezifische Aufgaben, sondern auch das Zusammenwirken dieser Stoffe ist von wesentlicher Bedeutung.

Je nach der Menge des Vorkommens und nach dem Bedarf unterscheidet man:

Mengenelemente	
Natrium Kalium Chlorid Schwefel	Calcium Phosphat (Phosphor) Magnesium

Spurenelemente		
Eisen Kupfer Zink Nickel	Iodid Fluorid Kobalt Selen	Mangan Molybdän Chrom

?

Ermitteln Sie mithilfe der Abbildungen, welche Mineralstoffe in folgenden Lebensmitteln enthalten sind:

a) Getreide und Getreideprodukte,
b) Kartoffeln, c) Obst, d) Gemüse,
e) Hülsenfrüchte, f) Milch, g) Eier,
h) Fleisch, i) Fisch.

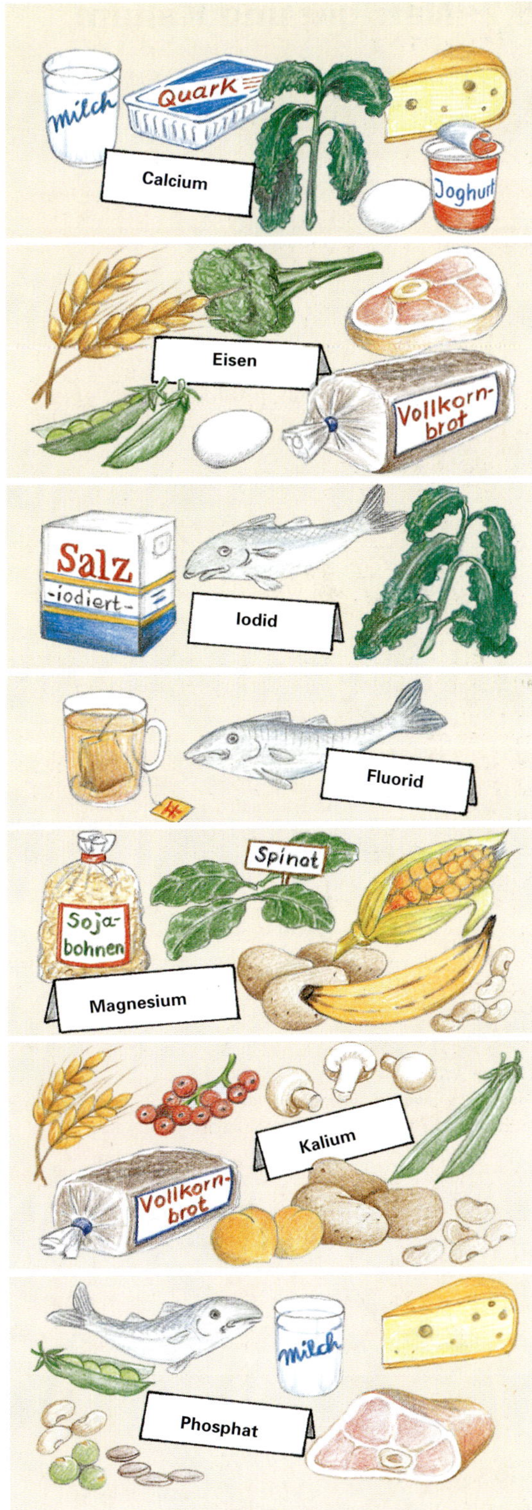

Vorkommen von Mineralstoffen in Lebensmitteln

8.2 Natrium und Kalium

Diese Kompetenzen können Sie erwerben:

- *Die Bedeutung der Mineralstoffe als Reglerstoffe für den Menschen – exemplarisch am Beispiel von Natrium und Kalium – erklären*
- *Empfehlungen für die Bedarfsdeckung geben*

I Kochsalzaufnahme

Die Deutsche Liga zur Bekämpfung des hohen Blutdrucks empfiehlt, täglich nicht mehr als 6 g Kochsalz aufzunehmen. (1 g Kochsalz enthält 400 mg Natrium.)

Der Kochsalzverbrauch in Deutschland liegt bei 10 bis 15 g pro Tag, wovon mehr als die Hälfte mit verarbeiteten Lebensmitteln aufgenommen werden. Bereits durch den Verzehr einer Portion eines Fertiggerichtes kann die empfohlene tägliche Höchstzufuhr von 6 g Kochsalz erreicht werden.

Ein großer Teil des aufgenommenen Kochsalzes stammt aus Brot bzw. Backwaren, Fleisch- und Wurstwaren sowie Käse. Auch Mineralwässer können größere Mengen an Natrium enthalten, das in Verbindung mit Chlorid den Blutdruck steigern kann.

Im Handel werden Kochsalzersatzmittel – Diätsalze – angeboten. Bei diesen Salzen wird Natrium durch die Mineralstoffe Kalium, Magnesium oder Calcium ersetzt. Der typische Geschmack von Kochsalz wird hier aber nur annähernd erreicht.

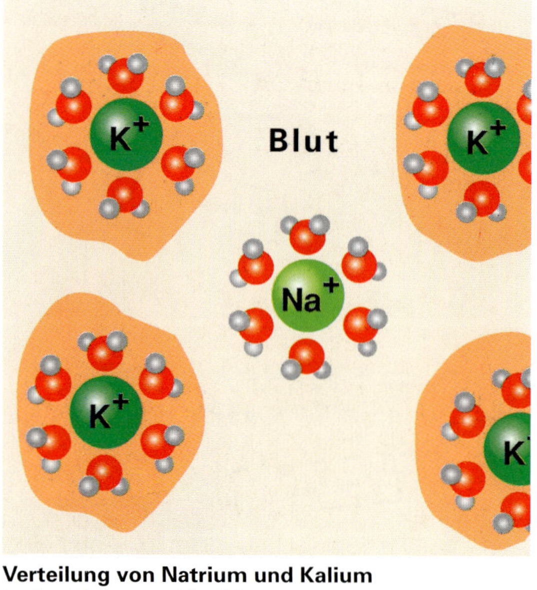

Verteilung von Natrium und Kalium in den Zellen und im Blut

Der **Natriumbestand** im menschlichen Körper beträgt etwa 70 g, der **Kaliumbestand** etwa 170 g. Rund die Hälfte des Natriums befindet sich in Blut und Gewebsflüssigkeit, also außerhalb der Zellen. Kalium befindet sich in den Zellen. Natrium-, Kalium-, Chloridionen und andere Ionen haben die Aufgabe, den osmotischen Druck der Zellen – den Wasserhaushalt – aufrechtzuerhalten.

Kalium ist außerdem wichtig für die Funktionen der Muskel- und Nervenzellen.

Ein weiteres Drittel des Natriumbestandes ist in den Knochen gespeichert, es kann bei Mangelzuständen wieder an das Blut abgegeben werden.

Chlorid ist Bestandteil der Magensalzsäure, die die Gerinnung der Eiweißstoffe bewirkt.

Veränderungen des Natrium- bzw. Kaliumbestandes im Körper

Beim Schwitzen verliert der Körper Wasser, Natrium und Kalium. Die Folgen des starken Schwitzens, z. B. nach dem Fußballspiel oder bei großer Hitze, können allgemeine Schwäche, Gewichtsverlust, Muskelkrämpfe und ein Absinken des Blutdrucks sein.

Trinkt man nun reines Wasser, so wird dies schnell wieder mit dem Harn ausgeschieden. Wird dagegen Wasser mit Kochsalz/Mineralstoffen aufgenommen, so wird der Wasserverlust wieder ersetzt. Aus diesem Grunde nehmen z. B. Sportler oder Europäer in den Tropen, die viel schwitzen, Salztabletten oder mineralstoffhaltige Getränke zu sich, um den Verlust auszugleichen.

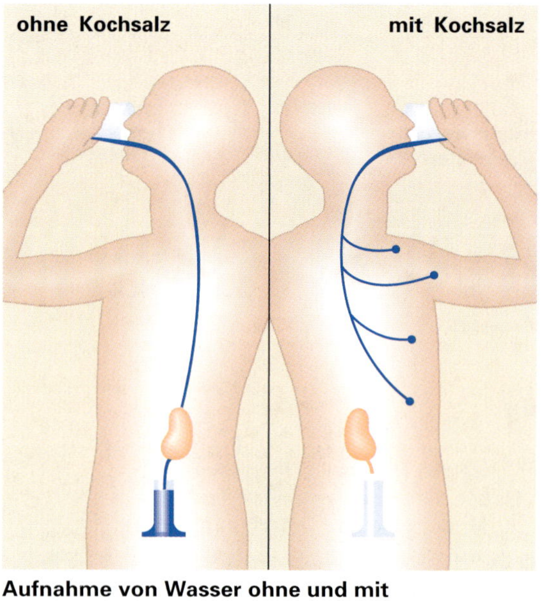

Aufnahme von Wasser ohne und mit Kochsalz

Zu einem **Natrium-** und **Kaliummangel** kann es auch durch anhaltende Durchfälle oder häufiges Erbrechen kommen. Dies ist besonders bei Säuglingen zu beachten, da hier schnell entscheidende Mineralstoffverluste und so auch Wasserverluste auftreten können.

Abführmittel: Zu einem Kaliummangel kann es durch Medikamente, z. B. Entwässerungsmittel und Abführmittel, kommen. Da Kalium auch für die Muskeltätigkeit des Darms verantwortlich ist, wird der Darm durch den Kaliummangel infolge der Einnahme von Abführmitteln träger, die Abführmitteldosis wird erhöht, der Teufelskreis beginnt.

Durch einen Kaliummangel kann es zu einer Störung des Natrium-Kalium-Haushalts kommen. Natrium hält das Wasser im Körper fest, es kommt zu Wasseransammlungen unter der Haut, zu Ödemen.

Wenn man z. B. einen Salzhering isst, bekommt man Durst, da die Natriumkonzentration im Blut und in den Zellzwischenräumen ansteigt. Der Durst ist eine Schutzmaßnahme des Körpers, da das Salz gelöst und ausgeschieden werden muss. Die Blutmenge und die Flüssigkeitsmenge in den Zellzwischenräumen nehmen zu. 8 g Natrium – 20 g Kochsalz – binden etwa 1 l Wasser.

Größere Flüssigkeitsmengen belasten Herz und Niere. Nicht eindeutig geklärt ist aber der Zusammenhang zwischen hohem Kochsalzverzehr und Bluthochdruck.

Kalium wirkt jedoch blutdrucksenkend. Besonders kaliumreich sind pflanzliche Lebensmittel: Gemüse, Obst – besonders Bananen und Aprikosen –, Nüsse, Pilze.

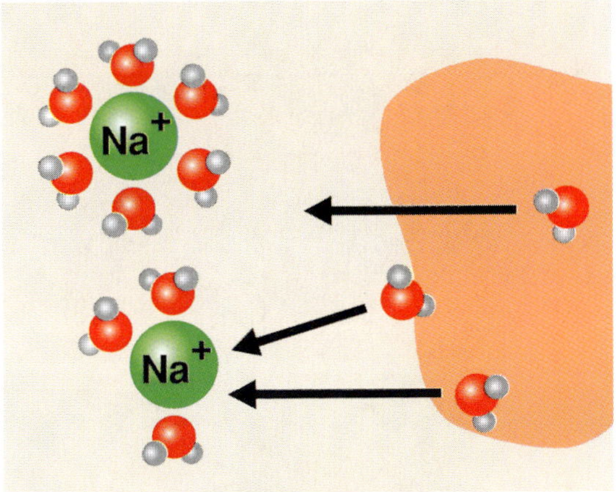

Kochsalz: Verschiebung der Flüssigkeit aus den Zellen in Zellzwischenräume – Gewebsflüssigkeit – und Blut

I Bluthochdruck

Im Bereich des Oberarms wird beim gesunden Menschen ein systolischer Blutdruck – Zusammenziehen des Herzens – von 100 bis 130 mm Hg und ein diastolischer Blutdruck von 60 bis 90 mm Hg gemessen. Von einem erhöhten Blutdruck spricht man bei Werten über 140/95 mm Hg. Länger bestehender, unbehandelter Bluthochdruck kann u. a. zu Herz- und Nierenschädigungen führen.

Bei Bluthochdruck (Hypertonie) unterscheidet man zwei Formen:

- **Essenzieller Bluthochdruck**, es liegt keine krankhafte Organveränderung vor. Ursache ist z. B. die Veranlagung, die durch Stress, mangelnde Bewegung, Überernährung verstärkt wird.

  80 % Menschen mit erhöhtem Blutdruck gehören zu dieser Gruppe.

  Symptome sind: Kopfschmerzen, Müdigkeit, Leistungsminderung.
- **Symptomatischer Bluthochdruck**, hier liegen organische Erkrankungen, z. B. der Niere, vor.

Diätetische Maßnahmen
Übergewichtige Personen erreichen durch eine Normalisierung des Gewichts eine Senkung des Blutdrucks. Im Übrigen gelten die gleichen Grundsätze wie bei einer vollwertigen Ernährung:

- bedarfsgerechte Energiezufuhr
- wenig leicht verdauliche Kohlenhydrate
- ausreichend Ballaststoffe
- nicht mehr als 30 % Fett

Der Blutdruck wird meist durch eine Senkung der Natriumzufuhr und eine Erhöhung der Kaliumzufuhr positiv beeinflusst.

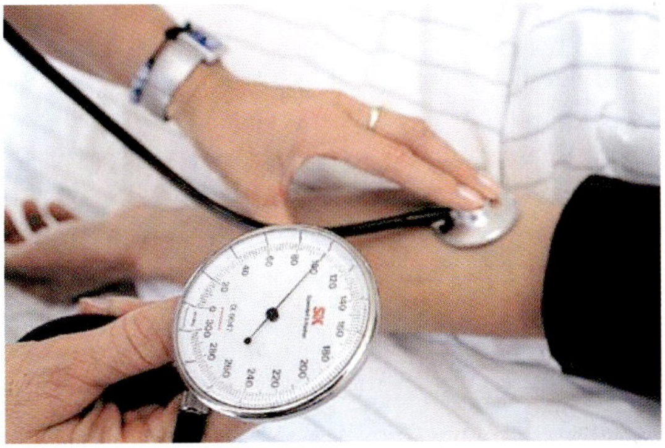

Messung des Blutdrucks

Speiseplan von Marie	Kochsalzzufuhr in mg
Frühstück	
2 Scheiben Mischbrot	600
1 Portion Mettwurst	800
1 Portion Margarine	15
1 Scheibe Gouda	650
1 Glas Früchtetee	0
Pause	
1 Portion Kartoffelchips	600
Mittagessen	
1 Portion Pommes frites	2700
1 Portion grüne Erbsen, sterilisiert	1000
2 Wiener Würstchen	3700
1 Portion Ketchup	490
Nachmittag	
6 Butterkekse	375
1 Tasse Tee	0
Abendessen	
2 Scheiben Roggenbrot	2100
1 Portion Butter	5
1 Essiggurke	1200
1 Scheibe Schinken, roh	2800
1 Portion Harzer	1150
Kochsalzzufuhr, insgesamt	?

Speiseplan von Jörg	Kochsalzzufuhr in mg
Frühstück	
4 EL Haferflocken	3
1 kleiner Apfel	20
1 Portion Honig	3
1 Becher Vollmilchjoghurt	175
1 Glas Früchtetee	0
Pause	
1 Mandarine	3
Mittagessen	
1 Portion Pellkartoffeln	100
1 Portion Spinat	210
2 Spiegeleier	390
Nachmittag	
1 Glas Buttermilch	280
Abendessen	
2 Scheiben Roggenbrot	2 100
1 Portion Butter	5
1 kleine Tomate	175
1 Portion Kräuterquark (selbst hergestellt)	50
1 Scheibe Bierschinken	460
Kochsalzzufuhr, insgesamt	?

Kochsalz – Natriumaufnahme

?

1. Ermitteln Sie mithilfe der Speisepläne die tägliche Kochsalzaufnahme von
   a) Marie,
   b) Jörg.
2. Vergleichen Sie die beiden Speisepläne. Stellen Sie fest, welcher Speiseplan geeigneter ist.
3. Nennen und notieren Sie Lebensmittel, die kochsalzreich sind.
4. Machen Sie Vorschläge, wie bei dem kochsalzreichen Kostplan Kochsalz eingespart werden kann.
5. Nennen Sie für folgende Speisen Gewürze/Kräuter, die man anstelle von Kochsalz verwenden kann:
   a) Pizza,
   b) Hähnchen,
   c) Tomaten-Gurken-Salat,
   d) Kartoffelsalat.

!

- **6 g Kochsalz pro Tag sind ausreichend.**
- **Von einer Aufnahme von über 10 g Kochsalz täglich ist abzuraten, sie kann schädlich sein.**
- **Salzarme Speisen bevorzugen.**
- **Kochsalzarme Diät:**
  Lediglich 3 g Kochsalz pro Tag sind erlaubt.
- **Streng kochsalzarme Diät:**
  Lediglich 1 g Kochsalz pro Tag ist erlaubt.

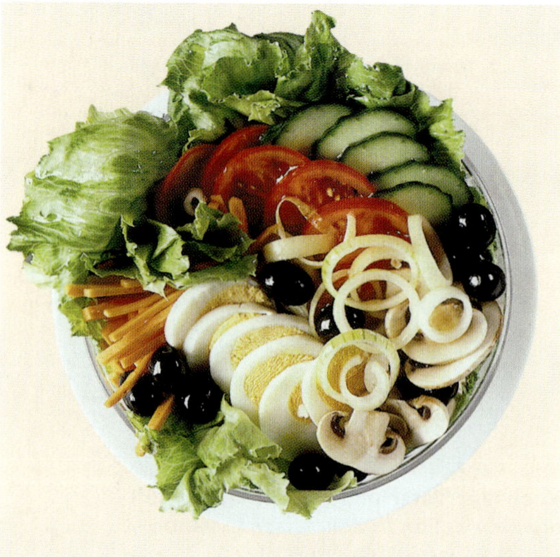

So wird der Salzkonsum eingeschränkt

- Weniger oder kein Kochsalz zum Würzen von Speisen verwenden. Frische Kräuter, Zwiebeln und salzfreie Gewürze können Salz zumindest teilweise ersetzen. Die Zutatenliste bei Gewürzsalzen usw. beachten, vgl. S. 165.
- Seltener salzreiche Lebensmittel, z. B. Schinken, Matjes, Konserven, Fertiggerichte, verwenden. Mit Fleisch- und Fischwaren werden täglich etwa 2 g Kochsalz aufgenommen.
- Mehr frische, unbearbeitete Lebensmittel verwenden, sie enthalten kaum Salz und haben den unveränderten Eigengeschmack.
- Garverfahren wählen, bei denen der Eigengeschmack der Speisen erhalten bleibt, z. B. Dämpfen, Dünsten, Grillen, der „verlorene" Geschmack muss nicht durch Salz ersetzt werden.
- Bei Gewürzmischungen auf den Salzgehalt achten.
- Bei Mineralwasser auf die Kennzeichnung achten, es kann viel Natrium enthalten.
- Langsam auf eine salzärmere Kost umsteigen. Das Geschmacksempfinden für Salz kann so wieder verstärkt werden. Baby- bzw. Kleinkinderkost gar nicht oder kaum salzen. Die Vorliebe für Salz ist nicht angeboren, sondern wird erlernt. Der Geschmackssinn wird durch viel Salz immer unempfindlicher und damit das Verlangen nach Salz immer größer. Dieser Teufelskreis mit seinen negativen Folgen muss unterbrochen werden.
- **Aber:** Eine ausreichende Iodversorgung ist nur durch eine ausschließliche Verwendung von iodiertem Kochsalz oder iodiertem Meersalz in der Lebensmittelindustrie, Gemeinschaftsverpflegung und im Haushalt möglich, vgl. S. 127.

Für eine kochsalzarme Diät geeignete bzw. ungeeignete Lebensmittel

Lebensmittelgruppen	geeignete Lebensmittel	ungeeignete Lebensmittel
Brot und Gebäck	nur natriumarmes Brot	normales Weißbrot und Schwarzbrot
Getreideprodukte	allgemein erlaubt	Cornflakes
Kartoffeln	erlaubt	Kartoffelerzeugnisse
Gemüse und Salate	allgemein erlaubt	Gewürzgurken, Sauerkraut, Gemüsekonserven, soweit nicht natriumarm; gesalzene Gemüsesäfte
Obst	erlaubt	–
Fleisch und Fleischwaren	100 g täglich	geräuchertes, gesalzenes und konserviertes Fleisch, Wurst
Fisch und Fischwaren	100 g täglich	geräucherter, gesalzener und konservierter Fisch und Fischwaren
Eier	2 bis 3 wöchentlich	–
Milch und Milchprodukte	kleine Mengen; Dickmilch, Magermilch, saure und süße Sahne, ungesalzene Käsesorten	Milchpulver, alle gesalzenen Käsesorten
Fette	alle Fettsorten bis 0,4 % Natriumgehalt	alle gesalzenen Fettsorten
Süßwaren	allgemein erlaubt	Lakritz
Getränke	1,5 l Flüssigkeit täglich	natriumreiche, kaliumarme Mineralwässer
Gewürze	Kräuter, Anis, Ingwer, Kümmel, Muskatnuss, Paprika, Pfeffer, Zimt	Würzmischungen, Fleischextrakt, Tomatenketchup usw.

8.3 Calcium – Vitamin D, Phosphat

Diese Kompetenzen können Sie erwerben:

- *Die Bedeutung der Mineralstoffe als Baustoffe für den Menschen – exemplarisch am Beispiel von Calcium – erklären*
- *Empfehlungen für die Bedarfsdeckung geben*

?

1. Beschreiben Sie den Calciumstoffwechsel bei einer
   a) Hypercalcämie,
   b) Hypocalcämie.
2. Erläutern Sie die Bedeutung des Vitamin D für den Calciumstoffwechsel.

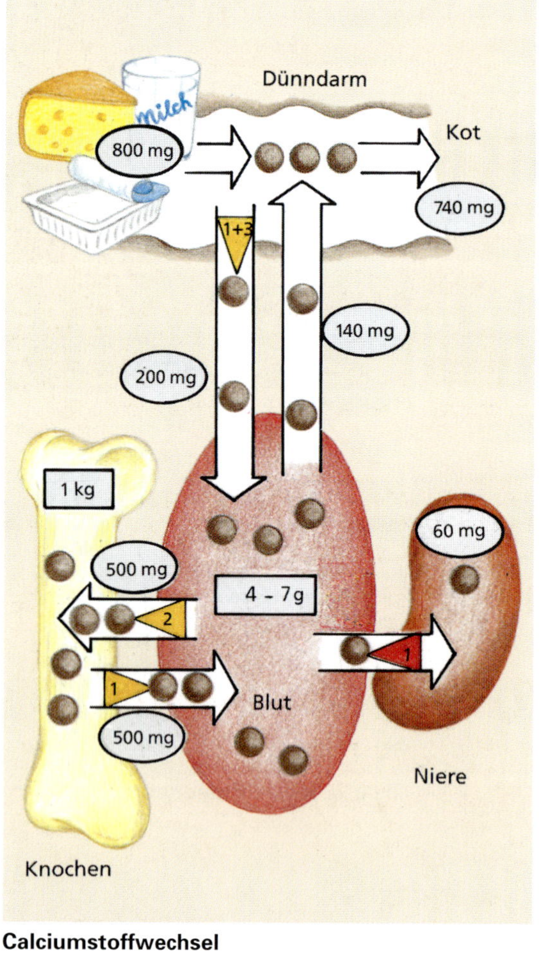

Calciumstoffwechsel

Calcium-bestand (Rechteck) – Calcium-austausch (Oval)

1 Parathormon (Nebenschilddrüse)
2 Calcitonin (Schilddrüse)
3 Vitamin D

Bei Neugeborenen sind etwa 25 bis 30 g Calcium und bei Erwachsenen ungefähr 1 kg Calcium in Knochen und Zähnen eingelagert. Calcium verleiht den Knochen zusammen mit Phosphat die Festigkeit. Außerdem ist Calcium unentbehrlicher Bestandteil aller Gewebe, Organe. Hier ist es mitverantwortlich für die Erregbarkeit von Nerven und Muskeln, die Durchlässigkeit der Zellmembranen, die Blutgerinnung usw.

Calciumstoffwechsel

Calcium gelangt mit dem Nahrungsbrei in den Dünndarm und wird durch die Darmwand ins Blut aufgenommen.

Eiweißstoffe, Milchsäure und besonders Vitamin D fördern die Aufnahme. Andere Stoffe, z. B. Oxalsäure, vgl. S. 164, und eine fettreiche Nahrung hemmen die Aufnahme.

Mit dem Blut wird Calcium zu den Knochen transportiert. Calcium wird auch wieder aus den Knochen abgegeben und mit Harn und Kot ausgeschieden.

Veränderungen des Calciumstoffwechsels

Steigt der Blutcalciumspiegel, so wird Calcitonin – Hormon der Schilddrüse – ausgeschüttet, es bewirkt eine verstärkte Calciumeinlagerung in die Knochen.

Auf diese Weise kann der Blutcalciumspiegel im gesunden Körper konstant gehalten werden.

Eine **Hypercalcämie** tritt nur unter extremen Ernährungsbedingungen auf. Hierbei steigt der Blutcalciumspiegel sehr stark an, es kommt zu krankhaften Calciumablagerungen in den Organen, z. B. Nierensteinen.

Calciumpräparate sollten also nicht ohne Rat des Arztes eingenommen werden.

Sinkt der Blutcalciumspiegel, so wird Parathormon – aus der Nebenschilddrüse innerhalb von Minuten – ausgeschüttet, es bewirkt eine

- verstärkte Calciumaufnahme aus dem Dünndarm;
- verstärkte Calciumabgabe aus den Knochen, die Kalkreserven in den Knochen können bis auf die Hälfte „schrumpfen";
- verminderte Calciumausscheidung mit dem Harn.

Hypocalcämie: Sinkt der Calciumgehalt im Körper stark ab, so kommt es zunächst zu Krämpfen (Tetanie). Länger anhaltender Calcium- und/oder Vitamin-D-Mangel führt zur Knochenentkalkung. Bei Kindern nennt man diese Erkrankung Rachitis, bei Erwachsenen – besonders bei Frauen nach der Menopause – **Osteoporose**.

Es kommt zu einer Verminderung des Knochengewebes und zu einer Vergröberung der Struktur. Die Knochen werden poröser und brechen leichter. Osteoporose kann so z. B. einen Oberschenkelhalsbruch begünstigen. Bewegungsmangel erhöht das Osteoporoserisiko. Bei jungen Menschen, die wochenlang liegen müssen, kommt es ebenfalls zu Calciumverlusten.

Rachitis ist hauptsächlich durch eine ungenügende Verkalkung der Knochen gekennzeichnet.

Folgende Veränderungen treten auf: Die Schädelknochen können leicht verformt werden, man spricht vom sogenannten „Pappschädel". Die Knochen-Knorpel-Grenze der Rippen ist aufgetrieben, „Rosenkranz". Außerdem kommt es zu Verformungen der Wirbelsäule.

Rachitis heißt eigentlich „Buckelkrankheit". Die Beinknochen verformen sich ebenfalls: O-Beine bzw. X-Beine. Die Zähne erscheinen spät und sehr klein.

Säuglinge erhalten meist nach ärztlicher Verordnung Vitamin-D-Gaben in Tablettenform, um Rachitis vorzubeugen.

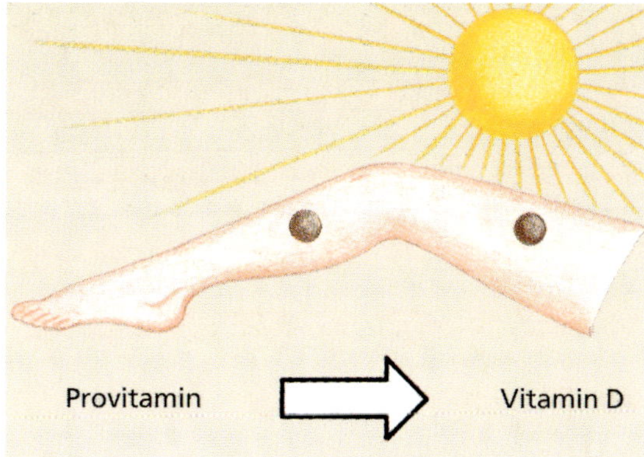

Bildung von Vitamin D in der Haut

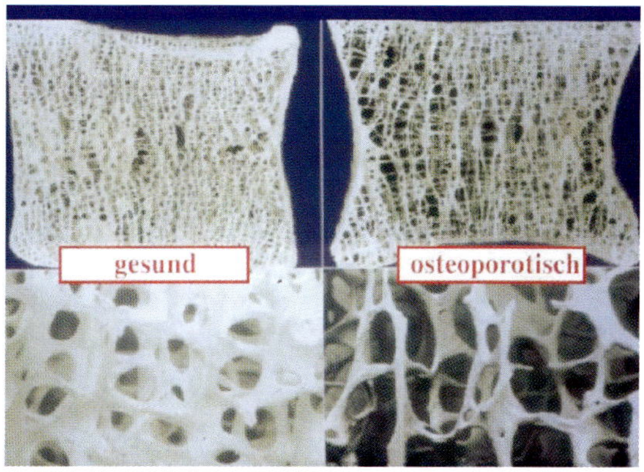

Normale und osteoporotische Knochen

Wie kann es zu einem Vitamin-D-Mangel kommen?

Vitamin D wird auch Calciferol – Kalkträger – genannt. Vitamin D kann durch die UV-Strahlen des Sonnenlichtes in der Haut aus einem Provitamin – einer Vorstufe – aufgebaut werden. Ein Vitamin-D-Mangel beruht also nicht auf einer ungenügenden Vitaminversorgung über die Nahrung, sondern auf einer ungenügenden Einwirkung von UV-Strahlen der Sonne. Das in der Haut gebildete Vitamin D wird in der Leber gespeichert. Die Vitamin-D-Reserven reichen im Notfall mehrere Monate für die Bedarfsdeckung.

Ältere Menschen, die zu wenig an die frische Luft kommen, haben so oft einen Vitamin-D-Mangel.

Eine zu reichliche Vitamin-D-Zufuhr kann aber ebenfalls zur Erkrankung führen.

Vitamin D ist fettlöslich und wird im Körper gespeichert. Bei einem zu hohen Vitamin-D-Gehalt im Körper kommt es zu einer erhöhten Calciumkonzentration im Blut und zu Calciumablagerungen in den Blutgefäßen, der Lunge und der Niere.

Prozentuale Deckung des täglichen Vitamin-D-Bedarfs
weibliche Erwachsene (5 µg)

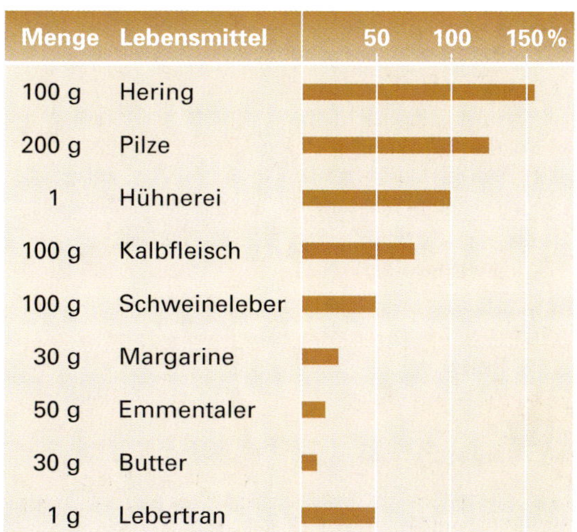

Speiseplan von Marie	Calciumzufuhr in mg
Frühstück	
2 Scheiben Roggenbrot	14
1 Scheibe Bierschinken	4
1 Portion Honig	1
2 TL Butter	1
2 Tassen Kräutertee	0
Pause	
1 kleiner Apfel	7
Mittagessen	
1 Frikadelle	8
1 Portion Salzkartoffeln	26
1 Portion Blumenkohl	26
1 Portion Apfelgelee	1
Nachmittags	
2 Tassen Hagebuttentee	0
Abendessen	
2 Scheiben Mischbrot	16
2 TL Butter	1
2 kleine Tomaten	14
1 Scheibe Corned Beef	8
1 Portion Leberwurst	2
1 Tasse Kräutertee	0
Calciumzufuhr, insgesamt	?

Speiseplan von Jörg	Calciumzufuhr in mg
Frühstück	
Müsli	
4 EL Haferflocken	15
1 kleiner Apfel	7
1 Portion Honig	1
1 Becher Vollmilchjoghurt	150
1 Tasse Kräutertee	0
Pause	
1 Mandarine	20
Mittagessen	
1 Portion Rotbarschfilet	30
1 Portion Salzkartoffeln	26
1 Portion Brokkoli	260
1 Portion Vanillecreme	140
Nachmittags	
1 Glas Buttermilch	165
Abendessen	
2 Scheiben Roggenbrot	15
2 TL Butter	1
2 kleine Tomaten	14
1 Scheibe Salami	8
1 Scheibe Edamer	213
1 Tasse Kräutertee	0
Calciumzufuhr, insgesamt	?

Calciumbedarf und -bedarfsdeckung

?

1. Beschreiben Sie das Aussehen des abgebildeten Jungen.
2. Um welche Krankheit könnte es sich hier handeln?
3. Ermitteln Sie mithilfe der Speisepläne die tägliche Calciumaufnahme von
   a) Marie, b) Jörg.
4. Vergleichen Sie die Speisepläne. Welcher Speiseplan ist besser für die Calciumbedarfsdeckung geeignet?
5. Übertragen Sie die calciumreichen Lebensmittel in Ihren Ordner.
6. Erläutern Sie den erhöhten Calciumbedarf von Jugendlichen.

T Der Fall

Dieser Junge wuchs vor etwa 100 Jahren in einer Großstadt in England auf. Über den Häusern der Stadt lag meist der Dunst aus den Schornsteinen. Smog war hier keine Seltenheit.

Spielen im Freien – in der Sonne – kannte dieser Junge nicht. Wenig später musste er wie seine älteren Geschwister in der Fabrik arbeiten.

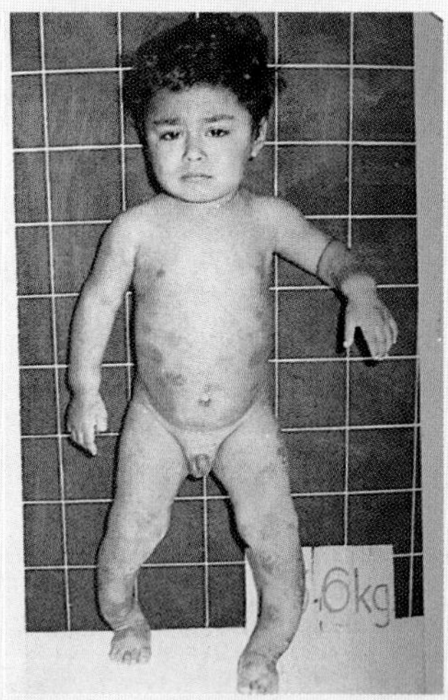

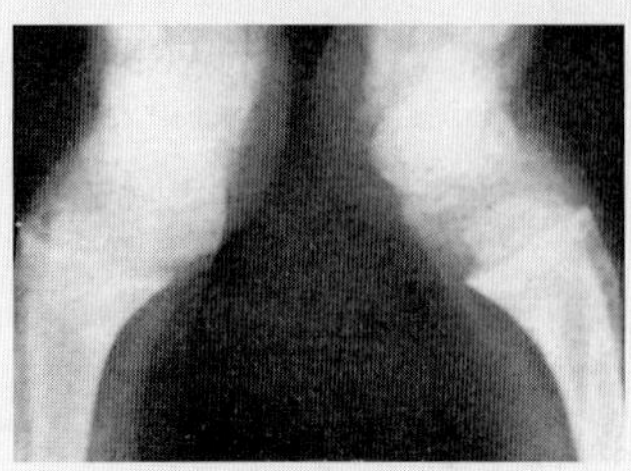

Folgende Personengruppen haben einen erhöhten Calciumbedarf:

Säuglinge, Kinder und Jugendliche, da die Knochen zunächst noch weicher und biegsamer sind – aufgrund des Wachstums wird zusätzlich Calcium in die Knochen eingelagert.

Besonders Jugendliche und junge Erwachsene können durch ihre Ernährung dafür sorgen, dass ausreichend Calcium in die Knochen eingelagert wird und sie nicht 20 bis 30 Jahre später an Osteoporose leiden. Dann kann nicht mehr geändert werden, was früher versäumt wurde.

Schwangere, da der Körper – Knochen – des Kindes aufgebaut wird.

Stillende, da mit der Muttermilch Calcium abgegeben wird. 1 l Muttermilch enthält 330 mg Calcium.

Ältere Menschen – besonders Frauen – sollten auf eine ausreichende Calciumversorgung achten, um einer Osteoporose vorzubeugen.

Calciumbedarfsdeckung

Besonders geeignet sind Milch und Milchprodukte. Calciumreich sind ebenfalls Brokkoli und Grünkohl und manche Mineralwässer.

Eine hohe Phosphataufnahme beeinträchtigt die Calciumversorgung nicht maßgeblich.

Calcium gehört in Deutschland zu den kritischen Nährstoffen. Die Bevölkerung nimmt im Durchschnitt zu wenig Calcium auf.

Oxalsäure verhindert die Calciumaufnahme aus dem Dünndarm, vgl. S.164.

Empfehlenswerte Höhe der täglichen Calciumzufuhr (DGE)

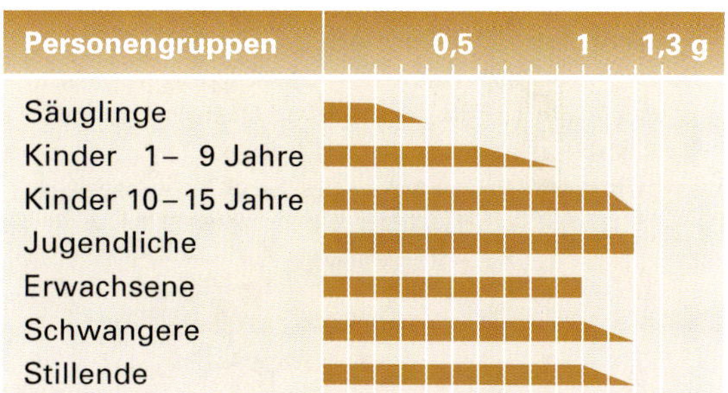

I Jugendliche trinken zu wenig Milch

Milch hat wegen des hohen Calciumgehaltes besondere Bedeutung in unserer Ernährung.

Die DGE empfiehlt: täglich einen viertel Liter fettarme Milch.

Dennoch geben fast 20 % aller deutschen Jugendlichen an, nur einmal im Monat oder seltener Milch zu trinken.

Ob sie auch die Folgen kennen?

Phosphat

?

1. Lesen und diskutieren Sie den folgenden Text.
2. Welche Aufgaben erfüllt Phosphat im menschlichen Körper?

T Aggressionen durch Wiener Würstchen

Frau Hafers Adoptivsohn Michael war von Kindesbeinen an ein „Zappelphilipp" und Störenfried. Seine Mutter ließ nichts unversucht, um dem Jungen zu helfen. Sie ging mit Michael zu gut einem halben Dutzend Fachärzten, die den miserablen Schüler mit allen möglichen Tabletten vollstopften. Ohne Erfolg. Der Zustand des Kindes änderte sich nicht.

Dann stieß die Apothekerin auf einen Artikel über eine Diät für verhaltensgestörte Kinder. Tatsächlich ließen Michaels Aggressionen nach der Ernährungsumstellung nach. Aber ein lernfreudiger Junge wurde er erst, nachdem Würstchen, Cola-Getränke und bestimmte Käsesorten von seinem Speisezettel gestrichen waren – alles Lebensmittel, die einen künstlichen Phosphatzusatz enthalten. Die phosphatfreie Diät fand viele Nachahmer.

Eine wissenschaftliche Bestätigung für die Wirksamkeit einer phosphatarmen Diät gibt es bisher nicht. Ein Phosphatmangel führt zu Schäden am Knochenaufbau. Der Stoffwechsel kann nicht zwischen „künstlichem" und natürlichem Phosphat unterscheiden.

Phosphate sind ins Gerede gekommen, weil sie laut Gesetz als Zusatzstoffe (Stabilisatoren und Emulgatoren) für Lebensmittel, z. B. Kondensmilch, Schmelzkäse, Brühwürste, Fertigeis, Cola- und Kakaogetränke, zugelassen sind. Die Zutatenliste informiert den Verbraucher über die Inhaltsstoffe.

Phosphat wird vor allem bei der Wurstverarbeitung verwendet, denn Phosphat bindet Wasser. Mithilfe von Phosphat können Wurstfabriken ihren Produkten jede Menge Wasser beigeben, an dem die Produzenten gut verdienen, ohne dass der Verbraucher es merkt. Wenn man so will, macht Phosphat Wasser schnittfest.

Stellungnahme der DGE: Lebensmitteln zugesetzte Polyphosphate sind in dem vom Gesetzgeber zugelassenen Umfang unbedenklich.

Anhand von wissenschaftlichen Studien kann ausgesagt werden, dass nur bei 1 bis 2 % der Kinder mit aggressiven Verhaltensweisen das Weglassen von Nahrungsbestandteilen oder Lebensmittelzusatzstoffen allein eine Besserung bewirken kann.

8.4 Eisen und Fluorid

Diese Kompetenzen können Sie erwerben:

- *Die Bedeutung des Eisens und des Fluorids für den Menschen erläutern*
- *Eisenreiche und fluoridreiche Lebensmittel nennen*

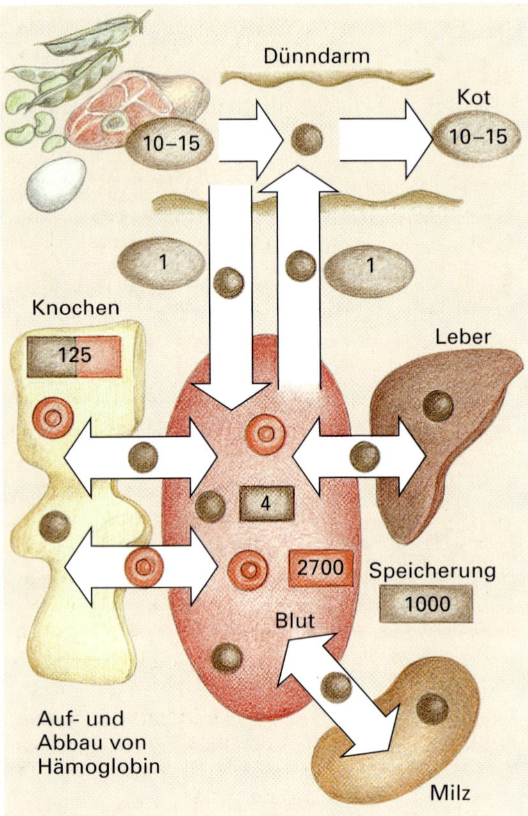

Eisenstoffwechsel

Eisen
rote Blutkörperchen/ Hämoglobin
Eisenbestand
Eisenaustausch

Empfehlenswerte Höhe der täglichen Eisenzufuhr (DGE)

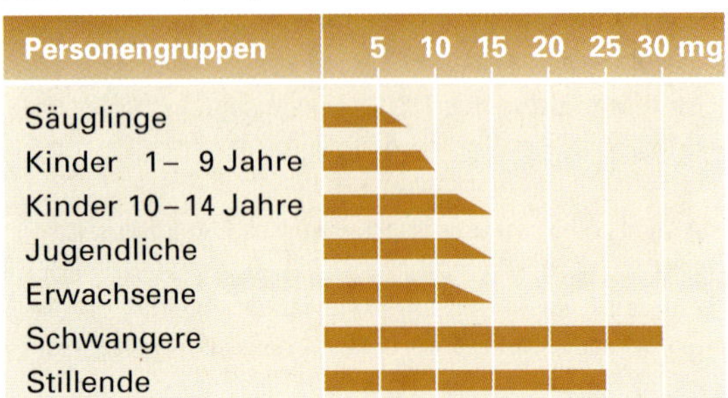

Eisenstoffwechsel

Die in Lebensmitteln enthaltenen Eisenverbindungen werden durch Magensalzsäure so verändert, dass sie im oberen Dünndarm aus dem Nahrungsbrei ins Blut gelangen. Eisen wird zum Knochenmark, zur Leber und Milz transportiert.

Hier wird Eisen gespeichert bzw. zur Bildung des Hämoglobins – roter Blutfarbstoff– benötigt. Eisen ist Bestandteil der „Wirkgruppen" von Hämoglobin und Myoglobin – roter Muskelfarbstoff.

Beide Stoffe versorgen die Zellen mit Sauerstoff, der hier für die Energiegewinnung benötigt wird.

Frauen haben einen höheren **Eisenbedarf** als Männer. Menstruation, Schwangerschaft und Geburt führen zu Eisenverlusten. Bei **Eisenmangel** kommt es zu einer Verminderung des Hämoglobingehalts im Blut, zu Blutarmut. Der Sauerstoffgehalt, die Energiegewinnung, in den Zellen ist vermindert, Konzentrationsschwäche usw. sind die Folge. Ein Eisenmangel kann durch eine ausgewogene Ernährung vermieden werden.

Geeignete Lebensmittel: Vollkornprodukte, Obst, Fleisch, Gemüse, Hülsenfrüchte enthalten ausreichend Eisen. Eisen wird aus tierischen Lebensmitteln besser resorbiert als aus pflanzlichen. Die Eisenresorption wird durch gleichzeitige Aufnahme von Vitamin C gesteigert. Kaffee und schwarzer Tee hemmen die Aufnahme.

I Lebenslauf eines roten Blutkörperchens

Rote Blutkörperchen werden im Mark der flachen Knochen erzeugt. Die etwa 1,5 Kilogramm wiegende Marksubstanz erzeugt in jeder Sekunde 2,3 Millionen Blutzellen. Die große Leistung ist notwendig, da die Lebensdauer der roten Blutkörperchen nur etwa 10 Tage beträgt. In dieser Zeit hat das rote Blutkörperchen eine Strecke von 1500 Kilometern (Hamburg–Stuttgart und zurück) hinter sich gebracht.

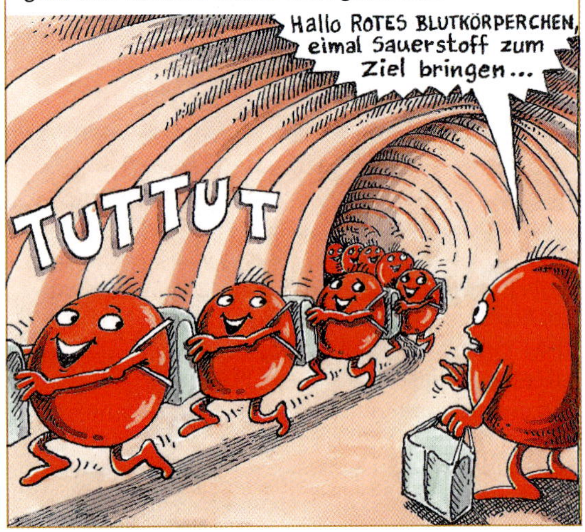

I Jede zweite Frau hat zu wenig Eisen

Appetitlosigkeit, Mattigkeit, Konzentrationsschwäche, anhaltende Kopfschmerzen und Schwindel deuten fast immer auf einen Eisenmangel hin. Zugrunde liegt eine Verminderung der roten Blutkörperchen und damit Sauerstoffmangel im Körper.

Der lebensnotwendige Sauerstoff sammelt sich bei jedem Atemzug in der Lunge. Dort muss er aber von rund 25 Billionen roten Blutkörperchen (5 Millionen in 1 cm^3) abgeholt und sozusagen im Huckepack-Verkehr durch den Blutkreislauf an alle Körperzellen herangetragen werden. Sauerstoff kann von den roten Blutkörperchen jedoch nur dann transportiert werden, wenn sie genügend Eisen enthalten. Eisen ist neben Eiweiß der wichtigste Bestandteil des roten Blutfarbstoffes, medizinisch Hämoglobin genannt.

Wenn ein Mensch auf irgendeine Weise Blut verliert, verliert er Eisen. Das ist der Grund, warum vor allem Frauen so häufig unter Eisenmangel leiden. Hinzu kommen Schlankheitskuren, bei denen dem Körper wichtige blutbildende Stoffe vorenthalten werden.

Generell lässt sich der Eisenbedarf durch eine ausgewogene Ernährung decken. Leber – besonders eisenhaltig – galt früher als Heilmittel. Durch die Umweltbelastung enthält sie heute allerdings sehr viele Schadstoffe. Unsere Großmütter empfahlen auch, bei Eisenmangel möglichst viel Spinat zu essen. Das Gemüse enthält zwar viel Eisen, das Eisen kann aber nicht so gut verwertet werden. Lebensmittel, die von Nutzen sein können, sind – neben Fleisch und Vollkorn – Kohl, Aprikosen und Nüsse. Vitamin C steigert die Aufnahme von Eisen. Ein Glas Orangensaft zum Vollkornbrot – und Eisen ist besser verwertbar.

?

1. Lesen Sie den Text „Jede zweite Frau hat zu wenig Eisen“.
2. Erstellen Sie für eine weibliche Jugendliche einen Kostplan, der den Eisenbedarf deckt.
3. Erläutern Sie die Bedeutung von Fluorid für den menschlichen Körper.
4. Führen Sie eine Pro-und-Kontra-Diskussion zum Thema: Fluoridzusatz zum Trinkwasser.
5. Erstellen Sie ein Kreuzworträtsel zum Thema Mineralstoffe.
6. Erstellen Sie Plakate: „Mineralstoffe – Aufgaben im Körper, Vorkommen in Lebensmitteln“.

Fluorid

Im menschlichen Körper befinden sich 2 bis 6 g Fluorid, vorwiegend in Knochen und Zähnen.

Fluorid ist an der Schmelzbildung und Schmelzhärtung der Zähne beteiligt. Fluoridgaben (Tabletten, Zahnpasta) bis 1 mg täglich setzen die Kariesanfälligkeit herab, dieser Wert gilt ab dem 6. Lebensjahr. Gefahren bestehen jedoch bei einer Überdosierung. Bei Fluoridgaben von 2 bis 4 mg bilden sich Flecken am Zahnschmelz. Bei höheren Gaben kommt es zum krankhaften Abbau des Zahnschmelzes bzw. zum gestörten Aufbau.

Bedarfsdeckung: Ein einjähriges Kind benötigt etwa 0,7 mg Fluorid, ein Erwachsener etwa 3 mg. Statistische Untersuchungen zeigen, dass diese Fluoridzufuhr zu einer Kariesverminderung um mehr als 50 % führt, wenn sie frühzeitig begonnen und weitergeführt wird. Gleichzeitig sind jedoch eine ausreichende Mundhygiene und eine Umstellung der Ernährungsgewohnheiten notwendig, vgl. S. 45.

Täglich nimmt man 0,2 bis 0,7 mg Fluorid mit der Nahrung und mit dem Trinkwasser auf.

Besonders **fluoridreich sind** einige schwarze Teesorten, Walnüsse, Seefische und Vollkornprodukte.

Das Trinkwasser enthält durchschnittlich 0,3 mg Fluorid/Liter. Der genaue Fluoridgehalt kann beim örtlichen Wasserwerk erfragt werden.

Über einen Fluoridzusatz zum Trinkwasser zur Kariesvorbeugung wird seit Langem diskutiert. In der Bundesrepublik Deutschland bestehen Bedenken, da der Zusatz eine Zwangsaufnahme bedeuten würde, der sich niemand entziehen könnte. Aus gesundheitlichen Gründen könnte man dann z. B. auch das Trinkwasser iodieren usw.

Iod, vgl. S. 127.

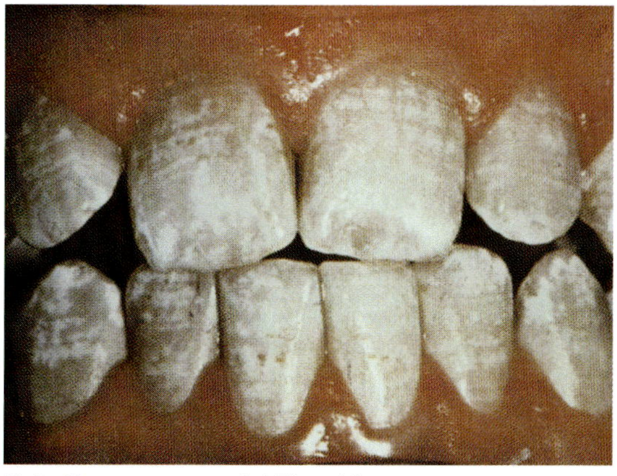

Zahnfluorose – zu viel Fluorid

Gesamtübersicht – Mineralstoffe

Mineralstoffe	Körperbestand	Tagesbedarf[1]	Vorkommen in Lebensmitteln	Aufgaben im menschlichen Körper
Natrium	70 g	3–5 g	Kochsalz, Wurst, Käse	in Blut und Gewebsflüssigkeiten zur Regulation der Gewebsspannung, Wasserhaushalt
Chlorid	120 g	3–5 g	Kochsalz, Wurst, Käse	in Blut und Gewebsflüssigkeiten zur Regulation der Gewebsspannung, Wasserhaushalt, Salzsäurebildung im Magen
Kalium	170 g	2–3 g	Getreide, Obst, Gemüse, Kartoffeln	in den Körperzellen zur Regulation der Gewebsspannung
Calcium	1 kg	1,2 g	Milch, Milchprodukte, Eigelb, grüne Gemüse, Brot	Aufbau von Knochen und Zähnen, Durchlässigkeit der Zellwände, Blutgerinnung, normale Erregbarkeit von Muskeln und Nerven
Magnesium	30 g	0,35–0,40 g	alle grünen Gemüsesorten (Blattgrün), Fleisch	Bestandteil von Enzymen, normale Erregbarkeit von Muskeln und Nerven
Phosphat (Phosphor)	700 g	1,25 g	Fleisch, Milch- und Milchprodukte, Hülsenfrüchte	Aufbau von Knochen und Zähnen, Bestandteil der Zellkerne, Bestandteil von energieübertragenden Enzymen
Schwefel	150 g		Eier, Fleisch	Aufbau von Eiweißstoffen, Bestandteil von Enzymen, zur Entgiftung
Eisen	5 g	12–15 mg	Leber, Fleisch, Eidotter, Gemüse, Brot, Backwaren	Bestandteil des roten Blutfarbstoffes (Sauerstofftransport aus der Lunge zu den Zellen)
Kupfer	100 mg	1,0–1,5 mg	Leber, Eigelb, Fleisch, Fisch, Roggen	zum Aufbau des roten Blutfarbstoffes
Iodid	10–20 mg	0,2 mg	Fisch, Milch, Weizen, Salat	Bestandteil der Schilddrüsenhormone, normaler Ablauf des Grundumsatzes
Fluorid	2–6 g	3,2–2,9 mg	Seefisch, schwarzer Tee	Härtung des Zahnschmelzes, Kariesverminderung
Zink	1–2 g	10–7 mg	Rindfleisch, Leber, Erbsen, Hafer, Weizen	zum Aufbau von Insulin, Bestandteil von Enzymen
Kobalt	1–2 mg	0,005 mg	Leber, Getreide, Hülsenfrüchte	Bestandteil des Vitamin B_{12}, Bildung von Blutzellen

[1] Empfehlenswerte Höhe der Zufuhr für Jugendliche (DGE)

?

1. Ermitteln Sie, welche Mineralstoffe
   a) Baustoffe,
   b) Reglerstoffe,
   c) Bestandteile wichtiger organischer Verbindungen sind.
2. Erstellen Sie in Gruppen Steckbriefe für die einzelnen Mineralstoffe. Ihre Mitschülerinnen und Mitschüler sollen erraten, um welchen Mineralstoff es sich handelt.

9 Vitamine

9.1 Kleine Menge – große Wirkung

Diese Kompetenz können Sie erwerben:

- *Die Bedeutung der Vitamine für den Menschen allgemein erklären*

?

1. Ermitteln Sie mithilfe der Abbildungen, welche Vitamine in den folgenden Lebensmitteln enthalten sind:
   a) Getreide und Getreideprodukte,
   b) Kartoffeln, c) Obst, d) Gemüse,
   e) Hülsenfrüchte, f) Milch, g) Eier,
   h) Fleisch, i) Fisch, j) Fette und Öle.
2. Sammeln Sie Werbetexte für Lebensmittel, denen Vitamine zugesetzt wurden.
3. Erstellen Sie Plakate: „Vitamine – Aufgaben im Körper, Vorkommen in Lebensmitteln".

Vitamine sind essenzielle, d. h. lebensnotwendige organische Nahrungsbestandteile. (Vita heißt Leben.) Vitamine können nicht oder nur in unzureichender Menge im Körper gebildet werden. In kleiner Menge wirken sie, z. B. als Enzymbestandteile, im Zellstoffwechsel der Nährstoffe mit.

Abgesehen von Vitamin C liegen die Empfehlungen für die tägliche Zufuhr unter 20 mg.

Hinweis: Die Benennung der Vitamine mit Buchstaben und Zahlen ist historisch bedingt und heute teils irreführend.

Durch eine abwechslungsreiche und ausgewogene Ernährung kann der tägliche Vitaminbedarf gedeckt werden.

Lebensmittel werden als vitaminreich bezeichnet, wenn durch eine übliche Portion 10 bis 20 % der empfehlenswerten Höhe der täglichen Zufuhr erreicht wird.

Fettlösliche Vitamine	Wasserlösliche Vitamine
Retinole, A Calciferole, D Tocopherole, E Phyllochinone, K	Thiamin, B_1 Riboflavin, B_2 Pyridoxin, B_6 Cobalamin, B_{12} Biotin Folsäure Niacin Pantothensäure Ascorbinsäure, C

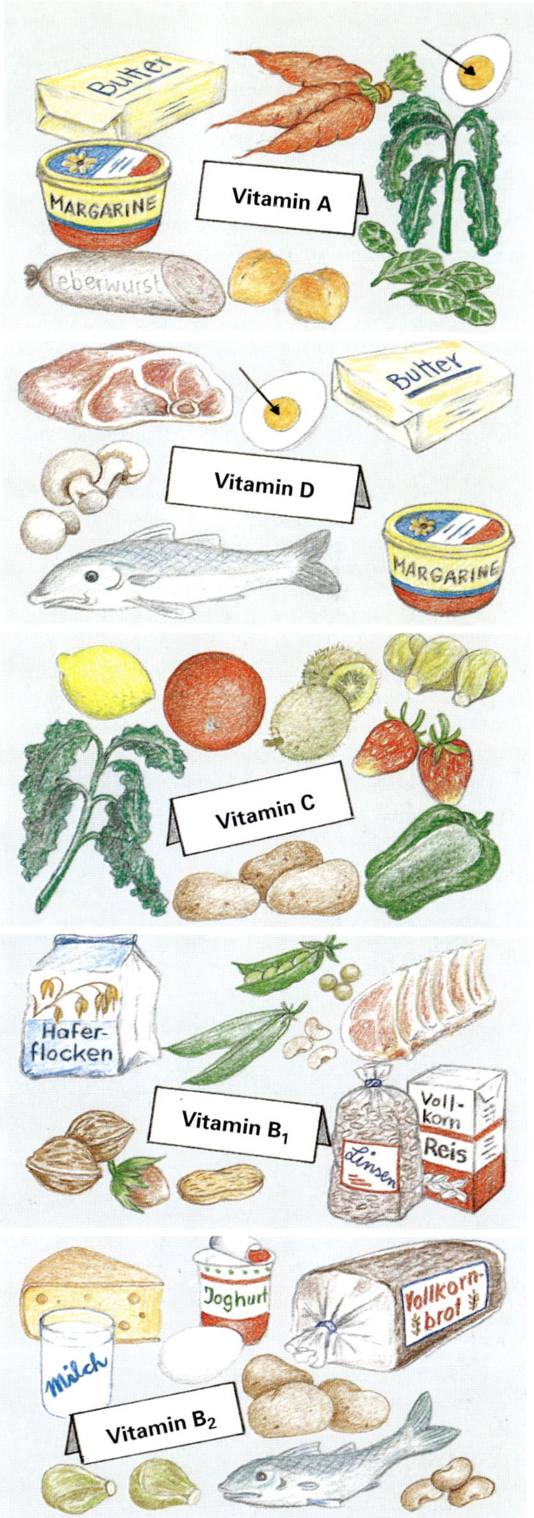

Vorkommen von Vitaminen in Lebensmitteln

T Der Fall

In Ostasien ist Reis Grundnahrungsmittel. Früher aß man den Reis ungeschält. Ende des 19. Jahrhunderts wurden aus Europa Reisschälmaschinen eingeführt.

Ähnliche Schälmaschinen werden heute bei der Verarbeitung unseres Getreides verwendet.

Die Gefangenen erhielten geschälten Reis, sonst nichts. Sie erkrankten. Dr. Christian Eijkmann vermutete, dass die Krankheit durch die Ernährung hervorgerufen wurde. Doch wie sollte er dies beweisen?

Bereits im Jahr 1630 wurde das Krankheitsbild beschrieben: „Ein sehr unangenehmes Leiden, das die Menschen befällt, wird von den Eingeborenen Beri-Beri genannt (was Schaf bedeutet). Es sieht so aus, als ob sie mit ihren schlotternden Knien und dem steifen Gang wie Schafe laufen. Es ist eine Lähmung oder mehr ein Körperzittern, es beeinflusst Bewegungen und Sinnesempfindungen der Hände und Füße."

Eines Tages entdeckte Dr. Eijkmann Tauben, die taumelten, der Kopf war nach hinten gebogen. Sie hatten den gleichen unsicheren Gang wie die Gefangenen. Daraufhin unternahm er einen Versuch: Die Hälfte der Tauben fütterte er mit den Reisresten der Gefangenen, die andere Hälfte fütterte er mit Vollkornreis. Die Tauben, die den Vollkornreis erhielten, wurden schnell wieder gesund.

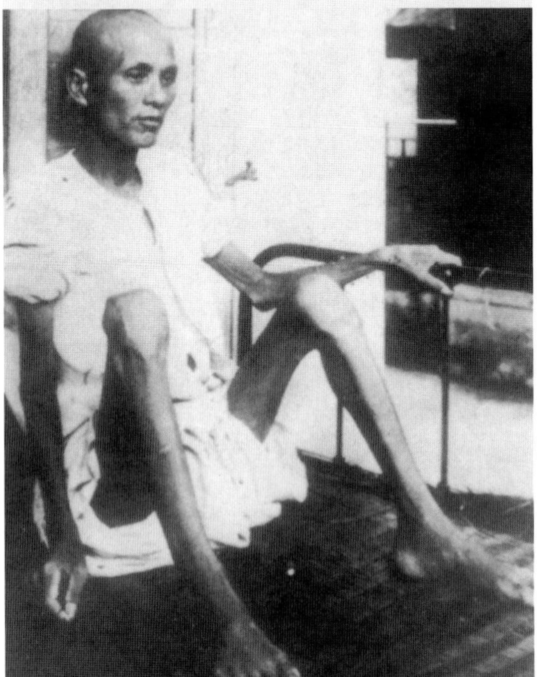

An Beri-Beri erkrankter Mensch

9.2 Thiamin – Vitamin B_1

Diese Kompetenzen können Sie erwerben:

- *Die Bedeutung der Vitamine als Enzymbestandteile exemplarisch erläutern*
- *Verschiedene Reissorten bewerten*

?

1. Lesen Sie das Fallbeispiel. Suchen Sie nach Ursachen für das hier beschriebene Krankheitsbild.
2. Der tägliche Thiaminbedarf von Jugendlichen beträgt 1,0 bis 1,3 mg. Ermitteln Sie mithilfe der Nährwerttabelle: Wie viel Gramm gegarter
   a) Vollkornreis,
   b) weißer Reis
   müssen verzehrt werden, um diesen Bedarf zu decken?
3. Erläutern Sie die Angaben auf den Reispackungen, vgl. S. 153. Nennen Sie Verwendungszwecke für die Reissorten.
4. Erläutern Sie Veränderungen des Weizenkorns beim Schälen. Nennen Sie Folgen für die Ernährung.

Unsere Ernährungsgewohnheiten bewirken häufig einen Thiaminmangel.

Weißer Reis, Auszugsmehle und Zucker haben einen hohen Kohlenhydratgehalt, jedoch keinen oder nur einen geringen Thiamingehalt. Thiamin wird für den Kohlenhydratabbau in den Zellen benötigt. Bei einem Mangel können Gehirn und Nerven nicht ausreichend mit Energie versorgt werden, vgl. S. 154.

Folgen dieses Thiaminmangels sind Müdigkeit und Konzentrationsschwäche.

Vollkorn macht fit.

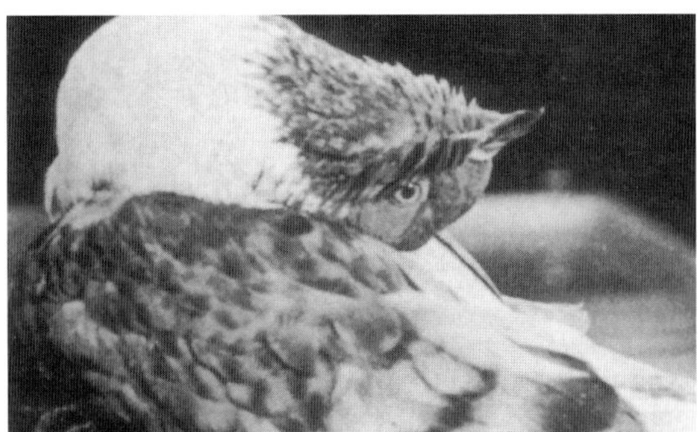

An Beri-Beri erkrankte Taube

Reissorten

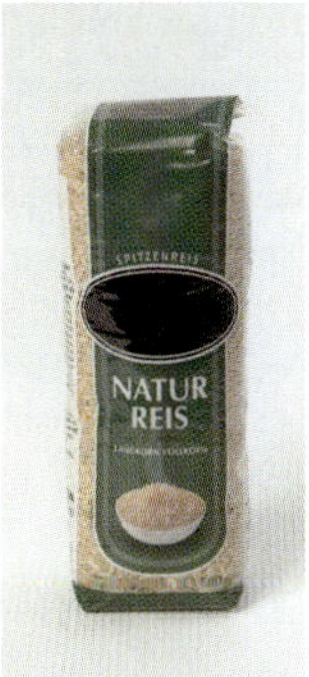

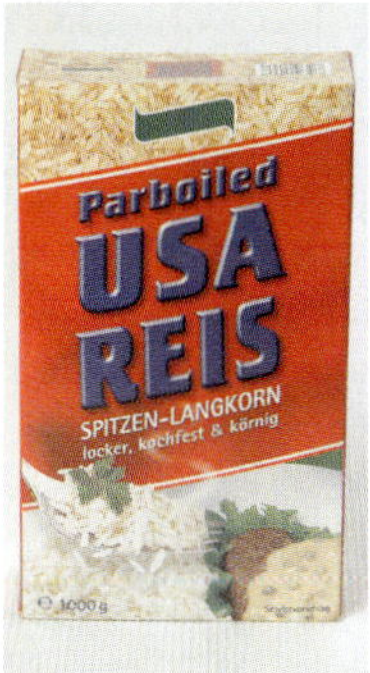

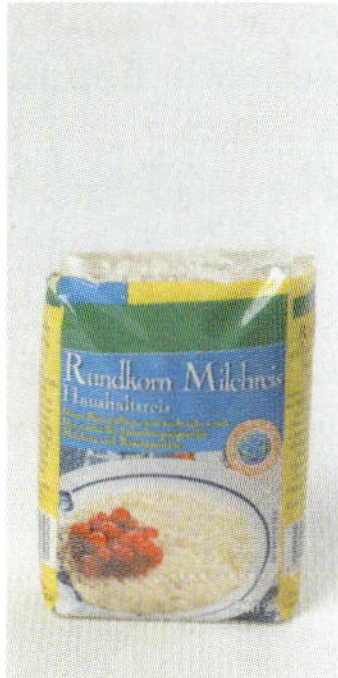

Naturreis wird lediglich enthülst. **Weißer Reis** wird dagegen enthülst, geschält, geschnitten und poliert. Bei dieser Behandlung werden Hülse, Silberhaut, Aleuronschicht und Keimling entfernt. Die äußeren Schichten sind besonders thiaminreich, Naturreis enthält also viel Thiamin.

Naturreis wird aufgrund des fettreichen Keimlings nach einiger Zeit ranzig. Reis hat einen höheren Stärkeanteil als andere Getreidearten.

Parboiled Reis: Durch ein Spezialverfahren wird ein Teil der B-Vitamine und Mineralstoffe aus den Randschichten in das Innere des Reiskorns gebracht. Diese Behandlung bewirkt außerdem, dass die Stärke schneller verkleistert, der Reis klebt nicht, die Garzeit ist verkürzt.

Verarbeitung von Reis

- Reissorten nach dem Verwendungszweck aussuchen. Langkornreis wird nach dem Garen trocken und körnig, Rundkornreis wird weich und breiig.
- Reis in die kochende Flüssigkeit einstreuen oder in Fett andünsten, danach Flüssigkeit zugeben.
- Reis nicht umrühren, er brennt sonst leicht an.
- Bei Naturreis (Vollkornreis) die längere Garzeit beachten.
- Naturreis nicht länger als drei Monate lagern.

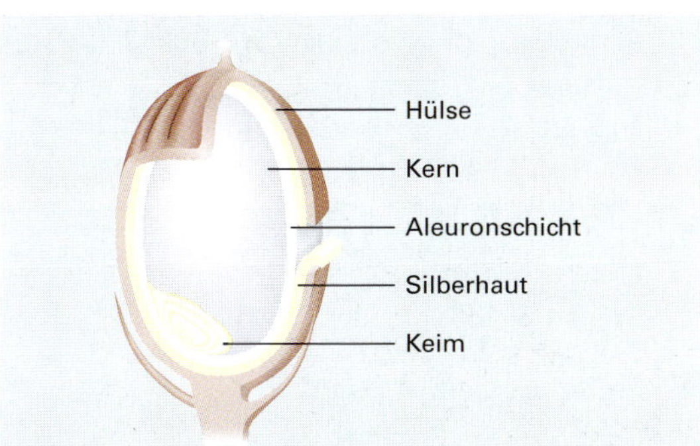

Reiskorn – Längsschnitt

Langkornreis	
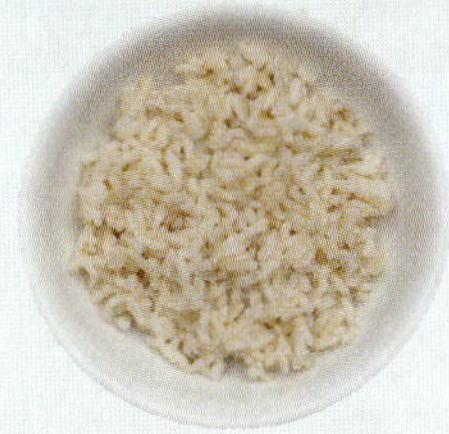	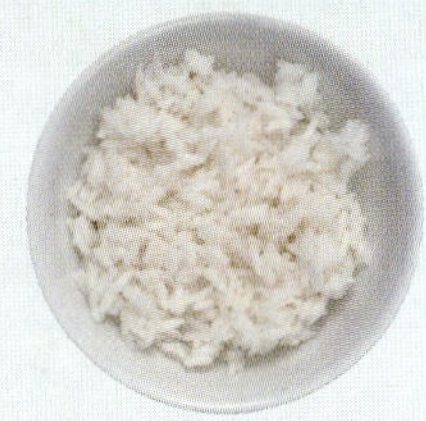
Weitere Bezeichnungen	Brühreis Patna
Kocheigenschaften	kocht körnig höherer Kleberanteil
Flüssigkeitsmenge	1 Tasse Reis, 2 Tassen Flüssigkeit
Verwendungs-möglichkeiten	Beilagen, Eintöpfe, Suppen
Garzeit: – Naturreis – Weißer Reis	 30 bis 35 Minuten 20 bis 25 Minuten

Rundkornreis	
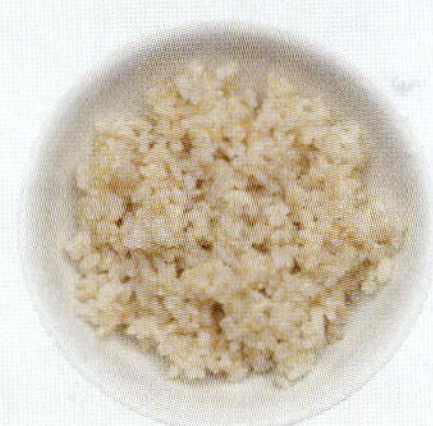	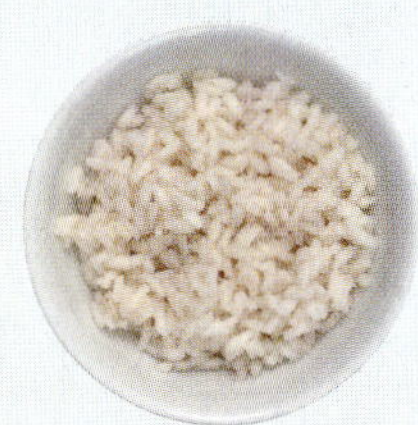
Weitere Bezeichnungen	Milchreis
Kocheigenschaften	kocht breiig weich höherer Stärkeanteil
Flüssigkeitsmenge	1 Tasse Reis, 4 Tassen Flüssigkeit
Verwendungs-möglichkeiten	Süßspeisen, Breie
Garzeit: – Naturreis – Weißer Reis	 40 bis 45 Minuten 30 bis 35 Minuten

Wildreis: dunkelbraune Samen von wild wachsenden Wassergräsern

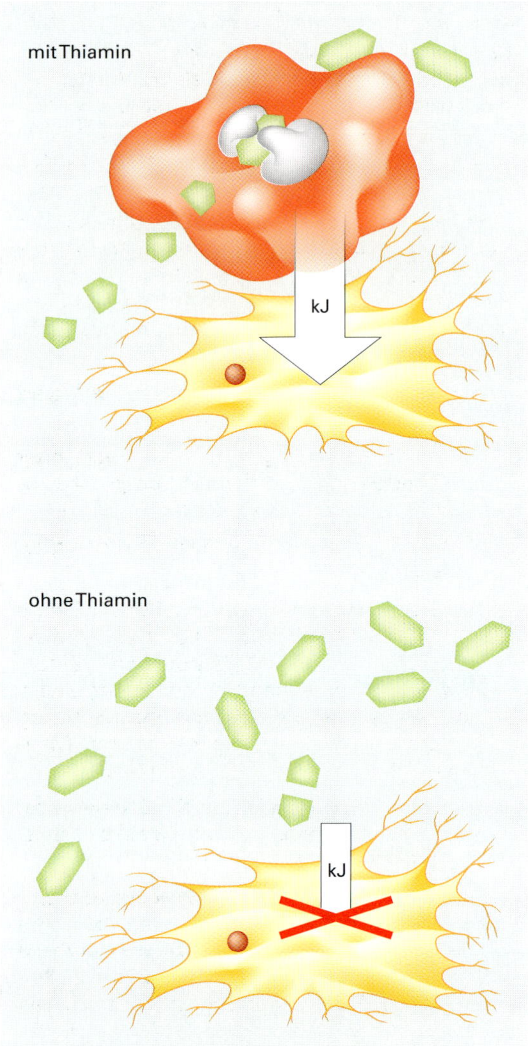

Unterschiedliche Energiemengen werden frei

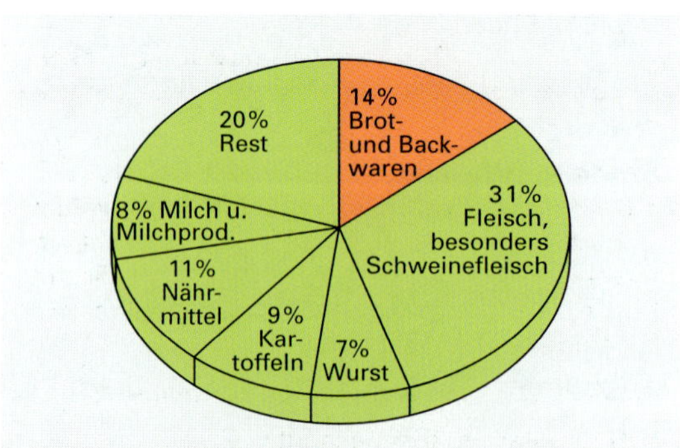

Prozentuale Thiaminbedarfsdeckung durch verschiedene Lebensmittelgruppen in der Bundesrepublik Deutschland

Aufgaben des Thiamins – Vitamin B_1

Thiamin wird für den Kohlenhydratabbau in den Zellen benötigt.

Bei Thiaminmangel können die Kohlenhydrate (Traubenzucker) in den Zellen nicht mehr vollständig abgebaut werden – nur bis Pyruvat, vgl. S. 245. Beim Kohlenhydratabbau wird Energie für die Stoffwechselvorgänge in den Zellen frei. Bei einem Thiaminmangel werden die Zellen also nicht mehr ausreichend mit Energie versorgt, vgl. Abbildung.

Von diesem Energiemangel sind die Nerven-/Gehirnzellen besonders betroffen, da sie im Gegensatz zu den anderen Zellen lediglich Kohlenhydrate – Traubenzucker – zur Energiegewinnung abbauen können.

Speicherfähigkeit: Eine stetige Thiaminversorgung mit der Nahrung ist notwendig, da die Thiaminspeicherfähigkeit des Körpers sehr gering ist. Bereits nach zwei Wochen sind die Thiaminreserven aufgebraucht. Größere Thiaminmengen können also nicht gespeichert werden, sie werden rasch wieder mit dem Harn ausgeschieden.

Bei einem Thiaminmangel kommt es zu Nervenstörungen und zu Muskelstörungen.

Muskeln: allgemeine Schwäche und besonders Störung der Herztätigkeit.

Nervensystem: Reflexe sind abgeschwächt, außerdem können Krämpfe und Lähmungen und Angstzustände auftreten.

Ein erheblicher Thiaminmangel wird als Beri-Beri-Erkrankung bezeichnet.

Bei uns kommt es infolge des Thiaminmangels häufig zu einer Leistungsminderung: Müdigkeit, Konzentrationsschwäche.

?

1. Überprüfen Sie die Thiaminbedarfsdeckung durch Fast-Food-Produkte, vgl. S. 233.
2. Stellen Sie zusammen, was Sie am vergangenen Tag gegessen haben. Überprüfen Sie die Thiaminbedarfsdeckung. Machen Sie evtl. Verbesserungsvorschläge.
3. Stellen Sie mithilfe der Übersicht auf S. 159 fest, welche weiteren Vitamine Enzymbestandteile sind.
4. Sammeln Sie Rezepte für die Verwendung von Vollkornprodukten.

Thiaminbedarf und -bedarfsdeckung

Unsere Ernährungsgewohnheiten sind häufig Ursache für einen Thiaminmangel

Fast-Food, vgl. S. 232 f., aber auch stark bearbeitete Lebensmittel, wie Zucker und Auszugsmehle, weißer Reis usw., weisen einen hohen Kohlenhydratgehalt, jedoch nur einen geringen oder gar keinen Thiamingehalt auf. Nach dem Verzehr wird der Thiaminmangel besonders deutlich: mangelnde Konzentration, Abgespanntheit.

Naturbelassene Lebensmittel wie Vollkornprodukte, z. B. Vollkornreis, weisen dagegen neben einem hohen Kohlenhydratgehalt einen hohen Thiamingehalt auf, es kann also keine Unterversorgung entstehen. Besonders bei einem Rückgang des Fleischverzehrs muss der Verzehr von Vollkornprodukten gesteigert werden.

Deckung eines täglichen Thiaminbedarfs
von 1,3 mg

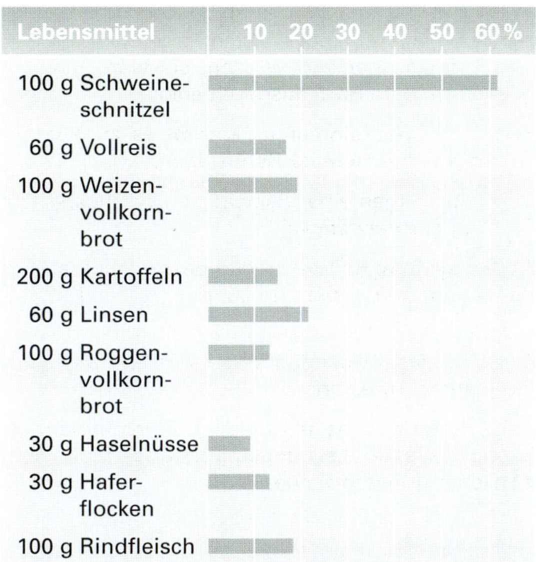

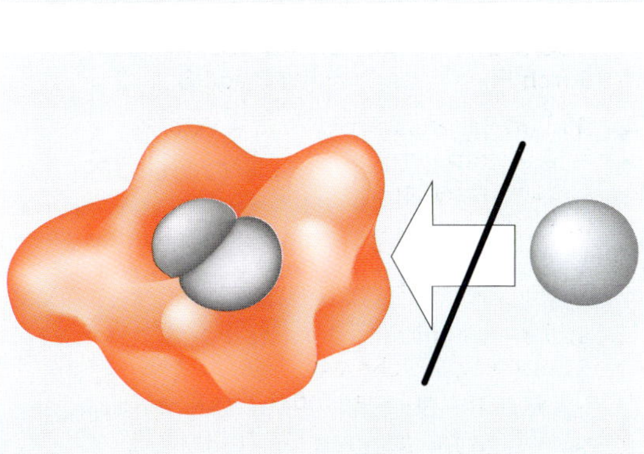

Antivitamine verhindern die Enzymwirkung

I Begriffserläuterungen

Provitamine: Einige Vitamine können im menschlichen Körper aus einer Vorstufe – einem Provitamin – gebildet werden, z. B. Vitamin A aus Carotin, Vitamin D aus Cholesterin und Niacin aus einer essenziellen Aminosäure.

Hypervitaminose: Hierzu kommt es durch eine ständige Überversorgung mit den fettlöslichen Vitaminen A und D, diese werden im Körper gespeichert. Mit üblichen Lebensmitteln ist dies jedoch kaum möglich. Werden wasserlösliche Vitamine im Übermaß aufgenommen, so werden diese ausgeschieden.

Hypovitaminose – Vitaminmangel, der verschiedene Ursachen haben kann:

- **einseitige Ernährung**, z. B. Fast Food oder Süßigkeiten oder industrielle Fertigkost bzw. falsche Lebensmittelverarbeitung,
- **Schlankheitsdiäten** ohne ausreichenden Vitamingehalt,
- **gestörte Vitaminresorption**, z. B. bei chronischem Durchfall, bei Abführmittelmissbrauch, bei gestörter Gallenfunktion – fettlösliche Vitamine können nur mit Fetten resorbiert werden – oder durch unzureichende Ausnutzung der Nahrung bei älteren Menschen,
- **erhöhter Vitaminbedarf**, z. B. Schwangere, Stillende, Raucher, Alkoholkranke, Leistungssportler,
- **längere Behandlung mit Medikamenten**, z. B. Antibiotika verändern die Darmflora und beeinträchtigen so die Vitaminsynthese durch Darmbakterien bzw. sie wirken als Antivitamine. Sie drängen die Vitamine aus den Stoffwechselverbindungen, z. B. Enzymen, und blockieren so das Stoffwechselgeschehen. Antivitamine kommen jedoch auch in Lebensmitteln, z. B. in rohem Eiklar, vor.

Eine Hypovitaminose äußert sich meist unspezifisch durch Abgeschlagenheit, Konzentrationsschwäche usw.

Avitaminose – völliges Fehlen eines Vitamins, z. B. Skorbut, Rachitis oder Beri-Beri-Krankheit. Die Vitaminreserven im Körper sind recht unterschiedlich, z. B. reicht die B_{12}-Reserve für drei bis fünf Jahre, die Thiaminreserve dagegen nur für ein bis zwei Wochen.

Zu allen **wasserlöslichen Vitaminen** sind

- Hypovitaminosen bekannt,
- Hypervitaminosen unbekannt,
- Antivitamine bekannt (außer zu Vitamin C).

?

1. Lesen Sie das Fallbeispiel.
2. Ermitteln Sie Veränderungen, die bei Skorbut, einem vollständigen Vitamin-C-Mangel, auftreten.
3. Ermitteln Sie je zehn
   a) Gemüsesorten,
   b) Obstsorten,
   die besonders viel Vitamin C enthalten.

T Der Fall

Die gefürchtete Seemannskrankheit – Skorbut – wird in einem Logbuch aus dem Jahr 1541 so geschildert:

„Eine unbekannte Krankheit begann sich unter uns auszubreiten. Einige verloren all ihre Kraft. Dann schwollen ihre Beine an, die Muskeln schrumpften ein und wurden schwarz wie Kohle. Andere hatten ihre ganze Haut gefleckt, mit blutigen Stellen. Ihre Münder wurden stinkend. Ihr Zahnfleisch wurde so faul, dass alles Fleisch bis zu den Wurzeln der Zähne abfiel und diese beinahe ausfielen. Mit solcher Ansteckungskraft breitete sich die Krankheit aus, dass von 110 Personen, die wir waren, keine zehn gesund blieben."

Tausende starben an Skorbut, ehe man erkannte, dass man die gefürchtete Seemannskrankheit mit Sauerkraut und Zitronensaft heilen kann.

(nach U. Rückert)

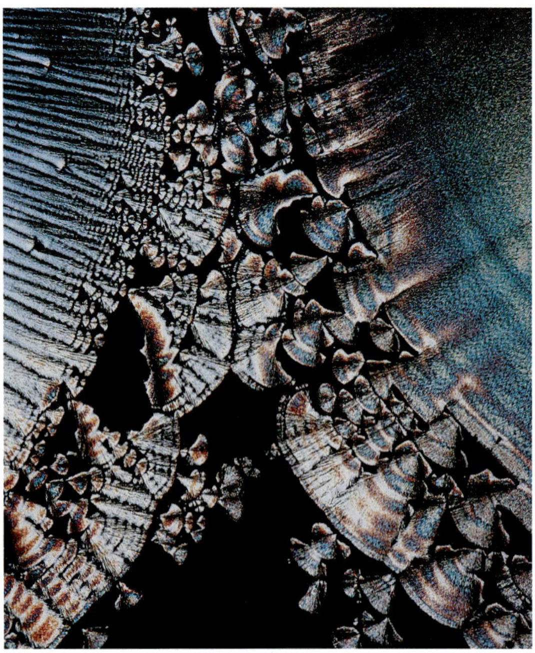

Vitamin-C-Kristalle

9.3 Ascorbinsäure

Diese Kompetenzen können Sie erwerben:

- *Die Bedeutung von Vitamin C erläutern*
- *Die Nährstoffdichte von Lebensmitteln ermitteln*

Vitamin C schützt den Körper vor freien Radikalen – Molekülen mit einzelnem Elektron, die die Zellmembranen zerstören. Vitamin C schützt so wohl vor Krebs und Arteriosklerose. Auf jeden Fall verhindert Vitamin C die Bildung von krebserregenden Nitrosaminen. Vitamin C wird daher gepökelten Fleischwaren zugesetzt, vgl. S. 124.

Daneben steigert Vitamin C die Eisenaufnahme und somit die Sauerstoffzufuhr der Zellen. Vitamin C wird auch für die Bildung von Kollagen im Knorpel- und Knochengewebe benötigt.

Diskutiert wird, ob Vitamin C das Immunsystem stärkt. Weitere Aufgaben bzw. Stoffwechselwege des Vitamin C sind noch nicht völlig aufgeklärt.

Anzeichen eines leichten Mangels sind Gliederschmerzen, Müdigkeit, Reizbarkeit und ein erhöhtes Infektionsrisiko.

Der Vitamin-C-Bedarf ist erhöht bei

- starker körperlicher Belastung, Stress,
- großer Flüssigkeitszufuhr – Alkohol,
- einigen Erkrankungen, z. B. Diabetes mellitus,
- Rauchern – bis zu 40 %.

Die besten Vitamin-C-Quellen sind frisches Obst und Gemüse. Jede Art der Verarbeitung, aber auch eine längere Lagerung führt zu Vitaminverlusten. Eine tägliche Aufnahme von 200 mg Vitamin C lässt sich durch eine gute Lebensmittelauswahl erreichen.

I Schützen Vitamin C und E vor Krebs?

Im Körper entstehen durch ungesättigte Fettsäuren oder durch hohen Alkohol- oder Zigarettenkonsum Stoffe – sogenannte Radikale –, die Zellkerne bzw. Zellbausteine schädigen und Krebs verursachen können. Die Vitamine C und E können diese krebserregenden Stoffe unwirksam machen.

Aus diesem Grund wurde die Empfehlung der DGE für die Vitamin-C-Zufuhr von 75 mg auf 100 mg pro Tag angehoben. Diese Menge wird bei uns im Allgemeinen mit der Nahrung aufgenommen, wenn ausreichend Obst und Gemüse, möglichst in roher Form, gegessen werden.

Auch für die Festigkeit und Dehnbarkeit der Blutgefäße wird Vitamin C benötigt. So schützt Vitamin C vor Herzinfarkt und Schlaganfall.

Nährstoffdichte

Unser Energiebedarf hat durch die häufig sitzende Tätigkeit usw. abgenommen, der Bedarf an essenziellen Nährstoffen ist jedoch geblieben. Bei der Zusammensetzung der Nahrung muss also auf eine hohe Nährstoffdichte an Vitaminen usw. geachtet werden.

Nährstoffdichte wird definiert als **Quotient zwischen essenziellem Nährstoff- und Energiegehalt**.

Die Nährstoffdichte von Lebensmitteln wird als Menge des Nährstoffes (mg bzw. g) pro Energiegehalt (kJ bzw. MJ) angegeben.

Die Nährstoffdichte der **essenziellen Nährstoffe** ist ein gutes Maß für den Gesundheitswert eines Lebensmittels.

Für **andere Nährstoffe**, z. B. Natrium, ist dagegen eine geringe Nährstoffdichte erwünscht.

Empfehlungen für die Nährstoffdichte einer Ernährung

Empfehlungen für die Nährstoffzufuhr werden auch als Nährstoffdichte, Menge des Nährstoffes (mg bzw. g) pro Energiegehalt (MJ) der Ernährung angegeben.

Die Tabelle zeigt, dass der erhöhte Vitamin-C-Bedarf von Kindern erst durch die Angaben zur Nährstoffdichte deutlich wird. Die Soll-Vitamin-C-Dichte beträgt für Kinder 13 bzw. 14 mg/MJ und für Jugendliche 9 bzw. 12 mg/MJ.

Zur Vitamin-C-Bedarfsdeckung müssen also für Kinder Lebensmittel mit einer hohen Nährstoffdichte, viel Vitamin C bei einem geringen Energiebedarf, z. B. Kiwi oder Äpfel, ausgewählt werden.

?

1. Berechnen Sie die Nährstoffdichte an Vitamin C in 200 g
   a) Pommes frites,
   b) Salzkartoffeln,
   c) Pellkartoffeln.
2. Senioren haben einen geringen Energiebedarf. Wie sollte die Nährstoffdichte ihrer Nahrung aussehen?
3. Männliche Jugendliche haben einen Gesamtenergiebedarf von 13 MJ. Sie sollten pro Tag 1,3 mg Thiamin – B_1 – aufnehmen. Berechnen Sie die notwendige Nährstoffdichte pro MJ.

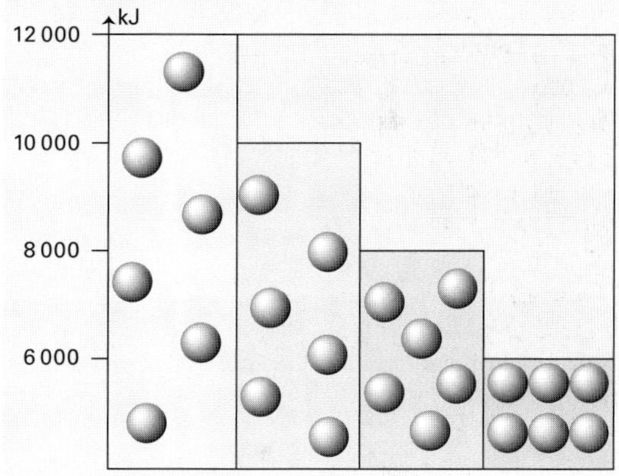

Notwendige Nährstoffdichte bei unterschiedlichem Energiebedarf

Berechnung der Nährstoffdichte von Lebensmitteln

Lebensmittel	Vitamin C	Energie	Nährstoffdichte	
	mg	kJ	mg/kJ	mg/MJ
50 g Kiwi	36	118	36/118 = 0,30	300
150 g Apfel	18	315	18/315 = 0,05	50
25 g Bienenhonig	1	344	1/344 = 0,003	3

Empfehlungen für die Nährstoffdichte einer Ernährung

Personengruppen		Vitamin C		
		mg/Tag	mg/MJ	
			männlich	weiblich
Kinder	1 bis 4 Jahre	60	13	14
Jugendliche	15 bis 18 Jahre	100	9	12

?

1. Diskutieren Sie den Text „Vitamin A und Fernsehen“.
2. Ermitteln Sie mithilfe der Nährwerttabelle Lebensmittel, die reichlich Vitamin A enthalten.
3. Nennen Sie mögliche Ursachen für eine Vitamin-A-Hypovitaminose.
4. Erklären Sie die unterschiedlichen Auswirkungen eines Vitamin-A-Mangels
   a) bei Kindern,
   b) bei Erwachsenen.

   In Entwicklungsländern erblinden jährlich viele Kinder im Alter zwischen 18 und 36 Monaten.
   Bei Erwachsenen, die sich freiwillig mit einer Vitamin-A-freien Diät ernährten, wurde nur eine Verschlechterung des Sehens bei Nacht beobachtet.
5. Warum darf Vitamin A nicht in größeren Mengen aufgenommen werden?

Lebensmittel, die reichlich Vitamin A enthalten

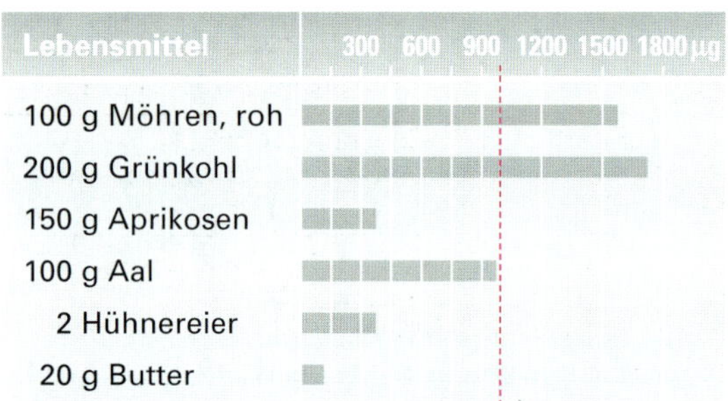

– – Empfehlenswerte Höhe der täglichen Vitamin-A-Zufuhr für männliche Erwachsene (DGE)

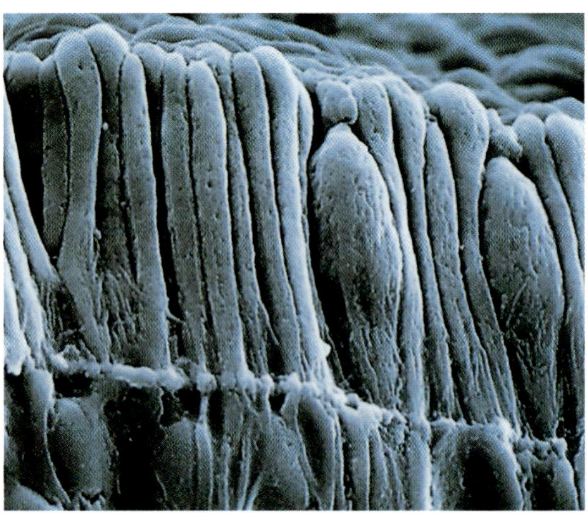

Elektronische Aufnahme von Stäbchenzellen

9.4 Retinole – Vitamin A

Diese Kompetenz können Sie erwerben:

- *Die Bedeutung von Vitamin A für den Menschen erläutern*

Aufgaben des Vitamin A

Vitamin A ist für das Sehen, für die Haut und für den Stoffwechsel wichtig. Die Netzhaut des menschlichen Auges enthält mehr als hundert Millionen winzige Stäbchen und Zapfen, die das Sehen ermöglichen. Der Farbstoff, der Sehpurpur, in den Stäbchen wird durch Lichteinwirkung gespalten und durch Vitamin A wieder erneuert. Erste Folgen eines Vitamin-A-Mangels sind Sehprobleme in der Dämmerung, das Auge kann sich nicht mehr an geringe Lichtstärken anpassen. Ein weiterer Vitamin-A-Mangel führt dann zur Nachtblindheit, zum Austrocknen der Hornhaut und schließlich zur Erblindung.

In Entwicklungsländern ist Vitamin-A-Mangel häufigste Ursache für das Erblinden. Jährlich erblinden ca. eine viertel Million Kinder.

Vitamin-A-Bedarf und -Bedarfsdeckung

Vitamin A ist besonders in Fleisch, Eiern und Speisefetten enthalten. Der Vitamin-A-Bedarf kann aber auch durch das Provitamin Carotin gedeckt werden, das in allen gelben und grünen Gemüsesorten vorkommt.

Speisefetten und weiteren Lebensmitteln wird oft Vitamin A bzw. Carotin als Farbstoff zugesetzt.

Da Vitamin A in der Leber gespeichert wird, ist ein Vitamin-A-Mangel in den westlichen Industrieländern selten. Während der Schwangerschaft kann eine erhöhte Vitamin-A-Zufuhr, z. B. durch den Verzehr von Leber, negative Folgen haben.

Der tägliche Vitamin-A-Bedarf eines Jugendlichen beträgt ca. 1 mg. Wird der Vitamin-A-Bedarf ausschließlich durch Carotin gedeckt, so müssen etwa 2 mg zugeführt werden, da bei der Umwandlung in Vitamin A ein Teil verloren geht.

I Vitamin A und Fernsehen

Amerikanische Wissenschaftler haben festgestellt, dass das Fernsehen ein regelrechter „Vitamin-A-Fresser“ ist. Vor allem dann, wenn das Fernsehbild falsch eingestellt ist, etwa wenn es flimmert oder zu hell bzw. zu dunkel ist. Überdurchschnittlich langes Fernsehen kann den Vitamin-A-Bedarf bis auf das Fünfzigfache ansteigen lassen. Auch wer viel liest, nachts arbeitet oder viel Auto fährt, sollte an einen Vitamin-A-Ausgleich denken.

Übersicht – Vitamine

Vitamine wasserlösliche	Tagesbedarf[1]	Vorkommen in Lebensmitteln	Wirkungsweise	Hypovitaminose/Avitaminose Vitaminmangel
Thiamin, B_1	1,3 – 1,0 mg	Vollkornprodukte, Schweinefleisch, Hefe	Zellstoffwechsel: Kohlenhydratabbau	verminderte Leistungsfähigkeit, Muskelschwäche, Nervenstörungen: **Beri-Beri**
Riboflavin, B_2	1,5 – 1,2 mg	Milch, Milchprodukte, Fleisch, Eier	Zellstoffwechsel: Wasserstofftransport, Energiegewinnung	Veränderungen von Haut und Schleimhäuten
Pyridoxin, B_6	1,6 – 1,2 mg	in allen Lebensmitteln	Zellstoffwechsel: Aminosäurestoffwechsel	Hautveränderungen usw., bei Kindern Krämpfe
Cobalamin, B_{12}	3,0 µg	in tierischen Lebensmitteln	Zellstoffwechsel: Zellkernaufbau	verminderte Zellteilung, Anämie, Nervenstörungen, Mangel bei strengen Vegetariern
Biotin	30 – 60 µg	Eigelb, Sojabohnen, Vollkornprodukte	Zellstoffwechsel: CO_2-Übertragung	Hautveränderungen, Mangel bei reichlichem Verzehr von rohem Eiklar
Folsäure	400 µg	Gemüse, Fleisch, Vollkornprodukte	Zellstoffwechsel: Aminosäurestoffwechsel	Hautveränderungen, Anämie, Mangel bei Eiweißunterernährung
Niacin	17 – 13 mg	Fisch, Fleisch, Gemüse, Vollkornprodukte	Zellstoffwechsel: Wasserstofftransport, Energiegewinnung	Hautveränderungen, Nervenstörungen, Mangel bei überwiegender Maisernährung, **Pellagra**
Pantothensäure	6 mg	in allen Lebensmitteln	Zellstoffwechsel: Fett-, Kohlenhydratstoffwechsel	Mangel nur bei längerer Behandlung mit Sulfonamiden, bei Infektionskrankheiten
Ascorbinsäure, C	100 mg	Obst, Gemüse, Kartoffeln	Aufbau von Bindegewebe, Eisenstoffwechsel, verhindert Radikalbildung	Störungen im Bindegewebsstoffwechsel, verzögerte Wundheilung, **Skorbut**

Vitamine wasserlösliche	Tagesbedarf[1]	Vorkommen in Lebensmitteln	Wirkungsweise	Hypovitaminose/ Avitaminose	Hypervitaminose
Retinole, A Provitamin **Carotin**	1,1 – 0,9 mg	Fett, Fettfisch, Eigelb, Karotten, Grüngemüse	Bestandteil des Sehpurpurs, fördert Zellwachstum	Verhornung von Haut und Schleimhäuten, Nachtblindheit	Erbrechen, Durchfall, Schleimhautblutungen, Knochenbrüchigkeit, Übererregbarkeit
Calciferole, D Provitamin vorhanden	5 µg Bildung in der Haut	Fettfisch, Margarine, Eigelb, Pilze	Aufnahme von Calcium und Verkalkung der Knochen	Knochenerweichung, Rachitis, Osteoporose	Calciumablagerungen in den Blutgefäßen, Lunge und Niere
Tocopherole, E	15 – 12 mg	Keimöl, Vollkornprodukte, Grüngemüse	Schutz für die Zellmembranen, verhindert Radikalbildung	unbekannt	unbekannt
Phyllochinone, K	70 – 60 µg	Grüngemüse, Fleisch, Fisch	normaler Ablauf der Blutgerinnung	gestörte Blutgerinnung	unbekannt

[1] Empfehlenswerte Höhe der täglichen Zufuhr für Jugendliche (DGE)

10 Vitamin- und mineralstoffreiche Lebensmittel

Avocados sind birnenförmige Früchte mit einer grünen bis violetten Schale. Das cremige Fruchtfleisch hat nussartigen Geschmack und ist fettreich. Geeignet als Brotaufstrich bzw. für Vorspeisen.

Cherimoya haben eine grüne bis bräunliche Schale. Das weiche, weiße, süße Fruchtfleisch hat einen birnenähnlichen Geschmack. Geeignet für Obstsalate.

Granatäpfel haben eine rote, feste Schale und geleeartiges, kernreiches Fruchtfleisch. Geeignet als Frischfrucht.

Guaven sind apfelgroße Früchte mit heller Haut. Das weiße bis rötliche, saftige Fruchtfleisch hat einen quittenähnlichen Geschmack. Geeignet als Frischfrucht oder für Obstsalat.

Kakis sind orangengroße, tomatenähnliche, sehr süße Früchte. Geeignet als Fruchtfleisch oder für Süßspeisen.

Mangos sind birnenförmige, bis zu 2 kg schwere Früchte. Das süßherbe, saftige Fruchtfleisch ist mit dem Kern verwachsen.

Papayas sind grünlich gelbe bis orangerote, melonenähnliche bis zu 8 kg schwere Früchte.

Passionsfrüchte (Maracuja) sind pflaumengroße Früchte mit gelber bis braunvioletter Schale.

10.1 Obst und Gemüse

Diese Kompetenzen können Sie erwerben:

- *Obst und Gemüse als ballaststoff-, vitamin- und mineralstoffreiche Lebensmittel bewerten*
- *Die gesundheitsfördernde Wirkung der sekundären Pflanzenstoffe beachten*
- *Beim Einkauf von Obst und Gemüse z. B. Herkunftsland und Anbau beachten*

?

1. Wie heißen die abgebildeten Früchte?
2. Wofür können diese Früchte verwendet werden?
3. Erkunden Sie mithilfe des Internets die Herkunftsländer.
4. Kennzeichnen Sie die Herkunftsländer auf einer Weltkarte.
5. Erstellen Sie Steckbriefe zu den abgebildeten Früchten.
6. Schreiben Sie Ihnen bekannte heimische Obst- und Gemüsesorten auf Karten. Sortieren Sie die Obst- und Gemüsesorten nach dem jahreszeitlichen Angebot: Frühling: Erdbeeren, Spargel, Sommer: usw.

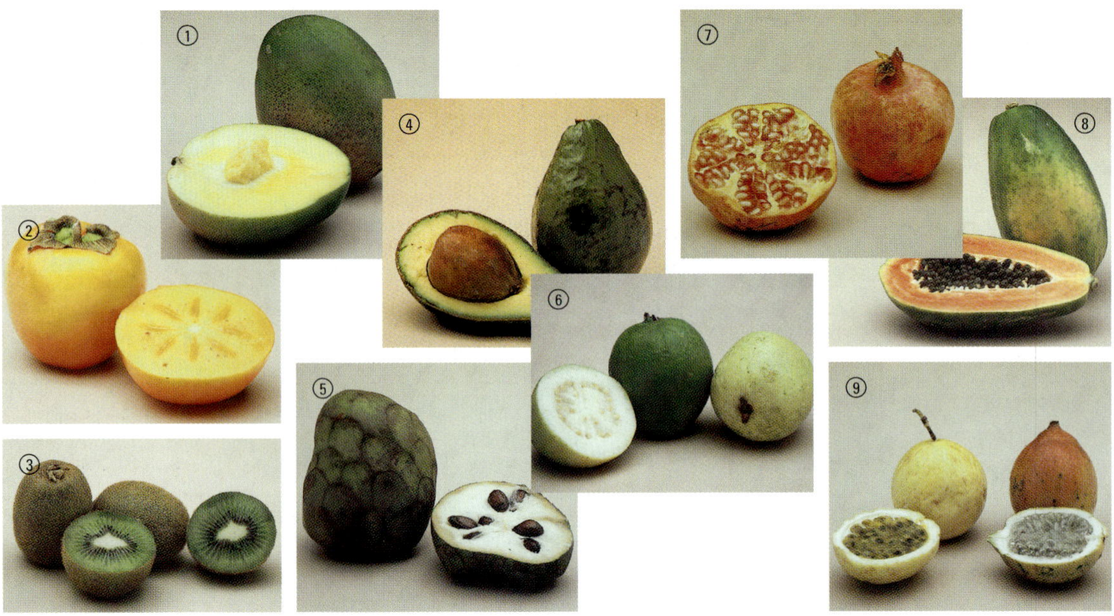

Gesundheitswert

Obst und Gemüse enthalten 80 bis 90 % Wasser, sie sind meist energie- und fettarm. Eiweiß ist oft nur in Spuren enthalten.

Der **Kohlenhydratgehalt** ist unterschiedlich. Einige Obst- und Gemüsesorten haben einen höheren Kohlenhydratanteil, z. B. Weintrauben, Bananen, Erbsen, Mais. Der **Ballaststoffgehalt** von Obst und Gemüse ist von besonderer Bedeutung für die Ernährung. Der Bundesbürger nimmt täglich nur etwa 20 statt 30 g Ballaststoffe auf, die Ballaststoffzufuhr ist also zu gering.

Pektine, die besonders in saurem Obst und halb reifem Kernobst enthalten sind, quellen im Darm und wirken „reinigend“, sie verhindern die Vermehrung von Fäulnisbakterien im Darm.

Auch der hohe **Vitamin- und Mineralstoffgehalt** ist für unsere Ernährung von Bedeutung. Gemüse ist die Lebensmittelgruppe mit der **höchsten Nährstoffdichte** an Vitaminen und Mineralstoffen. Alle Obst- und Gemüsesorten sind **natriumarm (salzarm)** und **kaliumreich**. Alle grünen Gemüsesorten sind außerdem magnesiumreich. Das Blattgrün – Chlorophyll – enthält **Magnesium**.

Der Fruchtsäuregehalt des Obstes, z. B. Zitronensäure, wirkt appetitanregend.

!

- **Obst ist ein Sammelbegriff für die essbaren Früchte und Samen mehrjähriger Pflanzen.**
- **Gemüse ist ein Sammelbegriff für essbare Pflanzenteile einjähriger Pflanzen, Ausnahmen sind die mehrjährigen Stängelgemüse Spargel und Rhabarber.**
- **In Deutschland deckt der Obst- und Gemüseverzehr etwa**
  - **75 % des Vitamin-C-Bedarfs,**
  - **50 % des Vitamin-A-Bedarfs,**
  - **25 % des Kaliumbedarfs,**
  - **33 % des Eisenbedarfs.**
- **Obst und Gemüse sind reich an bioaktiven Substanzen, die gesundheitsfördernd wirken, vgl. S. 162.**

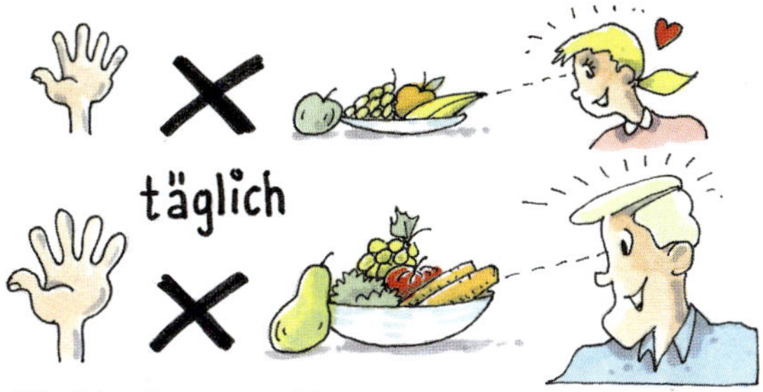

Fünf Portionen am Tag

Obst – nach dem Aufbau der Früchte oder Samen unterscheidet man

Kernobst	Steinobst	Beerenobst	Südfrüchte	Schalenobst
Äpfel	Kirschen	Erdbeeren	Apfelsinen	Haselnüsse
Birnen	Pfirsiche	Himbeeren	Zitronen	Mandeln
Quitten	Pflaumen	Brombeeren	Bananen	Walnüsse
	Aprikosen	Heidelbeeren	Ananas	Erdnüsse
	Zwetschen	Preiselbeeren	Grapefruits	Pistazien
	Mirabellen	Johannisbeeren	Mandarinen	Pekan-Nüsse
	Nektarinen	Stachelbeeren	Feigen	Paranüsse
	Renekloden	Weintrauben	Datteln	Cashewnüsse

Gemüse – nach den Pflanzenteilen unterscheidet man

Salat-/Blattgemüse	Kohlgemüse	Fruchtgemüse	Wurzelgemüse	Zwiebelgemüse
Kopfsalat	Kopfkohl	Bohnen	Möhren	Speisezwiebeln
Eisbergsalat	Chinakohl	Erbsen	Radieschen	Porree/Lauch
Winterendivien	Kohlrabi	Tomaten	Kohlrüben/Steckrüben	Knoblauch
Feldsalat	Rosenkohl	Paprika	Rettiche	Schnittlauch
Spinat	Rotkohl	Gurken	Sellerie	
Mangold	Blumenkohl	Kürbis	Schwarzwurzeln	**Mehrjähriges**
Chicorée	Brokkoli	Melonen	Meerrettich/Kren	**Stängelgemüse**
Petersilie	Grünkohl	Auberginen	Rote Rüben/Rote Bete	Spargel
Gartenkresse	Wirsing	Zucchini/Zucchetti		Rhabarber
Artischocken	Weißkohl	Zuckermais		
Gemüsefenchel				

	Stoffgruppe	Merkmale
Primäre Pflanzenstoffe	Kohlenhydrate, Fette, Eiweißstoffe	Hauptbestandteile der Pflanzen, üben Nährstoffwirkung aus
Sekundäre Pflanzenstoffe	zahlreiche sehr unterschiedliche Verbindungen	kommen nur in sehr geringen Mengen vor, sie haben gesundheitsfördernde Eigenschaften

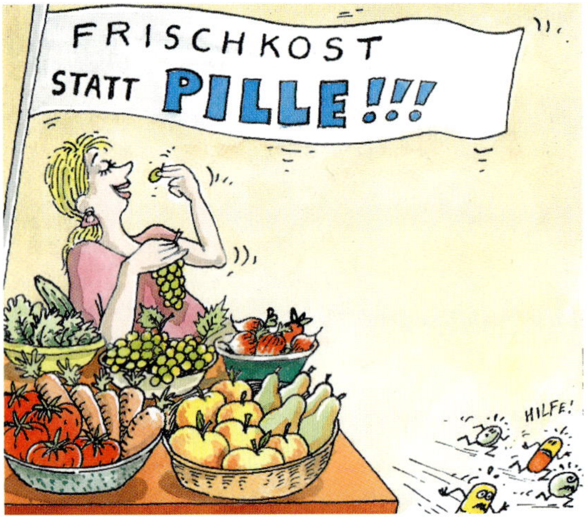

!

Sekundäre Pflanzenstoffe

- **mindern das Krebsrisiko,**
- **senken den Blutcholesterinspiegel,**
- **regulieren den Blutdruck,**
- **regulieren den Blutzuckerspiegel.**

Da manche sekundären Pflanzenstoffe hitzeempfindlich sind, sollte besonders der Verzehr von rohem Obst und Gemüse gesteigert werden.

Fünf faustgroße Portionen Obst bzw. Gemüse sollen jeden Tag gegessen werden.

?

Erläutern Sie die gesundheitsfördernde Wirkung und das Vorkommen von sekundären Pflanzenstoffen.

Sekundäre Pflanzenstoffe

Neben den primären Pflanzenstoffen – Kohlenhydraten, Fetten, Eiweißstoffen – enthalten Pflanzen viele verschiedene sekundäre Pflanzenstoffe, die nur in Pflanzen gebildet werden. Sie kommen im Gegensatz zu den primären Pflanzenstoffen nur in geringen Mengen vor und üben eine gesundheitsfördernde Wirkung aus. Die sekundären Pflanzenstoffe gehören zu den bioaktiven Substanzen.

Begriffserklärung: Bioaktive Substanzen sind Inhaltsstoffe von Lebensmitteln, die keinen Nährstoffcharakter im engeren Sinne besitzen, jedoch gesundheitsfördernde Eigenschaften aufweisen. Zu den bioaktiven Substanzen zählen die sekundären Pflanzenstoffe und auch die Ballaststoffe.

Die sekundären Pflanzenstoffe lassen sich aufgrund ihrer chemischen Struktur in neun Gruppen unterteilen:

Carotinoide sind Farbstoffe, sie kommen in rotem und orangefarbenem Obst und Gemüse vor, z. B. Karotten und Aprikosen. Carotinoide stärken die Immunabwehr, verringern das Krebsrisiko und schützen vor Herzinfarkt.

Phytosterine kommen in fettreichen Pflanzenteilen, z. B. Sonnenblumenkernen und Sesam, vor. Sie senken den Cholesterinspiegel im Blut und mindern das Risiko, an Dickdarmkrebs zu erkranken.

Saponine sind Bitterstoffe in Hülsenfrüchten, z. B. Linsen und Kichererbsen. Sie haben eine ähnliche Wirkung wie die Phytosterine.

Glucosinolate sind scharfe Aromastoffe, z. B. in Senf, Meerrettich, Knoblauch und Kohlgemüse. Diese Stoffe mindern ebenfalls das Krebsrisiko.

Polyphenole sind z. B. Farbstoffe in Früchten und im Rotwein. Sie senken den Blutdruck und mindern das Krebsrisiko.

Protease-Inhibitoren befinden sich in Hülsenfrüchten und in einigen Getreidearten wie Reis, Mais, Hafer und Weizen. Sie hemmen eiweißspaltende Enzyme. Sie regulieren den Blutzuckerspiegel und mindern das Krebsrisiko.

Terpene sind Aromastoffe, z. B. in Kümmel, Zitrusöl und Pfefferminze. Sie senken ebenfalls das Krebsrisiko.

Phytoöstrogene sind in Hülsenfrüchten und Leinsamen enthalten. Sie beeinflussen den Hormonstoffwechsel. Sie mindern so das Krebsrisiko in der Brust und Prostata.

Sulfide befinden sich z. B. in Zwiebeln, Schnittlauch und Knoblauch. Sie sind für den typischen Geruch des Knoblauchs verantwortlich. Sie senken den Blutdruck und den Cholesterinspiegel und mindern das Krebsrisiko. Die stärkste Wirkung hat Knoblauch.

Hauptangebotszeiten bzw. Haupterntezeiten von Obst und Gemüse

Obst und Gemüse	Jan.	Feb.	März	Apr.	Mai	Juni	Juli	Aug.	Sep.	Okt.	Nov.	Dez.
Äpfel	●	●	●					●	●	●	●	●
Birnen								●	●	●		
Erdbeeren					●	●	●					
Himbeeren							●	●				
Kirschen						●	●	●				
Pfirsiche						●	●	●				
Pflaumen/Zwetschen								●	●	●		
Weintrauben							●	●	●	●		
Apfelsinen	●	●	●	●	●	●					●	●
Bananen	●	●	●	●	●	●	●	●	●	●	●	●
Zitronen	●	●	●	●	●	●	●	●	●	●	●	●
Blumenkohl							●	●	●	●	●	
Bohnen, grün						●	●	●	●			
Brokkoli							●	●	●	●	●	
Gurken								●	●	●	●	
Kohlrabi					●	●	●	●	●			
Möhren					●	●	●	●	●	●	●	
Paprika						●	●	●	●	●		
Rosenkohl	●	●							●	●	●	●
Spinat			●	●	●	●	●	●	●	●		
Tomaten							●	●	●	●	●	
Weißkohl	●	●							●	●	●	●
Zucchini						●	●	●	●	●	●	
Zwiebeln					●	●	●	●	●	●	●	●

?

Nitratnachweis

1. Halten Sie im Handel erhältliche Nitratteststäbchen auf
   a) die Schnittfläche eines Radieschens,
   b) tiefgekühlten Spinat.

   Überprüfen Sie nach je einer Minute die Farbänderung.

   Bewerten Sie die Farbänderung nach der Farbskala in der Gebrauchsanweisung.
2. Überprüfen Sie den Nitratgehalt von
   a) Trinkwasser,
   b) weiteren Lebensmitteln.

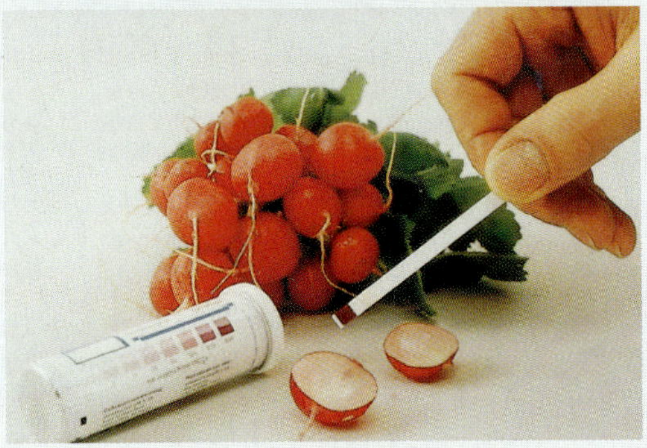

Weitere Schadstoffe in Gemüse

Oxalsäure ist in einigen Gemüsesorten reichlich enthalten. Oxalsäure verbindet sich mit Calcium zu Calciumoxalat, dieses Salz kann Nieren- und Gallensteine bilden. Menschen, die zu Nierensteinen neigen, sollten deshalb auf oxalsäurereiches Gemüse wie Spinat, Mangold, Rhabarber und Tomaten verzichten.

Blei, vgl. S.185.

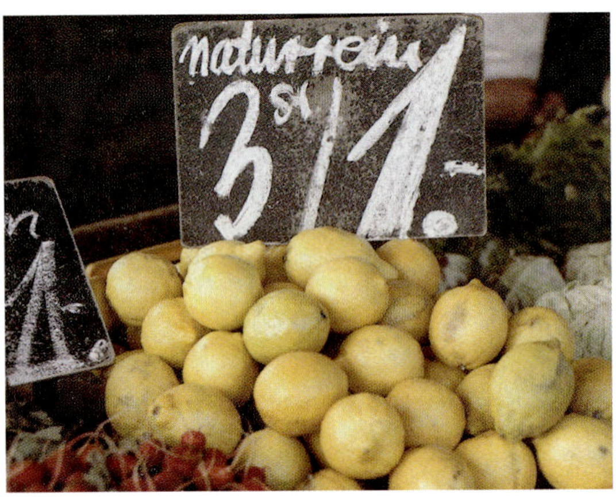

Unerlaubte Werbung

Nitrat in Gemüse

Die Nitratbelastung von Trinkwasser und Gemüse steigt durch die Stickstoffdüngung. Nitrat wird zu 70 % über Gemüse, 20 % über Trinkwasser und 10 % über tierische Lebensmittel aufgenommen.

Im Körper wird Nitrat in Nitrit umgewandelt, das den Sauerstofftransport beeinträchtigt. Aus Nitrit und Eiweiß können außerdem krebserregende Nitrosamine gebildet werden.

Besonders gefährlich ist Nitrat für Säuglinge. Bei ihnen werden größere Nitritmengen gebildet und aufgenommen. Es kann zur „Blausucht" und damit zum Ersticken führen.

Der Nitratgehalt ist nicht gleichmäßig in den Lebensmitteln verteilt. Durch einen umweltbewussten Anbau, Einkauf und die richtige Zubereitung/Lagerung kann die gesundheitliche Gefährdung gemindert werden.

- Gemüse der Saison bevorzugen: Ausgereiftes Freilandgemüse aus der Region enthält weniger Nitrat als stark gedüngte Treibhauserzeugnisse. Die Sonneneinstrahlung usw. senkt den Nitratgehalt.
- Folgende Gemüsesorten reichern besonders Nitrat an: grüne Bohnen, Chinakohl, Eisbergsalat, Feldsalat, Kopfsalat, Mangold, Rote Bete, Rettich, Radieschen, Spinat, Weißkohl.
- Bei Blattgemüse Stiele und große Blattrippen, bei Kopfsalat und Chinakohl die äußeren Blätter entfernen, sie sind besonders nitratreich.
- Reste von zubereitetem nitratreichen Gemüse nicht aufbewahren und wieder erhitzen. Rote-Bete-Saft nach dem Öffnen austrinken. Es kommt sonst zur Nitritbildung.
- Säuglingen bis zum fünften Lebensmonat keinen Spinat geben.

Treibhausgemüse sollte auch wegen des hohen Energieaufwandes abgelehnt werden. Für die Erzeugung von 1 kg Gurken werden z. B. 5 l Heizöl verbraucht.

Zusatzstoffe auf Frischobst

Bei Zitrusfrüchten und Bananen ist es erlaubt – zum Schutz vor Fäulnis und zur Verlängerung der Haltbarkeit –, die **Konservierungsstoffe** Diphenyl (E 230) und Orthophenylphenol (E 231/E 232) auf die Schalenoberfläche aufzubringen. Auch das Wachsen der Zitrusfruchtschalen ist erlaubt. Eine Kennzeichnungspflicht besteht.

Wenn behandelte Früchte nur Zutat eines anderen Lebensmittels sind, z. B. behandeltes Zitronenstück mit Schale in einem Getränk, besteht dagegen keine Kennzeichnungspflicht.

10.2 Würzmittel

Diese Kompetenzen können Sie erwerben:
- *Unterschiedliche Kräuter und Gewürze kennen*
- *Speisen und Gebäck angemessen würzen*

Würzen von Speisen

- Sparsam würzen. Der Eigengeschmack der Speisen bleibt erhalten.
- Anstelle von Kochsalz öfter frische Kräuter oder Gewürze verwenden, sie wirken appetitanregend und verdauungsfördernd.
- Frisch gemahlene Gewürze verwenden, sie sind besonders aromatisch.
- Frische Kräuter enthalten Vitamin C. Kräuter erst kurz vor dem Verwenden waschen und evtl. zerkleinern, sonst kommt es zu Vitaminverlusten.
- Frische Kräuter zum Schluss zu den Speisen geben, beim Garen verlieren sie an Aroma und Vitamin C.
- Getrocknete Kräuter müssen einige Zeit mitgaren, damit sich das Aroma entfaltet. Getrocknete Kräuter haben oft eine andere Geschmacksnote als frische, außerdem sind sie im Geschmack nicht so kräftig.
- Getrocknete Kräuter vor dem Verwenden zwischen den Fingern zerreiben. Das Aroma wird so verstärkt.
- Diese Kräuter möglichst nicht mitgaren, sondern frisch verwenden: Basilikum, Borretsch, Dill, Kerbel, Petersilie, Schnittlauch, Zitronenmelisse.
- **Beim Einfrieren von Speisen beachten:**
  Einige Gewürze und Kräuter verlieren an Aroma, z. B. Anis, Bohnenkraut, Majoran, Muskat, Paprika, Pfeffer und Senf.

  Bei anderen Kräutern und Gewürzen wird das Aroma verstärkt, z. B. Basilikum, Dill, Estragon, Salbei und Thymian. Das Aroma der übrigen Kräuter und Gewürze bleibt unverändert.
- Kräuter und Gewürze können viel für unsere Gesundheit bewirken, sie sind die Küchenapotheke, vgl. S. 167.

Regeln für Einkauf und Lagerung
- Nur kleine Mengen einkaufen.
- Gewürze in Plastik- oder Glasbehältern gut verschlossen aufbewahren, da die Aromastoffe verfliegen.
- Frische Kräuter kurzfristig kühl lagern, sonst einfrieren.
- Auf die Kennzeichnung achten. Bei Gewürzmischungen usw. müssen die Zutaten angegeben werden. Auf den Salzgehalt achten.

Sonstige Würzmittel

Gewürzmischungen sind Mischungen, die ausschließlich aus Gewürzen bestehen, z. B. Gulaschgewürz.

Gewürzzubereitungen sind Mischungen von einem oder mehreren Gewürzen mit anderen geschmackgebenden Zutaten. Sie enthalten mindestens 60 % Gewürze, z. B. Brathähnchen-Gewürzzubereitung. Bis zu 5 % Kochsalz können ohne Kenntlichmachung zugesetzt werden, ein höherer Gehalt muss angegeben sein.

Gewürzsalze sind Mischungen von mehr als 40 % Kochsalz mit einem oder mehreren Gewürzen und/oder Gewürzzubereitungen, z. B. Kräutersalz. Der Anteil an Gewürzen beträgt mindestens 15 %.

Currypulver ist eine Zubereitung aus Kurkuma mit anderen Zutaten: Pfeffer, Paprika, Chili, Ingwer, Koriander, Kardamom, Nelken, Piment und Hülsenfruchtmehl, Stärke, Dextrose und Kochsalz. Der Kochsalzanteil beträgt 5 %.

Suppengewürz ist eine Mischung aus Gewürzen, insbesondere aus getrockneten Würz- und Suppenkräutern, sowie würzendem Gemüse.

Lebkuchengewürz enthält Anis, Koriander, Kardamom, Muskat, Muskatblüte, Nelken, Piment, Zimt u. a.

?

1. Ermitteln Sie mithilfe der Zutatenliste die Zusammensetzung von
   a) Pizzagewürz,
   b) Zwiebelgewürz,
   c) Selleriesalz.
2. Nennen Sie für folgende Speisen Gewürze bzw. Kräuter, die anstelle von Kochsalz verwendet werden können:
   a) grüner Salat,
   b) Seelachsfilet,
   c) Blumenkohl,
   d) Frikadellen,
   e) Gurkensalat,
   f) weitere Lebensmittel Ihrer Wahl.

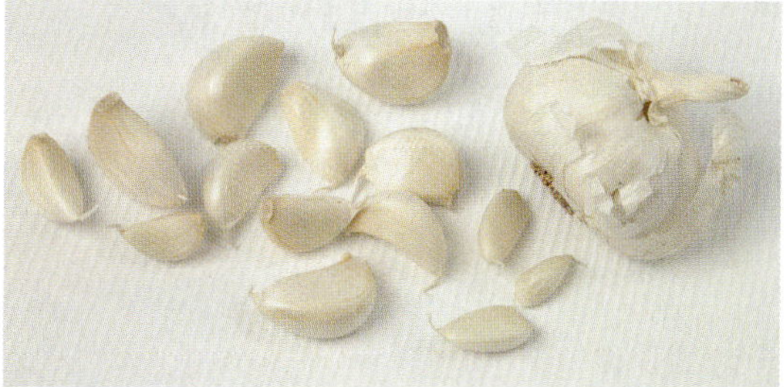

Knoblauch

?

1. Wie heißen die abgebildeten Kräuter?
2. Erstellen Sie Steckbriefe zu den verschiedenen Kräutern.

!

- **Kräuter sind die oberirdischen Pflanzenteile, die im frischen, getrockneten oder tiefgefrorenen Zustand zur Geschmacksverfeinerung verwendet werden.**

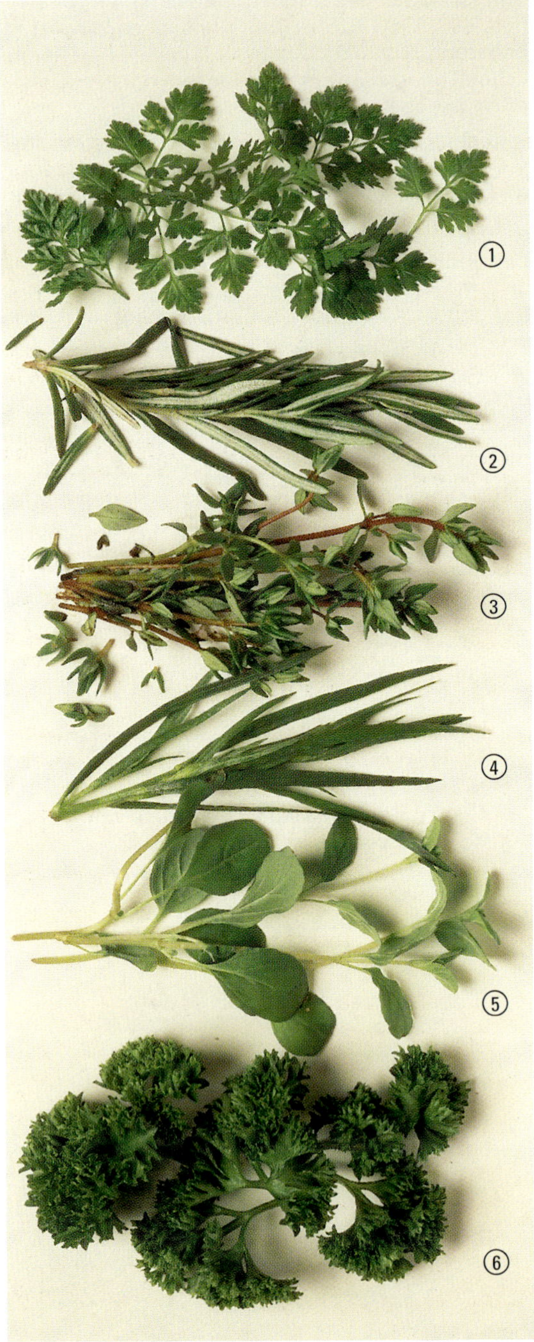

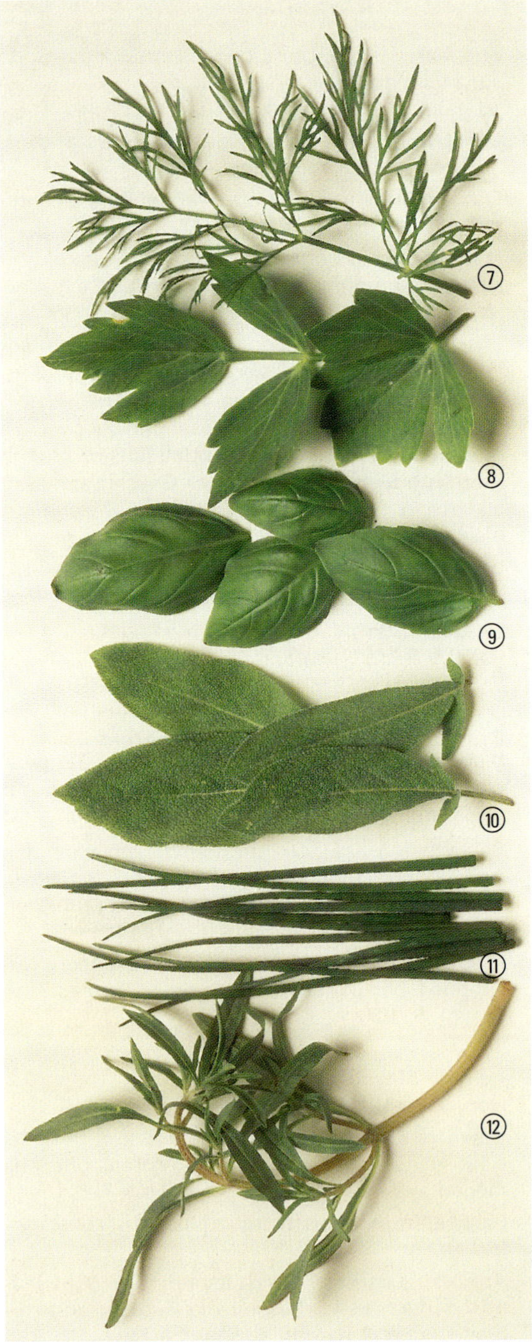

Tipps zu den abgebildeten Kräutern

- **Basilikum** hat eine appetitanregende und verdauungsfördernde Wirkung. Basilikum schmeckt etwas nach Gewürznelke und Minze. Basilikum verliert beim Trocknen viel Aroma. Es passt zu Gemüse, z. B. Tomaten, Auberginen, und zu Hackfleisch sowie anderen Fleischgerichten.
- **Bohnenkraut** hat einen würzig pfefferigen Geschmack. Es wird für Bohnengerichte, Gemüsesuppen und Salate verwendet. Bohnenkraut macht schwere Gerichte leichter verdaulich, es gilt als magenstärkend und krampflösend. Bohnenkraut kann reichlich verwendet werden.
- **Dill** wird frisch, tiefgefroren und getrocknet angeboten. Dill, auch Gurkenkraut genannt, passt zu Gurken, Tomaten, Fischgerichten, Quark, Remoulade, Kräuterbutter. Dilltee hilft bei Blähungen und Magenschmerzen.
- **Estragon** stammt aus der französischen und italienischen Küche. Erst beim Kochen entfaltet sich das volle Aroma, das an Anis und Zitrone erinnert. Er passt zu Salaten, Fisch und Nudelspezialitäten.
- **Kerbel** sollte nicht mitgekocht werden. Der Anis-Fenchel-Geschmack der gehackten Blätter passt zu Quark, Salaten, Rührei und Fisch.
- **Liebstöckel/Maggikraut** hat einen starken, sellerieähnlichen Geschmack. Sparsam verwenden. Es eignet sich für Braten, Gemüse, Suppen und Brühen.
- **Majoran** ist das Hauptgewürz in Italien. Majoran wird nur getrocknet mitgekocht. Majoran passt zu Tomatensoße, Fleisch, Hülsenfrüchten und Salaten.
- **Petersilie**, glatt oder kraus, ist das bekannteste Küchenkraut. Petersilie wird zu den fertigen Speisen gegeben. Sie passt zu hellen Speisen, z. B. Eiergerichten, Kartoffeln, Fisch- und Geflügelgerichten. Fertiggerichte werden mit Petersilie aufgewertet.
- **Rosmarin** ist bereits ein Küchenkraut der Antike. Er sollte sparsam verwendet werden, er passt zu allen italienischen Gerichten, auch zu Schweinebraten, Lammkeule und Hackfleisch. Rosmarin macht fette Speisen bekömmlicher. Rosmarin kann gut getrocknet werden. Rosmarin regt den Kreislauf an und lindert Gelenkschmerzen, indem er die Durchblutung steigert.
- **Salbei** ist ein pikantes, leicht bitteres Kraut, er soll gegen Magen- und Darmstörungen helfen. Zwei frische Blätter oder eine Prise getrockneter, kräftig schmeckender Salbei sind ausreichend zum Würzen von Fleisch, Fisch oder Eierspeisen. Salbei unterstützt die Fettverdauung.
- **Schnittlauch** mit dem milden Zwiebelaroma passt wie Petersilie zu vielen salzigen Gerichten. Schnittlauch kann man täglich verwenden.
- **Thymian** stammt auch aus dem Mittelmeerraum. Thymian sparsam verwenden und mitkochen. Thymian, frisch oder getrocknet, passt zu Fleisch, Eintopfgerichten und vielen italienischen Spezialitäten. Thymian macht fette Speisen leichter verdaulich.
- **Zitronenmelisse** schmeckt zitronenähnlich – großzügig verwenden. Die rohen Blätter passen zu Salaten, Milch, Kräutersoßen und Eis. Der Tee kann bei Kopfschmerzen, Verdauungsbeschwerden und Übelkeit helfen.

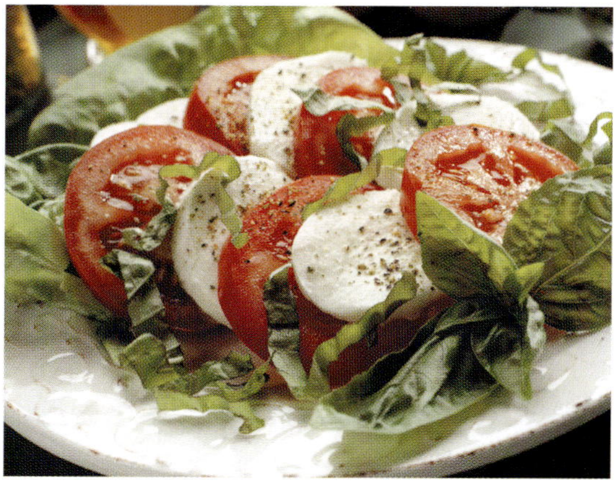

Tomaten mit Mozzarella und Basilikum

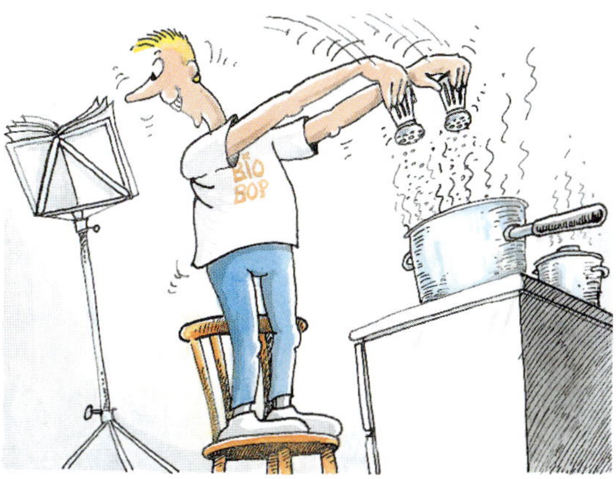

Das wird ein Gedicht

?

1. Wie heißen die abgebildeten Gewürze?
2. Erstellen Sie Steckbriefe zu den verschiedenen Gewürzen.

!

- **Gewürze sind die Pflanzenteile, die wegen ihres Gehaltes an Geschmacks- und Geruchsstoffen als würzende oder geschmackgebende Zutaten dienen.**

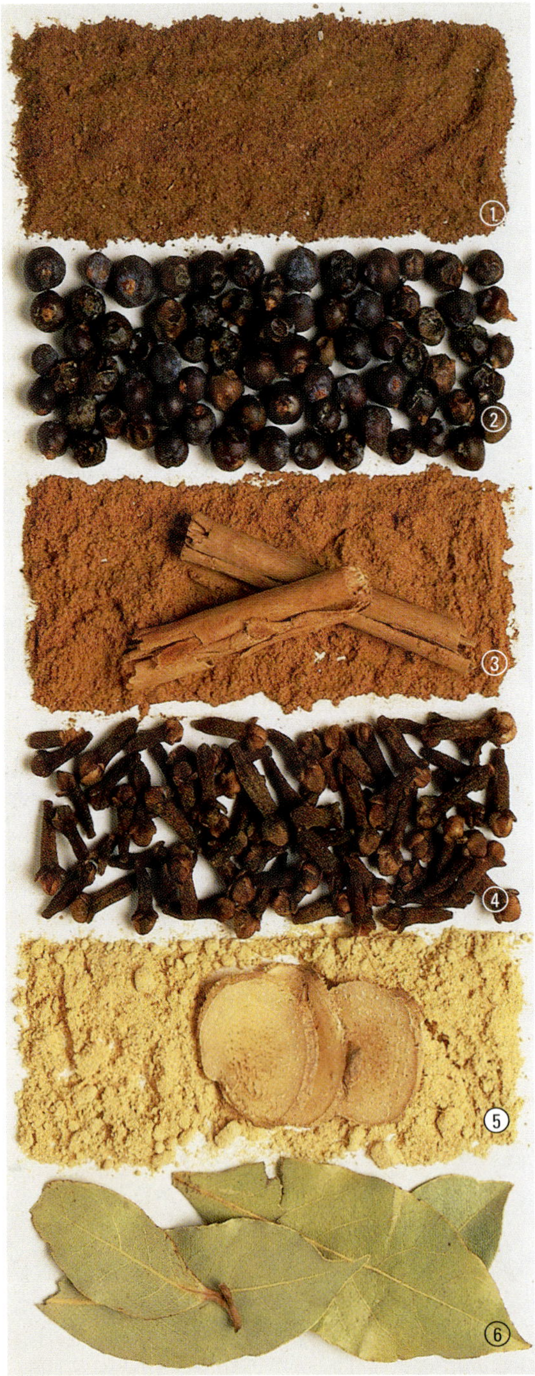

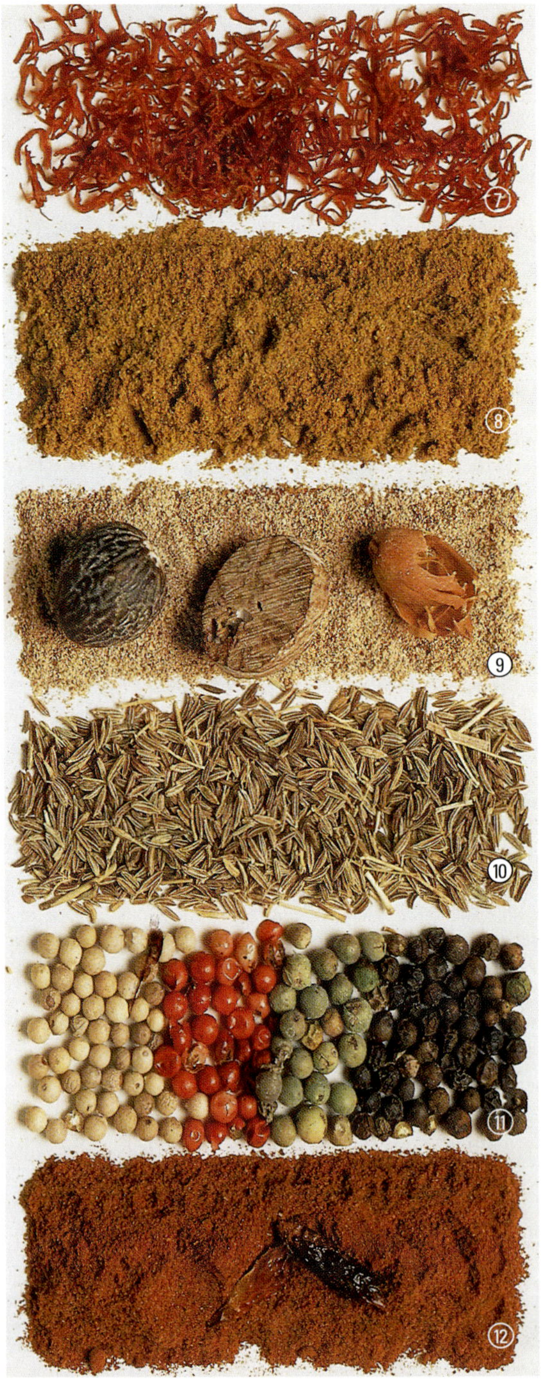

Verwendung von Gewürzen

Gewürze	Pflanzenteile	Verwendungszwecke	Bemerkungen
Anis	Früchte	Gebäck, Süßspeisen, Liköre	verdauungsfördernde Wirkung
Kardamom		Gebäck, Liköre	bereits seit dem 12. Jahrhundert bekannt, in Indien Volksheilmittel
Kümmel		Gemüse, Spirituosen	verdauungsfördernde Wirkung
Paprika		Suppen, Soßen, Fleisch, Fisch	Delikatesspaprika: mild, feurig rot Edelsüß-Paprika: mild, würzig, dunkelrot Rosenpaprika: scharf, tief dunkelrot
Vanille		Gebäck, Süßwaren, Eis	Bourbonvanille: beste Sorte – braunschwarze, weiche, biegsame Schoten; **Vanillinzucker:** chemisch hergestellt **Vanillezucker:** Zucker mit Vanillepulver
Wacholder		Fleisch, Fisch, Spirituosen	alte Heil- und Zauberpflanze; galt als Spender für Leben und Gesundheit
Pfeffer		Suppen, Soßen, Gemüse	schwarzer Pfeffer: grüne, unreife, ungeschälte Früchte – schärfer; weißer Pfeffer: rote, reife, geschälte Früchte – milder
Muskatnuss	Samen	Suppen, Soßen, Gemüse	echte Banda-Nuss; beste Sorte
Piment		Fleisch, Fisch, Gebäck	auch Nelkenpfeffer genannt, milder als Pfeffer; ganz und gemahlen im Handel
Senf		Fisch, Gemüse, Wurst	Tafelsenf: Qualitätsware – Geschmacksrichtung beachten
Nelken	Blüten	Gebäck, Süßspeisen, Gemüse, Wild	Frischprobe: Nelken müssen beim Anritzen ölig sein bzw. im Wasser senkrecht schwimmen
Kapern		Salat, Soßen, Eigerichte	echte Kapern: fünf Kelch- und Blütenblätter, sonst Knospen von Kapuzinerkresse, Sumpfdotterblume oder Besenginster
Safran		Farbstoff für Teigwaren, Süßspeisen	französischer Safran: beste Qualität
Zimt	Rinde	Gebäck, Süßspeisen, Liköre, Glühwein	Ceylonzimt: beiderseits eingerollt, beste Qualität; Zimtpulver: Mischung verschiedener Sorten
Ingwer	Wurzeln	Gebäck, Süßspeisen, Süßwaren	schwarzer Ingwer: ungeschält, würziger; weißer: geschält, oft gebleicht, milder
Knoblauch	Zwiebeln	Fleisch, Gemüse, Salat	Knoblauch reizt die Schleimhäute, Verdauungssäfte werden verstärkt ausgeschüttet, außerdem stärkere Durchblutung, größere Mengen bei Kindern: Erbrechen, Durchfälle
Zwiebeln		Fleisch, Fisch, Gemüse	erst nach dem Anschneiden werden scharfe Stoffe gebildet, die Reize hervorrufen

11 Lebensmittelverarbeitung

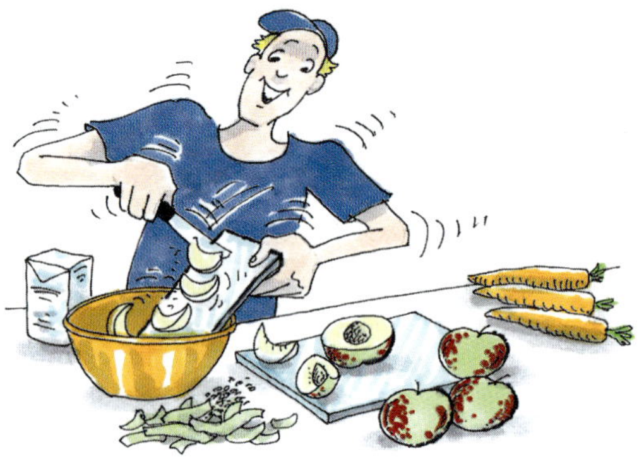

Zubereitung einer Möhren-Apfel-Rohkost

11.1 Vorbereitungs- und Gartechniken

Diese Kompetenz können Sie erwerben:

- *Vorbereitungs- und Gartechniken kennen und fachgerecht einsetzen*

?

1. Beschreiben Sie die Zubereitung einer Möhren-Apfel-Rohkost.
2. Beschreiben Sie die Vorbereitungstechniken für sechs verschiedene Gemüsesorten.

Übersicht – Vorbereitungstechniken

Vorbereitungs-techniken	Erklärung	Arbeitsregeln
Putzen	Entfernen wertloser Bestandteile: Abschneiden, Entsteinen	Putzen mithilfe eines Messers durchführen. Lebensmittel dabei nicht im Wasser liegen lassen.
Schälen/Pellen	Entfernen feinhäutiger Schalen	Pflanzliche Lebensmittel werden mit dem Messer oder einer Schälmaschine geschält – möglichst dünn schälen.
Waschen	Entfernen von Schmutzstoffen	Waschen immer vor dem Zerkleinern der Lebensmittel durchführen. In kaltem Wasser möglichst schnell und gründlich waschen.
Wässern	Entfernen unerwünschter wasserlöslicher Stoffe	Z. B. Salzheringe werden gewässert. Hier muss man jedoch beachten, dass auch wertvolle Inhaltsstoffe herausgelöst werden.
Blanchieren	Kurzfristige Hitzebehandlung roher Lebensmittel in kochendem Wasser, Wasserdampf oder in heißem Fett	Lebensmittel – Gemüse, Obst – vor dem Tiefkühlen blanchieren. Die Oberflächenenzyme werden hierdurch zerstört, sie können nicht mehr verändernd einwirken.
Schneiden	Zerkleinern der Lebensmittel in Stücke, Würfel, Scheiben, Streifen oder Stifte	Zum Schneiden stehen verschiedene Spezialgeräte zur Verfügung. Lebensmittel erst kurz vor der Weiterverarbeitung zerkleinern.
Raspeln	Zerkleinern der Lebensmittel in feine längliche Teile	Zum Raspeln stehen ebenfalls verschiedene Geräte zur Verfügung.
Reiben/Hacken	Zerkleinern in kleinste Stückchen	Zum Reiben und Hacken stehen verschiedene Spezialgeräte zur Verfügung. Zerkleinerte Lebensmittel sind leichter verdaulich.
Passieren/ Pürieren	Durchstreichen von weichen, oft gegarten Lebensmitteln	Zum Passieren ein Sieb oder ein anderes Spezialgerät benutzen.

Übersicht – Gartechniken

Gartechniken	Erklärung	geeignete Lebensmittel	Bewertung
Kochen – unter Druck	Garen in viel siedender Flüssigkeit	wasserarme, stärkereiche Lebensmittel: Teigwaren, Suppen, Backobst, Gemüse	Nährstoffverluste treten ein, Mineralstoffe, wasserlösliche Vitamine usw. werden herausgelöst. Kochwasser mit verwenden.
Garziehen	Garen in nicht siedender Flüssigkeit bzw. im Wasserbad	Reis, Teigwaren, Cremes, Klöße, Fisch	Schonende Gartechnik, aber Nährstoffe werden wie beim Kochen herausgelöst.
Dämpfen – unter Druck	Garen in Wasserdampf	Gemüse, Kartoffeln, Fisch, zartes Fleisch	Schonende Gartechnik, durch den Wasserdampf werden kaum Nährstoffe aus den Lebensmitteln herausgelöst.
Dünsten	Garen im eigenen Saft, evtl. Zugabe von wenig Fett bzw. Flüssigkeit zur Aromabildung	wasserreiche Lebensmittel: Gemüse, Obst, Fisch, zartes Fleisch	Schonende Gartechnik, nur geringe Verluste treten auf; Garen in Folie wird auch als Dünsten bezeichnet.
Schmoren	Garen durch Anbraten in heißem Fett und ein Weitergaren nach Zugabe von wenig kochender Flüssigkeit	Fleischstücke mit festem Bindegewebe, hohem Fettgehalt, gefüllte Gemüse	Hitzeempfindliche Vitamine werden zerstört, wasserlösliche Nährstoffe gehen nicht verloren, da der Sud mit verwendet wird.
Braten	Garen und Bräunen in heißem Fett	feinfaseriges Fleisch, Fisch, Kartoffeln	Hitzeempfindliche Vitamine werden zerstört, sonst kaum Nährstoffverluste, Röststoffe bilden sich, durch Fett wird der Energiegehalt erhöht.
Backen	Garen und Bräunen in heißer Luft	Backwaren, Auflaufmassen	Hitzeempfindliche Vitamine werden zerstört, sonst keine Verluste.
Frittieren	Garen im heißen Fettbad	Gebäck, Kartoffeln, kleine panierte Fleischstücke	Speisen sind schwer verdaulich, fettreich. Fett nach drei- bis viermaligem Gebrauch (Schadstoffe) erneuern.
Grillen	Garen durch Strahlungshitze oder Kontakthitze mit oder ohne Fettzugabe	kleine Fleisch- und Fischstücke, Geflügel, Obst, Gemüse	Garen ohne oder mit geringer Fettzugabe, Bildung von Röststoffen. Schmackhafte und zugleich energiearme Speisen. Hitzeempfindliche Vitamine werden zerstört.
Mikrowellengaren	Garen durch elektromagnetische Wellen, die Molekülbewegung/Reibung erzeugt Wärme	kleine Portionen, Tellergerichte, Tiefkühlkost	Schonende Gartechnik, kaum Nährstoffverluste.

Was kann beim Grillen passieren?
Wenn beim Grillen tropfendes Fett Flammen bildet oder über nicht durchgeglühter Kohle gegrillt wird, wird verstärkt krebserregendes Benzpyren gebildet.

Außerdem werden beim Grillen von gepökeltem Fleisch Nitrosamine gebildet, vgl. S. 124.

?

1. Wie kann man beim Garen Energie sparen?
2. Nennen Sie Gerichte, für die sich der Einsatz des Dampfdrucktopfes lohnt.
3. Nennen Sie Gartechniken, für die kein Fett benötigt wird.

11.2 Vitaminerhaltung – Vitaminverluste

Diese Kompetenzen können Sie erwerben:

- *Auf Vitamin- und Mineralstofferhaltung bei der Speisenzubereitung achten*
- *Möglichkeiten der Vitaminaufwertung von Speisen nennen und anwenden*

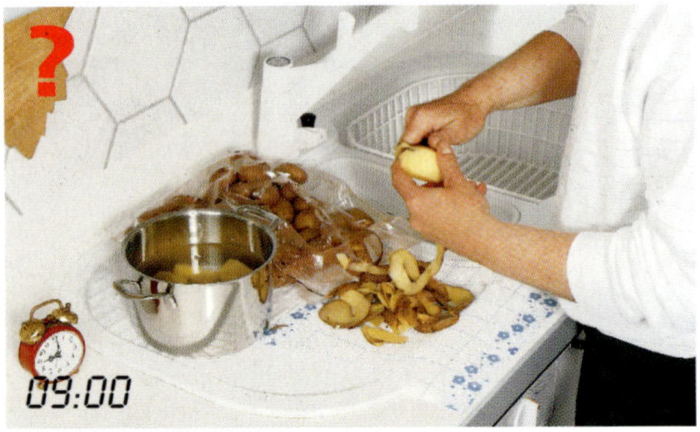

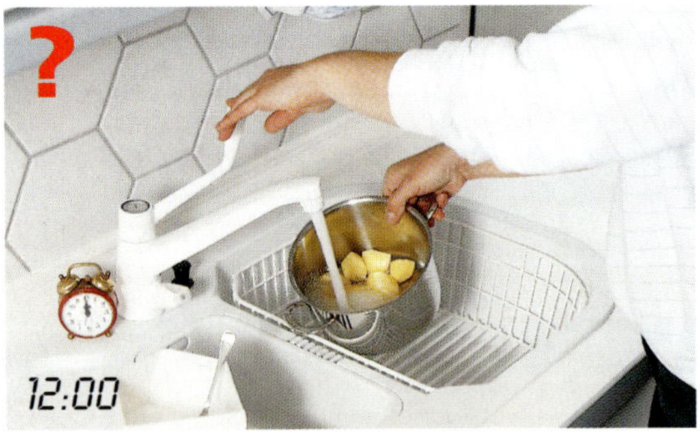

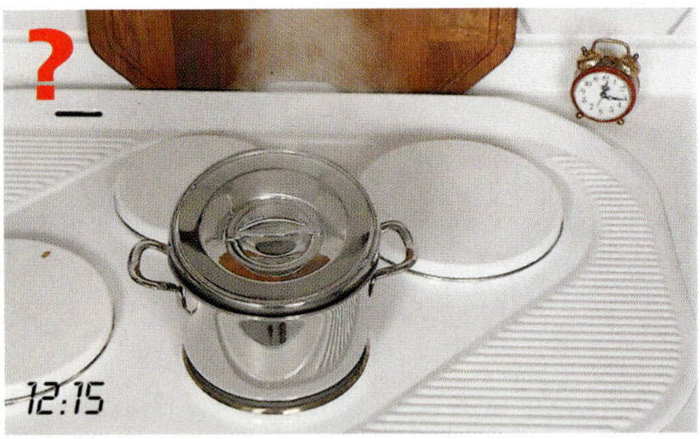

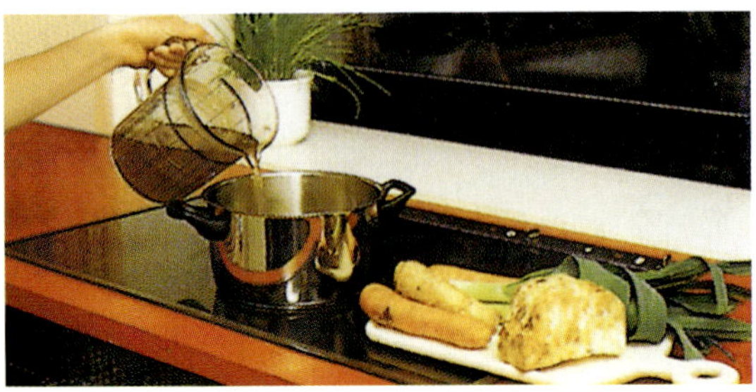

Zubereitung einer Gemüsesuppe

?

1. Betrachten Sie die Abbildungen. Häufig werden Salzkartoffeln so zubereitet. Was wird falsch gemacht? Wie wird es richtig gemacht?
2. Häufig sind unterschiedliche Essenszeiten in Familien notwendig. Machen Sie Vorschläge für das Garen bzw. Aufwärmen unterschiedlicher Speisen für verschiedene Essenszeiten.
3. Berechnen Sie mithilfe der Nährwerttabelle den Vitamin-C-Gehalt nach dreistündigem Aufwärmen von
   a) 200 g Bohnen,
   b) 200 g Erbsen,
   c) 200 g Kartoffelbrei, vgl. S. 175.
4. Ermitteln Sie den Gesamtvitamin-C-Gehalt nach dem
   a) Dämpfen,
   b) Dünsten,
   c) Kochen
   von 200 g Kohlrabi, vgl. S. 174.
5. Sammeln Sie Rezepte für Gemüsebeilagen. Überprüfen Sie, ob bei der Zubereitung auf Vitamin- und Mineralstofferhaltung geachtet wird.
6. Erstellen Sie einen Arbeitsplan (Zeitplan) für die Zubereitung der Gemüsesuppe. Planen Sie die verschiedenen Arbeitsschritte so, dass die Vitamine möglichst erhalten bleiben.

Gemüsesuppe

1 Bund Suppengrün
(1 Stange Porree,
2 Möhren,
1 Petersilienwurzel,
125 g Sellerie)

¾ l Brühe

1 EL gehackte Petersilie

Ascorbinsäurenachweis

Vitamin-C-Nachweis
Vitamin C kann mit Ascorbinsäure-Teststäbchen nachgewiesen werden.

Unterschiedliche Farbänderungen der Teststäbchen kennzeichnen den jeweiligen Vitamin-C-Gehalt.

Die Farbreaktion bzw. die Farbskala wird in der Gebrauchsanweisung erläutert.

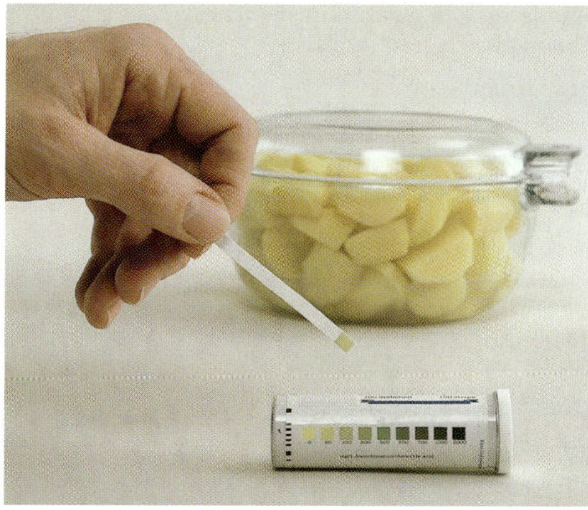

Vitamin-C-Gehalt in der Garflüssigkeit von Salzkartoffeln

?

1. Garen Sie je 1 kg Kartoffeln mit 1/4 l Wasser als
   a) Salzkartoffeln,
   b) Pellkartoffeln.

   Prüfen Sie die Garflüssigkeit der Salzkartoffeln und der Pellkartoffeln jeweils getrennt mit einem Ascorbinsäure-Teststäbchen (im Chemikalienhandel erhältlich).

   Beobachten Sie die Farbänderung.

   Beurteilen Sie den Vitamin-C-Gehalt beider Garflüssigkeiten mithilfe der Farbskala.

   Versuchen Sie den unterschiedlichen Vitamin-C-Gehalt zu erklären.
2. Hacken Sie 1 Bund Petersilie sehr fein.
   a) Überprüfen Sie den Vitamin-C-Gehalt der gehackten Petersilie mithilfe eines Teststäbchens.
   b) Lassen Sie die gehackte Petersilie abgedeckt 24 Stunden bei Zimmertemperatur stehen.

   Ermitteln Sie erneut den Vitamin-C-Gehalt der gehackten Petersilie.

   Vergleichen Sie die beiden Ergebnisse.

   Versuchen Sie den unterschiedlichen Vitamin-C-Gehalt zu erläutern.

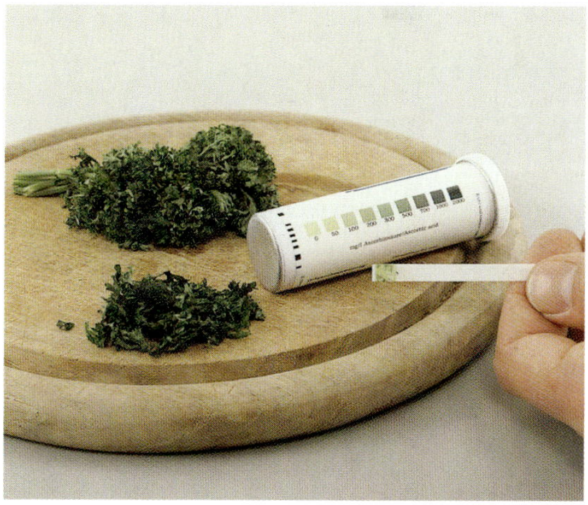

Vitamin-C-Gehalt in frisch gehackter Petersilie

Vitaminaufwertung von Speisen

Bei der Zusammenstellung und Zubereitung von Speisen ist Folgendes zu beachten:

- **Vitaminreiche Lebensmittel bevorzugen:** Obst, Gemüse, Vollkornprodukte.
- **Vitaminreiche Lebensmittel möglichst oft frisch und roh essen.**
- **Lebensmittel schonend verarbeiten**, sodass die Vitamine erhalten bleiben.
- **Speisen durch den Zusatz von frischen Kräutern oder Zitronensaft aufwerten.** Petersilie, Schnittlauch und auch Zitronensaft z. B. enthalten Vitamin C.

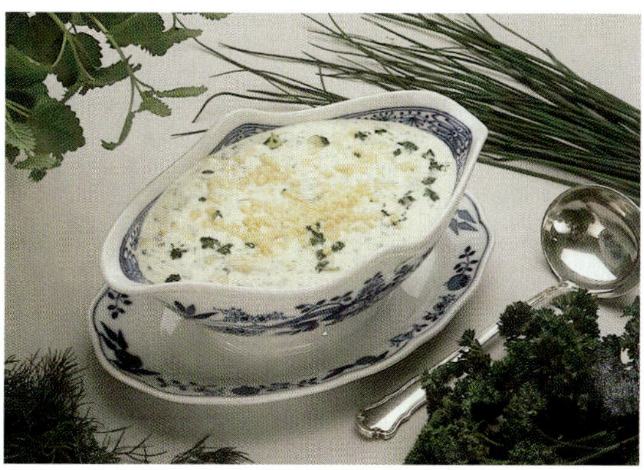

Kräuter zur Vitaminaufwertung

Thiamingehalt bei unterschiedlichem Ausmahlungsgrad (Weizen)

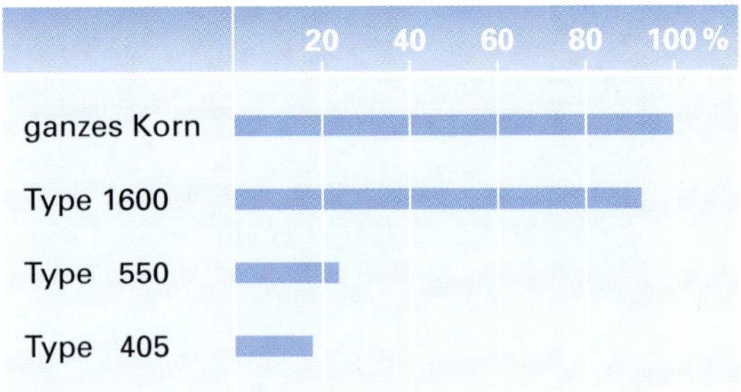

Vitamin-C-Verluste durch Sauerstoff
nach 24 Stunden Aufbewahrungsdauer

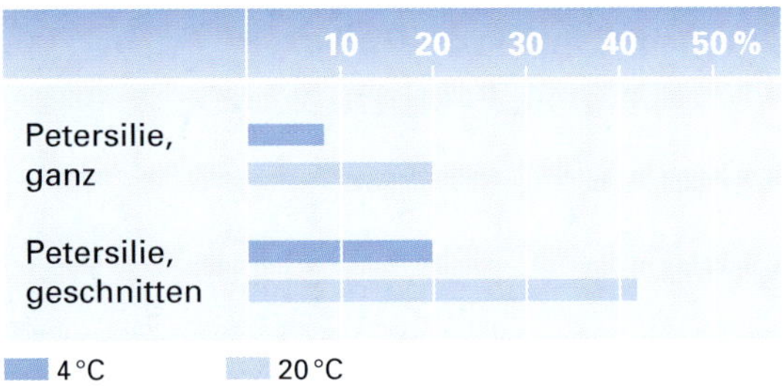

Vitamin-C-Gehalt bei verschiedenen Gartechniken
– Kohlrabi

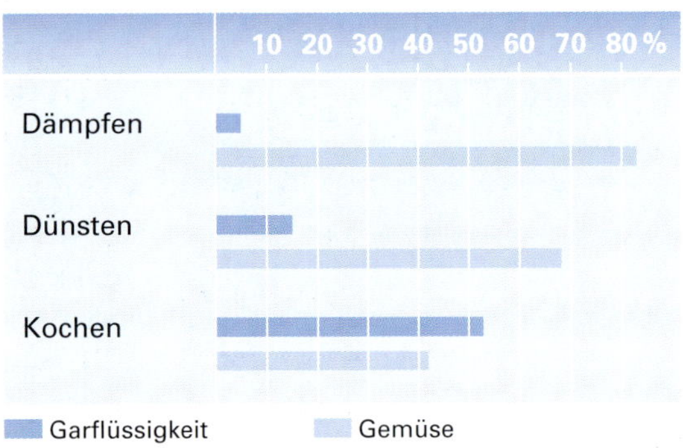

Durchschnittliche Vitaminverluste beim Garen von Gemüse (nach Zacharias)

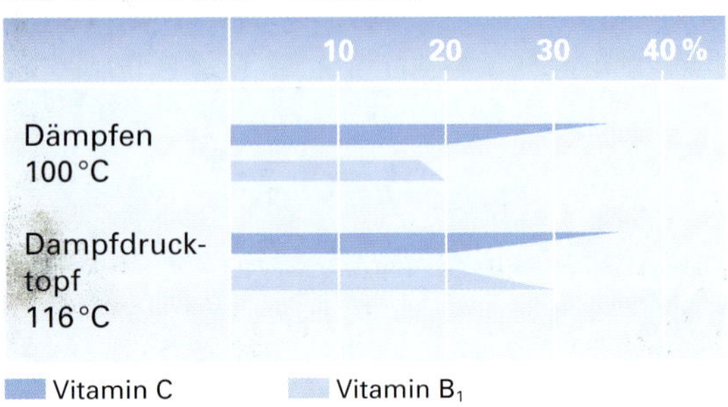

Vitaminerhaltung bei der Speisenzubereitung

Schälen, Zerkleinern

- **Lebensmittel möglichst ungeschält verzehren.** Zum Teil ist das Schälen jedoch notwendig, um den Schadstoffgehalt zu mindern.
- Maßnahmen zur Verminderung des Schadstoffgehaltes von Gemüse und Obst, Blei vgl. S. 185 und Nitrat vgl. S. 164.

Waschen, vgl. S. 136

- **Lebensmittel erst kurz vor der Weiterverwendung zerkleinern.**
- **Lebensmittel kühl und dunkel (abgedeckt) aufbewahren.**
- Nach dem Zerkleinern kann der Luftsauerstoff stärker einwirken, Zellsaft kann auslaufen, Vitamine, besonders Vitamin C, werden zerstört.

Garen

- Die Vitaminverluste beim Garen sind abhängig von:
  - Gartechnik, Garzeit und Temperatur;
  - Zerkleinerungsgrad.
- **Gartechniken auswählen, für die wenig Wasser benötigt wird.**
  Dämpfen und Dünsten sind besonders geeignete Gartechniken, da hier Wasser am wenigsten zerstörend einwirken kann. Das Garen im Dampfdrucktopf entspricht hinsichtlich der Vitaminerhaltung in der Regel dem Garen im normalen Topf.
- **Lebensmittel zum Garen in wenig kochendes Wasser geben.**
  Die Zeit der Hitzeeinwirkung wird so verkürzt. Kurze Garzeiten wählen, rechtzeitig zurückschalten, die Flüssigkeit verdampft sonst. Möglichst im geschlossenen, nicht zu großen Topf garen.
- **Garflüssigkeit möglichst mit verwenden.**
  In der Garflüssigkeit und im Einweichwasser, z.B. von Hülsenfrüchten, sind wasserlösliche Vitamine und Mineralstoffe enthalten.

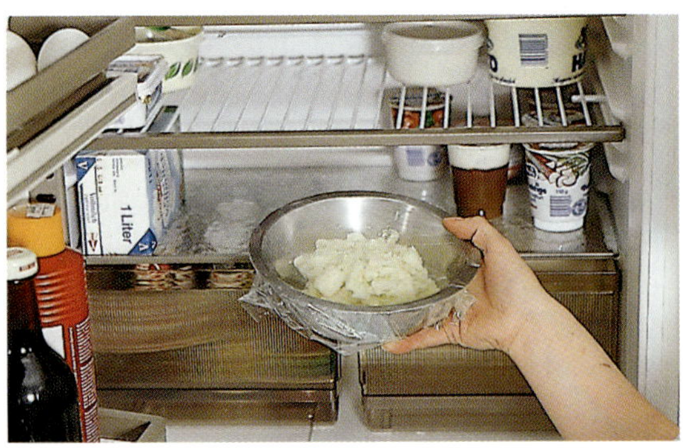

Lebensmittel kühl und abgedeckt aufbewahren

Warmhalten und Lagern

- **Warmhalten von Lebensmitteln vermeiden.** Durch die Wärmeeinwirkung werden hitzeempfindliche Vitamine zerstört. Außerdem werden Aussehen, Beschaffenheit und Geschmack der Lebensmittel verändert. Falls notwendig, Lebensmittel rasch abkühlen und kurz wieder aufwärmen. Die Mikrowelle eignet sich zum Aufwärmen einzelner Portionen.

  Während des Warmhaltens können sich außerdem krank machende Mikroorganismen unkontrolliert vermehren. Hierdurch kann es zu Lebensmittelvergiftungen kommen, vgl. S. 221.
- **Lebensmittel kühl und dunkel – evtl. unter Luftabschluss – aufbewahren.** Durch Licht, Wärme und Sauerstoff wird der Vitamingehalt gemindert.
- **Tiefgekühltes Obst und Gemüse weisen oft einen höheren Vitamingehalt auf als frisches.** Durch Tiefkühlen nach der Ernte wird die Vitaminzerstörung durch Wärme weitgehend ausgeschlossen.

  Außerdem werden lebensmitteleigene Enzyme, die Vitamine zerstören, durch Blanchieren zerstört, vgl. S. 206.

  Die Verpackung mindert Vitaminverluste durch Licht und Luft.

Warmhalten (60 °C): **Vitaminverluste**

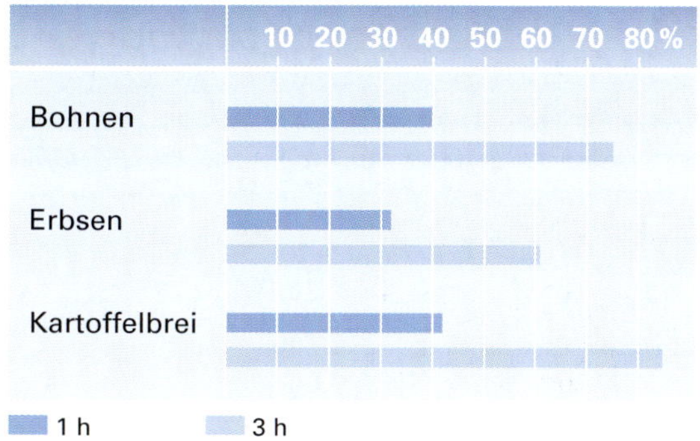

Vitaminverluste bei Obst und Gemüse (nach 2 Tagen)

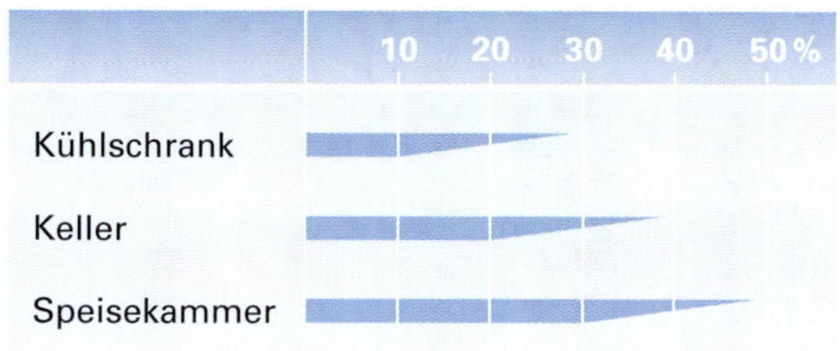

Übersicht – Zerstörung von Vitaminen

Vitamine	Zerstörung durch						Löslichkeit	Durchschnittl. Verlust
	Hitze	Sauerstoff	Licht	UV-Strahlen	Säure	Alkali		
Vitamin A, Carotin	0	+	+	+	0	0	fettlöslich	20 %
Vitamin B_1	++	+	0	+	0	+	wasserlöslich	30 %
Vitamin B_2	+	0	+	+	0	+	wasserlöslich	20 %
Niacin	0	0	0	0	0	0	wasserlöslich	20 %
Folsäure	+	0	+	0	+	0	wasserlöslich	40 %
Pantothensäure	+	0	0	0	+	+	wasserlöslich	30 %
Vitamin B_6	+	0	+	0	0	0	wasserlöslich	20 %
Vitamin B_{12}	+	+	+	+	0	+	wasserlöslich	30 %
Vitamin C	++	+	+	0	0	+	wasserlöslich	40 %
Vitamin D	0	+	0	+	0	+	fettlöslich	–
Vitamin E	0	+	+	0	0	0	fettlöslich	10 %
Vitamin K	+	0	+	+	0	+	fettlöslich	–

Zeichenerklärung: + = geringere Zerstörung, ++ = stärkere Zerstörung, 0 = beständig

11.3 Veränderung der Nahrungsbestandteile durch Vorbereitungs- und Gartechniken

Diese Kompetenz können Sie erwerben:

- *Veränderungen der Nahrungsbestandteile durch verschiedene Vorbereitungs- und Gartechniken beurteilen*

?

1. Erläutern Sie die Zubereitung der Kartoffelgerichte, vgl. S. 60:
   a) Auswahl der Gartechnik,
   b) Veränderung des Nährstoffgehaltes.
2. Erstellen Sie ein Dominospiel. Schreiben Sie auf eine Kartenhälfte eine Gartechnik, auf die andere Lebensmittel bzw. Speisen. An die Gartechniken werden geeignete Lebensmittel angelegt usw.
3. Beschreiben Sie das Garen dieser Speisen:
   a) Nudeln – Garziehen,
   b) Wurzelgemüse – Dünsten,
   c) Fischfilet – Braten,
   d) Blumenkohl – Dämpfen,
   e) Rouladen – Schmoren,
   f) Fleischspieß – Grillen,
   g) Suppenhuhn – Kochen,
   h) Tellergericht – Mikrowelle.

Übersicht – Veränderungen der Nahrungsbestandteile durch Vorbereitungs- und Gartechniken

Nahrungsbestandteile	Veränderungen durch Wasser	Veränderungen durch Hitze bis 100 °C	Veränderungen durch Hitze über 100 °C
Kohlenhydrate			
Zucker	wasserlöslich – Verluste		170 °C Karamellbildung – Geschmacksstoff, niedrigere Süßkraft
		Bildung von Röststoffen ab 110 °C verstärkt – Geschmacksstoffe – evtl. Bitterstoffe	
Stärke	wasserunlöslich – Verluste durch Herauslösen	60–80 °C quillt und verkleistert – leichter verdaulich	180 °C Dextrinbildung – leichter verdaulich
Cellulose	wasserunlöslich	Zellwände teilweise aufgesprengt, Strukturveränderung – Lebensmittel: leichter verdaulich	weitere Strukturveränderungen
Eiweißstoffe			
Kollagene	wasserunlöslich	80 °C Gelatinisierung – leichter verdaulich	weitere Gelatinisierung
Albumine, Globuline	teilweise wasserlöslich – Verluste	60–70 °C Denaturierung – leichter verdaulich	stärkere Denaturierung – schlechtere Verdaulichkeit
		Bildung von Röststoffen ab 110 °C verstärkt – Geschmacksstoffe – Abnahme der biologischen Wertigkeit	
Fette	wasserunlöslich	schmelzen	200 °C Oxidation/Veränderung ungesättigter Fettsäuren – Verlust essenzieller Fettsäuren – **toxisch!**
Mineralstoffe	wasserunlöslich – Verluste durch Herauslösen	keine	keine
Vitamine	teilweise wasserlöslich; C-, B-Vitamine und Biotin	besonders Ascorbinsäure und Thiamin werden durch Hitzeeinwirkung zerstört	

12 Genussmittel

12.1 Kaffee, Tee, Kakao

Diese Kompetenzen können Sie erwerben:

- *Die Wirkung des Koffeins erläutern*
- *Kaffee-, Tee- und Kakaosorten unterscheiden*

Kaffee

In Europa begann die Verbreitung von Kaffee durch die Türken im 17. Jahrhundert. In Deutschland soll es 1679 das erste Kaffeehaus in Hamburg gegeben haben. Zur gleichen Zeit zählte man in Paris mehr als 200 Cafés.

Kaffee wird auf großen Plantagen in Mittel- und Südamerika angebaut. Der Kaffeestrauch braucht Wärme und Feuchtigkeit zum Gedeihen.

Erzeugung von Kaffee

Neun Monate nach der Blüte sind die Früchte des Kaffeebaumes, die roten Kaffeekirschen, reif. Sie werden gepflückt und zwei bis drei Wochen in der Sonne getrocknet.

Jede Frucht enthält zwei Samen, die grünen Kaffeebohnen. Nach dem Entfernen des Fruchtfleisches gelangen die grünen, geruchlosen Kaffeebohnen als Rohkaffee in den Handel.

Beim Rösten entwickelt sich das typische Aroma. Gemahlener Kaffee verliert schnell sein Aroma.

Die anregende Wirkung von Bohnenkaffee tritt nach 20 bis 30 Minuten ein. Das im Kaffee enthaltene Koffein wirkt direkt auf Herz und Kreislauf. Die „guten Geister" im Kaffee können Ermüdungserscheinungen überspielen oder beseitigen. Außerdem steigert Kaffee die Harnausscheidung.

Zu viel Kaffee kann Übererregbarkeit und Schlaflosigkeit bewirken. Schwangere und Stillende sollten die verstärkte Wirkung der Inhaltsstoffe von Kaffee auf Ungeborene und Säuglinge bedenken.

Kaffee hilft zum Teil bei Migräne.

Kaffee führt nicht zu einem schnelleren Abbau von Alkohol im Körper. **Durch Kaffee wird man wach, nicht nüchtern.**

!

Koffein, der wichtigste Bestandteil des Kaffees, hat folgende Wirkungen auf den Körper:

- **allgemeine Anregung des Zentralnervensystems,**
- **Steigerung der Herztätigkeit,**
- **Erhöhung des Blutdruckes.**

Kaffee – Koffein – vermindert nicht die Alkoholwirkung.

?

1. Nennen Sie Kaffeespezialitäten. Erkunden Sie die Zubereitung dieser Getränke.
2. In einigen Bundesländern ist der Verkauf von Kaffee und Tee in den Schulen verboten. Führen Sie eine Pro-und-Kontra-Diskussion zu diesem Thema.
3. Erläutern Sie folgende Begriffe:
   a) entkoffeinierter Kaffee,
   b) säurearmer Kaffee,
   c) Instantkaffee,
   d) Kaffee-Ersatz,
   e) Malzkaffee.
4. Diskutieren Sie folgende Fakten:
   Pro Jahr liefert ein Kaffeestrauch etwa 500 g bis 1000 g Kaffeebohnen.
   Die Kaffeebohnen werden per Hand gepflückt.
   Kaffee nimmt im Welthandel nach dem Erdöl die zweite Stelle ein.
   Kaffee ist in Deutschland – noch vor dem Bier – das beliebteste Getränk.
   500 g Kaffee kosten etwa 4,00 €.

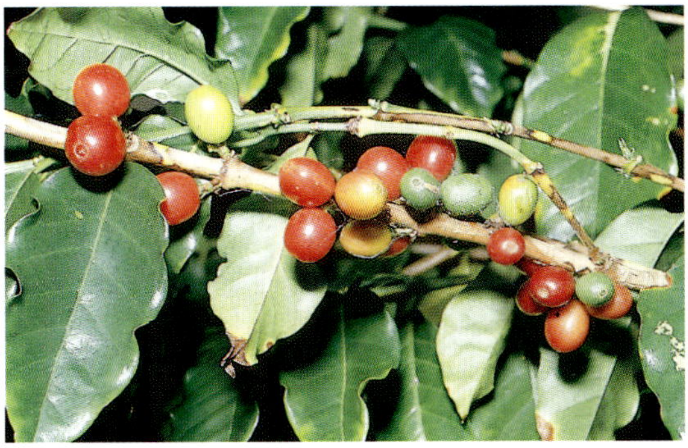

Kaffeestrauch mit Kaffeekirschen

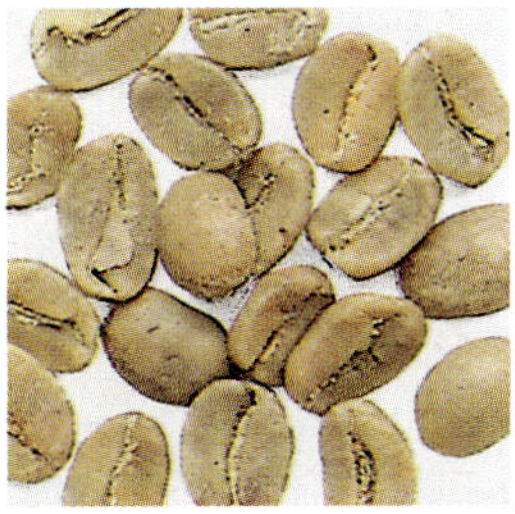

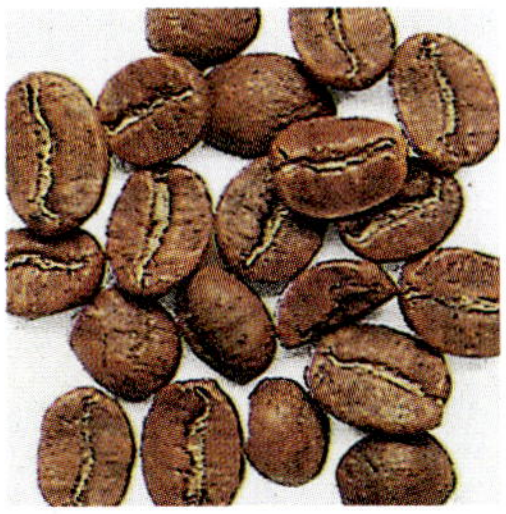

Ungeröstete und geröstete Kaffeebohnen

Kaffeesorten

Entkoffeinierter Kaffee hat den normalen Geschmack, er übt keine anregende Wirkung auf den Körper aus. Manche Menschen müssen aus gesundheitlichen Gründen auf die anregende Wirkung von Kaffee verzichten.

Säurearmer Kaffee: Bei manchen Menschen bewirken die beim Rösten entstandenen Bitterstoffe Magenbeschwerden. Bei dem magenschonenden Kaffee wird der Säuregehalt gesenkt. Dieser Kaffee steigert nicht die Ausschüttung von Verdauungssäften, z. B. Magensalzsäure. Die anregende Wirkung bleibt erhalten.

Schnell löslicher oder Instantkaffee – für den schnellen Kaffeetrinker – wird durch Hitze- oder Gefriertrocknung aus einem konzentrierten Kaffeeaufguss gewonnen. Die Qualität ist je nach dem Herstellungsverfahren unterschiedlich.

Malzkaffee wird aus Gerste hergestellt. Die meisten Kaffeemittel, auch „Muckefuck" – falscher Mokka – genannt, sind Mischungen aus Gerste, Roggen und Wurzeln der wilden Wegwarte. Kaffeemittel wirken nicht anregend, Farbe und Geschmack aber sind kaffeeähnlich.

Kaffee ist das Lieblingsgetränk der Deutschen. Täglich trinkt jeder Bundesbürger etwa einen halben Liter Kaffee.

Getränke mit einem Koffeingehalt > 150 mg/l müssen durch einen entsprechenden Hinweis gekennzeichnet werden.

Kaffeezubereitung

Pro Tasse Kaffee wird 1 TL gemahlene Kaffeebohnen genommen. Bei hartem, kalkhaltigem Wasser benötigt man evtl. mehr.

Für Mokka rechnet man die doppelte Menge, für Espresso sogar die dreifache Menge.

Röstkaffee – Koffeingehalt in %

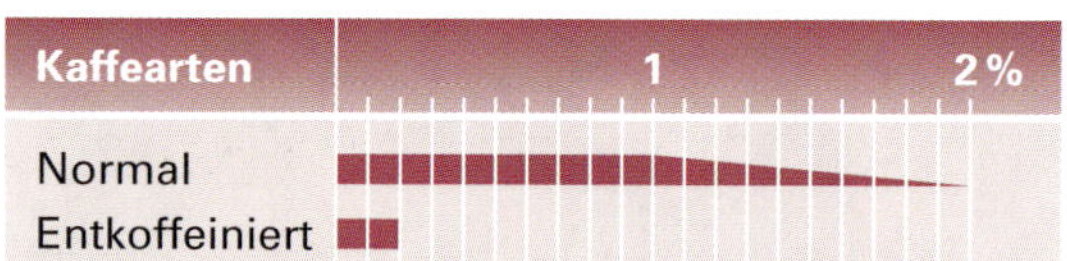

T 1780 Hildesheimer Kaffeeverbot

Allen Bürgern, Bauern, Handwerksgesellen und Hausangestellten ist der Genuss von Bohnenkaffee untersagt. Amtliche Kaffeeschnüffler werden die Einhaltung dieser Verordnung kontrollieren.

Der Preußenkönig Friedrich der Große will die ärmere Bevölkerung vor Verschuldung durch den teuren Kaffee bewahren.

„Landkaffee" aus den Wurzeln der wilden Wegwarte war der Ersatz für die ärmere Bevölkerung.

Kräutertee

Kräuter- und Früchtetees bieten eine gute und schmackhafte Möglichkeit, den Körper mit Flüssigkeit zu versorgen, da sie keine Energie liefern.

Kräuter- und Früchtetees enthalten kein Koffein. Sie liefern Mineralstoffe und Vitamine.

Viele Sorten sind von alters her Bestandteil der Hausapotheke.

Pfefferminztee, Fencheltee, Kamillentee und Melissentee helfen bei Bauchschmerzen, Übelkeit und Zahnschmerzen.

Lindenblütentee wirkt schweißtreibend und beruhigend.

Brennnesseltee wirkt entwässernd und belebend.

Baldriantee aus der Wurzel der Pflanze gilt als Beruhigungs- und Schlafmittel.

Hagebuttentee und Hibiskusblütentee werden meist zusammen angeboten. Hagebuttentee ist besonders reich an Vitamin C.

Matetee enthält im Gegensatz zu den übrigen Kräutertees Koffein. Er wirkt also anregend und harntreibend. Außerdem wirkt er verdauungsfördernd.

Früchtetees sind eine Mischung verschiedener Früchte, meist Apfel, Hibiskus, Hagebutte, Orangen- und Zitronenschalen.

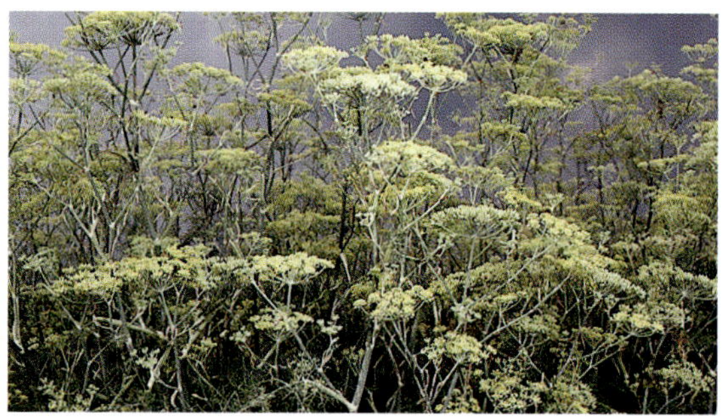

Fenchel

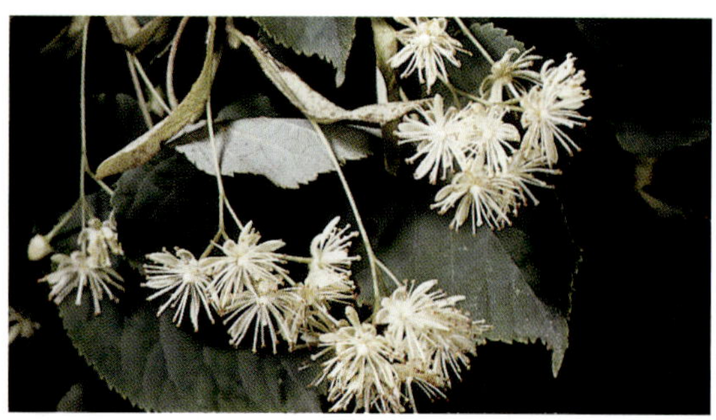

Lindenblüten

Tee

Im Handel werden viele Teesorten angeboten. Je nach der Herstellung unterscheidet man schwarzen und grünen Tee.

Bei der Herstellung von schwarzem Tee unterscheidet man vier Arbeitsabschnitte:

- Durch das **Welken** wird der Wassergehalt der Teeblätter stark gesenkt.
- Durch das **Rollen** werden Zellwände der Teeblätter beschädigt. Hierdurch werden Enzyme freigesetzt.
- Beim **Fermentieren** reagieren die Enzyme mit dem Zellsaft. Durch Oxidation werden Farbe und Aroma gebildet.
- Beim anschließenden **Trocknen** färbt sich der Tee schwarz. Die Enzyme werden gleichzeitig zerstört.

Der getrocknete Tee wird maschinell oder per Hand nach Feinheitsgrad sortiert.

Die wichtigsten Bestandteile des Tees sind **Koffein** und **Gerbsäure**. Gerbsäure übt eine beruhigende Wirkung auf Magen und Darm aus.

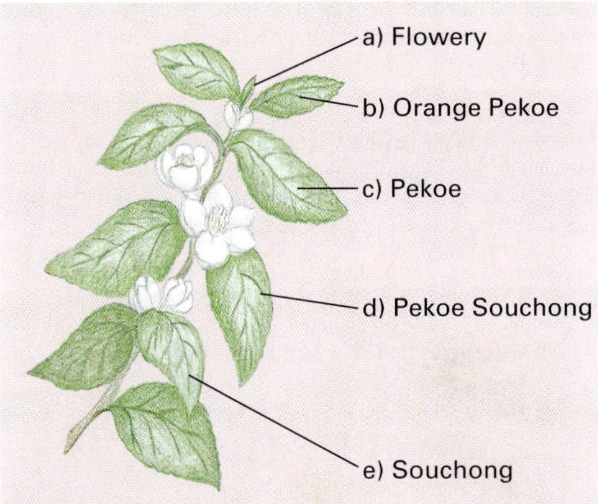

Blattarten

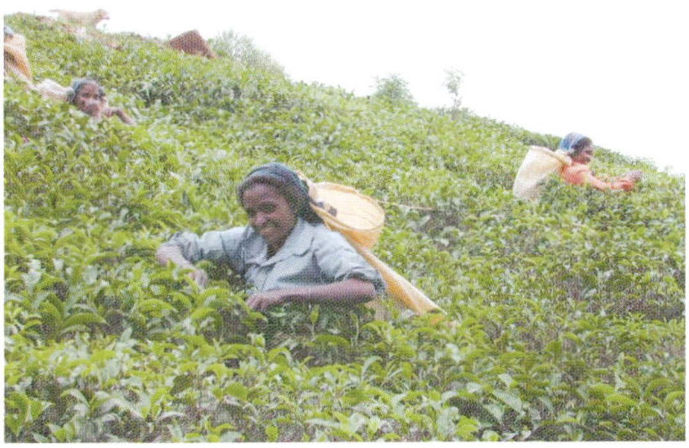

Frauen pflücken bis zu 30 kg Teeblätter pro Tag

I Stichworte zum Einkauf von Tee

Anbaugebiete

Assam: kräftiger, würziger Flachlandtee aus Indien, er kann auch mit hartem Wasser zubereitet werden.

Darjeeling: zart-blumiger Hochlandtee mit goldgelber Farbe aus Indien.

Sri Lanka (Ceylon): fruchtig-herber Tee mit starkem Aroma, geeignet für härteres Wasser.

Java: verschiedene Geschmacksrichtungen, je nach den Wachstumsbedingungen.

Die **Ostfriesische Mischung** hat einen besonders kräftigen Geschmack, der Hauptbestandteil ist Assamtee. Milch oder Sahne rundet den Geschmack ab.

Englische Mischung besteht vor allem aus Ceylontee und unterschiedlichen Teesorten aus Indien. Sie eignet sich für hartes Wasser.

Aromatisierte Teemischungen bestehen aus schwarzem Tee mit Geschmacks- und Aromastoffen, z. B. Blütenblätter, Fruchtstücke, Gewürze oder ätherische Öle.

Zeit der Ernte

First Flush: erste Triebe, Blätter der ersten Ernte.

Second Flush: zweite Ernte usw. Blätter werden drei- bis viermal im Jahr per Hand gepflückt. Auf Sri Lanka sind 50 Pflückungen möglich.

Blattarten

a) nicht entrollter Spitzentrieb, aromatisch, nicht sehr kräftig
b) langes, dünnes, noch gerolltes Blatt, feines Aroma
c) zweite Blätter am Trieb, farbkräftig
d) grobkörnige dritte Blätter, weniger ergiebig
e) grobkörnige vierte Blätter, dünner Aufguss

Aufbereitungsart der Blätter

Die Bezeichnungen geben Hinweise auf die verwendete Blattqualität:

Blatt-Tee: ganzes Blatt

Broken: grob gebrochenes Blatt, es sind keine Blattrippen und Stängel enthalten

Fannings: Teebruch und Blattstiele, vorwiegend für die Teebeutelherstellung

Dust: allerfeinste Blattteilchen – Staub – vorwiegend für Teebeutel

Qualität und Aroma des Tees sind umso besser, je jünger die Blätter bzw. Knospen sind.

I Warenangebot

Kakaopulver, schwach entölt, enthält mindestens 20 % Kakaobutter. Kakaopulver schmeckt mild und hat eine geringe anregende Wirkung.

Kakaopulver, stark entölt, enthält mindestens 8 % Kakaobutter. Es hat einen herben Geschmack und eignet sich zum Backen usw.

Schokoladenpulver enthält mindestens 32 % **Kakaopulver und Zucker**.

Instantgetränkepulver enthalten meist 20 % Kakaopulver und 80 % Zucker, oft sind sie angereichert mit Vitaminen, Mineralstoffen und Aromastoffen. Sie sind im Gegensatz zum Kakaopulver leicht löslich, sogar in kalter Milch oder Wasser.

Will man den Kakaogeschmack verstärken, muss man mehr Pulver verwenden, d. h. viel Zucker und etwas Kakao.

Auf **Schokoladenpackungen** muss die Menge an Kakaobestandteilen angegeben werden, z. B. mindestens 30 %.

Kakaobestandteile sind Kakaopulver und -butter. Daneben enthält Schokolade Zucker und evtl. Milchbestandteile.

Je höher der Anteil an Kakaomasse, umso herber, bitterer und kräftiger ist der Geschmack. Je mehr Kakaobutter enthalten ist, umso besser ist die Schmelzbarkeit und desto milder ist der Geschmack. Zucker verringert den Kakaogeschmack. Milch verleiht der Schokolade eine weichere Struktur.

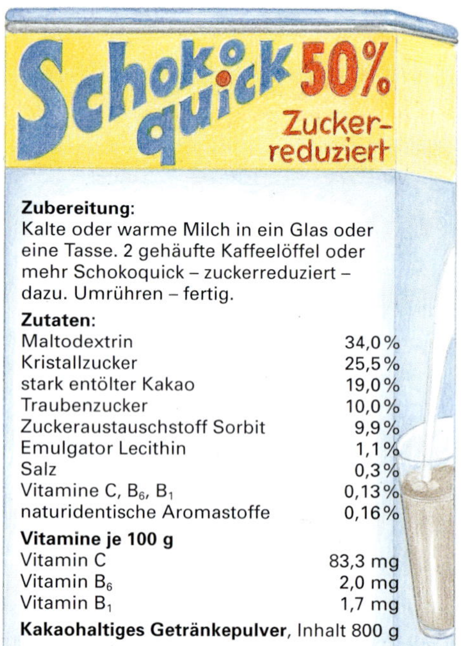

Kakao

Der Kakaobaum hat seine Heimat im fernen Mexiko. Heute wird er in tropischen Gebieten in Afrika, Mittel- und Südamerika, Asien und Ozeanien angebaut.

Die 15 bis 25 cm langen melonenartigen Kakaofrüchte enthalten bis zu 60 bohnenförmige Samenkerne, die Kakaobohnen. Bei drei bis vier Ernten im Jahr liefert ein Kakaobaum rund 2 Kilogramm Kakaobohnen.

Die vom Fruchtfleisch getrennten Kakaobohnen werden fermentiert, hierbei entstehen Geschmack, Aroma und Farbe. Anschließend werden die Kakaobohnen getrocknet und in die Verbraucherländer verschifft.

Verarbeitung: Die Kakaobohnen werden geröstet und zerkleinert, von Schale und Keimling befreit. Aus dem entstandenen Kakaobruch wird beim Mahlen unter Druck, vgl. S. 79, die Kakaobutter, ca. 55 % Fett, ausgepresst. Der zurückbleibende Presskuchen wird zu Kakaopulver vermahlen.

Kakao ist das Ausgangsprodukt für Schokolade.

Kakao verlangsamt die Darmbewegung, er kann Verstopfung bewirken.

Zubereitung von Kakao
Für eine Portion benötigt man 15 g Kakaopulver. Der Kakao wird in kalter Flüssigkeit angerührt und dann in die kochende Flüssigkeit eingerührt.

?

1. Berechnen Sie den Zuckergehalt in 100 g Schokoquick.
2. Ermitteln Sie mithilfe der Nährwerttabelle den Nährstoffgehalt von einer Tafel Schokolade – 100 g.
3. Beschreiben Sie die Gewinnung von Kakaopulver.

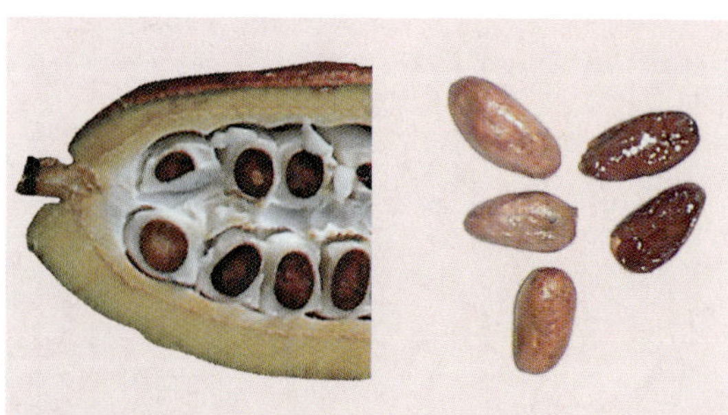

Aufgeschnittene Kakaofrucht/Samen

12.2 Alkohol

Diese Kompetenz können Sie erwerben:

- *Auswirkungen des Alkoholkonsums auf den Menschen beschreiben*

Wirkung des Alkohols

Alkohol wird ins Blut aufgenommen und verteilt sich im Körper. In der Leber wird Alkohol abgebaut bzw. zu Fett umgebaut.

1 g Alkohol liefert 29 kJ.

Alkoholkonsum kann so schnell zu einer Gewichtssteigerung führen, vgl. S. 182.

Geringe Alkoholmengen können eine Kreislaufschwäche vorübergehend beseitigen, außerdem wird die Verdauungstätigkeit gesteigert.

Blutalkoholgehalt

0,3 ‰	Konzentrationsschwäche
0,5 ‰	Schwips
0,5 ‰	Fahrverbot
1,0 ‰	Sprechschwierigkeiten
2,0 ‰	Torkeln
4,0 ‰	Bewusstlosigkeit

1 Promille (‰) bedeutet, dass 1 g Alkohol in 1 l Blut vorhanden ist.

Der Blutalkoholgehalt ist abhängig von: Körpergewicht/Blutmenge, Trinkgeschwindigkeit usw.

Alkoholische Getränke werden aus verschiedenen Pflanzenteilen hergestellt, sie weisen einen unterschiedlichen Alkoholgehalt auf.

?

1. Starten Sie eine Befragung zum Genussmittelkonsum.
   Überlegen Sie zunächst:
   Wer und wo soll befragt werden?
   Wie sollen die Fragen lauten?
   Was machen wir mit der Auswertung?
   Einige mögliche Fragen:
   - Bei welchen Gelegenheiten haben Sie Alkohol getrunken?
   - Was wurde getrunken?
   - Warum wurde getrunken?
   - Welche Auswirkungen hatte der Alkoholkonsum?
   - usw.
2. Nennen Sie Gründe für die Tatsache, dass Alkohol für Jugendliche das Suchtmittel Nr. 1 ist.
3. Machen Sie Vorschläge, wie der Alkoholkonsum gesenkt werden kann.
4. Für Jugendliche soll zwei Jahre nach der Führerscheinprüfung das Fahrverbot bei 0,1 ‰ Blutalkohol liegen. Diskutieren Sie diese Maßnahme.
5. Nennen Sie Stoffwechselveränderungen, die bei Alkoholikern auftreten.
6. Beurteilen Sie die Aussage: „Bier ist flüssiges Brot."
   Vergleichen Sie dazu den Energie- und Nährstoffgehalt von Bier und Brot.

Übersicht – Alkoholische Getränke

Alkoholische Getränke		Pflanzenteile	Portion		
			Menge	Alkohol	Energie
Wein, Obstwein, Schaumwein		Trauben, Obst	125–250 ml	11–22 ml	390–780 kJ (93–186 kcal)
Bier		keimendes Getreide und Hopfen	0,33 l	10 ml	600 kJ (143 kcal)
Branntweine	Cognac, Weinbrand	Trauben	20 ml	6 ml	230 kJ (55 kcal)
	Rum	Zuckerrohr, Zuckerrüben			
	Korn, Whisky	Getreide			
	Wodka	Kartoffeln			
	Arrak	Reis			
	Obstbranntwein	Birnen, Kirschen u. a.			

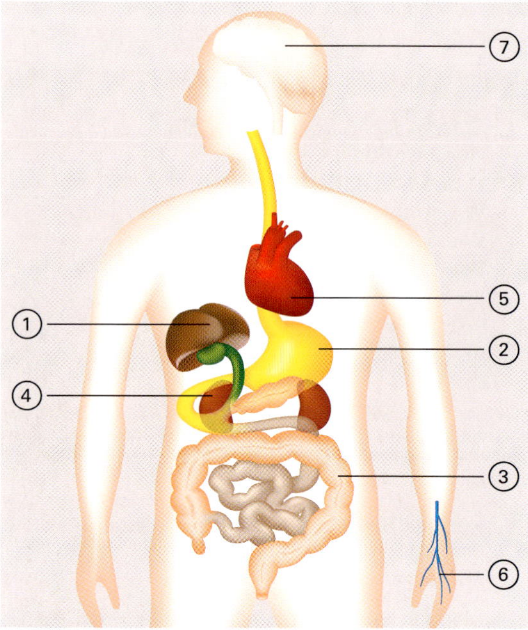

Durch Alkohol geschädigte Organe

Alkohol während der Schwangerschaft
Über die Blutbahn gelangt der Alkohol auch in den kindlichen Körper, er hat hier eine extrem schädliche Wirkung. In Deutschland werden jährlich etwa 2500 alkoholgeschädigte Kinder geboren. Neben eventuellen Missbildungen ist die geistige und körperliche Entwicklung dieser Kinder dem vorausgegangenen Alkoholkonsum entsprechend verzögert. Diese Hirnschädigungen können auch zu einer Behinderung führen.

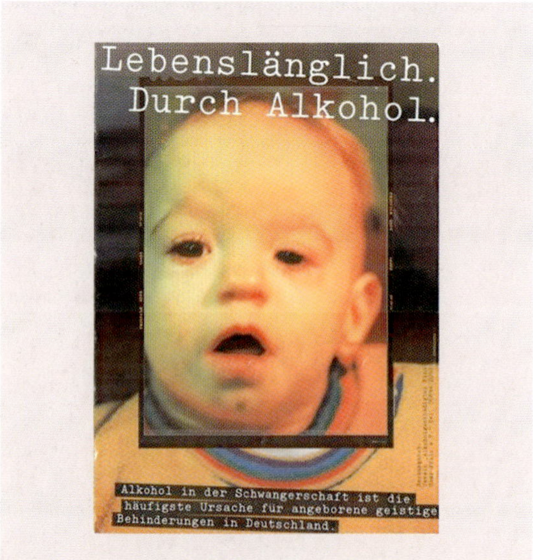

Lebenslänglich.
Durch Alkohol.
Alkohol in der Schwangerschaft ist die häufigste Ursache für angeborene geistige Behinderungen in Deutschland.

Alkoholgeschädigtes Kind

Alkoholkonsum kann leicht zu einer **Gewichtszunahme** führen. Trinkt man z. B. abends beim Fernsehen zwei Monate lang täglich eine Flasche Bier über den Energiebedarf hinaus, so bedeutet dies eine Gewichtszunahme von fast 1 kg.

Größere Alkoholmengen wirken auf die Hirnrinde und beeinflussen das Gedächtnis. Reflexe und Muskelkoordination werden gestört. Noch größere Alkoholmengen führen zum Verlust des Bewusstseins.

Regelmäßiger Alkoholkonsum führt zur körperlichen und psychischen Abhängigkeit. Alkohol kann also zur Droge werden.

Die schädigende Wirkung des Alkohols wird oft noch durch eine Mangelernährung – **Eiweiß, Vitamine und Mineralstoffe** – unterstützt.

Chronischer Alkoholgenuss führt zu schweren Schäden.

1. **Leberschäden:** Alkohol wird in der Leber zu Fett umgebaut. Das Fett kann bei hohem, chronischem Alkoholkonsum nicht mehr in ausreichendem Maße abtransportiert werden. Leberverfettung (Fettleber) und später Leberschrumpfung (Leberzirrhose) sind die Folge. Das völlige Versagen der Leber führt zum Tod.
2. **Magenschäden:** Es kommt ständig zur Reizung der Magenschleimhaut und so zu Magenschleimhautentzündungen und Magengeschwüren.
3. **Bauchspeicheldrüse und Darm** werden ebenfalls in Mitleidenschaft gezogen. Entzündungen der Bauchspeicheldrüse bzw. des Darms können hervorgerufen werden. Krebs der Bauchspeicheldrüse ist eine verhältnismäßig häufige Folge. Bei dieser Krebsart gibt es geringe Heilungschancen.
4. **Nierenschädigungen:** Große Flüssigkeits- und Mineralstoffmengen werden ausgeschieden, dadurch wird der Mineralstoffhaushalt verändert sowie die Nierenfunktion beeinträchtigt.
5. **Die Herztätigkeit** wird in Mitleidenschaft gezogen, es kann zu einer Herzmuskelschwäche kommen.
6. **Nerven** werden geschädigt. Dies zeigt sich vor allen Dingen im Zittern der Hände. Daneben können Nervenentzündungen auftreten.
7. **Gehirn:** Alkohol wirkt zerstörend auf die Gehirnzellen, eine Hirnschrumpfung kann z. B. die Folge sein.

Neben gesundheitlichen Schäden führt chronischer Alkoholkonsum auch zu **sozialen Schäden**. Es kommt neben Streitereien z. B. zu Geldmangel, Verlust des Arbeitsplatzes, Auflösung von Freundschaften, sozialem Abstieg.

13 Lebensmitteltoxikologie – Lebensmittelrecht

13.1 Wie gelangen Schad- und Zusatzstoffe in die Nahrung?

Diese Kompetenz können Sie erwerben:

- *Ursachen für die Anreicherung von Schad- und Zusatzstoffen in Lebensmitteln nennen*

Bei der Lebensmittelerzeugung und -verarbeitung gelangen Schadstoffe und Zusatzstoffe in die Nahrung.

- **Durch Industrie und Verkehr:** toxische Schwermetalle (Blei, Cadmium und Quecksilber) usw.
- **Durch die Landwirtschaft:** Pestizide (Pflanzenschutzmittel), Düngemittel, Tierarzneimittel usw.
- **Durch die Lebensmittelindustrie:** Zusatzstoffe wie Nitrat/Nitrit, Phosphate, Farbstoffe, Konservierungsmittel usw. Auch Stoffe aus Verpackungsmaterial, mit denen die Lebensmittel während Verarbeitung und Transport in Berührung kommen, sind mögliche Ursachen für eine Schadstoffbelastung.
- Bestrahlte und gentechnisch veränderte Lebensmittel werden außerdem angeboten.
- **Bei der Lebensmittelverarbeitung und -lagerung** können weitere Schadstoffe gebildet werden, z. B. beim Grillen.

Begriffserläuterungen
Als **Schadstoffe** werden in der Umwelt vorkommende Stoffe bezeichnet, die den Menschen, andere Lebewesen oder die Umwelt schädigen können.

Zusatzstoffe sind alle Stoffe, die nicht normale Lebensmittelrohstoffe oder deren Inhaltsstoffe sind. Sie werden bei der Verarbeitung und Zubereitung von Lebensmitteln verwendet, vgl. auch S. 194 f., z. B. Farbstoffe und Konservierungsstoffe.

?

1. Beschreiben Sie die Veränderung der Lebensmittelqualität in den abgebildeten Situationen.
2. Ermitteln Sie Lebensmittelgruppen, die
   a) Farbstoffe,
   b) Konservierungsstoffe enthalten.
3. Stellen Sie Erkundungen über die örtliche Lebensmittelüberwachung an.

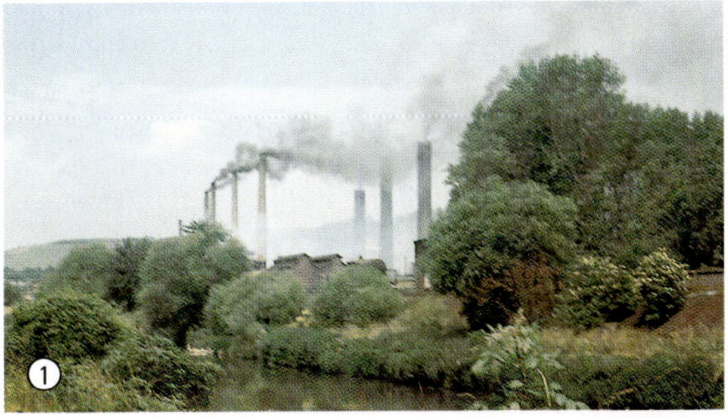
①

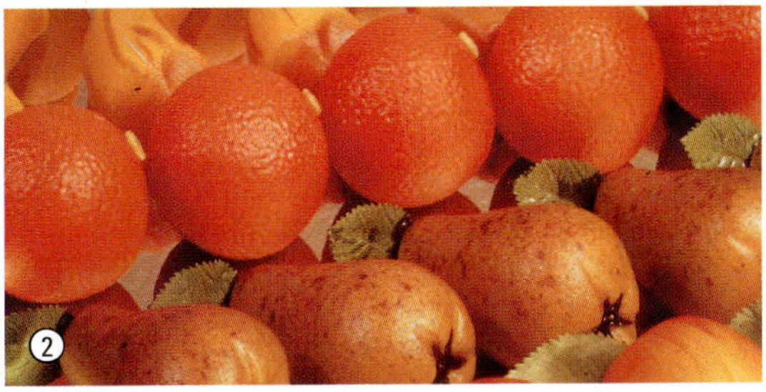
②

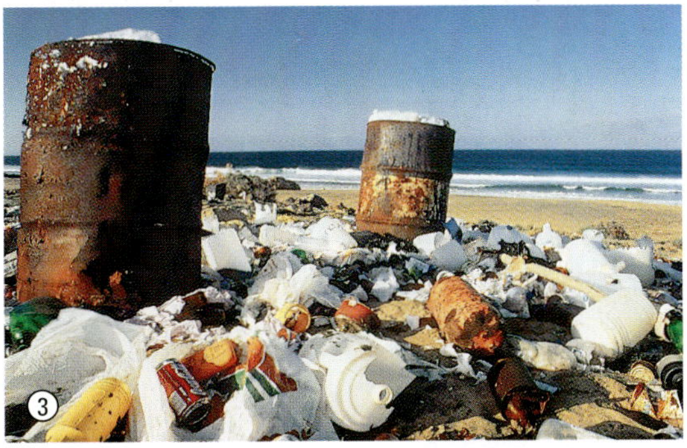
③

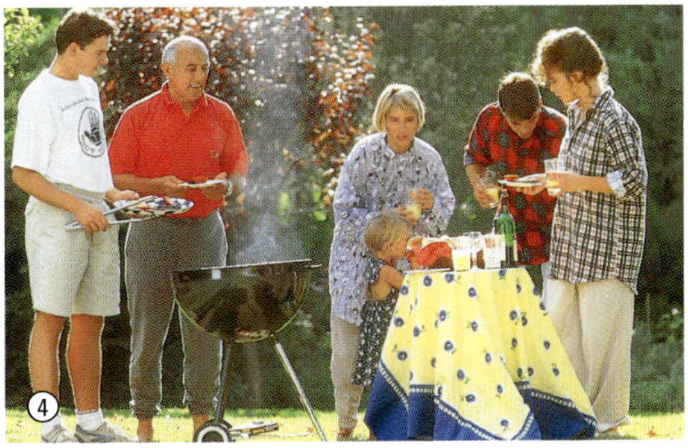
④

13.2 Toxische Metalle

Diese Kompetenzen können Sie erwerben:

- *Gesundheitliche Auswirkungen einer erhöhten bzw. ständigen Aufnahme von toxischen Schwermetallen beschreiben*
- *Maßnahmen zur Verringerung des toxischen Schwermetallgehaltes anwenden*

Cadmium

Cadmium gelangt über Abwässer von Zinkhütten, Müllverbrennungsanlagen usw. in die Nahrungskette.

Cadmium wird von Pflanzen und Fischen direkt aufgenommen. Die anderen Tiere und die Menschen nehmen Cadmium indirekt über Pflanzen und Fische auf.

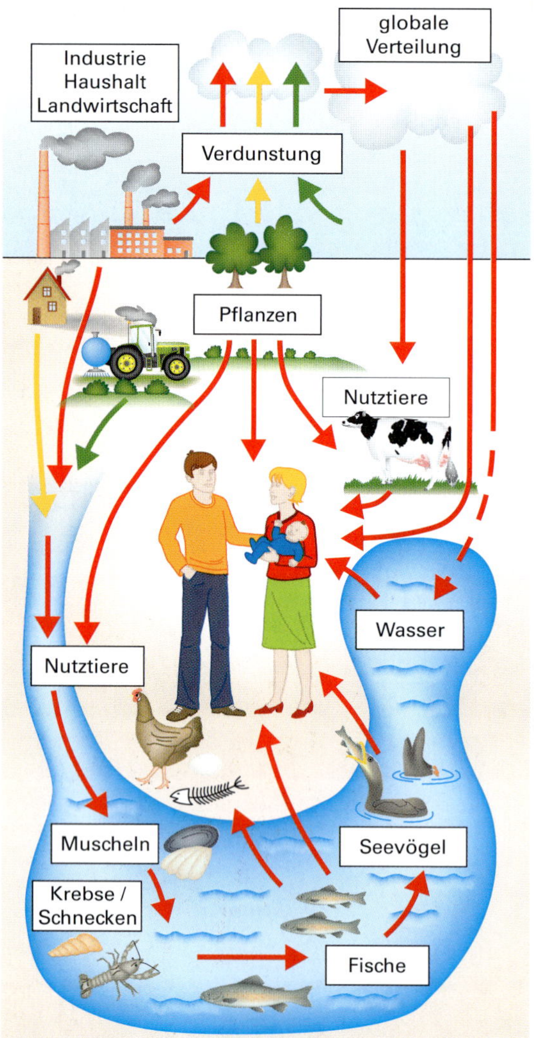

Nahrungskette

Drei Viertel der aufgenommenen Cadmiummenge werden in Leber und Niere gespeichert. Man schätzt, dass ein erwachsener Bundesbürger 20 bis 30 mg Cadmium im Körper gespeichert hat. Cadmium hat eine biologische Halbwertzeit, vgl. S. 189, von 13 bis 37 Jahren.

Anzeichen einer Cadmiumvergiftung: Knochenerweichung – Zahnausfall, Rippenschmerzen, Schmerzen an der Wirbelsäule und in der Hüftgegend, Schrumpfungen des Skeletts um bis zu 30 cm, daneben treten Nierenfunktionsstörungen auf, die zum Tode führen können. Cadmium zählt zu den krebsverdächtigen Arbeitsstoffen.

Besonders hohe Cadmiumwerte wurden nachgewiesen in:

- **Wildpilzen:** Pro Woche sollten Erwachsene höchstens 200 bis 250 g Wildpilze essen. Pilze haben die Eigenschaft, Schwermetalle und radioaktive Elemente anzureichern. Zuchtpilze sind nicht belastet.
- **Leber und Niere** von Schweinen und Rindern. Leber und Niere nur selten verzehren.
- **Tintenfischen, Muscheln und Krabben.** Für Tintenfische wurde ein Richtwert von 0,5 mg Cadmium pro Kilogramm festgelegt.

Der Cadmiumgehalt der Nahrung kann bei der Verarbeitung nicht gesenkt werden.

Laut WHO gelten 70 µg Cadmium pro Tag für eine Person von 70 kg KG als kritischer Grenzwert.

?

Beschreiben Sie mithilfe der Abbildung die Nahrungskette zwischen
a) Pflanzen und Mensch,
b) kleinen Fischen und Mensch,
c) Industrie und Mensch.

T Itai-Itai-Krankheit

In der Zeit von 1940 bis 1958 starben 130 Menschen an einer unbekannten Krankheit, die den Namen Itai-Itai-Krankheit (Aua-Aua-Krankheit) erhielt. Die Knochen der erkrankten Personen wurden druckempfindlich und brachen. Besonders gefährdet waren ältere Menschen, die jahrelang Reis von Feldern gegessen hatten, die mit Flusswasser bewässert worden waren. An dem Fluss lag eine Zinkhütte, deren Abwässer dort eingeleitet wurden.

Blei

Der Bleigehalt der Lebensmittel ist abhängig von äußeren Einflüssen, z. B. Industrieanlagen, denn Blei wird von Pflanzen kaum über die Wurzeln aufgenommen. Bestimmte Gemüsearten, z. B. Kohl, können sehr hohe Werte erreichen. Auch Innereien von Schlachttieren und Wildpilze weisen gelegentlich einen hohen Bleigehalt auf. In Häusern mit Bleiwasserleitung kann der Bleigehalt des Trinkwassers stark erhöht sein.

Bleistoffwechsel: Der Mensch nimmt den Bleigehalt der Luft über die Lunge zu 30 bis 50 % auf. Über den Magen-Darm-Trakt werden beim Erwachsenen nur 10 % des Bleigehaltes der Nahrung aufgenommen. Bei Kindern ist die Belastung sehr viel höher.

Das aufgenommene Blei wird zu 90 % in den Knochen gespeichert, einen höheren Bleigehalt weist auch die Leber auf. Die biologische Halbwertzeit für Blei in den Knochen beträgt 28 Jahre.

Eine ständige Bleiaufnahme in geringen Mengen kann zu einer chronischen Bleivergiftung führen. Anzeichen dafür: Müdigkeit, Appetitlosigkeit, Kopfschmerzen und Blässe.

Ein zu hoher Bleigehalt im menschlichen Körper wirkt sich schädigend auf die Hämoglobinbildung aus, der Sauerstofftransport wird beeinträchtigt. Außerdem kommt es besonders bei Kindern zu schweren Schädigungen des Gehirns.

Die WHO/FAO hat festgelegt, dass höchstens 3 mg Blei pro Woche aufgenommen werden sollten.

Verminderung des Bleigehaltes

Da Blei vor allen Dingen auf der Oberfläche von Pflanzen abgelagert wird, kann der Bleigehalt bei der Verarbeitung gemindert werden.

- Bei Kohl, Kopfsalat usw. die äußeren Blätter entfernen. Obst/Gemüse gründlich waschen.
- Besondere Vorsicht bei gekräuselten, behaarten Oberflächen, z. B. Petersilie und Pfirsich. Hier kann der Bleigehalt besonders hoch sein.
- Obst und Gemüse nach Möglichkeit schälen. Durch Waschen und Schälen können durchschnittlich bis zu 80 % des anhaftenden Bleis entfernt werden.
- Den Inhalt aus gelöteten Konservendosen nach dem Öffnen sofort umfüllen. Der Bleigehalt dieser Lebensmittel ist oft drei- bis viermal höher als der von entsprechenden frischen Lebensmitteln. Durch eine lückenlose Innenbeschichtung der Konservendose kann die Bleianreicherung vermieden werden.
- Keine Lebensmittel in Keramikgefäßen aufbewahren, die aus südlichen Ländern stammen, da die Glasur Blei enthalten kann.

?

1. Beschreiben und beurteilen Sie eine mögliche Bleiaufnahme anhand der Bilder.
2. Beschreiben Sie Möglichkeiten, wie der Bleigehalt von
   a) Rosenkohl,
   b) Blumenkohl,
   c) Pfirsichen gesenkt werden kann.

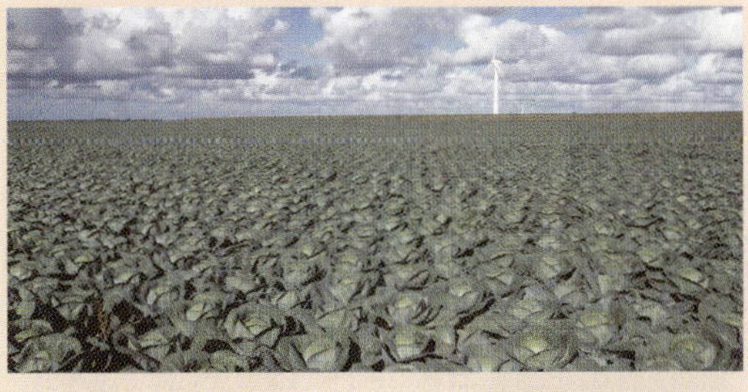

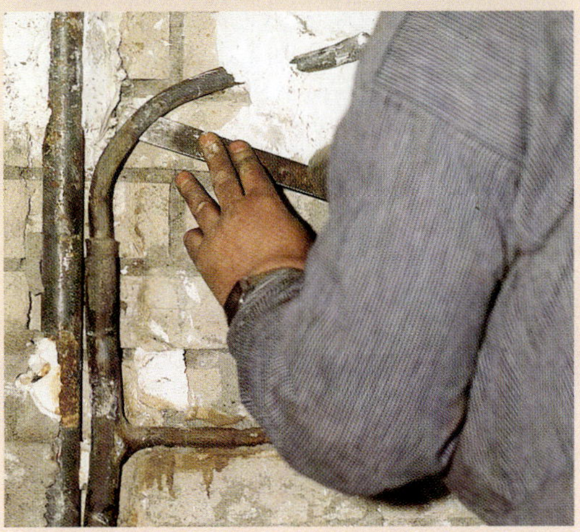

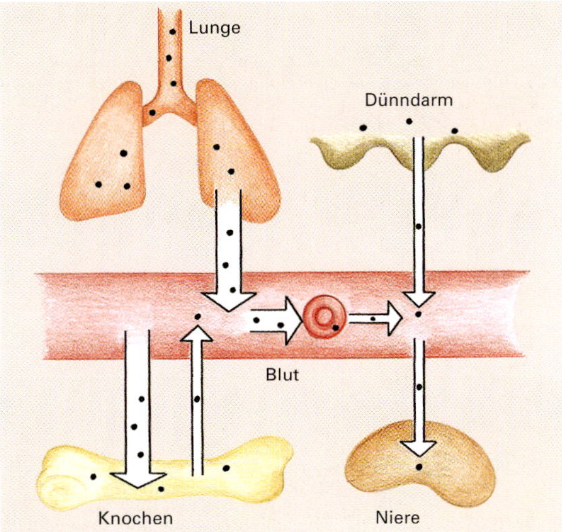

Bleistoffwechsel

?

1. Lesen und diskutieren Sie den folgenden Text.
2. Beschreiben Sie die Anreicherung von
   a) Cadmium,
   b) Quecksilber,
   c) Blei in der Nahrungskette.
3. Nennen Sie Maßnahmen, durch die der toxische – giftige – Schwermetallgehalt der Nahrung bei der Planung und Zubereitung von Speisen gesenkt werden kann.

T Opfer fordern Entschädigung

Über vier Jahrzehnte dauerten die gerichtlichen Auseinandersetzungen über die Folgen einer Umweltkatastrophe in Japan. Es handelt sich um das Minamata-Unglück. Minamata ist ein Fischerort, dort leitete ein Chemie-Unternehmen ungeklärte Abwässer in die Bucht, an der Minamata liegt. Die Abwässer enthielten große Mengen an Quecksilber. Die ersten Anzeichen einer bevorstehenden Katastrophe wurden bei Tieren sichtbar: Vögel und Katzen verloren die Kontrolle über ihre Bewegungen und gingen ein, dann erkrankten und starben auch Menschen. Missgestaltete Kinder kamen zur Welt, manche ohne Gehirn. Man schätzt, dass etwa 15 000 Menschen durch quecksilberverseuchte Fische geschädigt wurden.

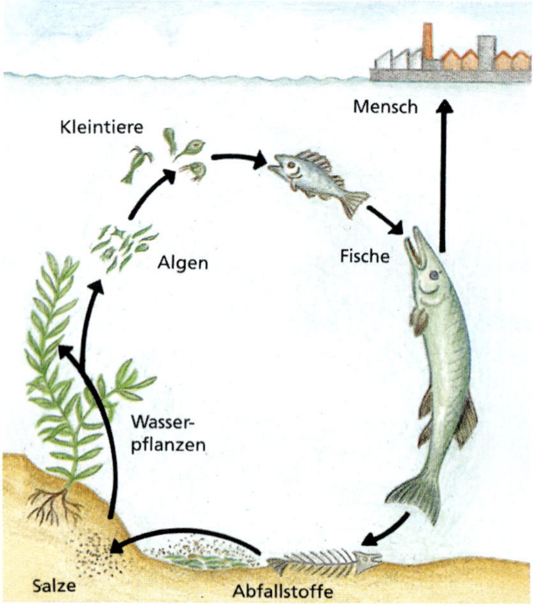

Nahrungskette – Quecksilber

Quecksilber

Quecksilber wird für die Herstellung von Papier, Schädlingsbekämpfungsmitteln und Schutzfarben benötigt. Es gelangt durch ungeklärte Abwässer in die Umwelt, wird von Wasserpflanzen – Algen – aufgenommen, gelangt über Kleintiere in Fische und schließlich in den menschlichen Körper, wo es über Jahre gespeichert wird.

Anzeichen einer Quecksilbervergiftung: Absterben von Händen und Füßen, Schädigungen der Nieren, des Gehör- und Sehzentrums (Einschränkung des Sehwinkels), des Kleinhirns, vermindertes Wachstum.

Pflanzliche Lebensmittel weisen nur selten einen Quecksilbergehalt über 0,02 mg pro kg auf. Quecksilber wird hauptsächlich mit tierischen Lebensmitteln aufgenommen.

Besonders hohe Quecksilberwerte wurden nachgewiesen in:

- Fischen, die aus den Mündungsgebieten von Elbe, Jade, Weser und bestimmten Süßwasserbereichen stammen.
- langlebigen Fischarten, die am Ende der Nahrungskette stehen, diese haben evtl. einen hohen Schadstoffgehalt: Thunfisch, Hai (Schillerlocke), Heilbutt, Hecht, Blauleng.
- in Muscheln.

In Fischwaren und Fischkonserven sind durchschnittlich 0,2 mg Quecksilber pro kg enthalten. Ca. 40 % des mit der Nahrung aufgenommenen Quecksilbers stammt aus Fischen.

Der Quecksilbergehalt kann bei der Verarbeitung nicht gesenkt werden. Nur durch eine entsprechende Lebensmittelauswahl kann der Gehalt an Quecksilber in der Nahrung beeinflusst werden.

Höchstmengen-Verordnung für toxische Schwermetalle

In der Bundesrepublik Deutschland gibt es lediglich eine Höchstmengen-Verordnung für Quecksilber in Meerestieren. Sie dürfen nicht mehr als 1,0 mg Quecksilber pro kg enthalten.

Die WHO/FAO hat festgelegt, dass höchstens 0,5 mg Quecksilber pro Woche aufgenommen werden sollten.

!

- **Der Cadmium- und Quecksilbergehalt in Lebensmitteln kann bei der Lebensmittelverarbeitung nicht vermindert werden.**
- **Eine sorgfältige Lebensmittelauswahl ist also notwendig.**

Aluminium

Aluminium kommt im menschlichen Körper als Spurenelement vor.

Relativ viel Aluminium enthalten Pilze, Tomatenmark und Wurzelgemüse, z. B. Möhren und Schwarzwurzeln. Die Aufnahme von Aluminium kann auch durch Töpfe, Getränkebehälter und Folien aus Aluminium erfolgen, vor allem in Verbindung mit säurehaltigen Lebensmitteln.

Der menschliche Körper enthält 50 bis 150 mg Aluminium.

Über Funktionen, die Aluminium im menschlichen Körper erfüllt, ist nichts bekannt.

Zu hohe Mengen an Aluminium können im menschlichen Körper eine schädliche Wirkung entfalten. Die mit der normalen Nahrung aufgenommenen Mengen sind für den Menschen jedoch nicht giftig.

Es wird vermutet, dass Aluminium einen Einfluss auf die Entstehung der Alzheimerkrankheit hat, dies ist aber bisher nicht eindeutig bewiesen.

Nickel

Nickel gehört auch zu den Spurenelementen. Ob Nickel zu den notwendigen Spurenelementen gehört, ist bisher nicht vollständig geklärt. Nickel ist vermutlich z. B. an der Eisenverwertung und an der Enzymaktivierung beteiligt.

Der menschliche Körper enthält etwa 10 mg Nickel.

Mangelerscheinungen kommen nicht vor.

Nickelvergiftungen durch zu hohe Aufnahmen sind bisher nicht bekannt.

Diskutiert wird jedoch, ob hohe Nickelkonzentrationen in der Luft Krebs erregen können.

Nickelallergien
Nickel in Lebensmitteln kann Allergien auslösen, vgl. S. 302 f. Kontaktallergien werden häufig durch nickelhaltige Jeansknöpfe, Reißverschlüsse, Brillengestelle, Armbanduhren usw. ausgelöst.

Schwitzen begünstigt das Entstehen von Allergien, häufiges Waschen schützt nicht.

Dauerhafter Kontakt mit Gegenständen aus Nickel kann möglicherweise Hautkrebs hervorrufen.

Personen, die empfindlich auf Nickel reagieren, sollten möglichst wenig Nickel mit der Nahrung aufnehmen. Nickelreiche Lebensmittel sind z. B. Vollkornprodukte, Nüsse, Kakao, Schokolade, Hülsenfrüchte und schwarzer Tee. Auch Zigaretten enthalten Nickel.

I Ermittlung von zulässigen Höchstmengen

Zur Festlegung der zulässigen Höchstmenge eines Schadstoffes oder Zusatzstoffes im Lebensmittelrecht wird zunächst in Tierversuchen die unwirksame Höchstmenge eines Schadstoffes/Zusatzstoffes ermittelt, d. h. die Dosis, die bei lebenslanger Fütterung keine Schäden hervorruft.

- Aus dem Gewicht des Tieres und der täglichen Futtermenge wird die höchste duldbare Tagesdosis berechnet: **NEL-Wert** (no effect level). **Beispiel:**

  $$\frac{1 \text{ mg Schadstoff} \times 500 \text{ g Futter}}{200 \text{ g Tiergewicht}} = 2{,}5 \text{ mg}$$

- Der so ermittelte Wert wird durch den Sicherheitsfaktor – 100 – dividiert. Man erhält die höchste duldbare Tagesdosis für den Menschen, den **ADI-Wert** (acceptable daily intake). **Beispiel:**

  2,5 : 100 = 0,025 mg/kg Körpergewicht und Tag (ADI-Wert)

- Zur Berechnung der duldbaren Schadstoff-, Zusatzstoffmenge in einem Lebensmittel wird der ADI-Wert mit dem Durchschnittsgewicht eines Erwachsenen multipliziert und durch den durchschnittlichen Tagesverzehr eines Lebensmittels dividiert. **Beispiel:**

  $$\frac{0{,}025 \text{ mg} \times 60 \text{ kg Körpergewicht}}{0{,}4 \text{ kg Lebensmittel}} = 3{,}75 \text{ mg/kg Lebensmittel}$$

- Die Höchstmengen-Verordnung für den Schadstoff/Zusatzstoff in einem Lebensmittel liegt dann in diesem Bereich.

Höchstmengen-Verordnungen – eine ausreichende Schutzmaßnahme?
Das gesundheitliche Risiko eines Schadstoffes/Zusatzstoffes hängt aber nicht nur von der Art und Menge eines einzelnen Schadstoffes in einem Lebensmittel ab.

Folgende Kritikpunkte werden geäußert:

- Mit der Nahrung oder über die Atemluft aufgenommene Schadstoffe werden oft über Jahre im Körper gespeichert. Die gesundheitliche Belastung durch die Langzeitwirkung und das Zusammenwirken unterschiedlicher Schadstoffe im menschlichen Körper sind noch wenig erforscht.
- Es ist möglich, dass Menschen auf einen Stoff anders reagieren als im Tierversuch.
- Bei der Festlegung der Höchstmengen werden die persönlichen Ernährungsgewohnheiten nicht berücksichtigt, z. B. bei Vorliebe für Tintenfisch werden höhere Schadstoffmengen aufgenommen.
- Höchstmengen werden für gesunde Durchschnittspersonen berechnet, besonders gefährdet sind also Kinder und Kranke.

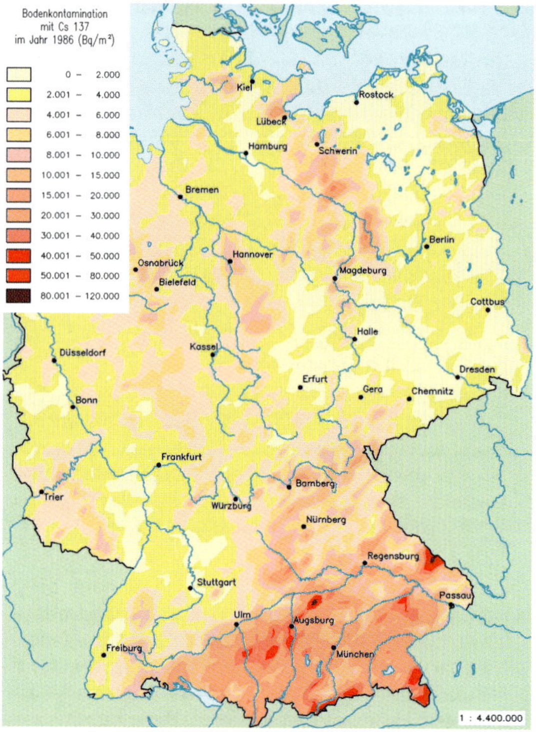

Radioaktivität in Deutschland 1986

?

Beschreiben Sie mithilfe der Abbildung die Nahrungskette für Iod^{131} und Strontium^{90}.

13.3 Radioaktivität

Diese Kompetenzen können Sie erwerben:

- *Auswirkungen radioaktiver Elemente auf den Menschen beschreiben*
- *Bestrahlung von Lebensmitteln kritisch beurteilen*

T Reaktorunfall in Tschernobyl

In der Nacht zum 29. April 1986 gelangten die ersten näheren Informationen über den Reaktorunfall in die Bundesrepublik Deutschland, obgleich sich der Vorfall in Tschernobyl – wie später bekannt wurde – bereits am Samstag, dem 26. April 1986, gegen 1.23 Uhr ereignet hatte. Aus Warschau wurden erhöhte Luftradioaktivitätswerte gemeldet.

Die „radioaktive Wolke“ erreichte Deutschland bereits am 29. April, am 30. April 1986 war ganz Süddeutschland betroffen. Von dort breitete sich die belastete Luft in westlicher, nordwestlicher und nördlicher Richtung aus.

Die Menschen waren nun der Strahlenbelastung ausgesetzt, und zwar durch die

- radioaktive Wolke und die damit verbundene Aufnahme über die Atemluft,
- Bestrahlung des Bodens und die spätere Aufnahme radioaktiv belasteter Lebensmittel und belasteten Trinkwassers.

Der Bevölkerung von Tschernobyl waren die Folgen dieses Unfalls wohl noch nicht bewusst.

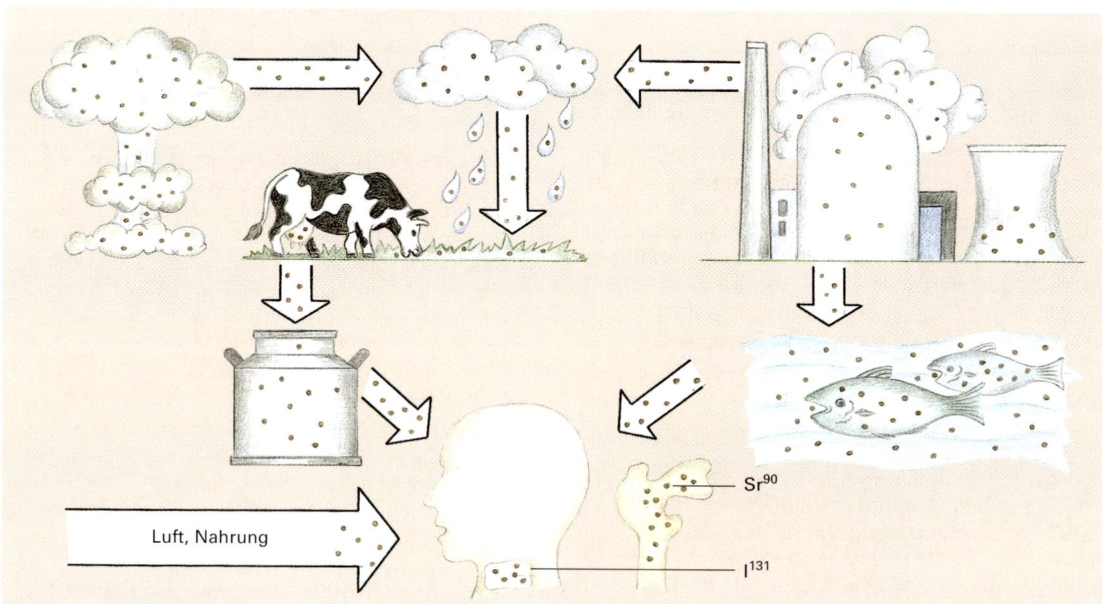

Nahrungskette für Iod^{131} und Strontium^{90}

Radioaktive Elemente

Beim Verzehr belasteter Lebensmittel gelangen die radioaktiven Elemente über den Magen-Darm-Trakt in den menschlichen Körper und werden von dort aus entsprechend ihren chemischen Eigenschaften im Körper verteilt oder in bestimmten Organen angereichert. Die radioaktiven Elemente bestrahlen dann Gewebe und Organe.

Gesundheitliche Folgen können Krebs und Schädigungen von Keimzellen und Erbanlagen sein.

Bei dem Reaktorunfall wurden vor allen Dingen Iod^{131}, Caesium^{134} und Caesium^{137} freigesetzt, daneben geringe Mengen von Strontium^{90} und Plutonium^{239}.

Iod^{131} wird in der Schilddrüse gespeichert. Dies bedeutet eine kurzfristige Belastung dieses Organs, da die physikalische Halbwertzeit nur acht Tage und die biologische Halbwertzeit 80 Tage beträgt.

Risikogruppen sind nur Kleinkinder, die überwiegend mit Milch ernährt werden.

Caesium^{134} und Caesium^{137} werden im menschlichen Körper wie Kalium verstoffwechselt – also in alle Zellen aufgenommen. Das bedeutet eine Belastung für den gesamten Körper.

Die physikalische Halbwertzeit für Caesium^{137} beträgt 30 Jahre, die biologische Halbwertzeit jedoch nur 70 bis 100 Tage. Die Gefährlichkeit von Caesium137 beruht zum großen Teil auf der langen Strahlenbelastung der Umwelt.

EU-Grenzwerte für Caesium^{137}:
- 370 Bq/l Milch
- 600 Bq/kg sonstige Lebensmittel

Strontium^{90} ist besonders gefährlich. Die physikalische Halbwertzeit beträgt 28 Jahre, die biologische Halbwertzeit etwa 50 Jahre.

Es wird im menschlichen Körper wie Calcium verstoffwechselt, es wird also in die Knochen eingebaut. Hier stellt es eine lang anhaltende Strahlenbelastung für das blutbildende Knochenmark dar, sodass Leukämie entstehen kann.

Risikogruppen sind besonders Kinder, die während der Wachstumsphase verstärkt Strontium^{90} einlagern.

!

- **Durch eine mineralstoffreiche Nahrung, z. B. Iod, Kalium und Calcium, kann die Aufnahme von radioaktiven Elementen herabgesetzt werden.**
- **Gesundheitliche Schäden zeigen sich oft erst nach Jahren.**

I Begriffserläuterungen

Radioaktivität heißt, Atomkerne zerfallen unter Abgabe von Energie in andere Atomkerne. Man unterscheidet drei Strahlenarten.

Alphastrahlen sind beim radioaktiven Zerfall ausgesandte Massenteilchen, die dem Kern eines Heliumatoms entsprechen. Sie werden schon durch ein Blatt Papier abgehalten.

Betastrahlen sind beim radioaktiven Zerfall ausgesandte Elektronen. Ihre Reichweite beträgt mehrere Meter. Sie werden z. B. durch eine 1 cm dicke Aluminiumschicht abgehalten.

Gammastrahlen sind energiereiche, kurzwellige elektromagnetische Strahlen. Sie werden vom Atomkern ausgestrahlt. Generell ist radioaktiver Zerfall immer von Gammastrahlung begleitet. Gammastrahlen sind sehr durchdringend, sie werden nur durch Materialien mit sehr hoher Dichte, z. B. Blei, abgeschwächt.

Becquerel (Bq) ist die Einheit für die Radioaktivität eines Stoffes. 1 Bq/kg Lebensmittel oder 1 Bq/m^3 Boden ≙ 1 Atomkernzerfall pro Sekunde; z. B. 370 Bq/l Milch: Pro Sekunde zerfallen 370 Atomkerne in einem Liter Milch. Mit Becquerel werden Aussagen über die Menge eines radioaktiven Stoffes gemacht, aber keine über dessen Gefährlichkeit, z. B. Strahlenart, Halbwertzeit.

Sievert (Sv), alte Einheit für rem (1 Sv = 100 rem), wird als Einheit für die Schädlichkeit einer Strahlendosis verwendet. Strahlendosen ab 0,5 Sv werden als gesundheitsschädlich, krebserregend, angesehen. Durch die Strahlen werden Schäden bzw. Fehlfunktionen im Zellaufbau ausgelöst.

Physikalische Halbwertzeit ist die Zeit, nach der die Hälfte der Atomkerne zerfallen ist.

Biologische Halbwertzeit ist die Zeit, nach der die Hälfte der Stoffe aus dem menschlichen Körper ausgeschieden ist.

Effektive Halbwertzeit ist die Zeit, nach der sich aufgrund von Zerfall und Ausscheidung nur noch die Hälfte des Stoffes im menschlichen Körper befindet.

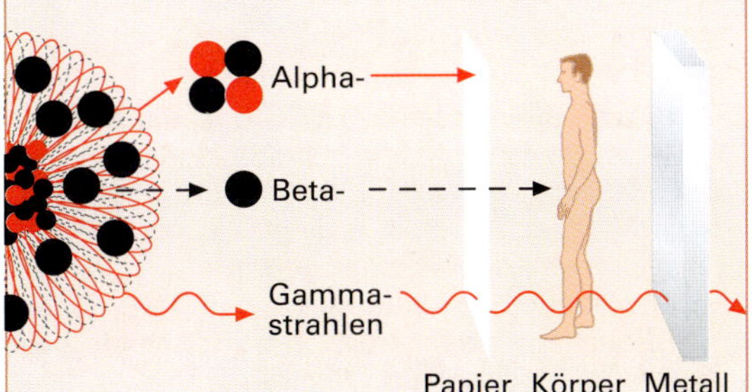

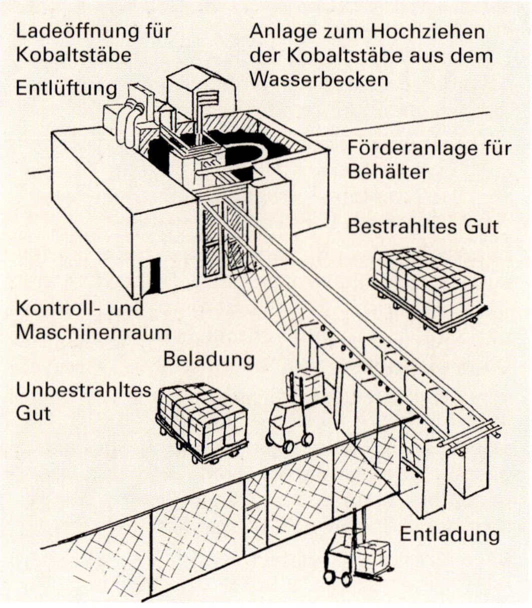

Bestrahlungsanlage

I Lebensmittel werden europaweit bestrahlt

Bisher ist in einigen EU-Staaten die Bestrahlung von Lebensmitteln erlaubt. In Deutschland ist bisher nur die Bestrahlung von Gewürzen erlaubt. Gegner kritisieren die Strahlenbehandlung vor allem, weil sie eine Gefährdung der Verbraucher befürchten. Dagegen spricht sich ein Großteil der Experten aus. So stellt die Weltgesundheitsorganisation (WHO) fest:

„Bestrahlte Lebensmittel gefährden nicht die Gesundheit."

Untersuchungen möglicher Risiken seien weitgehend abgeschlossen, betont Friedrich Diehl von der Bundesforschungsanstalt für Ernährung in Karlsruhe. Studien in vielen Ländern hätten in 50 Jahren keine Beeinträchtigung durch den Verzehr bestrahlter Lebensmittel festgestellt. Kartoffeln könnten auf diese Weise ohne chemische Zusätze am Keimen gehindert werden. Insekteneier in Getreide lassen sich pestizidfrei vernichten, Fisch und Fleisch im gefrorenen Zustand entkeimen.

Bei der Behandlung werden die Lebensmittel Gammastrahlen ausgesetzt. Die Lebensmittel selbst werden dadurch nicht radioaktiv. Es können sich aber neue stabile Verbindungen bilden, die jedoch auch in andersartig verarbeiteten Lebensmitteln vorkommen. Meist sind die Veränderungen bei herkömmlichen Methoden, z. B. Räuchern, sogar noch viel größer als bei einer ordnungsgemäßen Bestrahlung.

Bestrahlung für die Konservierung

Energiereiche Gammastrahlen werden zunehmend dazu benutzt, Mikroorganismen in Lebensmitteln abzutöten.

Lebensmittel werden mit Gammabestrahlungsanlagen, vgl. Abbildung, bestrahlt. Hierbei werden die Lebensmittel mit einem automatischen Transportsystem um eine zentrale Strahlenquelle gefahren und von allen Seiten gleichmäßig bestrahlt. Die Bestrahlungsdauer für Sterilisieren beträgt z. B. 15 Stunden. Die Lebensmittel werden dabei nicht radioaktiv, da die eingesetzte Energie nicht hoch genug ist. Es bilden sich jedoch Radikale in den Lebensmitteln.

Die Anwendungsmöglichkeiten der Lebensmittelbestrahlung sind vielfältig. Europaweit dürfen getrocknete aromatisierte Gewürze und Kräuter bestrahlt werden. So ist z. B. schwarzer Pfeffer mit 350 000 bis 80 Millionen Keimen pro g eine gesundheitliche Gefährdung. Die Keimzahl kann durch gesundheitlich nicht unbedenkliche Begasungsmittel oder durch Bestrahlung gemindert werden. Die Vitaminverluste bei der Bestrahlung entsprechen den Verlusten bei anderen Verarbeitungsverfahren.

Weltweit werden jährlich etwa 100 000 Tonnen Gewürze bestrahlt. Eine Einfuhr weiterer bestrahlter Lebensmittel nach Deutschland ist untersagt. In Deutschland spielt bisher die Bestrahlung für im Inland vermarktete Lebensmittel kaum eine Rolle.

Einsatzgebiete der Bestrahlung:

- Verhinderung des Auskeimens von Kartoffeln und Zwiebeln
- Keimverminderung bei Gewürzen, z. B. bei schwarzem Pfeffer mit 350 000 bis 80 Millionen Keimen pro Gramm
- Verzögerung des Reifens bzw. Verderbs bei Früchten
- Abtötung von Mikroorganismen, z. B. Salmonellen bei Garnelen, Fischen und Geflügel
- Verbesserung technologischer Eigenschaften von Lebensmitteln, z. B. erhöhte Saftausbeute bei Obst

Kenntlichmachung

Auf bestrahlten Lebensmitteln ist folgender Wortlaut anzugeben:

„bestrahlt" oder „mit ionisierenden Strahlen behandelt".

?

Führen Sie eine Pro-und-Kontra-Diskussion zum Thema „Lebensmittelbestrahlung".

13.4 Rückstände in Lebensmitteln aus der Landwirtschaft

Diese Kompetenzen können Sie erwerben:

- *Gesundheitliche Auswirkungen von Pflanzenschutzmitteln und Tierarzneimitteln kennen*
- *Zwischen herkömmlichem und ökologischem Anbau unterscheiden*

Tierarzneimittel

Tierarzneimittel werden besonders bei der Massentierhaltung eingesetzt, da bei dieser oft wenig artgerechten Tierhaltung Krankheiten leichter übertragen werden.

Antibiotika, z. B. Penicilline, verhindern Infektionskrankheiten. Außerdem bewirken sie ein verbessertes Wachstum der Tiere und eine längere Haltbarkeit des Fleisches. Nach dem Einsatz dieser Mittel muss eine Wartezeit vor dem Schlachten eingehalten werden. Beim Menschen können Rückstände im Fleisch Allergien auslösen. Antibiotika als Futterzusatzstoffe sollen in der EU generell verboten werden.

Tranquilizer haben eine beruhigende Wirkung. Sie werden bei Schlachttieren eingesetzt, um Angstzustände abzubauen. Nach dem Einsatz dieser Mittel ist eine Wartezeit vor dem Schlachten einzuhalten. Da man Tranquilizer jedoch auf dem Transport zum Schlachthof einsetzt, werden immer wieder Rückstände im Fleisch festgestellt.

Masthilfen: Thyreostatika hemmen die Schilddrüsenfunktion der Tiere. Durch die Senkung des Grundumsatzes wird eine Gewichtszunahme erreicht. Die Gewichtszunahme beruht vor allen Dingen auf einer verstärkten Wassereinlagerung im Gewebe. Der Verbraucher erhält wässriges Fleisch. Der Einsatz ist verboten. PSE-Fleisch, vgl. S. 123.

Anabolika: Natürliche Sexualhormone, z. B. Östrogene, bewirken einen verbesserten Fleischzuwachs bei der Tiermast. Der Einsatz ist verboten.

Tierische Lebensmittel enthalten bei sachgerechter Anwendung der Zusatzstoffe und Arzneimittel keine Rückstände.

Gesetzesmissachtungen waren früher – und sind auch heute – nicht auszuschließen.

Das **Fleischhygienegesetz** hilft bei der Überprüfung. Bei der Fleischbeschau nach der Schlachtung der Tiere müssen 2 % aller Kälber und 0,5 % aller anderen Schlachttiere auf Rückstände im Fleisch untersucht werden.

Wenn Einstichstellen von Injektionen entdeckt werden, muss das Fleisch ebenfalls untersucht werden.

Werden Rückstände in dem Fleisch gefunden, so gilt es als genussuntauglich.

Pflanzenschutzmittel

„Pestizide" ist ein Sammelbegriff für chemische Vorratsschutz-, Pflanzenschutz- und Schädlingsbekämpfungsmittel. Jährlich werden 32 000 t Pflanzenschutzmittel ausgebracht. Die erlaubte Rückstandsmenge in Lebensmitteln wird durch die Pflanzenschutzmittel-Höchstmengen-Verordnung geregelt. Es werden heute überwiegend schnell abbaubare Mittel eingesetzt. Der Einsatz dieser Mittel bedeutet trotzdem einen Eingriff in das ökologische Gleichgewicht. Pestizide sollen die Erträge steigern. Pestizide gelangen auch in das Grundwasser.

In den Entwicklungsländern werden immer noch bestimmte Pestizide, z. B. DDT (in Deutschland seit 1972 verboten), eingesetzt, die auch unsere Umwelt belasten. DDT wird im Depotfett gespeichert und mit dem Fett der Muttermilch an den Säugling abgegeben.

?

1. Informieren Sie sich über ökologisch arbeitende landwirtschaftliche Betriebe, z. B. Bioland- oder Demeter-Höfe, in Ihrer Umgebung.
2. Überlegen Sie, welche Schadstoffe in Produkten aus dem ökologischen Anbau
   a) in geringerer Menge,
   b) in gleicher Menge
   wie in herkömmlichen Produkten vorkommen.
3. Stellen Sie die Anreicherung von Pflanzenschutzmitteln in der Nahrungskette grafisch dar.
4. Begründen Sie die höheren Preise für Erzeugnisse aus dem ökologischen Anbau.

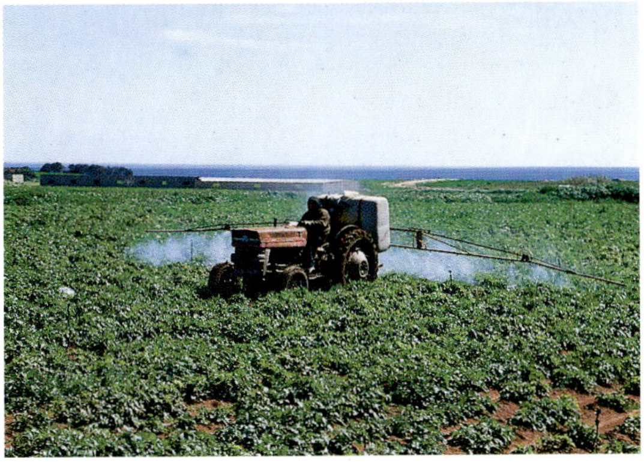

Einsatz von Pflanzenschutzmitteln

Prüfzeichen für den ökologischen Anbau

Warenzeichen des ökologischen Anbaus

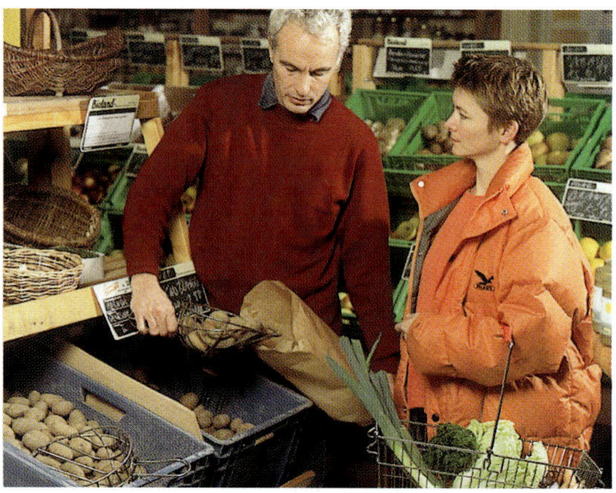

Bioladen mit ökologisch erzeugten Produkten

Ökologischer oder herkömmlicher Anbau?

In Deutschland gibt es sieben Verbände, die in der Arbeitsgemeinschaft Ökologischer Landbau (AGÖL) organisiert sind.

Die Rahmenrichtlinien für den ökologischen Landbau verbieten die Verwendung von:
- chemisch-synthetischen Pestiziden
- mineralischen Stickstoffdüngern
- chemisch-synthetischen Wachstumsregulatoren
- Futtermitteln aus Entwicklungsländern
- Tierarzneimitteln als Futterzusatzstoffe
- Tieren mit genmanipuliertem Erbgut

Weitere Grundsätze der ökologischen Landwirtschaft sind u. a.:
- Erhaltung und Förderung der Bodenfruchtbarkeit mit organischem Dünger aus dem Betrieb
- vielseitige Fruchtfolge
- Erzeugung gesunder Pflanzen und Tierbestände – artgerechte Tierhaltung
- keine Futtermittelzusatzstoffe
- keine Massentierhaltung
- geringstmöglicher Verbrauch an Energie- und Rohstoffvorräten

Prüfzeichen und Warenzeichen
Es wurden Gütezeichen – Ökoprüfzeichen – geschaffen. Die Kriterien für das Gütezeichen für Ökoprodukte – das Biosiegel – richten sich nach der EU-Öko-Verordnung. Der ökologischen Landbaubewegung gehören rund 500 Verbände aus 70 Ländern an.

Merkmale des herkömmlichen und ökologischen Anbaus

Anbau	herkömmlich	ökologisch
Betriebe	starke Spezialisierung	vielseitiger Anbau, Fruchtfolge
Dünger	chemischer Mineral-dünger	organischer Dünger, Rückführung der Nährstoffe, Fruchtfolge, Hülsenfrucht-anbau zur bio-logischen Bindung des Stickstoffs
Boden-bearbeitung	stark, mechanisch	Beschränkung auf ein Mindestmaß
Bekämpfung von Schädlingen, Krankheiten	chemische Mittel	pflanzenstärkende Mittel usw., mechanisch-biologische Un-krautbekämpfung

Ökologische Anbauverbände

Das **Demeter-Warenzeichen** wird an Betriebe vergeben, die die Richtlinien des Forschungsringes für biologisch-dynamische Wirtschaftsweise einhalten. Seit 1924 bestehen Betriebe dieser Art, sie gehen auf Rudolf Steiner zurück, vgl. S. 274.

Der landwirtschaftliche Betrieb wird als geschlossener Organismus gestaltet, in dem die gegenseitige Förderung von Boden, Pflanze und Tier durch den Menschen besonders beachtet wird. Wichtigste Unterscheidungsmerkmale zu anderen Landbauformen sind die Anwendung von biologisch-dynamischen Präparaten und die Beachtung kosmischer Rhythmen bei den landwirtschaftlichen Maßnahmen.

Das **Bioland-Warenzeichen** wird an Betriebe mit organisch-biologischem Landbau vergeben. Begründer ist der Schweizer Agrarpolitiker Dr. H. Müller, die wissenschaftlichen Grundlagen lieferte der Arzt Rusch 1968 mit seinem Buch „Bodenfruchtbarkeit". Die Förderung des Bodenlebens ist entscheidend für das Wachstum gesunder Pflanzen und die Produktion hochwertiger Lebensmittel.

Die Arbeitsgemeinschaft für naturnahen Obst-, Gemüse- und Feldfruchtanbau (ANOG) mit spezieller Ausrichtung auf den Obst- und Gemüseanbau wurde 1962 von L. Fürst begründet. Später erfolgte eine Erweiterung auf alle Feldfrüchte und die Tierhaltung.

Der **Biokreis Ostbayern** entstand 1979 als regionale Erzeuger-Verbraucher-Gemeinschaft zur Förderung des ökologischen Landbaus in Ostbayern. Die landwirtschaftlichen Betriebe werden nach den biologisch-dynamischen bzw. organisch-biologischen Richtlinien bewirtschaftet.

Der **Naturland-Verband** wurde 1982 – zunächst im südbayerischen Raum – gegründet. Neben Bodenfruchtbarkeit werden der artgerechte Pflanzenanbau und die artgerechte Tierhaltung beachtet.

Gäa e.V., eine Vereinigung ökologischer Landbau, entstand 1989 in Sachsen.

Durch die Verwendung ökologisch erzeugter Lebensmittel soll der Schadstoffgehalt der Nahrung und der Umwelt verringert werden. Der ökologische Landbau trägt auch zur Erhaltung der ländlichen Struktur bei.

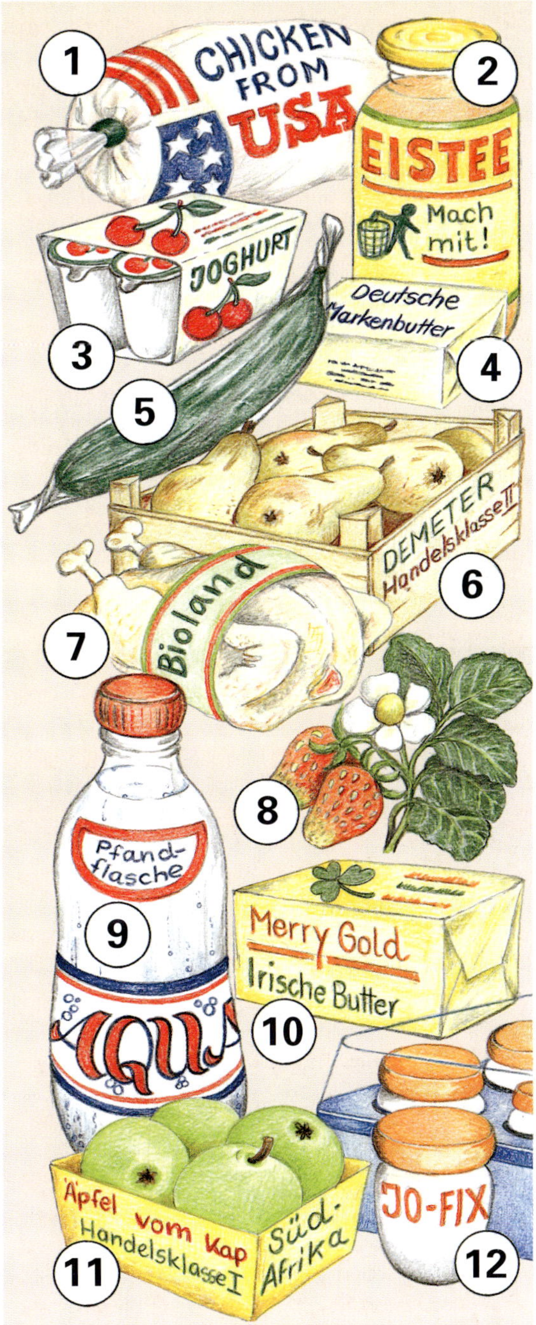

Umweltfreundliche und umweltbelastende Lebensmittel

?

1. Unterteilen Sie die abgebildeten Lebensmittel begründet in
   a) umweltfreundliche,
   b) umweltbelastende.
2. Ergänzen Sie weitere umweltfreundliche Lebensmittel.

!

- **Lebensmittel der Region und der Jahreszeit bevorzugen.**

I Allergien

Schätzungsweise 10 % der Bundesbürger reagieren allergisch auf Lebensmittel bzw. auf die darin enthaltenen Zusatzstoffe oder Pestizidrückstände, vgl. S. 302 f.

Eine Allergie ist eine Überempfindlichkeitsreaktion des Körpers auf bestimmte Stoffe, **Allergene**, durch die Antikörper im Blut gebildet werden.

Allergische Symptome sind z. B. Nesselfieber, Asthma, Schnupfen oder gar ein Kreislaufzusammenbruch.

Einige synthetische Farbstoffe und Konservierungsstoffe rufen **pseudo**(scheinbar)**allergische Reaktionen** hervor. Bei pseudoallergischen Reaktionen kommt es zu den gleichen Symptomen wie bei Allergien. Anschließend können jedoch keine Antikörper im Blut festgestellt oder durch Hauttests nachgewiesen werden; deshalb spricht man von pseudoallergischen Reaktionen.

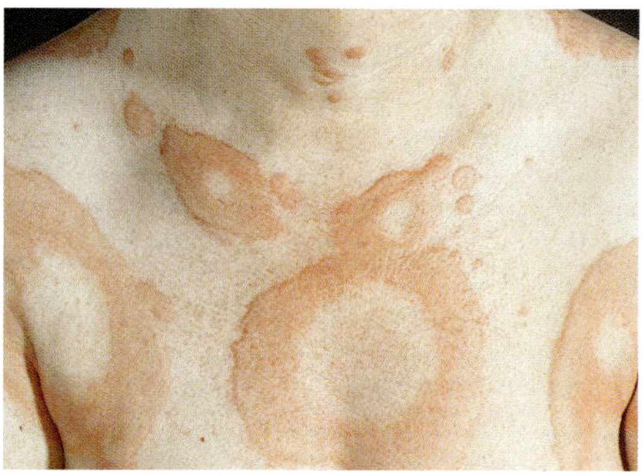

Nesselfieber

?

1. Ermitteln Sie Lebensmittel, die gleich mehrere Zusatzstoffe enthalten. Lesen Sie hierfür die Zutatenlisten verschiedener Lebensmittel.
2. Ein Kaffeeweißer hat folgende Zutatenliste: Glucosesirup (50 %), gehärtetes Pflanzenfett (34,5 %), Milchzucker, Milcheiweiß, Stabilsator E 340, Trennmittel E 341, Emulgatoren (E 471, E 472 e), Farbstoff (E 160 a). Ermitteln Sie die Namen der verwendeten Zusatzstoffe.
3. Erläutern Sie, was man unter einer pseudoallergischen Reaktion versteht.

13.5 Zusatzstoffe bei der Lebensmittelverarbeitung

Diese Kompetenzen können Sie erwerben:

- *Lebensmittelkennzeichnung beim Einkauf beachten*
- *Aufgrund der Zutatenliste Lebensmittel mit und ohne Zusatzstoffe unterscheiden*
- *Gesundheitliche Gefahren einzelner Zusatzstoffe kennen*

Bei der Lebensmittelverarbeitung gelangen unzählige Zusatzstoffe in die Nahrung.

Zusatzstoffe werden eingesetzt, um

- die **Haltbarkeit** zu verbessern, z. B. Konservierungsstoffe,
- die **optischen oder geschmacklichen Eigenschaften** der Lebensmittel zu verbessern, z. B. Farbstoffe, Geschmacksverstärker und Süßstoffe, vgl. S. 46,
- die **Konsistenz** zu verändern oder zu erhalten, z. B. Emulgatoren und Gelier- und Verdickungsmittel.

Zusatzstoffe werden nur zugelassen, wenn sie gesundheitlich unbedenklich und technologisch notwendig sind.

Bevor ein Zusatzstoff zugelassen wird, wird zunächst in Tierversuchen die für den Menschen gesundheitlich unbedenkliche Höchstmenge ermittelt, vgl. S. 187.

Verwendete Zusatzstoffe müssen mit dem Namen oder der E-Nummer in der Zutatenliste angegeben werden, vgl. Umschlag vorne innen. Die E-Nummern sind Schlüsselzahlen, die einheitlich in allen EU-Staaten gelten.

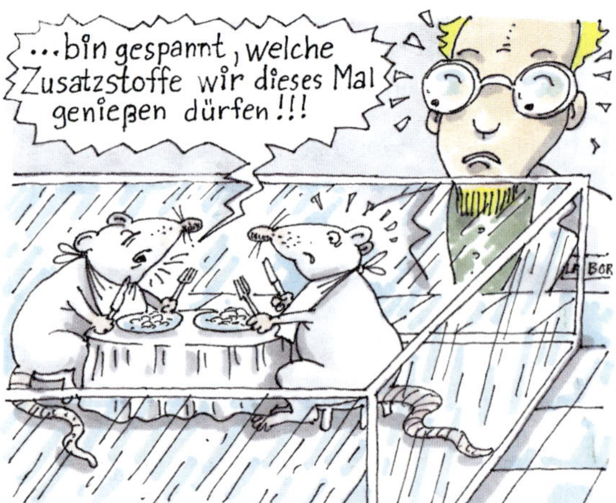

Farbstoffe

Lebensmitteln, die farblos sind oder bei der Verarbeitung ihre natürliche Farbe verloren haben, werden oft natürliche oder synthetische Farbstoffe zugesetzt. Farbe und Aroma sind wichtige Faktoren bei der unbewussten Beurteilung von Lebensmitteln. Ausgebleichte Erdbeerkonfitüre z. B. ist bei uns nicht einmal als Billigprodukt zu verkaufen, die fehlende Farbe signalisiert eine mindere Qualität. Farbe kann also auch zur Verfälschung der Lebensmittelqualität eingesetzt werden, viel Farbe kann so z. B. auch viel frische Frucht signalisieren. Durch die Zutatenliste wird eine derartige Täuschung jedoch ausgeschlossen.

Ob alle Verbraucher die Zutatenliste beachten?

Natürliche Farbstoffe sind gesundheitlich unbedenklich, z. B. Betenrot – roter Farbstoff der Roten Bete –, Betanin, Zuckercouleur, Carotine – Farbstoff der Möhre –, Lactoflavin, Chlorophylle – grüner Farbstoff der Pflanze – usw.

Synthetische Farbstoffe sind einfacher und billiger herzustellen. Lebensmittel können damit gleichmäßiger und kräftiger gefärbt werden.

Azorubin (E 122), rot, ist der Farbstoff, der am häufigsten pseudoallergische Reaktionen, z. B. Nesselfieber oder Asthma, auslöst. Anschließend können jedoch keine Antikörper im Blut nachgewiesen werden. Azofarbstoffe sind in Schweden seit 1979 verboten.

Verbraucher können sich vor Produkten mit synthetischen Farbstoffen schützen, indem sie die Zutatenliste beachten. Verwendete Farbstoffe müssen mit dem Namen oder der E-Nummer in der Zutatenliste angegeben werden.

Die Hersteller bemühen sich seit einiger Zeit, synthetische Farbstoffe durch natürliche Farbstoffe zu ersetzen, da viele Verbraucher Waren mit synthetischen Farbstoffen ablehnen.

!

- **Der Verbraucher kann sich vor Produkten mit synthetischen Farbstoffen schützen, indem er die Zutatenliste beachtet.**
- **Verwendete Farbstoffe müssen mit dem Namen oder der E-Nummer in der Zutatenliste angegeben werden. Die E-Nummern sind Schlüsselzahlen, die einheitlich im ganzen EU-Bereich gelten.**
- **Lediglich bei Zuckerwaren unter 50 g, die einzeln verkauft werden, bzw. bei Verpackungen, deren Fläche nicht mehr als 10 cm² beträgt (etwa die Größe von zwei Briefmarken), müssen die verwendeten Farbstoffe nicht genannt werden.**

?

1. Stellen Sie mithilfe der Zutatenlisten auf Lebensmittelpackungen fest, welche Lebensmittelgruppen Farbstoffe, besonders die Azofarbstoffe E 102, 110, 122, 123, 124, 128, 129, 151, 154, 155 und 180, enthalten.
2. Lesen Sie die Fallbeispiele.
   a) Welche Personen sind besonders betroffen?
   b) Welche Symptome treten auf?
   c) Warum spricht man von einer pseudoallergischen Reaktion?
3. Ermitteln Sie für weitere Zusatzstoffe
   a) die technologische Bedeutung bei der Lebensmittelverarbeitung,
   b) evtl. gesundheitliche Auswirkungen.

T Der Fall

Susanne reagiert auf bestimmte Stoffe allergisch mit Nesselfieber. Vor einigen Wochen bekam sie, direkt nachdem sie sich mit ihrem Bruder eine Tüte Weingummi geteilt hatte, am ganzen Körper auf der Haut stark juckende Quaddeln, die jedoch nach einiger Zeit wieder verschwanden. Einige Tage später aß Susanne einen roten Wackelpeter. Bereits Minuten danach bekam sie erneut den beschriebenen Hautausschlag. Bei entsprechenden Hauttests und Blutuntersuchungen konnten jedoch keine Antikörper nachgewiesen werden.

Peter bekommt Asthmaanfälle, wenn er sich aufregt. Vor einigen Tagen machte er sich eine Limonade aus rotem Brausepulver. Bereits Minuten nachdem er sie getrunken hatte, bekam er plötzlich Atemnot und musste nach Luft ringen. Sein Zustand besserte sich nach kurzer Zeit. Ein ähnlicher Anfall trat einige Wochen später nach dem Genuss von Süßigkeiten auf. Auch bei Peter ergab ein Allergietest kein positives Ergebnis.

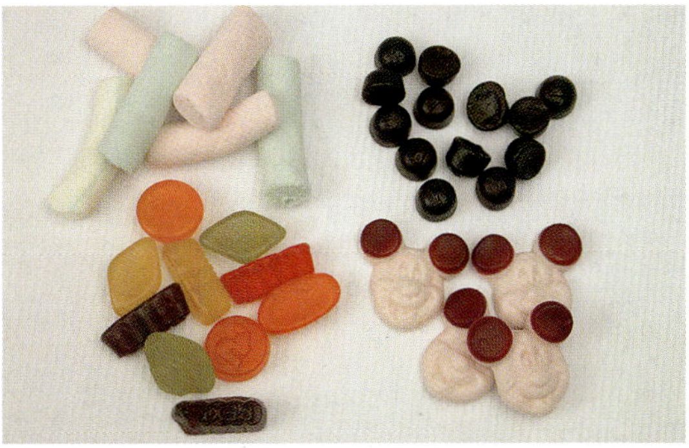

Synthetische und natürliche Farbstoffe

?

1. Welches Geliermittel soll Petra kaufen? Begründen Sie Ihre Entscheidung.
2. Warum muss dem zuckersparenden Geliermittel Sorbinsäure zugesetzt werden?
3. Ermitteln Sie in einem Supermarkt weitere Lebensmittel, denen chemische Konservierungsstoffe zugesetzt wurden.

T Der Fall

Petra will Quittengelee herstellen, hierfür benötigt sie Geliermittel. In einem Geschäft findet sie folgendes Angebot:

– Geliermittel ohne Konservierungsstoff, 1 kg für 1 kg Früchte.
– Geliermittel, zuckersparend, mit Konservierungsstoff Sorbinsäure, 1/2 kg für 1 kg Früchte.

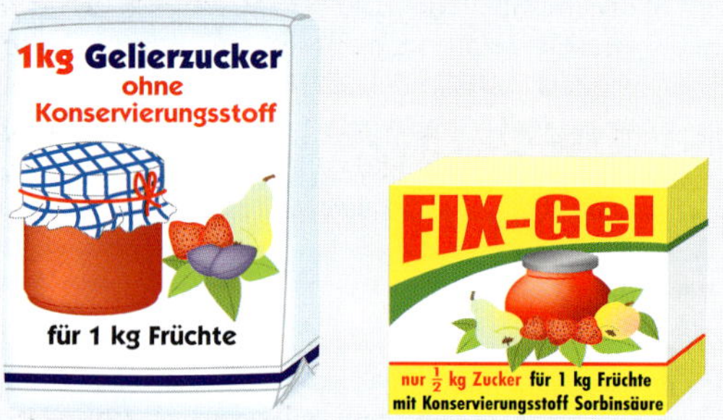

Chemische Konservierungsstoffe

Das Lebensmittelgesetz erlaubt den Zusatz bestimmter chemischer Konservierungsstoffe, um den Lebensmittelverderb und damit evtl. Lebensmittelvergiftungen zu verhindern.

Die Kenntlichmachung verwendeter Konservierungsstoffe ist vorgeschrieben. Auf einem Behälter mit Kartoffelsalat kann z. B. Folgendes stehen:

Zutatenliste: ... Benzoesäure oder **E 210.**

Oder auf einer Speisekarte steht hinter der Angabe **Heringstopf: Konservierungsstoff E 200.**

Der Verbraucher weiß aufgrund dieser Angaben, dass den Lebensmitteln Konservierungsstoffe zugesetzt wurden. Da gewöhnlich auch Lebensmittel gleicher Art ohne Konservierungsstoffe angeboten werden, kann er entscheiden, welche Lebensmittel er bevorzugt.

!

Chemische Konservierungsstoffe

- **werden eingesetzt, um den Lebensmittelverderb und evtl. dadurch ausgelöste Lebensmittelvergiftungen zu verhindern.**
- **sind bei Anwendung anderer Konservierungsverfahren, z. B. Zuckern, Säuern, Sterilisieren, oder bei entsprechender Lagerung unnötig.**

Weitere Zusatzstoffe:

- **Nitrat, Nitrit**, vgl. S. 124.
- **Konservierungsstoffe auf Obst**, vgl. S.164.
- **Süßstoffe**, vgl. S. 46.

Übersicht – Chemische Konservierungsstoffe

Kenntlichmachung	E-Nummer	Lebensmittel	gesundheitliche Bewertung
Sorbinsäure	E 200–203	Salate, Fruchtsäfte, Sauerkonserven, Marzipan, Schnittbrot	unbedenklich in geringen Mengen
Benzoesäure	E 210–213	Salate, Fruchtsäfte, Sauerkonserven, Marzipan	evtl. allergische Reaktionen
PHB-Ester	E 214–219	Salate, Marzipan	evtl. allergische Reaktionen
Schwefeldioxid	E 220–228	Trockenfrüchte, Trockengemüse, Zuckerarten, Sauerkonserven	evtl. Kopfschmerzen, Übelkeit
Propionsäure	E 280–283	Brot, Feinbackwaren: Kekse, Kuchen	vom häufigen Verzehr ist abzuraten

13.6 Aktuelle Trends im Lebensmittelrecht

Diese Kompetenz können Sie erwerben:

- *Unterschiede zwischen herkömmlichen und neuartigen Lebensmitteln kennen*

Novel Food – neuartige Lebensmittel und Lebensmittelzusatzstoffe

Novel Food sind „neuartige Lebensmittel" oder Lebensmittelzutaten, die mithilfe von Rohstoffen hergestellt wurden, die bisher nur selten für die Herstellung von Lebensmitteln eingesetzt wurden. Das bereits vielfältige, unüberschaubare Lebensmittelangebot wird also noch verwirrender. Neuartiges wird es im Handel geben, z.B. Erzeugnisse, die Algen, Fettersatzstoffe oder Lupinenmehl enthalten.

Wegen des hohen Stellenwertes von Fitness, Wohlbefinden und Leistungssteigerung werden diese Lebensmittel auch von jungen, gesunden Menschen gekauft.

In der Novel-Food-Verordnung werden folgende Gruppen von neuartigen Lebensmitteln und Lebensmittelzutaten unterschieden:

- Lebensmittel und Lebensmittelbestandteile, die **gentechnisch veränderte Organismen enthalten** oder aus solchen bestehen, z.B. Tomaten, Joghurt mit gentechnisch veränderten Mikroorganismen.
- Lebensmittel oder Lebensmittelbestandteile, die aus **gentechnisch veränderten Organismen hergestellt wurden**, solche jedoch nicht enthalten, z.B. Enzyme, Hormone, Stärken, Öle und Zucker.
- Lebensmittel oder Lebensmittelbestandteile mit **neuer und gezielt veränderter Molekülstruktur**, z.B. Fettersatzstoffe, Süßungsmittel.
- Lebensmittel oder Lebensmittelbestandteile, die aus **Mikroorganismen, Pilzen oder Algen bestehen** oder aus diesen isoliert worden sind, z.B. Einzellerproteine, Plankton.
- Lebensmittel oder Lebensmittelbestandteile, die aus **Pflanzen oder Tieren isoliert** worden sind, außer Lebensmitteln oder Lebensmittelbestandteilen, die mit herkömmlichen Vermehrungs- oder Zuchtmethoden gewonnen wurden und deren sicherer Gebrauch sich seit Jahren bewährt hat – Produkte aus fremden Kulturkreisen, z.B. geröstete Heuschrecken oder Käferlarven.

Die Novel-Food-Verordnung gilt nicht für Lebensmittelzusatzstoffe, für Aromen und Extraktionslösungsmittel sowie für bestrahlte Lebensmittel.

Lebensmittel, die unter die Novel-Food-Verordnung fallen, dürfen:

- keine Gefahr für den Verbraucher darstellen;
- keine Irreführung des Verbrauchers bewirken;
- sich von Lebensmitteln und Lebensmittelzutaten, die sie ersetzen sollen, nicht so unterscheiden, dass ihr normaler Verzehr Ernährungsmängel für den Verbraucher mit sich bringt.

Unbedenklichkeit und Kennzeichnungspflicht

Novel Food muss vor dem ersten Verkauf von dem Hersteller auf seine gesundheitliche Unbedenklichkeit geprüft werden. Die EU-Kommission lässt Novel Food erst dann zu, wenn die gesundheitliche Unbedenklichkeit feststeht. Herkömmliche Lebensmittel bedürfen keiner staatlichen Zulassung.

Novel Food muss gekennzeichnet werden, wenn die Lebensmittel Unterschiede zu den herkömmlichen Lebensmitteln aufweisen und wenn sie gentechnisch veränderte Organismen enthalten.

Der Verbraucher soll über Ernährungseigenschaften der Lebensmittel, wie Zusammensetzung und Verwendungszwecke, informiert werden.

I Fooddesign – Gestalten von Lebensmitteln

Mithilfe von Fooddesign werden neue Lebensmittel – so genanntes Designerfood – entwickelt. Mit modernen Methoden der Lebensmittelverarbeitung werden gezielt neue Lebensmittel „konstruiert", die dem Bedarf des Menschen angepasst sein sollen. Mögliche Ziele, die durch die Konstruktion von Designerfood erreicht werden sollen, sind:

- **Ersatz von Nährstoffverlusten**, z.B. Sportlergetränke
- **Erhöhung der Leistungsfähigkeit**, z.B. Energy-Drinks
- **Verminderung des Körpergewichts**, z.B. Lightprodukte
- **Erhaltung und Verbesserung der Gesundheit**, z.B. probiotische Milchprodukte
- **Genuss und Vermittlung bestimmter Erlebnisse**, z.B. Snacks, Süßwaren

Beim Designerfood kommen häufig isolierte pflanzliche oder tierische Rohstoffe zum Einsatz.

Funktionelle Lebensmittel – Functional Food

Die Idee für die Schaffung von Functional Food – funktionellen Lebensmitteln – stammt aus Japan. Bereits vor zwanzig Jahren forderte die japanische Regierung, dass funktionelle Lebensmittel entwickelt werden sollten, um die Gesundheit der Bevölkerung zu verbessern und somit die Kosten im Gesundheitswesen zu senken. Auch bei uns werden gesundheitliche Aspekte von den Verbrauchern zunehmend in die Kaufentscheidungen einbezogen.

Definition: Funktionelle Lebensmittel üben zusätzlich zu ihrem Nährwert eine positive gesundheitliche Wirkung aus. Funktionelle Lebensmittel sind keine Pillen, Kapseln oder Pulver, sondern Teil einer normalen Mahlzeit. Diese Lebensmittel sollen in eine ausgewogene Ernährung passen.

Funktionelle Lebensmittel, die bei uns bereits länger auf dem Markt sind, sind **probiotische Milchprodukte**. Joghurt z. B. soll den Körper mit Eiweiß und Calcium versorgen, probiotischer Joghurt enthält probiotische Bakterien, die sich vorübergehend im Dickdarm ansiedeln. Hier üben sie einen positiven Einfluss auf die Gesundheit aus. Dieser Joghurt „deckt also nicht nur den Nährstoffbedarf", sondern kann darüber hinaus einen gewissen gesundheitlichen Nutzen bringen. Dies gilt zwar auch für „herkömmlichen Joghurt", bei probiotischen Lebensmitteln tritt der gesundheitliche Aspekt jedoch stärker in den Vordergrund.

Für funktionelle Lebensmittel gibt es in der EU bisher keine rechtliche Regelung, rein rechtlich unterscheiden sie sich nicht von herkömmlichen Lebensmitteln oder speziellen Diätprodukten. Funktionelle Lebensmittel sind keine Arzneimittel.

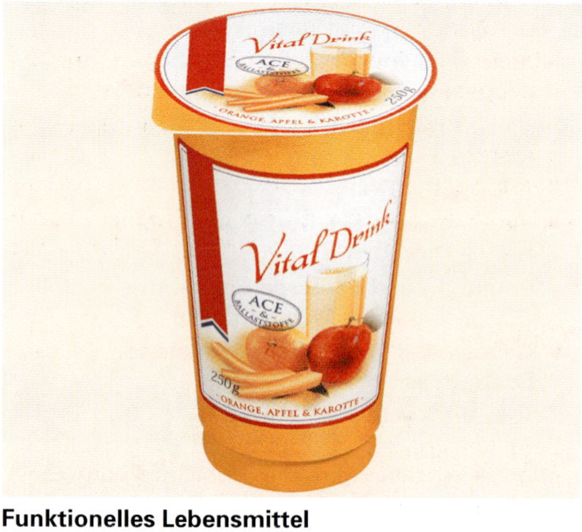

Funktionelles Lebensmittel

Werbung für funktionelle Lebensmittel
Es besteht ein Verbot krankheitsbezogener Werbeaussagen: z. B. „beseitigt, lindert oder verhütet ...". Gesundheitsbezogene Werbeaussagen sind dagegen erlaubt: z. B. „unterstützt die körpereigenen Abwehrkräfte" oder „leistet einen aktiven Beitrag für Ihr Wohlbefinden". Diese Aussagen müssen jedoch wissenschaftlich ausreichend gesichert sein. Lebensmittel dringen somit in einen Bereich vor, der bisher eindeutig den Arzneimitteln vorbehalten war.

Der Markt für funktionelle Lebensmittel ist einer der großen Wachstumsbereiche der Lebensmittelindustrie.

Substanzen, die den funktionellen Lebensmitteln zugesetzt werden:
- **sekundäre Pflanzenstoffe** zur Senkung des Blutcholesterinspiegels in Margarine.
- **Vitamine A** (β-Carotin), **C** und **E** als Antioxidantien, deren vorbeugende Wirkung gegen Krebserkrankungen und Herz-Kreislauf-Erkrankungen diskutiert wird.
- **Fischöle, ω-3-Fettsäuren**, sie sollen das Risiko für Herz-Kreislauf-Erkrankungen senken.
- **probiotische Bakterien**, sie sollen das Krebsrisiko senken.
- **lösliche Ballaststoffe** für die Senkung des Blutfett- und Blutcholesterinspiegels.
- **Zuckeralkohole** zur Vermeidung von Karies.

!

- **Allein durch den Verzehr funktioneller Lebensmittel kann die Gesundheit nicht gesteigert werden.
Sie stellen lediglich eine mögliche Ergänzung einer gesundheitsbewussten Ernährung dar.**

?

1. Erkunden Sie in einem Supermarkt das Angebot an neuartigen Lebensmitteln. Erstellen Sie eine Liste der ermittelten funktionellen Lebensmittel und Nahrungsergänzungsmittel.
2. Begründen Sie, warum ACE-Getränke zu den funktionellen Lebensmitteln gehören.
3. Führen Sie eine Pro-und-Kontra-Diskussion: „Funktionelle Lebensmittel gehören zum täglichen Nahrungsangebot".

Nahrungsergänzungsmittel

Nahrungsergänzungsmittel sind Lebensmittelbestandteile, die wegen ihres Nährwertes verzehrt werden, um die tägliche gewöhnliche Nahrung gesunder Personen zu ergänzen, deren Zufuhr an einem oder mehreren Nährstoffen aus dieser gewöhnlichen Nahrung möglicherweise zweifelhaft oder vorübergehend unzureichend ist.

Das angestrebte Ziel ist eine ausreichende Versorgung mit Vitaminen, Mineralstoffen/Spurenelementen, essenziellen Fettsäuren, Aminosäuren, Eiweiß und Kohlenhydraten.

Vitamin- und Mineralstoffpräparate, Grapefruitkernextrakte und sonstige Produkte sind also Nahrungsergänzungsmittel.

Nahrungsergänzungsmittel werden als Tabletten, Kapseln, Brausetabletten, Trinkampullen und in Pulverform angeboten.

Nahrungsergänzungsmittel sind keine Arzneimittel, sie unterliegen dem Lebensmittelrecht. Für Arzneimittel wird eine Zulassung benötigt.

Für Nahrungsergänzungsmittel besteht keine Meldepflicht, jeder, der eine Gewerbeerlaubnis besitzt, kann diese herstellen. Der Nährwert muss nicht angegeben werden, lediglich Vitamine sind zu kennzeichnen.

In den Werbestrategien für Nahrungsergänzungsmittel entsteht der Eindruck, die normale Ernährung reiche für die Versorgung mit den notwendigen Nährstoffen nicht aus, eine Ergänzung sei lebensnotwendig.

Eine unzureichende Nährstoffzufuhr ist jedoch meist auf eine ungünstige Lebensmittelauswahl zurückzuführen. Zu hohe Dosen an Vitaminen und Mineralstoffen können darüber hinaus gesundheitliche Schäden verursachen.

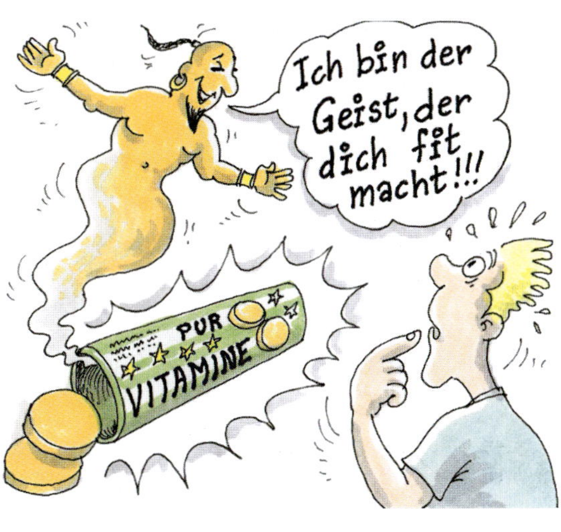
Ich bin der Geist, der dich fit macht!!!
PUR VITAMINE

In Deutschland werden jährlich ca. eine Milliarde € für Nahrungsergänzungsmittel ausgegeben. Gesundheit kann man aber nicht kaufen.

Zu den Risikogruppen, für die Nahrungsergänzungsmittel sinnvoll sein können, zählen lediglich Patienten mit Erkrankungen des Magen-Darm-Traktes, Schwangere, Personen, die über längere Zeit eine Reduktionsdiät machen, und Senioren, die sich aufgrund von Essstörungen einseitig ernähren.

Ob Iod und Folsäure durch Nahrungsergänzungsmittel die Ernährung ergänzen sollen, wird derzeit diskutiert.

Eine unzureichende Folsäurezufuhr kann z. B. bei einer obst- und gemüsearmen Ernährung vorkommen. Eine zusätzliche Folsäurezufuhr vor und zu Beginn einer Schwangerschaft ist sinnvoll und der Nutzen ist wissenschaftlich nachgewiesen.

Durch die Gabe von Folsäure wird das Risiko für schwere Missbildungen des Säuglings – offener Rücken – vermindert.

Für die Zusammensetzung von Nahrungsergänzungsmitteln gibt es folgende unverbindliche Empfehlungen:

Vitamine: nicht mehr als die dreifache Menge der empfohlenen Tagesdosis.

Mineralstoffe: nicht mehr als die einfache Menge der empfohlenen Tagesdosis.

Die Verbraucherzentralen fordern eine EU-weit gültige Regelung für Nahrungsergänzungsmittel und eine Festlegung von verbindlichen Höchstmengen. Für die Inhaltsstoffe sollte die Wirksamkeit wissenschaftlich gesichert sein.

Die Kennzeichnung muss folgende Angaben enthalten:

- die empfohlene tägliche Verzehrsmenge in Portionen des Erzeugnisses,
- einen Warnhinweis, die angegebene empfohlene Tagesdosis nicht zu überschreiten,
- einen Hinweis darauf, dass Nahrungsergänzungsmittel nicht als Ersatz für eine abwechslungsreiche Nahrung verwendet werden sollen,
- einen Hinweis darauf, dass die Produkte außerhalb der Reichweite von kleinen Kindern zu lagern sind.

?

1. Führen Sie eine Pro-und-Kontra-Diskussion: „Für welche Personen sind Nahrungsergänzungsmittel
   a) sinnvoll,
   b) unsinnig?“

Gentechnisch veränderte Lebensmittel

Direkte Erbgutveränderungen bei Pflanzen, Tieren und Mikroorganismen

Beispiele

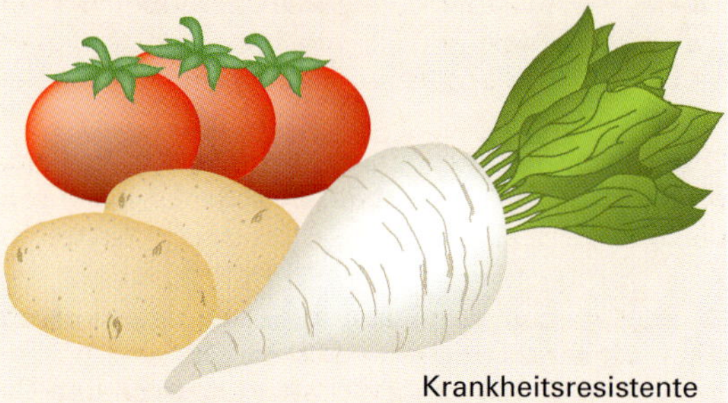
Tomaten mit längerer Haltbarkeit
Krankheitsresistente Zuckerrüben
Kartoffeln mit höherem Stärkegehalt

- In den Labors warten insgesamt über 50 gentechnisch veränderte Obst-, Gemüse- und Getreidesorten sowie Milch- und Hefeprodukte auf ihren Einsatz

Methoden

Schematische Darstellung am Beispiel einer Pflanze

Der Pflanze werden Zellen entnommen

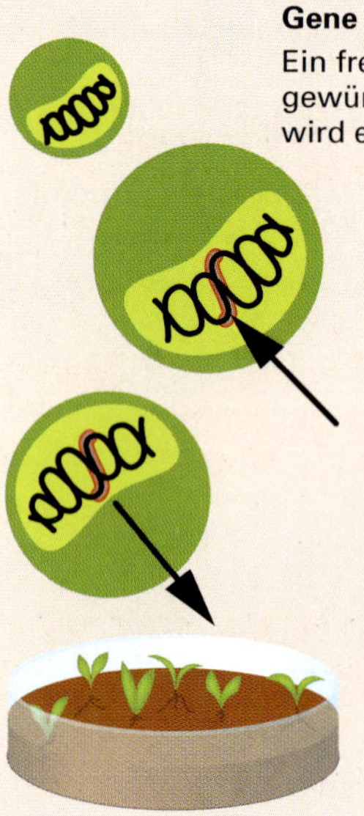
Zelle
Zellkern

Erbmaterial (DNA) enthält die Gene mit den Erbinformationen

Ein fremdes Gen mit den gewünschten Eigenschaften wird eingeschleust

- durch Bakterien oder Viren („Gen-Taxi“)
- oder durch direktes Einfügen oder Einspritzen in den Zellkern

Die Zelle hat durch die Genübertragung etwas Neues „gelernt“, sie erfüllt eine neue Aufgabe

Über Zellkulturen werden Pflanzen mit den neu gewonnenen Eigenschaften vermehrt

Seit circa 20 Jahren wird die Gentechnik eingesetzt. Gentechnik kann die klassischen Züchtungsmethoden nicht ersetzen, sondern sie ist ein zusätzliches Mittel zum schnelleren Erreichen züchterischer Ziele. Nahezu alle Pflanzen werden heute in einer Kombination von Gentechnik und klassischer Züchtung weiterentwickelt.

Mittels der Gentechnik ist es möglich, gezielt einzelne vorteilhafte Eigenschaften in eine Pflanze oder ein Tier einzubauen oder unerwünschte Eigenschaften daraus zu entfernen. Der Unterschied zur traditionellen Züchtung liegt darin, dass die Änderungen rascher und gezielter herbeigeführt werden können.

Bei der Gentechnik können Gene artübergreifend kombiniert werden. Der entscheidende Unterschied zwischen klassischer Zucht und gentechnischer Veränderung von Lebewesen ist also die Überwindung der Artgrenzen. Man kann z. B. Gene aus Fischen in Kartoffeln einbauen.

Gene im menschlichen Organismus

Der menschliche Körper besteht aus rund 100 Billionen Zellen. In jeder Zelle – außer in den roten Blutkörperchen – befindet sich die gesamte Erbinformation des Menschen, verteilt auf 30 000 bis 40 000 Gene. Sobald wir etwas essen, nehmen wir viele Milliarden fremde Gene von Rindern, Schweinen oder Tomaten auf. Wer das nicht möchte, müsste verhungern.

Prinzip der Gentechnik

Die Bausteine des genetischen Codes sind bei allen Lebewesen gleich. Nur Anzahl und Reihenfolge sind von Art zu Art verschieden, deshalb ist auch ein Austausch von Genen zwischen beliebigen Lebewesen möglich.

Gentechnik besteht darin, genetische Informationen aus der DNA von einem Lebewesen auf ein anderes zu übertragen. Zunächst muss ein Gen identifiziert werden: Wofür ist es gut? Dann wird das Gen, dessen Informationsgehalt bekannt ist, aus dem Spenderorganismus gezielt isoliert und in den Empfängerorganismus eingebracht.

Wenn ein Gen von einem Lebewesen in ein anderes übertragen wird, wird jeweils ein bestimmtes Ziel verfolgt: Man möchte z. B. ein Bakterium dazu bringen, Insulin zu produzieren, oder man will einen Lachs, der schneller wächst, oder man will Mais, der sich selbst gegen Fraßschädlinge schützt, oder man will Tomaten, die nicht so schnell verderben.

Anders als bei der klassischen Züchtung ist die Gentechnik nicht an Artgrenzen gebunden. Erstmals kann Erbinformation z. B. aus Insekten in Pflanzen „eingekreuzt“ werden.

Klonen
Jede einzelne Zelle eines Organismus hat den kompletten Satz des Erbgutes, so kann theoretisch aus jeder Zelle ein neuer Organismus hervorgebracht werden.

Zumindest beim Schaf, aber auch bei Kühen und Schweinen wurde dies mittlerweile Realität.

Das Vorgehen ist einfach erklärt, aber schwierig in der Durchführung: Aus einer Eizelle wird der Zellkern entfernt und durch einen Zellkern eines ausgewachsenen Tieres ersetzt. Die Eizelle entwickelt sich zum Embryo, der anschließend in eine „Leihmutter" eingepflanzt und der üblichen Entwicklung überlassen wird.

Gentechnisch veränderte Lebensmittel kann man in drei Gruppen unterteilen:

- Lebensmittel aus gentechnisch veränderten Organismen, z. B. gentechnisch veränderte Sojabohnen oder Tomaten.
- Lebensmittel, die lebende gentechnisch veränderte Organismen enthalten, z. B. Joghurt mit gentechnisch veränderten Milchsäurebakterien.
- Lebensmittel, die isolierte oder verarbeitete Produkte aus gentechnisch veränderten Organismen enthalten, z. B. Enzyme, Vitamine oder Öle, aber nicht mehr den gentechnisch veränderten Organismus. Gegenwärtig sind mehr als 40 verschiedene Enzyme aus gentechnisch veränderten Organismen auf dem Markt. Auch für die Gewinnung von Lebensmittelzusatzstoffen, z. B. Vitaminen, werden gentechnische Verfahren eingesetzt. Die biologische Synthese ist preiswerter als die chemische.

Das gegenwärtige Angebot
Der Verbraucher erhält nur importierte gentechnisch veränderte Lebensmittel, wie Sojabohnen, Raps, Mais oder Öl oder Proteine. Man geht davon aus, dass gegenwärtig 60 bis 70 % aller Lebensmittel in irgendeiner Weise mit der Gentechnik in Berührung gekommen sind.

Außerdem helfen gentechnisch veränderte Hefekulturen und Bakterienkulturen beim Brauen, bei der Käseherstellung und beim Backen. Bakterienkulturen produzieren Aromen, Vitamine, Süßstoffe und Enzyme für die Lebensmittelindustrie und so auch für den Verbraucher. Auch Insulin für Diabetiker kann heute aufgrund der Gentechnik durch Mikroorganismen erzeugt werden.

Nutzen für den Verbraucher
Gentechnisch veränderte Lebensmittel bringen derzeit keinen Nutzen für den Verbraucher. 70 % der Verbraucher lehnen diese Lebensmittel ab.

Vertrieb und Kennzeichnung
Im Ausland gentechnisch hergestellte Lebensmittel und Zusatzstoffe dürfen ohne spezielle Beschränkung nach Deutschland eingeführt werden. Ausgenommen sind Lebensmittel, die vermehrungsfähige Organismen enthalten, also z. B. das lebende Schwein, dem ein Gen für menschliches Wachstum eingefügt wurde, muss laut Gentechnik-Gesetz draußen bleiben. Das Kotelett vom Gen-Schwein darf jedoch importiert werden, ebenso wie Cornflakes aus Gen-Mais und Ketchup aus Gen-Tomaten.

Seit April 2004 gelten EU-weit neue Vorschriften zur Gentechnik-Kennzeichnung. Sie gehören weltweit zu den strengsten Kennzeichnungsregelungen.

Kennzeichnung von Lebensmitteln aus gentechnisch veränderten Pflanzen: z. B.
„aus gentechnisch veränderten ... hergestellt"

Kennzeichnung von Lebensmitteln aus gentechnisch veränderten Pflanzen und Tieren

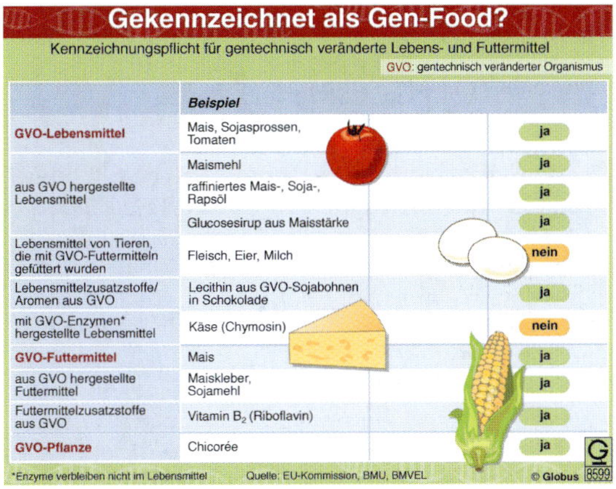
Gekennzeichnet als Gen-Food?

Kennzeichnungspflicht für gentechnisch veränderte Lebens- und Futtermittel

GVO: gentechnisch veränderter Organismus

	Beispiel	
GVO-Lebensmittel	Mais, Sojasprossen, Tomaten	ja
aus GVO hergestellte Lebensmittel	Maismehl	ja
	raffiniertes Mais-, Soja-, Rapsöl	ja
	Glucosesirup aus Maisstärke	ja
Lebensmittel von Tieren, die mit GVO-Futtermitteln gefüttert wurden	Fleisch, Eier, Milch	nein
Lebensmittelzusatzstoffe/ Aromen aus GVO	Lecithin aus GVO-Sojabohnen in Schokolade	ja
mit GVO-Enzymen* hergestellte Lebensmittel	Käse (Chymosin)	nein
GVO-Futtermittel	Mais	ja
aus GVO hergestellte Futtermittel	Maiskleber, Sojamehl	ja
Futtermittelzusatzstoffe aus GVO	Vitamin B_2 (Riboflavin)	ja
GVO-Pflanze	Chicorée	ja

*Enzyme verbleiben nicht im Lebensmittel   Quelle: EU-Kommission, BMU, BMVEL   © Globus 8599

Folgende Befürchtungen hinsichtlich der Gentechnik werden geäußert:

- Die ökologischen Risiken bei der Freisetzung von gentechnisch veränderten Organismen in die Umwelt sind nicht vorhersehbar. Es kann zu einer Kreuzung zwischen gentechnisch veränderten und eng verwandten „unveränderten" Pflanzen kommen.
- Mögliche gesundheitliche Risiken für die Verbraucher sind zurzeit nicht klar abschätzbar, z. B. Allergien, da es keine Langzeituntersuchungen gibt.
- Es gibt keinen überragenden Nutzen für die Verbraucher, der die Inkaufnahme des Risikos rechtfertigt. Der Einsatz der Gentechnik wird vor allem vorangetrieben, um die Lebensmittelherstellung industriellen Anforderungen anzupassen.

I Stichworte zur Lebensmittelkennzeichnung

Das Lebensmittelrecht schreibt vor, dass folgende Angaben auf Fertigpackungen in deutlich sichtbarer und leicht lesbarer Schrift angegeben werden müssen.

Verkehrsbezeichnung: Durch die Bezeichnung bzw. Beschreibung soll eine Unterscheidung von ähnlichen Erzeugnissen ermöglicht werden, z.B. Erdbeerquark und nicht Sommernachtstraum.

Zutatenliste: Die Zutaten des Lebensmittels müssen in absteigender Reihenfolge ihrer Gewichtsanteile zum Zeitpunkt der Verwendung bzw. Herstellung genannt werden. Die Zutat mit dem größten Gewichtsanteil steht an erster Stelle, die Zutat mit dem geringsten Anteil an letzter Stelle. Zu den Zutaten gehören auch die Zusatzstoffe, z.B. Konservierungsstoffe wie E 200, Farbstoffe wie E 123 usw.

Wird eine Zutat in der Verkehrsbezeichnung genannt oder im Bild auf dem Etikett hervorgehoben, so muss die prozentuale Menge, mit der diese Zutat in dem Produkt enthalten ist, z.B. 7 % Erdbeeren, angegeben werden.

Mindesthaltbarkeitsdatum: Unter angemessenen Aufbewahrungsbedingungen behält das Lebensmittel bis zu diesem Datum seine Eigenschaften. Das Mindesthaltbarkeitsdatum ist kein Verbrauchsdatum. Ist das Mindesthaltbarkeitsdatum nur bei Einhaltung bestimmter Temperaturen gewährleistet, so ist ein entsprechender Hinweis zu geben, z.B. „bei + 10 °C mindestens haltbar bis …". Bei leicht verderblichen Lebensmitteln, z.B. Hackfleisch, muss ein **Verbrauchsdatum** angegeben werden. Der Verbrauch bis zu diesem Datum wird empfohlen. Das Mindesthaltbarkeitsdatum muss unverschlüsselt unter Angabe von Tag, Monat und Jahr angegeben werden. Je nach Haltbarkeitsdauer reicht auch lediglich die Angabe von Monat und Jahr oder des Jahres.

Name des Herstellers oder Abfüllers, Ort der gewerblichen Niederlassung: Diese Angaben ermöglichen eine eventuelle Beanstandung des Lebensmittels.

Mengenangabe: Füllmenge (Abtropfgewicht) oder sonstige Mengenangaben müssen in Liter bzw. Kilogramm angegeben werden. Abtropfgewicht heißt z.B. bei Würstchen im Glas: Würstchen ohne Flüssigkeit.

Preise müssen immer auch pro 100 g oder pro Kilogramm angegeben werden, damit der Verbraucher die Preise besser vergleichen kann.

Warenkennzeichnung – eine Informationsmöglichkeit für die Verbraucher

Die Lebensmittelkennzeichnung soll Verbraucher

- vor gesundheitlichen Schäden,
- vor Täuschung schützen.

Die Lebensmittelkennzeichnung ermöglicht einen Qualitätsvergleich. Bei undurchsichtigen Packungen sind die Verbraucher allein auf diese Angaben angewiesen.

Bei gefährdeten Lebensmitteln ist anstelle des Mindesthaltbarkeitsdatums ein Verbrauchsdatum vorgeschrieben.

Nicht vorgeschrieben sind

- genaue Energie- und Nährstoffangaben,
- namentliche Kennzeichnung von Zusatzstoffen, hier genügen die Klassennamen und die E-Nummern, vgl. Umschlag vorne innen,
- genaue Angaben, wo die Lebensmittel erzeugt wurden,
- Rezepte und Verwendungsvorschläge.

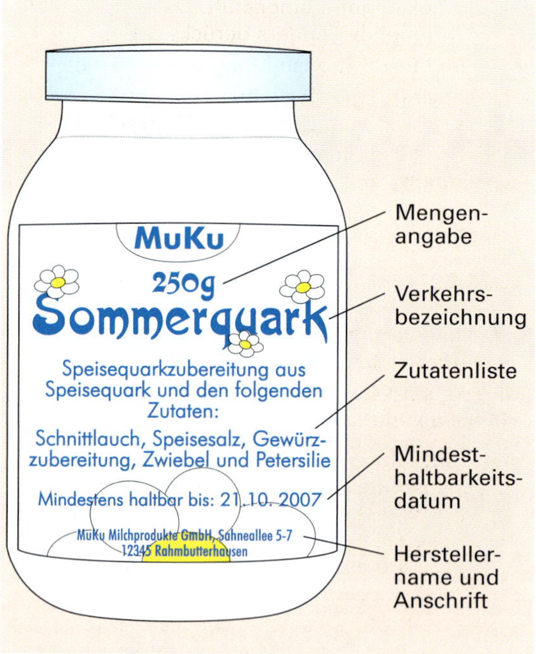
MuKu
250g
Sommerquark
Speisequarkzubereitung aus Speisequark und den folgenden Zutaten:
Schnittlauch, Speisesalz, Gewürzzubereitung, Zwiebel und Petersilie
Mindestens haltbar bis: 21.10.2007
MuKu Milchprodukte GmbH, Sahneallee 5-7
12345 Rahmbutterhausen
Mengenangabe
Verkehrsbezeichnung
Zutatenliste
Mindesthaltbarkeitsdatum
Herstellername und Anschrift

Etikett – Lebensmittelkennzeichnung

?

In einem Laden entdecken Sie eine Packung Speisequark ohne Etikett im Sonderangebot. Tragen Sie zusammen, was Sie über den Speisequark wissen möchten.

Amtliche Lebensmittelüberwachung

Die Lebensmittelüberwachung wird in der **„Verordnung über Grundsätze zur Durchführung der amtlichen Überwachung lebensmittelrechtlicher und weinrechtlicher Vorschriften"** geregelt.

Die Lebensmittelüberwachung ist zum Schutze des Verbrauchers da. Die Lebensmittelüberwachung überprüft die Einhaltung des Lebensmittelrechts.

Die Durchführung ist Sache der Länder. In einigen Städten gibt es spezielle Lebensmitteluntersuchungsämter, deren Arbeit durch Polizeibehörden und Gesundheitsämter unterstützt wird.

Gemäß Lebensmittelrecht überprüft die Lebensmittelüberwachung regelmäßig Herstellungs- und Handelsbetriebe, Gaststätten und Großküchen.

Jährlich werden in diesen Betrieben mindestens fünf Lebensmittelproben pro 1000 Einwohner entnommen. Beschwerdeproben machen im Durchschnitt nur einige Prozent der untersuchten Proben aus. Lebensmittelskandale führen zu einer gezielten Betriebskontrolle und Probenentnahme.

Amtliche Betriebsüberprüfung

Die zu überwachenden Betriebe werden jeweils in eine Risikokategorie eingestuft. Dabei werden folgende Kriterien besonders berücksichtigt:

1. Art und Produktionsumfang des Betriebes,
2. Effektivität der Eigenkontrollsysteme, insbesondere Anwendung des HACCP-Konzeptes,
3. Art und Herkunft der Erzeugnisse, insbesondere ihre Haltbarkeit,
4. Produkt-, Produktions- und Personalhygiene,
5. Qualifikation und Anzahl des Betriebspersonals,
6. der bestimmungsgemäße Verzehr der Erzeugnisse durch empfindliche Personengruppen,
7. Art und Anzahl der Verstöße gegen Rechtsvorschriften in der Vergangenheit.

Betriebe sind in der Regel im Abstand von drei Jahren zu kontrollieren.

Probenentnahme

Der Lebensmittelkontrolleur entnimmt in Geschäften eine „amtliche Probe" zur Untersuchung. Eine Zweitprobe lässt er versiegelt im Geschäft zurück. Die Probe wird auf schnellstem Wege in die Untersuchungsstelle gebracht.

Hier ist die Probe so schnell wie technisch möglich zu untersuchen. Das schriftliche Untersuchungsergebnis muss sofort mitgeteilt werden. Das ausführliche Gutachten muss innerhalb von weniger als sechs Wochen nachgereicht werden.

Die Überwachung erfolgt durch fachlich ausgebildete Personen, die regelmäßig in fachlichen Fragen und in Fragen der Durchführung der Überwachung fortgebildet werden. Inhalt und Teilnahme an Fortbildungen ist zu dokumentieren.

?

1. Nennen Sie Ihnen bekannte Vorschriften zum Schutze des Verbrauchers vor
   a) Täuschung und Irreführung,
   b) gesundheitlichen Schäden.
2. Wie können Sie selbst die Arbeit der Lebensmittelüberwachung und Hygienekontrolle ergänzen?
3. Ergänzen Sie die Regeln für den Hygienecheck für die Gemeinschaftsverpflegung.
4. Erstellen Sie einen Hygienecheck für die Herstellung von belegten Brötchen – Käse, Wurst, Garnierung – für ein Frühstücksbüfett.

T Das ist hier noch nie passiert

„Das ist das erste Mal, dass so etwas passiert ist", erklärt der Leiter der Lebensmittelüberwachung im Ordnungsamt. Er hatte am Freitag im Vereinsheim des THW Kiel die Essensreste sichergestellt, die vermutlich die Lebensmittelvergiftung verursacht haben. „Wir haben die Reste aus Mülleimern und Töpfen gekratzt und danach alles desinfiziert, damit nichts mehr passiert. Die Proben gehen an das Lebensmittel- und Veterinär-Untersuchungsamt, wo sie ab heute bakteriologisch und chemisch untersucht werden. Gleichzeitig werden den Wissenschaftlern die Krankheitssymptome mitgeteilt. Es müssen Kulturen angelegt werden, die Bakterien müssen erst wachsen", schildert Herr Stoll den weiteren Fortgang der Untersuchungen. Er rechnet damit, dass am Mittwoch die Ergebnisse vorliegen.

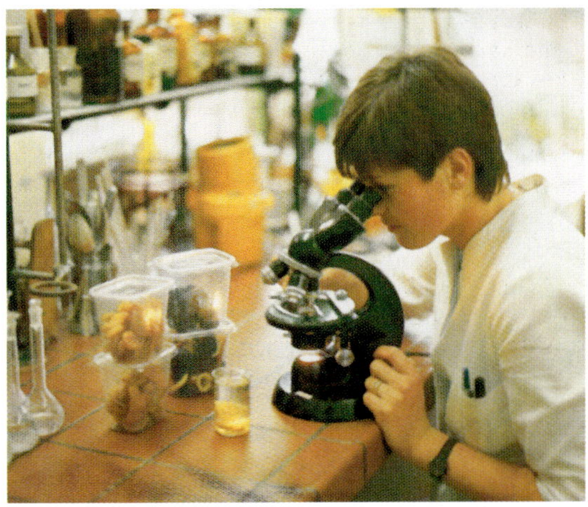

Mikroskopische Untersuchung von Trockenobst

14 Lebensmittelkonservierung, -hygiene

14.1 Konservierung verhindert Lebensmittelverderb durch Mikroorganismen

Übersicht – Mikrobielle, biochemische Veränderungen

Mikroorganismen	Lebensmittelveränderungen
Enzyme 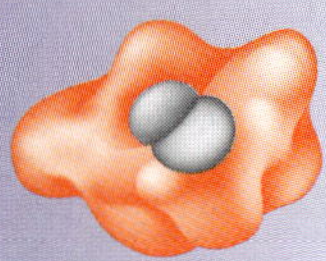	**erwünscht** z. B. Nachreifen von Obst, Fleisch **Verderb** z. B. Ranzigwerden von Fetten, Vitaminzerstörung
Schimmelpilze 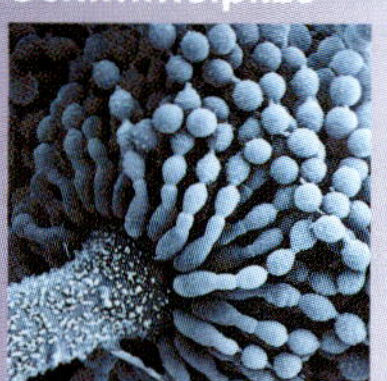	**erwünscht** z. B. Käseherstellung **Verderb** z. B. Schimmelbildung bei Nüssen, Obstsaft
Hefen 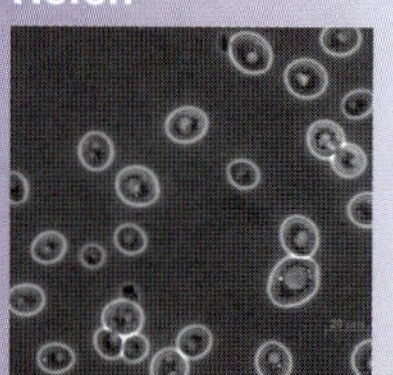	**erwünscht** z. B. Brotherstellung **Verderb** z. B. Kompott, Fruchtsäfte – alkoholische Gärung
Bakterien 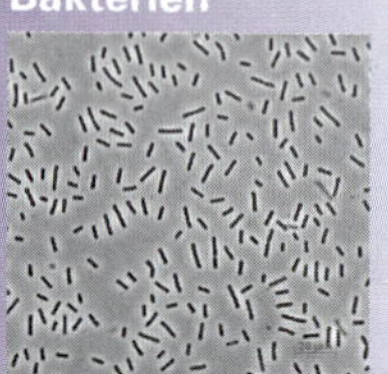	**erwünscht** z. B. Sauermilch, Sauerkraut **Verderb** z. B. Salmonellen in Eiern, Eitererreger in Kartoffelsalat

Diese Kompetenzen können Sie erwerben:

- *Lebensmittelveränderungen durch Mikroorganismen kennen*
- *Faktoren, die das Wachstum von Mikroorganismen – den Lebensmittelverderb – beeinflussen, kennen und Konservierungsmethoden ableiten*

Qualitätseinbußen – Verderb – bei Lebensmitteln werden durch das unkontrollierte Wachstum von Bakterien, Hefen, Schimmelpilzen und das Einwirken von Enzymen hervorgerufen.

Lebensmittel verderben umso schneller, je feiner verteilt sie vorliegen und je mehr Flüssigkeit sie enthalten. Hackfleisch verdirbt so z. B. schneller als ein Stück Fleisch.

Werden Bakterien mit der Nahrung aufgenommen, so kann es durch die von den Bakterien gebildeten Giftstoffe zu Lebensmittelvergiftungen kommen.

Hefen befinden sich vor allen Dingen auf Obst. Sie wachsen auch unter Luftabschluss, sie vergären dann z. B. Obstsaft.

Einige Schimmelpilze, die für ihren Stoffwechsel Sauerstoff benötigen, bilden ebenfalls Giftstoffe, die krebserregend wirken.

Auch die in Lebensmitteln enthaltenen Enzyme können Verderb hervorrufen.

Haltbarmachen zielt darauf ab, Lebensmittel in einen Zustand zu bringen, in dem mögliche Ursachen für einen Verderb ausgeschlossen bzw. extrem verlangsamt werden.

!

- **Lebensmittelveränderungen durch Mikroorganismen (Hefen, Schimmelpilze, Bakterien) und Enzyme werden genutzt**
  - **zur Herstellung von Lebensmitteln, z. B. Brot, Käse, Wein,**
  - **zur Bildung von Geschmacksstoffen, z. B. Sauermilch,**
  - **für Konservierungsverfahren, z. B. Sauerkraut.**
- **Lebensmittelverderb durch Mikroorganismen und Enzyme ist unerwünscht.**

Das Wachstum von Mikroorganismen kann durch den Entzug bzw. die Veränderung folgender Faktoren verlangsamt bzw. verhindert werden:

- Temperatur,
- Wassergehalt,
- teilweise Sauerstoff,
- Milieu (pH-Wert).

Die Lebensmittel können mit anderen Worten durch die Veränderung dieser Faktoren konserviert werden.

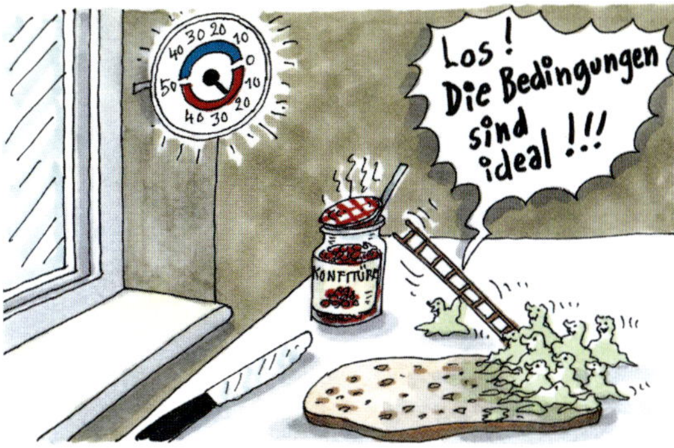

Wachstum von Mikroorganismen

14.2 Physikalische Veränderungen während des Lagerns

Diese Kompetenz können Sie erwerben:

- *Physikalische Lebensmittelveränderungen während des Lagerns verhindern*

Beim Lagern der Lebensmittel kann der Wassergehalt abnehmen bzw. zunehmen, die Lebensmittel trocknen aus oder werden feucht. Entscheidend sind hierbei die Luftfeuchtigkeit und die Umgebungstemperatur. Eine zu geringe Luftfeuchtigkeit und/oder eine zu hohe Umgebungstemperatur bewirken so z. B. das Welken eines Salatkopfes. Eine zu hohe Luftfeuchtigkeit bewirkt dagegen z. B. das Klumpen von Zucker oder Salz.

Außerdem kann es zu einem Verlust an Aromastoffen kommen bzw. die Lebensmittel werden durch die Annahme von Fremdgerüchen im Geruch oder Geschmack negativ beeinflusst.

Die Lebensmittel haben nicht mehr die vom Verbraucher gewünschte Beschaffenheit.

Verhinderung von physikalischen Veränderungen

- Lebensmittel bei einer Luftfeuchtigkeit lagern, die dem natürlichen Wassergehalt entspricht. Die Luftfeuchtigkeit ist von der Umgebungstemperatur abhängig.
- Flüssigkeits- bzw. Aromaverluste durch eine entsprechende Verpackung verhindern.

!

Zur Verhinderung des Lebensmittelverderbs müssen

- **Veränderungen durch Mikroorganismen oder Enzyme und**
- **physikalische Veränderungen**

verlangsamt oder verhindert werden.

Übersicht – Physikalische Veränderungen

Ursachen	Folgen	Beispiele
zu geringe Luftfeuchtigkeit	Austrocknen der Lebensmittel	Brot, Kuchen, Gemüse, Obst
zu hohe Luftfeuchtigkeit	Feuchtwerden der Lebensmittel	Kekse, Salz, Zucker
zu große Kälte	Zellwände der Lebensmittel werden zerstört	Kartoffeln, Obst

?

1. Welche Veränderungen sind in einem vergorenen Pflaumenkompott eingetreten?
2. Sie lagern Pflaumenkompott
   a) bei Zimmertemperatur,
   b) im Kühlschrank.
   Wo wird das Pflaumenkompott schneller vergären?
   Begründen Sie Ihre Entscheidung.
3. Nennen Sie je fünf Lebensmittel, die
   a) im Kühlschrank bei +2 bis +6 °C und einer Luftfeuchtigkeit von 60 bis 70 %,
   b) im Keller bei +8 bis +12 °C und einer Luftfeuchtigkeit von 70 bis 80 %,
   c) in der Speisekammer bei +15 bis +20 °C und einer Luftfeuchtigkeit von 50 bis 60 %
   gelagert werden sollten.

14.3 Tiefgefrieren

Diese Kompetenzen können Sie erwerben:
- *Die Konservierungsmethode Tiefgefrieren bewerten*
- *Lebensmittel einfrieren und Tiefkühlkost zubereiten*

?

Es sollen
a) Erdbeeren, b) Erbsen
eingefroren werden.
Beschreiben Sie die einzelnen Arbeitsschritte.

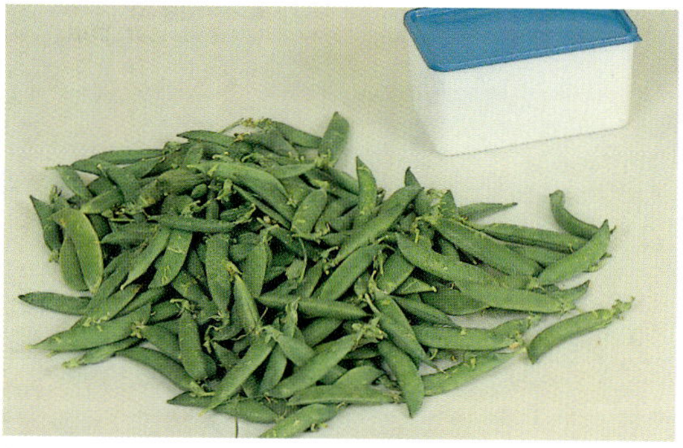

Erbsen sollen eingefroren werden

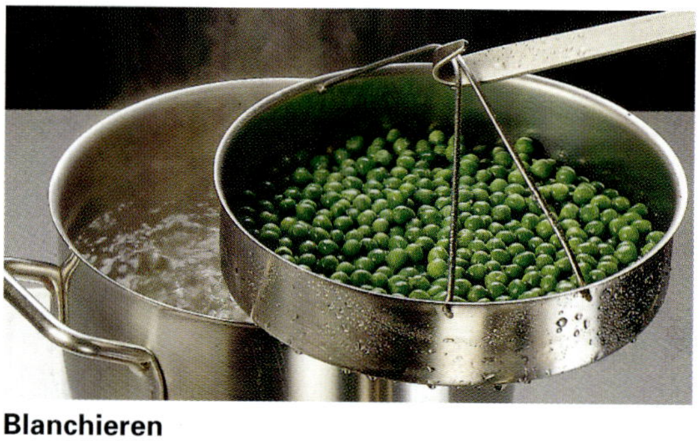

Blanchieren

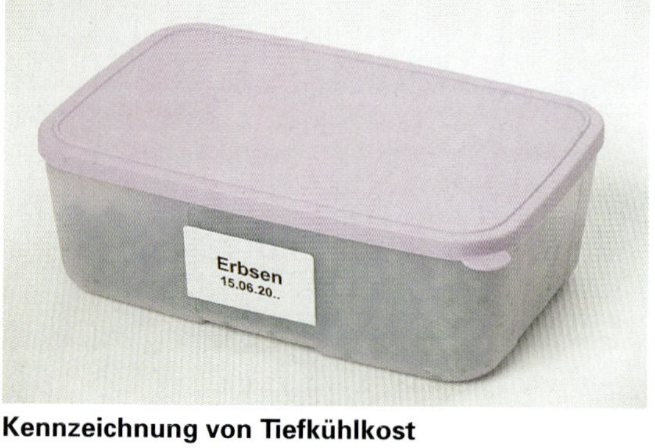

Kennzeichnung von Tiefkühlkost

Tiefgefrieren bedeutet ein langfristiges Haltbarmachen von Lebensmitteln. Bei diesen Temperaturen wachsen die Mikroorganismen nicht mehr, die Enzymtätigkeit ist verlangsamt.

Einfrieren von Lebensmitteln

- Nur frische Lebensmittel bester Qualität verwenden.
- Gemüse und Obst müssen teilweise vor dem Einfrieren blanchiert werden.
  Blanchieren: Die Lebensmittel werden 2 bis 4 Minuten in kochendem Wasser oder Wasserdampf vorgegart. Durch das Blanchieren bleiben während der Lagerung Vitamine, Farbe, Aussehen und Geschmack besser erhalten.
- Beim Blanchieren gibt man 500 g Gemüse in 2 l kochendes Wasser. Das Gemüse muss im Wasser „schwimmen". Im geschlossenen Topf blanchieren. Gemüse oder Obst nach dem Blanchieren schnell abkühlen.
- Lebensmittel möglichst ungesalzen und ungezuckert einfrieren. Nach dem Auftauen abschmecken. Salz und Zucker senken den Gefrierpunkt, Lebensmittel verderben schneller.
- Nicht zu große Lebensmittelmengen auf einmal einfrieren. Bereits eingefrorene Lebensmittel können sonst antauen bzw. die Lebensmittel werden nicht schnell genug eingefroren.
- Lebensmittel je nach Haushaltsgröße in geeigneten Portionen einfrieren.
- Einwandfreie, luftdichte Verpackung verwenden, Kunststoffgefäße usw. Es kommt sonst zum Austrocknen der Lebensmittel.
- Auf der Verpackung Inhalt und Verpackungsdatum angeben. Eine Überlagerung kann so vermieden werden.

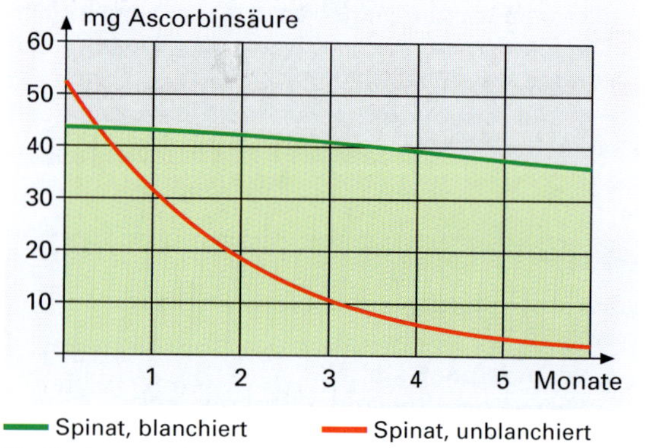

Veränderung des Vitamin-C-Gehaltes beim Lagern bei −21 °C in mg pro 100 g

Eiskristallbildung beim Einfrieren

Langsames Einfrieren
Werden Lebensmittel langsam eingefroren, so gelangt Zellwasser in die Zellzwischenräume. Im Temperaturbereich zwischen 0 °C bis –5 °C werden die Eiskristalle besonders groß, es kommt zu Beschädigungen an den Zellwänden.

Beim Auftauen verlieren diese Lebensmittel viel Flüssigkeit, die Konsistenz – Beschaffenheit – ist verändert.

Schockgefrieren
Beim Schockgefrieren bei –25 bis –40 °C bilden sich winzige Eiskristalle in den Zellzwischenräumen und in den Zellen. Hierbei gelangt kaum Zellwasser in die Zellzwischenräume.

Beim Auftauen dieser Lebensmittel geht nur sehr wenig Zellwasser verloren. Die Konsistenz – Beschaffenheit – und der Nährstoffgehalt der Lebensmittel bleiben so besser erhalten.

Ein schnelles Einfrieren wird ermöglicht durch folgende Maßnahmen:

- Nicht zu große Lebensmittelmengen auf einmal einfrieren. Bereits eingefrorene Lebensmittel können sonst wieder antauen bzw. die neu eingelagerten Lebensmittel werden nicht schnell genug eingefroren.
- Wasserreiche Lebensmittel, z. B. Erdbeeren, erst einzeln – z. B. auf einem Tablett – schockgefrieren, dann verpacken und in Portionen im Gefriergerät lagern.
- Lebensmittel in angemessenen Portionen einfrieren, da leicht verderbliche, einmal aufgetaute Lebensmittel nicht zum zweiten Mal eingefroren werden sollten. Nach dem Auftauen ist das Wachstum der Mikroorganismen verstärkt. Lebensmittel sofort weiterverwenden.

In den Geräten herrschen unterschiedliche Temperaturen

*	–6 °C	Lagern, nur zur kurzfristigen Aufbewahrung von Tiefkühlkost
**	–12 °C	
***	–18 °C	zur längerfristigen Lagerung
* ***	–18 bis –25 °C	zum Einfrieren und zur längerfristigen Lagerung

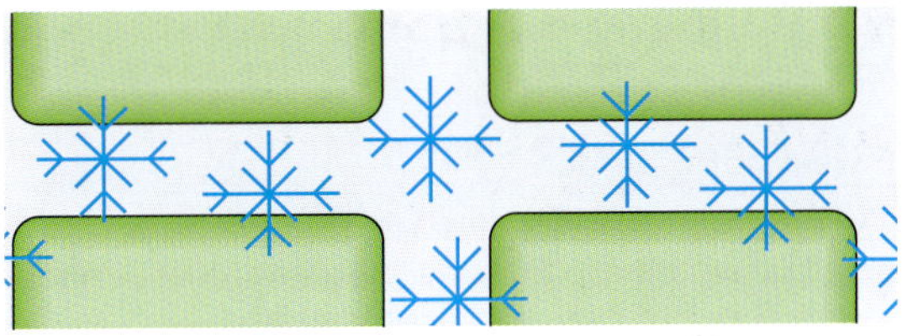

Eiskristallbildung beim langsamen Einfrieren

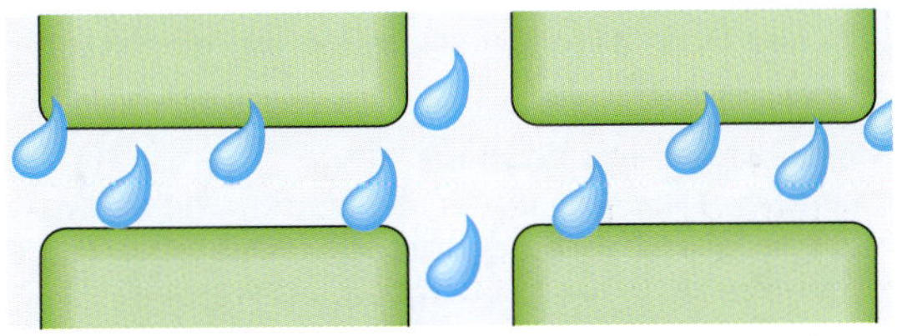

Auftauen langsam eingefrorener Lebensmittel

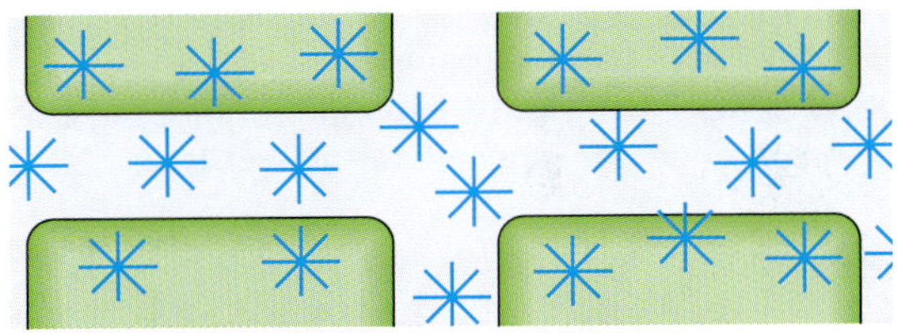

Eiskristallbildung beim Schockgefrieren

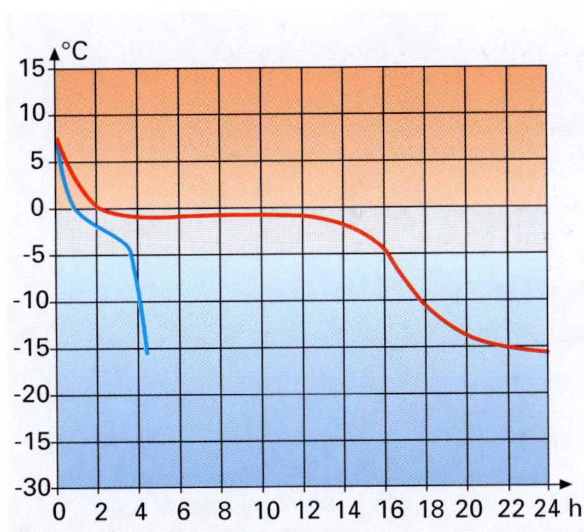

Temperaturverlauf im Gefriergut bei verschiedenen Temperaturen

Gefrierfach (–25 bis –28 °C)
Lagerfach Gefriertruhe (–17 °C)

?

Erläutern Sie mithilfe der Abbildungen die Veränderungen beim Einfrieren
a) im Gefrierfach,
b) im Lagerfach der Gefriertruhe.

Veränderung des Nährstoffgehaltes beim Tiefkühlen

Eiweißstoffe werden

- denaturiert, sie sind leichter verdaulich,
- teilweise durch Enzyme gespalten, es entstehen Geschmacks- und Aromastoffe.

Die Struktur der **Zellwände – Ballaststoffe –** wird gelockert, die Lebensmittel sind leichter verdaulich. Die Garzeit der Lebensmittel ist teilweise bis zu 30 % verkürzt.

Mineralstoffe und Vitamine
Eisen kann leichter durch die Verdauungsenzyme aus den Eiweißverbindungen gelöst und so zu einem höheren Prozentsatz resorbiert werden.

Auch die **B-Vitamine** können leichter herausgelöst und in den Körper aufgenommen werden. Während der Lagerung im Gefrierschrank kommt es nur zu geringen Vitaminverlusten.

Fette können bei unsachgemäßer Verpackung und Überschreiten der Lagerzeit ranzig werden.

!

Die jeweiligen Nährstoff-, Farb-, Geschmacks- und Geruchsveränderungen sind abhängig

- **vom Blanchieren,**
- **von der Verpackung,**
- **von der Lagertemperatur/-dauer.**

Durchschnittliche Vitaminverluste
bei –25 °C nach 6 bis 9 Monaten

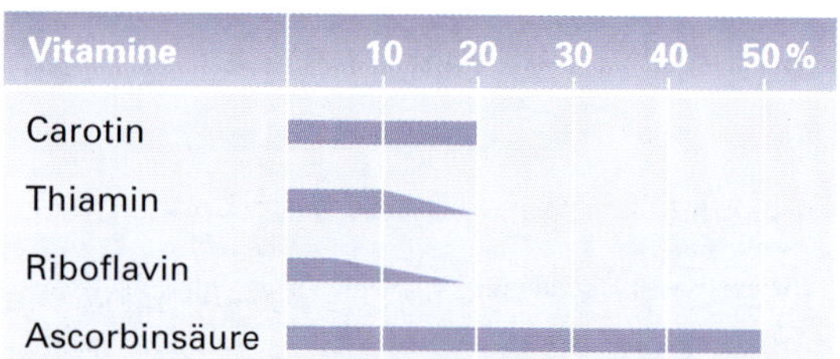

Vitamin-C-Verluste in Abhängigkeit von der Lagertemperatur – Lagerdauer 12 Monate

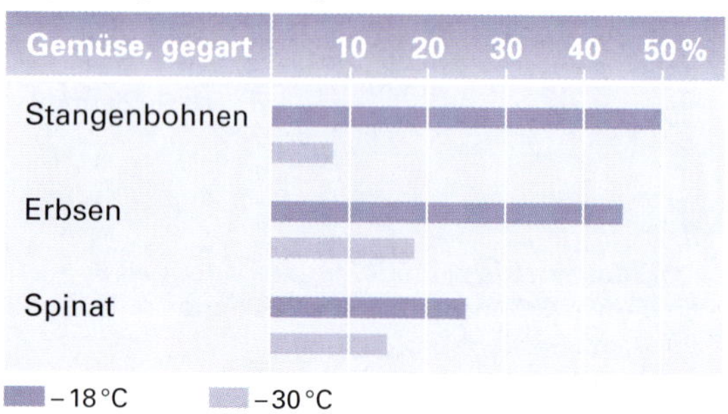

Zubereitung von Tiefkühlkost

- **Obst**, das roh gegessen werden soll, langsam im Kühlschrank oder möglichst flach ausgebreitet in der Mikrowelle auftauen. Die Form bleibt so besser erhalten.
- **Backwaren**, z. B. einen Brotlaib, nach einstündiger Auftauzeit 10 Minuten im Backofen aufbacken oder unaufgetaut für etwa 10 Minuten in die Mikrowelle geben. Falls das Brot während des Gefrierens altbacken wurde, vgl. S. 54, wird es nun wieder knusprig.
- **Kleine Fleischstücke, Gemüse, Kartoffelklöße, Pommes frites** usw. sofort unaufgetaut garen. Die Lebensmittel behalten so besser ihre Form, es geht weniger Zellsaft mit Nährstoffen verloren.
- **Größere Fleischstücke**, ganzes Geflügel usw. erst langsam auftauen lassen. Die Auftauflüssigkeit dabei getrennt auffangen. Das aufgetaute Fleisch sofort gut durchgaren – Kerntemperatur 70 °C.
- Auftauflüssigkeit sorgfältig weggießen. Mit reichlich Wasser nachspülen.

  Unaufgetautes Fleisch gart nicht vollständig durch. Es kann zu Lebensmittelvergiftungen kommen, da die Salmonellen, vgl. S. 220 f., im Fleischinneren nicht abgetötet werden. Die Auftauflüssigkeit muss getrennt aufgefangen werden, da sich darin reichlich Salmonellen befinden können, andere Lebensmittel könnten durch die Auftauflüssigkeit verunreinigt werden.
- Die verkürzte Garzeit von tiefgefrorenen Lebensmitteln beachten.

?

Zum Mittagessen sollen
a) tiefgefrorene Erdbeeren,
b) tiefgefrorene Erbsen
zubereitet werden.
Beschreiben Sie die Zubereitung.

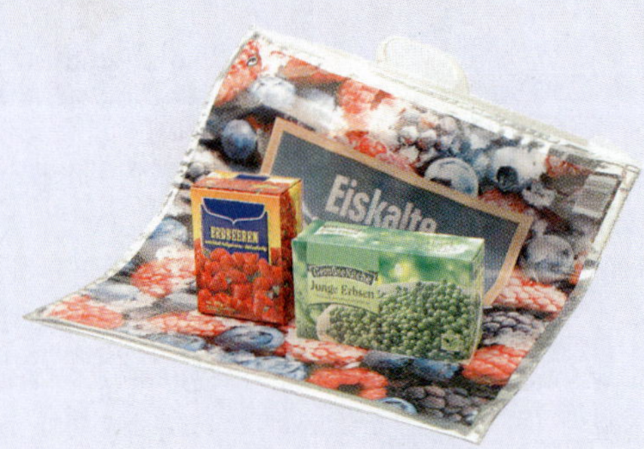

Einkauf von Tiefkühlkost

- Beim Einkauf von Tiefkühlkost auf das Mindesthaltbarkeitsdatum achten.
- Durch vorsichtiges Schütteln kann, z. B. bei Erbsen, festgestellt werden, ob die Ware bereits angetaut war. Frische Ware befindet sich locker in der Packung.
- Tiefkühlkost in isolierten wiederverwendbaren Behältern transportieren oder eingewickelt in Zeitungspapier.
- Tiefkühlkost als Letztes vor dem Heimweg einkaufen. Tiefgekühlte Lebensmittel müssen so transportiert werden, dass ihre Temperatur nie über –18 °C steigt. Sie können sonst antauen und dadurch verderben. Die Mikroorganismen in tiefgekühlten Lebensmitteln sind nicht abgetötet, ihre Wirkung – das Wachstum – ist ab –12 °C ausgeschaltet.
- Zu **Gefrierbrand** kann es bei tiefgekühltem Geflügel, aber auch bei anderen Lebensmitteln, infolge einer Beschädigung der Verpackung oder ungenügender Verpackung kommen. Die Stellen zeigen eine hellgelbliche bis graue Farbe. Das Fleisch weist eine strohige Beschaffenheit auf und ist evtl. ranzig.
- **Lagerzeit für Lebensmittel beachten.**

?

1. Warum muss Tiefkühlkost in den Geschäften immer gleich in die Tiefkühlverkaufsgeräte eingeräumt werden?
2. Begründen Sie die unterschiedlichen Lagerzeiten für tiefgekühlte Lebensmittel bei –18 °C, vgl. Tabelle.

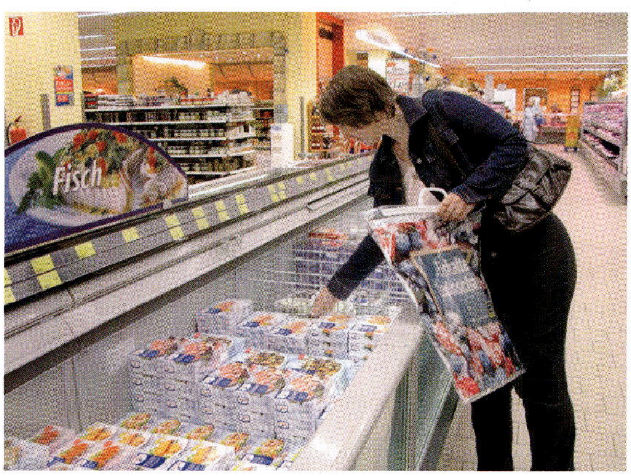

Einkauf von Tiefkühlkost

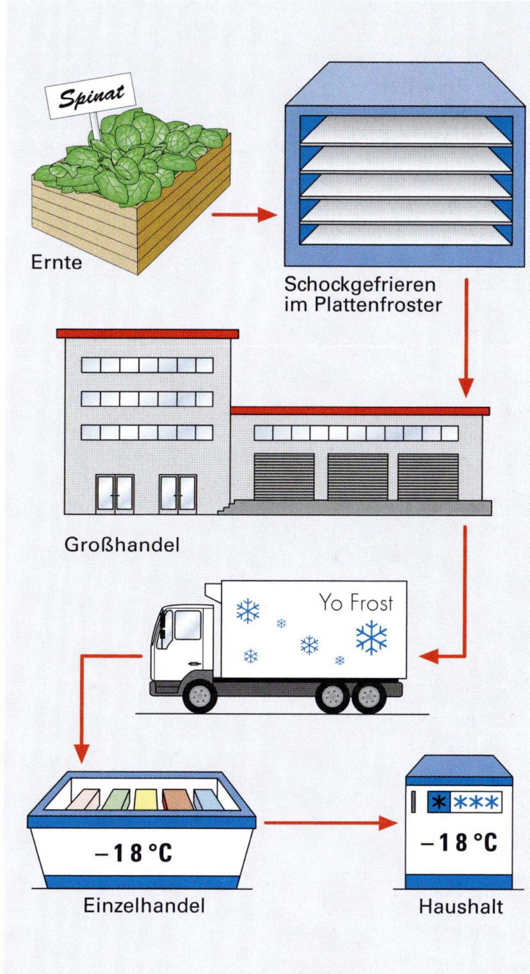

Tiefkühlkette

Lagerzeiten für tiefgekühlte Lebensmittel bei –18 °C

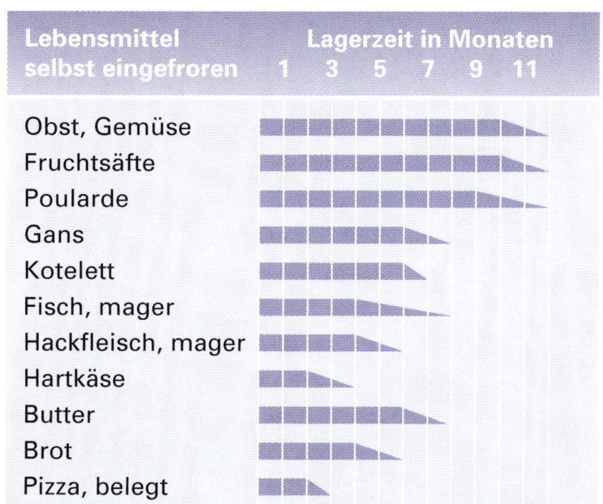

?

1. Im Garten werden
   a) Bohnen,
   b) Kirschen geerntet.
   Welche Konservierungsmethode(n) wählen Sie für die Lagerung?
2. Sammeln Sie Gründe, die gegen bzw. für die verschiedenen Konservierungsmethoden sprechen.
3. Ermitteln Sie Produkte, die
   a) sterilisiert,
   b) pasteurisiert wurden.

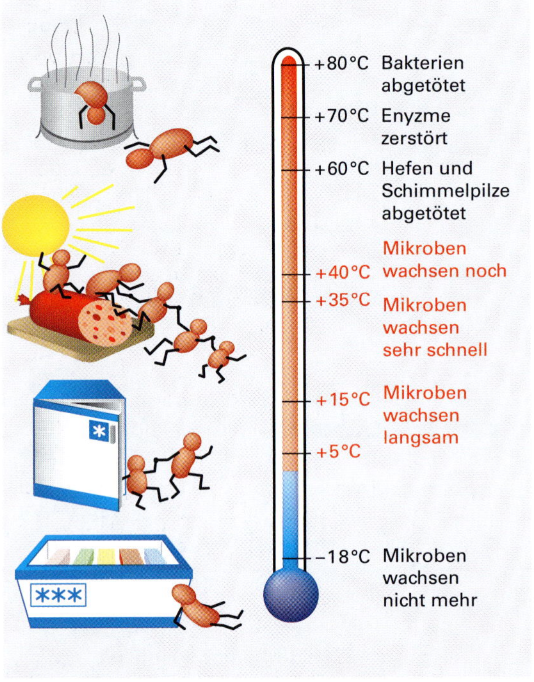

Mikroben wachsen nur bei bestimmten Temperaturen

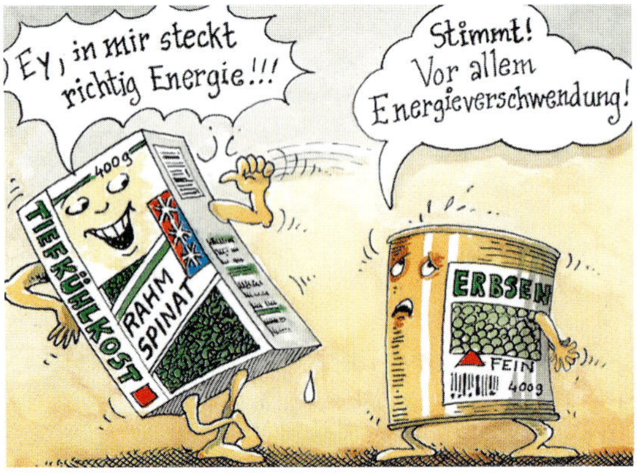

Ey, in mir steckt richtig Energie!!!
Stimmt! Vor allem Energieverschwendung!
TIEFKÜHLKOST
RAHM SPINAT
ERBSEN
FEIN

14.4 Hitzekonservierung

Diese Kompetenz können Sie erwerben:

- *Die Konservierunsgverfahren Sterilisieren und Pasteurisieren bewerten*

Pasteurisieren ist eine kurzfristige Hitzebehandlung unter 100 °C, die Lebensmittel sind begrenzt haltbar.

Pasteurisiert werden folgende Lebensmittel:

- hochwertige, stark wasserhaltige, z. B. Milch
- säurehaltige, stark wasserhaltige, z. B. Obstsäfte, Gurken
- Halbkonserven – Präserven –, z. B. Würstchen

Die Haltbarkeit dieser Lebensmittel ist je nach Lebensmittelart unterschiedlich, Mindesthaltbarkeitsdatum beachten.

Die Lebensmittelqualität bleibt weitgehend erhalten, es treten nur geringe Geschmacksveränderungen und Nährstoffveränderungen auf.

Sterilisieren ist ein langfristiges Haltbarmachen. Die Lebensmittel werden in der Industrie 15 bis 30 Minuten auf 110 bis 117 °C oder sogar bis 135 °C erhitzt.

Sterilisierte Lebensmittel sind unter Luftabschluss langfristig haltbar, es sind Vollkonserven. Die Produkte sind praktisch keimfrei.

Die Qualität von Gemüse und Obst wird dabei im Gegensatz zum Tiefkühlen stark gemindert. Die Vitamine werden bis zu 60 % zerstört. Auch Farbe, Geschmack und Beschaffenheit werden negativ verändert. Gemüsekonserven haben außerdem meist einen hohen Kochsalzzusatz, Obstkonserven einen hohen Zuckerzusatz.

Beim **Einkochen** von Gemüse und Obst im Haushalt werden diese lediglich auf 100 °C erhitzt. Mikroorganismen werden dabei zum Teil nicht völlig abgetötet, die Sporen einiger Mikroorganismen überleben. Deshalb werden Bohnen nach zwei Tagen zum zweiten Mal erhitzt. Die Sporen sind mittlerweile wieder zu toxinbildenden Mikroorganismen ausgekeimt, sie können nun abgetötet werden, vgl. S. 222.

Beim Einkochen und industriellen Sterilisieren wird gleichzeitig ein Luftunterdruck im Glas oder in der Dose erzielt, es befindet sich relativ wenig Sauerstoff in den Gefäßen, hierdurch wird die Haltbarkeit erhöht.

Umweltbelastung: Sterilisierte Gemüse- und Obstkonserven sind langfristig haltbar. Die Lagerung ist einfach. Die Verpackung – Gläser oder Dosen – kann wiederverwendet werden. Die Umweltbelastung ist also im Gegensatz zum Tiefgefrieren geringer. Für Tiefkühlkost wird ein hoher Energieeinsatz für Herstellung und Lagerung benötigt.

14.5 Konservierung durch Wasserentzug

Diese Kompetenz können Sie erwerben:

- *Die Konservierungsverfahren Trocknen und Gefriertrocknen bewerten*

Trocknen: Gemüse und Obst werden zunächst blanchiert, vgl. S. 206, und dann bei 80 bis 100 °C getrocknet. Häufig werden Obst und Gemüse nach dem Trocknen geschwefelt, um die Farbe zu erhalten.

Verfahren: Flüssige Lebensmittel wie Milch und Kaffee werden entweder durch Sprühtrocknung oder Walztrocknung in Pulverform gebracht. Die Sprühtrocknung kann auch im Vakuum erfolgen.

Beim Trocknen treten Farbveränderungen und Aromaverluste auf, die zu einer Minderung der Lebensmittelqualität führen. Außerdem werden hitzeempfindliche Vitamine – A, B_1, Folsäure, Pantothensäure, C, D, E und K – zu einem großen Teil – 80 % – zerstört. Die Lebensmittelqualität insgesamt wird beim Trocknen stark gemindert.

Gefriertrocknen: Feste Lebensmittel werden zunächst tiefgekühlt (–20 bis –30 °C). Flüssige Lebensmittel werden vor dem Gefriertrocknen eingedickt, das Wasser wird ausgefroren.

Das Gefriertrocknen der tiefgekühlten Lebensmittel bzw. der eingedickten – konzentrierten – Lebensmittel findet dann in druckfesten Behältern unter Hochvakuum statt. Das Eis aus den Lebensmitteln verdampft, ohne vorher zu schmelzen. Die notwendige Wärme wird durch Wärmestrahlung zugeführt, die Lebensmittel werden während des ganzen Vorgangs bei –20 bis –30 °C gehalten.

Beim Gefriertrocknen behalten die Lebensmittel ihr natürliches Aroma und es finden keine Farbveränderungen statt. Der Vitamingehalt der Lebensmittel wird beim Gefriertrocknen kaum gemindert. Die Lebensmittelqualität bleibt bei dieser Konservierungsmethode also – im Gegensatz zum Trocknen – weitgehend erhalten.

Gefriergetrocknete Lebensmittel sollten vakuumverpackt werden, damit während der Lagerung möglichst nur geringe weitere Veränderungen/Minderung der Lebensmittelqualität eintreten. Im Übrigen sind für die Aufbewahrung von gefriergetrockneten Lebensmitteln keine besonderen Räume oder Geräte erforderlich.

Gefriertrocknen ist ein kostspieliges Konservierungsverfahren, es wird heute häufig angewandt.

!

Wasserentzug erfolgt durch
- **Trocknen, Gefriertrocknen,**
- **Salzen/Pökeln,**
- **Zuckern.**

I Wasseraktivität

Wasser ist für das Wachstum von Mikroorganismen notwendig. Von dem Gesamtwassergehalt eines Lebensmittels steht den Mikroorganismen nur das freie bzw. aktive Wasser zur Verfügung. Ein Teil des Wassers kann z. B. durch Zucker oder Salz gebunden sein.

Der **a_w-Wert** ist die **Messzahl** für das aktive Wasser, die **Wasseraktivität**. Besonders Lebensmittel mit einem hohen a_w-Wert, > 0,95, sind leicht verderblich. Bei einem a_w-Wert von 0,70 ist nicht mehr mit einem Lebensmittelverderb zu rechnen.

Die Wasseraktivität kann durch Trocknung, Gefrieren, Salz-, Zuckerzusatz usw. gemindert werden. Der Zusatz von Zucker und Salz gehört neben dem Trocknen zu den ältesten Konservierungsverfahren. Lebensmittel werden durch Lufttrocknung, z. B. Stockfisch, Rosinen, Gewürze, Hülsenfrüchte, und durch Gefriertrocknung, z. B. Instantkaffee, konserviert.

Mikroorganismen, Wachstumsgrenze	Minimaler a_w-Wert	Lebensmittel
	1,00	Reines Wasser
	0,98	Frisches Fleisch
	0,97	Gekochter Schinken
	0,96	Brühwürste
	0,95	Leberwurst
Bakterien	**0,93**	
Hefen	**0,88**	
Schimmelpilze	**0,80**	Gereifter Hartkäse
	0,60	Trockenobst
	0,50	Reis, Mehl
	0,45	Schokolade, Honig
	0,20	Trockenmilch

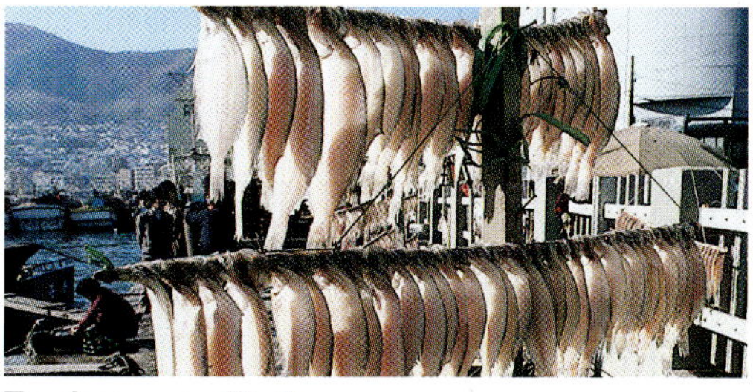

Trocknen von Fischen

14.6 Räuchern

Diese Kompetenz können Sie erwerben:

- *Das Konservierungsverfahren Räuchern bewerten*

Fleisch und Fisch werden durch Räuchern konserviert. Hierbei werden die Lebensmittel dem Rauch eines Holzfeuers aus Weißbuche, Eiche, Erle, Birke oder exotischen Harthölzern ausgesetzt. Nadelhölzer sind aufgrund ihres hohen Harz- und Kiengehaltes zum Räuchern ungeeignet. Es dürfen nur naturbelassene Hölzer verwendet werden. Zur Aromatisierung werden Wacholderbeeren und -reisig sowie Gewürze zugesetzt.

Man unterscheidet nach der angewendeten Temperatur Kalt- und Heißräucherung.

Kalträucherung: Hierbei werden die Lebensmittel einem Rauch mit einer Temperatur von 22 bis maximal 28 °C ausgesetzt. Das Kalträuchern dauerte früher oft mehrere Wochen. Heute sind entsprechende Schnellverfahren entwickelt worden, sodass die Erzeugnisse je nach Größe, z. B. Fisch, evtl. bereits innerhalb eines Tages die gewünschte Beschaffenheit erreichen. Kalt geräucherte Produkte sind länger haltbar, die Haltbarkeit wird teilweise durch eine Vakuumverpackung verlängert.

Erzeugnisse: Rohwürste, Schinken, Lachs usw.

Heißräucherung: Die Raumtemperatur bei diesem Verfahren beträgt 40 bis 80 °C. Die Lebensmittel werden bei diesen Temperaturen getrocknet und gegart. Die notwendige Erwärmung des Räuchergutes wird in Großbetrieben häufig durch Zusatzgeräte, z. B. Infrarotheizung, erzielt. Für das Heißräuchern werden ein bis zwei Stunden benötigt. Heiß geräucherte Erzeugnisse sind auch bei kühler Lagerung nur kurzfristig haltbar.

Erzeugnisse: Brüh- und Kochwürste, Bücklinge, Sprotten, Makrelen, Aal, Schillerlocken usw.

Vakuumverpackung

Die meisten Mikroorganismen benötigen Sauerstoff. Es gibt jedoch auch Arten, die ohne bzw. mit oder ohne Sauerstoff auskommen.

Besonders durch Vakuumverpackungen kann eine noch längere Haltbarkeit von Lebensmitteln erreicht werden, da der Verderb durch Schimmelpilze und Hefen, die Bildung von Giftstoffen durch Eitererreger gehemmt und das Ranzigwerden von Fetten verzögert wird.

Aufgeblähte Vakuumverpackungen dürfen nicht verwendet werden, da krankmachende Mikroorganismen enthalten sein können.

14.7 Säuern

Diese Kompetenz können Sie erwerben:

- *Das Konservierungsverfahren Säuern bewerten*

Durch eine Veränderung des pH-Wertes in den sauren Bereich (z. B. Sülzen < pH 4,5; Salate < 4,0) kann das verstärkte Wachstum von krankmachenden Mikroorganismen verhindert werden.

Es gibt zwei Möglichkeiten des Säuerns.

- **Zusatz von Genusssäuren**, meist Essigsäure.
  Erzeugnisse: Rote Bete, Mixed Pickles, Zwiebeln, saure Heringe usw.
- **Enzymatische Säuerung**, meist durch Einwirkung von Milchsäurebakterien.
  Erzeugnisse: Sauerkraut, Dillgurken, Oliven usw.

Eine längere Haltbarkeit der Produkte wird zusätzlich durch die Zugabe von Salz bzw. Zucker und evtl. durch Pasteurisieren erreicht.

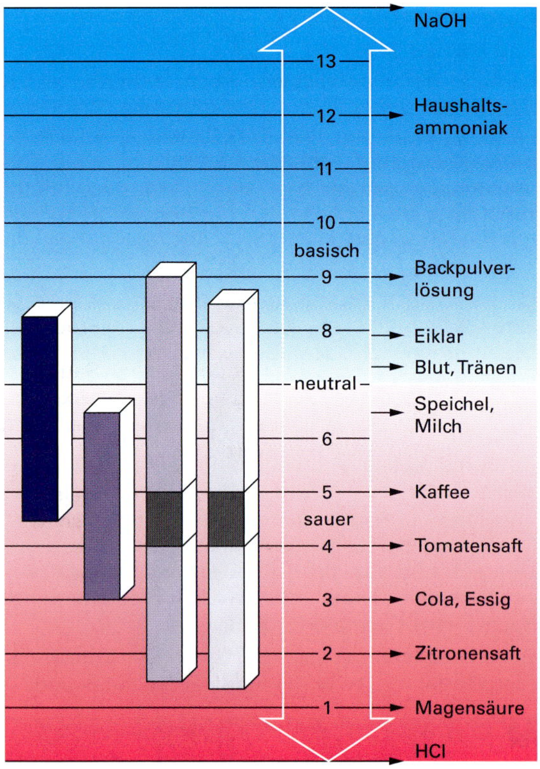

pH-Bereiche – Wachstum einzelner Mikroorganismen und pH-Wert einiger Flüssigkeiten

Hefen · Schimmelpilze · Milchsäurebakterien · sonstige Bakterien

14.8 Übersicht – Konservierungsverfahren

Konservierungs-verfahren	Konservierung durch	Lebensmittel z. B.	Bewertung	Lagerdauer
Kühlen	Wärmeentzug, Lagerung bei 2 bis +8 °C	Butter, Eier, Milch, Fisch, Fleisch, Obst, Gemüse	kurzfristige Lagerung, geringe Nährstoff-veränderungen	1 bis mehrere Tage
Tiefgefrieren	Wärmeentzug, Lagerung bei −18 °C und kälter	Gemüse, Fisch, Fleisch, Obst, Fertiggerichte, Backwaren	geringe Nährstoff-, Farb- und Aroma-veränderungen, Textur wird gelockert	mehrere Monate bis 1 Jahr
Pasteurisieren	Hitzeeinwirkung unter 100 °C	Milch, Sahne, Fruchtsäfte, Gurken	kurzfristige Lagerung, geringe Nährstoff-veränderungen usw.	einige Tage, 1 Jahr
Sterilisieren	Hitzeeinwirkung über 100 °C	Obst, Gemüse, Fleisch, Fisch, Fertiggerichte	Qualitätsminderung: Nährstoffe, Farb- und Aromastoffe	mehrere Jahre
Trocknen	Wasserentzug durch Sonne, Luft	Backobst, Kaffee, Tee, Hülsenfrüchte, Gewürze, Getreide	Qualitätsminderung: Nährstoffe, Farb- und Aromastoffe	mehrere Jahre
Gefriertrocknen	Wasserentzug im Vakuum bei 30 °C	Instantkaffee, Pilze, Kräuter	geringe Nährstoff-veränderungen usw.	mehrere Jahre
Salzen	Wasserentzug durch Kochsalz	Fisch, Käse	Qualitätsminderung	Wochen bis Monate
Pökeln	Wasserentzug durch Kochsalz, Nitrat/Nitrit	Fleischwaren	evtl. Gesundheits-gefährdung	Wochen bis Monate
Zuckern	Wasserentzug durch Zucker	Konfitüre, Gelee, Fruchtsirup	Qualitätsminderung	einige Monate
Säuern	Zusatz oder Bildung von Säuren, pH-Wert < 4,5	Sauerkraut, Mixed Pickles, Fischwaren	Qualitätsminderung: Nährstoffverluste	einige Monate
Räuchern	Wasserentzug, chemische Zusatzstoffe	Fleischwaren, Fischwaren	bei falscher Durch-führung können krebserregende Stoffe entstehen, Aromabildung	Wochen bis Monate
chemische Konservierungs-stoffe	chemische Zusatzstoffe, z. B. Benzoesäure	Salate, Sauer-konserven, Marzipan, Schnittbrot	teils Gesundheits-gefährdung durch Allergien	Wochen bis Monate
Bestrahlung	Zellveränderung; dadurch sind Teilung und Ver-mehrung der Mikroorganismen gehemmt	Gewürze, Kräuter	geringe Vitamin-verluste, gilt als gesundheitlich unbedenklich	Monate bis Jahre

I Notvorrat

In der Tabelle ist der Notvorrat für eine Person für gut zwei Wochen angegeben.

Vollkornbrot	500 g
Zwieback	225 g
Knäckebrot	500 g
Teigwaren	250 g
Reis	500 g
Hafer-/Getreideflocken	500 g
Mehl	1000 g
Hartkekse	250 g
Salzstangen	125 g
Kartoffeln	1000 g
Gemüse, Hülsenfrüchte	**2 kg**
1 kl. Dose Bohnen	285 g
1 kl. Dose Erbsen/Möhren	285 g
1 kl. Dose Mais	170 g
1 kl. Dose Pilze	170 g
1 kl. Glas saure Gurken	190 g
1 kl. Glas Rote Bete	190 g
Zwiebeln	500 g
Knoblauchzwiebeln	50 g
Obst	**2 kg**
1 Glas Kirschen	370 g
Rosinen	200 g
Haselnusskerne	200 g
Trockenpflaumen	250 g
Obst, frisch	1000 g
Getränke	**21 l**
1 Kasten Mineralwasser	12 × 0,7 l
1 Flasche Zitronensaft	0,2 l
Kaffee	250 g
Tee	125 g
Milch, Milchprodukte	**4,5 kg**
H-Milch	4 l
Hartkäse	500 g
Fisch, Fleisch, Eier	**2 kg**
2 Dosen Thunfisch	à 150 g
1 Dose Makrelenfilets	90 g
1 Dose Ölsardinen	85 g
1 Dose Hering in Soße	110 g
2 Dosen Bockwürstchen	à 200 g
1 Dose Corned Beef	340 g
1 Dose Kalbsleberwurst	160 g
6 Babysalamis	150 g
6 Eier	
Fette, Öle	**1 kg**
Maiskeimöl	0,5 l
Butterschmalz	250 g
Streichfett	250 g

Sonstiges nach Belieben

Zucker, Süßstoff, 1 Glas Honig, 1 Glas Konfitüre, 1 Tafel Schokolade, Kakaopulver, Kräutertee, 1 Fl. Essig, 1 Glas Senf, Iodsalz, Instantbrühe, Gewürze, getrocknete Kräuter, Tomatenmark, Backpulver, Trockenhefe, Fertiggerichte, -suppen (nach AID)

14.9 Lagerung von Lebensmitteln

Diese Kompetenz können Sie erwerben:

- *Lebensmittel sachgerecht lagern*

?

In Krisensituationen, z. B. nach einer Schneekatastrophe, kann es vorkommen, dass Menschen derart von der Umwelt abgeschnitten sind, dass sie keine Lebensmittel kaufen können. Sie müssen von ihren Vorräten leben.

Lesen Sie die Lebensmittelliste „Notvorrat".

1. Wo und wie sollen die verschiedenen Lebensmittel gelagert werden, damit ein Lebensmittelverderb verhindert wird?
2. Beschreiben Sie einzelne Mahlzeiten, die es während der zwei Wochen
   a) bei Stromanschluss,
   b) bei Stromausfall geben könnte.
3. Dieser Notvorrat entspricht evtl. nicht Ihren Wünschen bzw. Ihrem Geschmack.
   a) Welche Änderungen würden Sie vornehmen?
   b) Wie müssen die ausgewählten Lebensmittel gelagert werden?
4. Nennen Sie Mängel, die Sie bei einer Sichtkontrolle an den Lagerbeständen feststellen können:
   - z. B. Dose mit Bombage
   - usw.
5. Kontrollieren Sie die Lagerbestände in der Schulküche.

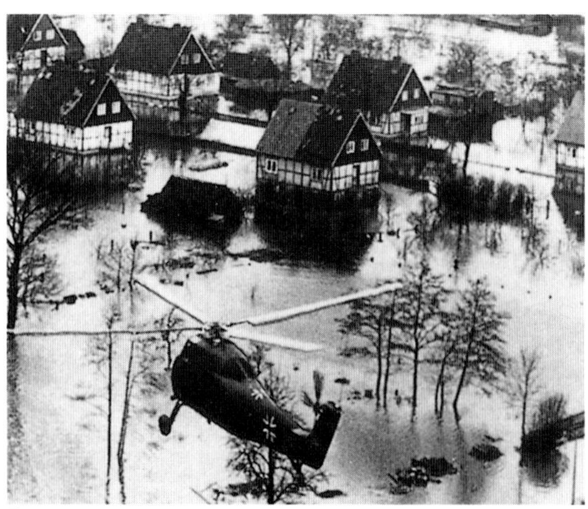

Überschwemmungskatastrophe

Durch sachgerechte Lagerung wird versucht, die Lebensmittelqualität vom Einkauf bis zum Verbrauch möglichst gut zu erhalten.

Die Lagerbedingungen kennzeichnen die Art und Weise, wie die Lebensmittel zu lagern sind.

Lagerbedingungen sind

- Lagertemperatur,
- Luftfeuchtigkeit,
- hygienische Anforderungen.

Besonders bei leicht verderblichen Lebensmitteln und Speisen muss die Lagertemperatur genau beachtet werden, da die Temperatur die Vermehrungsgeschwindigkeit der Mikroorganismen bestimmt.

Die Luftfeuchtigkeit muss dem Wassergehalt der Lebensmittel entsprechen. Einige Lebensmittel können austrocknen. Bei anderen Lebensmitteln wird durch zu hohe Luftfeuchtigkeit die Schimmelbildung gefördert bzw. sie können klumpen.

Produkthygiene bei der Lagerung

- Lebensmittel und Speisen abgedeckt oder in geeigneten Verpackungen lagern.
- Haltbarkeitsfristen der Lebensmittel beachten.
- Leicht verderbliche Lebensmittel, z.B. rohes Hackfleisch, Pilzspeisen, am Tag der Herstellung verwenden.
- Gegenseitige negative Beeinflussung vermeiden. Pflanzliche Lebensmittel können mit Erde behaftet sein. Im Erdreich befindet sich eine Vielzahl von Bakterien. Aber auch tierische Lebensmittel, z.B. ganze Fische, enthalten viele Mikroorganismen.
- Es muss vermieden werden, dass krank machende Mikroorganismen auf andere Lebensmittel übertragen werden.
- Bei der Entnahme von Lebensmitteln gilt das Prinzip: First in – First out. Beim Einräumen der Ware wird Neues nach hinten gestellt und Altes nach vorn gerückt.

Übersicht – Lagerung und Haltbarkeit von Lebensmitteln

Lebensmittel		Lagerdauer	Ort	Temperatur/ Luftfeuchtigkeit
Frischvorräte	Hackfleisch Fleisch, Fisch, Milch Obst, Salat Wurzelgemüse Butter, Eier	bis 1 Tag 1–2 Tage 2–10 Tage 7–30 Tage 20 Tage	Kühlschrank	+2 bis +8 °C/ 60–70 %
	Kartoffeln Obst Gemüse	6–8 Monate 3–5 Monate 3–4 Monate	Keller	+8 bis +12 °C/ 50–60 %
Trockenvorräte	Mehl, Kakao, Schokolade, Trockensuppen, Dauerwurst Hülsenfrüchte, Trockenobst Knäckebrot, Zwieback, Stärke Kartoffeltrockenprodukte Reis, Salz Zucker	6 Monate 1 Jahr 2 Jahre 3 Jahre	Speisekammer, Vorratsschrank	+15 bis +20 °C/ 50 – 60 %
Halbkonserven	Fleisch, Fisch, Salate	2 Wochen bis 3 Monate Mindesthaltbarkeitsdatum beachten	Kühlschrank	+2 bis +8 °C
Vollkonserven		1–4 Jahre Mindesthaltbarkeitsdatum beachten	Speisekammer, Vorratsschrank	+15 bis +20 °C
Eingemachtes	Gläser luftdicht verschlossen: Obst, Gemüse, Fleisch	1–2 Jahre	Keller	+8 bis +12 °C
Gefrierkost		vgl. S. 209	Gefriergerät	–18 °C und tiefer

14.10 Mikrobielle Lebensmittelvergiftungen, -infektionen

Diese Kompetenzen können Sie erwerben:
- *Ursachen für Lebensmittelvergiftungen, -infektionen durch spezielle Mikroorganismen kennen*
- *Maßnahmen zur Vermeidung dieser Lebensmittelvergiftungen, -infektionen beachten*

?

Lesen Sie den Zeitungsartikel.
Wie kam es zu der Vergiftung im Tierpark?

T Der Fall – Muli ist tot

Der bei Kindern beliebte Muli aus dem Tierpark G. ist tot. Er wurde von Besuchern mit verschimmeltem Brot gefüttert. Einer der Betroffenen, Hans P., meint: „Dies kann nicht die Ursache sein, ich habe den verschimmelten Teil des Brotes immer abgeschnitten."

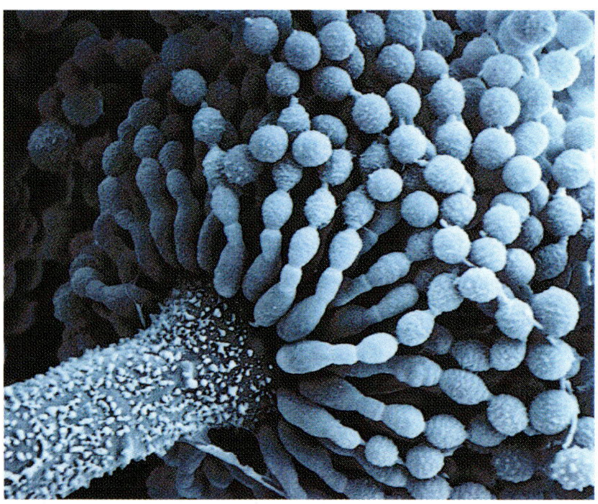

Schimmelpilz, stark vergrößert

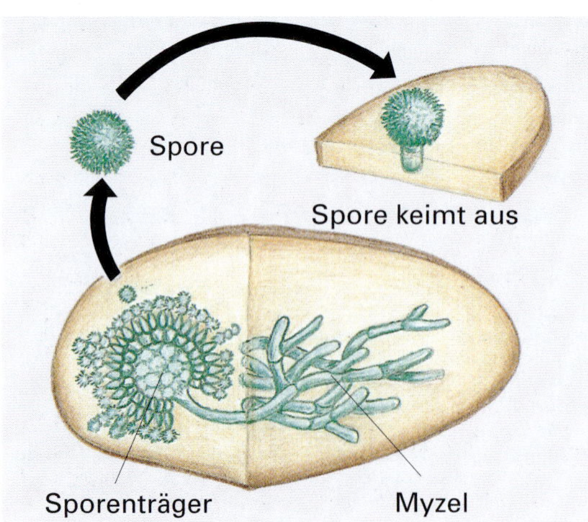

Vermehrung von Schimmelpilzen

Schimmelpilze

Schimmelpilze vermehren sich durch Sporen, z. B. beim Köpfchenschimmel kann man das Zerplatzen der Sporenkapseln beobachten. Die Sporen gelangen über die Luft auf Lebensmittel und Arbeitsgeräte.

Bildung von Mykotoxinen
Schimmelpilze bilden ein Fadengeflecht – Myzel – aus, das das ganze Lebensmittel durchdringen kann. Aus dem Myzel wachsen dann die neuen Sporenträger. Im Myzel bilden einige Schimmelpilzarten giftige Stoffe – Mykotoxine –, die wasserlöslich sind und das ganze Lebensmittel durchdringen können.

Etwa 300 Mykotoxine konnten in Lebensmitteln nachgewiesen werden. Patulin ist ein Mykotoxin, das im Apfelsaft gefunden wurde.

1960 wurden die Aflatoxine, die bekanntesten Giftstoffe von Schimmelpilzen, entdeckt. Etwa 100 000 Puten starben damals in England nach der Verfütterung von verschimmeltem Erdnussmehl. Aflatoxine gehören zu den stärksten uns bekannten Giften, sie rufen bei Tieren Leberkrebs hervor.

Folgende Lebensmittel sind besonders häufig infiziert:
- Erdnüsse, Erdnusserzeugnisse
- Haselnüsse, Walnüsse, Paranüsse, Mandeln
- Aprikosen- und Pfirsichkerne
- Kokosraspel, Mohn, Sesam und Getreide

Durch Futtermittel können Aflatoxine auch in die Milch gelangen.

So kann Schimmelbildung verhindert werden:
Gefährdete Lebensmittel
- kühl und trocken lagern,
- nur in kleinen Mengen einkaufen.

Verschimmelte Lebensmittel!
Wie soll man sich verhalten?
- Verschimmeltes Brot nicht essen, da nicht festgestellt werden kann, wie weit das Brot bereits mit Giftstoffen durchdrungen ist.
- Beim Einkauf auf Schimmelbildung achten und gegebenenfalls Lebensmittel sofort umtauschen.
- In Konfitüre und anderen Lebensmitteln mit einem hohen Zuckergehalt können keine Giftstoffe nachgewiesen werden. Hier genügt ein großzügiges Entfernen des Schimmels.

?

Versuch

In vier Plastikschälchen, z. B. Böden von Plastikflaschen oder anderen Lebensmittelverpackungen, eine doppelte Lage gut angefeuchtetes Küchenpapier legen.

In alle Schalen gleichmäßig ½ cm hohe, kleine Lebensmittelproben, z. B. Brot, Banane, Käse, Zwiebel **(kein Fleisch, keinen Fisch)**, geben.

Zwischen den Stückchen und dem Schalenrand soll jeweils 1 cm Abstand frei bleiben.

Die Schale fest mit Klarsichtfolie verschließen, evtl. Klebeband verwenden.

Die Schalen an Plätzen mit unterschiedlichen Bedingungen aufstellen:
a) kühl, b) warm,
c) hell, d) dunkel.

Die Schalen nun je eine Woche lang jeden Tag kontrollieren.
Die Veränderungen mithilfe einer Lupe betrachten.

Die Schalen nicht öffnen.

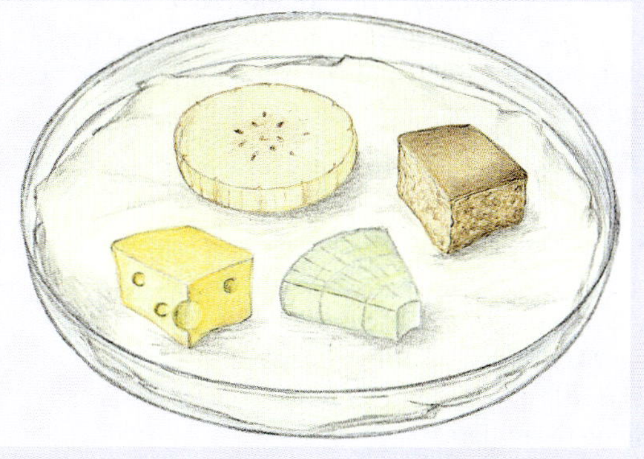

Lebensmittelvergiftungen, -infektionen

Der Genuss verdorbener Lebensmittel, die eine hohe Keimzahl enthalten, kann zu Lebensmittelvergiftungen oder Lebensmittelinfektionen führen.

Lebensmittelvergiftungen treten auf, wenn von Mikroorganismen gebildete Toxine mit dem Lebensmittel aufgenommen werden, z. B. durch von Eitererregern gebildete Giftstoffe.

Lebensmittelinfektionen treten auf, wenn krank machende Mikroorganismen mit Lebensmitteln aufgenommen werden, z. B. Salmonellen.

I Unkontrolliertes Wachstum von Mikroorganismen ist Ursache für den Verderb

Lebensmittelverunreinigungen mit krank machenden Mikroorganismen durch Tier oder Mensch, Boden, Staub, Wasser oder Fäkalien und anschließendes Wachstum der Mikroorganismen sind Ursachen für den Verderb.

Bakterien vermehren sich unter günstigen Bedingungen bereits nach 20 Minuten durch Zellteilung. Aus einer Bakterie können so nach sieben Stunden bereits 2 Millionen Bakterien und nach zwölf Stunden 7000 Millionen Bakterien entstanden sein.

	Gesamtkeimzahl pro 10 cm^2
Kopfsalat (ungewaschen)	10 000 bis 1 000 000
Kopfsalat (gewaschen)	11 000 bis 100 000
Frische Erdbeeren	1 000 bis 100 000
Schweinefleisch (frisch)	~ 100 000
Schweinefleisch (abgehangen)	~ 100 000 000
Küchentisch	> 300
Küchenbesteck (sauber)	10 bis > 250
Handunterseite (gewaschen)	10 bis > 250

	Gesamtkeimzahl pro g bzw. ml
Tatar (mit Ei und Gewürzen)	100 000 bis 30000000
Leberwurst (auf Brötchen)	~ 500 000
Italienischer Salat (hausgemacht)	~ 3 000 000
Zwiebeln (gehackt)	~ 20 000
Pfeffer (gemahlen)	30 000 bis 1 000 000
Trinkmilch (pasteurisiert)	bis 10 000

Bei ungünstigen Lebensbedingungen können Bazillen, eine Untergruppe der Bakterien, Sporen bilden. Bei Sporen ruhen alle Lebensvorgänge. Sporen sind so besonders widerstandsfähig gegenüber Hitze, Kälte, Trockenheit und Desinfektionsmitteln. Bei günstigen Lebensbedingungen keimen die Sporen wiederum zu Bazillen aus.

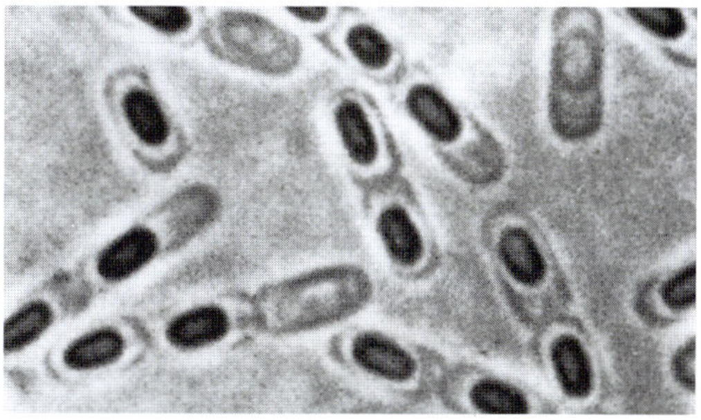

Unterschiedliche Stadien der Sporenbildung

?

1. Nennen Sie mithilfe der Abbildung auf S. 219 Übertragungsmöglichkeiten für Eitererreger.
2. Erläutern Sie den Unterschied zwischen einer Lebensmittelinfektion und einer Lebensmittelvergiftung.
3. Lesen Sie die Fallbeispiele.
   Nennen Sie mögliche Ursachen für die jeweiligen Lebensmittelvergiftungen.

T Der Fall

Ein Patient wollte den Krankenschwestern und -pflegern nach seiner Entlassung eine Freude machen und holte für jeden eine große Portion Eis. Dass sich der Eishändler vor einigen Wochen am Finger verletzt hatte, wusste er natürlich nicht, auch was sonst inzwischen mit dem Eis passiert war, war ihm unbekannt. Die Schwestern und Pfleger aßen begeistert das Eis, abends litt das Krankenhauspersonal unter Erbrechen und Durchfall. Da eine Eisportion für die Nachtschwester zurückgestellt wurde, konnte man später die Ursache für die Erkrankung des Personals feststellen.

Um 8.00 Uhr bereitet der Koch eine Weinschaumsoße zu. Um 9.00 Uhr probiert er die Weinschaumsoße mehrmals mit dem gleichen Löffel, da er sich nicht entscheiden kann, ob sie süß genug ist. Danach bleibt die Soße bis zum Servieren am Mittag in der Küche stehen.

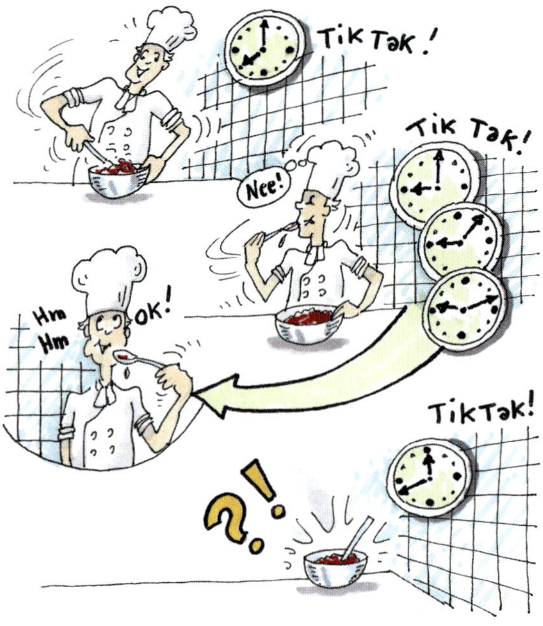

Eitererreger – Staphylokokken

Vorkommen von Eitererregern
- eiternde Wunden
- Nasen- und Rachenschleimhäute
- Speichel

Eitererreger bilden Toxine – Giftstoffe –, die sie an die Lebensmittel abgeben.

Lebensmittel, die besonders häufig infiziert sind:
- Kartoffelsalat
- Fleisch- und Geflügelsalat
- gekochter Schinken
- Cremes, Flammeris, Tortenfüllungen

Hauptursachen für Lebensmittelvergiftungen:
- unsaubere Lebensmittelverarbeitung
- eiternde Wunden usw.
- warme Lagerung von Lebensmitteln/Speisen, die Vermehrung der Eitererreger erfolgt besonders rasch bei 20 bis 45 °C

Lebensmittelvergiftungen durch Eitererreger werden meist durch Menschen verursacht.

Die Giftstoffe sind sehr hitzebeständig. Erst nach einem Erhitzen von 90 Minuten auf 100 °C sind die Giftstoffe zerstört.

Krankheitssymptome treten nach zwei bis sechs Stunden auf: Erbrechen, Durchfall, Leibschmerzen, evtl. Kreislaufstörungen. Die Erkrankung klingt rasch ab.

Vermeidung von Lebensmittelvergiftungen
- Nicht auf Speisen husten oder niesen.
- Wunden sauber abdecken.
- Personen mit Hautausschlag, eitrigen Entzündungen usw. dürfen nicht in Küchenbetrieben beschäftigt werden.
- Lebensmittel kühl lagern, nicht warm halten.
- Lebensmittel nur mit sauberem Löffel probieren.
- Gefährdete Lebensmittel, z. B. gekochten Schinken, nicht mit den Händen anfassen.

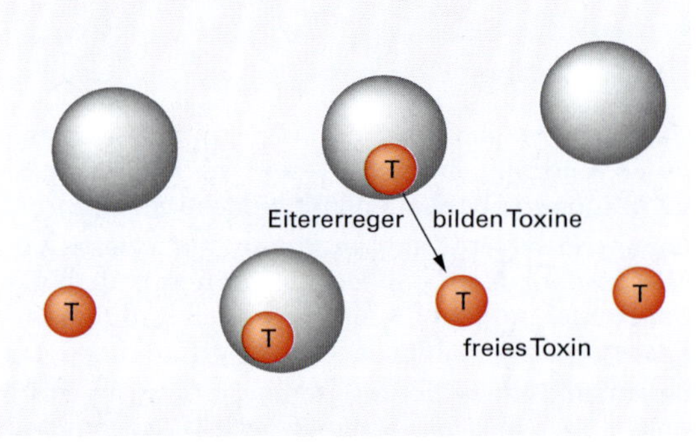

Eitererreger bilden Toxine in Speisen

Toxoplasmose

Wie kann eine Toxoplasmose verhindert werden?
Toxoplasmose ist eine weitverbreitete Infektionskrankheit.

Der Erreger der Toxoplasmose ist ein Einzeller – Sporentierchen.

Die Übertragung der Krankheit erfolgt durch:
- Schmierinfektionen mit akut kranken Haustieren, vor allem durch Katzen,
- den Genuss von infiziertem rohen Fleisch, z. B. Tatar, oder ungenügend gegartem Schweinefleisch,
- verunreinigte Lebensmittel oder verschmutztes Wasser, z. B. durch Katzenkot.

Bei Erwachsenen verläuft die Infektion meist unterschwellig ohne Beschwerden. Nur selten können Entzündungen des Gehirns oder der Hirnhäute auftreten.

Gefährlich verläuft dagegen die frühkindliche Toxoplasmose. Nach einer Erstinfektion der Mutter in der zweiten Schwangerschaftshälfte kann der Erreger über die Plazenta auf das werdende Kind übertragen werden. Die erkrankten Kinder werden häufig zu früh geboren und weisen folgende Fehlbildungen auf: Entzündungen an Ader- und Netzhaut der Augen, Wasserkopf, Verkalkungen im Gehirn.

Die Folge einer Toxoplasmose kann auch eine Totgeburt oder eine geistige Behinderung des Neugeborenen sein.

Auch bei Säuglingen und Kleinkindern kann die Toxoplasmose zu Schädigungen führen.

Vermeidung einer Toxoplasmose während der Schwangerschaft:
- Kein rohes Fleisch essen.
- Engen Kontakt mit Katzen meiden.
- Katzenkot sorgfältig mit Gummihandschuhen beseitigen.

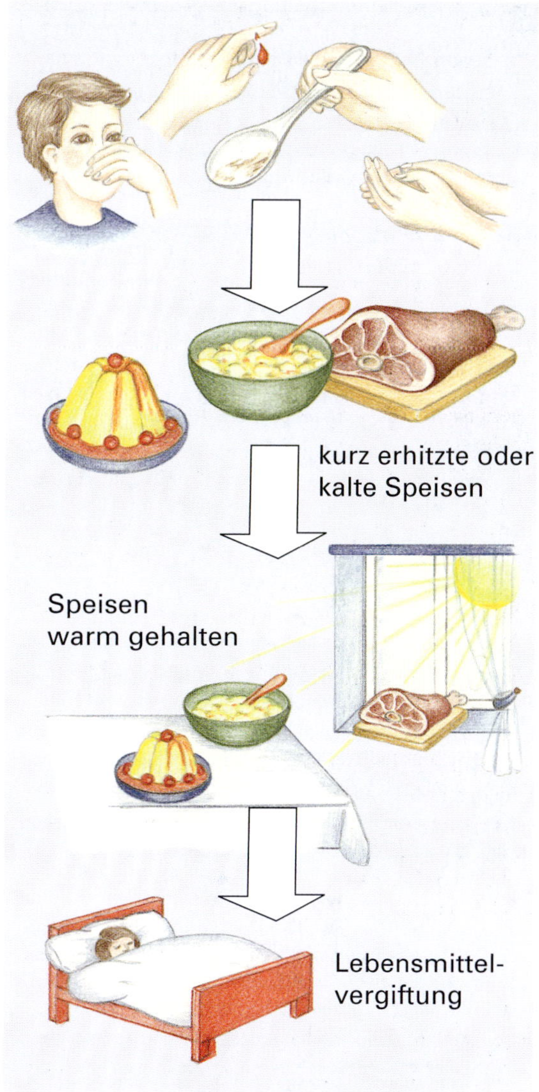

Übertragung/Vermehrung von Eitererregern

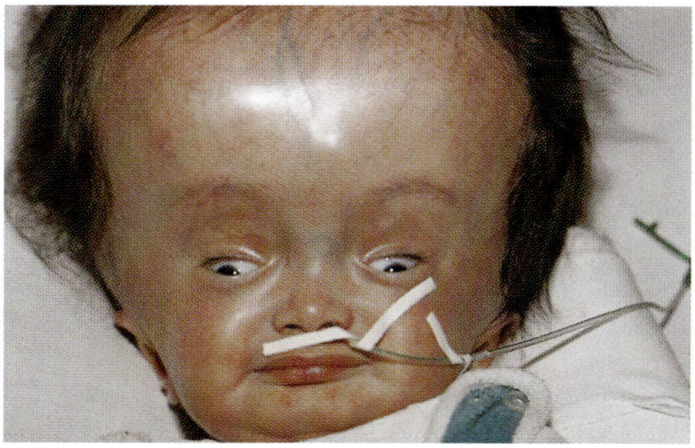

Wasserkopf eines Neugeborenen

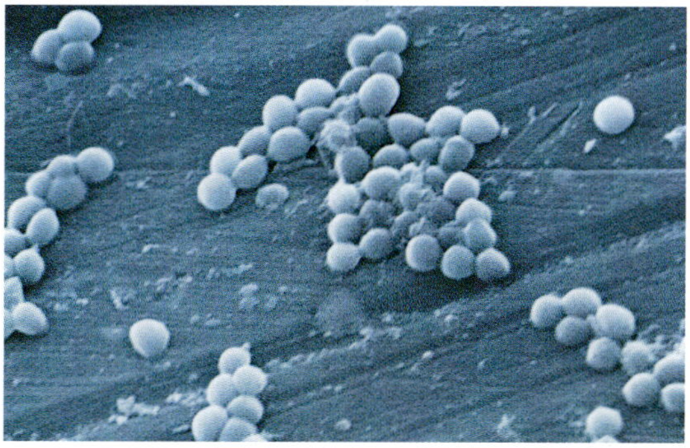

Eitererreger

?

1. Lesen Sie folgende Fallbeispiele.
   Nennen Sie mögliche Gründe für die Erkrankungen.
2. Warum müssen die Hände vor der Nahrungszubereitung gewaschen werden?

T Der Fall

In einer Kantine soll es Hähnchen geben. Die tiefgefrorenen Hähnchen werden über Nacht auf der Abtropffläche der Spüle aufgetaut. Am nächsten Morgen werden die Hähnchen gegart. Die Abtropffläche wird kurz abgewischt. Danach werden die gekochten Kartoffeln zum schnelleren Abkühlen auf die Abtropffläche der Spüle geschüttet. Die Kartoffeln sollen möglichst bald zu einem Kartoffelsalat für den nächsten Tag verarbeitet werden.

Später erkranken die Kantinenbesucher, die von dem Kartoffelsalat aßen.

Herr K. ist als Hauswirtschaftshelfer in einem Hotel tätig. Er hat gerade einen dreiwöchigen Urlaub in Spanien verbracht. In der ersten Woche hatte er unter einer schweren Durchfallerkrankung gelitten, inzwischen hat er sich davon gut erholt. Gemeinsam mit der Köchin stellt er für einen Empfang am Abend Platten mit belegten Broten her.

Am nächsten Tag erkranken viele Gäste, sie haben Durchfall bzw. müssen sich erbrechen.

Herr M. bereitet für seine Familie Hacksteaks und Bratkartoffeln zu. Er hat das Beefhack am Vortage gekauft und berücksichtigt nun beim Braten die Wünsche der Familie. Seine Frau und der Sohn mögen das Hack innen am liebsten halb roh, die Tochter und Herr M. selbst mögen es lieber gut durchgebraten. Unerwartet verspätet sich der Sohn. Herr M. stellt das Essen für ihn warm.

Am Abend leiden Frau M. und der Sohn an Durchfall und Erbrechen, besonders schlecht geht es dem Sohn.

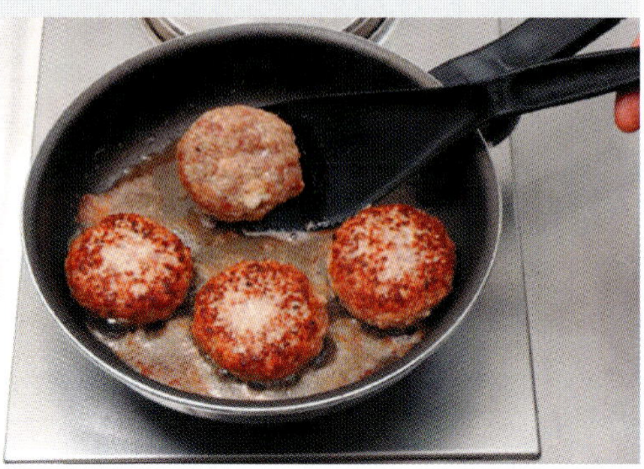

Salmonellose

Salmonellen sind Mikroorganismen, d.h. winzig kleine Lebewesen, die im Dickdarm von Tieren, z.B. Geflügel, und auch Menschen leben.

Durch den Verzehr von rohen oder ungenügend gegarten Lebensmitteln, die mit Salmonellen infiziert – verunreinigt – sind, können diese auf Menschen übertragen werden.

Häufig infizierte Lebensmittel sind z.B. Geflügel, Eier, Fisch, Hackfleisch, Fleischwaren. Andere Lebensmittel können durch salmonelleninfizierte Lebensmittel oder Geräte infiziert werden.

Wenige Salmonellen verursachen im Allgemeinen noch keine Infektion, da sie im menschlichen Körper durch körpereigene Abwehrmechanismen sofort vernichtet werden. Erst wenn sich die Salmonellen in den Lebensmitteln vermehren konnten und in größeren Mengen aufgenommen werden, kann es zu einer Lebensmittelvergiftung bzw. Lebensmittelinfektion kommen. Deshalb muss bei der Lebensmittelverarbeitung bzw. -lagerung dafür gesorgt werden, dass sich die Salmonellen nicht vermehren.

Bei einer **Lebensmittelvergiftung** erkrankt der Mensch aufgrund der aufgenommenen Giftstoffe, die die Salmonellen gebildet haben.

Bei einer **Lebensmittelinfektion** gelingt es dem menschlichen Körper nicht mehr, die Salmonellen abzutöten. Die Salmonellen siedeln sich im Darm an und vermehren sich hier weiter. In dem Stuhl dieser Menschen sind Salmonellen vorhanden. Diese Personen können nun andere anstecken, ohne selbst unter Krankheitsanzeichen zu leiden.

Man fühlt sich nicht sofort krank, wenn man Speisen verzehrt, die mit Salmonellen infiziert sind. Nach der Aufnahme folgt eine Zeitspanne, in der sich die Mikroorganismen im menschlichen Körper vermehren und ihn zunächst unbemerkt zunehmend schädigen.

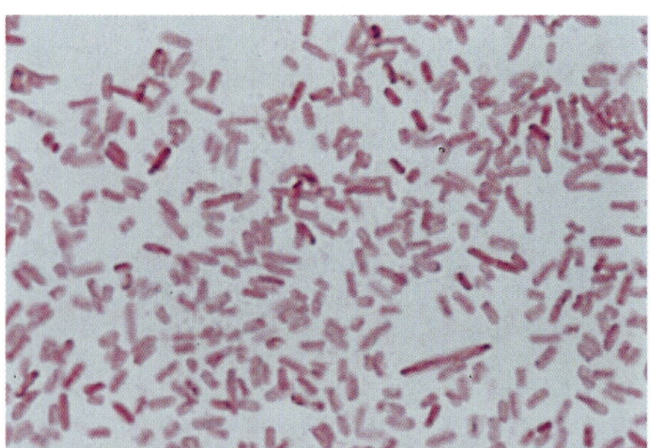

Salmonellen (ca. 1600-fach vergrößert)

Folgende **Krankheitsanzeichen** treten nach 12 bis 36 Stunden auf: Fieber, Kopfschmerzen, Gliederschmerzen, Durchfall, Übelkeit und Erbrechen. Die Krankheitsdauer beträgt je nach Schwere der Erkrankung ein bis acht Tage.

Salmonellen können im Stuhl nachgewiesen werden. Diese Untersuchung erfolgt z. B. vor der Einstellung in einen Lebensmittelbetrieb, um Ausscheider zu erfassen. Ausscheider wissen häufig nichts von ihrer Erkrankung.

Verhinderung von Salmonellose

- Nach der Toilettenreinigung oder -benutzung und vor der Lebensmittelverarbeitung die Hände waschen.
- Leicht verderbliche tierische Lebensmittel im Kühlschrank aufbewahren. Auch Eier gehören in den Kühlschrank, Mikroorganismen benötigen Wärme zur Vermehrung.
- Geräte, die mit Fleisch in Berührung kamen, z. B. Messer, vor der weiteren Verwendung gründlich reinigen. Auch die Hände nach dem Hantieren mit Fleisch gründlich waschen.
- Größere Fleischstücke – besonders Geflügel ohne Plastikbeutel – vor dem Garen vollständig bei niedrigen Temperaturen (Keller, Kühlschrank) auftauen lassen. Das Auftauwasser in einem Gefäß auffangen, sorgfältig beseitigen. Das Gefäß gründlich reinigen. Das Auftauwasser kann Salmonellen enthalten.
- Fleischstücke gut durchgaren: 70 °C Kerntemperatur. Es darf kein roter Fleischsaft mehr austreten.
- Speisen nicht längere Zeit warm halten, sondern rasch in kaltem Wasser herunterkühlen. Zum Verzehr wieder aufwärmen, besser kurz durchkochen oder durchbraten.
- Spiegeleier von beiden Seiten bzw. mit dem Deckel auf der Pfanne braten. Wenn das Eigelb geronnen ist, besteht keine Salmonellengefahr.
- Bei Speisen mit rohen Eiern nur Eier verwenden, die nicht älter als fünf Tage sind (Legedatum). Ältere Eier nur durchgegart essen.
- Speisen mit rohen Eiern sofort verzehren. Salmonellen können sich sonst vermehren.
- In der Gemeinschaftsverpflegung keine Speisen mit rohen Eiern herstellen und essen, z. B. Weinschaumcreme.
- Bei Speisen, die in der Mikrowelle ungenügend erwärmt wurden, können Erreger in kalten Stellen überleben. Speisen gleichmäßig in dem Gefäß ausbreiten und auf mindestens 70 °C erhitzen.

Hygiene schützt vor Salmonellose.

?

Nennen Sie mithilfe der Abbildung mögliche Ursachen für eine Salmonellose.

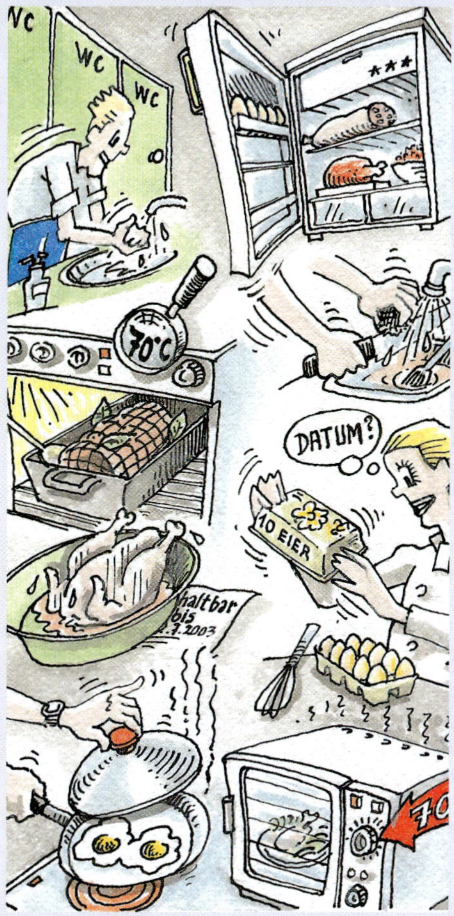

Gefahr durch Lebensmittel
Vorsicht Salmonellen!
(Registrierte Erkrankungen in Tausend)

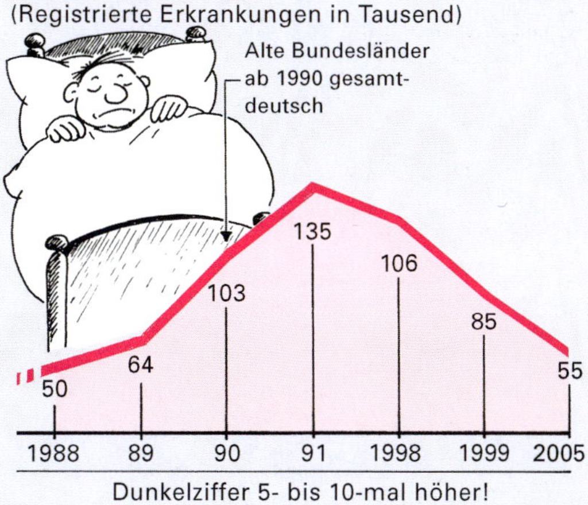

?

1. Überlegen Sie, wie es in den folgenden Fallbeispielen zu einer Lebensmittelvergiftung kommen konnte.
2. Diskutieren Sie über Vorteile und Nachteile des Nitratzusatzes bei der Herstellung von Fleischwaren.

T Der Fall

Der Einkauf – auch die leckeren Wurstscheiben – liegen im heißen Auto. Einfach vergessen.

Abends beim Abendbrot fehlt die Wurst. Die Folienpackung mit den Wurstscheiben findet sich schließlich. Sie ist aufgebeult, und der Geruch ist seltsam. Da es aber schnell gehen soll – der Sport wartet –, beachtet dies niemand.

Am nächsten Tag klagt Jochen, dass er nicht richtig sehen kann. Die Mutter geht mit ihm zum Augenarzt. In der Praxis sieht die Mutter plötzlich auch doppelt.

Das Gemüse für das Mittagessen fehlt noch. Im Keller findet Herr B. ein Glas „hausgemachte" Bohnen. Das Glas ist offen und die Flüssigkeit leicht trübe. Da die Bohnen ohnehin noch erhitzt werden, hat Herr B. keine Bedenken. Die Kinder stellen fest, dass die Bohnen nicht so wie sonst schmecken, und essen nicht weiter … Auch in diesem Fall kam es zu Sehstörungen.

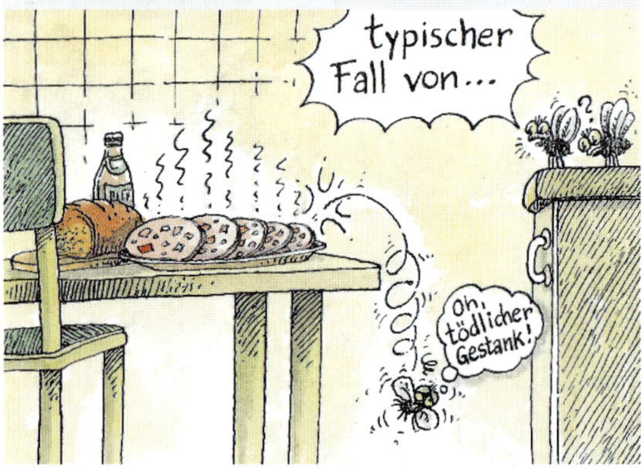

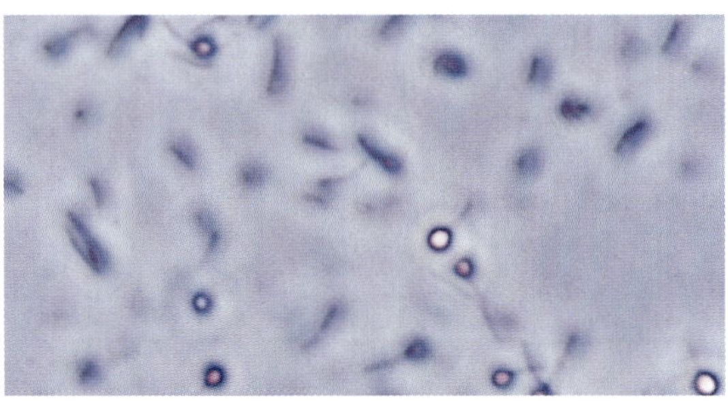

Sporen bildende Mikroorganismen

Botulismus

Botulismus wird durch einen Erreger hervorgerufen, der widerstandsfähige Sporen bildet, die über die Luft auf Lebensmittel gelangen und hier danach auch ohne Luft – unter Luftabschluss –, z. B. in Einmachgläsern, Konserven oder Folienpackungen, wachsen können. Sie bilden Toxine, die zu den stärksten bekannten Toxinen in der Natur gehören.

Hauptursachen für Botulismus sind

- ungenügend sterilisiertes Gemüse, z. B. Bohnen,
- ungenügend gesäuerte Fischwaren,
- ungenügend geräucherte oder gepökelte Fleischwaren.

Aufgrund der Sterilisationsbedingungen in der Lebensmittelindustrie und durch das Pökeln der Fleischwaren mit Nitrat/Nitrit ist der Botulismus bei uns selten geworden.

Im Haushalt unsachgemäß konservierte Lebensmittel können jedoch zu Erkrankungen führen. Am häufigsten infiziert sind nicht genügend erhitzte eingekochte Bohnen, da hier die Sporen nicht abgetötet wurden. Die gebildeten Giftstoffe sind so stark, dass bereits ein einmaliges Probieren die Ursache für eine Lebensmittelvergiftung sein kann. Geruchsabweichungen halten jedoch im Allgemeinen vom Verzehr ab.

Krankheitsanzeichen treten nach 1 bis 3 Tagen auf: Müdigkeit, Kopfschmerzen, allgemeine Schwäche, Doppeltsehen, Schluckbeschwerden, Sprechschwierigkeiten;

Tod infolge Herzversagens und Atemlähmung.

Bei rechtzeitiger Verabreichung von Botulismus-Serum ist die Vergiftung meist nicht tödlich.

Krankheitsdauer: eine Woche oder länger.

Meldepflichtig, etwa 25 Erkrankungen pro Jahr.

Vermeidung von Lebensmittelvergiftungen

- Der Inhalt von Dosen mit Bombage bzw. von selbst aufgegangenen Einmachgläsern kann infiziert sein. Fleisch, Fisch, Gemüse aus solchen „Konserven" nicht verzehren, sondern vernichten.
- Aufgeblähte Vakuumverpackung mit Wurst usw. nicht verwenden.
- Geruchsabweichungen bei Schinken und Wurst beachten. Bei Zweifeln nicht verzehren.
- Halbkonserven, z. B. Fleischsalat, kühl lagern (+ 4 bis + 6 °C), Mikroorganismen sind hier nicht völlig abgetötet.
- Bohnen beim Einkochen zweimal erhitzen, die Sporen werden durch das zweite Erhitzen abgetötet.

EHEC

EHEC steht kurz für **e**nterohämorr**h**agische **E**scherichia **c**oli. EHEC ist ein weitverbreiteter Darmbewohner bei Tieren und Menschen. Diese Bakterien kommen so im Kot von Tieren und Menschen vor. Für eine Infektion reichen weniger als 100 Bakterien. Von der WHO werden sie zu den gefährlichsten krank machenden Mikroorganismen gezählt. Von Jahr zu Jahr werden weltweit immer mehr EHEC-Infektionen gemeldet.

Die Übertragung der Bakterien erfolgt über

- rohe Salate und Gemüse, z. B. verunreinigter Rettich,
- Rohmilch, die Mikroorganismen gelangen beim Melken in die Milch,
- Tatar, Teewurst, Mortadella, Truthahnsandwichs,
- auch die direkte Übertragung von Mensch zu Mensch ist möglich. Menschen können mit EHEC infiziert sein, ohne dass bei ihnen Krankheitsanzeichen auftreten. Diese Personen können bei mangelnder Hygiene eine Gefahr für ihre Umgebung bedeuten. Kleinste Kotspuren auf den Händen können die Bakterien übertragen.

Besonders gefährdet sind Kinder, Senioren, Schwangere und Personen mit geschwächtem Immunsystem. Infektionen treten in der Gemeinschaftsverpflegung auf: in Kindergärten, Pflegeheimen, Kantinen und bei Fast-Food-Anbietern.

Krankheitsanzeichen: Die Infektion kann ohne Symptome verlaufen. Bei leichteren Erkrankungen kommt es zu Durchfall. Bei den besonders gefährdeten Personen ist der Krankheitsverlauf oft schwerwiegender. Drei Tage nach der Infektion treten Bauchkrämpfe, Erbrechen, blutiger Durchfall und blutiger Kot auf. Es kann zu Nierenversagen kommen und 10 % der Fälle verlaufen tödlich.

Vermeidung von Lebensmittelvergiftungen

- Ob ein Lebensmittel mit EHEC-Keimen infiziert ist, kann man nicht erkennen. Der Erreger kann jedoch durch ein Erhitzen auf 70 °C über 10 Minuten abgetötet werden, das gebildete Gift wird dabei ebenfalls unschädlich.
- In der Gemeinschaftsverpflegung sollten nur ganz durchgegarte Fleischspeisen gegessen werden.
- Speisen nicht bei niedrigen Temperaturen – zwischen 30 bis 45 °C – längere Zeit warm halten.
- Nach dem Toilettenbesuch und vor dem Arbeiten mit Lebensmitteln unbedingt die Hände sehr gründlich waschen.
- Einweghandtücher verwenden, damit es nicht über Handtücher zu einer Infektion kommt.

Listeriose

Listerien sind sehr widerstandsfähige Bakterien, die selbst in Kühlräumen überleben. Durch Hitze – Garen – können diese Bakterien abgetötet werden.

Die Übertragung der Bakterien erfolgt über

- tierische Lebensmittel oder den Kontakt mit infizierten Rindern oder Schweinen,
- rohes und nicht durchgegartes Rind- oder Schweinefleisch, Rohwurst (Mettwurst),
- rohe Eier und Rohmilch.

Krankheitsanzeichen: Im Allgemeinen kommt es bei gesunden Erwachsenen lediglich zur Abgeschlagenheit und Leistungsschwäche, evtl. zu Übelkeit, Erbrechen, Durchfall und Fieber.

Für ungeborene Kinder, Kleinkinder und alte Menschen kann der Krankheitsverlauf jedoch tödlich sein. Früh- und Totgeburten können eine Folge sein. Bei Kindern treten Gehirnhautentzündungen auf, die zur geistigen und körperlichen Behinderung oder zum Tod führen können.

Vermeidung von Listeriose bei Schwangeren, Kleinkindern und alten Menschen

- Rohmilch und Speisen mit rohen Eiern, Käse aus Rohmilch meiden.
- Ungekochtes Gemüse von Feldern, die mit Gülle gedüngt wurden, meiden.
- Fallobst nur gegart verzehren.
- Rohes und nicht durchgegartes Rind- und Schweinefleisch meiden.

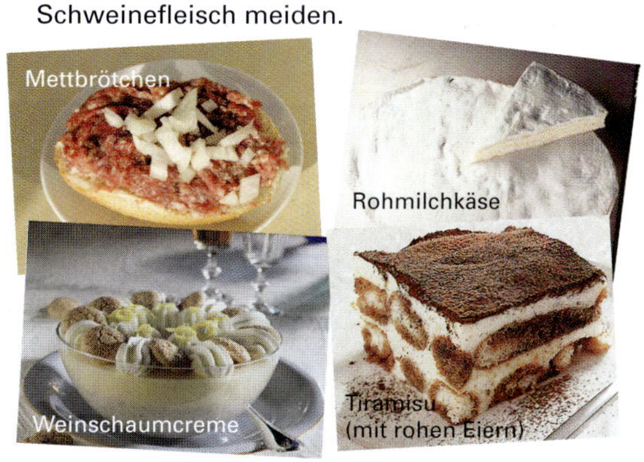

Diese Lebensmittel meiden!

?

1. Erstellen Sie zu den verschiedenen krank machenden Mikroorganismen Steckbriefe mit der Überschrift: „So kann es nicht zu Lebensmittelinfektionen kommen!“
2. Nach dem Händewaschen sollte die Klinke der Toilettentür nicht mehr mit bloßen Händen angefasst werden.
   Wie gehen Sie vor?

14.11 Hygiene bei der Lebensmittelverarbeitung

Diese Kompetenz können Sie erwerben:

- *Die Notwendigkeit von Hygienemaßnahmen begreifen und diese anwenden*

?

1. Führen Sie folgende Versuche durch: Beimpfen Sie fünf Nährböden in Petrischalen durch Abklatsch – vorsichtiges Auftupfen – mit
   a) Spüllappen, b) Finger, c) Ring, d) Probierlöffel, e) ?
   Verschließen Sie die Schalen mit Klebeband.
   Beschriften Sie die Petrischalen.
   Bebrüten Sie die Petrischalen drei Tage bei 28 °C.
   Beschreiben Sie die Veränderungen.

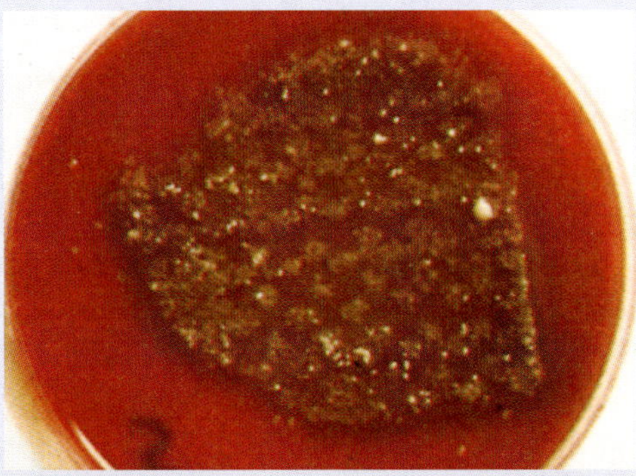

Bakterien auf einem „gut ausgespülten" Schwammtuch

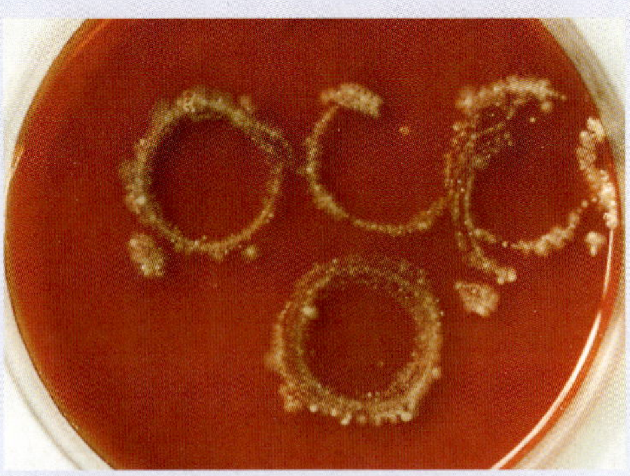

Bakterien an einem Ring (mehrmalig)

2. Erkunden Sie den Verbrauch an Reinigungs- und Waschmitteln in der Bundesrepublik Deutschland. Erkunden Sie das Angebot an umweltfreundlichen Mitteln.

- Saubere Arbeitskleidung/Schuhe tragen.
- Lange Haare zusammenbinden, eine Kopfbedeckung tragen. Schmuck ablegen.
  Auf Kleidung und Haut, z. B. unter Ringen, befinden sich unzählige Mikroorganismen.
- Vor der Nahrungszubereitung und nach dem Gang zur Toilette die Hände waschen.
  Auf den Handflächen befinden sich unzählige Bakterien. Personen können außerdem Salmonellen ausscheiden, ohne dies zu wissen.
- Nach dem Naseputzen oder Husten die Hände waschen. Nicht auf Speisen niesen oder husten.
- Speisen nur mit einem sauberen Löffel probieren.
- Schnittwunden oder andere Verletzungen mit einem sauberen Verband oder Pflaster abdecken, in den Wunden, auf Nasen- und Rachenschleimhäuten können sich Eitererreger befinden.
- Handtücher, Geschirrtücher und Wischtücher regelmäßig wechseln und waschen.
  Auf diesen Wäschestücken befinden sich nicht nur Speisereste, sondern auch unzählige Bakterien.
- Den Abfall auf einem Teller bzw. in einer Schüssel sammeln.
- Schmutziges Geschirr zusammenräumen.
- Nur saubere Geräte, z. B. Messer, für die Nahrungszubereitung verwenden.
  Durch bereits verwendete Geräte können Bakterien, z. B. von Fleisch, auf andere Lebensmittel übertragen werden.
- Speisen abgedeckt und kühl aufbewahren.
- Speisen nicht warm halten. Speisen rasch abkühlen und bei Bedarf schnell wieder aufwärmen. Besonders in warmen Speisen, aber auch bei Zimmertemperatur vermehren sich die Bakterien schnell.
  Risikobereich: + 15 bis + 40 °C.

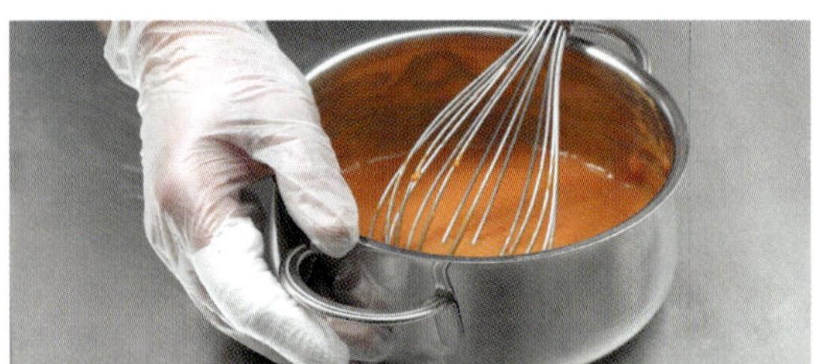

Vorschriftsmäßig abgedeckte Wunde

Hygieneregeln für Großküchen

Trotz strenger Hygienevorschriften führt die Verlagerung der Verpflegung vieler Menschen in größere Verpflegungsgemeinschaften zu einem Anstieg der Lebensmittelvergiftungen. Mit dem HACCP-Konzept sollen Schwachstellen in der Gemeinschaftsverpflegung erkannt und beseitigt werden, vgl. S. 226 f.

Zur Vermeidung des Lebensmittelverderbs gelten für Großküchen besondere Bauvorschriften, z. B. Trennung des reinen und des unreinen Arbeitsbereichs. Im unreinen Arbeitsbereich wird z. B. Gemüse geputzt und im reinen Arbeitsbereich erfolgen die Zubereitung und Ausgabe der Speisen. Die Pausenräume für das Personal müssen außerhalb der eigentlichen Küche liegen.

Außerdem gelten für Großküchen folgende Hygieneregeln:

- In den Küchen ist das Rauchen verboten.
- Das Anbraten großer Fleischstücke für den darauffolgenden Tag ist grundsätzlich abzulehnen.
- Das Warmhalten von Speisen bei Temperaturen unter 65 °C ist zu vermeiden.
- Gegarte Speisen dürfen nicht mit der bloßen Hand angefasst werden!

  Gleiches gilt für die Bereiche von Tellern, Tassen, Bestecken usw., die mit Lebensmitteln oder Getränken in Berührung kommen.
- Kühl gelagerte Speisen für den Warmverzehr sind vor der Ausgabe in allen Teilen für eine Zeitdauer von zehn Minuten auf mindestens 80 °C zu erhitzen.
- Gefrorene Speisen sollten spätestens vier bis sechs Stunden nach dem Auftauen zubereitet werden.
- Bei der Herstellung zusammengesetzter Speisen, z. B. Kartoffelsalat oder Nudelsalat, ist die gegarte Komponente, z. B. Kartoffeln, vor der Weiterverarbeitung zwischenzukühlen.
- Süßspeisen müssen nach der Fertigstellung sofort gekühlt werden.
- Werden Suppen, Soßen, Eintöpfe u. Ä. ausgegeben, dürfen Reste aus einem Ausgabenbehälter nicht in das neue, noch volle Gefäß gegossen werden!
- Reinigungspläne müssen vorhanden sein und eingehalten werden.
- Abfälle müssen während der Produktion sofort entfernt werden.
- Die Raumtemperatur von TK- und Kühlräumen muss regelmäßig kontrolliert werden.

(Nach AID Großküchenhygiene)

!

Hauptursachen für Lebensmittelvergiftungen, -infektionen durch Mikroorganismen sind:

- **mangelnde oder unzureichende Kühlung der Speisen**
- **unzureichende Erhitzung – Kerntemperatur unter 70 °C und weniger als 10 min**
- **zu langes Warmhalten im Risikobereich unter 65 °C**
- **Schmierinfektionen: Übertragung von Mikroorganismen durch verunreinigte Lebensmittel oder Geräte auf andere Speisen**
- **Dauerausscheider**

?

1. Diskutieren Sie den folgenden Text.

   Die Küche glänzt, doch keiner weiß, dass
   - der Hochglanz mit einem schmutzigen Lappen herbeigeführt wurde;
   - dieselben Hände, die eben das Taschentuch mit dem eitrigen Schnupfen in die Tasche gesteckt haben, nun die gekochten Kartoffeln für den Salat in Scheiben schneiden;
   - das Stoffhandtuch auf der Toilette trocken bleibt oder seine Funktion als Verschmierer von Darmbakterien erfüllt;
   - auch im Kühlschrank keine hygienisch einwandfreien Zustände herrschen.
2. Erläutern Sie allgemeine Übertragungsmöglichkeiten für krank machende Mikroorganismen.
3. Erläutern Sie folgende Aussage: „Lebensmittelvergiftungen können zum Teil durch persönliche Hygiene vermieden werden."
4. Warum sind Stoffhandtücher in öffentlichen Toiletten ungeeignet?
5. Warum sollte man den Teller nur am Rand anfassen?
6. Beurteilen Sie folgende Aussagen:
   a) „In der Gemeinschaftsverpflegung können leichter Lebensmittelvergiftungen auftreten."
   b) „Im Sommer gibt es häufiger Lebensmittelvergiftungen als im Winter."
7. Begründen Sie die Hygieneregeln und Bauvorschriften für Großküchen.

HACCP-Konzept

Das HACCP-Konzept ist ein geeignetes Verfahren zur Qualitätssicherung. Es stellt ein Verfahren für die kritische Bewertung aller Produktionsschritte bezüglich mikrobiologischer, chemischer oder physikalischer Gefahren dar.

Hazard Analysis and Critical Control Points (HACCP) ist so zu übersetzen: Gefahrenanalyse und Überwachung kritischer Kontrollpunkte.

Hazard	=	Gesundheitsgefahr
Analysis	=	Analyse der Gefahr
Critical	=	kritisch für die Sicherheit
Control	=	Steuerung
Points	=	Abschnitt im Verfahren

Dies Kontrollsystem wurde 1959 von der NASA erstellt, um weltraumgeeignete, hygienische Lebensmittel mit hundertprozentiger Sicherheit erzeugen zu können.

Vom Gesetzgeber sind Lebensmittel verarbeitende Betriebe laut EG-Verordnung Nr. 852/2004 über Lebensmittelhygiene dazu verpflichtet,

- die Produktionsabläufe zu kontrollieren und zu dokumentieren.

Das HACCP-Konzept soll nach folgendem Plan umgesetzt werden:

Stufe 1 – Gefahrenanalyse

Zunächst wird ein Flussdiagramm über den Herstellungsprozess vom Ausgangsmaterial bis zum Endprodukt erstellt.

Ist der Arbeitsablauf vollständig bekannt, wird er hinsichtlich möglicher hygienischer, gesundheitlicher Gefährdungen überprüft.

Beispiel: Herstellung von Milchshakes mit Obst in einem Seniorenheim

Schritte des Arbeitsablaufes

- Waschen, Putzen und evtl. Zerkleinern des Obstes
- Mixen von Milch und Obst
- Anrichten und Anbieten der Milchshakes

Wenn der Arbeitsablauf vollständig beschrieben ist, kann abgewogen werden, bei welchen Arbeitsschritten eine hygienische, gesundheitliche Gefährdung entstehen könnte.

Beispiel:

- Das Waschen, evtl. Aussortieren z. B. von Obst mit Schimmel, muss sorgfältig erfolgen, sonst kann eine hygienische, gesundheitliche Gefährdung entstehen. Kontrolle ist hier sicher notwendig (CP).
- Beim Anrichten und Anbieten der Milchshakes müssen diese gekühlt werden, bei unterlassener Kühlung – besonders über längere Zeit – kann es zu einer ernst zu nehmenden gesundheitlichen Gefährdung kommen (CCP).

Bei der Feststellung möglicher Risiken kann man also folgende Unterscheidung treffen:

- **Kontrollpunkt (Abkürzung: CP)** – hier handelt es sich um einen Gefahrenpunkt, bei sorgfältiger Arbeit ist jedoch keine weitere Kontrolle notwendig.
- **Kritischer Kontrollpunkt (Abkürzung: CCP)** – dies sind Stellen im Prozessablauf, von denen bei einem Verlust der Kontrolle eine gesundheitliche Gefährdung ausgehen kann. Kritische Kontrollpunkte müssen erkannt und ständig überwacht werden, außerdem muss die Kontrolle der kritischen Kontrollpunkte dokumentiert werden.

Als kritische Kontrollpunkte sollten nur die wirklich entscheidenden Gefahrenpunkte im Prozessablauf festgelegt werden.

Aber: Kritische Kontrollpunkte werden immer bei der Verarbeitung von rohen tierischen Lebensmitteln auftreten, z. B. Eier, Tatar oder Mett.

Stufe 2 – Auswahl und Festlegung der Lenkungspunkte – kritischen Kontrollpunkte

Es muss festgelegt werden, welche Lebensmittel bzw. Prozessstufen eine besondere Gefährdung – kritische Kontrollpunkte – CCP – darstellen. Bei einem Verlust der Kontrolle kann es hier zu einer gesundheitlichen Gefährdung kommen. Die kritischen Kontrollpunkte müssen deshalb gelenkt, besonders überwacht werden.

Stufe 3 – Festlegung der Grenzwerte an Lenkungspunkten – kritischen Kontrollpunkten

Einige mögliche Verfahren zur Festlegung von Grenzwerten in der Gemeinschaftsverpflegung:

- Festlegung bestimmter Temperaturen, z. B. 5 Minuten eine Kerntemperatur über 70 °C oder Kühlung unter 15 °C, das Wachstum von Mikroorganismen wird verringert.
- Festlegung bestimmter Zeiten, z. B. Warmhaltezeiten bei der Essensausgabe nicht länger als 1 Stunde, Vitaminverluste werden verringert.
- Festlegung eines bestimmten Sauberkeitsstatus, z. B. Händewaschen nach der Toilettenbenutzung, Übertragung von Mikroorganismen wird verringert.
- Festlegung bestimmter sensorischer Merkmale, z. B. Geruch des Fischfilets.

Zurück zum Beispiel Milchshakes:

- Auswahl des Verfahrens zur Minderung des Risikos am kritischen Kontrollpunkt „Ausgabe der Milchshakes": Kühlung unter 15 °C.

Stufe 4 – Überwachung der Grenzwerte an den Lenkungspunkten – kritischen Kontrollpunkten

Gartemperaturen und Kühltemperaturen sind nun z. B. an den kritischen Kontrollpunkten regelmäßig zu überprüfen.

Zurück zum Beispiel Milchshakes:

- Überprüfung des Verfahrens: Kontrolle der Kühltemperatur.

Stufe 5 – Korrekturmaßnahmen

Das Kontrollsystem sollte regelmäßig überprüft werden:

- Sind die Schwachpunkte – kritischen Kontrollpunkte – wirklich erkannt?
- Schließen die Überprüfungsverfahren wirklich die hygienischen, gesundheitlichen Risiken aus?
- Haben sich die Bedingungen verändert, sind neue kritische Kontrollpunkte entstanden?

Stufe 6 – Veränderung der Überwachung

Werden jetzt zusätzliche Schwachstellen entdeckt, werden Änderungen im System bzw. die Überprüfung neuer kritischer Kontrollpunkte erforderlich, es ist sofort Abhilfe zu schaffen.

Stufe 7 – Dokumentation

Alle Anweisungen für den Produktionsablauf und die Überprüfung kritischer Kontrollpunkte sind zu dokumentieren, z. B.

- Welcher kritische Kontrollpunkt wird überwacht? – Was?
- Wie wird überwacht? – Wie?
- Wie oft wird überwacht? – Wann?
- Wer überwacht (Verantwortlicher)? Durch wen?

Durch die Dokumentation kann die Durchführung der Risikochecks belegt und überprüft werden.

Zurück zum Beispiel Milchshakes:

- Die Temperatur soll alle 15 Minuten überprüft werden.
- Alle 15 Minuten ist also die gemessene Temperatur zu dokumentieren und von der Person, die die Messung durchgeführt hat, abzuzeichnen.

Da eine erfolgreiche Umsetzung des HACCP-Konzeptes nur mit einer Dokumentation möglich ist, ist diese nun verpflichtend. Hiermit ist die Beweisführung des Betriebes möglich, dass man alles getan hat, damit die Kunden nicht krank werden.

Die Dokumente müssen eine angemessene Zeit – empfehlenswert zwei Jahre – aufbewahrt werden.

Die Dokumentation ist Pflicht in jedem Betrieb.

!

- **Die Durchführung des HACCP-Konzeptes ist notwendig, um hygienische, gesundheitliche Risiken in der Gemeinschaftsverpflegung zu senken.**
- **Voraussetzung für die erfolgreiche Durchführung des HACCP-Konzeptes sind auch Personal-, Raum- und Gerätehygiene.**
- **Eine regelmäßige Schulung des Personals ist unerlässlich.**

HACCP-Konzept

1. Gefahrenanalyse
↓
2. Festlegung der Lenkungspunkte
↓
3. Festlegung der Grenzwerte
↓
4. Überwachung der Lenkungspunkte
↓
5. Korrekturmaßnahmen
↓
6. Veränderung der Überwachung
↓
7. Dokumentation

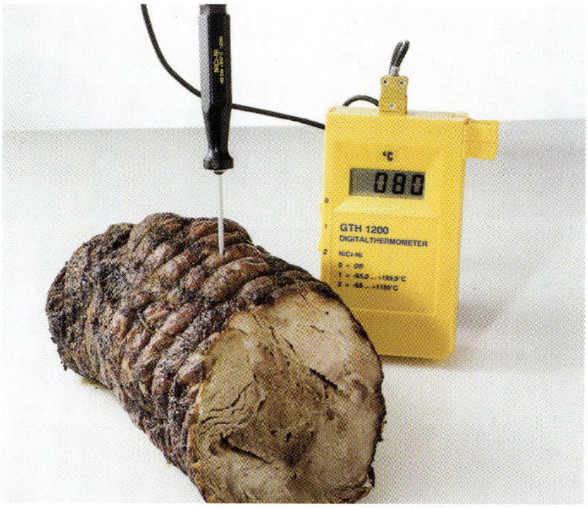

Kontrolle der Kerntemperatur

?

1. Erstellen Sie folgendes Ablaufschema für die Zubereitung von Brathähnchen.

CCP	Ablauf	Risiken
?	?	?

2. Erläutern Sie mögliche Gefahren bei der Zubereitung von Brathähnchen.
3. Erläutern Sie Verfahren zur Überprüfung der kritischen Kontrollpunkte bei der Zubereitung.
4. Erläutern Sie, wie das Händewaschen nach dem Toilettenbesuch kontrolliert und dokumentiert werden kann.

15 Außer-Haus-Verpflegung

15.1 Gastronomie – Gemeinschaftsverpflegung

Diese Kompetenzen können Sie erwerben:

- *Formen der Außer-Haus-Verpflegung kennen*
- *Kriterien für die Auswahl und die Ergänzung von Mahlzeiten in der Außer-Haus-Verpflegung anwenden*

?

1. Erkunden und beurteilen Sie das Speisenangebot in Gemeinschaftsverpflegungseinrichtungen in Ihrer Umgebung.
2. Erläutern Sie das Schaubild „Außer-Haus-Verpflegung".
3. Nehmen Sie Stellung zu folgenden Überlegungen, die oft bei der Außer-Haus-Verpflegung angestellt werden:
   a) „Eigentlich bin ich satt, aber es ist noch etwas auf dem Teller."
   b) „Auf der Welt hungern so viele Menschen, der Rest ist zu schade zum Wegwerfen."
4. Nennen Sie Hygieneregeln, die in Großküchen – in der Gemeinschaftsverpflegung – beachtet werden müssen.

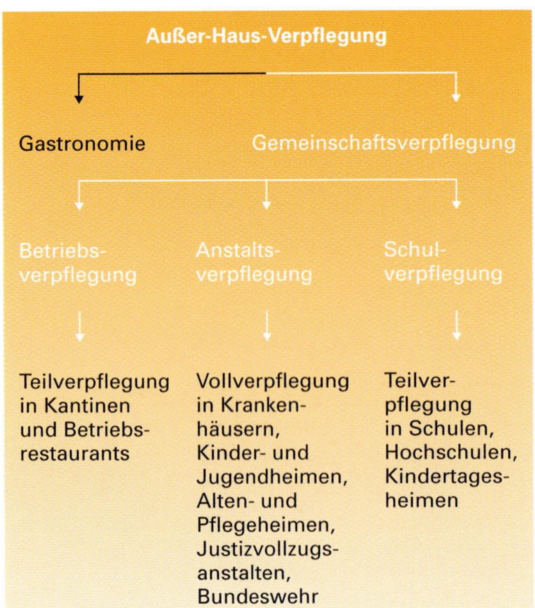

Der Individualverpflegung in der Gastronomie werden alle Einrichtungen zugerechnet, die der Allgemeinheit zugänglich sind und auf Gewinnbasis arbeiten. Etwa die Hälfte der Mahlzeiten innerhalb der Außer-Haus-Verpflegung werden in Restaurants, Imbissständen usw. ausgegeben. Der Bundesbürger isst jährlich etwa 54-mal in einem gastronomischen Betrieb.

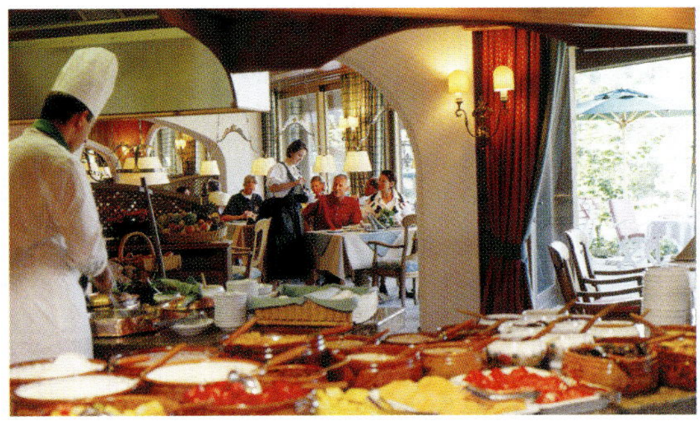

Die Gemeinschaftsverpflegung umfasst die Betriebs-, Anstalts- und Schulverpflegung in Bildungs- und Ausbildungsstätten. In der Bundesrepublik Deutschland gibt es rund 12 000 Betriebskantinen. Häufig werden keine kostendeckenden Preise verlangt.

Man unterscheidet Voll- und Teilverpflegung. Der Teilverpflegte nimmt im Gegensatz zum Vollverpflegten lediglich die Mittagsmahlzeit und/oder ein bis zwei Zwischenmahlzeiten in der Gemeinschaftsverpflegung ein.

In der Gemeinschaftsverpflegung wird ein Umsatz von 33 Milliarden € erwirtschaftet.

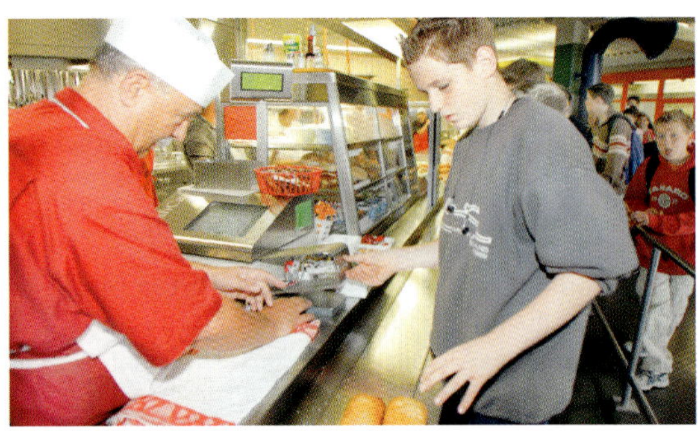

In der Bundesrepublik Deutschland geht der Trend zum Außer-Haus-Zwischenverpflegungsangebot. Ein Drittel der arbeitenden Bevölkerung verlässt das Haus, ohne ausreichend gefrühstückt zu haben. Auch die Teilnehmerzahl am herkömmlichen warmen Mittagessen in der Gemeinschaftsverpflegung nimmt ab. Eine entsprechend große Rolle spielen die Zwischenmahlzeiten am Vormittag und am Nachmittag. Etwa die Hälfte der Arbeitnehmer nimmt täglich einen „schnellen Imbiss" ein. Das Angebot innerhalb der Außer-Haus-Verpflegung entspricht jedoch oft nicht dieser veränderten Mahlzeitengestaltung, die Speisen enthalten zu viel Energie, Fett, Eiweiß, Zucker und Salz.

Qualitätsziele für die Gemeinschaftsverpflegung:

- Der Energie- und Nährstoffgehalt der Speisen entspricht dem durchschnittlichen Bedarf der Zielgruppe.
- Bei der Zubereitung soll es nur zu geringfügigen Nährstoffverlusten kommen, die Warmhaltezeiten sollten nicht mehr als 30 Minuten betragen.
- Ein Salatbüfett wird angeboten.
- Die Gäste können zwischen verschiedenen Hauptgerichten und Komponenten wählen.
- Die Speisen werden mit frischen Kräutern verfeinert.
- In der Tagesverpflegung werden zwei Mahlzeiten mit frischem Obst oder Salat angeboten.
- Das Speisenangebot berücksichtigt Angebote der Saison.
- Der Speiseplan weist über einen Zeitraum von zwei Monaten keine Wiederholung auf.
- Hygieneregeln und vorgeschriebene Schulungen des Personals werden eingehalten.
- Bei den Entscheidungen sollten finanzielle Mittel, Personaleinsatz und Ausstattung der Küche berücksichtigt werden.

!

In der Gemeinschaftsverpflegung

- **können Energie- und Nährstoffbedarf des Einzelnen nur annähernd berücksichtigt werden;**
- **soll ein Überangebot an Fett, leicht verdaulichen Kohlenhydraten und Salz vermieden werden;**
- **soll auf Nährstofferhaltung und Hygiene geachtet werden, um eine Mangelernährung und Lebensmittelvergiftungen zu vermeiden;**
- **sollen längere Warmhaltezeiten während des Austeilens und so Vitaminverluste vermieden werden.**

!

Der Verpflegungsteilnehmer sollte

- **den Energie- und Nährstoffgehalt der Speisen einschätzen und überlegen, ob es sich um eine Hauptmahlzeit oder eine Zwischenmahlzeit handelt;**
- **nach Möglichkeit folgende Speisen auswählen:**
  - **eine große Portion Gemüse bzw. Rohkostsalat,**
  - **magere Fleisch-, Fisch- oder Eigerichte;**
- **bei großen Portionen ruhig etwas liegen lassen bzw. sich nicht so viel auffüllen lassen; man muss nicht alles essen, was man bezahlt hat;**
- **durch Frühstück und Abendessen innerhalb der häuslichen Verpflegung die Gemeinschaftsverpflegung ergänzen; dabei sollten besonders folgende Lebensmittel berücksichtigt werden: Vollkornprodukte, Obst und Gemüse, möglichst in roher Form, Milch und Milchprodukte.**

T Salate sind der neue Hit in der Kantine

dpa Fulda – Viele bundesdeutsche Kantinen haben sich schon umgestellt: Bunte Salate sind ein Renner geworden. Zu diesem Ergebnis kamen Ernährungswissenschaftler während eines Seminars.

Eckard Engert vom Landesamt für Ernährung in Hessen sagte, Salate seien der eindeutige Sieger in der Verbrauchergunst. Keine Kantine könnte es sich heute noch leisten, ein Angebot ohne ausgeprägtes „grünes Profil" zu präsentieren. Auf den nächsten Plätzen der Beliebtheitsskala in den Kantinen lägen Vollwertgerichte, Gemüsespeisen und fleischlose Menüs. Dennoch, so Fachleute, gebe es immer noch viele Kantinen, in denen Mitarbeitern verkochte Kartoffeln, zu große Fleischportionen mit pappiger Soße und ausgelaugtes Gemüse vorgesetzt werden.

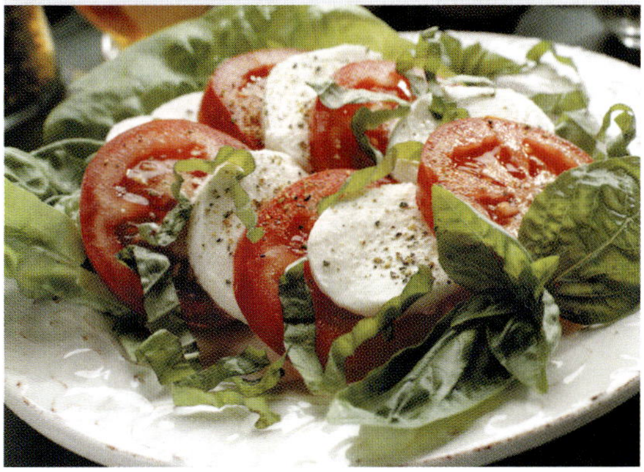

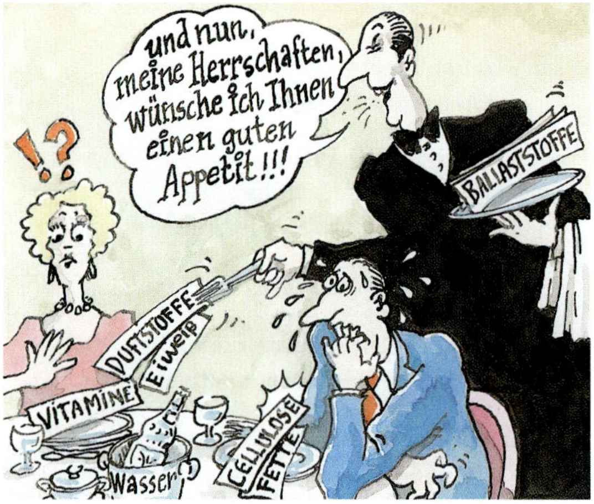

?

1. Susanne arbeitet in einer Firma als Automechanikerin, Manfred ist dort in der Abrechnung tätig.
   In der Betriebskantine wird folgender Speiseplan angeboten.
   Welches Gericht sollte
   a) Manfred,
   b) Susanne
   an den verschiedenen Wochentagen auswählen?
   Begründen Sie Ihre Entscheidungen.
2. Machen Sie jeweils Vorschläge für das ergänzende Frühstück bzw. Abendessen in der häuslichen Verpflegung.

Wochenspeiseplan, 14. Woche

	Normalkost	kJ	Leichte Vollkost	kJ	Vollwert-Kost
Mo.	Kraftbrühe „Xavier" 2 Bauernbratwürste (S/R) Weiße Bohnen Petersilienkartoffeln oder Spätzle	295 2298 1455 575 1343	Kraftbrühe „Xavier" Kalbsrahmbraten (K) Spätzle oder Petersilienkartoffeln Kopfsalat	295 837 1343 575 243	Rohkostsalat Bunte Sprossenpfanne (Lauch, Pilze, Tomaten) Ingwer-Reis-Krusteln Johannisbeerjoghurt
Di.	Orange Rinderroulade (R/S) Risotto oder Kartoffelpüree Endiviensalat	245 2465 1212 605 263	Orange Nasigoreng (R/S/F) (Indones. Reisgericht) Endiviensalat	245 2806 263	Salat mit Brechbohnen, Erbsen, Sonnenblumenkernen, Champignons, Lauch, Käsewürfeln in Kräuterrahm, Vollwertbrötchen
Mi.	Nudelsuppe Allgäuer Steak (S) auf Tomatenspaghetti Bunter Salat	457 1789 1537 286	Nudelsuppe Wiener Saftfleisch (R) Spiegelei Bratensoße Rahmspinat Salzkartoffeln	457 1435 544 575 600 575	Rohkostsalat Beefsteak mit gedünstetem Brokkoli und Röstkartoffeln Dattel-Bananen-Bällchen
Do.	Indische Reissuppe Kalbsleber, Apfelscheibe (K) Zwiebelsoße Grüne Bohnen Bratkartoffeln	420 1130 613 541 967	Indische Reissuppe Glasierter Nussschinken (K) Bratensoße Schwarzwurzeln Kartoffelkroketten oder Salzkartoffeln	420 1445 574 972 1307 575	Curry-Blumenkohlsalat mit Orangenscheiben, rotem Paprika, Kräutern, Käse und Currysoße Vollwertbrötchen
Fr.	Ochsenschwanzsuppe (A) Scholle, gebraten Remouladensoße Kartoffelsalat oder Salzkartoffeln Grüner Salat	860 1701 1370 1105 575 243	Hühnersuppentopf (G) Nudeln Brötchen Früchtequark	1870 524 738	Salat Möhren in Senfsoße, marinierter Tofu, Hirse Rote Grütze mit Sahne

S = Schweinefleisch, K = Kalbfleisch, R = Rindfleisch,
F = Fisch, G = Geflügel, A = Alkoholbeigabe.

Änderungen vorbehalten!

15.2 Fast Food – schnelles Essen

Diese Kompetenz können Sie erwerben:

- *Das Fast-Food-Angebot bewerten und Alternativen nutzen*

?

1. **Starten Sie eine Umfrage:**
   Wie und wo essen Ihre Mitschülerinnen und Mitschüler?
   Überlegen Sie zunächst:
   - Wo soll die Befragung durchgeführt werden?
   - Wie lauten die Fragen?
   - Was machen wir mit den Ergebnissen der Befragung?
2. Nennen Sie Fast-Food-Anbieter.
3. Versuchen Sie folgende Fragen zu beantworten:
   a) Was wird als Fast Food angeboten?
   b) Wer sind die Hauptkonsumenten?
   c) Welches sind die Konsummotive?
   d) Welche Konsequenzen könnte der Verzehr von Fast Food für die Gesundheit haben?
   e) Wie kann das Fast-Food-Angebot verbessert werden?

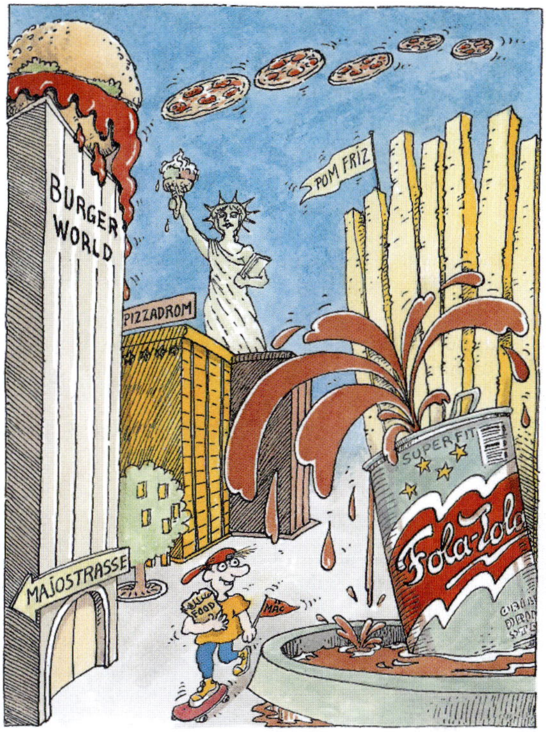

T Gesunde Hamburger mit Salat

Der Kochkurs für übergewichtige Kinder beginnt. Heute stehen Hamburger und Pommes auf dem Plan. Die Diätassistentin hat das Thema Fast Food aufgegriffen, da die Kinder immer wieder von Hamburgern, Chicken McNuggets und Pommes schwärmen. „Ich möchte, dass die Gruppe eine Alternative kennenlernt", erklärt die Diätassistentin. Die Kinder bereiten daher heute „gesunde" Hamburger mit viel Salat und Kartoffelecken aus dem Backofen zu, als fettarme Pommes-Variante.

Die Freude der acht Kinder am Kochen ist groß. Und fast nebenbei erfahren sie, dass eine fettarme Ernährung mit viel Obst, Gemüse und Vollkornprodukten helfen kann, nicht weiter zuzunehmen.

Als die Kartoffeln fertig sind, strömen acht hungrige Kinder zum Ofen. Jetzt kann es losgehen. Flinke Kinderhände kreieren aus Roggenbrötchen, selbst gemachten Frikadellen, Salat, Gurkenscheiben und Tomaten fantasievolle Hamburger. „Guten Appetit mit Pommes frites" heißt es, bevor alle genussvoll zubeißen. Marie und Kimberley sind sichtlich begeistert und sich einig: Es schmeckt viel besser als an der Pommesbude.

Welche der abgebildeten Fast-Food-Snacks würden Sie Marie und Kimberley empfehlen?

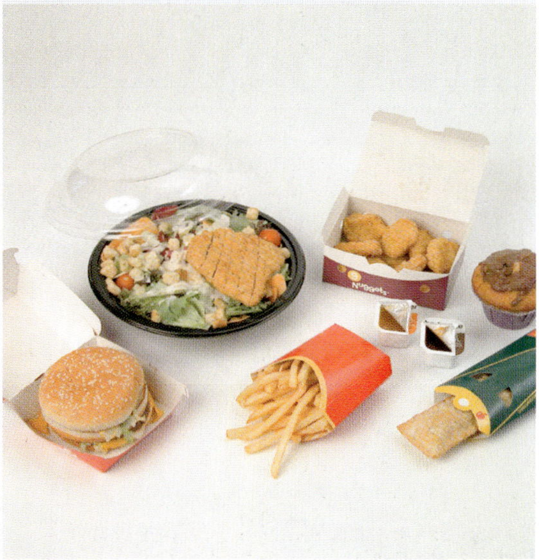

?

1. Diskutieren Sie, inwieweit Fast Food Ausdruck der veränderten Ernährungsgewohnheiten ist.
2. Untersuchen Sie, welche Verpackungsmaterialien in Schnellrestaurants eingesetzt werden. Sind diese Verpackungen notwendig?
3. Führen Sie eine Pro-und-Kontra-Diskussion zumThema Fast Food. Einige sind leidenschaftliche Fast-Food-Befürworter, andere scharfe Gegner.
4. Sammeln Sie Rezepte für alternative Zwischenmahlzeiten.
5. Überprüfen Sie das Speisen- und Getränkeangebot in der Schule. Machen Sie evtl. Verbesserungsvorschläge.
6. Orientieren Sie sich über die Aufgaben von Thiamin, Vitamin B_1.

T **Das Sandwich erobert jetzt auch den deutschen Fast-Food-Markt**

Hamburg – Das dreieckige Sandwich ist der Aufsteiger der letzten Jahre auf dem deutschen Imbissmarkt: Rund 30 Millionen € werden pro Jahr mit dem belegten Sandwich umgesetzt. Pro Woche werden in Deutschland rund 300 000 der vorgepackten Snacks abgesetzt, mit steigender Tendenz.

Das Wachstumspotenzial ist noch größer, denn im Heimatland des Sandwichs, England, werden trotz kleinerer Einwohnerzahl zehn Mal mehr Sandwichs als in Deutschland verkauft. Millionen von Briten ziehen das schnelle Sandwich zwischendurch der geregelten Warm-Mahlzeit in der Kantine vor. Der Betrieb beliefert von Hamburg aus rund 2500 Verkaufsstellen in Deutschland, darunter Tankstellen, Supermärkte, Flughäfen und Fluglinien.

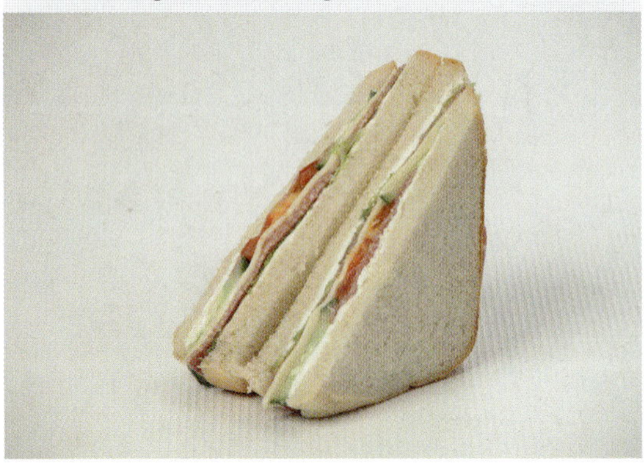

Fast Food ist durch schnellen Service und gleich bleibendes Angebot gekennzeichnet. Als Fast Food werden hauptsächlich Hamburger, Bratwürste, Grillhähnchen, Pizzen, Crêpes, Fleischtaschen, Salate, Cola- und Limonadengetränke angeboten.

Der Umsatz aller Fast-Food-Betriebe erreicht etwa 40 Prozent des gesamten Umsatzes der Restaurants. Zeitmangel wird als wichtigster Grund für den Verzehr von „Snacks“ genannt.

In Fast-Food-Restaurants sind hauptsächlich Jugendliche anzutreffen. Sie gehen in diese Restaurants, um schnell, preiswert und ungestört mit Freunden zu essen. Allerdings haben sie auch die Erfahrung gemacht, dass Fast Food oft nicht satt macht. Ahnen sie, dass Fast Food ungesund und die Verpackung/das Einweggeschirr eine unnötige Belastung für die Umwelt ist?

Fast Food wird von Jugendlichen häufig als Zwischenmahlzeit gegessen. Der Energiegehalt der Speisen entspricht jedoch meist dem einer Hauptmahlzeit. Fett- und Salzgehalt der Produkte sind oft sehr hoch, Vitamin-, Mineralstoff- und Ballaststoffgehalt dagegen niedrig. Eine regelmäßige bzw. ständige Einnahme von Fast Food führt zu Gesundheitsstörungen. Gelegentlich kann die „schnelle Mahlzeit“ jedoch ohne Schaden verzehrt werden, sie darf aber nicht zur Gewohnheit werden.

Beachten Sie beim Verzehr:

- Alternativen zu den Fast-Food-Restaurants berücksichtigen, z. B. gemeinsames Picknick im Freien, Beisammensein mit selbst hergestellten Salaten.
- Das heute angebotene alternative Fast Food in Erwägung ziehen, z. B. Vollkornbrötchen anstelle von Softbrötchen, Salate, gebackene Kartoffeln anstelle von Pommes frites, Mineralwasser, Milch anstelle von Limonaden- und Cola-Getränken.
- Fast Food mit einem geringen Energie-, Fett- und Salzgehalt aussuchen, z. B. Salat.
- Den geringen Ballaststoff-, Vitamin- und Mineralstoffgehalt von Fast Food z. B. durch den Verzehr von Salat/Gemüse, frischem Obst, Vollkorn- und Milchprodukten ausgleichen.
- Fast Food in Ruhe – nicht im Stehen – essen, nur so wird nicht „über den Hunger“ gegessen.
- Fast Food mit aufwendiger Verpackung bzw. auf Einweggeschirr aufgrund der Umweltbelastung ablehnen.
- Fast-Food-Mahlzeiten durch Frühstück und Abendessen in der häuslichen Verpflegung ergänzen: Vollkornbrot, Obst, Gemüse, Milch und Milchprodukte.

Fast-Food-Produkte im Vergleich

Produkte Portion	Energie kJ	Kohlen-hydrate g	Fett g	Eiweiß g	Vitamin B_1 mg	Calcium mg	Eisen mg	Menge g bzw. ml
Currywurst mit Pommes frites	3560	48	62	17	0,6	17	3,4	220
Bratwurst mit Brötchen	2900	27	51	25	0,6	15	1,5	190
Big Mäc mit Pommes frites	3230	79	35	27	0,3	123	4,8	320
Pommes frites mit Mayonnaise	1900	43	27	5	0,2	12	2,4	130
Pommes frites mit Ketchup	1480	46	15	5	0,2	13	2,4	130
Hamburger, einfach	1100	36	7	12	0,1	42	1,6	100
Chef-Salat	1350	3	23	15	0,3	192	1,6	300
Cola-Getränk	550	33	0	0	0	10	0	330
Milchshake	1630	66	10	10	0,1	380	0,7	400
Vollmilch-joghurt	430	7	6	6	0,1	98	0,1	150

?

1. Vergleichen Sie den Energie- und Nährstoffgehalt der verschiedenen Fast-Food-Produkte mit den Richtwerten für
   a) Zwischenmahlzeiten,
   b) Mittagessen.
2. Beurteilen Sie folgende Werbeaussage:

   Was alles in .... steckt.

   Vitamine? Aufbaustoffe? Bei uns kann sich jeder ein ausgewogenes, vielfältiges Menü zusammenstellen – mit allem, was der Körper braucht! Kein Wunder, denn wir verwenden nur nährstoffreiche hochwertige Grundnahrungsmittel und achten bei der Zubereitung darauf, dass sie nichts von ihrer Qualität einbüßen. Haben Sie Fragen? Schreiben Sie an …
3. Erstellen Sie eine Wandzeitung zum Thema „Fast Food – Träume und Ängste".

Richtwerte für 15- bis 18-jährige Jugendliche

Mahlzeiten	Energie kJ	Kohlen-hydrate g	Fett g	Eiweiß g
Zwischen-mahlzeiten	1000–850	34–28	7–9	8–9
Mittag-essen	3200–2600	103–83	26–21	23–28

Richtwerte für die tägliche Vitamin- und Mineralstoffzufuhr

Vitamin B_1 mg	Calcium mg	Eisen mg
1,3 bis 1,0	1200	12 bis 15

15.3 Speisen, selbst hergestellt oder vorgefertigt?

Diese Kompetenz können Sie erwerben:

- *Selbst hergestellte und vorgefertigte Speisen vergleichend bewerten*

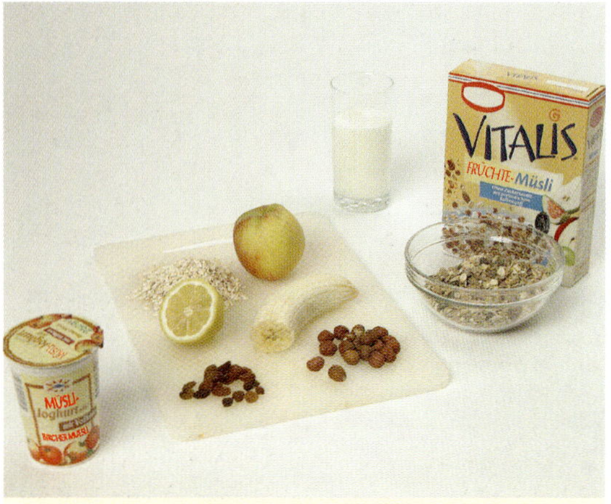

Müsli, verzehrfertig
200 g fettarmer Joghurt **Bircher Müsli** aus Milch mit 1,5 % Fett

Müsli, selbst hergestellt

2 EL Haferflocken	(20 g)
4 EL Milch	(60 g)
1 kl. Apfel, geschält	(120 g)
1/2 Banane, geschält	(70 g)
1 EL Sultaninen	(20 g)
1 EL Haselnüsse	(15 g)
1 EL Zitronensaft	(10 g)

Müsli, teilfertig, der Firma A
Zutaten für eine Portion
laut Angabe auf der Packung
50 g Früchtemüsli
75 ml Milch

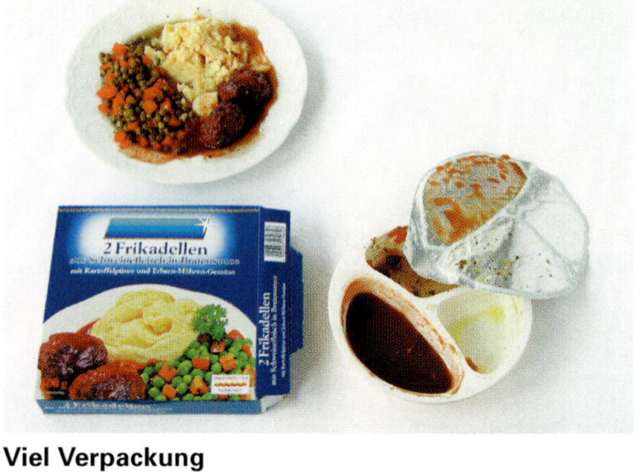

Viel Verpackung

?

1. Übertragen Sie die Tabelle aus Aufgabe 3 in Ihr Heft und vervollständigen Sie diese.
   Vergleichen Sie Menge, Kosten, Arbeitszeit und Geschmack vom Müsli
   a) selbst hergestellt,
   b) teilfertig,
   c) verzehrfertig.

2. Erstellen Sie eine Zutatenliste für Müsli selbst hergestellt.
   Vergleichen Sie diese mit den Zutatenlisten auf den Müslipackungen
   a) teilfertig,
   b) verzehrfertig.

3. Welches Müsli würden Sie auswählen?
   Berücksichtigen Sie bei der Entscheidung auch die unterschiedlichen Zutaten (vgl. Zutatenliste) und den Umweltschutz.
   Begründen Sie Ihre Entscheidung.
   Vergleich: Müsli, selbst hergestellt oder vorgefertigt?

eine Portion	selbst hergestellt	teil-fertig	verzehr-fertig
Menge	?	?	?
Preis	? €	? €	? €
Tätigkeits-zeit	? Min.	? Min.	? Min.
Geschmack	?	?	?

   Bewerten Sie den Geschmack mit den Begriffen: sehr gut, gut und weniger gut.

4. Vergleichen Sie Kosten, Arbeitszeit, Geschmack und Zutaten sowie den Umweltaspekt für Pizza
   a) tiefgefroren,
   b) vom Pizzaservice,
   c) selbst hergestellt.

5. Erstellen Sie eine Zutatenliste für die selbst hergestellte Pizza.

Generell sind vorgefertigte Lebensmittel/Speisen teurer und aufwendiger verpackt als selbst hergestellte.

Der Nährstoffgehalt unterscheidet sich oft wesentlich vom Frischprodukt. Bei der Lebensmittelverarbeitung kommt es zu Nährstoffverlusten bzw. der Fett- und Salzgehalt werden erhöht, teilweise werden Zusatzstoffe verwendet.

Durch die Verwendung dieser Produkte wird jedoch gleichzeitig die Arbeitszeit für die Nahrungszubereitung herabgesetzt. Durch die notwendige Verpackung dieser Lebensmittel wird die Umwelt belastet. Die jeweilige Haushaltssituation, z. B. Berufstätigkeit, Personenzahl und auch die Bedürfnisse der Verpflegungsteilnehmer, entscheidet über den jeweiligen Umfang des Einsatzes dieser Produkte.

Die Entscheidung sollte im Einzelfall durch folgende Überlegungen bestimmt werden:

- Wie hoch sind die zusätzlichen Kosten?
- Wie viel Zeit wird bei der Zubereitung und Reinigung (Tätigkeitszeit) eingespart?
- Wie sind Energie- und Nährstoffgehalt zu beurteilen?
- Wie sind Geschmack, Aussehen und Beschaffenheit zu beurteilen?
- Wurden Zusatzstoffe zur Verbesserung des Aussehens, der Haltbarkeit usw. verwendet?
- Wie stark belastet die Verpackung die Umwelt?
- Ist der Einsatz aufgrund der speziellen Situation unbedingt erforderlich?

I Begriffserläuterungen

Bei vorgefertigten Lebensmitteln – Conveniencefood – werden bestimmte Be- und Verarbeitungsstufen im Herstellbetrieb übernommen.

Nach der Stufe der Bearbeitung unterscheidet man folgende vorgefertigte Lebensmittel:

Teilfertig: Lebensmittel, die weitere Zutaten benötigen und/oder einer weiteren Bearbeitung, z. B. Zerkleinern, Mischen, Garen, Erwärmen, bedürfen.

Küchenfertig: Lebensmittel, von denen der nicht essbare Teil entfernt ist und die gegebenenfalls zerkleinert sein können.

Aufbereitfertig: fertig vorbereitete oder gegarte Lebensmittel, die weitere Zutaten benötigen und/oder bis zur Verzehrtemperatur zu erwärmen sind.

Verzehrfertige Lebensmittel: Lebensmittel und Speisen, die ohne weitere Behandlung oder Tätigkeit verzehrt werden können. Das Öffnen oder Entfernen der Verpackung ist erforderlich.

!

- **Vorgefertigte Lebensmittel bzw. Fertigprodukte werden verstärkt eingesetzt bei dem Wunsch nach Arbeitszeiteinsparung, bei fehlender Fachkenntnis und Geschicklichkeit usw.**

Vorgefertigte Lebensmittel

teilfertig → küchenfertig; garfertig bzw. aufbereitungsfertig

verzehrfertig

küchenfertig | garfertig bzw. aufbereitungsfertig | verzehrfertig

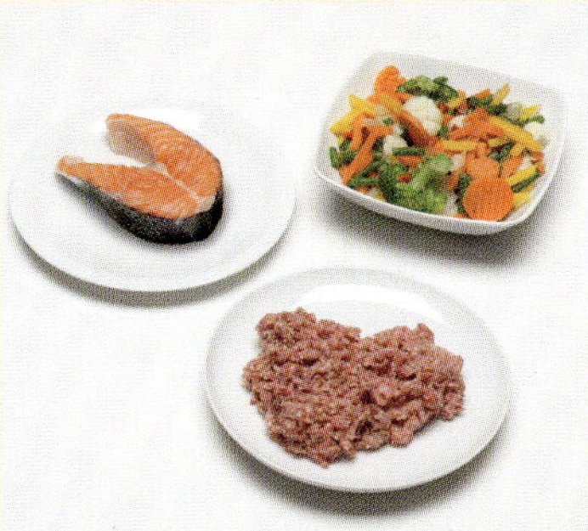

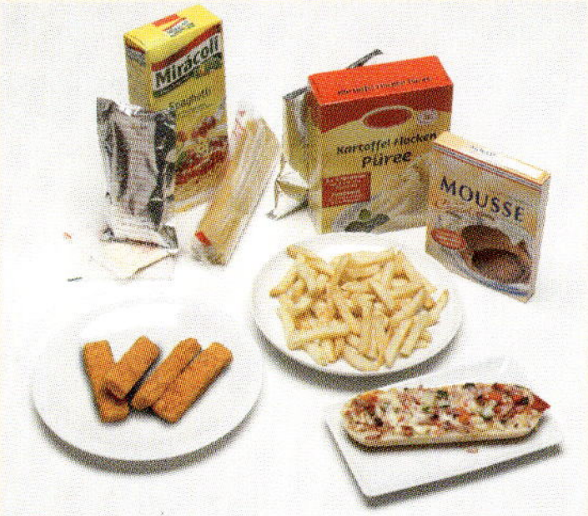

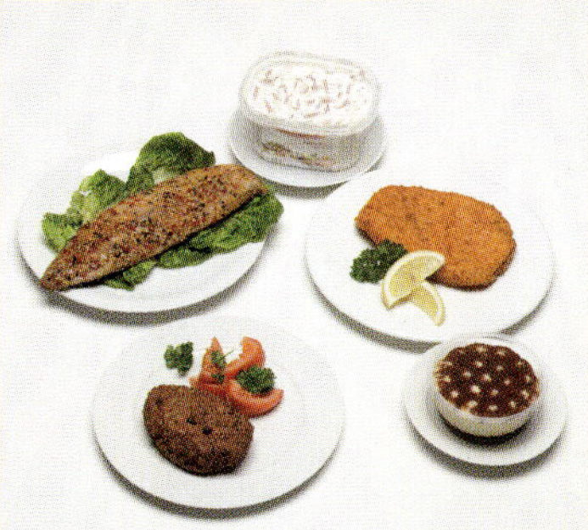

15.4 Berufe für Ernährungsfachleute

Diese Kompetenz können Sie erwerben:

- *Über Berufe für Ernährungsfachleute informiert sein*

?

1. Nennen Sie die verschiedenen Arbeitsbereiche von
   a) Diätassistenten/-assistentinnen,
   b) hauswirtschaftlichen Betriebsleitern/-leiterinnen.
2. Informieren Sie sich im BIZ (Berufsinformationszentrum) über die Berufe
   a) Diätassistent/-assistentin,
   b) hauswirtschaftlicher Betriebsleiter/hauswirtschaftliche Betriebsleiterin.
   c) Fragen Sie nach weiteren Berufen für Ernährungsfachleute.

Diätassistent/Diätassistentin

Jürgen K. machte nach dem Realschulabschluss ein Praktikum in einer Großküche. Mit 18 Jahren bekam er einen Ausbildungsplatz an der Berufsfachschule für Diätassistenten an der Universitätsklinik in Freiburg.

Nach der Abschlussprüfung zum staatlich geprüften Diätassistenten war Jürgen K. zunächst in einer Diätküche eines großen Krankenhauses tätig, dort hatte er mit anderen Mitarbeitern täglich 500 Diäten zu erstellen. Er hätte auch eine Stelle in einer Kantine mit Diätverpflegung in einem Seniorenheim, in einer Versuchsküche o. a. annehmen können.

Nach fünfjähriger Berufstätigkeit nahm Jürgen K. dann an einem Lehrgang für die Ausbildung zum Diätküchenleiter teil. Seit einiger Zeit ist Jürgen K. in einer Klinik mit 100 Betten als Diätküchenleiter tätig.

Zu seinen Aufgaben gehört die Erstellung von Speiseplänen für die verschiedenen Patienten, dabei kann er seine Kenntnisse über gesunde Ernährung und Diätetik anwenden. Nach Rücksprache mit den Ärzten berechnet und erstellt er die Diätpläne: Diabetes-Diät mit 10, 14 und 20 BE, Basisdiät, Reduktionsdiät usw. Ständig muss sich Jürgen K. über Veränderungen diätetischer Grundsätze und diätetischer Produkte informieren. Bei der Mahlzeitenplanung muss er darauf achten, dass später nicht zu viele unterschiedliche Speisen erstellt werden müssen.

Die gesunde Ernährung der Patienten ist Jürgen K. ein besonderes Anliegen. Er meint: Oft ist es schwer, die Ernährungsgewohnheiten der Patienten zu berücksichtigen und trotzdem gesunde Mahlzeiten zusammenzustellen. Man muss ausprobieren, welches Essen den Patienten schmeckt, wie man sie gesund und schmackhaft ernähren kann. Wenn die Patienten nicht zufrieden sind, halten sie sich nicht an die Diäten und essen heimlich anderes.

6,90 € stehen Jürgen K. täglich pro Person als Verpflegungssatz zur Verfügung. Dieser Verpflegungssatz ermöglicht die Verwendung von frischem Obst und Gemüse entsprechend der Jahreszeit und von Tiefkühlkost. Auch Fertigprodukte müssen zur Arbeitserleichterung eingeplant werden. Hier muss er den Nährstoffgehalt und die eventuelle Verwendung von Zusatzstoffen bei den verschiedenen Produkten vergleichen und geeignete Produkte auswählen.

Zwischendurch erstellt Jürgen K. die Arbeitspläne für die Mitarbeiter. Dabei muss er darauf achten, dass immer genügend Personal anwesend ist.

Am Wochenende wird nur mit „halber Schicht" gearbeitet, dafür gibt es am Freitag besonders viel Arbeit. Der Eintopf für Samstag muss vorbereitet werden, und für das Sonntagsessen werden erste Vorbereitungen getroffen.

Herstellung und Verteilung der Mahlzeiten müssen überwacht werden, ab und zu fasst Jürgen K. mit an, damit die Essen rechtzeitig auf den Stationen verteilt werden können. 5 × 100 Mahlzeiten pro Tag, da ist er häufig zufrieden, wenn es wieder einmal geschafft ist und es den Patienten geschmeckt hat.

Von Zeit zu Zeit wird Jürgen K. auf eine Station gerufen, um einem Patienten vor der Entlassung Fragen zu der einzuhaltenden Diät zu beantworten. Anderen Patienten muss er Gefahren aufzeigen, denen sie sich aussetzen, wenn sie die Diät nicht einhalten.

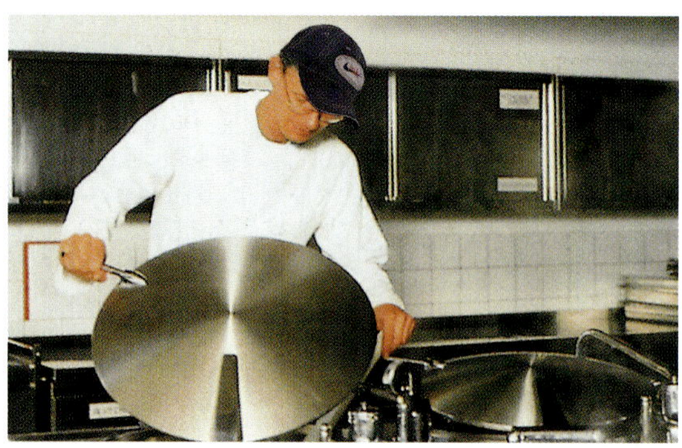

Hauswirtschaftliche Betriebsleiterin/Hauswirtschaftlicher Betriebsleiter

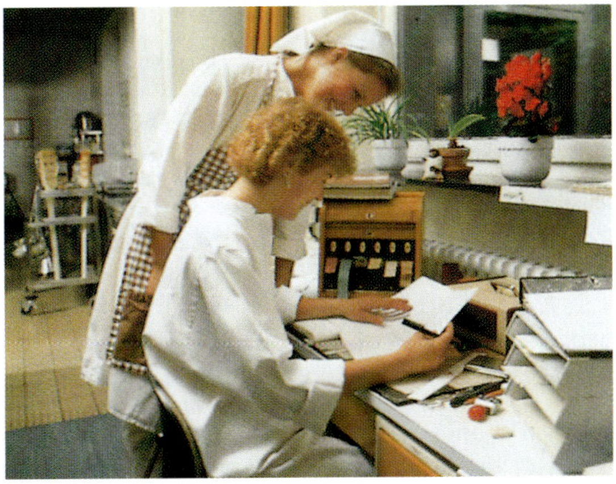

Andrea W. wurde nach dem Realschulabschluss zunächst Hauswirtschafterin. Es folgte die Ausbildung zur staatlich geprüften hauswirtschaftlichen Betriebsleiterin. Während dieser Zeit lernte sie in Betrieben und im Schulunterricht alle Arbeitsbereiche eines hauswirtschaftlichen Großbetriebes kennen: Speisenzubereitung, Haus- und Wäschereinigung, Vorratshaltung, Rechnungswesen und Arbeitsunterweisung.

Seit zwei Jahren ist Andrea W. in einem Seniorenheim als Betriebsleiterin tätig, sie ist verantwortlich für die Bedürfnisbefriedigung der 80 älteren Menschen, die hier leben. Für eine evtl. notwendige Pflege der Heimbewohner steht weiteres Personal zur Verfügung. Die besonderen Wünsche und Eigenarten der verschiedenen Heimbewohner kennt Andrea W. inzwischen gut. Bisweilen kann sie Heimbewohner für kleine Hilfsdienste gewinnen. So bekam das Heim im letzten Herbst sehr viele Äpfel geschenkt, die dann gemeinsam verwertet wurden.

In größeren Betrieben können auch mehrere hauswirtschaftliche Betriebsleiterinnen tätig sein, die dann jeweils nur einen Teilbereich, also Küche, Hausreinigung oder Wäscherei, übernehmen. Hauswirtschaftliche Betriebsleiterinnen sind auch in Kinder- und Jugendheimen, Kurheimen, Kantinen, Tagesstätten, Lehrküchen usw. tätig.

Für die Planung, Zubereitung und Ausgabe der Mahlzeiten benötigt Andrea W. wirtschaftliche und ernährungswissenschaftliche Kenntnisse. Sie möchte die Heimbewohner gesund, abwechslungsreich und schmackhaft ernähren, dabei muss sie die besonderen Bedürfnisse der älteren Menschen beachten.

Außerdem muss Andrea W. die Reinigung und Pflege aller Arbeits- und Gemeinschaftsräume sowie der Wohnbereiche der Heimbewohner planen, organisieren und kontrollieren.

Auch Feste und die Dekoration der Gemeinschaftsräume, der Jahreszeit entsprechend, muss sie veranlassen.

Ebenso muss das Bügeln, Waschen und Instandhalten der Heimwäsche geplant, ausgeführt und kontrolliert werden. Die persönliche Wäsche wird von den Heimbewohnern selbst erledigt, doch auch hier ist manche Hilfestellung notwendig. Für diese Arbeiten benötigt Andrea W. Organisationstalent – und oft muss sie selbst mit anfassen.

Andrea W. steht pro Person nur ein täglicher Verpflegungssatz von 5,40 € zur Verfügung. Da muss sie genau kalkulieren, das Warenangebot hinsichtlich Preis und Qualität vergleichen, damit sie die Grundsätze der gesunden Ernährung umsetzen kann.

Der Einkauf von Verbrauchsgütern, z. B. Lebensmittel, Reinigungsmittel, und Gebrauchsgütern, z. B. Wäsche, Geräte, gehört auch zu ihren Aufgaben. Außerdem ist sie für die Abrechnung und Verwaltung der Lagerbestände verantwortlich. Ein Computer erleichtert ihr diese Aufgaben.

Andrea W. erstellt auch die Dienst- und Urlaubspläne für die Angestellten im hauswirtschaftlichen Bereich. Sie versucht die Arbeitsbedingungen möglichst angenehm zu gestalten.

Die auszubildende Hauswirtschafterin und eine Praktikantin werden von ihr bei den vielfältigen Arbeiten unterwiesen. Durch Messebesuche und Seminare versucht sie sich fortzubilden.

?

Für die Berufsfindung ist es notwendig, die eigenen Interessen und Fähigkeiten festzustellen.

1. Stellen Sie eine Rangordnung für Ihre Interessen auf.
   In welcher Berufsgruppe möchten Sie tätig sein:
   a) handwerklich-gestalterisch, z. B. Hauswirtschafter/-wirtschafterin?
   b) handwerklich-technisch, z. B. Kfz-Techniker/-Technikerin?
   c) Umgang mit Menschen, z. B. Erzieher, Erzieherin?
   d) käufmännisch, z. B. Sekretärin?
   e) . . . ?

   Stellen Sie fest, welche speziellen Interessen bzw. Fähigkeiten für die verschiedenen Berufe notwendig sind.
2. Besorgen Sie Material zur Berufswahl im BIZ.

16 Stoffwechsel

T Wunder des Lebens

Ein wesentliches Ziel der Biochemie ist es aufzuklären, wie die unbelebten Moleküle, die lebende Organismen bilden, miteinander in Wechselwirkung treten, um den Zustand des Lebens zu erhalten und auf Dauer zu garantieren. Das eigentliche Anliegen der Biochemie ist die Erforschung des Wunders des Lebens und der lebenden Organismen. (Lehninger)

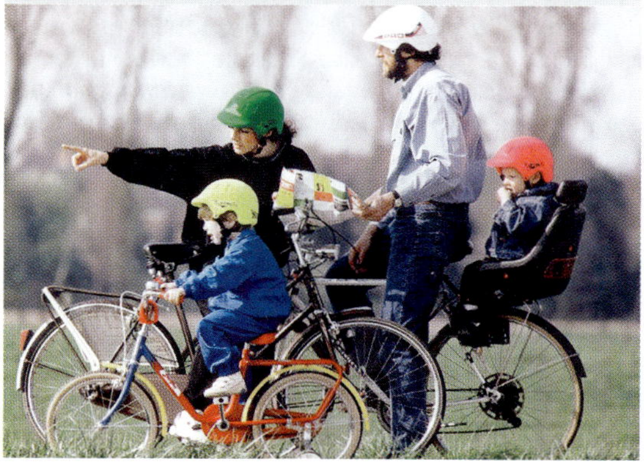

16.1 Stoffwechsel, das Merkmal lebender Organismen

Diese Kompetenz können Sie erwerben:

- *Einen allgemeinen Überblick über das Stoffwechselgeschehen geben*

Alle Lebensvorgänge sind an die ständige Aufnahme oder Abgabe von Stoffen gebunden. Für den Menschen heißt dies: Lebensmittel werden zum Aufbau von körpereigenen Stoffen und zur Energiegewinnung aufgenommen. Die anfallenden Endprodukte werden ausgeschieden. Diese im Körper stattfindende Stoffumwandlung bezeichnet man als Stoffwechsel.

?

Beschreiben Sie den Wasserstoffwechsel im menschlichen Körper – von der Aufnahme bis zur Ausscheidung.

Überblick – Stoffwechsel

Ernährung	Aufnahme von Speisen und Getränken.
Verdauung	Kohlenhydrate, Fette und Eiweißstoffe werden im Magen-Darm-Trakt durch die Verdauungsenzyme in die Grundbausteine Einfachzucker, Fettsäuren, Glycerin und Aminosäuren gespalten.
Resorption	Aufnahme der Spaltprodukte direkt ins Blut oder über die Lymphe ins Blut.
Zellstoffwechsel	Die Zellen sind das Zentrum des eigentlichen Stoffwechselgeschehens. Korpereigene Stoffe werden ständig aufgebaut bzw. abgebaut. Durch den Abbau energiereicher Nährstoffe werden chemische Energie und Wärme frei.
Ausscheidung	Endprodukte des Stoffwechsels und nicht verwertbare Nahrungsbestandteile werden abgegeben.

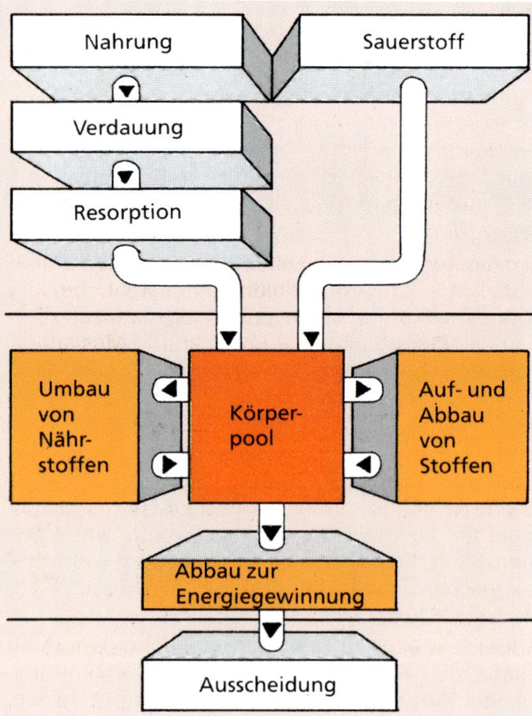

16.2 Hormone, der Antrieb für den Stoffwechsel

Diese Kompetenz können Sie erwerben:

- *Für den Stoffwechsel wichtige Hormone kennen*

Das Wort Hormon leitet sich von dem griechischen Verb ab, das „antreiben" bedeutet. Hormone sind chemische Boten, die in spezialisierten Zellen oder besonderen Drüsen gebildet und direkt ins Blut abgegeben werden. Hormone beeinflussen den Stoffwechsel in bestimmten Zellen – Geweben. Hormone wirken in sehr niedriger Konzentration und sind meist sehr kurzlebig.

Regelkreis der Hormonwirkung

Der Hypothalamus, ein spezialisierter Teil des Gehirns, empfängt Botschaften aus dem Zentralnervensystem und produziert Hormone, die zur Informationsvermittlung an die unterhalb des Hypothalamus gelegene Hypophyse geschickt werden. Ein Hormon verursacht z. B. die Produktion des Wachstumshormons in der Hypophyse, ein anderes bewirkt die Bildung des Hormons, das die Schilddrüse anregt.

Die eigentliche **Steuerzentrale** des Hormonsystems ist die Hirnanhangdrüse, die **Hypophyse**. Die **Hormonbildung in Bauchspeicheldrüse, Schilddrüse, Nebennierenrinde** usw. wird durch sie beeinflusst.

Einzelne Hormone und ihre Funktionen

Das **Wachstumshormon**, das in der Hypophyse gebildet wird, hemmt den Abbau von Aminosäuren und fördert den Aufbau von Körpereiweiß.

Insulin, das in den B-Zellen der langerhansschen Inseln der Bauchspeicheldrüse entsteht, bewirkt eine Senkung des Blutglucosespiegels. Insulin fördert den Glykogenaufbau in Leber und Muskulatur sowie die Neubildung von Fetten in der Leber und im Fettgewebe. Ein Insulinmangel ist die Ursache für die Entstehung von Diabetes mellitus, vgl. S. 289.

Glugacon, das in den A-Zellen der langerhansschen Inseln der Bauchspeicheldrüse aufgebaut wird, hat eine dem Insulin entgegengesetzte Wirkung, es bewirkt den Abbau von Glykogen und steigert so den Blutglucosespiegel. Glucagon hat keinen Einfluss auf die Muskulatur.

Parathormon und Calcitonin werden in der Nebenschilddrüse bzw. Schilddrüse gebildet, sie beeinflussen den Calcium- und Phosphatstoffwechsel, vgl. S. 144 ff.

Thyroxin und Triiodthyronin, die Schilddrüsenhormone, überwachen die Geschwindigkeit des Stoffwechsels, sie erhöhen den Grundumsatz. Bei einer Überfunktion der Schilddrüse ist der Grundumsatz erhöht, vgl. S. 21.

Cortison ist der wichtigste Vertreter der Nebennierenrindenhormone, es fördert die Glucosebildung aus Aminosäuren und Glykogen. Außerdem wird der Abbau von Fettsäuren gesteigert.

Adrenalin, das im Nebennierenmark gebildet wird, ermöglicht es dem Menschen, zu fliehen und zu kämpfen.

In der Muskulatur wird Glykogen zu Glucose und weiter zur Energiegewinnung abgebaut. In der Leber wird Glykogen ebenfalls zu Glucose abgebaut, der Blutglucosespiegel steigt. Hierdurch werden verstärkte Muskelarbeit und Herztätigkeit ermöglicht. Der Mensch kann leichter auf Gefahren reagieren.

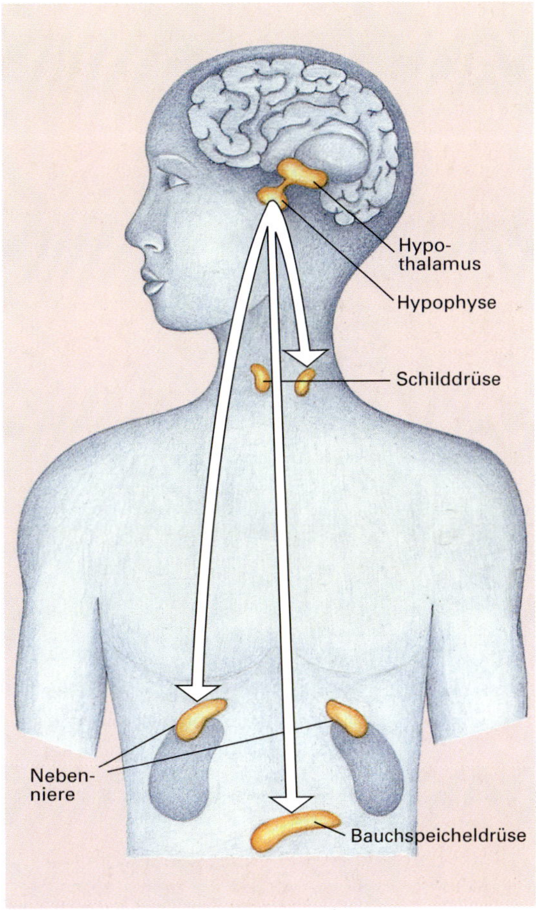

Regelkreis der Hormonwirkung

16.3 Enzyme

Diese Kompetenz können Sie erwerben:
- *Enzymwirkung beschreiben*

Nahezu 2000 Enzyme sind heute bekannt, die alle unterschiedliche chemische Reaktionen hervorrufen. Alle sind Proteine.

Enzyme in Lebensmitteln bewirken erwünschte und unerwünschte Veränderungen, z. B. Reifung von Fleisch, Vergärung von Obstsäften, das Verderben von Fleisch und Fisch.

Enzyme sind unentbehrlich für den Stoffwechsel, sie bewirken den Aufbau bzw. Abbau von körpereigenen Stoffen. Enzyme sind Katalysatoren. Sie beschleunigen biochemische Reaktionen, die sonst nur sehr langsam ablaufen würden, bzw. sie ermöglichen Reaktionen, die ohne ihre Anwesenheit überhaupt nicht stattfinden würden.

Enzyme werden in lebenden Zellen gebildet. Die Enzymwirkung ist jedoch nicht, wie man früher annahm, an die lebende Zelle gebunden. Bereits 1897 wurde entdeckt, dass Enzyme von Hefen Zuckerlösungen in gleicher Weise vergären wie die Hefen selbst.

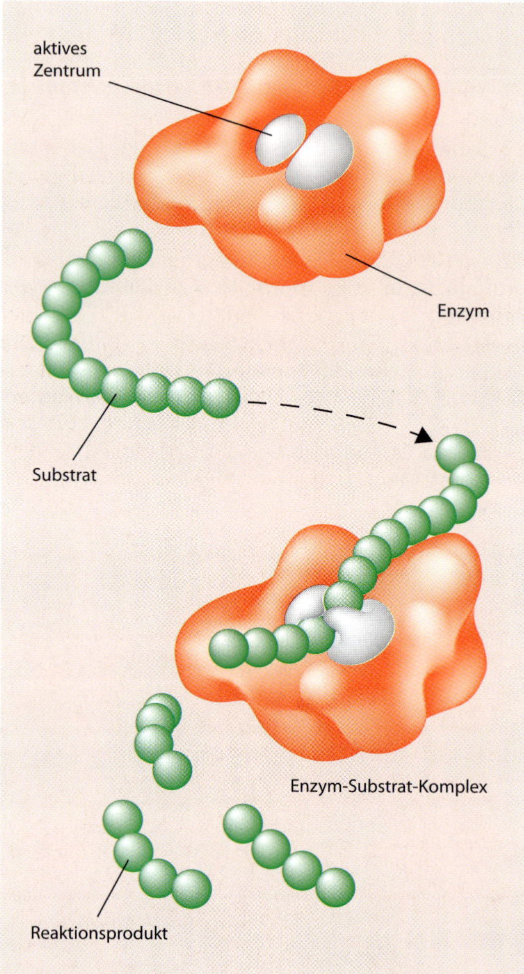

Enzymwirkung – Spaltung von Amylose

Wirkungsweise der Enzyme

Der Stoff, z. B. Amylose, der durch ein Enzym verändert wird, wird **Substrat** genannt. Bei der Anlagerung des Enzyms an das Substrat wird ein **Enzym-Substrat-Komplex** gebildet. Das Enzym spaltet das Substrat, hier die Amylose, unter Wasseranlagerung in Dextrine. Die Reaktionsprodukte, z. B. Dextrine, werden vom Enzym abgetrennt. Das Enzym kann weitere Substrate spalten.

Viele Enzyme werden durch das Anfügen der Endung „-ase" an den Substratnamen gekennzeichnet, z. B. Maltose – Maltase.

Verdauungsenzyme spalten die Nährstoffe unter Wasseranlagerung – Hydrolyse. Alle Verdauungsenzyme gehören so zur Gruppe der Hydrolasen.

Enzymaufbau

Die Verdauungsenzyme bestehen aus Polypeptidketten. Sie besitzen ein aktives Zentrum. Das aktive Zentrum bestimmt, welcher Stoff angelagert wird und die Wirkung des Enzyms.

Andere Enzyme in den Körperzellen benötigen für die Reaktion zusätzlich einen anorganischen Cofaktor, z. B. Eisen, oder ein komplexes organisches Coenzym. Das Coenzym bestimmt – wie das aktive Zentrum – die Wirkung des Enzyms. Enzyme sind im Verhältnis zu den Substraten, auf die sie wirken, sehr groß. Ein angeborener Enzymmangel kann zu schweren Stoffwechselstörungen führen, vgl. S. 301 f.

?

Lesen Sie den folgenden Text.
Wieso bleibt der süßliche Geschmack von Mais durch das Blanchieren erhalten?

Der süßliche Geschmack von frisch geerntetem Mais ist auf den hohen Zuckergehalt der Körner zurückzuführen. Etwa 50 % des freien Zuckers wird innerhalb des ersten Tages nach der Ernte in Stärke umgewandelt, der Mais verliert seinen süßen Geschmack.

Um den süßen Geschmack von frischem Mais zu erhalten, werden die geernteten Maiskolben blanchiert, vgl. S. 206.

16.4 Verdauung – Überblick

Diese Kompetenzen können Sie erwerben:

- *Die Verdauung der Grundnährstoffe im Zusammenhang beschreiben*
- *Resorption durch passiven und aktiven Transport beschreiben*

Verdauungstrakt

Im Mund wird die Nahrung zunächst durch Beißen und Kauen mechanisch zerkleinert. Durch Geschmack, Geruch und Aussehen der Speisen wird die **Speichelproduktion** – täglich 1 l – angeregt, „das Wasser läuft uns im Mund zusammen". Durch den Speichel wird die Gleitfähigkeit des Speisebreis erhöht und dadurch das Schlucken ermöglicht. Außerdem haben die Schleimstoffe noch eine Abwehrfunktion gegenüber Krankheitserregern zu erfüllen. Der Speichel enthält auch kohlenhydratspaltende Enzyme.

Der Speisebrei gelangt durch die Speiseröhre in den **Magen**. Der von der Magenschleimhaut ausgeschüttete **Magensaft** – täglich etwa 2 l – enthält etwa 0,5-prozentige Salzsäure, die den Speisebrei nach und nach durchsäuert. Durch die Magensalzsäure werden Mikroorganismen abgetötet und die Eiweißstoffe denaturiert. Der Magensaft enthält außerdem eiweißspaltende Enzyme. Die Verweildauer der Speisen im Magen ist recht unterschiedlich. Nach zwei bis acht Stunden wird der Speisebrei Schub um Schub durch den Pförtner aus dem Magen in den Zwölffingerdarm, den oberen Abschnitt des Dünndarms, befördert.

Der **Dünndarm** ist drei bis vier Meter lang und gliedert sich in Zwölffingerdarm, Leerdarm und Krummdarm. Durch die Darmzotten wird die Oberfläche des Dünndarms sehr stark vergrößert. Seine Oberfläche beträgt etwa 180 m^2; das ist etwas weniger als die Fläche eines Tennisplatzes.

In den **Zwölffingerdarm** mündet der Ausgang der Bauchspeicheldrüse. Der **Bauchspeichel** – täglich etwa 1 l – ist der wichtigste Verdauungssaft. Er enthält kohlenhydrat-, fett- und eiweißspaltende Enzyme. Bauchspeichel reagiert alkalisch, er hat die Aufgabe, den Magensaft zu neutralisieren.

Durch den Gallengang gelangt auch der in der Leber gebildete **Gallensaft** – täglich etwa 1 l – in den Zwölffingerdarm.

Im Dünndarm kommen täglich noch etwa 3 l **Dünndarmsaft** hinzu, der in den Drüsen der Darmwand gebildet wird. Der Darmsaft bzw. die Darmwand enthält eiweiß- und kohlenhydratspaltende Enzyme.

Die Grundbausteine der Nährstoffe werden in den Verdauungssäften gelöst und durch die Darmzotten in die Blutbahnen oder Lymphbahnen aufgenommen und zu den Zellen transportiert.

In den Zellen werden die Nährstoffe zur Energiegewinnung abgebaut oder gespeichert.

Der eigentliche Verdauungsvorgang ist im Dünndarm abgeschlossen.

Im **Dickdarm** werden keine Verdauungssäfte gebildet. Hier werden nur noch Schleimstoffe abgesondert, die die Gleitfähigkeit der unverdaulichen Nahrungsbestandteile erhöhen.

Die unverdaulichen Nahrungsbestandteile, die Ballaststoffe, regen die Darmbewegung an, eine ballaststofffreie Nahrung führt zu Verstopfung. Die Bakterien vergären Ballaststoffe, die dabei entstehenden Gase Methan, Kohlenstoffdioxid, Wasserstoff u.a. können zu unerwünschten Blähungen führen. Die Darmflora ist auch für die Synthese von Vitaminen von Bedeutung.

?

Beschreiben Sie die Verdauung von einer Portion Vollmilch und einer Scheibe Vollkornbrot.

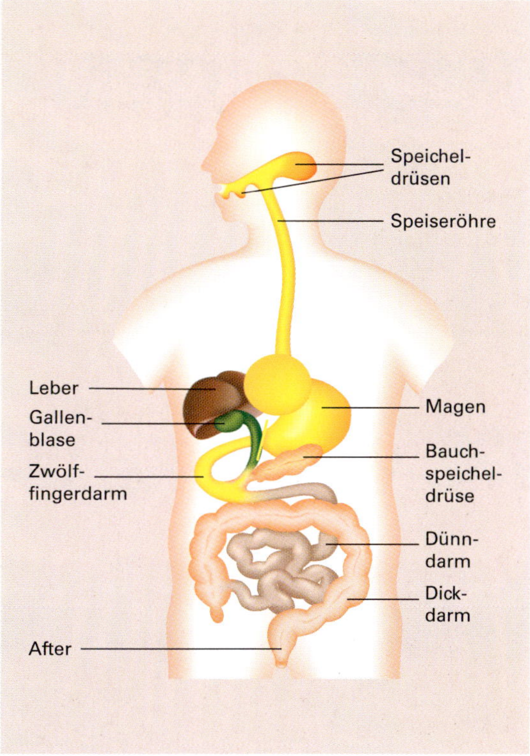

Verdauungstrakt

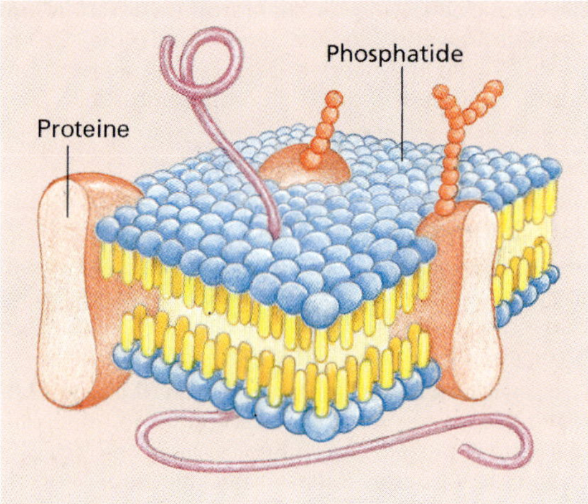

Zellmembran

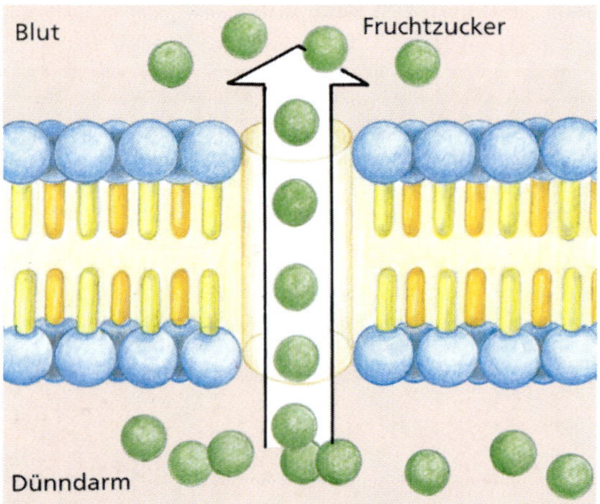

Passiver Transport

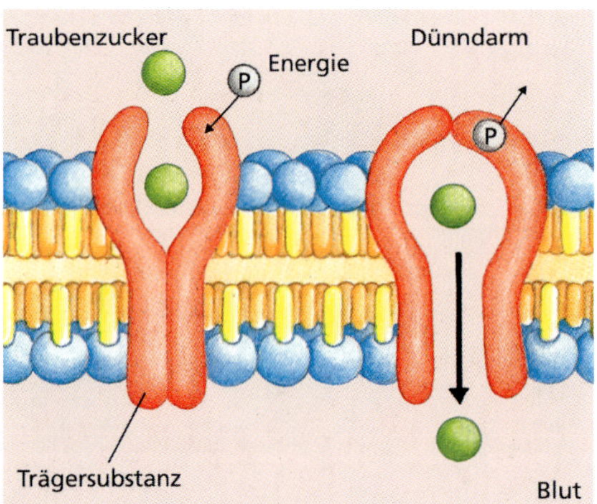

Aktiver Transport

Resorptionsvorgänge

Zellmembranen bestehen aus Proteinen und Lipiden, hauptsächlich Phosphatiden. Die Innenseite der Zellmembran ist lipophil, die Außenseite hydrophil. Dieser Aufbau verhindert den freien Durchtritt von Ionen und den meisten polaren Molekülen. Trotz dieser Abschirmung sind die Membranen für bestimmte Stoffe durchlässig, die Stoffe werden durch Proteine hindurchgeschleust.

Stofftransport durch die Zellmembranen

Durch freie Diffusion können Sauerstoff, Wasser, Kohlenstoffdioxid usw. durch die Zellmembranen gelangen.

Die Resorption der Endprodukte des Verdauungsvorgangs durch die Darmwand oder auch in die Zellen kann durch passiven oder durch aktiven Transport erfolgen.

Passiver Transport

Einige Stoffe, z. B. Fruchtzucker, können durch passiven Transport die Zellwände des Dünndarms passieren. Im Darm liegt eine höhere Konzentration als im Blut vor. Fruchtzucker kann also mit dem Konzentrationsgefälle durch die Darmwand diffundieren.

Aktiver Transport

Andere Stoffe, z. B. Traubenzucker und Aminosäuren, können dagegen nur mithilfe einer Trägersubstanz durch die Darmwand gelangen. Für diesen Vorgang wird auch Energie benötigt, deshalb spricht man von aktivem Transport. Traubenzucker liegt im Dünndarm in einer niedrigeren Konzentration als im Blut vor. Der Traubenzucker muss also gegen das Konzentrationsgefälle aufgenommen werden. Die Trägersubstanz, ein Proteinmolekül mit spezifischem Bindungszentrum, nimmt an der Zellaußenwand den Traubenzucker auf. Nach dem Transport durch die Darmwand wird der Traubenzucker in das Blut abgegeben. Die Trägersubstanz wird erneut aktiviert – energiereich – und steht für weitere Transportvorgänge zur Verfügung.

!

Aktiver Transport

- **Eine Trägersubstanz wird benötigt.**
- **Energie wird verbraucht.**

?

1. Nennen Sie die Endprodukte der Verdauung der Grundnährstoffe.
2. Ein Diabetiker darf nicht mehr als 60 g Fruchtzucker pro Tag aufnehmen. Begründen Sie diese Tatsache.

Gesamtübersicht – Verdauung

Verdauungsorgane Verdauungssäfte	Abbau der Grundnährstoffe		
	Kohlenhydrate	**Fette**	**Eiweißstoffe**
Mund **Mundspeichel** (1 l)	Vorbereitung durch Zerkleinerung; **Amylasen** spalten verdauliche Vielfachzucker → Dextrine → Malzzucker 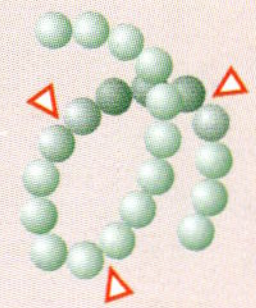	Vorbereitung durch Zerkleinerung, Schmelzen 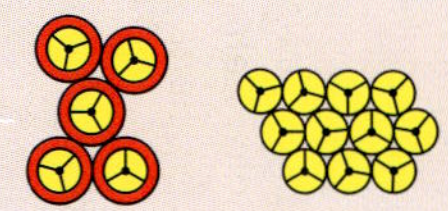	Vorbereitung durch Zerkleinerung 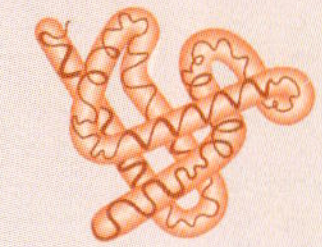
Magen **Magensaft** (2 l)	Amylasen wirken bis zur Durchsäuerung des Speisenbreies weiter	Fettgehalt bestimmt die Verweildauer im Magen	**Salzsäure** denaturiert Eiweißstoffe; Endopeptidasen spalten Eiweißstoffe → Polypeptide 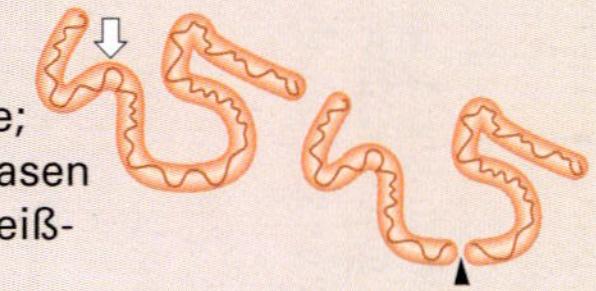
Zwölffingerdarm **Gallensaft** (1 l)		**Gallensaft** wirkt emulgierend auf die Fette 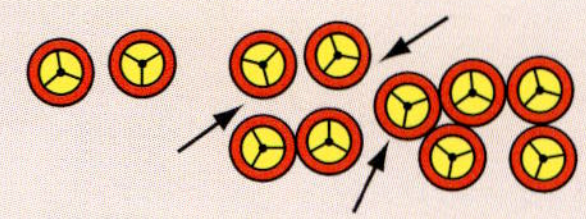	
Bauchspeichel (1 l)	Amylasen spalten verdauliche Vielfachzucker → Dextrine → Malzzucker; **Glucosidasen** spalten die Verzweigungsstellen der Vielfachzucker 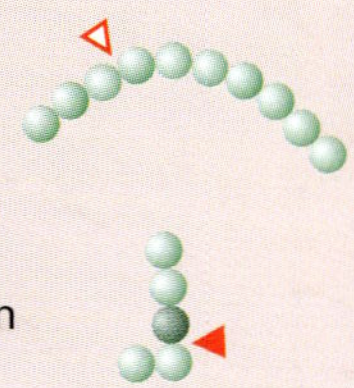	**Lipasen** spalten Fette → Glycerin und Fettsäuren 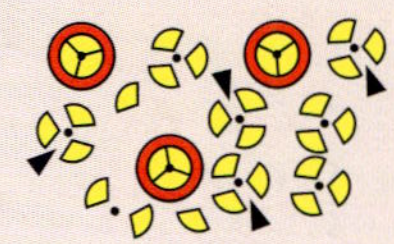	**Endopeptidasen** spalten Eiweißstoffe → Polypeptide; **Exopeptidasen** spalten Polypeptide → Aminosäuren 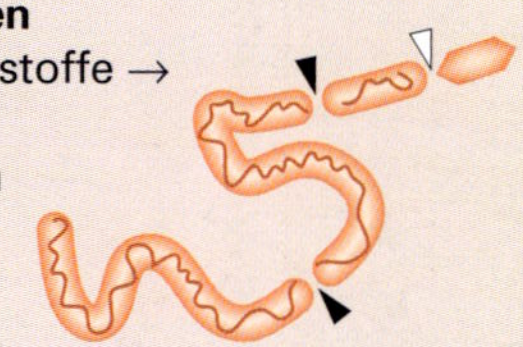
Dünndarm **Dünndarmsaft** (3 l)	Die Enzyme des Bauchspeichels wirken weiter, die verdaulichen Vielfachzucker werden vollständig zu Malzzucker abgebaut; **Maltasen, Saccharasen, Laktasen** spalten an der Darmwand Doppelzucker in Einfachzucker 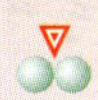	Lipasen des Bauchspeichels spalten Fette vollständig in Glycerin und Fettsäuren 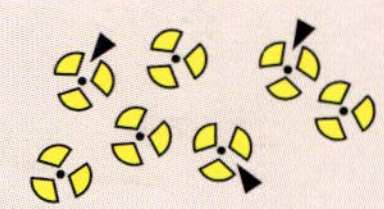	**Exopeptidasen** spalten Polypeptide vollständig in Aminosäuren 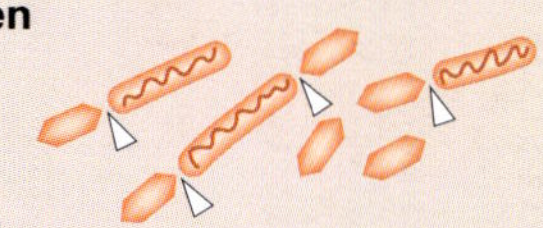
Dem Körper werden zugeführt	Einfachzucker 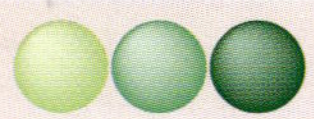	Glycerin und Fettsäuren 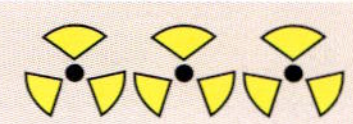	Aminosäuren 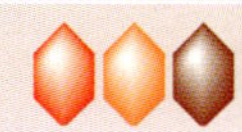

16.5 Zellstoffwechsel

Diese Kompetenzen können Sie erwerben:

- *Über Vorgänge der Energiegewinnung in den Zellen informiert sein*
- *Wechselbeziehungen zwischen den Grundnährstoffen im Zellstoffwechsel kennen*

Energiestoffwechsel

Alle Lebensvorgänge in den Zellen sind an einen Energieverbrauch gekoppelt. Diese Energie wird in den Zellen durch den Abbau der Grundnährstoffe gewonnen.

Abbau der Grundnährstoffe
Monosaccharide, Glycerin, Fettsäuren und Aminosäuren werden in der Regel stufenweise zu aktiver Essigsäure (Acetyl-CoA) abgebaut. Nur beim Abbau der Fettsäuren zu aktiver Essigsäure wird eine größere Energiemenge freigesetzt.

Die Aminogruppe der Aminosäuren muss auf andere organische Verbindungen übertragen werden bzw. das aus der Aminogruppe gebildete Ammoniak wird in der Niere sofort zu Harnstoff umgebaut und ausgeschieden.

Aktive Essigsäure wird im Citratcyclus zu Kohlenstoffdioxid und Wasserstoff abgebaut. Kohlenstoffdioxid wird ausgeatmet. Der Wasserstoff gelangt in die Atmungskette.

Biologische Oxidation – Atmungskette
Die Energiegewinnung in jeder Zelle erfolgt hauptsächlich durch den Vorgang der Wasserbildung, durch die biologische Oxidation.

Lässt man im Versuch Wasserstoff mit Sauerstoff reagieren, so kommt es zur Knallgasreaktion, ein großer Energiebetrag wird schnell freigesetzt. In den Zellen kann die Wasserbildung jedoch nicht in Form einer Knallgasreaktion vor sich gehen, da sonst die Zellen durch die plötzlich frei werdende Energie zerstört würden.

In den Zellen wird der an Coenzyme gebundene Wasserstoff, der beim Abbau der Nährstoffe frei wurde, in der Atmungskette stufenweise auf den Sauerstoff der Atemluft übertragen, d. h., kleinere Energiebeträge werden nach und nach freigesetzt. Die freigesetzte Energie ist teils Wärmeenergie und teils wird sie in energiereichen Phosphatverbindungen – ATP (Adenosintriphosphat) – chemisch gebunden.

Die Wärmeenergie wird zur Aufrechterhaltung der Körpertemperatur genutzt. Die energiereichen Phosphatverbindungen können die Energie wieder abgeben, um so z. B. das Zusammenziehen eines Muskels – Bewegung – zu ermöglichen.

Energiegewinnung beim 400-m-Lauf, vgl. S. 265.

?

1. Vergleichen Sie den Wassergehalt von Fettsäuren und Kohlenhydraten. Begründen Sie den höheren Energiegehalt der Fettsäuren.
2. Welche Unterschiede bestehen zwischen der Knallgasreaktion und der biologischen Oxidation?

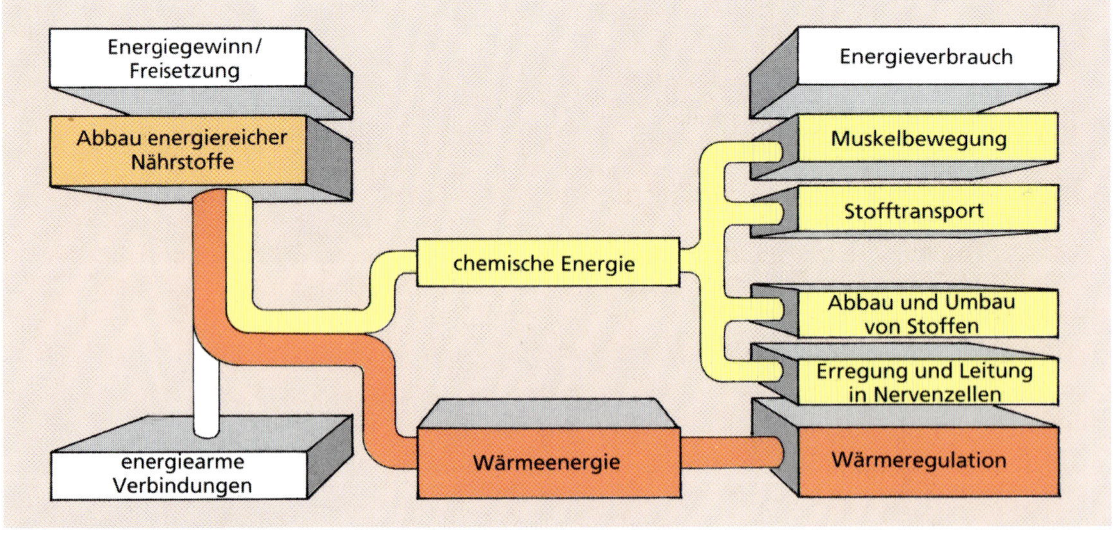

Energiehaushalt der Zellen

Wechselbeziehungen zwischen den Grundnährstoffen

Kohlenhydrate – eine Mindestmenge ist erforderlich

Im Zellstoffwechsel besteht zunächst eine Wechselbeziehung zwischen Glykogen und Glucose.

Nach den Mahlzeiten wird aus Glucose Glykogen aufgebaut. Aus Glucose können außerdem Fette (Prä-β-Lipoproteine) und einige nicht essenzielle Aminosäuren aufgebaut werden.

Zwischen den Mahlzeiten wird Glykogen wieder zu Glucose abgebaut.

Bei einem Kohlenhydratmangel werden Glycerin und Aminosäuren zu Glucose umgebaut.

Glucose wird in allen Zellen zur Energiegewinnung zu Wasser und Kohlenstoffdioxid abgebaut. Die roten Blutkörperchen gewinnen nur aus Glucose Energie. Im Gehirn und im Nervensystem wird bei ausreichender Kohlenhydratzufuhr ebenfalls nur aus Glucose Energie gewonnen.

Fette

Nach den Mahlzeiten gelangen die Chylomikronen und Prä-β-Lipoproteine zum Fettgewebe. Aus den Fettsäuren und Glucose werden im Fettgewebe Fette aufgebaut.

Bei Kohlenhydratmangel kann kein Fett im Fettgewebe gebildet werden. Auf dieser Tatsache beruht der Gewichtsverlust bei einer kohlenhydratfreien Diät, die jedoch gleichzeitig zu schweren gesundheitlichen Schädigungen führt.

Zwischen den Mahlzeiten wird Fett aus dem Fettgewebe zu Glycerin und Fettsäuren abgebaut. Das Glycerin gelangt in die Leber und mündet hier in den Kohlenhydratstoffwechsel. Die Fettsäuren werden in Muskel, Herz und Niere zur Energiegewinnung zu Wasser und Kohlenstoffdioxid abgebaut. Fettsäuren können nicht zu Glucose umgebaut werden.

Bei Kohlenhydratmangel werden die Fettsäuren unvollständig zu Ketonkörpern abgebaut. Die Ketonkörper können auch im Gehirn und im Nervensystem zur Energiegewinnung abgebaut werden. Eine verstärkte Ketonkörperbildung führt jedoch gleichzeitig zu einer Übersäuerung des Körpers – Verschiebung des pH-Wertes, vgl. S. 247.

Die essenziellen Fettsäuren können nicht im Körper gebildet werden, sie müssen mit der Nahrung aufgenommen werden.

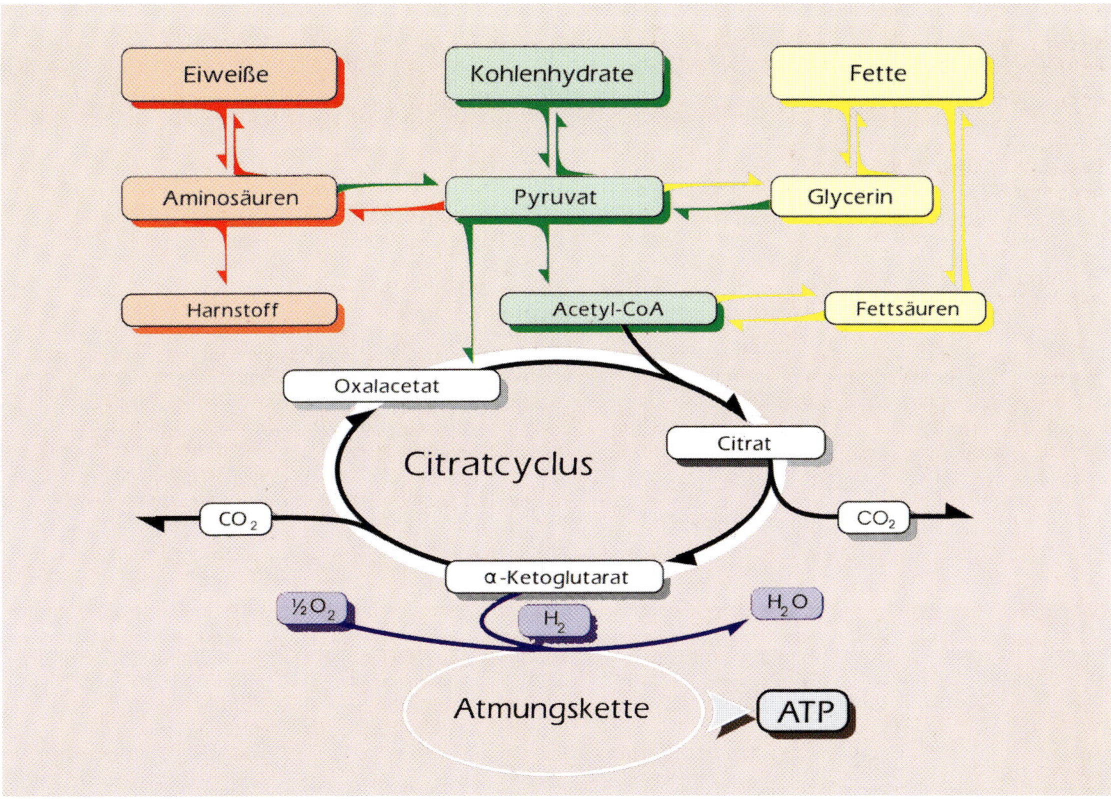

Übersicht – Wechselbeziehungen zwischen den Grundnährstoffen

Eiweißstoffe

Aminosäuren werden zum Aufbau von Körpereiweißstoffen genutzt. Es findet ein ständiger Auf- bzw. Abbau von Körpereiweiß statt, vgl. S.96 f.

Die nicht essenziellen Aminosäuren können, wenn genügend Stickstoff zur Verfügung steht, aus Glucose oder Fettsäuren aufgebaut werden. Die essenziellen Aminosäuren können im Körper nicht gebildet werden, sie müssen mit der Nahrung aufgenommen werden.

Bei Kohlenhydratmangel wird Körpereiweiß abgebaut und Aminosäuren werden zu Glucose umgebaut. Bei diesem Umbau wird die Aminogruppe auf spezielle Stoffwechselprodukte übertragen und später in der Niere in die Harnstoffsynthese eingeschleust.

!

Mit der Nahrung müssen zugeführt werden, da sie nicht im Zellstoffwechsel aufgebaut werden können:
- **essenzielle Fettsäuren**
- **essenzielle Aminosäuren**
- **ausreichend Stickstoff (Eiweiß)**
- **daneben Vitamine, Mineralstoffe, Wasser**

?

1. Begründen Sie folgende Aussagen:
   a) Eiweiß muss auch bei einer Abmagerungsdiät reichlich aufgenommen werden.
   b) Die tägliche Nahrung sollte ausreichend Kohlenhydrate enthalten.
2. Nennen Sie Zellarten, die
   a) Glucose,
   b) Fettsäuren
   zur Energiegewinnung abbauen.
3. Erläutern Sie die Biosynthese von
   a) Kohlenhydraten,
   b) Fetten,
   c) Eiweißstoffen im Körper.
4. Bei einer Abmagerungsdiät nimmt man kaum Fette zu sich. Erklären Sie, wie dieser Mangel ausgeglichen werden kann.
5. Beschreiben Sie den Abbau von Kohlenhydraten in den Muskelzellen.

Gesamtübersicht – Zellstoffwechsel

Grundnährstoffe	Speicherung	Aufbau von körpereigenen Stoffen	Abbau zur Energiegewinnung	Wechselbeziehungen zwischen den Grundnährstoffen
Kohlenhydrate	in Form von Glykogen in der Leber (150 g) und in der Muskulatur (200 g)	in geringen Mengen, z. B. zum Aufbau von Schleimstoffen etwa **1 % der Körpermasse** besteht aus Kohlenhydraten	in allen Zellen kann durch den Abbau von Traubenzucker zu Kohlenstoffdioxid und Wasser Energie gewonnen werden; Nervenzellen können nur aus Kohlenhydraten Energie gewinnen	Kohlenhydrate können aus Eiweißstoffen und Glycerin gebildet werden
Fette	als Depotfett im Unterhautfettgewebe und Zellfett (10–15 kg)	zum Aufbau von körpereigenen Fetten, z. B. Zellfett, und von fettähnlichen Stoffen, z. B. Lecithine etwa **4–10 % der Körpermasse** bestehen aus Fett	Abbau von Fettsäuren und Glycerin zu Kohlenstoffdioxid und Wasser unter Energiegewinnung; vor allen Dingen Muskelzellen dienen Fettsäuren als Energielieferant	Fette können aus Kohlenhydraten und Eiweißstoffen gebildet werden **essenzielle Fettsäuren können jedoch nicht aufgebaut werden**
Eiweißstoffe	Speicherung höchstens 2 kg	überwiegend zum Aufbau, d. h. zur Neubildung bzw. Erneuerung von körpereigenen Eiweißstoffen etwa **20 % der Körpermasse** bestehen aus Eiweißstoffen	überschüssige Aminosäuren werden zur Energiegewinnung zu Kohlenstoffdioxid, Wasser und Ammoniak abgebaut; Ammoniak wird durch die Harnstoffbildung gebunden	nicht essenzielle Aminosäuren können bei aus reichendem Stickstoffangebot aus Fetten bzw. Kohlenhydraten aufgebaut werden **essenzielle Aminosäuren können jedoch nicht aufgebaut werden**

Säuren-Basen-Gleichgewicht

Für den normalen Stoffwechselablauf ist ein konstanter pH-Wert von Bedeutung. Entsteht nun bei körperlicher Anstrengung im Stoffwechsel verstärkt Milchsäure – Laktat –, so wird dadurch die Wasserstoffionenkonzentration der Körperflüssigkeiten erhöht. Der pH-Wert sinkt.

Der Körper verfügt über verschiedene Puffersysteme, die den pH-Wert trotzdem konstant halten. Carbonat- und Phosphatpuffer sowie Aminosäuren senken die Wasserstoffionenkonzentration.

Die Wirkung der Puffersysteme wird durch die Atmung und die Nieren unterstützt. Der pH-Wert des Blutes schwankt normalerweise lediglich zwischen 7,3 und 7,5. Der pH-Wert 7 kennzeichnet ein neutrales Milieu, vgl. S. 212.

Bei einem schlecht eingestellten Diabetiker kann es zu einem Säureüberschuss, einer Acidose, kommen. Der Körper versucht durch verstärkte Atmung und Ausscheidung von Aceton mit dem Atem einen Ausgleich zu schaffen, vgl. S. 289.

!

- **Eine pH-Wert-Änderung des Blutes ist ein Zeichen für eine Stoffwechselstörung.**
- **Im gesunden Körper kommt es zu keiner pH-Wert-Änderung.**

?

Warum nutzt der Körper den schnellen Energiegewinn durch den anaeroben Abbau von Glucose zu Milchsäure (Laktat) nur in besonderen Belastungssituationen?

Übersicht – pH-Wert der Körperflüssigkeiten

Alkalische Reaktion	Bauchspeichel	pH-Wert 8,8
	Galle	pH-Wert 8,2
	Darmsaft	pH-Wert 8,0
	Blut	pH-Wert 7,4
Saure Reaktion	Speichel	pH-Wert 6,3
	Harn	pH-Wert 5 bis 7
	Magensaft	pH-Wert 0,9 bis 1,8

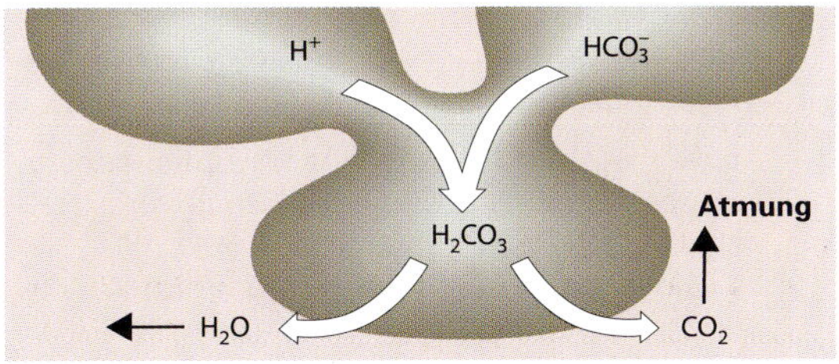

Carbonatpuffer

Haysche Trennkost

Ende des 19. Jahrhunderts entwickelte der amerikanische Arzt H. Hay die nach ihm benannte Trennkost.

Die hayschen chemischen Verdauungsgesetze besagen, dass Eiweiß und Kohlenhydrate im Körper nicht gleichzeitig verdaut werden können, da die Kohlenhydrate basische und die Eiweißstoffe saure Verdauungssäfte benötigen. Die Kohlenhydratverdauung beginne im Mund in einem basischen und die Eiweißverdauung im Magen in einem sauren Milieu. Bei einer Mischung von Kohlenhydraten und Eiweiß könnten diese im Magen nicht gleichzeitig basenbildend und säurenbildend verdaut werden, die Stärke passiere den Magen und führe im Darm zur Gärung.

Hay unterscheidet zwischen

- **konzentrierten eiweißreichen** Lebensmitteln: Fleisch, Fisch, Eier, Milch und saures Obst – Korinthen, Zitrusfrüchte;
- **konzentrierten kohlenhydratreichen** Lebensmitteln: Vollkorngetreideprodukte, Kartoffeln, Honig;
- **neutralen Lebensmitteln:** Fette, viele Gemüsesorten, andere Lebensmittel wie Heidelbeeren, Rosinen, Nüsse, Gewürze.

Der Verzehr eiweißreicher und ballaststoffarmer Lebensmittel ist für Hay die Ursache für die Übersäuerung des Körpers, einer Störung des chemischen Gleichgewichtes. Die Säurebildner hinterließen Kohlensäure im Blut. Bei ballaststoffreicher Kost daure die Verdauung 24 Stunden, bei einer ballaststoffarmen Kost dagegen 72 Stunden. Der Speisebrei beginne im Darm zu gären. Die Übersäuerung des Körpers sieht Hay als wichtigste Krankheitsursache an.

Hay empfiehlt eine Kost aus

- 80 % basenüberschüssigen Lebensmitteln – Obst und Gemüse, überwiegend als Rohkost,
- 20 % säureüberschüssigen Lebensmitteln.

Außerdem soll eine Trennung von eiweiß- oder kohlenhydratbetonten Mahlzeiten erfolgen, neutrale Lebensmittel dürfen gleichzeitig verzehrt werden. Nur eine Eiweiß- oder Stärkeart ist pro Mahlzeit erlaubt.

Die Kost soll Krankheiten vorbeugen bzw. heilen. Auch Diabetikern wird die Umstellung auf die Trennkost empfohlen.

!

- **Der pH-Wert der Nahrung hat keinen Einfluss auf den pH-Wert der Körperflüssigkeiten.**

17 Vollwertige Ernährung

17.1 Ernährung Jugendlicher und Erwachsener

Diese Kompetenzen können Sie erwerben:

- *Ernährungsempfehlungen für Jugendliche und Erwachsene begründen und Empfehlungen für die Mahlzeitengestaltung erläutern*
- *Tageskostpläne erstellen*

I Vollwertig essen und trinken nach den 10 Regeln der DGE

1. **Vielseitig essen:** Genießen Sie die Lebensmittelvielfalt. Merkmale einer ausgewogenen Ernährung sind abwechslungsreiche Auswahl, geeignete Kombination und angemessene Menge nährstoffreicher und energiearmer Lebensmittel.
2. **Reichlich Getreideprodukte – und Kartoffeln:** Brot, Nudeln, Reis, Getreideflocken – am besten aus Vollkorn – sowie Kartoffeln enthalten kaum Fett, aber reichlich Vitamine, Mineralstoffe, Spurenelemente sowie Ballaststoffe und sekundäre Pflanzenstoffe. Verzehren Sie diese Lebensmittel mit möglichst fettarmen Zutaten.
3. **Gemüse und Obst – Nimm „5" am Tag ...:** Genießen Sie 5 Portionen Gemüse und Obst am Tag, möglichst frisch, nur kurz gegart, oder auch eine Portion als Saft – idealerweise zu jeder Hauptmahlzeit und auch als Zwischenmahlzeit: Damit werden Sie reichlich mit Vitaminen, Mineralstoffen, Ballaststoffen und sekundären Pflanzenstoffen versorgt. Das Beste, was Sie für Ihre Gesundheit tun können.
4. **Täglich Milch und Milchprodukte, ein- bis zweimal in der Woche Fisch; Fleisch, Wurstwaren sowie Eier in Maßen:** Diese Lebensmittel enthalten wertvolle Nährstoffe, wie Calcium in Milch, Iod, Selen und Omega-3-Fettsäuren in Seefisch. Fleisch ist wegen des hohen Beitrags an verfügbarem Eisen und an den Vitaminen B_1, B_6 und B_{12} vorteilhaft. Mengen von 300–600 g Fleisch und Wurst pro Woche reichen hierfür aus. Bevorzugen Sie fettarme Produkte.
5. **Wenig Fett und fettreiche Lebensmittel:** Fett liefert lebensnotwendige (essenzielle) Fettsäuren, und fetthaltige Lebensmittel enthalten auch fettlösliche Vitamine. Fett ist besonders energiereich, daher kann zu viel Nahrungsfett Übergewicht fördern, möglicherweise auch Krebs. Zu viele gesättigte Fettsäuren fördern langfristig die Entstehung von Herz-Kreislauf-Krankheiten. Bevorzugen Sie pflanzliche Öle und Fette (z. B. Raps- und Sojaöl und daraus hergestellte Streichfette). Achten Sie auf unsichtbares Fett, das in Fleischerzeugnissen, Milchprodukten, Gebäck und Süßwaren sowie in Fast-Food- und Fertigprodukten meist enthalten ist. Insgesamt 70–90 g Fett pro Tag reichen aus.
6. **Zucker und Salz in Maßen:** Verzehren Sie Zucker und Lebensmittel bzw. Getränke, die mit verschiedenen Zuckerarten (z. B. Glucosesirup) hergestellt wurden, nur gelegentlich. Würzen Sie kreativ mit Kräutern und Gewürzen und wenig Salz. Bevorzugen Sie iodiertes Speisesalz.
7. **Reichlich Flüssigkeit:** Wasser ist lebensnotwendig. Trinken Sie ca. 1,5 l Flüssigkeit jeden Tag. Bevorzugen Sie Wasser – ohne oder mit Kohlensäure – und andere kalorienarme Getränke. Alkoholische Getränke sollten nur gelegentlich und nur in kleinen Mengen konsumiert werden.
8. **Schmackhaft und schonend zubereiten:** Garen Sie die Speisen bei möglichst niedrigen Temperaturen, soweit es geht kurz, mit wenig Wasser und wenig Fett. Das erhält den natürlichen Geschmack, schont die Nährstoffe und verhindert die Bildung schädlicher Verbindungen.
9. **Nehmen Sie sich Zeit, genießen Sie Ihr Essen:** Bewusstes Essen hilft, richtig zu essen. Auch das Auge isst mit. Lassen Sie sich Zeit beim Essen. Das macht Spaß, regt an, vielseitig zuzugreifen, und fördert das Sättigungsempfinden.
10. **Achten Sie auf Ihr Gewicht und bleiben Sie in Bewegung:** Ausgewogene Ernährung, viel körperliche Bewegung und Sport (30 bis 60 Minuten pro Tag) gehören zusammen. Mit dem richtigen Körpergewicht fühlen Sie sich wohl und fördern Ihre Gesundheit.

I Empfehlungen – Nährstoffbedarfsdeckung

Die Empfehlungen der DGE sind geeignet für die Planung und als Orientierungshilfe für die Beurteilung der Nährstoffversorgung.

Die Empfehlungen sind für gesunde Menschen gedacht, aber nicht für Kranke. Allerdings sollen die Zufuhrmengen so angesetzt sein, dass bei einer leichten Erkrankung ausreichend Reserven vorhanden sind.

Die empfohlenen Mengen beziehen sich auf die Nährstoffmengen, die zum Zeitpunkt der Nahrungsaufnahme in den Lebensmitteln vorhanden sind.

Die Empfehlungen setzen ein normales Körpergewicht und übliche Bewegung voraus.

Die empfohlenen Mengen enthalten Sicherheitszuschläge. Sie übersteigen damit den Bedarf der meisten Menschen. Ein Vergleich der Empfehlungen mit den Verzehrsdaten lässt daher nicht den Schluss einer unzureichenden Bedarfsdeckung zu.

Die Empfehlungen fordern nicht, dass die empfohlenen Tagesmengen exakt jeden Tag eingehalten werden. Vielmehr sollte der durchschnittliche Verzehr über etwa eine Woche verteilt den Empfehlungen entsprechen.

Die Empfehlungen verbieten nicht, von einem bestimmten Nährstoff mit der Nahrung mehr aufzunehmen, und sagen für die meisten Nährstoffe nicht aus, ab welcher Zufuhrmenge eine höhere Nährstoffzufuhr schädlich wird.

?

1. Beurteilen Sie die Ernährungssituation – Istzufuhr – der Jugendlichen in der Bundesrepublik Deutschland.
   a) Welche Nährstoffe werden zu reichlich aufgenommen?
   b) Welche Nährstoffe werden zu wenig aufgenommen?
   c) Nennen Sie mögliche Ursachen für die falsche Bedarfsdeckung.
   d) In wie viel Liter Bier ist die jeweils angegebene Alkoholmenge enthalten?
   e) Welche ernährungsabhängigen Krankheiten können bei Jugendlichen auftreten?
   f) Machen Sie Verbesserungsvorschläge für die Ernährung Jugendlicher.
2. Stellen Sie einen Tageskostplan für einen 16-jährigen männlichen Jugendlichen zusammen.

Jugendliche – Schüler, 15 bis 18 Jahre, durchschnittliche Istzufuhr

		Jugendliche	
		weiblich	männlich
Energie	MJ	10,4	13
Eiweiß	g	71	87
Fett	g	107	126
Linolsäure	g	13	14
Kohlenhydrate insgesamt	g	250	313
Vielfachzucker	g	132	170
Doppel- und Einfachzucker	g	118	143
Ballaststoffe	g	25	24
Alkohol	g	17	27
Mineralstoffe			
Calcium	mg	670	825
Eisen	mg	10,9	13,4
Vitamine			
Retinol	mg	1,3	1,6
Thiamin	mg	1,2	1,4
Folsäure	µg	300	375
Ascorbinsäure	mg	82	84

Empfohlene Nährstoffzufuhr pro Tag (DGE)

		Jugendliche 15 bis 18 Jahre		Erwachsene 19 bis 25 Jahre	
		männlich	weiblich	männlich	weiblich
Energie	MJ	12,5	10,0	12,5	9,5
Eiweiß	g	60	46	59	48
Essenzielle Fettsäuren	g	10	8	10	8
Saccharose	g	73	58	64	52
Ballaststoffe	g	30	30	30	30
Mineralstoffe					
Kalium	g	2	2	2	2
Calcium	g	1,2	1,2	1	1
Phosphor	g	1,2	1,2	0,7	0,7
Magnesium	mg	400	350	400	310
Eisen	mg	12	15	10	15
Iod	µg	200	200	200	200
Selen	µg	50	50	50	50
Vitamine					
Retinol	mg	1,1	0,9	1,0	0,8
Calciferol	µg	5	5	5	5
Tocopherol	mg	15	12	15	12
Thiamin	mg	1,3	1,0	1,3	1,0
Riboflavin	mg	1,5	1,2	1,5	1,2
Niacin	mg	17	13	17	13
Folsäure	µg	400	400	400	400
Vitamin B_{12}	µg	3	3	3	3
Ascorbinsäure	mg	100	100	100	100

Mahlzeitengestaltung

Das erste Frühstück ist das Sprungbrett in den Tag.

Ein gutes Frühstück ermöglicht die Leistungsfähigkeit am Vormittag.

Folgende Grundsätze sollten bei der Einnahme und der Zusammenstellung des Frühstücks beachtet werden:

- Rechtzeitig aufstehen, nicht in Eile frühstücken.
- Möglichst gemeinsam am ansprechend gedeckten Tisch frühstücken.
- Das Frühstück nicht einsparen, um schlank zu bleiben.
- Nicht immer das gleiche Frühstück anbieten. Es gibt viele Abwechslungsmöglichkeiten. Verschiedene Brotsorten und unterschiedlichen Brotbelag, nicht nur Schoko-Nuss-Creme, Konfitüre usw. anbieten. Fruchtsäfte, Obst, Müsli, Joghurt und andere Milchprodukte können das Frühstück verbessern.

Das zweite Frühstück sollte vitaminreich und mineralstoffreich sein.

- Das zweite Frühstück soll das erste Frühstück in Bezug auf die Nährstoffzufuhr ergänzen. Wurde z. B. mit dem ersten Frühstück wenig Eiweiß aufgenommen, müssen nun eiweißreiche Lebensmittel ausgewählt werden.
- Obst, Gemüse, Milch und Milchprodukte sind besonders geeignet.

Das Mittagessen soll eine nicht zu umfangreiche Hauptmahlzeit sein.

- Höchstens ein Drittel der täglichen Gesamtenergie soll aufgenommen werden. Große Mahlzeiten erfordern viel Verdauungsarbeit. Die geistige Leistungsfähigkeit lässt nach, da das Gehirn weniger versorgt wird. Eine kleinere Mahlzeit hilft schneller über das Leistungstief.
- Die Mahlzeit soll langsam eingenommen werden, da sich das Sättigungsgefühl erst nach 15 Minuten einstellt.
- Es muss nicht immer Fleisch sein. Milch, Milchprodukte, Fisch, Hülsenfrüchte und Getreidegerichte sind eine Alternative.
- Fett ist in Lebensmitteln oft zu reichlich enthalten. Fettreiche Lebensmittel sollten durch fettarme Lebensmittel ersetzt werden, da sie zu Übergewicht führen können. Auch bei der Zubereitung sollte auf eine sparsame Verwendung von Fett geachtet werden.

Nachmittagsmahlzeit

- Fünf kleinere Mahlzeiten sind besser als drei große Mahlzeiten.
- Bei fünf Mahlzeiten bleibt die Leistungsfähigkeit besser erhalten, der Körper wird nicht so stark belastet.
- Die Nachmittagsmahlzeit sollte, wie das zweite Frühstück, vitaminreich und mineralstoffreich sein.

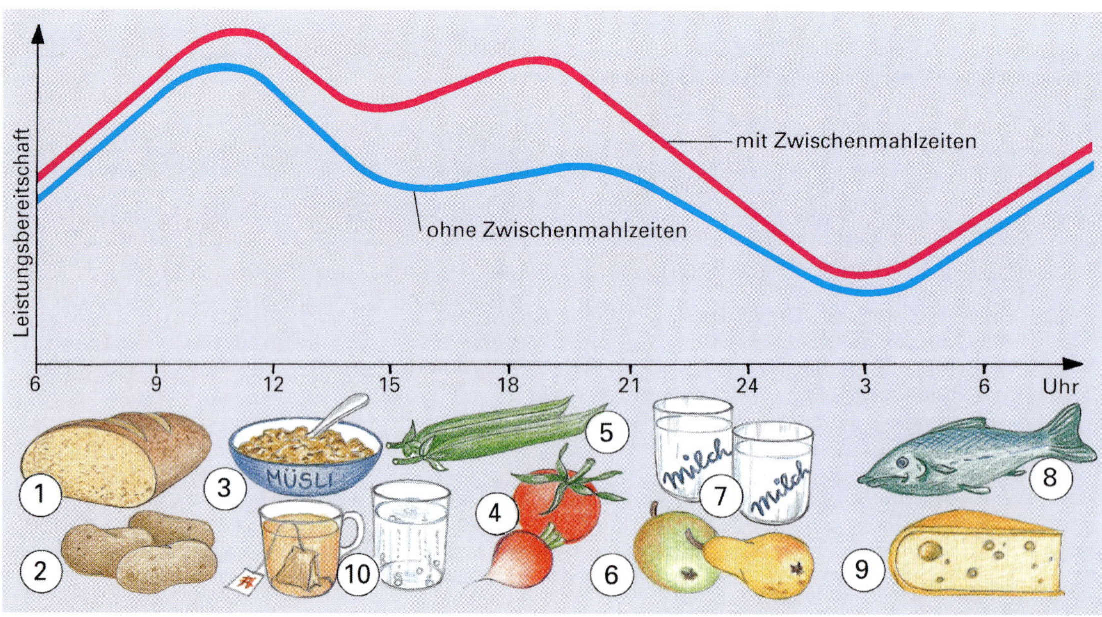

Tagesleistungskurve

Das Abendessen ermöglicht den Ausgleich.

- Nährstoffe, die bei den anderen Mahlzeiten zu wenig aufgenommen wurden, sollten berücksichtigt werden. War das Mittagessen z. B. vitaminarm, könnte es zum Abendbrot einen Rohkostsalat geben.
- Ist die Familie erwerbstätig, kann abends gemeinsam ein warmes Abendbrot gegessen werden. Ein warmes Abendessen führt nicht zur Gewichtssteigerung.
- Das Abendbrot sollte spätestens zwei Stunden vor dem Schlafengehen eingenommen werden, da der Schlaf sonst beeinträchtigt wird.

Mahlzeitenzusammenstellung

- Die Speisen sollten appetitanregend aussehen.
- Die Lebensmittel einer Mahlzeit sollten unterschiedliche Farben haben. Ein Gericht wie Blumenkohl, Kartoffelbrei und Kalbsgeschnetzeltes wirkt wenig appetitanregend.
- Die Lebensmittel sollten unterschiedliche Struktur haben, z. B. Fisch mit weicher Struktur, Rohkostsalat mit fester Struktur. Durch Lebensmittel mit fester Struktur wird ein höherer Sättigungswert erreicht.
- Die Lebensmittel sollten unterschiedlichen Geschmack haben, dieser kann besonders auch durch die Zugabe von Kräutern und Gewürzen verstärkt werden. Der Eigengeschmack der Speisen sollte erhalten bleiben.

?

1. Beschreiben Sie den Verlauf der Tagesleistungskurve. Machen Sie aufgrund des Verlaufs Vorschläge für die Mahlzeitengestaltung.
2. Die Ess- und Trinkgewohnheiten Ihrer Mitschülerinnen und Mitschüler sollen überprüft werden.
   a) Entwickeln Sie einen Fragenkatalog, z. B.:
      - Isst du regelmäßig?
      - Was isst du zum Frühstück?
      - Was isst du besonders gern?
      - Welche Lebensmittel sind besonders gesund?
      - Wie isst du?
      - ...?
   b) Starten Sie die Umfrage.
   c) Stellen Sie die Ergebnisse der Befragung auf Plakaten dar.

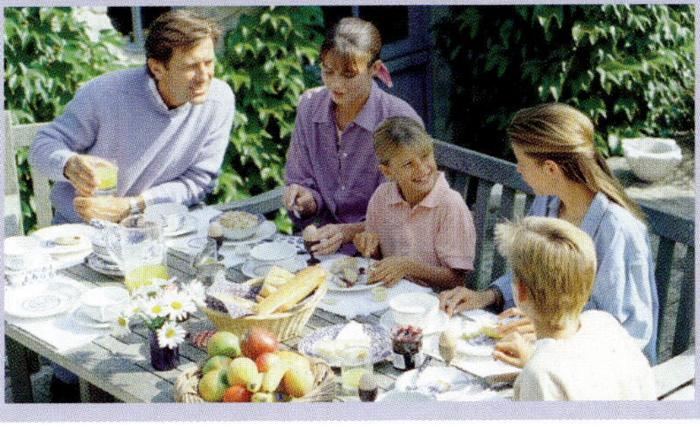

Aufteilung der Energie- und Grundnährstoffzufuhr

	Energie		Eiweiß		Fett		Kohlenhydrate	
	allg. in %	Beisp. in kJ	allg. in %	Beisp. in g	allg. in %	Beisp. in g	allg. in %	Beisp. in g
Tagesbedarf	100	8400	100	74	100	68	100	272
Bei fünf Mahlzeiten								
1. Frühstück	25	2100	20	14	25	17	30	76
2. Frühstück	10	850	10	8	7,5	5	10	30
Mittagessen	30	2500	30	23	35	24	25	68
Nachmittag	10	850	10	8	7,5	5	10	30
Abendessen	25	2100	30	21	25	17	25	68
Bei drei Mahlzeiten								
Frühstück	30	2500	25	18	30	20	35	95
Mittagessen	40	3400	45	34	40	28	35	95
Abendessen	30	2500	30	22	30	20	30	82

17.2 Ernährung weiterer Personengruppen

Diese Kompetenzen können Sie erwerben:

- *Ernährungsempfehlungen erläutern*
- *Tageskost zusammenstellen und beurteilen*

T Gerda ist schwanger

Gerda ist schwanger. Sie lässt sich von ihrer Mutter gern dazu überreden, in jeder Menge zu essen, was ihr schmeckt. Sie hatte sich vorher unter viel Mühen auf Größe 38 gehungert, weil ihre Kolleginnen alle so schlank sind. Nun kommt sie sich erlöst vor. „Ich esse doch nur für mein Kind", entschuldigt sie sich vor sich selbst und schichtet Sahne auf den Kuchen und Mayonnaise auf die Pommes. „Mit Fett sollten Sie etwas vorsichtiger sein", rät die Ärztin, der sie von ihren Essfreuden erzählt. „Sie haben sonst nach der Geburt mehr Fettpölsterchen, als Ihnen lieb sind. So viel Fett futtert Ihr Kleines nicht weg. Mehr Eiweiß brauchen Sie allerdings. Quark, leichte Fleischspeisen, Eier tun Ihnen gut. Nach Vitaminen, Obst, Salat und Gemüse lechzt Ihr Körper." „Und wie ist es mit dem Salz?", fragt Gerda. „Ist es für das Kind besser, wenn ich salzlos esse?" „Sie sind weder herz- noch nierenkrank", antwortet die Ärztin. „Warum sollten Sie salzlos essen? Mäßige Verwendung von Iodsalz, mäßig würzen, so haben es Mutter und Kind gern." „Und das Trinken?" „Jeder Mensch hat seine besonderen Trinkgewohnheiten. Wer vor der Schwangerschaft ein Vieltrinker war, tut gut daran, die Flüssigkeitsmenge, die er zu sich nimmt, einzuschränken. Einen Liter darf die werdende Mutter nicht nur, sie sollte ihn sogar trinken. Obstsäfte, gemischt mit Mineralwasser, und Milch sind besonders zu empfehlen. Wer eine Abneigung gegen Milch hat, sollte einen Versuch mit Milchmixgetränken machen."

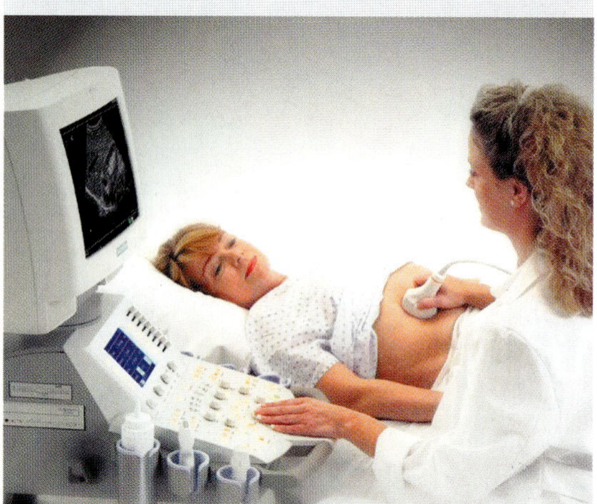

Ernährung während Schwangerschaft und Stillzeit

Für die Ernährung während einer Schwangerschaft gelten generell die Regeln der vollwertigen Ernährung, vgl. S. 248ff. Eine vielseitige und ausgewogene, schadstoffarme bzw. -freie Kost ist für die gesunde Entwicklung des Kindes besonders wichtig.

Der Energiebedarf ist nach neueren Untersuchungen während der gesamten Schwangerschaft geringfügig erhöht. Eine zusätzliche Aufnahme von 1,1 MJ/Tag wird empfohlen.

Der Energiebedarf erhöht sich aufgrund

- des erhöhten Grundumsatzes,
- des Wachstums des Kindes,
- der körperlichen Belastung durch die Gewichtszunahme.

Die Eiweißzufuhr sollte im 2. und 3. Schwangerschaftsdrittel täglich um 10 g erhöht werden. Insgesamt nimmt der Körpereiweißbestand während der Schwangerschaft um ca. 1 kg zu, da Plazenta und kindlicher Organismus aufgebaut werden. Eine ausreichende Eiweißzufuhr ist wesentlich für die gesunde Entwicklung des Kindes.

Geeignete Lebensmittel: fettarme Fleisch-, Fischsorten, Milch und Milchprodukte.

Milch und Milchprodukte dienen gleichzeitig als Calciumlieferanten.

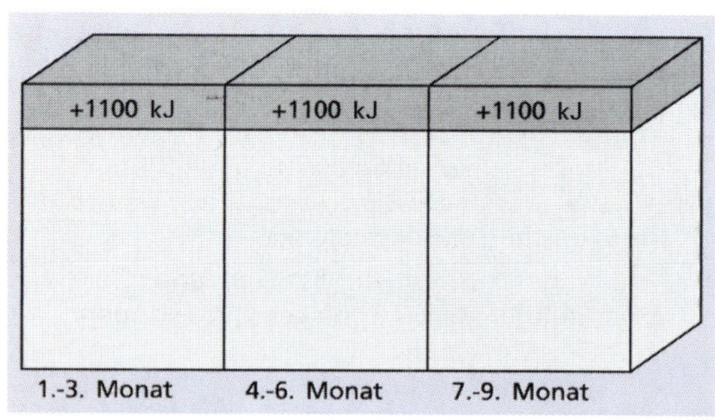

Energiebedarf

Schwangerschaftsdrittel	Gewichtszunahme pro Woche
erstes	keine
zweites	250 g
drittes	500 g

Die Gewichtszunahme bis zur Geburt sollte 11 bis 16 kg betragen.

Toxoplasmose, vgl. S. 219.

Die **Kohlenhydrat- und Fettzufuhr** sollte kaum gesteigert werden. Auch hier gelten die Regeln der vollwertigen Ernährung, vgl. S. 248.

Ballaststoffe, z.B. aus Vollkornprodukten, wirken der häufig auftretenden Obstipation entgegen.

Vitamine und Mineralstoffe: Lebensmittel mit hoher Nährstoffdichte sollten ausgewählt werden. Ein Ausspruch besagt: „Jedes Kind kostet die Mutter einen Zahn." Für den Aufbau der kindlichen Knochen wird viel Calcium und Vitamin D benötigt, bei einer Mangelernährung kann die Zahnsubstanz der Mutter angegriffen werden. Außerdem begünstigen Erbrechen und Sodbrennen das Entstehen von Karies. Der Zahnarzt sollte die Zähne während der Schwangerschaft vierteljährlich nachsehen. Auch der erhöhte Eisen- und Iodbedarf sollten berücksichtigt werden.

Schwangere haben einen erhöhten **Folsäurebedarf** aufgrund der beschleunigten Zellvermehrung, vgl. S. 159.

Genussmittel, vgl. S. 177 ff.

Vitamin- und Mineralstoffbedarf sind erhöht.

Mineralstoffe	Vitamine	
Eisen	Retinol, A	Folsäure
Calcium	Calciferol, D	Pyridoxin, B_6
Iodid		

Getränke:

- Täglich 1,5 l Flüssigkeit in Form von Getränken aufnehmen, z.B. Trinkwasser, ungesüßte Kräuter- und Früchtetees, verdünnte Fruchtsäfte, Gemüsesäfte und Mineralwasser.
- Speisen normal salzen, Kräuter und Gewürze verwenden. Iodiertes Speisesalz verwenden.

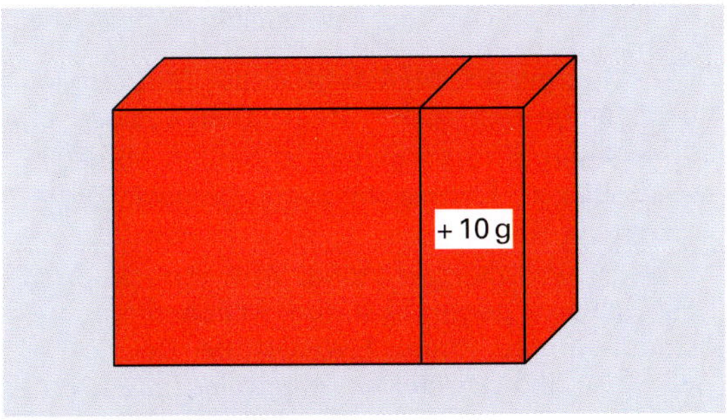

Erhöhte Eiweißzufuhr im 2. und 3. Schwangerschaftsdrittel

Für **Stillende** gelten ähnliche Ernährungsempfehlungen wie für Schwangere.

Der zusätzliche Energie- und Nährstoffbedarf ist von der jeweiligen Milchmenge abhängig.

Die DGE empfiehlt täglich zusätzlich
+ 2700 kJ
+ 15 g Eiweiß

Hülsenfrüchte, Kohl, Sauerkraut und Zwiebeln in der Ernährung einer Stillenden können beim Säugling Blähungen hervorrufen.

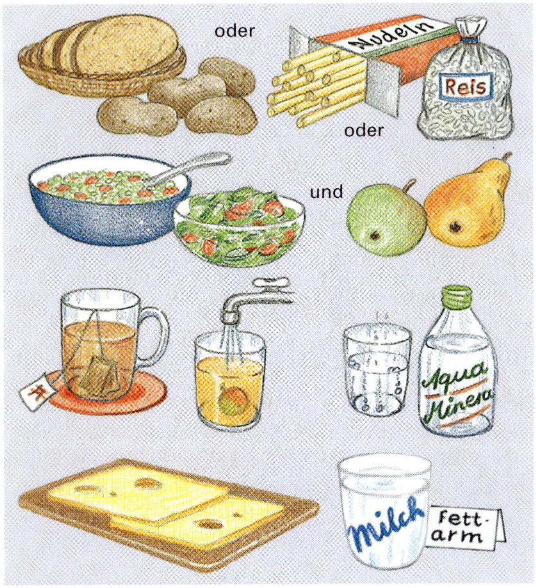

Iss täglich

?

1. Machen Sie Vorschläge für die Ernährung einer werdenden Mutter.
2. Ermitteln Sie die Lebensmittelmengen, die den zusätzlichen Energiebedarf von 1100 kJ während der Schwangerschaft decken können:
   a) Vollkornbrot,
   b) Vollkornreis,
   c) Vollmilch,
   d) Sonstiges.
3. Ermitteln Sie Lebensmittelmengen, in denen 10 g Eiweiß enthalten sind:
   a) Speisequark, mager,
   b) Goudakäse,
   c) Vollmilch,
   d) Sonstiges.
4. Ermitteln Sie Lebensmittel, die von Schwangeren zur Vitamin- und Mineralstoffbedarfsdeckung bevorzugt werden sollen.

Karin erzählt ihrer Freundin Heidi:

Ich holte das Baby um 6, 10, 14, 18 und 22 Uhr (zuerst auch noch um 2 Uhr) aus dem Bettchen. Schlief es zu „seiner“ Zeit noch, nahm ich es trotzdem auf. Schrie es schon lange vorher, versuchte ich das zu überhören, denn es war schließlich noch nicht „dran“.

Immer war ich peinlich darauf bedacht, ihm die Menge, die auf der Packung angegeben war, auch zukommen zu lassen. Das war ziemlich lästig: Wiegen, Stillen – was allerdings immer weniger wurde –, wieder Wiegen, den Rest mit der Flasche nachfüttern.

So große Mühe ich mir auch gab: Stillen und Flaschegeben, anfangs mit so viel Freude erlebt, wurde allmählich zu einer Belastung und schließlich zu einer regelrechten Katastrophe für mich und das Kleine. Denn das reagierte ganz anders, als ich es mir immer vorgestellt hatte. Und keiner sagte mir, warum. Ich bin froh, dass ich mich mit meiner Situation nicht einfach abfand, sondern beim Arzt alles zur Sprache brachte.

„Manchmal wird es nicht richtig wach“, erzählte ich ihm nach aufreibenden Monaten, als ich ihm unser trinkfaules Baby zeigte, „oder es schläft immer wieder über der Flasche ein. Dauernd muss ich es mit dem Schnuller reizen, damit es trinkt. Was mich noch mehr nervt: Oft schreit das Kleine scheinbar grundlos beim Füttern wie am Spieß, drückt die Flasche weg, so zieht sich die Mahlzeit über eine Stunde lang hin. Inzwischen habe ich richtig Angst vor dem Füttern.“

(Essgeschichten, Bundeszentrale für gesundheitliche Aufklärung)

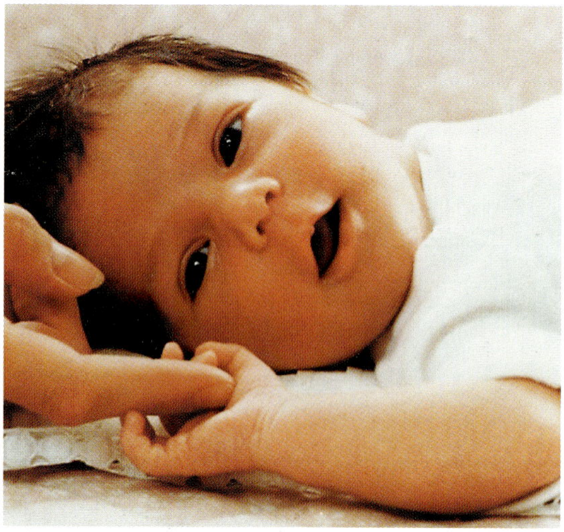

Ohne Allergien geht es mir besser

Ernährung des Säuglings

1. Was macht Karin falsch?
2. Wie sollte Karin es besser machen?
3. Setzen Sie das Gespräch zwischen Karin und dem Arzt im Rollenspiel fort.
4. Sammeln Sie Argumente, die für bzw. gegen das Stillen sprechen.
5. Beurteilen Sie folgende Aussage von Manfred: „Karin stillt unser Baby, da werde ich sowieso nicht gebraucht.“

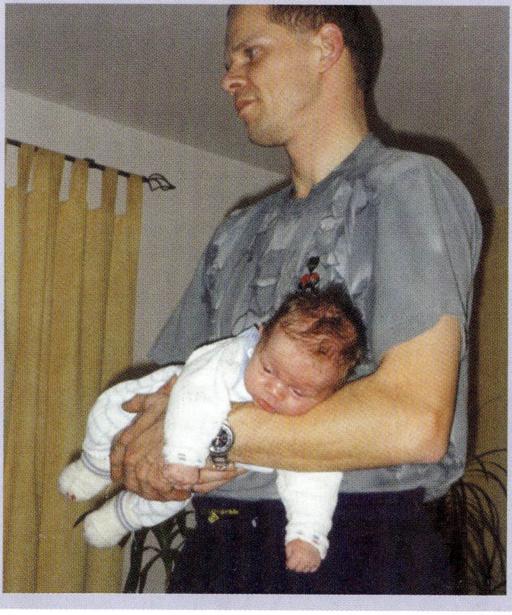

Lebensmittelallergien

Kuhmilchallergie ist die häufigste Allergie im Säuglingsalter. Aufgrund der höheren Durchlässigkeit der Darmschleimhaut bei Säuglingen kann Kuhmilcheiweiß zu einer Allergie führen.

Die Ernährung des Säuglings mit Muttermilch bietet einen Schutz gegen allergische Reaktionen. Arteigene Eiweißstoffe in der Muttermilch lösen keine allergischen Reaktionen aus.

Eine Allergie, z. B. gegen Kuhmilch, kann zu Nesselfieber, Asthma, Migräne, Übelkeit, Erbrechen usw. führen.

Lebensmittelallergien sind Abwehrreaktionen des Körpers gegen bestimmte Lebensmittelbestandteile, fast immer Eiweißstoffe. Der Körper bildet Antikörper, die bei einem erneuten Kontakt das Allergen binden und so die allergische Reaktion auslösen.

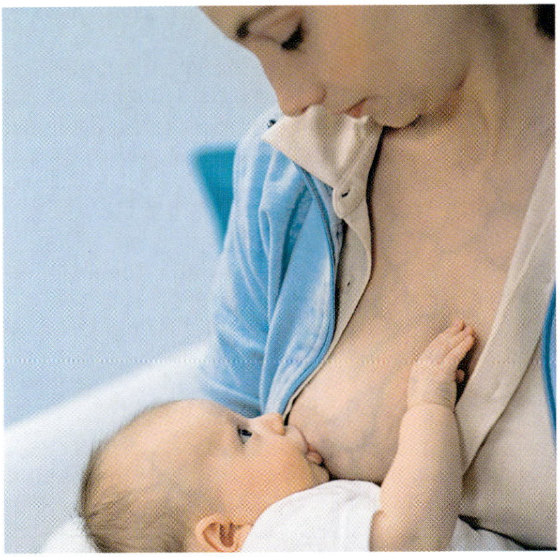

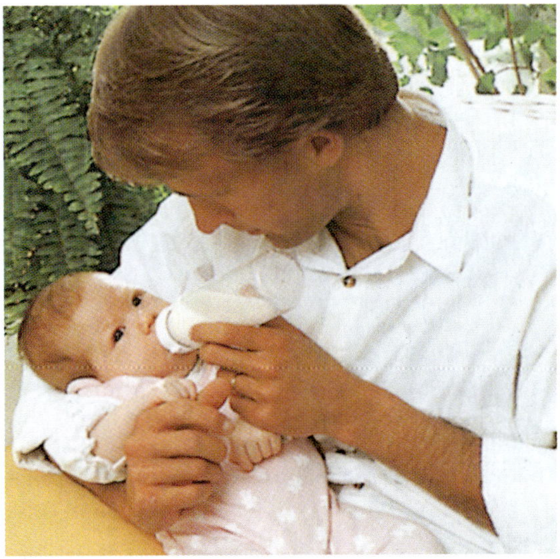

Stillen

In den ersten Tagen nach der Geburt enthält Muttermilch mehr Eiweiß – Abwehrstoffe – und weniger Fett und Kohlenhydrate. Die reife Muttermilch enthält mehr Fett und weniger Eiweiß. Die Muttermilch ist in ihrer Zusammensetzung den kindlichen Bedürfnissen angepasst.

- Milchzucker – Laktose – kann besser verwertet werden, die Darmflora wird positiv verändert.
- Das Eiweiß ist leichter verdaulich, es werden keine Abwehrreaktionen ausgelöst.
- Der Anteil an essenziellen Fettsäuren ist höher.
- Abwehrstoffe gegen Infektionen sind enthalten.

Gestillte Säuglinge werden seltener krank und übergewichtig als nicht gestillte. Beim Stillen besteht außerdem ein enger Hautkontakt, die Mutter-Kind-Beziehung wird verstärkt.

Muttermilch ist mit Schadstoffen belastet, da fettlösliche Schadstoffe im Fettgewebe gespeichert und mit der Milch abgegeben werden. Trotzdem überwiegen im Allgemeinen in den ersten vier bis sechs Monaten die Vorteile der natürlichen Ernährung. Der Schadstoffgehalt der Muttermilch kann durch eine bewusste, schadstoffarme Ernährung über mehrere Jahre gesenkt werden. Schadstoffarme Ernährung erst ab der Schwangerschaft mindert nicht den Schadstoffgehalt.

Flaschennahrung

Kuhmilch kann für Säuglinge in den ersten Lebensmonaten nicht unverändert als Nahrung verwendet werden, da der Eiweiß- und Mineralstoffgehalt zu hoch sind. Sie muss der Muttermilch angepasst – adaptiert – werden. Kann ein Säugling nicht gestillt werden, so erhält er zunächst **Säuglingsanfangsnahrung**, die für die besondere Ernährung von Säuglingen während der ersten vier bis sechs Monate bestimmt ist und den Ernährungsanforderungen entspricht.

Folgenahrung ist für die besondere Ernährung von Säuglingen über vier Monate bestimmt.

In Säuglingsanfangsnahrung und Folgenahrung darf kein Stoff in einer die Gesundheit von Säuglingen oder Kleinkindern gefährdenden Menge enthalten sein.

Bei industriell hergestellter Säuglingsnahrung sollen die Hinweise und Dosierungsvorschriften auf den Packungen befolgt werden. Außerdem muss der Nitratgehalt des Trinkwassers beachtet werden, vgl. S. 138.

Weizenmehl usw. dürfen in den ersten sechs Lebensmonaten nicht zugesetzt werden, da sie Zöliakie verursachen können, vgl. S. 300.

Auf Säuglingsanfangsnahrung muss ein **Hinweis auf die Überlegenheit des Stillens** erfolgen.

Zusammensetzung von Muttermilch und Kuhmilch – Rohmilch – mit natürlichem Fettgehalt (100 ml)

	Energie kJ	Energie kcal	Eiweiß g	Fett g	Kohlenhydrate g	Calcium mg	Eisen µg	A µg	B_1 µg	B_2 µg
Muttermilch	290	69	1,2	4,0	7,0	29	58	69	15	38
Kuhmilch	280	67	4	3,8	4,7	120	46	32	37	180

!

- **Diese „Mahlzeiteneinteilung" kann nur als Anhaltspunkt dienen. Oft sind auch im 5. Monat noch fünf Mahlzeiten erforderlich.**
- **Muttermilch ist die natürlichste Ernährung für den Säugling.**
- **Bei der Säuglingsernährung muss berücksichtigt werden, dass die Funktionen des Verdauungsapparates, der Leber und Niere erst nach Ablauf des ersten Lebensjahres voll entwickelt sind.**
- **Einige Säuglinge, die nur schlecht vom Löffel essen, bekommen die Flasche länger. Sie erhalten eine Breiflasche.**
- **Gemuste und schaumig geschlagene Banane eignet sich für die ersten Essversuche mit dem Löffel. Der süße und fruchtige Geschmack ist ein Anreiz.**
- **Anstelle von gesüßten Instantkindertees, die kariesfördernd sind, sollten ungesüßte Kräuter- oder Früchtetees verwendet werden. Außerdem wird so vermieden, dass der Säugling frühzeitig an einen übersüßen Geschmack gewöhnt wird.**
- **Besonders für Säuglinge sollten schadstoffarme bzw. -freie Lebensmittel ausgewählt werden.**

?

Vergleich: Gemüsebrei, selbst hergestellt oder vorgefertigt?

1. Vergleichen Sie Kosten, Arbeitszeit und Geschmack für Gemüsebrei
   a) selbst hergestellt,
   b) verzehrfertig.

Eine Portion	Menge	Preis	Tätigkeitszeit	Geschmack
selbst hergestellt	? g	? €	? min	?
verzehrfertig	? g	? €	? min	?

2. Begründen Sie den Hinweis auf einem Glas Babynahrung, vgl. S. 164.

   Rahmspinat ab 6. Monat
   Bitte beachten: Erforderliche Menge entnehmen und erwärmen. Erwärmte Reste vernichten. Nicht erwärmte Reste im verschlossenen Glas kühl stellen, innerhalb von zwei Tagen verbrauchen.

Kostplan für das erste Lebensjahr

In den ersten vier bis sechs Monaten wird das Baby gestillt oder es erhält Flaschennahrung. Fünf bis sechs Mahlzeiten sind notwendig, bei gestillten Babys sind es meist mehr. Wird ein Säugling gestillt, benötigt er bis ca. Ende des 6. Lebensmonats keine weitere Nahrung. Nach dem 4. Monat darf mit der Beikost begonnen werden.

Ab dem **5. Monat** wird eine Mahlzeit durch Gemüsebrei ersetzt. Das Baby erhält zunächst eine einzige Gemüsesorte. Gemüse und schaumig geschlagene Banane eignen sich besonders für die ersten Essversuche mit dem Löffel. Im Übrigen erhält das Baby Flaschennahrung oder wird gestillt.

Ab dem **6. Monat** ist es teilweise möglich, dass man dem Baby nur noch vier Mahlzeiten gibt. Morgens und nachmittags bekommt es die Flasche. Mittags erhält es Gemüse-Kartoffel-Fleisch-Brei.

Unter den Gemüsebrei werden 2 bis 3 TL gekochtes und fein zerkleinertes Fleisch gegeben. **Geeignete Gemüsesorten**: Kürbis, Pastinaken, Fenchel, junge Erbsen, junger Kohlrabi. Ballaststoffreiche Gemüsesorten, z. B. Kohlarten, sind ungeeignet.

Im **7. Monat** bekommt das Baby eine Flasche mit Vollmilch, einen Gemüse-Kartoffel-Fleisch-Brei, einen Milch-Getreide-Brei und einen Getreide-Obst-Brei.

Im **8. bis 10. Monat** wird diese Kost fortgeführt.

Ab dem **11. Monat** kann die Nahrung langsam gröber werden. Das Baby kann einen Brotkanten oder eine Möhre zum „Nagen" bekommen.

Nun erfolgt schrittweise der Übergang zur festen Kleinkinderkost.

Vitamin-D-Gaben, vgl. S. 145, und Fluoridgaben, vgl. S. 149, werden vom Kinderarzt verordnet.

Für Säuglinge sollen schadstoffarme bzw. -freie Lebensmittel ausgewählt werden.

Gemüsebrei ab 5. Monat

100 bis 150 g Gemüse	waschen, putzen, dünsten, fein pürieren.
50 bis 75 g Kartoffeln	waschen, kochen, pellen, fein pürieren, Gemüse und Kartoffeln mischen.
5 bis 10 g Butter oder **Rapsöl**	unterrühren.

Ernährungsfehlverhalten

Die späteren Essgewohnheiten werden durch das Vorbild der Eltern, Erzieher oft schon im Kindesalter anerzogen, vgl. S. 8 f.

Fehler im Ernährungsverhalten führen nicht selten zu erheblichen Problemen, wie Einschränkung der schulischen Leistungsfähigkeit, Konzentrationsschwäche und Müdigkeit.

Beispiele – Ernährungsfehlverhalten: maßloses Essen, Vorliebe für Süßes. Man gewöhnt sich z. B. an zu große, falsch zusammengestellte Mahlzeiten.

Ernährungsfehlverhalten kann sich so zeigen:

- **Überbewertung des Essens,**
  z. B. Essgier,
  Heißhunger,
  Naschhaftigkeit zeigen.
- **Abwendung von der Nahrung,**
  z. B. Kauen nach Vorschrift,
  Verweigerung oder
  Erbrechen der Nahrung.

Eine Überbewertung des Essens tritt z. B. bei Kindern auf, die sich vernachlässigt fühlen. Erfahren sie nicht Liebe und Zuwendung der Eltern, so suchen sie hierfür Ersatz im „Essen".

Ursachen für Appetitlosigkeit können sein:

- fehlende Ruhe oder Zeit beim Essen,
- zu große Portionen, Zwang zum Essen – das Kind sitzt vor einem „Berg", den es nicht bewältigen kann,
- psychische Belastung, z. B. Konflikte in der Schule oder mit den Eltern,
- wenig appetitliches oder einseitiges Essen.

Ernährungsfehlverhalten kann verhindert werden.

?

1. Beschreiben Sie die dargestellten Essgeschichten.
   Warum wird hier zu viel gegessen?
2. Was soll man tun, wenn das Kind
   a) kein Obst oder Gemüse isst,
   b) keine Milch trinkt?
3. Ein fünfjähriger Junge nascht regelmäßig. Nennen Sie mögliche Ursachen für sein Verhalten.
4. Ein 12-jähriges Mädchen bekommt morgens beim Frühstück Magenschmerzen. Nennen Sie mögliche Ursachen für dieses Unwohlsein.

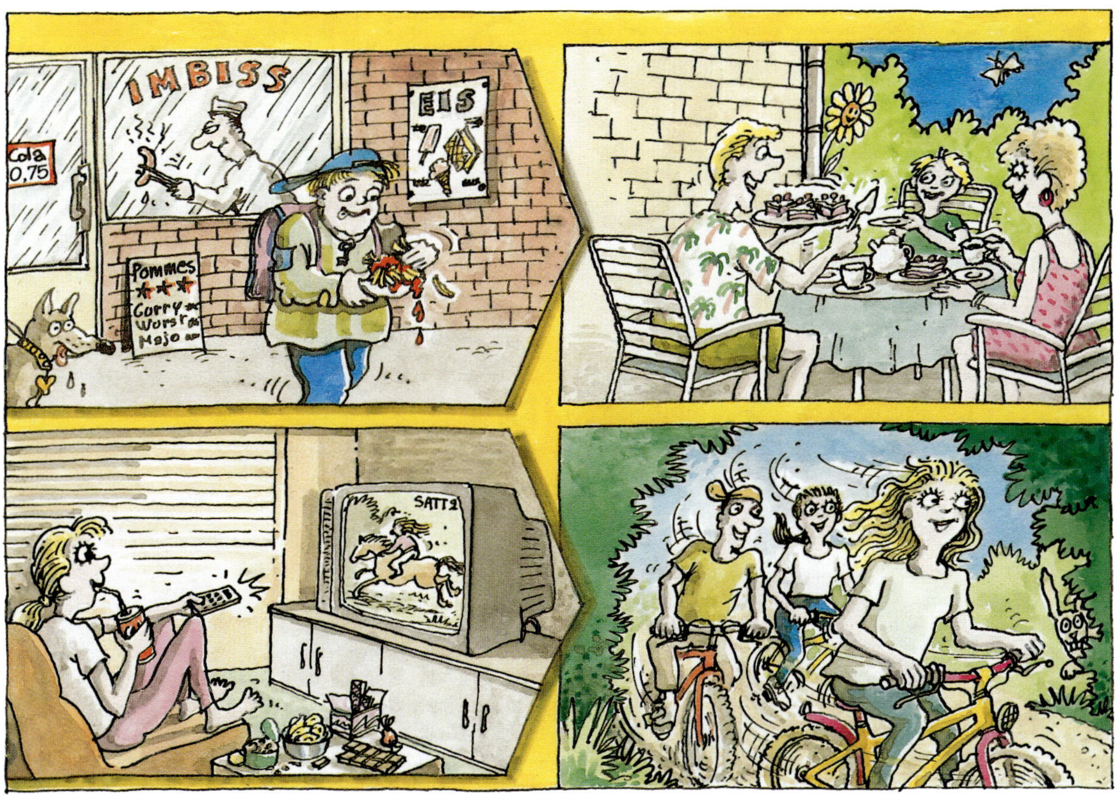

Lebensmittel für Tageskostpläne

Lebensmittel	Tagesgesamtmenge in g		Austauschmöglichkeiten
	1- bis 3-jährige Kinder	4- bis 6-jährige Kinder	
Milch	300	400	Joghurt, Sauermilch: gleiche Menge; anstatt 100 ml Milch: 15–20 g Käse
Käse	15	20	anstatt 15–20 g Käse: 100 ml Milch
Aufschnitt	10	15	anstatt 30 g Aufschnitt: 1 Ei oder 40 g Fisch in Soße
Fleisch	40	45	anstatt 50 g Fleisch: 60–70 g Fischfilet oder 1 Ei
Koch- und Streichfett	20	30	pflanzliche und tierische Fette; anstatt 10 g Fett: 30 g Schlagsahne
Brot	120	150	anstatt 10 g Brot: 7 g Getreideerzeugnisse wie Mehl, Nährmittel, Knäckebrot oder 35 g Kartoffeln
Mehl und Nährmittel	15	15	anstatt 7 g Nährmittel: 10 g Brot oder 35 g Kartoffeln

Ernährung im Kindesalter

Den **Energiebedarf** nicht zu hoch einschätzen. Das Essen soll liebevoll angerichtet werden, und die Portionen sollen nicht zu groß sein. Kinder essen täglich nicht immer die gleiche Menge, ein gesundes Kind isst, was es benötigt. Man soll das Kind nicht zwingen, den Teller leer zu essen, da es sonst sein natürliches Sättigungsgefühl verliert.

Der Energiebedarf pro kg Körpergewicht nimmt mit zunehmendem Alter des Kindes ab, da der Grundumsatz sinkt. Der Gesamtenergiebedarf steigt selbstverständlich mit dem Alter. Der genaue Energiebedarf des einzelnen Kindes ist – wie bei Erwachsenen – von der körperlichen Aktivität abhängig.

Der **Eiweißbedarf** ist aufgrund der notwendigen Gewebserneuerung bei Kindern höher als bei Erwachsenen. Da die Wachstumsrate bei jüngeren Kindern größer ist, muss auch die Eiweißzufuhr pro kg Körpergewicht zunächst höher sein. Bei der Eiweißbedarfsdeckung sollten besonders Milch und Milchprodukte berücksichtigt werden.

Für die **Fett- und Kohlenhydratbedarfsdeckung** gelten die gleichen Grundsätze wie für Erwachsene.

Der **Flüssigkeitsbedarf** ist verhältnismäßig hoch. Bei der Getränkeauswahl darauf achten, dass nicht zu viel Zucker, z. B. mit Obstsaft, aufgenommen wird. Früchte- und Kräutertees, verdünnte Obstsäfte usw. sind geeignet.

Vitamin- und mineralstoffreiche Zwischenmahlzeiten sind auch für Kinder wichtig, sie steigern die Leistungsfähigkeit. Außerdem sollen die Zwischenmahlzeiten vor allem Nährstoffe enthalten, die in anderen Mahlzeiten evtl. in ungenügender Menge vorhanden waren. Ein Stück Obst, ein Milchmixgetränk oder ein belegtes Stück Vollkornbrot sind besonders geeignet.

Die Kost muss **altersgemäß** sein. Bei kleineren Kindern darauf achten, dass die Kaufähigkeit noch nicht voll ausgebildet ist. Fleisch wird von ihnen häufig abgelehnt, da ihnen das Kauen noch Schwierigkeiten bereitet. Die Speisen abwechslungsreich mit Kräutern und milden Gewürzen abschmecken.

Naschen nicht verbieten, aber einschränken. Gesunde Nachspeisen, z. B. Quarkspeise oder Obstsalat, sollen angeboten werden, hierdurch kann das Bedürfnis nach Süßigkeiten – leeren Kohlenhydraten – gesenkt werden.

Süßigkeiten sollen nicht als Erziehungsmittel – Belohnen oder Bestrafen – eingesetzt werden, es gibt andere Möglichkeiten, z. B. gemeinsamer Spiel- oder Bastelnachmittag. Eine vorher festgelegte Wochenration an Süßigkeiten kann sich das Kind selbst einteilen.

?

1. Beurteilen Sie die Lebensmittelauswahl für Tageskostpläne für einjährige und dreijährige Kinder (DGE).
2. Machen Sie Vorschläge für die Verteilung auf die verschiedenen Mahlzeiten.
3. In welchem Alter haben
   a) Mädchen,
   b) Jungen den höchsten Energiebedarf?
4. Mit wie viel Liter Apfelsaft wird der Energiebedarf eines dreijährigen Kindes gedeckt?

T Logik pur: Spaghetti gegen Frikadelle

Mama, nun hör mir doch endlich mal zu! Warum isst du nicht jeden Tag Frikos, wenn du die so gern isst?

Ich habe doch gesagt: Du kannst nicht jeden Tag Spaghetti essen. Das ist nicht gut für dich!

Aber warum denn nicht, ich mag die doch so gern. Machst du mir morgen wieder welche?

Nein, du kannst wirklich nicht jeden Tag diese Spaghetti essen. Wo soll das hinführen? Ich esse auch nicht jeden Tag Frikos.

Aha, Frikos sind ungesund, und darum isst du die nur ganz selten. Warum isst du die überhaupt, wenn die ungesund sind?

Du willst jetzt nur von deinen Spaghetti ablenken. Du kannst ruhig die Frikadelle probieren. Etwas Fleisch tut dir gut. Immer nur Nudeln!

Ihr Erwachsenen seid richtig unlogisch. Spaghetti krieg ich nicht, aber ich soll Frikos essen. Du sagst, du isst selten Frikos, weil sie ungesund sind. Sind Spaghetti etwa ungesund? Ungesünder als Frikos?

Ja, weil es immer das Gleiche ist. Man kann nicht jeden Tag Spaghetti essen. Ich habe auch nicht behauptet, dass Frikos ungesund sind. Man darf nur nicht so viel davon essen!

Also sind die ungesund. Dann esse ich die nicht. Ich will lieber Spaghetti mit Ketchup.

Wenn ich jeden Tag meine geliebten Frikos esse, würden die mir zum Halse raushängen. Das ist langweilig. Und das ist nicht gut.

Gib mir meine Spaghetti, wenn du glaubst, dass ich die bald nicht mehr mag. Ich wette, dass ich 100 Tage lang Spaghetti essen kann, weil ich die richtig mag.

Das kann ich nicht verantworten, ich muss dich gesund ernähren.

(Pudel: Essen im Schlaraffenland)

Das richtige Gewicht für Ihr Kind
Für Kinder von 3 bis 10 Jahren

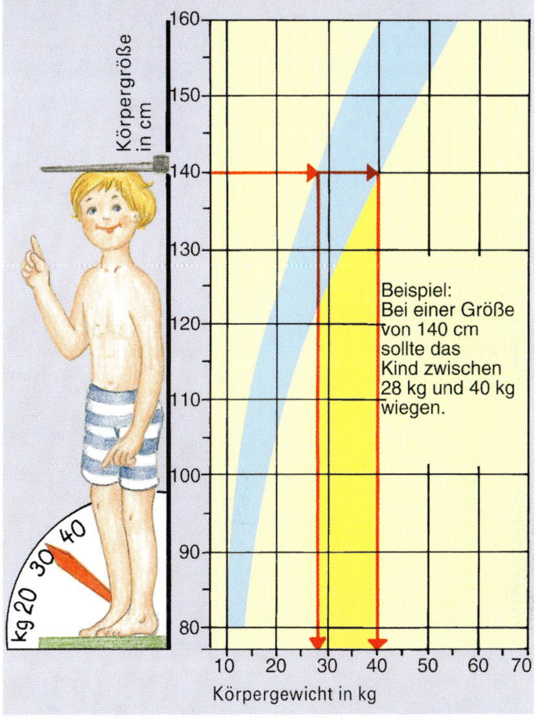

Körpergröße – Gewicht – Energiebedarf (DGE)
Referenzmaße für Kinder und Jugendliche

Personen	Körpergröße cm		Körpergewicht kg		MJ/Tag	
	m	w	m	w	m	w
Säuglinge						
0– 3 Monate	58	57	5,1	4,7	2,0–	1,9
4–12 Monate	71	69	8,7	8,1	3,0–	2,9
Kinder						
1– 3 Jahre	91	91	13,5	13,0	4,7–	4,4
4– 6 Jahre	113	112	19,7	18,6	6,4–	5,8
7– 9 Jahre	130	130	26,7	26,7	7,9–	7,1
10–12 Jahre	147	148	37,5	39,2	9,4	8,5
13–14 Jahre	163	160	50,8	50,3	11,2	9,4
Jugendliche						
15–18 Jahre	174	166	67,0	58,0	13,0	10,5

Mittelwerte aus zahlreichen Erhebungen in Deutschland

Beispiel – Frühstück

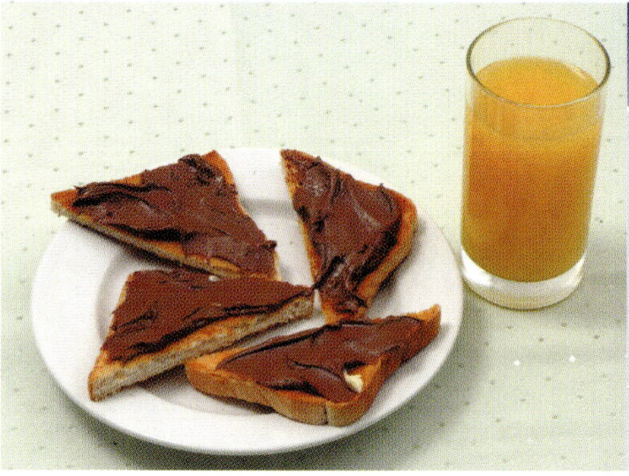

Menge Lebensmittel	Energie kJ	Eiweiß g	Fett g	Kohlenhydrate g
200 g Fruchtsaftgetränk „Orange“	410	0	0	24
40 g Toastbrot	436	3	2	19
20 g Butter	651	+	17	0
30 g Nuss-Nugat-Creme	690	2	11	15
	2187	**5**	**30**	**58**

Beispiel – Mittagessen

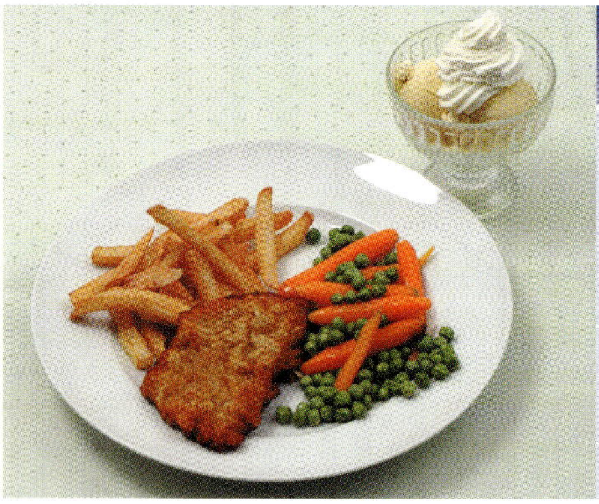

Menge Lebensmittel (essbarer Anteil)	Energie kJ	Eiweiß g	Fett g	Kohlenhydrate g
Kinderteller				
80 g Schnitzel, mager	348	17	2	+
10 g Margarine	314	+	8	0
50 g Erbsen, grün	190	4	1	7
50 g Möhren	53	1	+	3
100 g Pommes frites	1100	4	13	31
Eis mit Sahne				
75 g Vanilleeis	671	3	9	16
10 g Schlagsahne	127	+	3	+
	2803	**29**	**36**	**57**

Beispiel – Mittagessen

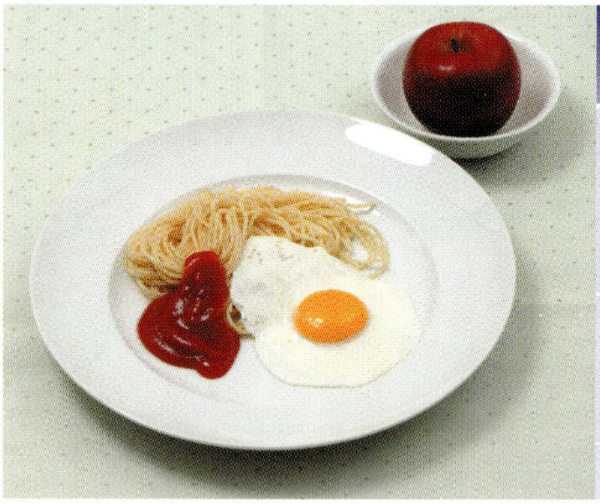

Menge Lebensmittel	Energie kJ	Eiweiß g	Fett g	Kohlenhydrate g
Nudeln mit Butter und Ketchup				
40 g Spaghetti	604	5	1	28
10 g Butter	326	+	8	0
30 g Ketchup	134	1	0	7
Spiegelei				
1 Hühnerei	370	7	6	1
10 g Butter	326	+	8	0
150 g Apfel	315	+	+	18
	2075	**13**	**23**	**54**

?

1. Berechnen Sie den Energie- und Nährstoffbedarf
   a) für ein sechsjähriges Mädchen,
   b) für einen zehnjährigen Jungen.
   c) Machen Sie Vorschläge für eine angemessene Ernährung.
2. Beurteilen Sie übliche Mittagsmahlzeiten hinsichtlich ihrer Eignung für ein sechsjähriges Mädchen.
3. Beurteilen Sie den Frühstücksvorschlag hinsichtlich seiner Eignung für einen zehnjährigen Jungen.

Ernährung im Alter

Richtige Ernährung spielt neben ausreichender körperlicher Bewegung eine entscheidende Rolle bei der Vorbeugung gegen vorzeitiges Altern. Eine gesunde Lebensweise und eine angepasste Ernährung können sich also wesentlich auf die Lebenserwartung des Einzelnen auswirken. Ältere Menschen sind eine Risikogruppe für Mangelernährung.

Aus gesundheitlichen Gründen ist es erstrebenswert, dass der Mensch etwa vom 30. Lebensjahr an sein Gewicht konstant hält. Der Ausspruch „Dein Bauch ist dein Tod" hat durchaus seine Berechtigung. Regelmäßige Gewichtskontrollen sollten durchgeführt werden.

Die Energiezufuhr muss an den geringeren Energiebedarf angepasst werden.

Die Energiezufuhr muss im Alter verringert werden, da sich das Stoffwechselgeschehen – der Grundumsatz – verlangsamt. Auch die körperliche Betätigung nimmt meistens ab. Das Ausscheiden aus dem Beruf kann ebenfalls einen Einfluss auf den verringerten Energiebedarf haben.

Der Nährstoffbedarf ist teils unverändert.

Der Eiweiß-, Mineralstoff- und Vitaminbedarf bleiben auch im Alter unverändert. Bei einem geringeren Energiebedarf müssen also Lebensmittel mit einer höheren Nährstoffdichte ausgewählt werden, d. h. eiweißreiche, mineralstoffreiche und vitaminreiche Lebensmittel. Daneben sollte bei der Lebensmittelverarbeitung besonders auf Vitamin- und Mineralstofferhaltung geachtet werden. Eine ausreichende Calciumbedarfsdeckung durch Milch und Milchprodukte ist wichtig, um einer Knochenbrüchigkeit – Osteoporose – entgegenzuwirken. Der Vitamin-C-Bedarf sollte durch einen ausreichenden Verzehr von Obst und Gemüse gedeckt werden.

Fettbedarf und Kohlenhydratbedarf sinken parallel zum Energiebedarf. Besonders der Gehalt an Cholesterin sollte beachtet werden. Senioren sind die höchste Risikogruppe für Fettstoffwechselstörungen.

Neben der Auswahl fettarmer Lebensmittel sollten Gartechniken eingesetzt werden, die keinen oder nur einen geringen Fettzusatz erfordern, z. B. Dämpfen, Dünsten.

Die Zuckertoleranz ist im Alter eingeschränkt. Die Zuckeraufnahme sollte begrenzt werden, um dem Risiko eines Altersdiabetes entgegenzuwirken.

Die Kost muss ausreichend – **aber nicht zu viel – Ballaststoffe enthalten**, da ältere Menschen oft unter Verstopfung leiden. Die Ballaststoffzufuhr ist bei Senioren oft zu gering, da die Kaufähigkeit vermindert ist.

T Alte Menschen leben oftmals ungesund

Zwar bleiben immer mehr Menschen bis weit in ihr achtes Lebensjahrzehnt hinein rüstig, geistig und körperlich agil, auf der anderen Seite stellen Ärzte und Wissenschaftler aber auch fest, dass ältere und besonders hochbetagte Menschen oft allzu zurückgezogen und ungesund leben. Viele ernähren sich falsch, sie leiden besonders unter Mangel an Vitaminen C, D und auch an Calcium, sie haben hohe Blutfettwerte und – bedingt durch zu viel Speisesalz – einen zu hohen Blutdruck, der die Gefäße schädigt. Ältere Menschen geben sich zwar sehr viel Mühe mit ihrem Essen und interessieren sich auch für Ernährungsfragen, ihr Wissen über dieses Thema ist jedoch meist mangelhaft. Die Bedeutung von iodiertem Salz zur Vorbeugung gegen Kropf z. B. ist noch weitgehend unbekannt.

Nachteilig für die Gesundheit wirkt sich auch das im Alter nachlassende Durstgefühl aus. Alte Menschen trinken zu wenig und gleichen einen Flüssigkeitsmangel zu langsam aus. Dies kann Herz-, Hirn- und Nierenfunktionen stark beeinträchtigen. Viele alte Menschen „vertrocknen", ohne dass sie es merken.

Auf das allgemeine Wohlbefinden wirkt sich auch negativ aus, dass viele alte Menschen ihr Haus und ihre Wohnung kaum mehr verlassen und allein – isoliert – leben. Die Lust am Essen wird durch diese soziale Umgebung, durch körperliche Beschwerden, Schwierigkeiten beim Einkauf und dergleichen Dinge häufig beeinträchtigt. Auch Medikamente, die den ohnehin im Alter nachlassenden Geschmackssinn weiter vermindern, führen zu einer eingeschränkten Freude am Essen.

Die Schadstoffbelastung im Körper von alten Menschen ist sehr hoch. Derartige „Altlasten" können nicht mehr durch eine Nahrungsumstellung aus dem Körper entfernt werden.

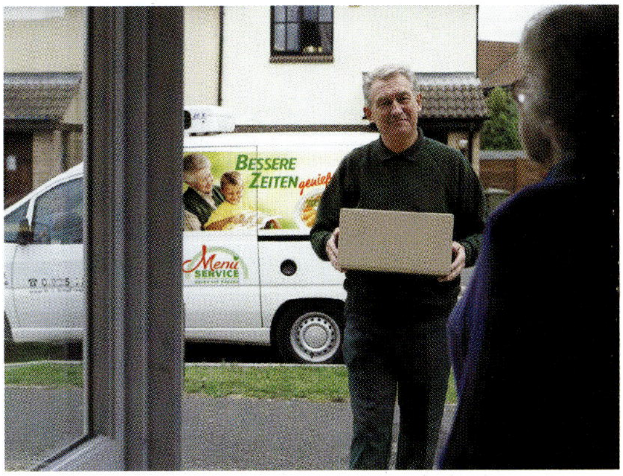

Essen auf Rädern

T Nur ein Märchen?

Es war einmal ein steinalter Mann, dem waren die Augen trüb geworden, die Ohren taub, und die Knie zitterten ihm. Wenn er bei Tisch saß, konnte er den Löffel kaum halten, so schüttete er Suppe auf das Tischtuch. Sein Sohn und dessen Frau ekelten sich davor, und deshalb musste der alte Großvater endlich hinter dem Ofen in der Ecke sitzen. Sein Essen bekam er in einem kleinen Porzellanschüsselchen, satt wurde er kaum. Er sah betrübt hinüber zu dem Tisch, und seine Augen wurden nass.

Einmal konnten seine zitternden Hände das Schüsselchen nicht festhalten, es fiel auf den Boden und zerbrach. Nun bekam der Großvater ein hölzernes Schüsselchen, es hatte nicht viel gekostet. Wie sie so da sitzen, trägt der kleine Enkel von vier Jahren ein paar Brettchen zusammen. „Was machst du da?", fragte der Vater. „Ich mache ein Tröglein", antwortete das Kind, „daraus sollen Vater und Mutter essen, wenn ich groß bin."

Da sahen sich Mann und Frau eine Weile an, fingen endlich an zu weinen. Sie holten den alten Großvater an den Tisch und ließen ihn von nun an mitessen, sie sagten auch nichts mehr, wenn er ein wenig Suppe verschüttete. (nach Gebrüder Grimm)

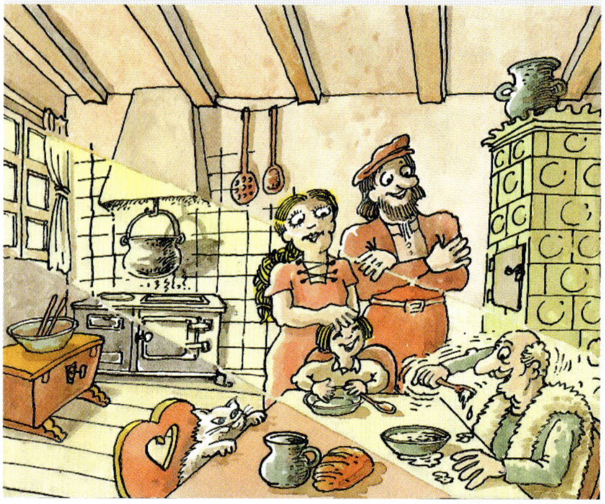

?

1. Erkunden Sie das Angebot „Essen auf Rädern" in Ihrer Umgebung.
2. Sammeln und beurteilen Sie Werbematerial für Produkte, die das „Altern" verhindern sollen.
3. Ermitteln Sie Ernährungsfehler von älteren Menschen, die in dem Zeitungsartikel genannt werden, vgl. S. 261.
4. Lesen und diskutieren Sie den Inhalt des Märchens.

Der **Flüssigkeitsbedarf** ist im Alter nicht gesenkt. Das Durstgefühl lässt jedoch nach, aus diesem Grund ist auf eine ausreichende Flüssigkeitszufuhr zu achten. Ältere Menschen sollten zum Trinken angeregt werden.

Geschmacks- und Geruchssinn lassen im Alter nach. Im Alter geht das Geschmacksempfinden in der Mitte der Zunge verloren. Aber auch schon bei jüngeren Menschen kann das Geschmacksempfinden durch sehr süße oder salzige Speisen beeinträchtigt werden. Das verminderte Geschmacksempfinden – süß, salzig, bitter – sollte durch eine vielseitige Verwendung von Kräutern und Gewürzen und nicht durch einen erhöhten Kochsalzkonsum ausgeglichen werden.

Die **Lebensmittelverträglichkeit** muss beachtet werden, vgl. S. 286. Schwer verdauliche Lebensmittel werden schlecht vertragen.

Zusammenstellung und Präsentation der Speisen sollten mit besonderer Sorgfalt erfolgen, damit der Appetit angeregt wird. Die Ernährung sollte daneben auch die Gewohnheiten und die Bedürfnisse des Einzelnen berücksichtigen.

Fünf bis sechs kleinere Mahlzeiten sollten gleichmäßig über den Tag verteilt eingenommen werden. Das Mittagessen ist auch für ältere Menschen die Hauptmahlzeit. Kaffeetrinken und Abendbrot sollten leichter verdaulich sein.

Die Nahrungsaufnahme im Alter wird oft durch zahlreiche Faktoren beeinträchtigt:

- Schwierigkeiten beim Einkauf und bei der Zubereitung
- Schwierigkeiten bei der Nahrungsaufnahme – das Kauen und Schlucken sind teilweise beeinträchtigt
- geringes Einkommen, die alten Ernährungsgewohnheiten können nicht beibehalten werden
- Appetitminderung aufgrund von Einsamkeit

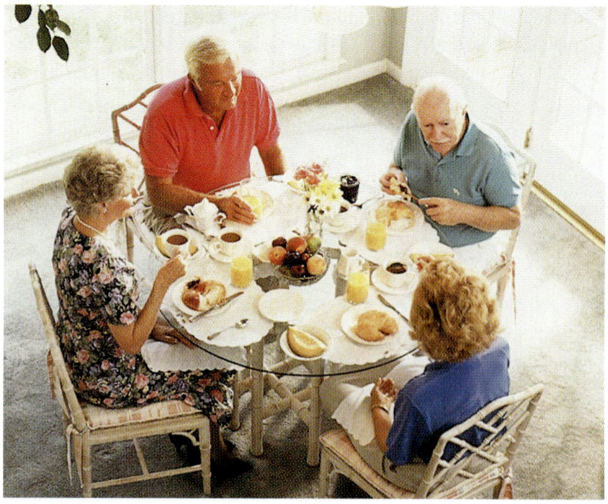

Essen in Gemeinschaft

Berechnung eines Tageskostplanes – 65-jährige Frau – Gesamtenergiebedarf 7500 kJ (1785 kcal)

Menge	Lebensmittel	Eiweiß	Fett	Kohlenhydrate	Ballaststoffe	Energie		Mineralstoffe		Vitamine		
								Calcium mg	Eisen mg	B_1 mg	B_2 mg	C mg
g		g	g	g	g	kJ	kcal					
1. Frühstück												
125	Orangensaft	1	+	13	+	231	55	16	0,4	0,10	0,02	55
40	Roggenbrötchen (1 St.)	3	+	20	2	404	96	8	0,8	0,06	0,03	0
10	Knäckebrot, Roggen	1	+	7	1	132	31	9	0,5	0,02	0,02	0
15	Margarine	+	12	0	0	471	121	2	+	0	0	0
57	Hühnerei	7	6	1	0	370	88	60	2,1	0,13	0,35	0
10	Konfitüre	+	0	7	+	112	27	2	0,1	+	+	1
	Kaffee oder Tee	0	0	0	0	0	0	0	0	0	0	0
5	Zucker	0	0	5	0	85	20	0	+	0	0	0
2. Frühstück												
150	Joghurt, entrahmte Milch	68	0	8	0	255	61	185	0,2	0,06	0,25	3
100	Erdbeeren	1	+	7	2	140	33	25	1,0	0,03	0,06	62
10	Bienenhonig	+	+	8	0	138	33	1	0,1	+	+	+
10	Zwieback	1	+	7	+	155	37	2	0,1	0,01	0,01	0
Mittagessen												
200	Gemüsesuppe	2	4	4	2	260	62	40	0,4	0,04	0,04	14
150	Hähnchenbrust	24	2	+	0	465	111	21	1,7	0,11	0,14	2
7	Sonnenblumenöl	0	7	0	0	273	65	0	0	0	0	0
150	Pellkartoffeln	3	+	23	3	435	104	15	1,2	0,15	0,06	27
200	Schnittbohnen, grün	4	+	10	4	240	57	120	1,6	0,16	0,24	40
	Rotweingelee											
50	Rotwein und Wasser je	+	0	2	0	140	33	4	0,4	0	0	1
2	Gelatine	2	+	0	0	29	7	+	0	0	0	0
10	Zucker	0	0	10	0	170	40	+	+	0	0	0
Nachmittag												
10	Knäckebrot	1	+	7	1	132	31	9	0,5	0,02	0,02	0
5	Butter	+	4	0	0	163	39	1	+	+	+	0
10	Bienenhonig	+	+	8	0	138	33	1	0,1	+	+	1
	Kaffee oder Tee	0	0	0	0	0	0	0	0	0	0	0
5	Zucker	0	0	5	0	83	20	+	+	0	0	0
60	Clementine	1	+	5	1	93	22	18	0,2	0,05	0,02	32
Abendbrot												
40	Grahambrot	3	+	18	3	370	88	18	0,6	0,08	0,08	0
10	Knäckebrot,Roggen	1	+	7	1	132	31	9	0,5	0,02	0,02	0
15	Margarine	+	12	0	0	471	112	2	+	0	0	0
30	Edamer Käse, 30% i. Tr.	8	5	1	0	314	75	240	0,2	0,02	0,10	0
25	Bierschinken	4	5	+	0	249	59	4	0,4	0,08	0,05	5
	Tomatensalat											
150	Tomaten	2	+	5	3	105	25	23	0,8	0,09	0,06	36
3	Sonnenblumenöl u. Essig je	0	3	0	0	117	28	0	0	0	0	0
	Tee	0	0	0	0	0	0	0	0	0	0	0
5	Zucker	0	0	5	0	85	20	+	0	0	0	0
Spätmahlzeit												
100	Apfelkompott	+	+	19	2	325	77	4	0,3	0,01	0,01	6

Ernährung von Sportlern

?

1. Warum steigt der Sauerstoffbedarf eines Sprinters während des Laufens?
2. Stellen Sie für einen Sportler einen Tageskostplan während des Trainings zusammen.
3. Erläutern Sie den Leistungsabfall der Spieler der Gruppe B.

T Fußballspiel

Bei sechs Fußballspielern wurde der Glykogengehalt der Muskeln vor, während und nach dem Spiel gemessen. Bei drei Spielern der Gruppe B lagen die Anfangsglykogenwerte deutlich niedriger, sie hatten zwar trainiert, aber am Abend vor dem Spiel keine Mahlzeit zu sich genommen. Ihre Glykogenvorräte waren nach der Hälfte der Spielzeit nahezu aufgebraucht, während die übrigen Spieler der Gruppe A noch über Glykogenvorräte verfügten. In der zweiten Spielhälfte konnte ein deutliches Leistungsgefälle zwischen beiden Gruppen beobachtet werden, die Spieler mit den niedrigen Glykogendepots liefen weniger und langsamer.

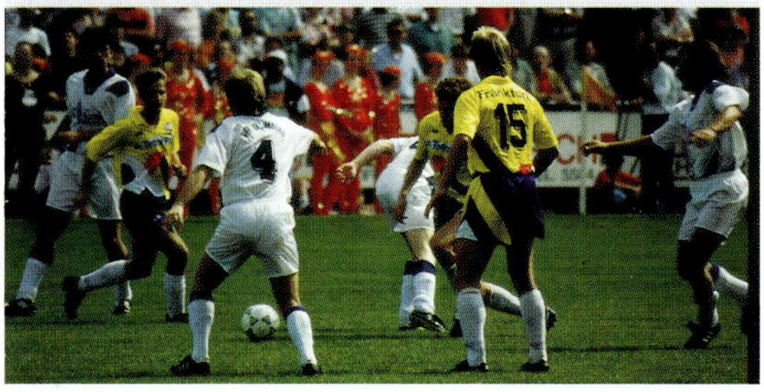

Durchschnittlicher Gewichtsverlust beim Sport
(nach Konopka)

Sportart	Gewichtsverlust (kg)
100-m-Lauf	0,15
10 000-m-Lauf	1,5
Marathonlauf	4,0
Skilauf 10 km	1,0
Rudern 2000 m	0,8
Fechten	1,0
Basketball	1,7
Fußball	3,0
Ringen (Mittelgewicht)	1,8
Boxen (Mittelgewicht)	1,6
Eishockey	1,8

Für **Breitensportler** – Freizeitsportler – gelten die gleichen Ernährungsempfehlungen wie für Nichtsportler. Durch eine sportliche Betätigung von drei bis vier Stunden pro Woche erhöht sich der Energieverbrauch lediglich um ca. 8 MJ pro Woche. Mit einer abwechslungsreichen Nahrung werden alle benötigten Nährstoffe in ausreichender Menge zugeführt. Auf eine ausreichende Flüssigkeitszufuhr sollte jedoch geachtet werden. Der Körper verliert beim Sport 0,5 bis 1 l Schweiß pro Stunde. Diese Flüssigkeitsmenge muss dem Körper wieder zugeführt werden, möglichst schon während des Sports in kleinen Mengen von ca. 200 ml. Geeignet dafür sind mit Mineralwasser verdünnte Obst- oder Gemüsesäfte, im Verhältnis 3:1, oder Kräuter- bzw. Früchtetees.

Leistungssportler

Der **Energiebedarf** ist abhängig von der durchgeführten Sportart, er liegt generell über 15 MJ pro Tag. Während Training und Wettkampf steigt der Energieverbrauch teilweise auf etwa 30 MJ pro Tag an. Die Nahrungs-/Energieaufnahme kann jedoch aufgrund der Aufnahmeleistung des Magen-Darm-Traktes nur begrenzt gesteigert werden. So muss das Körpergewicht zwischen Training und Wettkampf normalisiert werden.

Fünf Mahlzeiten sollten gleichmäßig über den Tag verteilt aufgenommen werden, damit der Verdauungstrakt nicht übermäßig belastet wird.

Drei Stunden vor Training oder Wettkampf sollte die letzte nicht zu große Mahlzeit eingenommen werden.

Kohlenhydrate haben besondere Bedeutung in der Ernährung von Sportlern. Die Energieausbeute – Leistungsfähigkeit – beim Kohlenhydratabbau ist bezogen auf den Sauerstoffverbrauch höher als beim Fettsäureabbau. Der Vorrat an Leber- und Muskelglykogen ist jedoch begrenzt, die Kohlenhydratspeicher stehen durchschnittlich nur 30 bis 60 Minuten zur Verfügung. Danach wird vermehrt Fett zur Energiegewinnung abgebaut.

Da die Leistungsfähigkeit also von den Glykogenreserven abhängig ist, sollte der Kohlenhydratbedarf überwiegend durch Polysaccharide – Vielfachzucker – und nicht durch Traubenzucker gedeckt werden. Es ist wichtig, dass die Glykogenspeicher immer wieder aufgefüllt werden. Bei Sportlern ist so das Essen von Nudeln am Vorabend des Wettkampfes verbreitet. Ein kohlenhydratreiches Frühstück wird ebenfalls empfohlen. In der letzten Stunde vor der sportlichen Betätigung sind Getränke mit Traubenzucker nicht empfehlenswert. Traubenzucker gelangt schnell ins Blut und bewirkt eine verstärkte Insulinausschüttung, der Blutzuckerspiegel sinkt ab, die Leistungsfähigkeit wird beeinträchtigt.

Eine **fettreiche Nahrung** beeinträchtigt die Leistungsfähigkeit eines Sportlers, da für den Fettabbau mehr Sauerstoff benötigt wird. Auf der anderen Seite muss die Nahrung etwa 30 % Fett enthalten, damit der erhöhte Energiebedarf gedeckt werden kann.

Ein **erhöhtes Eiweißangebot** kann zu einer Leistungssteigerung führen. Während des Trainings soll eine Muskelausbildung stattfinden, Muskeleiweiß wird aufgebaut. Während der Trainingsphase sollten bis zu 2 g Eiweiß pro kg Körpergewicht aufgenommen werden. Eine höhere Eiweißaufnahme sollte man vermeiden, damit die Nieren nicht überbelastet werden. Auf die biologische Wertigkeit bzw. den Ergänzungswert sollte dabei geachtet werden.

Der **Wasser- und Mineralstoffbedarf** eines Sportlers ist abhängig vom Schweißverlust. 60 % der umgesetzten Energie werden in Form von Wärme frei. Um diese größere beim Sport entstehende Wärmemenge auszugleichen, muss der Körper große Schweißmengen bilden. Ein Sportler kann in einer Stunde bis zu 1 l Schweiß verlieren. Bereits ab einem Flüssigkeitsverlust von 2 % kann eine Leistungsminderung auftreten.

Der Flüssigkeits- und Mineralstoffverlust muss ausgeglichen werden, da es sonst auch zu Wadenkrämpfen kommen kann. Leitungswasser, Tee usw. sind zur Flüssigkeitsbedarfsdeckung ungeeignet, da sie zu wenig Mineralstoffe enthalten. Während des Wettkampfes und Trainings erhält der Sportler so alle 15 Minuten 100 bis 200 ml Flüssigkeit, die ausgewogen Mineralstoffe und Kohlenhydrate (Oligosaccharide) enthält.

Der **Vitaminbedarf** ist wohl generell erhöht, insbesondere der Bedarf an B-Vitaminen ist bei Sportlern aufgrund des erhöhten Energiebedarfs gesteigert.

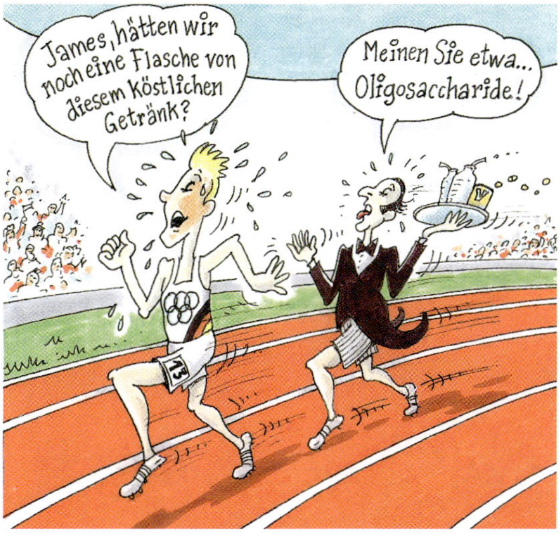

I Energiegewinnung bei einem 400-m-Lauf

Während der ersten 40 Meter werden die Energiespeicher, Phosphatspeicher der Muskeln (ATP und Kreatinphosphat) genutzt.

Gleichzeitig beginnt der anaerobe Glucoseabbau – ohne Sauerstoff. Glucose wird zu Milchsäure abgebaut, hierbei werden **2 ATP je Glucosemolekül** frei. Die Energie wird beim anaeroben Abbau zwar schnell freigesetzt, die Ausbeute ist aber sehr gering. Diese Energie wird während der nächsten 220 m genutzt. Die Milchsäure wird in die Leber transportiert und dort für den Glucoseaufbau genutzt.

Für den Rest der Strecke wird der Energiegewinn aus dem aeroben Glucoseabbau – mit Sauerstoff – genutzt. Bei dem länger dauernden aeroben Abbau wird Glucose zu H_2O und CO_2 und **38 ATP** abgebaut.

Die Glucosespeicher in den Muskelzellen werden durch den Glykogenabbau ergänzt.

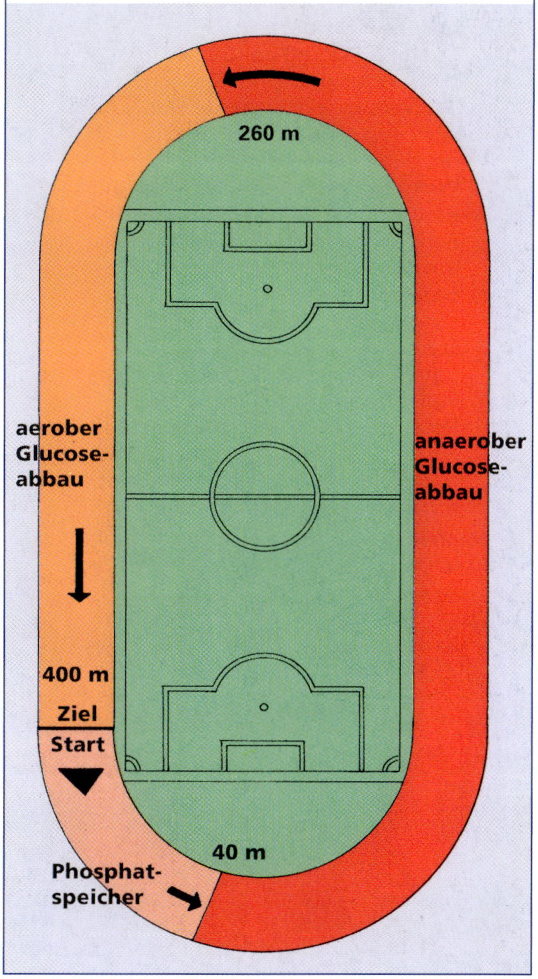

18 Alternative Ernährungsformen

18.1 Vegetarische Kost – pflanzliche Kost

Diese Kompetenz können Sie erwerben:

- *Formen des Vegetarismus kennen und bewerten*

?

Warum alternative Ernährung?

Ein geringer Teil der Bevölkerung in Deutschland ernährt sich vegetarisch. In der ganzen Welt ernähren sich etwa eine Milliarde Menschen vegetarisch, die meisten allerdings unfreiwillig aus wirtschaftlichen oder klimatischen Gründen.

1. Beurteilen Sie folgende Argumente von Vegetariern.
   a) **Ethische und religiöse Gründe:** „Wer tötet, gleich ob Mensch oder Tier, bricht ein Urgebot."
   b) **Ökologische und politische Gründe:** „Die Fleischproduktion ist ein Luxus, den wir uns nicht mehr leisten sollten. Während viele Menschen auf der Welt hungern, leben wir im Überfluss. Weltweit sterben jedes Jahr 15 Mio. Kinder an Hunger. In Deutschland werden Futtermittel importiert, mit denen ... Mio. Menschen ernährt werden könnten."
   c) **Gesundheitliche Gründe:** „Der Mensch ist entwicklungsgeschichtlich ein reiner Pflanzenfresser. Der Fleischkonsum führt zur Ablagerung von giftigen Stoffen im Körper; Schwäche und Krankheiten sind die Folgen. Herkömmlich erzeugte Lebensmittel enthalten zu viele Schadstoffe und Rückstände."
2. Nennen Sie Unterschiede zur herkömmlichen Ernährung.

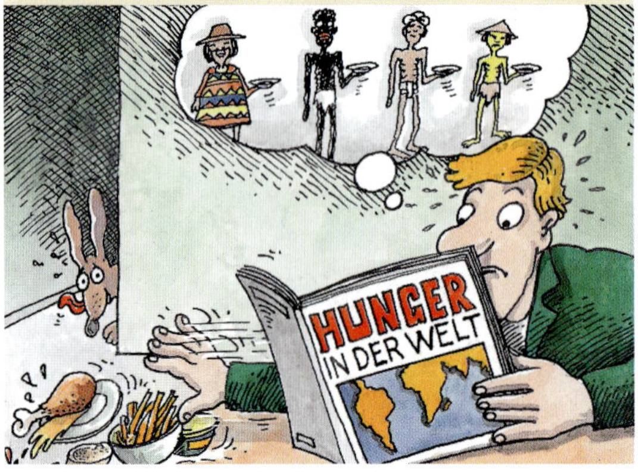

Der griechische Philosoph Pythagoras (6. Jh. v. Chr.) sagte: „Solange der Mensch Tiere schlachtet, werden die Menschen auch einander töten. Wer Mord und Schmerzen sät, kann nicht erwarten, Liebe und Freude zu ernten."

Aufgrund der technisch-industriellen Entwicklung wurde 1867 in Deutschland die erste vegetarische Vereinigung gegründet. Die Zahl der Vegetarier wird in Deutschland auf etwa 7 % geschätzt.

Die vegetarische Kost sollte den Menschen zu einer natürlichen und gesunden Lebensweise zurückführen.

Vegetarier ist, wer keine Lebensmittel von getöteten Tieren zu sich nimmt, z. B. auch keinen Speck oder Schweineschmalz.

Formen des Vegetarismus

Man unterscheidet folgende Formen des Vegetarismus nach der Lebensmittelauswahl:

1. **Ovo-Lakto-Vegetarier** essen neben pflanzlichen Lebensmitteln Produkte von lebenden Tieren wie Milch, Milcherzeugnisse und Eier. Sie essen kein Fleisch und keinen Fisch.
2. **Laktovegetarier** verzichten zusätzlich auf Eier.
3. **Veganer** verzehren keine Lebensmittel, die von Tieren stammen, auch nicht Milch, Milchprodukte und Honig. Veganer lehnen oft ebenso Gebrauchsgegenstände ab, die von Tieren stammen, z. B. Lederschuhe.

Eine besondere Gruppe unter den Veganern sind die Rohköstler, sie verzichten zusätzlich auf gegarte Lebensmitttel.

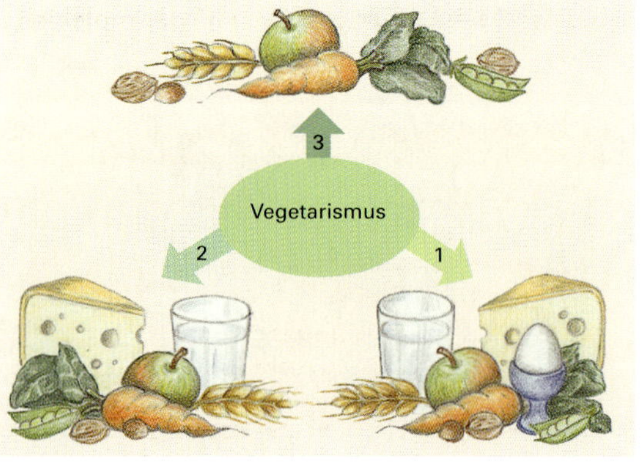

Bewertung der Kostformen

Ovo-Lakto-Vegetarier und Laktovegetarier ernähren sich bei richtiger Lebensmittelauswahl vollwertig. Auf Fleisch und Fisch kann in der Ernährung verzichtet werden, solange Milch und Milchprodukte und evtl. auch Eier die Ernährung ergänzen. Getreide, Hülsenfrüchte, Nüsse, Obst und Gemüse bilden die Grundlage dieser gesunden Ernährung. Diese Kost enthält ausreichend Energie, Eiweiß, Kohlenhydrate, Ballaststoffe, Vitamine und Mineralstoffe.

Vegetarier sind meist gesünder als Nichtvegetarier, sie haben häufig
- ein geringeres Körpergewicht,
- einen niedrigeren Blutdruck,
- einen niedrigeren Blutfettspiegel.

Herz- und Kreislauferkrankungen treten bei dieser Personengruppe aufgrund der Ernährung und der sonstigen gesunden Lebensführung seltener auf. Vegetarier lehnen meist den Genuss von Alkohol und Nikotin ab und empfehlen körperliche Bewegung.

Veganer, die nur pflanzliche Lebensmittel essen, müssen ihre Kost sehr sorgfältig zusammenstellen. Bei dieser Kostform kann es durch falsche bzw. einseitige Lebensmittelauswahl zu einer Eiweiß-, Vitamin- und Mineralstoffunterversorgung kommen.

Der Rohkostanteil muss gering gehalten werden. Gegarte Lebensmittel werden vom Körper besser ausgenutzt. Bei der Zusammenstellung der Speisen ist besonders auf Vollkornprodukte, Hülsenfrüchte, Nüsse, Kartoffeln, Trockenobst und Hefeflocken zu achten.

Vitamin B_{12} muss zusätzlich ergänzt werden, da dieses Vitamin ausschließlich in tierischen Lebensmitteln enthalten ist.

Säuglingen, Kleinkindern, Schwangeren und Stillenden ist aufgrund des höheren Eiweiß-, Vitamin- und Mineralstoffbedarfs von einer rein pflanzlichen Ernährung abzuraten. Auch für ältere Menschen ist diese Ernährungsform nicht empfehlenswert.

!

- **Die ovo-lakto-vegetarische und laktovegetarische Kost enthalten alle essenziellen Nährstoffe in ausreichender Menge.**
- **Für die Zusammenstellung einer veganischen Kost wird ein umfangreiches Ernährungswissen benötigt, damit es nicht zu einer Mangelernährung kommt.**

T Nein, das Hühnchen esse ich nicht

Immer mehr Jugendliche nehmen ihre Tierliebe ernst. Unter-30-Jährige verzehrten im letzten Jahr ein Drittel weniger Fleisch als ein durchschnittlicher Bundesbürger. Während das Wirtschaftswunder täglich Fleisch auf den Tisch brachte, lassen heute Bilder von Schlachtmethoden, Massentierhaltung und BSE bei der jungen Generation Skrupel aufkommen.

Eltern bangen um die Gesundheit ihrer frischgebackenen Vegetarier. Sie befürchten, die Jugendlichen könnten an Mangelerscheinungen erkranken. Das Problem der vegetarischen Ernährung ist vor allem der Eisenmangel. Die Folgen sind Müdigkeit, Konzentrationsschwäche, Gewichtsverlust und Infektionsanfälligkeit.

Babys brauchen im ersten Lebensjahr genügend Eisen für die Nervenschaltungen im Gehirn. Ein Mangel kann lebenslange Schäden anrichten.

Wenn Jugendliche die Eisenquelle Nummer eins – Fleisch – ablehnen, muss ihr Speiseplan viel eisenhaltiges grünblättriges Gemüse und Vollkorn enthalten. Zusammen mit Vitamin C gelangt das Eisen besser in den Körper.

?

1. Lesen Sie den Tageskostplan auf S. 268.
   a) Beschreiben Sie die verschiedenen Mahlzeiten.
   b) Ermitteln Sie den täglichen Grundnährstoffbedarf bei einem Gesamtenergiebedarf von 8000 kJ.
   c) Berechnen und beurteilen Sie die tägliche
      – Gesamtenergiezufuhr,
      – Eiweißzufuhr,
      – Fettzufuhr,
      – Kohlenhydratzufuhr,
      – Ballaststoffzufuhr.
2. Orientieren Sie sich über weitere spezielle vegetarische Kostformen:
   a) Bircher Benner,
   b) Aare Waerland,
   c) J. G. Schnitzer.
3. **Getreide, gekeimt**
   Getreidekörner gründlich abspülen, über Nacht in reichlich Wasser einweichen.
   Morgens gründlich abspülen. Tagsüber ohne Wasser auf einem Blech stehen lassen.
   Nachts wieder einweichen.
   Am zweiten Morgen wiederum abspülen.
   Nach zwei oder drei Tagen haben sich Keime gebildet. Vor dem Verzehr nochmals gründlich abspülen.

Tageskostplan für einen Vegetarier – Gesamtenergiebedarf 8000 kJ (1900 kcal)

Menge	Lebensmittel	Energie kJ	Energie kcal	Eiweiß g	Fett g	Kohlenhydrate g	Ballaststoffe g
1. Frühstück							
	Müsli:						
150 g	Joghurt, Vollmilch	488	116	8	6	8	0
70 g	Apfel,	147	35	+	+	8	1
110 g	Apfelsine,	187	45	1	+	10	2
20 g	Sultaninen	228	54	+	+	13	1
10 g	Sonnenblumenkerne	251	60	3	5	1	1
20 g	Bienenhonig	275	65	+	+	16	0
30 g	Haferflocken, kernige	470	112	4	2	19	2
	Istzufuhr 1. Frühstück	?		?	?	?	?
2. Frühstück							
10 g	Leinsamenknäckebrot	160	38	1	1	7	1
5 g	Butter	163	39	+	4	0	0
150 g	Birne	360	86	2	+	20	5
	Istzufuhr 2. Frühstück	?		?	?	?	?
Mittagessen							
	Naturreispfanne:						
100 g	Möhre, Karotte	105	25	1	+	5	3
100 g	Lauch, Porree	90	21	2	+	3	2
100 g	Zucchini	70	17	2	+	2	1
100 g	Sojasprossen	175	42	5	1	3	1
50 g	Reis, Vollkorn	720	171	4	1	37	2
10 g	Sonnenblumenöl	390	93	0	10	0	0
	Salat:						
50 g	Radieschen	28	7	1	+	1	1
50 g	Tomate	35	8	1	+	2	1
50 g	Salatgurke	28	7	1	+	1	1
20 g	Schlagsahne	254	60	+	6	1	0
	Istzufuhr Mittagessen	?		?	?	?	?
Nachmittag							
1 Stück	Nuss-Möhren-Torte	850	202	5	12	18	1
	Istzufuhr Nachmittag	**850**	**202**	**5**	**12**	**18**	**1**
Abendessen							
	Gefüllter Pfannkuchen:						
50 g	Roggenmehl (Type 1150)	665	158	4	1	34	4
1	Hühnerei	370	88	7	6	1	0
60 g	Vollmilch	186	44	2	2	3	0
10 g	Sonnenblumenöl	390	93	0	10	0	0
200 g	Spinat	140	33	6	+	2	4
20 g	Speisequark, 20 % Fett i. Tr.	97	23	3	1	1	0
20 g	Sahne, saure	164	39	1	4	1	0
	Istzufuhr (Abendbrot)	?		?	?	?	?
Spätmahlzeit							
150 g	Joghurt, Vollmilch	488	116	8	6	8	0
100 g	Erdbeeren	140	33	1	+	7	2
	Istzufuhr Spätmahlzeit	?		?	?	?	?

Außerdem wird zu den Mahlzeiten ausreichend Früchtetee, Obstsaft oder Mineralwasser getrunken.

18.2 Makrobiotik

Diese Kompetenz können Sie erwerben:

- *Grundsätze der Makrobiotik kennen*

Die Makrobiotik (makros – lang, bios – Leben, biotik – Technik zur Verjüngung) hat ihren Ursprung im Zen-Buddhismus, sie wurde durch den Japaner G. Ohsawa international verbreitet. Die makrobiotische Ernährung ist also Bestandteil einer Weltanschauung, die die Ernährungsgewohnheiten der Asiaten berücksichtigt.

Der Zen-Buddhismus lehrte bereits vor 5000 Jahren, dass zwei entgegengesetzte Kräfte – Yin und Yang – im Universum bestehen: Yin, die ausströmende Kraft, Yang, die zusammenziehende Kraft. Yin steht für Erde, Nacht, Wasser und Kälte, Yang steht für Himmel, Tag, Feuer und Wärme. Der Yin- bzw. Yang-Charakter der Lebensmittel hängt von Form, Farbe, Struktur, Inhaltsstoffen usw. ab.

Die Makrobiotik sieht in einer übermäßig „yinigen" Ernährung die Ursache für fast alle Zivilisationserkrankungen. Ein optimales Verhältnis von Yin und Yang besitzen Vollkornprodukte, diese sind die Grundlage der makrobiotischen Ernährung.

Ohsawa unterteilte die makrobiotische Kost in zehn Stufen, die sich durch einen steigenden Anteil an Vollkorngetreide und einen abnehmenden Anteil anderer Lebensmittel unterscheiden. Die Stufen 5 bis 7 werden als Heilnahrung angesehen.

Nach dem Tode von Ohsawa übernahm der Japaner Mishio Kushi die Führung der makrobiotischen Bewegung. In den neueren Veröffentlichungen von Kushi wird die Einteilung in zehn Stufen nicht mehr vorgenommen.

Makrobiotische Standardernährung
50 bis 60 % der Nahrung sollen aus Vollkorngetreide bestehen, dazu gibt es Beilagen: 5 bis 10 % Hülsenfrüchte und Meeresgemüse, 25 bis 30 % Gemüse und ein bis zwei Tassen Suppe täglich.

Zusätzliche Ergänzungslebensmittel sind:

- Fisch und Meerestiere, weniger fette Arten
- Obst nach Jahreszeit und der Klimazone, gekocht, getrocknet und frisch
- Nüsse und Samen
- natürliche nicht aromatische und nicht anregende Getränke
- natürlich hergestellte Würzmittel und Gewürze

Zu meiden sind: Milch, Milchprodukte, Säugetierfleisch, Geflügel, tropisches Obst und Gemüse, Auszugsmehl und daraus hergestellte Produkte, Zucker, Honig, Süßstoffe, Konserven, Tiefkühlprodukte, Kaffee, Tee, alkoholische Getränke.

Es soll nur so viel getrunken werden, wie der Durst verlangt. Empfohlen werden Kräutertees, Wasser, Suppe mit Miso und Tamari (Sojapaste).

Bevorzugt werden Lebensmittel aus dem ökologischen Anbau.

Bewertung der makrobiotischen Ernährung
Da Milch und frisches Obst in der Ernährung fehlen, kommt es zu einem Calcium- und Vitamin-C-Mangel. Die einseitige Ernährung kann zu einem Eiweiß-, Vitamin- und Mineralstoffmangel führen. Die geringe Flüssigkeits- und hohe Salzzufuhr stellen eine Belastung für den Stoffwechsel dar.

?

Beurteilen Sie die Nährstoffzufuhr durch die verschiedenen Koststufen der makrobiotischen Ernährung.

Die „zehn Wege durch Gesundheit zum Frieden" der makrobiotischen Ernährungslehre
(G. Ohsawa, Zur Makrobiotik, 13. Auflage)

Nr.	Zerealien	Gemüse	Suppe	tierisches Eiweiß	Salate/Früchte	Nachtische	Getränke, Flüssigkeiten
7	100 %	–	–	–	–	–	so wenig wie möglich
6	90 %	10 %	–	–	–	–	
5	80 %	20 %	–	–	–	–	
4	70 %	20 %	10 %	–	–	–	
3	60 %	30 %	10 %	–	–	–	
2	50 %	30 %	10 %	10 %	–	–	
1	40 %	30 %	10 %	20 %	–	–	
–1	30 %	30 %	10 %	20 %	10 %	–	
–2	20 %	30 %	10 %	25 %	10 %	5 %	
–3	10 %	30 %	10 %	30 %	15 %	5 %	

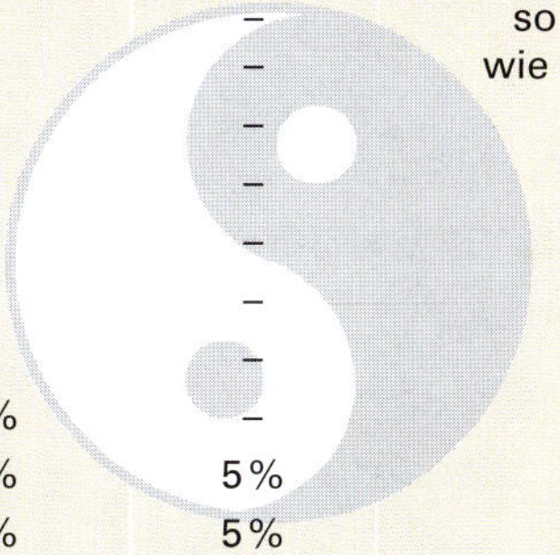

Das Yin/Yang-Symbol besagt: Jedes Yin enthält einen Kern Yang und jedes Yang einen Kern Yin.

I Defninition Vollwert-Ernährung

Vollwert-Ernährung ist eine überwiegend laktovegetarische Ernährungsform, bei der gering verarbeitete Lebensmittel bevorzugt werden. Hauptsächlich verwendete Lebensmittel sind Vollkornprodukte, Gemüse und Obst, Kartoffeln, Hülsenfrüchte sowie Milch und Milchprodukte, daneben können geringe Mengen an Fleisch, Fisch und Eiern enthalten sein. Etwa die Hälfte der Nahrung besteht aus unerhitzter Frischkost. Die Zubereitung erfolgt schonend und mit wenig Fett. Lebensmittel mit Zusatzstoffen werden vermieden.

Zusätzlich zur Gesundheitsverträglichkeit werden auch die Umwelt- und Sozialverträglichkeit der Ernährung berücksichtigt. Das bedeutet:

- Insbesondere Erzeugnisse aus kontrolliert ökologischer (kontrolliert biologischer) Landwirtschaft sind zu bevorzugen,
- Erzeugnisse der Jahreszeit und der Region,
- unverpackte bzw. umweltschonend verpackte Lebensmittel bevorzugen,
- Einsatz umweltverträglicher Produkte und Technologien fördern,
- Futtermittelimporte aus Entwicklungsländern sollen gemindert werden.
- Eine weltweit gerechte Ernährungs- und Agrarpolitik ist anzustreben.

(Leitzmann u. a.)

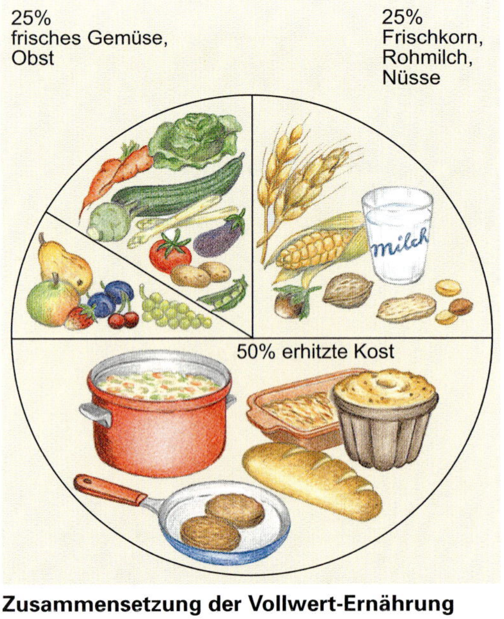
25%
frisches Gemüse,
Obst
25%
Frischkorn,
Rohmilch,
Nüsse
Milch
50% erhitzte Kost

Zusammensetzung der Vollwert-Ernährung

18.3 Vollwert-Ernährung

Diese Kompetenz können Sie erwerben:

- *Ziele der Vollwert-Ernährung diskutieren*

Der Mediziner und Ernährungsforscher Werner Kollath begründete 1942 mit dem Buch „Die Ordnung der Natur" die „Vollwert-Ernährung". Er entwickelte ein Wertesystem. Die Lebensmittel sollten so natürlich wie möglich belassen werden: je geringer der Verarbeitungsgrad, desto höher der Wert eines Lebensmittels.

Die Thesen der Vollwert-Ernährung wurden von Koerber, Männle und Leitzmann aktualisiert.

Vollwert heißt: Die Lebensmittel sollen möglichst

- naturbelassen sein,
- frei von Schadstoffen sein.

Die Vollwert-Ernährung entspricht im Wesentlichen den Grundsätzen der vollwertigen Ernährung. Eine ganzheitliche Betrachtungsweise der Ernährung unter Berücksichtigung der Lebensmittelerzeugung und -verarbeitung wird angestrebt. Kriterien für die Lebensmittelqualität, vgl. S. 10 ff.

Lebensmittel aus der Region und entsprechend der Jahreszeit

Durch die Verwendung von Lebensmitteln aus der Region werden lange Transporte und damit Energieverbrauch, Schadstoffbelastung, Lärmbelastung und Müllerzeugung verringert.

Lebensmittel aus winterlichem Unterglasanbau werden vermieden. Treibhausgemüse weist aufgrund der Behandlung mit Pestiziden und Dünger häufig einen höheren Schadstoffgehalt auf, vgl. S. 191 f. Außerdem wird für die Erzeugung viel Energie benötigt, z. B. für 1 kg Gurken werden 5 l Heizöl verbraucht.

Geringer Verarbeitungsgrad

Die Einteilung der Lebensmittel nach Wertstufen erfolgt nach dem Verarbeitungsgrad, vgl. S. 272. Je geringer der Verarbeitungsgrad, desto höher ist der Wert eines Lebensmittels.

Bei der Lebensmittelverarbeitung werden häufig wichtige essenzielle Inhaltsstoffe zerstört oder abgetrennt. Beim Reis z. B. wird mit den Randschichten Thiamin – Vitamin B_1 – entfernt. Isolierte Lebensmittelsubstanzen, wie Zucker, werden möglichst gemieden.

Bei der Lebensmittelverarbeitung werden häufig Zusatzstoffe, wie Farb- und Konservierungsstoffe, zugesetzt. Es sollten Lebensmittel ohne Zusatzstoffe ausgewählt werden. Verarbeitete Lebensmittel belasten außerdem häufig durch ihre Verpackung die Umwelt.

Tageskostplan für eine Person – **Vollwert-Ernährung**

1. und 2. Frühstück

Frischkornmüsli

- 3 EL Weizen, grob geschrotet, in
- 2 EL Wasser eingeweicht
- 4 EL Dickmilch
- 1 Apfel
- 1 TL Honig
- 1 EL gehackte Nüsse

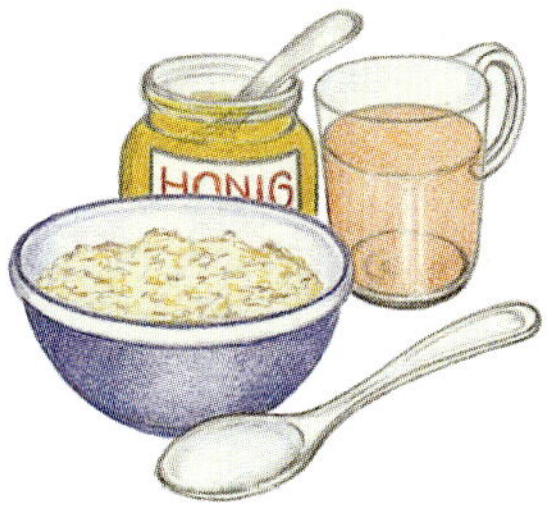

Früchtetee

1 Scheibe Vollkornbrot

- 1 TL Butter
- 1 Scheibe Gouda
- 1 Tomate

Vorzugsmilch

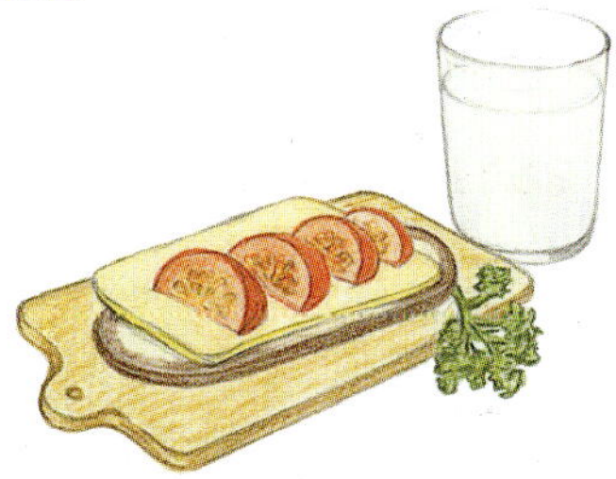

Mittagessen und Nachmittagsmahlzeit

Linseneintopf

- 75 g Linsen in
- 350 g Gemüsebrühe über Nacht quellen lassen
- 100 g Kartoffeln
- 100 g Lauch
- 75 g Tomaten
- Majoran, Thymian
- 3 EL Sahne
- 1 EL Zitronensaft
- 1 EL Petersilie

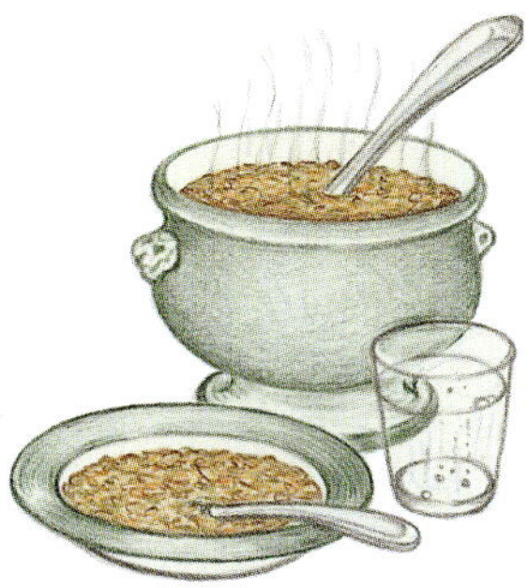

Mineralwasser

Obstsalat

- ½ Birne
- ½ Apfel
- 75 g Honigmelone
- 75 g blaue Weintrauben
- 1 TL Pinienkerne

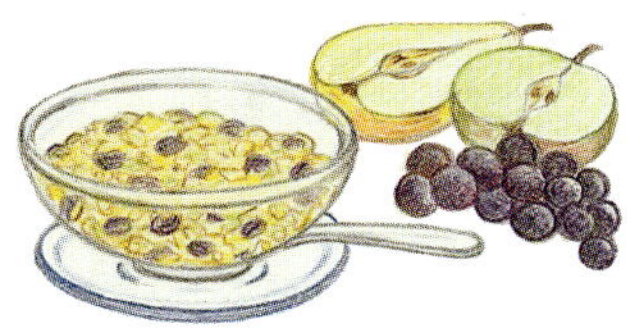

Frisches Obst oder Gemüse

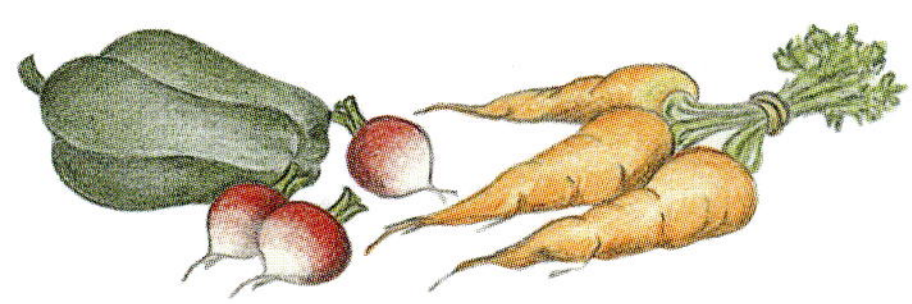

Abendessen

Bunter Salat

- 75 g Salatgurke
- 75 g Tomate
- 1 gelbe Paprikaschote
- 50 g Rettich
- 1 EL kalt gepresstes Olivenöl
- 1 EL Apfelessig
- Kräutersalz
- 40 g Schafskäse

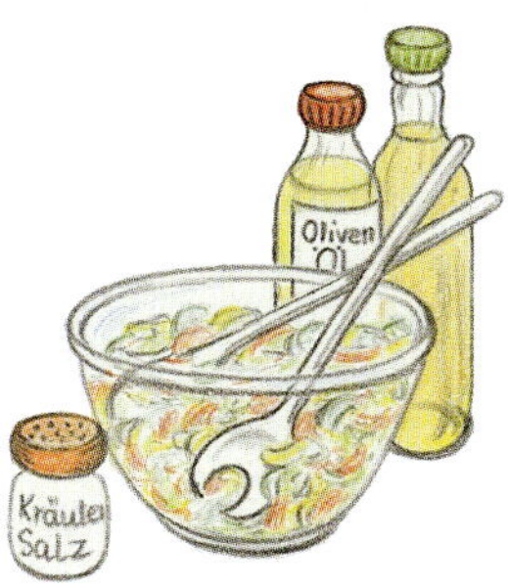

Apfelpfannkuchen

- 1 TL Butter, zerlassen
- 55 g Dinkel, gemahlen
- ⅛ l Milch
- 1 Eigelb
- 1 Eischnee
- 1 EL Schnittlauch
- 1 EL Butter zum Backen
- ½ Apfel

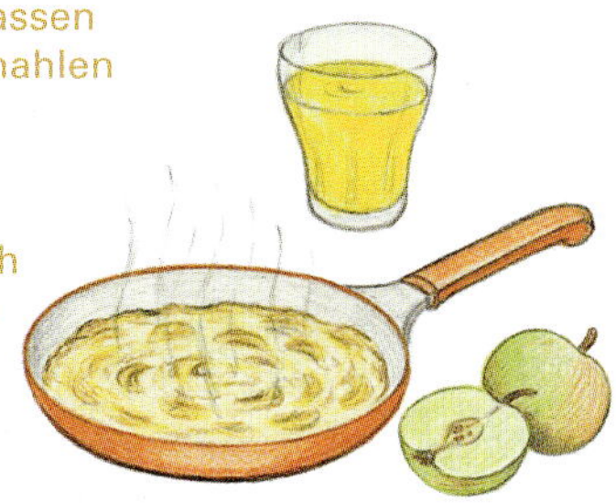

Obstsaft

?

Werten Sie den Tageskostplan aus.

a) Welche Lebensmittelgruppen sind enthalten?
b) Welche Lebensmittelgruppen sind nicht enthalten?
c) Welche Verarbeitungsverfahren werden bevorzugt?

Wertstufen für die Einteilung von Lebensmitteln

Stufe I **Sehr empfehlenswert**
Nicht/gering verarbeitete Lebensmittel (unerhitzt)
Etwa die Hälfte der Nahrung
Gekeimtes Getreide, z. B. Frischkornmüsli, Ölsamen, Ölfrüchte, z. B. Sonnenblumenkerne
Vorzugsmilch, Mineralwasser
Frische Kräuter und Gewürze
Frisches Obst als Süßungsmittel

Stufe II **Sehr empfehlenswert**
Mäßig verarbeitete Lebensmittel (vor allem erhitzt)
Etwa die Hälfte der Nahrung
Vollkornprodukte, z. B. Vollkornbrot
Erhitztes bzw. tiefgekühltes Gemüse und Obst
Gekochte Kartoffeln, Pellkartoffeln
Erhitzte Hülsenfrüchte, blanchierte Keime
Kalt gepresste Öle, ungehärtete Pflanzenmargarine
Pasteurisierte Vollmilch, -produkte ohne Zusatzstoffe
Fleisch, Fisch, Eier 1- bis 2-mal/Woche
Kräuter- und Früchtetees
Verdünnte Frucht- und Gemüsesäfte
Gemahlene Gewürze, getrocknete Kräuter
Iodiertes Meersalz
Honig, Trockenobst als Süßungsmittel

Stufe III **Weniger empfehlenswert**
Stark verarbeitete Lebensmittel (vor allem konserviert)
Nur selten verzehren
Nicht-Vollkornprodukte, z. B. weißer Reis
Gemüse- und Obstkonserven
Kartoffelfertigmischungen
Sojamilch, Tofu usw.
Extrahierte, raffinierte, gehärtete Fette und Öle
H-Milch, -produkte mit Zusatzstoffen
Fleisch-, Wurst-, Fischwaren
Tafelwasser, Fruchtnektar, Kakao, Kaffee, Tee
Bier, Wein
Kräuter-, Meer-, Kochsalz
Wärmebehandelter Honig, geschwefeltes Trockenobst, Dicksaft, Sirup

Stufe IV **Nicht empfehlenswert**
Übertrieben verarbeitete Lebensmittel und Isolate/Präparate
Möglichst nicht essen
Getreidestärke, Ballaststoffpräparate
Vitamin- und Mineralstoffpräparate
Tiefkühlfertiggerichte
Pommes frites, Chips
Sojafleisch, -protein
Nuss-Nugat-Creme, gehärtete Margarine
Kondensmilch, Milch- und Käseimitate
Schmelzkäse, Milchpulver, Limonaden, Cola-Getränke, Fruchtsaftgetränke, Instantkakao, Sportlergetränke, Spirituosen
Aromastoffe, Geschmacksverstärker
Zucker, Süßigkeiten, Süßstoffe

Lebensmittel aus der ökologischen Landwirtschaft

Es werden möglichst nur Erzeugnisse aus anerkannter ökologischer Landwirtschaft verwendet. Der ökologische Landbau trägt zur Schadstoffverminderung und zum Umweltschutz bei, da Schädlings- und Unkrautbekämpfungsmittel nicht oder nur im Ausnahmefall eingesetzt werden. Es wird organischer Dünger in Form von Mist, Kompost und Pflanzenabfällen verwendet, vgl. S. 192.

Durch die Verwendung so erzeugter Lebensmittel soll der Schadstoffgehalt der Lebensmittel gering gehalten werden.

Der ökologische Landbau trägt auch zur Erhaltung der ländlichen Struktur bei.

Warenzeichen für Produkte aus dem ökologischen Anbau, vgl. S. 192. Durch diese Warenzeichen soll der Verbraucher Sicherheit bekommen, dass es sich wirklich um Erzeugnisse aus der ökologischen Landwirtschaft handelt.

!

Generell gilt für die Lebensmittelauswahl:

- **Getreide und Getreideprodukte aus Vollkorn bevorzugen, Auszugsmehle usw. nur selten verwenden.**
- **Gemüse und Obst reichlich verzehren, einen großen Teil davon als unerhitzte Frischkost.**
- **Kartoffeln und Hülsenfrüchte in den Speiseplan einbeziehen.**
- **Die Gesamtfettaufnahme einschränken, kalt gepresste Speiseöle, Butter und ungehärtete Pflanzenmargarine verwenden.**
- **Vorzugsmilch, pasteurisierte Vollmilch oder Milchprodukte ohne Zusatzstoffe bevorzugen.**
- **Fleisch, Fisch und Eier, wenn überhaupt, nur gelegentlich verwenden.**
- **Natürliches Mineralwasser oder ungesüßte Kräuter- und Früchtetees zum Durstlöschen bevorzugen.**
- **Gewürze und Kräuter zur Geschmacksverfeinerung verwenden, iodiertes Speisesalz dagegen sparsam einsetzen.**
- **Zum Süßen frisches, süßes Obst, nicht wärmegeschädigten Honig oder ungeschwefeltes Trockenobst in geringen Mengen bevorzugen, Zucker und Süßstoffe meiden.**
- **Erzeugnisse aus anerkannt ökologischer Landwirtschaft verwenden: Lebensmittel regionaler Herkunft und entsprechend der Jahreszeit bevorzugen.**

Ziele der Vollwert-Ernährung

- Optimale Versorgung des Körpers mit allen essenziellen Nährstoffen
- Gesunderhaltung durch optimale Ausbildung der Abwehrkräfte gegenüber Krankheiten
- Verminderung der Kosten im Gesundheitswesen
- Optimale körperliche und geistige Entwicklung und Leistungsfähigkeit
- Ökologische Lebensweise durch Meidung von Veredlungsverlusten, Energieeinsparung und Schonung der Umwelt
- Vorbild für Menschen in Industrie- und Entwicklungsländern

?

1. Fassen Sie Helgas Äußerungen über die Vollwert-Ernährung zusammen.
2. Sammeln Sie Argumente, die für die Vollwert-Ernährung sprechen.
3. Führen Sie eine Pro-und-Kontra-Diskussion: „Vollwert-Ernährung, eine Alternative für Mensch und Umwelt?"

Uwe: Hier steht: Vollwert-Ernährung – gesund und umweltschonend essen. So möchte ich mich auch ernähren, aber wie macht man das eigentlich?

Helga: Das kann ich dir sagen. Bei uns zu Hause gibt es zu jeder Mahlzeit etwas Frisches, Müsli, Rohkost u.a. Wir stellen alles selber her, z.B. mahlen wir auch unser Getreide selbst. Fertigprodukte aus Konserven usw. gibt es bei uns nicht mehr. Seit wir uns so ernähren, fällt bei uns bei Weitem nicht mehr so viel Müll an. Auf den Fensterbänken stehen Keimschalen, und im Frühjahr pflücke ich junge Löwenzahnblätter. Wir verwenden viel Gemüse, Getreideprodukte und Hülsenfrüchte. Getreide, Milch und Eier holen wir direkt beim Bauern. Fleisch gibt es bei uns kaum noch, die Massentierhaltung ist doch schrecklich.

Uwe: Was ist daran gesünder? Außerdem haben wir dann nur noch mehr Arbeit. Kannst du mir sagen, was ihr wirklich zu den verschiedenen Mahlzeiten esst?

Helga: Da hast du einen Tageskostplan, vgl. S. 271. Sieh ihn dir genauer an, dann wirst du die Regeln für eine gesunde und umweltschonende Vollwert-Ernährung entdecken.

4. Beurteilen Sie den Wochenplan „Vollwertkost", vgl. S. 230, hinsichtlich seiner Eignung als Vollwert-Ernährung.

T Ein Tag auf dem Biobauernhof

Petra und Hans leben mit ihren Eltern auf einem Biobauernhof. Hier gibt es Felder mit goldgelbem Korn; blaue Kornblumen und roter Klatschmohn wachsen am Rand. An den Apfelbäumen auf der Wiese reifen leuchtend rote Äpfel. Im Gemüsegarten wachsen Erbsen und Gurken. Hühner laufen im Garten herum.

Petra und Hans haben ihre Freunde – Körnchen und Ketchup – aus der Stadt eingeladen, sie sollen einen Tag mit ihnen auf dem Bauernhof verbringen.

Zum Mittag gibt es frische Kartoffeln mit leckerem Kräuterquark und frischem Schnittlauch aus dem Garten. Zu Hause hätten Körnchen und Ketchup sicher über das Essen ohne Fleisch die Nase gerümpft. Doch hier an der frischen Luft haben sie Hunger, und es schmeckt ihnen prima. Ketchup stellt fest: „Die Kartoffeln schmecken viel süßer als unsere Kartoffeln aus dem Supermarkt." Körnchen nimmt einen Apfel aus der Obstschale und beißt rein: „Lecker, die Äpfel im Supermarkt schmecken gar nicht so gut."

Die Bäuerin lacht: „Früher war es überall so wie bei uns. Heute gibt es wieder mehr Menschen, die sich natürlich ernähren. Die natürliche Ernährung ist besser für den gesamten Stoffwechsel. Hier gibt es noch viel zu entdecken. Wenn ihr mögt, geht in den Garten und probiert die anderen Gemüsesorten ."

Petra pflückt eine Erbsenschote und zeigt Körnchen, wie sie diese öffnen kann. Körnchen staunt nicht schlecht: „Bei uns gibt es Erbsen nur in Dosen."

Mit einem Korb mit Früchten und vielen Rezepten fahren Körnchen und Ketchup zurück in die Stadt.

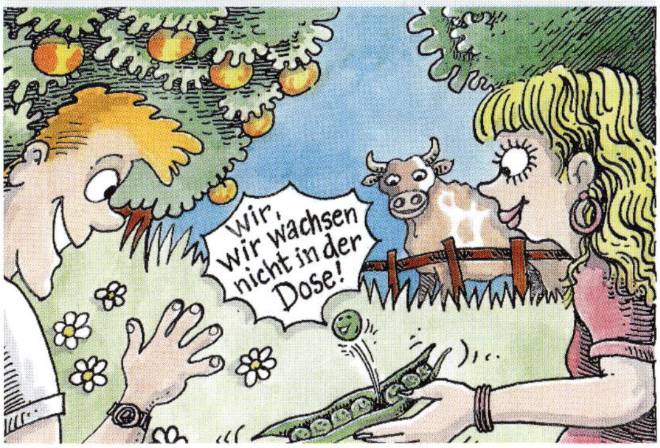

?

5. Lesen Sie den Text. Welche Unterschiede werden zur herkömmlichen Ernährung genannt?
6. Ordnen Sie die Lebensmittel des Tageskostplanes auf S. 271 den unterschiedlichen Wertstufen zu.

18.4 Übersicht – Alternative Ernährungsformen

Ernährungsformen	Prinzipien	Beurteilung
Vegetarismus	Verzicht auf Produkte von toten Tieren, teils auch von lebenden	Streng vegetarische Ernährung als Dauerkost nicht zu empfehlen; (ovo)-lakto-vegetarische Ernährung als Dauerkost geeignet
Bircher-Benner-Kost	Ovo-lakto-vegetarische Kost, mindestens 50% Rohkost, Müsli, aus ökologischem Anbau	Bei sorgfältiger Lebensmittelauswahl als Dauerkost geeignet
Haysche Trennkost	Laktovegetarische Kost, Eiweiß und Kohlenhydrate werden getrennt aufgenommen, da zwischen basen- und säurenüberschüssigen Lebensmitteln unterschieden wird, Bevorzugung von basenüberschüssigen Lebensmitteln: Obst, Gemüse, Milch	Umstrittene bzw. falsche Aussagen: Ordnung der Verdauung, Übersäuerung des Körpers, Trennung der Nährstoffe schwierig, deshalb als Dauerkost weniger geeignet
Schnitzer-Kost	Intensivkost: reine Rohkost (Getreide, Obst, Nüsse, Keimlinge) Normalkost: ovo-lakto-vegetarische Kost; aus ökologischem Anbau	Intensivkost: als Dauerkost ungeeignet Normalkost: als Dauerkost eingeschränkt geeignet; falsche Aussagen, z. B. Vorbeugung und Heilung von Diabetes
Anthroposophische Ernährung	Überwiegend laktovegetarische Kost; Einschränkung des Kartoffelverzehrs; aus biologisch-dynamischem Anbau	Beurteilung der Lebensmittel nach ihrem geistigen Gehalt ist fragwürdig; als Dauerkost geeignet
Makrobiotik	Einteilung der Nahrung nach „YIN" und „YANG" Ursprung im ZEN-Buddhismus, Einteilung der Nahrung in zehn Koststufen; aus ökologischem Anbau	Zahlreiche Aussagen zumindest in älteren Übersetzungen sind falsch, z. B. Heilung von sämtlichen Krankheiten einschließlich Krebs; ab Stufe 3 Gefahr einer einseitigen Ernährung, der Getreideanteil ist zu hoch, es fehlen Obst und Milch, als Dauerkost ungeeignet
Vollwert-Ernährung	Überwiegend laktovegetarische Kost; geringer Verarbeitungsgrad der Lebensmittel; aus ökologischem Anbau, lebensmittel-, nicht nährstofforientiert	Als Dauerkost geeignet; Erhitzung bzw. Verarbeitung der Lebensmittel bedeutet nur teilweise eine Qualitätsminderung

?

1. Informieren Sie sich im Internet über die genannten und weitere alternative Kostformen.
2. Sammeln und erproben Sie Rezepte zu den unterschiedlichen alternativen Kostformen.

19 Fehlernährung – Diätetik

19.1 Entstehung von Krankheiten

Diese Kompetenz können Sie erwerben:

- *Äußere und innere Ursachen für das Entstehen von Krankheiten nennen*

Vor 100 Jahren waren aufgrund mangelnder Hygiene, schlechter Lebensbedingungen und fehlender Medikamente Infektionskrankheiten wie Tuberkulose, Typhus, Kinderlähmung usw. die häufigsten Krankheiten und Todesursachen.

Heute ist die Lebenserwartung aufgrund medizinischer Erfolge und besserer Hygiene gestiegen.

Krankheiten können durch äußere und innere Faktoren entstehen.

Umweltbedingte – äußere – Gesundheitsgefahren

Liegen mehrere äußere Faktoren gleichzeitig vor, so wird das Gesundheitsrisiko verstärkt, z.B. überreichliche Ernährung – Übergewicht – und Rauchen.

Der Einzelne bestimmt also durch seine Ernährung und seine Lebensweise sein persönliches Gesundheitsrisiko.

!

Umweltbedingte – äußere – Gesundheitsgefahren können zu Krankheiten führen:

- **falsche Ernährung, z.B. zu viel Fett, zu wenig Ballaststoffe**
- **mangelnde Bewegung, z.B. sitzende Tätigkeiten, Fernsehen**
- **Reizüberflutung/Stress, z.B. Lärm, mangelnde Erholung**
- **Giftstoffe, z.B. Alkohol, Nikotin, Schadstoffe**
- **Mikroorganismen, z.B. Lebensmittelvergiftungen, Grippe**
- **Unfälle, intensive Sonnenbestrahlung**

Innere Faktoren

Die erbliche Veranlagung spielt z.B. bei Diabetes mellitus, Gicht und anderen Stoffwechselerkrankungen eine erhebliche Rolle. Die Krankheitsbereitschaft ist auch von Alter und Geschlecht abhängig. Außerdem können bestehende Krankheiten die Krankheitsbereitschaft für weitere Erkrankungen heraufsetzen.

!

Innere Faktoren – Entstehung von Krankheiten

- **Erbfaktoren: genetische Defekte, Anlagen**
- **Disposition: Krankheitsbereitschaft, erhöhte Anfälligkeit**

Vorbeugen ist besser als Heilen

Vorbeugen – das Verhüten von Krankheiten – stellt hohe Anforderungen an jeden Menschen. Evtl. übernommene falsche Ernährungs- und Lebensgewohnheiten müssen abgeändert bzw. von Anfang an vermieden werden. Gesunde Ernährung, Vermeidung von Suchtmitteln, z.B. Nikotin, und Schadstoffen und ausreichende Erholung tragen zur Gesundheit bei. Gesund zu leben bedeutet nicht, auf vieles verzichten zu müssen.

Diäten zur Behandlung von Krankheiten

Diätetik meint die geeignete Lebensweise und Ernährung für den Einzelnen. Je nach Art der Krankheit muss eine spezielle Ernährungsform – Lebensweise – eingehalten werden.

?

Beschreiben Sie mithilfe der Abbildung den Zusammenhang zwischen äußeren Faktoren und Krankheitsentstehung.

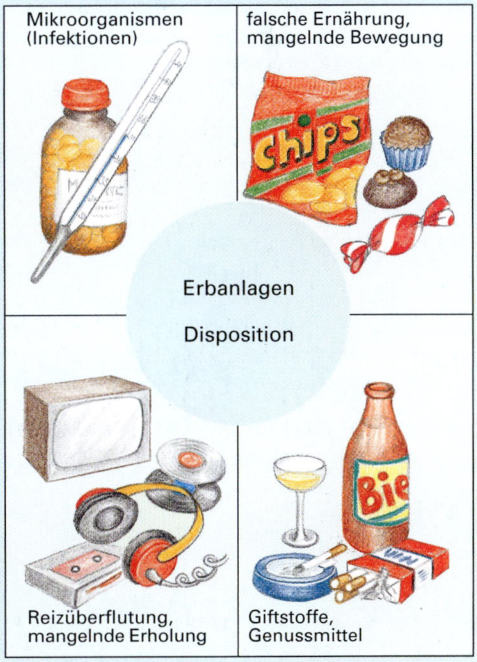

?

1. Lesen Sie den Bericht über Sonja. Welche Gründe können bei Sonja zur Magersucht geführt haben?
2. Nennen und begründen Sie
   a) soziale Folgen,
   b) gesundheitliche Folgen
   der Magersucht.
3. Wie kann Sonja geholfen werden?

T Sonja ist magersüchtig

Sonja wiegt 33 kg und ist 157 cm groß. Zuerst machte sie Diäten, nun trinkt sie nur noch Tee, knabbert am Knäckebrot. Sonja hungert und treibt Sport bis zum Umfallen. Sonja meint: „Ich bin stark, ich kann über meinen Körper bestimmen, ich werde die magische Grenze von 30 Kilogramm erreichen." Die Menstruation ist inzwischen ausgeblieben, in ihrem Körper wird kein Kind wachsen.

Bei einem Familienfest vor einem Jahr haben sich die Verwandten über ihre Pummeligkeit lustig gemacht. Sie wog damals 55 kg bei einer Größe von 155 cm. Sonja ist begabt, in der Schule hat sie keine Schwierigkeiten, in der letzten Zeit kann sie sich aber nicht mehr so recht konzentrieren. Die Haare sind dünn und glanzlos geworden. Sonja trägt einen großen Pullover, in den sie ihren Körper einhüllen, ihn schützen kann.

Ihr Vater ist Maurer, ihre Mutter ist Geschäftsführerin in einem Lebensmittelladen. Im letzten Jahr fing Sonjas Vater an zu trinken, inzwischen ist die Ehe geschieden. Sonja hatte sich früher mit ihrem Vater gut verstanden. Jetzt beschimpft er sie immer: „Du bist ja nicht normal; aus dir wird nie etwas; so findest du nie einen Mann ..." Sonja denkt: „Die Frau von heute: erfolgreich, schlank, sportlich und aktiv. Ich nicht?"

Sonja hat sich zurückgezogen. Sie glaubt, sie hätte es leichter, wenn sie ein Junge wäre. Sonja kocht gern für andere. Sie selbst isst wenig. Vom Essen bekommt Sonja Magendrücken.

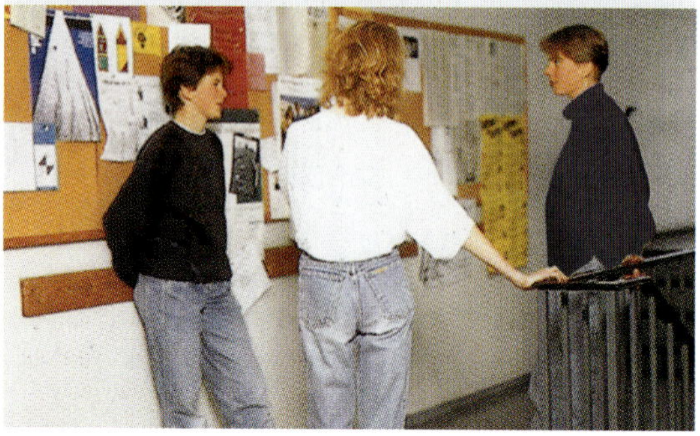

19.2 Unterernährung

Diese Kompetenz können Sie erwerben:

- *Gesundheitliche und soziale Folgen von Magersucht und Ess-Brech-Sucht kennen*

In unserer Gesellschaft hat das Interesse an Jogging, Trimmaktionen und Diäten zugenommen. Gleichzeitig vermitteln uns die Medien den Eindruck, dass Glück und Erfolg vom Erreichen eines übertriebenen „Idealgewichts" abhängen. Drei Viertel der 14- bis 19-jährigen Mädchen hatten bereits das Gefühl, Übergewicht zu haben. Das Schlankheitsideal und die Nahrungsfülle unterstützen das Entstehen von Essstörungen.

Von einer Essstörung spricht man, wenn Gedanken und Gefühle sich nur noch auf das Essen, den Körper, das Gewicht konzentrieren und das Interesse an Freunden, Familie, Beruf und Schule abnimmt.

Man schätzt, dass etwa 1 500 000 Frauen in Deutschland an Magersucht oder Ess-Brech-Sucht erkrankt sind. Essstörungen kommen bei Frauen etwa zehnmal häufiger vor als bei Männern.

Die Betroffenen brauchen Verständnis außerhalb der Familie, z. B. von Freunden oder in einer Selbsthilfegruppe. Nur mithilfe einer länger dauernden ärztlichen Behandlung können sie langsam wieder gesund werden.

Kennzeichen der Magersucht (Anorexia nervosa)

- Die Pubertätsmagersucht – 95 % der Betroffenen sind Mädchen – fällt in die Entwicklungsstufe, die wir als Übergang zwischen Kindheit und Erwachsensein bezeichnen. Die eigene Sexualität wird abgelehnt.
- Es besteht ein Zwang zum Hungern.
- Eine falsche Einschätzung des Körpergewichts liegt vor. Man ist mager, glaubt aber, man wäre sehr dick. Selbst bei Untergewicht empfindet man sich noch als zu dick.
- Die Gedanken kreisen ständig um das Essen.
- Die Belastbarkeit ist gering, Fleiß und Ehrgeiz sind extrem hoch, die schulischen Leistungen sind gut.
- Die Krankheit wird geleugnet.
- Es besteht ein Eiweiß-, Vitamin- und Mineralstoffmangel, dieser kann zu bleibenden organischen Schäden führen und lebensgefährlich werden. Todesursache ist meist Herzversagen.
- Es liegt keine Erkrankung vor, durch die der Gewichtsverlust begründet werden könnte.

Kennzeichen der Ess-Brech-Sucht (Bulimia nervosa)

- Besonders Frauen im Alter zwischen 15 und 35 Jahren sind betroffen.
- Verschlingen größerer Lebensmittelmengen. Dabei erfolgt ein wahlloses Durcheinanderessen aller sonst gemiedenen „Dickmacher", bis zu 40 000 kJ werden auf einmal aufgenommen.
- Die Heißhungerattacken werden durch selbst herbeigeführtes Erbrechen beendet.
- Nach vermehrtem Essen erfolgt der Versuch, wieder abzunehmen. Strenge Diät, Erbrechen, Abführmittel und Entwässerungsmittel werden zur Gewichtsabnahme eingesetzt. Es kommt zu Gewichtsschwankungen von bis zu 5 kg zwischen übermäßigem Essen und dem Fasten.
- Die Personen haben Angst, die Willenskontrolle über die Nahrungsaufnahme zu verlieren. Minderwertigkeitsgefühle und Selbstvorwürfe folgen den Fressanfällen, es ist wieder einmal „alles zum Kotzen". Jeder Essanfall schwächt das Selbstbewusstsein. Oft ziehen sie sich zurück, haben wenig Kontakt.
- Durch das Erbrechen – Magensalzsäure – werden Magen, Speiseröhre, Mund und Zähne geschädigt. Gleichzeitig wird der Mineralstoffhaushalt gestört. Wie bei Magersucht kann es auch zu Vitamin- und Eiweißmangel kommen.

Personen, die an Ess-Brech-Sucht leiden, sind meist schwer zu erfassen, da sie versuchen, die Fressanfälle zu verheimlichen.

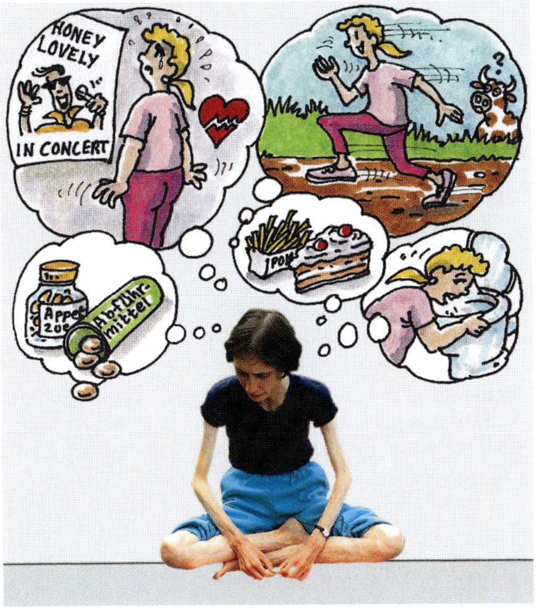

?

1. Lesen Sie den Bericht über Katja. Nennen Sie mögliche Ursachen für das gestörte Essverhalten von Katja.
2. Nennen und begründen Sie
   a) soziale Folgen,
   b) gesundheitliche Folgen
   des gestörten Essverhaltens.
3. Stellen Sie
   a) Unterschiede,
   b) Gemeinsamkeiten
   bei Magersucht und Ess-Brech-Sucht fest.
4. Vervollständigen Sie den Kreislauf des Suchtverhaltens bei einem gestörten Essverhalten, indem Sie die einzelnen Phasen beschreiben.

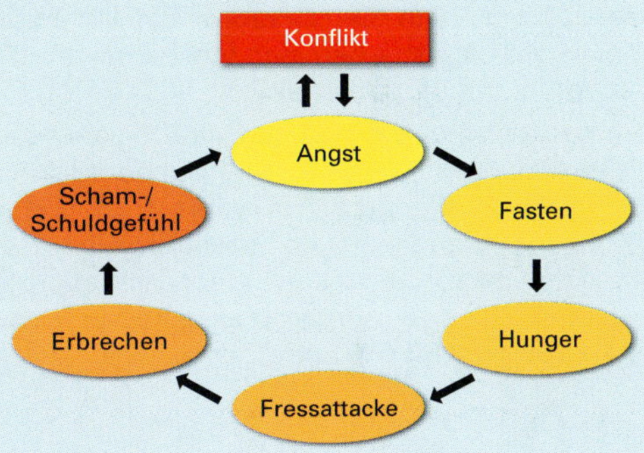

T Katja ist ess-brech-süchtig

Nach einem Umzug versuchte Katja, das Interesse ihrer Mitschüler durch besondere Kleidung zu erregen. Katja war immer gehorsam, die Eltern hatten mit ihr im Gegensatz zu ihren Geschwistern wenig Schwierigkeiten.

Katja bezeichnet ihre Mutter als kühl, bestimmend und teilweise egoistisch, ihren Vater dagegen als warmherzig. Katja wiegt 62 kg bei einer Größe von 178 cm, sie meint, sie wäre zu dick. Durch eine Diät gelang ihr eine Gewichtsabnahme von 5 kg, dies reichte ihr noch nicht, sie hungerte weiter. Zwischendurch kam es immer wieder zu Heißhungeranfällen. Danach fühlte sie sich jeweils schuldig und versuchte, diese Anfälle durch Erbrechen zu beenden. Hungerphasen und Heißhungeranfälle wechselten sich in der Folgezeit ab.

Katja berichtet weiter, eine Freundschaft sei in die Brüche gegangen. Der Freund sei ihr so wenig entgegengekommen, und sie hätte immer daran denken müssen, ob er sie wirklich liebe.

19.3 Überernährung

Diese Kompetenzen können Sie erwerben:

- *Ursachen für das Entstehen von Übergewicht kennen*
- *Gesundheitliche Gefährdungen durch Übergewicht beschreiben*

Übergewicht führt zu gesundheitlichen Gefährdungen

Überernährung ist die häufigste Form der Fehlernährung in den Industrieländern. Ein großer Teil der Kosten im Gesundheitswesen wird durch Übergewicht bedingt.

Übergewicht entwickelt sich meist langsam und stetig durch falsche Ernährungsgewohnheiten und durch Bewegungsmangel. Auch eine genetische Veranlagung kann die Ursache für Übergewicht sein. Gleichzeitig haben wir viele Entschuldigungen bereit, um das Übergewicht zu begründen.

Nehmen wir an, wir müssten eine Einkaufstasche mit einem Gewicht von 20 kg in unsere Wohnung im 5. Stock schleppen. Wir wären froh, wenn wir sie dort endlich abstellen könnten. Übergewicht kann man nicht „abstellen", man schleppt es oft jahrelang mit sich herum und schädigt bzw. gefährdet den eigenen Körper.

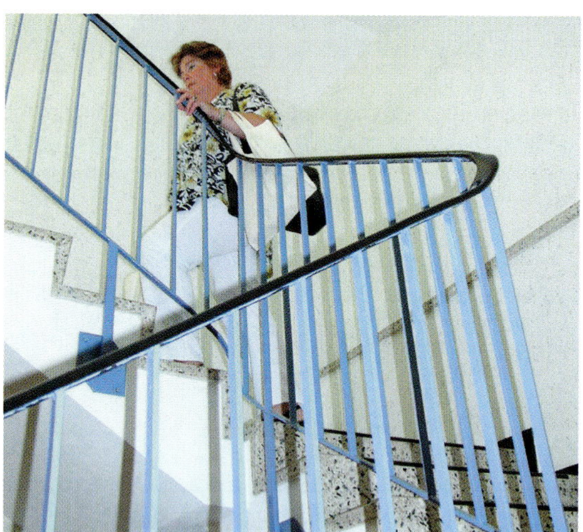

Die **Körperfettverteilung** findet bei der Risikobewertung von Übergewicht zunehmend Beachtung.

Bei dem „Birnentyp" entsteht der Fettansatz hauptsächlich an Hüften und am Gesäß. Bei dem „Apfeltyp" lagert sich Fett im Bauchbereich an. Mit dem „Apfeltyp" geht ein hohes Risiko für Herz- und Kreislauferkrankungen und Diabetes mellitus einher.

Bei Übergewichtigen treten verschiedene Begleitsymptome und Krankheiten gehäuft auf:

Knochen und Gelenke werden durch Übergewicht überbeansprucht. Es kann zu Veränderungen an Wirbelsäule, Knien und Füßen kommen.

Bronchien werden anfälliger für Erkrankungen. Die freie Atmung ist beeinträchtigt, es kann leichter eine Bronchitis entstehen.

Herz und Kreislauf werden überbelastet. Herz- und Kreislauferkrankungen, Bluthochdruck können entstehen.

Stoffwechselerkrankungen können durch Übergewicht bzw. Überernährung zum Ausbruch kommen. Bluthochdruck, Zuckerkrankheit (Diabetes mellitus), Fettstoffwechselstörungen und Gicht sind die häufigsten Folgeerkrankungen.

Unfälle bei der Arbeit und auf der Straße treten bei Übergewichtigen leichter auf, da sie meist langsamer als Normalgewichtige sind.

Seelische Störungen sind häufig eine Folge des Übergewichts, z. B. Komplexe – Minderwertigkeitsgefühle.

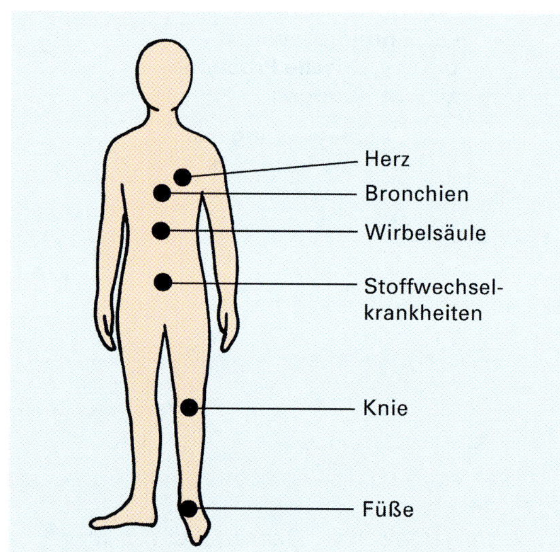

Gesundheitliche Gefährdungen

I Fettzellen

Die Zahl der Fettzellen erhöht sich besonders in der Kindheit. Bei übergewichtigen Kindern vermehren sich die Fettzellen schneller als bei schlanken. Bei dem Übergewicht von Erwachsenen vergrößern sich dann die Fettzellen. Bei übergewichtigen Kindern ist die Gefahr größer, im Erwachsenenalter ebenfalls übergewichtig zu sein. Kinder können jedoch auch aus dem Übergewicht herauswachsen, die Zahl der Fettzellen normalisiert sich wieder.

!

- **Eine positive Energiebilanz – es wird mehr Energie aufgenommen als umgesetzt – führt zu Übergewicht.**
- **Etwa 40 % der Erwachsenen und 20 % der Kinder und Jugendlichen in Deutschland sind übergewichtig. Liegt ein BMI von über 30 vor, so sollte das Gewicht gesenkt werden, vgl. S. 22.**
- **Bereits geringes Übergewicht erhöht das Risiko für Herz- und Kreislauferkrankungen.**
- **Gleichzeitig überschätzen jedoch auch viele ihr Gewicht, sie meinen, sie seien übergewichtig.**
- **77 % der Übergewichtigen leiden an Stoffwechselerkrankungen bzw. an Bluthochdruck.**
- **Die häufigste Todesursache bei Übergewicht sind Herz-Kreislauf-Erkrankungen.**
- **Falsche Ernährungsgewohnheiten, Diäten und psychische Probleme führen zu Essstörungen.**
- **Durch eine Überbewertung eines übertriebenen „Idealgewichts" treten gesundheitliche und seelische Störungen auf.**

?

1. Nennen Sie mögliche Ursachen für das Übergewicht von Markus.
2. Welche Auswirkungen hat das Übergewicht auf Markus' Verhalten?
3. Suchen Sie eine Überschrift für den Bericht.
4. Schreiben Sie einen Bericht über das „neue Leben" von Markus und seinen Eltern.
5. Erstellen Sie eine Liste von Situationen, in denen Sie
   a) wenig,
   b) viel essen.
6. Beurteilen Sie Ihr eigenes Körpergewicht. Sind Sie
   a) normalgewichtig,
   b) übergewichtig,
   c) untergewichtig?
   Vergleichen Sie Ihre Einschätzung mit den Angaben auf S. 22.
7. Erkunden Sie: Was bedeutet eine positive Energiebilanz?

T Markus – ???

Markus, 16 Jahre, ist der dickste Junge in seiner Klasse. Seine Mitschüler und Mitschülerinnen hänseln ihn oft, besonders im Sportunterricht. In solchen Situationen fühlt Markus sich zum Heulen. So allein ...! In der anschließenden Pause kauft er sich dann zwei Stück Kuchen und Schokolade.

Seine Mutter kann es nicht verstehen, dass Markus gehänselt wird und oft allein ist. Sie meint: „Markus ist vielleicht etwas pummelig, aber wenn er erst einmal erwachsen ist, wird das bisschen Speck von selbst weggehen." Markus' Mutter ist sehr stolz auf ihren Sohn.

Markus bringt meist sehr gute Noten mit nach Hause, für die es jedes Mal etwas zum Naschen gibt. Aber auch für eine schlechte Note gibt es zum Trösten Schokolade oder ein Eis.

Markus ist es von klein auf gewohnt, allein zu Hause zu sein. Seine Eltern arbeiten den ganzen Tag. Als Markus noch jünger war, brachten seine Eltern ihm jeden Tag etwas Leckeres mit, oder eine süße Überraschung lag nach der Schule auf dem Küchentisch.

Heute braucht Markus nur an den Küchenschrank zu gehen, um sich das, was er mag, selbst zu holen, oder seine Mutter legt ihm Geld hin, damit er selbst etwas kaufen kann.

Markus' Eltern freuen sich, dass Markus so gut allein zu Hause sein kann. Markus' Lieblingsbeschäftigung ist Fernsehen oder Video. Dabei knabbert er dann eine Tüte Chips oder Erdnüsse ... hm, lecker.

Wenn seine Eltern wieder einmal später am Abend von Freunden oder aus dem Kino nach Hause kommen, bringen sie Markus etwas aus dem Imbiss mit, da sie wissen, dass Markus gern Pommes mit Mayo isst.

Eines Tages beschließen Markus und seine Eltern:

„Jetzt wird alles anders." ...

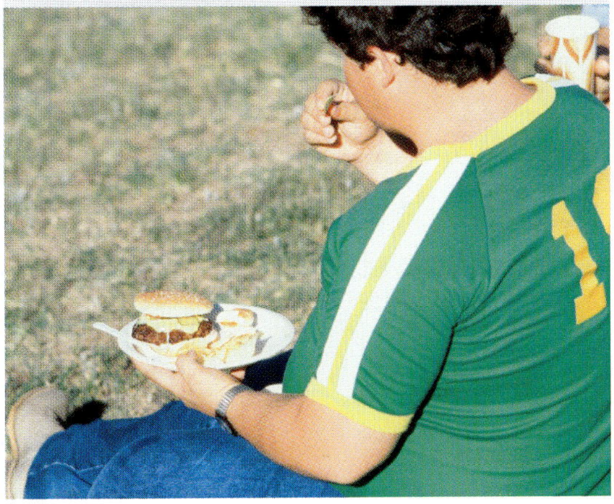

19.4 Ernährung bei Übergewicht – Reduktionsdiäten

Diese Kompetenzen können Sie erwerben:

- *Verschiedene Reduktionsdiäten hinsichtlich der Langzeitwirkung beurteilen*
- *Lebensmittelauswahl und Ernährungsverhalten bei einer energiereduzierten Mischkost begründen*

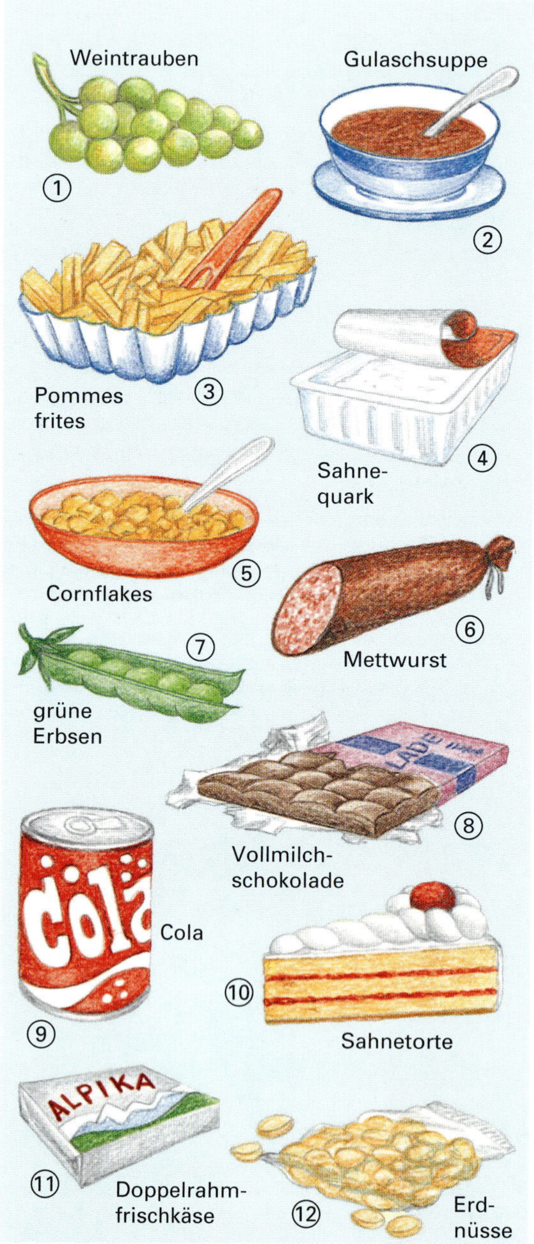

Energiereiche, fettreiche Lebensmittel

?

1. Nennen und erläutern Sie Gründe, die Jugendliche für die Durchführung einer Reduktionsdiät angeben.
2. Übergewichtige essen häufig das Falsche. Nennen Sie Lebensmittel, die anstelle der abgebildeten energiereichen Lebensmittel gegessen werden könnten:
   - Anstelle von Weintrauben kann man Wassermelone essen,
   - anstelle von Gulaschsuppe ...?
   usw.
3. Sammeln und bewerten Sie Werbeaussagen für energiereduzierte Produkte.
4. Beurteilen Sie folgende Information aus einem Diätbuch.

   Programme für Gewichtsabnahme

   Die ...kur-Gruppen

   Gemeinsam leichter werden. Gibt es jemanden, der Ihnen dabei helfen kann? Freunde, Bekannte oder auch der Partner sind meist gute „Verbündete".

   Vielleicht findet sich eine kleine Gruppe, mit der Sie gemeinsam die ...kur machen. Die Krankenkasse hilft Ihnen dabei. Sie beschaffen einen geeigneten Raum, und die Ernährungsberaterin betreut die Gruppe.

   Sprechen Sie doch einfach mit der Krankenkasse.

   Durch ein Trainings- und Ernährungsprogramm wird die Gewichtsabnahme in der Gruppe angestrebt. Die Gemeinschaft in der Gruppe motiviert und stärkt das Durchhaltevermögen.
5. Nennen Sie für folgende Lebensmittel energiearme Zubereitungsarten:
   a) Fisch,
   b) Fleisch,
   c) Kartoffeln.
6. Nennen Sie Merkmale einer Reduktionsdiät – energiereduzierten Mischkost.
7. Sammeln Sie aus Illustrierten usw. Rezepte für Reduktionsdiäten.
   Überprüfen Sie, ob dabei die Regeln einer energiereduzierten Mischkost eingehalten werden.
8. Stellen Sie einen Tageskostplan mit 6200 kJ für eine übergewichtige Person zusammen.

Energiereduzierte Mischkost

Reduktionsdiäten – Abmagerungsdiäten – führen oft zu einer schnellen Gewichtsabnahme. Meist sind die „verlorenen Pfunde" aber schnell wieder aufgeholt, wenn die Person zu ihren alten Ernährungsgewohnheiten zurückkehrt.

Übergewichtige merken meist gar nicht,

- was sie essen und
- wie viel sie essen.

Bei einer energiereduzierten Mischkost soll eine möglichst normale Mahlzeitengestaltung vorgenommen werden, die auch nach Beendigung der Diät beibehalten werden kann. Die energiereduzierte Mischkost ist keine Diät von begrenzter Dauer, sie ist eine Lebensweise, die zur Gesunderhaltung beitragen kann.

Durch die

- **Auswahl von energiearmen Lebensmitteln** und durch ein
- **bewusstes Ernährungsverhalten** soll es zu einer verminderten Energiezufuhr und so zu einer Gewichtsabnahme kommen.

Durch ein bewusstes Ernährungsverhalten kann nicht nur das Gewicht reduziert – vermindert – werden, sondern auch dem Entstehen von Übergewicht und so ernährungsbedingten Erkrankungen vorgebeugt werden.

Für eine energiereduzierte Mischkost gelten generell die gleichen Grundsätze wie für eine vollwertige Ernährung. Die Energiezufuhr muss jedoch um mindestens 2000 kJ pro Tag gesenkt werden.

Eine energiereduzierte Mischkost soll zu einer Umstellung der Lebensmittelauswahl und des Essverhaltens führen.

Veränderte Lebensmittelauswahl – energiearme Lebensmittel

- Mehr frisches Obst und Gemüse auswählen, möglichst oft roh essen, sie enthalten Ballaststoffe und einen hohen Wassergehalt, Vitamine und Mineralstoffe. Vor jeder Mahlzeit eine Portion Rohkost essen oder ein Glas Wasser trinken.
- Vollkornprodukte und Kartoffeln häufiger essen, sie enthalten ebenfalls Ballaststoffe, Vitamine, Mineralstoffe und Eiweiß. Diese Lebensmittel haben ein großes Nahrungsvolumen und gleichzeitig einen geringen Energiegehalt.
- Stark verfeinerte Lebensmittel, wie Auszugsmehle, Zucker, stark gezuckerte Lebensmittel usw., meiden, sie enthalten konzentrierte Energie.
- Weniger tierische eiweißreiche Lebensmittel essen, sie enthalten meist gleichzeitig versteckte Fette.
- Fettkonsum einschränken. Fettarme Gartechniken auswählen, z. B. Dämpfen, Dünsten, Grillen, Mikrowelle.
- Speisen nicht stark salzen, der Flüssigkeitsbedarf wird sonst erhöht. Ein hoher Salzkonsum kann bei einer Reduktionsdiät den Nieren schaden. Kräuter und Gewürze verwenden.
- Auf eine ausreichende Flüssigkeitszufuhr achten, damit die Stoffwechselendprodukte der abgebauten körpereigenen Stoffe ausgeschieden werden können. Auf alkoholische Getränke sollte jedoch verzichtet werden, da sie einen hohen Energiegehalt haben.

Oder ganz einfach die Regeln der vollwertigen Ernährung, vgl. S. 248 ff., berücksichtigen.

Veränderte Nährstoffzufuhr

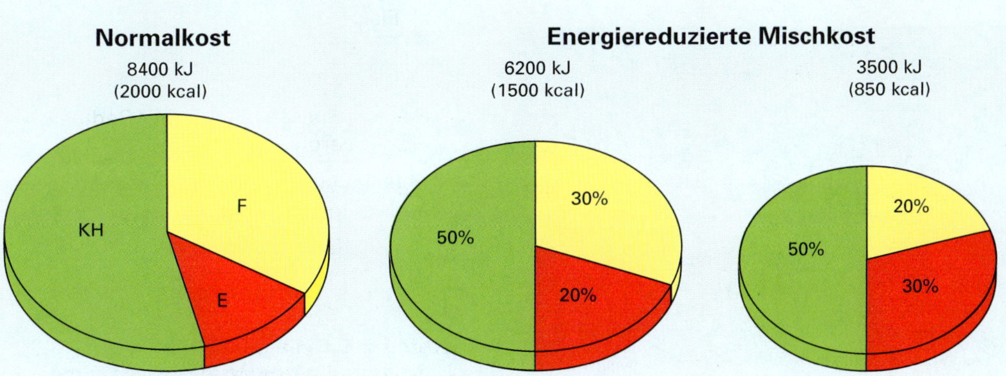

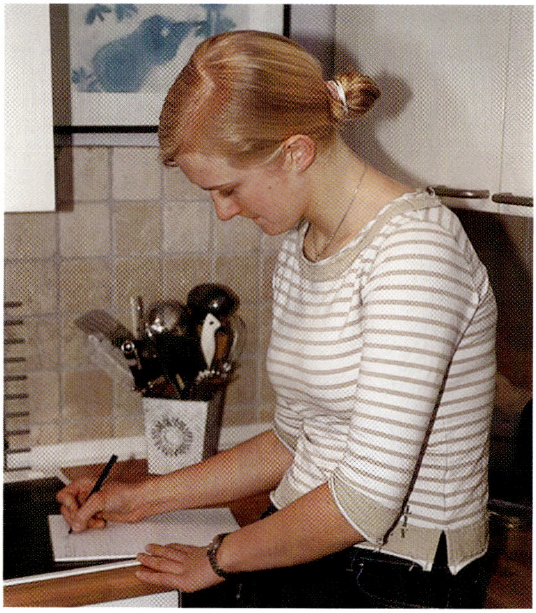
Feststellen, was man isst

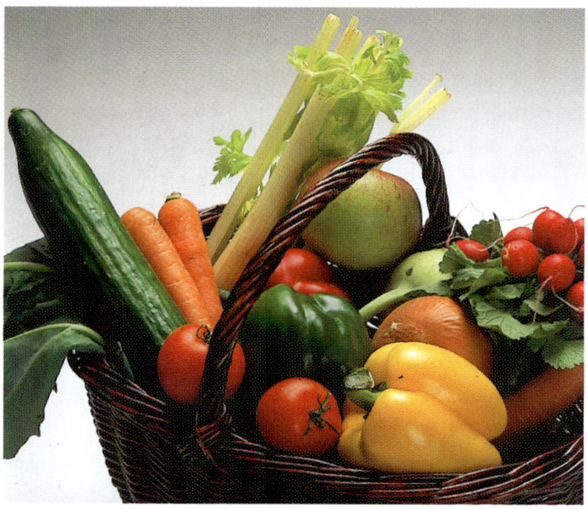
Obst und Gemüse für den Heißhunger

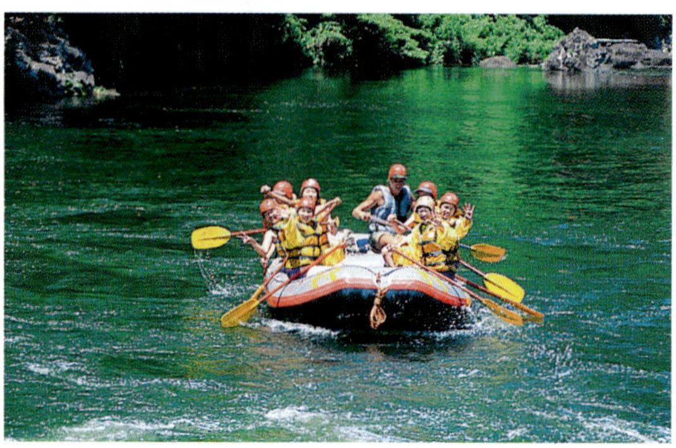
In der Gemeinschaft geht es leichter

Bewusstes Ernährungsverhalten

- **Feststellen, was man eigentlich isst.**
  Aufschreiben, was man täglich isst, dadurch können ... ?
  Eine Liste mit energiearmen Lebensmitteln zusammenstellen, so ... ?
  Eine Einkaufsliste erstellen, möglichst schmackhafte energiearme Lebensmittel besorgen.

- **Ernährungsgewohnheiten langsam umstellen.**
  Z.B. nur noch kleinere Portionen der Lieblingsspeisen essen, bei der Zubereitung Fett einsparen.
  Den Teller nur einmal und nie ganz voll füllen, so ... ?

- **Die Mahlzeiten genießen.**
  Für einen schön gedeckten Tisch, appetitlich angerichtete Speisen und eine freundliche Stimmung sorgen, so ... ?
  Langsam essen, kleine Bissen und Schlucke nehmen – gründlich kauen, auf Geschmack und Sättigung achten. Die Mahlzeiten sollten etwa 30 Minuten dauern.

- **Nicht unkonzentriert essen.**
  Regelmäßig – zu festgelegten Zeiten – kleine Mahlzeiten einnehmen. Nicht zwischendurch essen.
  Immer am gleichen Platz essen. Während des Essens weder Zeitung lesen noch fernsehen.
  Nicht aus Langeweile essen, sondern ... ?
  Nicht mit Lebensmitteln trösten, beruhigen oder loben, sondern ... ?

- **Verlockungen widerstehen.**
  Keine Knabbereien und Süßigkeiten in der Wohnung herumstehen haben.
  Radieschen, Gurken, Möhren usw. für den Heißhunger vorrätig haben.
  Keinen Alkohol zu den Mahlzeiten trinken, da ... ?

- **Ernährungstraining**
  Sich eventuell einer Gruppe anschließen. Erfahrungsaustausch und Gemeinschaft in der Gruppe können den Erfolg erhöhen.

?

Ergänzen und begründen Sie die Regeln für ein bewusstes Essverhalten.

Beispiel einer energiereduzierten Mischkost – Gesamtenergiemenge 3500 kJ (830 kcal)

Menge	Lebensmittel	Eiweiß g	Fett g	Kohlenhydrate g	Ballaststoffe g	Energie kJ	Energie kcal	Calcium mg	Eisen mg	B_1 mg
1. Frühstück/Istzufuhr		**12**	**1**	**20**	**4**	**617**	**147**	**131**	**1,7**	**0,11**
40 g	Roggenvollkornbrot	3	+	16	3	342	81	16	1,3	0,07
	Kräuterquark:									
60 g	Speisequark, mager	8	+	2	0	183	44	72	0,2	0,02
25 g	Vollmilch	1	1	1	0	78	19	30	+	0,01
10 g	Schnittlauch	+	+	1	1	14	3	13	0,2	0,01
	Tee oder Kaffee	0	0	0	0	0	0	0	0	0
2. Frühstück/Istzufuhr		**9**	**1**	**14**	**1**	**394**	**94**	**191**	**0,5**	**0,10**
150 g	Joghurt, entrahmte Milch	8	0	8	0	255	61	185	0,2	0,06
10 g	Früchtemüsli, Trockenprodukt	1	1	6	1	139	33	6	0,3	0,04
Mittagessen/Istzufuhr		**28**	**7**	**25**	**6**	**1160**	**278**	**69**	**6,2**	**0,43**
	Reispfanne:									
100 g	Tatar	22	3	+	0	490	117	10	3,0	0,18
3 g	Maiskeimöl	0	3	0	0	117	28	+	+	0
75 g	Paprikaschote	1	+	2	2	53	13	8	0,6	0,04
100 g	Tomaten	1	+	3	2	70	17	15	0,5	0,06
100 g	Zucchini	2	+	2	1	70	17	30	1,5	0,05
25 g	Vollkornreis	2	1	18	1	360	86	6	0,6	0,10
	Mineralwasser	0	0	0	0	0	0	–	–	0
Nachmittag/Istzufuhr		**1**	**+**	**8**	**2**	**155**	**37**	**33**	**0,3**	**0,06**
100 g	Mandarine	1	+	8	2	155	37	33	0,3	0,06
	Kaffee oder Tee	0	0	0	0	0	0	0	0	0
Abendbrot/Istzufuhr		**8**	**9**	**34**	**8**	**1077**	**255**	**77**	**3,8**	**0,29**
40 g	Weizenvollkornbrot	3	0	16	3	342	81	24	0,8	0,10
5 g	Margarine	+	4	0	0	157	37	1	+	0
25 g	Bierschinken	4	5	+	0	249	59	4	0,4	0,08
	Möhren-Apfel-Rohkost:									
100 g	Möhren/Karotten	1	+	5	3	105	25	40	2,1	0,07
100 g	Apfel	+	+	12	2	210	50	7	0,5	0,04
10 g	Zitronensaft	0	0	1	+	14	3	1	+	+
	Mineralwasser	0	0	0	0	0	0	–	–	0
Istzufuhr, insgesamt		?	?	?	?	?		?	?	?

?

1. Ermitteln Sie den Nährstoffbedarf bei einer Energiezufuhr von 3500 kJ, vgl. S. 281.
2. Beschreiben Sie die Zubereitung der verschiedenen Mahlzeiten.
3. Beurteilen Sie die tägliche Nährstoffbedarfsdeckung durch den Kostplan.

I Hunger, Appetit und Sättigung

Das Gehirn meldet Sättigung und Hunger, unterschiedliche Körpersignale sind hierfür entscheidend. Art und Menge der Magenfüllung bestimmen die Meldung „Hunger" bzw. „Sättigung". Ballaststoffreiche Lebensmittel werden länger gekaut als ballaststoffarme. Durch die stärkere Kautätigkeit wird der Appetit gedämpft, und die Sättigung tritt früher ein. Ballaststoffe quellen im Magen auf und haben längere Verweildauer im Magen, d.h., das Sättigungsgefühl hält länger an.

Bei einer energiereichen – zuckerreichen – Nahrung tritt das Sättigungsgefühl dagegen häufig zu spät ein und hält nicht lange vor.

Langfristig wird die Nahrungsaufnahme durch die Körperfettmenge reguliert. Diese Set-Point-Theorie besagt: Jeder von uns hat ein vorprogrammiertes Gewicht, das er langfristig behält.

Nicht alle Menschen können sich auf das körpereigene Hunger- und Sättigungsgefühl verlassen, die Signale sind durch ein falsches Ernährungsverhalten gestört. Wir essen aus Gewohnheit. Stress schlägt auf den Magen. Mögliche Folgen sind Übergewicht oder Magersucht.

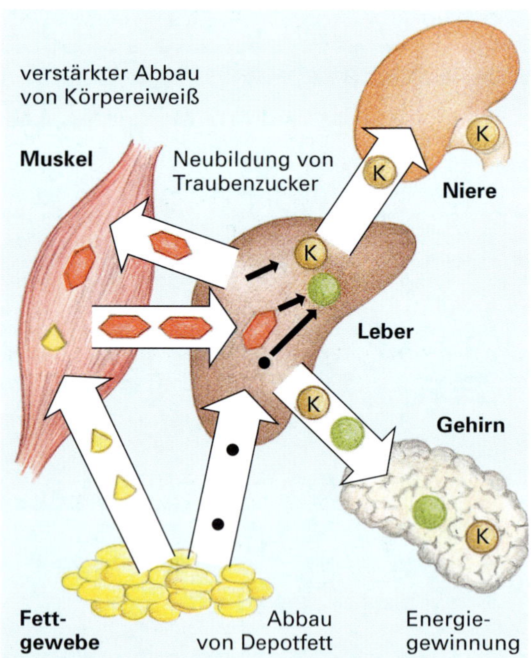

Hungerstoffwechsel

- Traubenzucker
- Eiweiß
- (K) Ketonkörper
- Fettsäuren
- Glycerin

Gewichtsabnahme bei einer Reduktionsdiät

Die Gewichtsabnahme bei einer Reduktionsdiät soll nur etwa 500 g pro Woche betragen. Durch eine langsame Gewichtsabnahme wird der Grundumsatz nicht so stark gesenkt, die Gefahr einer schnellen Gewichtszunahme nach Beendigung der Diät wird dadurch herabgesetzt. Wer öfter Diäten durchführt, versetzt seinen Körper in einen „Sparzustand", die zugeführte Energie wird besonders gut ausgenutzt, es kommt leichter zu einer Gewichtssteigerung nach Beendigung der Diät. Bei der Erwartung einer höheren Gewichtsabnahme kommt es eher zu Enttäuschungen.

Das Karussell der Diätkuren kann zu einem Teufelskreis werden (Entsagung – Esslust usw.). Der Körper ist einem ständigen Ab und Auf unterworfen, dies ist nur ein Problem der immer neuen – vielversprechenden – Diäten.

Regelmäßig sollten Gewichtskontrollen durchgeführt werden.

Nach Erreichung eines bestimmten, selbst gewählten Ziels kann man sich selbst z.B. durch ein neues Kleidungsstück belohnen.

Die Gewichtsabnahme wird unterstützt durch:

- Sport treiben – öfter zu Fuß gehen,
- die Wohnung nicht so stark heizen, auch Wärmeverlust bedeutet Energieverbrauch.

Nulldiät (Fasten) – nur bei extremem Übergewicht

Bei einer Nulldiät werden täglich zwei bis drei Liter Flüssigkeit in Form von Mineralwasser, Kaffee oder Tee aufgenommen. Bei längerer Dauer der Diät werden außerdem Mineralstoffe und Vitamine gegeben. Im Übrigen darf nichts gegessen oder getrunken werden.

Bei dieser Diät kommt es schnell zu einer Gewichtsabnahme. Eiweiß wird zur Traubenzuckerneubildung abgebaut und Fett zur Deckung des sonstigen Energiebedarfs.

Gewichtsabnahme beträgt pro Tag:

- 1. bis 8. Tag 800 g,
- danach nur noch 350 g.

Bei Diäten wird der Grundumsatz und später auch der Eiweißabbau eingeschränkt, die Gewichtsabnahme findet nicht mehr so schnell statt.

Eine Nulldiät sollte nur bei extremem Übergewicht unter ärztlicher Aufsicht erfolgen. Das Herz-Kreislauf-System kann dadurch überbeansprucht werden. Außerdem kann es zu Gichtanfällen und zu Nierenkoliken kommen.

Modifiziertes Fasten

Bei dieser abgewandelten Nulldiät wird die hohe Flüssigkeitszufuhr durch Präparate mit 30 g hochwertigem Eiweiß, 50 g Kohlenhydraten sowie Vitaminen und Mineralstoffen ergänzt. Durch modifiziertes Fasten soll der Abbau von Körpereiweiß verringert werden. Der Energiegehalt einer Tagesration beträgt 800 bis 1200 kJ. Die Gewichtsverluste sind nur wenig geringer als bei der Nulldiät. Das modifizierte Fasten ist gegenüber dem totalen Fasten zu bevorzugen. Unter ärztlicher Aufsicht kann es über mehrere Wochen durchgeführt werden.

Saftfasten

Beim Saftfasten werden außer Mineralwasser und Tee etwa 0,5 l Obst- oder Gemüsesäfte getrunken, hierdurch erhält der Körper Vitamine und Mineralstoffe. Der Energiegehalt pro Tag beträgt 600 bis 1300 kJ. Saftfasten wird als Naturheilverfahren, z. B. bei akuten Gichtanfällen, angewandt.

Heilfasten

Fasten war zunächst ein religiös begründeter Brauch, der Buße, Opferbereitschaft, Nähe zu Gott symbolisierte.

Durch das Heilfasten von Normalgewichtigen soll u. a. Zivilisationskrankheiten vorgebeugt werden. Bei der Durchführung des Heilfastens wird neben einer ausreichenden Flüssigkeitsaufnahme eine regelmäßige, leichte körperliche Betätigung empfohlen.

Nach Erfahrungen von Fastenärzten kann das Heilfasten zu einer Steigerung der körperlichen Abwehrkräfte führen. Das Erlebnis des Fastens soll tiefere Schichten des menschlichen Seins berühren, es ist gleichzeitig eine Art der Besinnung. Nach dem Fasten wird die eigene Leistungsfähigkeit höher eingeschätzt.

Der Einzelne muss entscheiden, ob beim Fasten für ihn positive oder negative Elemente überwiegen. Bei schlechtem Gesundheitszustand, z. B. Diabetes Typ 1, Schwangeren, Kindern unter zehn Jahren und bei hoher beruflicher Belastung ist von Fastenkuren abzuraten.

?

1. Bei einer Nulldiät oder im Hungerstreik ist eine reichliche Flüssigkeitszufuhr von besonderer Bedeutung. Begründen Sie diese Aussage.
2. Erläutern Sie mithilfe der Abbildung auf S. 284 das Stoffwechselgeschehen beim Hungerstoffwechsel.

I Glykämischer Index (GI)

Der **glykämische Index** bezieht sich auf den Anstieg der Blutglucose nach dem Verzehr eines Lebensmittels, das 50 g Kohlenhydrate enthält. Es wird z. B. der Blutzuckeranstieg nach dem Verzehr von 104 g Weißbrot oder 12 500 g Speisequark verglichen.

Der glykämische Index von Glucose beträgt 100. Den höchsten glykämischen Index hat dementsprechend Maltose.

Ein hoher glykämischer Index deutet auf einen schnellen Anstieg des Blutzuckerspiegels hin und ein niedriger, dass der Blutzuckerspiegel langsam ansteigt. Nicht berücksichtigt werden dabei allerdings die wirkliche Kohlenhydratmenge und die Verdaulichkeit der Nahrung – wie schnell der Zucker in das Blut gelangt.

Glykämische Last
Aussagekräftiger ist jedoch die glykämische Last der verschiedenen kohlenhydrathaltigen Lebensmittel. Bei der Berechnung der glykämischen Last wird nicht nur die Kohlenhydratart, sondern auch die Kohlenhydratmenge bezogen auf den Gesamtenergiegehalt einer Portion berücksichtigt.

Berechnung der glykämischen Last
(Kohlenhydrate in einer Portion in Gramm x glykämischer Index) : 100

Beispiel: Vollkornreis

150 g Vollkornreis, gekocht, enthalten 40,5 g Kohlenhydrate. Vollkornreis hat einen glykämischen Index von 64.

Berechnung: (40,5 × 64) : 100 = 25,92

Vollkornreis hat eine glykämische Last von ca. 26.

Diäten mit extremen Nährstoffrelationen

	Kohlenhydratreiche Diät	Kohlenhydratarme Diät
Beispiele	Kartoffel-, Obst-, Gemüse-, Reisdiät	Atkins- oder Low-Carb-Diät
Nährstoffe	hoher Ballaststoffgehalt, geringer Energiegehalt	keine Kohlenhydrate, Fett und Eiweiß in beliebiger Menge
Bewertung	einseitig, keine Umstellung der Ernährungsgewohnheiten	Stoffwechselgeschehen wie beim Diabetiker, gesundheitsgefährdend

19.5 Leichte Vollkost – Schonkost

Diese Kompetenz können Sie erwerben:

- *Grundsätze der leichten Vollkost begründen*

?

Jan hat Fieber und eine Magen-Darm-Verstimmung. Langsam geht es ihm wieder besser. Er hat Appetit und möchte etwas essen.

1. Welche Nährstoffe braucht er unbedingt?
2. Welche Lebensmittel/Getränke darf er zu sich nehmen?
3. Welche Gartechniken sind erlaubt?

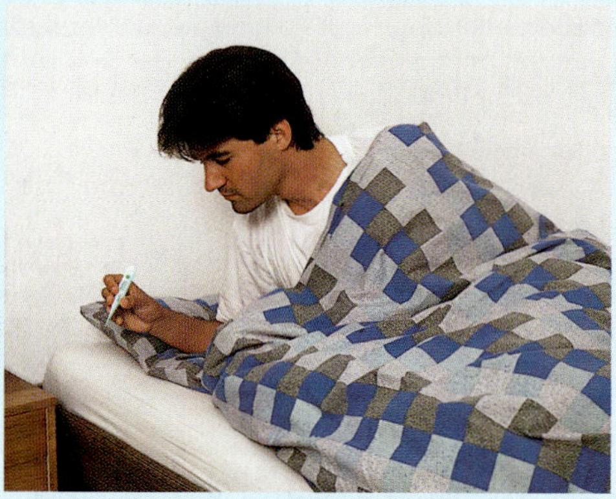

Häufigkeit von Lebensmittelunverträglichkeiten

Unverträglichkeit	%	Unverträglichkeiten	%
Hülsenfrüchte	30,1	Mayonnaise	11,8
Gurkensalat	28,6	Kartoffelsalat	11,4
frittierte Speisen	22,4	Geräuchertes	10,7
Weißkohl	20,2	Eisbein	9,0
kohlensäurehaltige Getränke	20,1	zu stark gewürzte Speisen	7,7
Grünkohl	18,1	zu heiße und zu kalte Speisen	7,6
fette Speisen	17,2	Süßigkeiten	7,6
Paprikagemüse	16,8	Weißwein	7,6
Sauerkraut	15,8	rohes Stein- und Kernobst	7,3
Rotkraut	15,8	Nüsse	7,1
süße und fette Backwaren	15,8	Sahne	6,8
Zwiebeln	15,8	paniert Gebratenes	6,8
Wirsing	15,6	Pilze	6,1
Pommes frites	15,3	Rotwein	6,1
hart gekochte Eier	14,7	Lauch	5,9
frisches Brot	13,6	Spirituosen	5,8
Bohnenkaffee	12,5	Birnen	5,6
Kohlsalat	12,1		

Zusammengestellt von der Arbeitsgemeinschaft für klinische Diätetik

Eine leichte Vollkost – früher auch Schonkost genannt – soll einzelne Verdauungsorgane, z.B. Leber, Galle, Magen und Darm, oder das gesamte Stoffwechselsystem entlasten.

Die leichte Vollkost unterscheidet sich von der Vollkost durch Auswahl und Zubereitung der Speisen, es werden Lebensmittel und Zubereitungsarten eingesetzt, die häufig vertragen werden.

Generell gilt: Alles was vertragen wird, ist erlaubt. Im Übrigen soll die leichte Vollkost eine vollwertige Ernährung sein, d.h., alle notwendigen Nährstoffe müssen in ausreichenden Mengen vorhanden sein. In Bezug auf die Energiezufuhr und die Nährstoffaufnahme gelten die gleichen Grundsätze wie bei einer Vollkost.

Bei akuten Krankheiten ist Trinken noch wichtiger als Essen. Getränke, z.B. schwarzer Tee, Fenchel- oder Kamillentee mit Salz und Traubenzucker, sind hier für den Energiestoffwechsel und den Blutkreislauf ein wichtiges Heilmittel.

Um die Verdauungsorgane bzw. das gesamte Stoffwechselgeschehen zu entlasten, sollte Folgendes beachtet werden:

Die Kost muss reizarm sein

- Die Speisen sollten wenig gesalzen und mäßig gewürzt sein. Scharfe Gewürze wie Paprika, Chili, Meerrettich, Senf usw. vermeiden, frische Kräuter verwenden.
- Gebratene und geröstete Lebensmittel vermeiden. Geeignete Gartechniken sind Dünsten und Dämpfen, Garen in Folie und im Römertopf, in der Mikrowelle.
- Fettreiche und zuckerreiche Lebensmittel, Speisen und Backwaren vermeiden.
- Alkoholische und kohlensäurehaltige Getränke sowie Kaffee meiden.
- Stark blähende Speisen wie Rettich, Zwiebel, Paprika, Kohlarten, Hülsenfrüchte, Pflaumen, Gurken werden häufig schlecht vertragen, vgl. Tabelle „Lebensmittelunverträglichkeiten“.
- Die Speisen und Getränke sollten weder zu heiß noch zu kalt gegessen oder getrunken werden.

Zur Entlastung des Stoffwechselgeschehens sollte außerdem Folgendes beachtet werden:

- Täglich fünf bis sechs kleine Mahlzeiten einnehmen. Ein voller Teller wird häufig als Last empfunden.
- Ausreichend Zeit zum Essen nehmen, gut kauen.

Lebensmittelauswahl bei leichter Vollkost

Lebensmittelgruppen	Empfehlenswerte Lebensmittel	Nicht empfehlenswerte Lebensmittel
Brot	abgelagertes Brot	frisches, noch warmes Brot
Backwaren	fettarme Sorten, z. B. Biskuit, Kekse, Zwieback	fettreiche Sorten, z. B. Creme- und Sahnetorte, Blätterteig, Fettgebäck, frischer Hefeteig
Kartoffeln, Reis, Teigwaren	fettarme Zubereitung	fettreiche Zubereitung; Bratkartoffeln, Pommes frites
Gemüse und Salate	junge, zarte Gemüsesorten, z. B. Karotten, Blumenkohl, Kopfsalat, Feldsalat, abgezogene Tomaten; Gemüse ohne Mehlschwitze zubereiten, oft als fein zerkleinerte Rohkost	schwer verdauliche, blähende Gemüsesorten, z. B. Gurken, Weiß- und Rotkohl, Pilze (außer Champignons), Zwiebeln, Hülsenfrüchte
Obst	rohes, feines Obst: Bananen, weiche Pfirsiche, Himbeeren oder als Kompott bzw. Obstsaft, bei Obstkonserven den Zuckergehalt beachten	unreifes, saures Obst, Steinobst, Rosinen, Datteln, Feigen, getrocknete Pflaumen, Nüsse, in Zuckersirup konservierte Früchte
Fleisch	mageres, zartes Fleisch; gekocht oder gegrillt	fettreiche und stark gewürzte Sorten; gebraten und geräuchert
Fleischwaren	magere Sorten, z. B. Zunge, Geflügelwurst, roher oder gekochter Schinken ohne Fettrand	stark geräucherter und gewürzter Schinken, fettreiche Sorten
Fisch	Magerfisch, z. B. Rotbarsch, Kabeljau, Seelachs, Heilbutt, Hecht, Scholle, Forelle; gekocht, gedünstet oder gegrillt	Fettfisch, z. B. Aal, Makrele, Räucherfisch, Fisch in pikanter Marinade
Eier	Eier im Glas, zum Legieren, Eierstich	hart gekochte, gebratene Eier, stark gezuckerte und fettreiche Eierspeisen
Milch und Milchprodukte	fettarme Sorten: Magermilch, Buttermilch, Joghurt, Kefir, Magerquark, milde und fettarme Käsesorten	stark gezuckerte Milchprodukte, Schlagsahne, fettreiche und stark gewürzte Käsesorten
Gewürze		Chili, Curry, Paprika, Senf, Essig, Pfeffer, Zwiebelpulver, Salz
Kräuter	frische, tiefgefrorene oder getrocknete Kräuter	die Verträglichkeit von Gewürzen ist individuell verschieden
Getränke	Gemüse- und Obstsäfte, Kräutertee, fettarme Milch, Mineralwasser	alkohol- und koffeinhaltige Getränke

Im Einzelfall muss die individuelle Verträglichkeit von Lebensmitteln beachtet werden.

19.6 Zuckerkrankheit – Diabetes-Diät

Diese Kompetenzen können Sie erwerben:
- *Stoffwechselveränderungen bei Diabetes mellitus erläutern*
- *Grundsätze der Diabetes-Diät kennen*

Diabetes mellitus bedeutet „honigsüßes Hindurchfließen" oder sinngemäß übersetzt „Durchlauf honigsüßen Urins". Die Anzeichen der Krankheit sind seit Jahrtausenden bekannt, eine Behandlung gelang jedoch erst im Jahr 1922.

In Deutschland sind fast vier Millionen Menschen zuckerkrank.

Bei Diabetes mellitus wird zu wenig Insulin – ein Hormon – gebildet bzw. ans Blut abgegeben. Hierdurch kommt es zu Stoffwechselveränderungen. Insulin wird in den B-Zellen der langerhansschen Inseln der Bauchspeicheldrüse gebildet. Diese Zellgruppen sehen unter dem Mikroskop wie „Inseln" im Gewebe der Bauchspeicheldrüse aus.

Der Blutzuckerspiegel liegt normalerweise zwischen 70 bis 120 mg/100 ml. Im gesunden Körper zirkuliert also nur etwa 1 g Traubenzucker pro Liter im Blut.

!

Ein hoher Zuckerkonsum und Überernährung – Übergewicht – können also bei einer erblich bedingten Veranlagung zu einem Insulinmangel – zum Ausbruch von Diabetes mellitus – führen.

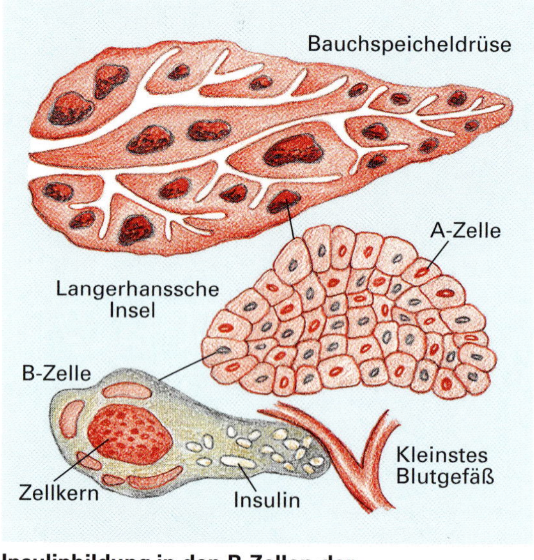

Insulinbildung in den B-Zellen der langerhansschen Inseln

Insulin senkt den Blutzuckerspiegel nach den Mahlzeiten

Insulin befördert den Zucker der Nahrung nach den Mahlzeiten in die Zellen. Aus Blutzucker wird nun in Leber und Muskeln Glykogen – Speicherform des Zuckers –, im Fettgewebe wird Fett aufgebaut. Insulin hemmt gleichzeitig den Fettabbau.

Die fein abgestimmte Wechselwirkung zwischen Nahrungsaufnahme und Insulinbildung einerseits sowie Bereitstellung von Nährstoffen aus den Körperreserven – Glykogenabbau und Fettabbau – in den „Hungerphasen" und in der Nacht andererseits garantieren die Versorgung des Gehirns und der anderen Gewebe/Organe.

Vor allem das Zentralnervensystem ist auf Traubenzucker/Glykogenreserven als Energiespender angewiesen.

Bei zuckerreichen Mahlzeiten muss viel Insulin ausgeschüttet werden.

Der Kohlenhydratgehalt der Nahrung bestimmt den Insulinbedarf

Nicht nur die Menge, sondern auch die Kohlenhydratarten der Nahrung haben einen Einfluss auf die Höhe des Blutzuckerspiegels – und somit auf die notwendige Insulinmenge.

Besonders stark erhöht sich der Blutzuckerspiegel nach zuckerreichen Mahlzeiten.

Stärke wird dagegen erst im Verdauungstrakt zu Traubenzucker abgebaut und gelangt dann langsam ins Blut.

Ballaststoffe verzögern die Aufnahme der Kohlenhydrate noch zusätzlich, da die verwertbaren Kohlenhydrate hier nur langsam aus den pflanzlichen Zellen freigesetzt werden.

Auch bei überreichlicher Ernährung werden immer größere Insulinmengen für den Fettaufbau benötigt.

?

1. Sammeln Sie Informationen zum Thema „Zuckerkrankheit – Diabetes mellitus".
2. Begründen Sie die Anzeichen bei Diabetes mellitus:
   a) Durst und vermehrtes Wasserlassen,
   b) Müdigkeit und Abgeschlagenheit,
   c) Gewichtsabnahme.
3. Erstellen Sie ein Informationsblatt zum Thema Diabetes mellitus.

Stoffwechselstörungen bei Insulinmangel

Kohlenhydratstoffwechsel
Beim Diabetiker, der unter Insulinmangel leidet, werden die Kohlenhydrate der Nahrung normal verdaut und ins Blut aufgenommen. Traubenzucker gelangt aber gar nicht oder nur viel zu langsam in die Zellen. Es kann kein oder nur wenig Glykogen für die Zeiten zwischen den Mahlzeiten aufgebaut werden.

Bei unbehandelten Diabetikern – bei Insulinmangel – steigt also der Blutzuckergehalt. Wenn der Blutzuckerspiegel nach den Mahlzeiten auf 160 bis 180 % ansteigt, wird die Nierenschwelle überschritten: Es wird Zucker mit sehr viel Urin ausgeschüttet, der Flüssigkeitsbedarf – der Durst – steigt.

Fettstoffwechsel
Da die Körperzellen trotz des hohen Blutzuckers nicht ausreichend mit „Zucker" versorgt werden, wird Fettgewebe abgebaut, um die Muskulatur mit Energie zu versorgen.

Fettsäuren werden außerdem nicht mehr vollständig abgebaut, es werden Ketonkörper gebildet. Der Atem eines Diabetikers kann nach Aceton (Ketonkörper) riechen. Bei starker Ketonkörperbildung kann es zu einer Übersäuerung des Körpers, zum diabetischen Koma – tiefe Bewusstlosigkeit – kommen, vgl. S. 291.

Eiweißstoffwechsel
Da die Körperzellen trotz des hohen Blutzuckerspiegels unzureichend mit Traubenzucker versorgt werden, wird Körpereiweiß abgebaut. Die Aminosäuren gelangen in die Leber und werden zu Traubenzucker umgebaut, der Blutzuckerspiegel steigt weiter.

Durch den Eiweiß- und Fettabbau kann es zu starken Gewichtsverlusten kommen. Man fühlt sich müde und schlapp.

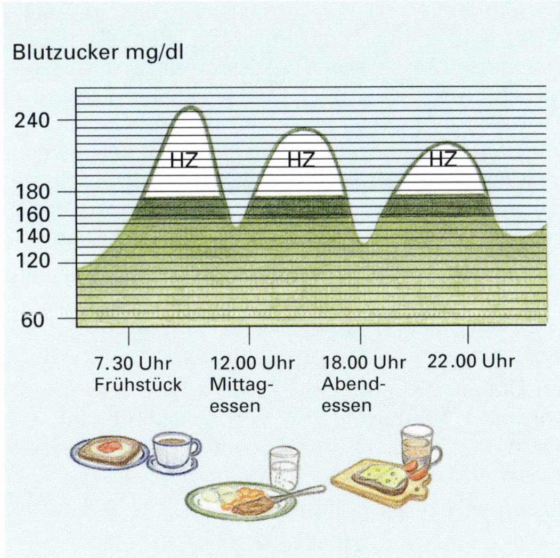

Ausscheidung von Traubenzucker

HZ-Harnzucker — Nierenschwelle — normaler Blutzuckerbereich

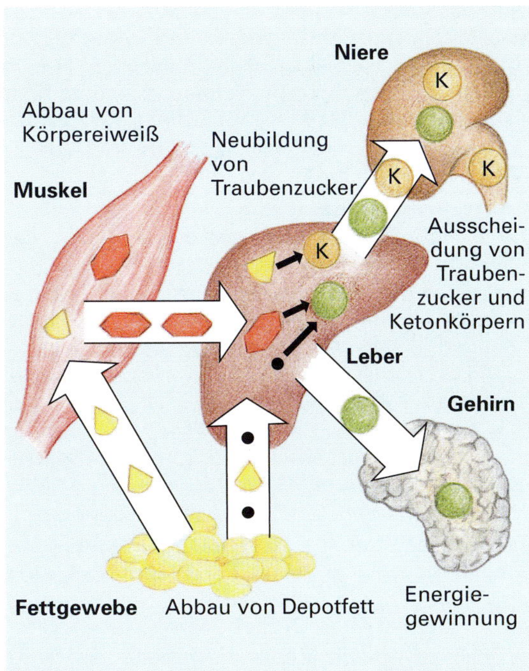

Übersicht – Stoffwechsel bei der Zuckerkrankheit

Traubenzucker · Eiweiß · (K) Ketonkörper · Fettsäuren · Glycerin

Diabetes-Diät

Typ-2-Diabetiker: Die Bauchspeicheldrüse produziert noch Insulin. Eine Diät mit gleichmäßig über den Tag verteilten kleinen Mahlzeiten reicht meist aus, um einen Hormonmangel in Belastungsphasen auszuschließen. In anderen Fällen helfen Tabletten, die die Insulinbildung unterstützen. Eine energiereduzierte Mischkost kann zu einer Gewichtsnormalisierung und so zu einer Verbesserung des Stoffwechselgeschehens beitragen.

Typ-1-Diabetiker: Die Bauchspeicheldrüse kann kein Insulin bilden. Insulin muss von außen gezielt – „gespritzt" – zugeführt werden. Beim Typ-1-Diabetiker müssen Kohlenhydrat- und Insulinzufuhr genau aufeinander abgestimmt werden.

Planung einer Diabetes-Diät

Diätetik meint im weitesten Sinne die geeignete Lebensweise und Ernährung für den Einzelnen. Bei jeder Diät müssen Wohlbefinden und Stoffwechsel des jeweiligen Menschen berücksichtigt werden. Ziel der Diabetes-Diät ist eine Normalisierung des Gewichtes und des Stoffwechselgeschehens – speziell des Glucosestoffwechsels.

Für jugendliche Diabetiker wird heute eine „freie Kost" mit angepasster Insulinzufuhr empfohlen.

Bei insulinbehandelten Diabetikern müssen Insulininjektion und Kohlenhydratzufuhr aufeinander abgestimmt werden, damit eine Unterzuckerung bzw. ein zu hoher Blutzucker vermieden wird. Diese Diabetiker benötigen besondere Kenntnisse über den Nährstoffgehalt der verschiedenen Lebensmittel, nur so können Stoffwechselentgleisungen vermieden werden.

Diabetes-Diät für Typ-2-Diabetiker

Energieaufnahme und Körpergewicht

Übergewichtige Diabetiker sollten ermuntert werden, ihre Energieaufnahme zu senken und ihren Energieverbrauch durch körperliche Bewegung zu steigern. Für normalgewichtige Diabetiker gibt es keine besonderen Empfehlungen für die Energiezufuhr.

Mahlzeiten: Die Nahrungsaufnahme sollte täglich auf sechs bis sieben kleinere Mahlzeiten verteilt werden. Kohlenhydrate werden gleichmäßiger aufgenommen, Insulin- und Kohlenhydratzufuhr können so besser aufeinander abgestimmt werden.

Nährstoffzusammensetzung

Die Nährstoffrelationen entsprechen denen der vollwertigen Ernährung.

Kohlenhydrate – 55 %: Ballaststoffreiche zuckerarme Lebensmittel sind besonders zu empfehlen: Getreideprodukte, Obst, Gemüse und Hülsenfrüchte. Diese Lebensmittel enthalten gleichzeitig Mineralstoffe und Vitamine.

Eine mäßige Zuckeraufnahme <10 % der Gesamtenergie ist, wenn erwünscht, möglich. Zucker sollte vorzugsweise in Mahlzeiten „verpackt" verzehrt werden, z. B. 1 TL Honig im Vollkornmüsli.

Alle Lebensmittel, die Traubenzucker, Rohrzucker oder Malzzucker in reiner Form enthalten, sind ungeeignet, da hierdurch der Blutzuckerspiegel zu stark erhöht würde: Zucker, Honig, Schokolade, Bonbons, Kuchen, Kekse, Speiseeis, überreifes Obst, Konfitüre, Gelee, Liköre, Limonaden, Fruchtsaftgetränke. Obstsorten mit einem hohen Zuckeranteil, z. B. Weintrauben, sind für den Diabetiker ebenfalls weniger geeignet.

Vor dem Zubettgehen sollten ballaststoffreiche zuckerarme Lebensmittel in ausreichender Menge aufgenommen werden, um das Risiko einer nächtlichen Unterzuckerung zu vermindern.

Zur Vereinfachung des Austauschs kohlenhydrathaltiger Lebensmittel werden Austauschmaße angewendet. Man spricht von **1 BE** – **B**rot**e**inheit – oder **1 KHE** – **K**ohlen**h**ydrat**e**inheit.

1 BE (oder 1 KHE) entspricht der Lebensmittelmenge, die 12 g (oder 10 g) Kohlenhydrate enthält, vgl. S. 318.

Fett – 30 %: Die tägliche Fettaufnahme sollte unter 30 % der Gesamtenergiemenge liegen. Fettreiche Lebensmittel sollten also gemieden werden, da sie das Risiko für Herzerkrankungen erhöhen. Falls die Cholesterinwerte erhöht sind, sollte die tägliche Cholesterinaufnahme nicht über 300 mg liegen. Ein erhöhter Fischverzehr ist empfehlenswert, da Studien vermuten lassen, dass ein regelmäßiger Fischverzehr aufgrund der Omega-3-Fettsäuren das Risiko einer Herzerkrankung zu senken vermag.

Eiweiß – 15 %: Die tägliche Aufnahme kann zwischen 10 und 20 % der Gesamtenergie liegen. Eiweißreiche fettreiche Lebensmittel, wie Fleischwaren, sollten nur gelegentlich verzehrt werden. Milch und Milchprodukte sind wichtig für die Calciumbedarfsdeckung.

Natrium: Ebenso wie bei Stoffwechselgesunden sollte die tägliche Kochsalzzufuhr unter 6 g pro Tag liegen.

Die Kost sollte **vitamin- und mineralstoffreich** sein, hierdurch wird das Stoffwechselgeschehen entlastet.

Im Übrigen gelten für Diabetiker die gleichen Ernährungsempfehlungen wie für die Allgemeinbevölkerung.

Das genaue Einhalten der Diätempfehlungen kann die Lebenserwartung eines Diabetikers erhöhen. Es ist also wichtig, dass Diabetiker von den Menschen, mit denen sie zusammenleben, bei der Einhaltung der Diät unterstützt werden.

?

1. Nennen Sie Lebensmittelgruppen, die bei einer gesunden Ernährung
   a) bevorzugt,
   b) selten
   gegessen werden sollten.
2. Nennen Sie Formen körperlicher Bewegung, die den Körper gleichmäßig belasten, z. B. Spaziergang.
3. Überprüfen Sie Diabetikerprodukte hinsichtlich
   a) der Zutatenliste – Nährstoffe,
   b) des Preises.

Kohlenhydrathaltige Lebensmittel werden für die Diabetes-Diät in vier Gruppen unterteilt:

- **Täglich sollte eine BE in Form von fettarmer Milch oder Milchprodukten aufgenommen werden**, hierdurch wird die Calciumversorgung gesichert.

  1 BE entspricht einem viertel Liter Buttermilch, Joghurt, Kefir usw.

- **Täglich sollten 2 bis 3 BE in Form von Obst aufgenommen werden**, hierdurch wird die Ballaststoff-, Vitamin- und Mineralstoffzufuhr gesichert.

  1 BE entspricht im Durchschnitt 125 g Obst oder 80 g Banane.

  Weintrauben, Obstkonserven mit Zuckerzusatz und Trockenobst, z. B. Sultaninen, Feigen und Datteln, sind aufgrund des hohen Zuckergehaltes ungeeignet.

- **Gemüse wird ebenfalls zur Ballaststoff-, Vitamin- und Mineralstoffbedarfsdeckung benötigt.**

  Ohne Anrechnung können folgende kohlenhydratarme Gemüsesorten in beliebiger Menge gegessen werden: Brokkoli, Blumenkohl, Chicorée, Chinakohl, Eisbergsalat, Endiviensalat, Feldsalat, Gurken, Kohlrabi, Kopfsalat, Mangold, Rettich, Radieschen, Spargel, Spinat, Tomaten, Weißkohl, Wirsing, Zucchini.

  Ohne Anrechnung können täglich einmal 200 g von folgenden Gemüsesorten gegessen werden: Auberginen, Bohnen, Grünkohl, Karotten, Kürbis, Paprikaschoten, Porree, Rosenkohl, Rotkohl, Rote Bete, Steckrüben, Zwiebeln.

  Die restlichen Gemüsesorten, z. B. Erbsen und Mais, werden angerechnet.

  Hülsenfrüchte werden aufgrund ihres hohen Kohlenhydratgehaltes im Allgemeinen auf die Broteinheiten angerechnet.

  1 BE = 20 g Hülsenfrüchte

- **Kartoffeln, Getreideprodukte und Brot sollten aufgrund des hohen Kohlenhydratgehaltes nur begrenzt im Rahmen der festgesetzten Kohlenhydratmenge gegessen werden.** Vollkornprodukte sind zu bevorzugen.

- **Kräuter und Gewürze sind im Allgemeinen geeignet.** Ungeeignet sind nur solche mit Zuckerzusatz, z. B. Tomatenketchup und Senf.

- **Mit einer Diätwaage und einem Messbecher sollen zunächst die Lebensmittelmengen genau abgewogen werden.** Auch die eigene Fähigkeit, Lebensmittelmengen abschätzen zu können, kann hierdurch kontrolliert werden.

I Stichworte zum Thema Diabetes

Typ-1-Diabetes: Akutes Auftreten der Krankheit infolge einer Störung im Immunsystem, häufig besteht gleichzeitig eine Infektion. Die Erkrankung beginnt mit starkem Durst, vermehrtem Wasserlassen und auffälliger Gewichtsabnahme. Es liegt ein absoluter Insulinmangel vor. Insulinbehandlung ist erforderlich.

Typ-2-Diabetes: Die Erkrankung wird zunächst kaum bemerkt. 90 % der Typ-2-Diabetiker sind übergewichtig. Es liegt ein relativer Insulinmangel vor. Oft reichen zur Behandlung Gewichtsabnahme und eine entsprechende Diät.

Potenzielle Diabetiker: Diabetes mellitus ist häufig eine erblich bedingte Stoffwechselerkrankung. Bei Kindern von diabetischen Eltern und bei stark übergewichtigen Neugeborenen muss befürchtet werden, dass die Krankheit früher oder später auftritt. Durch Vermeidung von Übergewicht kann der Ausbruch der Krankheit evtl. verzögert werden.

HbA_1-Wert: Der rote Blutfarbstoff Hämoglobin weist abhängig vom jeweiligen Blutzuckerspiegel einen entsprechenden Zuckergehalt auf. Der Zuckerhämoglobingehalt (HbA_1) im Blut gibt Auskunft über die Wirksamkeit bzw. Einhaltung der Diät. Bei Gesunden liegt der HbA_1-Wert bei 7 bis 8 %, bei schlecht eingestellten Diabetikern kann der Wert bei 15 % oder höher liegen.

Diabetisches Koma: Zu hohe Blutzucker- und Harnzuckerwerte führen zu einer Übersäuerung des Körpers. Anzeichen: Übelkeit, Erbrechen, Bauchschmerzen, Aceton in der Atemluft, tiefe Bewusstlosigkeit.

Hypoglykämischer Schock: Eine Unterzuckerung infolge zu geringer Kohlenhydratzufuhr bzw. zu hoher Insulinzufuhr führt zu Herzklopfen, Zittern, Unruhe, Kopfschmerzen.

Spätschäden: Jede Stoffwechselentgleisung – Diätfehler – führt zu Schädigungen der Blutgefäße. Es kommt im schlimmsten Fall zu Nierenversagen, Erblindung, Herzinfarkt und diabetischem Brand an den Füßen.

Diabetiker- oder Diätprodukte

Alkoholfreie Erfrischungsgetränke, die mit Süßstoffen gesüßt sind, können von Diabetikern verwendet werden.

Der Verzehr von Fructose und anderen Zuckeraustauschstoffen ist nicht zu empfehlen. Viele Lebensmittel, die als „geeignet für Diabetiker" angepriesen werden, haben einen hohen Fett- und Energiegehalt und sind meist teurer als herkömmliche Produkte.

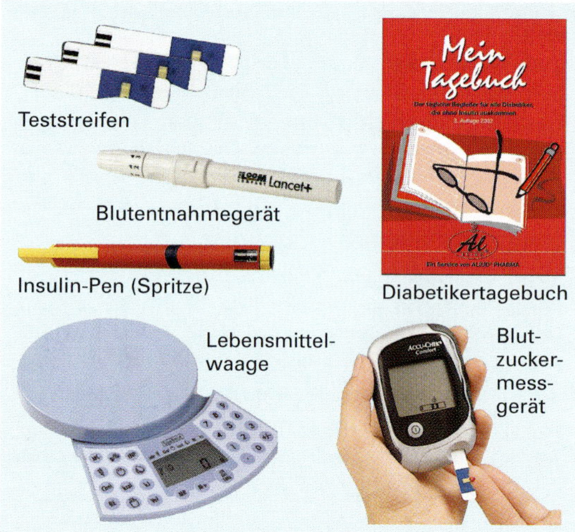

I Empfehlungen für die Ernährungsberatung bei Diabetes mellitus

- Klären Sie über den Fettgehalt (Menge und Art) in Lebensmitteln auf.
- Erklären Sie, dass es notwendig ist, gesättigte und gehärtete Fette in der Nahrung zu begrenzen (zu senken), und geben Sie praktische Hinweise für den geeigneten Verzehr.
- Weisen Sie darauf hin, dass eine besonders hohe Eiweißaufnahme nicht erforderlich ist.
- Informieren Sie den Diabetiker darüber, dass der größte Teil der Nahrung aus Kohlenhydraten und einfach ungesättigten Fettsäuren bestehen soll, und nennen Sie Lebensmittel, die diese enthalten.
- Vermeiden Sie eine unnötige Kohlenhydratbegrenzung (Anzahl der KH-Portionen) in der Kostempfehlung.
- Weisen Sie darauf hin, dass kohlenhydrathaltige Lebensmittel, die gleichzeitig Ballaststoffe enthalten und nur eine geringe Blutzuckerwirksamkeit haben, empfehlenswert sind.
- Erklären Sie, warum der Zuckerverzehr begrenzt (weniger als 10 % der Energie/Tag) werden soll und warum Zucker nur „verpackt" in Mahlzeiten und nicht „gelöst" in Getränken verzehrt werden soll. Zuckerhaltige Getränke sollen nur zur Behandlung von Hypoglykämien getrunken werden.
- Ermuntern Sie zum Verzehr von frischem Obst und Gemüse (5 Portionen pro Tag), sie sichern eine ausreichende Aufnahme an Ballaststoffen und Vitaminen – Antioxidantien.
- Erläutern Sie, dass Fisch, fettarme Milchprodukte und Öl zur Zubereitung von Salaten zu einer sinnvollen Ernährung gehören.
- Besprechen Sie individuell das Thema alkoholische Getränke (für viele Diabetiker sind 1 bis 2 Glas Wein pro Tag in Verbindung mit Mahlzeiten möglich).
- Weisen Sie besonders bei Bluthochdruck darauf hin, dass wenig Kochsalz und dafür frische Kräuter verwendet werden.
- Weisen Sie darauf hin, dass Fructose oder andere energiehaltige Zuckeraustauschstoffe keinen wesentlichen Vorteil gegenüber Zucker bieten.
- Informieren Sie den Diabetiker, dass spezielle Lebensmittel nicht notwendig sind.
- Diabetiker, die Insulin spritzen, müssen Kohlenhydratportionen sicher einschätzen können sowie die Blutzuckerselbstkontrolle und Selbstanpassung der Insulindosis beherrschen. Die zu verzehrende Kohlenhydratportion bestimt die Insulinmenge, die zuvor gespritzt werden muss – Spritz-Ess-Abstand je nach Insulinart.
- Eine Insulinpumpe ist nichts anderes als ein Insulindosierungsgerät, mit dem der Diabetiker die Insulinzufuhr auf seinen persönlichen Bedarf abstimmen kann. Allerdings muss das Gerät Tag und Nacht getragen werden. Mit der Insulinpumpe soll eine Verbesserung der Diabeteseinstellung erreicht werden. Die Insulinpumpe ist besonders für Menschen mit unregelmäßigem Tagesablauf geeignet.
- Insulin spritzende Diabetiker sollten vor jeder Spritze, z. T. auch vor dem Schlafengehen, d. h. zwei- bis viermal pro Tag, den Blutzucker testen. Alle Ergebnisse der Selbstmessungen werden in dem Diabetikertagebuch notiert.
- Vor dem Zubettgehen ist eine angemessene Kohlenhydrataufnahme – vorzugsweise kohlenhydrathaltige Lebensmittel, die Ballaststoffe enthalten – bei insulinbehandelten Diabetikern sinnvoll, damit das Risiko einer nächtlichen Unterzuckerung – Hypoglykämie – vermindert wird.
- Für Diabetiker, die kein Insulin spritzen, sind die Körperwaage und die Blutglucoseselbstkontrolle die wichtigsten Messinstrumente für den Therapieerfolg.
- Bei Sport und Bewegung wird mehr Glucose in der Muskulatur verbraucht, dann reichen geringere Insulinmengen aus.

?

1. Lesen Sie den Text.
2. Führen Sie in Gruppen Beratungsgespräche durch: „So ernähren Sie sich richtig bei Diabetes mellitus."

Tageskostplan für einen Typ-1-Diabetiker, herkömmliche Insulinbehandlung

Uhrzeit	Menge g	Lebensmittel	Eiweiß g	Fett g	Kohlenhydrate g	Broteinheiten BE	Ballaststoffe g	Energie kJ	Energie kcal	Calcium mg	Eisen mg	B_1 mg
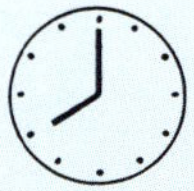	100	Roggenvollkornbrot	7	1	41	3,5	8	855	204	40	3,3	0,18
	15	Margarine	+	12	0	0	0	471	112	2	+	0
	15	Fruchtzuckerkonfitüre	+	0	7	0,5	+	121	29	–	–	–
	50	Hüttenkäse	6	2	2	0	0	215	51	50	0,1	0,02
		Kaffee oder Tee	0	0	0	0	0	0	0	0	0	0
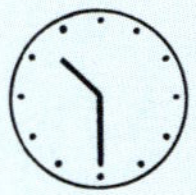	250	Milch, fettarm	10	5	13	1	0	575	137	295	0,3	0,10
	50	Pumpernickel	4	1	21	2	5	428	102	28	1,0	0,03
	7	Margarine	+	6	0	0	0	220	52	1	+	0
	30	Edamer Käse, 30 % Fett i. Tr.	8	5	1	0	0	314	75	240	0,2	0,02
	125	Radieschen	1	+	3	0	3	69	16	44	1,9	0,04
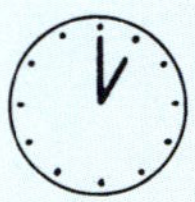	100	Putenbrust	23	3	+	0	0	510	121	10	0,8	0,10
	150	Pellkartoffeln, gegart	3	+	23	2	3	435	104	15	1,2	0,15
	10	Maiskeimöl	0	10	0	0	0	390	93	2	0,1	0
	75	Tomaten	1	+	2	0	2	53	13	11	0,4	0,04
	75	Salatgurke	1	+	2	0	1	41	10	11	0,4	0,01
	150	Birne	2	+	20	1,5	5	360	86	14	0,5	0,04
		Mineralwasser	0	0	0	0	0	0	0	–	–	0
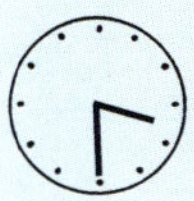		*Müsli*										
	150	Joghurt, entrahmt	8	0	8	0,75	0	255	61	185	0,2	0,06
	20	Weizenkörner	2	+	12	1	2	264	63	9	0,7	0,10
	150	Apfel	+	+	18	1,5	3	315	75	11	0,8	0,06
		Mineralwasser	0	0	0	0	0	0	0	–	–	0
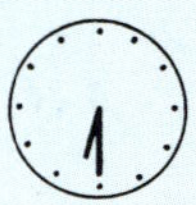	100	Weizenvollkornbrot	7	1	41	3,5	8	855	204	60	2,0	0,25
	15	Butter	+	12	0	0	0	488	116	2	+	+
	30	Bierschinken	5	6	+	0	0	299	71	5	0,5	0,09
	30	Camembert, 30 % Fett i. Tr.	7	4	+	0	0	275	65	180	0,1	0,01
		Bohnensalat										
	150	Bohnen, grün	3	+	8	0,5	3	180	43	90	1,2	0,12
	5	Maiskeimöl	0	5	0	0	0	195	46	1	0,1	0
	10	Zwiebeln	+	+	1	0	+	12	3	3	0,1	+
		Tee	0	0	0	0	0	0	0	0	0	0
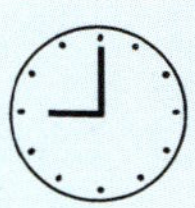	150	Banane	2	+	24	2	5	435	104	12	0,9	0,08
		Gesamtistzufuhr	?	?	?	?	?	?		?	?	

19.7 Fettstoffwechselstörungen

Diese Kompetenzen können Sie erwerben:
- *Ursachen für einen erhöhten Blutcholesterinspiegel und Blutfettspiegel kennen*
- *Grundzüge der Diäten kennen*

?

1. Erläutern Sie die Übersicht „Fettstoffwechselstörungen".
2. Nennen Sie falsche Ernährungsgewohnheiten, die ein Entstehen dieser Erkrankungen begünstigen.

Fettstoffwechselstörungen
10 bis 20 % der Bevölkerung ≙ 100 %

Primäre Fettstoffwechselstörungen	**Sekundäre Fettstoffwechselstörungen**
Vererbbare Stoffwechselerkrankung	Folgeerkrankung von: – Übergewicht – Zuckerkrankheit – chronischem Alkoholkonsum
Erhöhter Blutcholesterinspiegel	**Erhöhter Blutfettspiegel**
30 % der betroffenen Personen	70 % der betroffenen Personen

10 bis 20 % der Bevölkerung leiden an einem erhöhten Blutcholesterin- oder Blutfettspiegel.

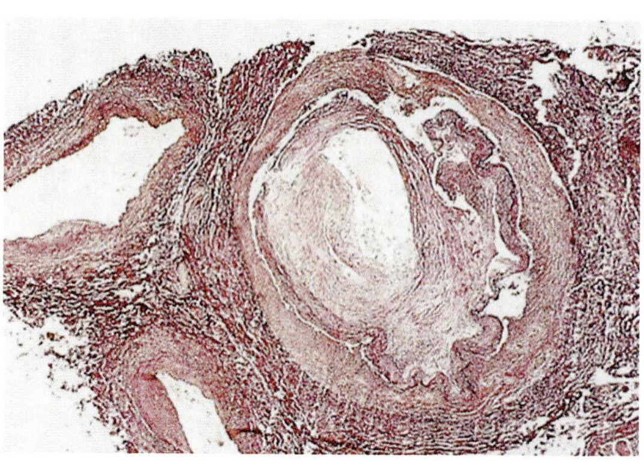

Veränderung der Gefäße – Arteriosklerose

Erhöhter Blutcholesterinspiegel

Bei dieser Erkrankung ist die LDL-Konzentration, vgl. S. 296, durch einen gestörten Cholesterinabbau im Blut erhöht. Es handelt sich, wie bei Diabetes mellitus und Gicht, um eine vererbbare Stoffwechselerkrankung. Ein erhöhter Blutcholesterinspiegel ist eine Hauptursache für das Entstehen von Arteriosklerose, eines Herzinfarktes.

Arteriosklerose beginnt mit Ablagerungen von Cholesterin in der Hüllschicht der großen Arterien. Nach einer Verletzung der Hüllschicht, z. B. durch Hypertonie, freie Radikale, z. B. aus Zigarettenrauch, strömt vermehrt Cholesterin in die Arterienwand und wird dort abgelagert. Calcium wird eingelagert. Eine Verkalkung der Blutgefäße bewirkt eine Verfestigung der Gefäßwände. Folgeerkrankungen können Herzinfarkt usw. sein.

Diät bei erhöhtem Blutcholesterinspiegel
- Eine alleinige Verminderung des Nahrungscholesterins senkt den Cholesterinspiegel nur bedingt. Der Verzehr stark cholesterinhaltiger Lebensmittel wie Eier und Innereien sollte jedoch begrenzt werden.
- Eine Verringerung des Anteils an gesättigten Fettsäuren in der Nahrung senkt den Cholesterinspiegel dagegen stärker. Bei der Ernährung muss also vorrangig auf Art und Menge der Nahrungsfette geachtet werden.
- Die einfach ungesättigte Ölsäure greift in die Synthese des LDL-Cholesterins ein, sodass die LDL-Cholesterin-Konzentration im Blut sinkt. Linolsäure hat eine entsprechende Wirkung.
- Die Nahrung soll ballaststoffreich sein. Ballaststoffe können Gallensäuren und Nahrungscholesterin zum Teil binden – adsorbieren – und wirken so senkend auf den Blutcholesterinspiegel.
- Die Nahrung soll mehr pflanzliches Eiweiß und weniger tierisches Eiweiß enthalten. Hierdurch wird gleichzeitig die Ballaststoffzufuhr erhöht und die Fett- und Cholesterinzufuhr gesenkt.
- Die körperliche Aktivität sollte gesteigert werden, hierdurch kann der Cholesterinspiegel gesenkt werden.
- Neben den diätetischen Maßnahmen muss oft eine medikamentöse Behandlung erfolgen.

Risikofaktoren für einen Herzinfarkt
- überreichliche Ernährung, erhöhter Blutcholesterinspiegel, Diabetes mellitus, Gicht
- Bewegungsmangel
- reichlicher Alkohol-, Nikotin-, Koffeinkonsum
- chronische Überbelastung, Stress
- Bluthochdruck (Hypertonie)

Erhöhter Blutfettspiegel

Zu einem erhöhten Blutfettspiegel kommt es meist infolge von:

- Übergewicht, Überernährung
- chronischem Alkoholkonsum
- Diabetes mellitus

Diät bei erhöhtem Blutfettspiegel

- Die Energiezufuhr sollte gesenkt bzw. die körperliche Aktivität gesteigert werden. Eine Gewichtsreduktion ist die wirksamste Maßnahme zur Senkung des Blutfettspiegels.
- Insgesamt gelten also die gleichen Grundsätze wie bei einer energiereduzierten Mischkost.
- Die Kost soll ballaststoffreich, vitaminreich und mineralstoffreich sein. Also reichlich Obst und Gemüse essen.
- Die Kost soll fettarm sein. Die Fettzufuhr sollte auf 10 bis 20% der Gesamtenergie gesenkt werden. Fettarme Milch und Milchprodukte und magere Fleischsorten auswählen.
- Die Kost soll wenig tierisches Eiweiß und wenig leicht verdauliche Kohlenhydrate – Zucker – enthalten. Pflanzliches Eiweiß, z.B. aus Hülsenfrüchten, sollte verstärkt ausgewählt werden.
- Die natürliche Zufuhr von Vitamin E und sekundären Pflanzenstoffen sollte gesteigert werden.
- Der Alkoholkonsum sollte eingeschränkt werden. Regelmäßiger Alkoholkonsum bewirkt eine Erhöhung des Blutfettspiegels.

Lebensmittelauswahl bei Fettstoffwechselstörungen

Lebensmittelgruppen	geeignet	ungeeignet
Fleisch	magere Sorten, z.B. Steak, Tatar, Huhn, Pute ohne Haut, Wild	fette Sorten, z.B. Eisbein, Speck, Gans, Ente, Innereien
Fleischwaren	Wurstsorten bis 10% Fett, z.B. Corned Beef, Sülz-, Geflügelwurst, Roastbeef, magerer Schinken	Wurstsorten über 10% Fett, z.B. Leber-, Mett-, Cervelatwurst, Bratwurst, Schweinemett
Fisch, Fischwaren	magere Sorten, z.B. Kabeljau, Fisch, geräuchert, in Gelee, gesäuert	fette Sorten, z.B. Aal, Muscheln, Krabben, Fisch in Öl
Eier	Eiklar	Eigelb
Milch, Milchprodukte	fettarme Milch, z.B. entrahmte Milch, Buttermilch, Magermilchprodukte, Magerquark, Käsesorten bis 30% Fett i.Tr.	Vollmilch, Sahne, Kondensmilch, Vollmilchprodukte, Sahnequark, Käsesorten über 30% Fett i.Tr.
Fette, Öle	linolsäurereiche Speiseöle, z.B. Maiskeimöl, Diätmargarine	Butter, Schmalz, Talg, Kokosfett, Olivenöl, einfache Margarine
Gemüse	alle Arten	
Obst	alle Arten, außer	Weintrauben, Trockenobst
Kartoffeln	fettarm bzw. in linolsäurereichem Fett gegart	in linolsäurearmem Fett gegart, z.B. Pommes frites
Süßwaren	Diätkonfitüre	Zucker, Honig, Konfitüre, Schokolade, Speiseeis usw.
Brot, Backwaren	Vollkornbrot, fettarmes Gebäck, z.B. Obsttorte, Hefeteig	fettreiches Gebäck, z.B. Sahnetorte, Blätterteig, Fettgebäck
Nüsse	alle Arten	Kokosnüsse
Getränke	zuckerfreie, z.B. Kaffee, Tee, Mineralwasser	zuckerreiche, z.B. Limonaden, Alkohol

Die Lebensmittel dürfen selbstverständlich nur im Rahmen der erlaubten Gesamtenergiezufuhr gegessen werden.

I Lipoproteine

Man unterscheidet:
Chylomikronen, vgl. S. 75, werden in der Darmwand gebildet und transportieren die dort aufgebauten Triglyceride und das aufgenommene Cholesterin über Lymphe und Blut zum Fettgewebe. Hier werden die Fettsäuren abgespalten und mithilfe von Glucose werden Triglyceride aufgebaut.

Prä-β-Lipoproteine (VLDL), vgl. S. 75, werden in der Leber gebildet und transportieren in der Leber gebildete Triglyceride und Cholesterin über das Blut zum Fettgewebe. Bei einer positiven Energiebilanz durch die übermäßige Zufuhr leicht verdaulicher Kohlenhydrate und Alkohol kann es zu einem Anstieg der VLDL-Konzentration im Blut kommen.

β-Lipoproteine (LDL) sind Abbauprodukte der Prä-β-Lipoproteine, sie enthalten überwiegend Cholesterin. Die LDL versorgen die Gewebe mit Cholesterin. Eine entsprechende Veranlagung und auch eine cholesterinreiche Kost und gesättigte Fettsäuren können zu einem Anstieg der LDL-Konzentration im Blut führen. Das LDL-Cholesterin hat eine vorrangige Bedeutung bei der Entstehung von Arteriosklerose.

α-Lipoproteine (HDL) werden in der Leber gebildet und transportieren überschüssiges Cholesterin usw. von den Geweben zurück zur Leber. Es wird angenommen, dass die HDL der Entstehung von Arteriosklerose entgegenwirken.

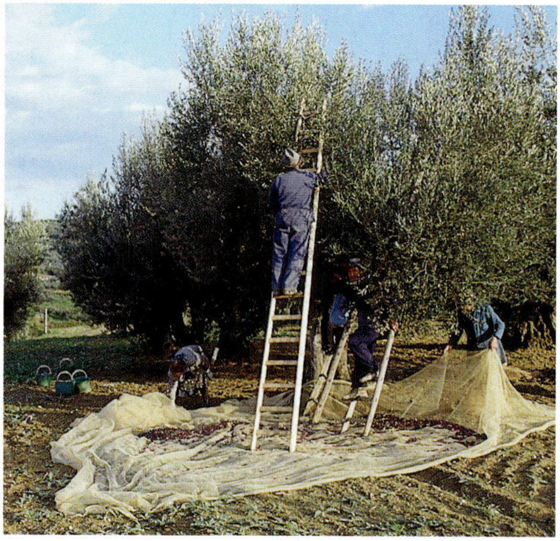

Olivenernte

Mediterrane Ernährung

Hierbei handelt es sich um die Ernährungsform, die in den 60er-Jahren in den Olivenanbaugebieten Kretas anzutreffen war.

Die Kost bestand im Wesentlichen aus Getreideprodukten, Gemüse, Hülsenfrüchten, Salaten und Obst. Zubereitet wurden die Speisen mit Olivenöl. Als tierische Lebensmittel standen Käse (Feta, Mozzarella), Geflügel, Eier und Fisch auf dem Speiseplan. Rotes Fleisch – Lamm, Hammel und Schwein – wurde nur selten verzehrt.

Der geringe Verarbeitungsgrad war ein weiteres Merkmal der mediterranen Ernährung. Produkte der Saison wurden bevorzugt. Hinzu kommt der mäßige Süßwarenkonsum, als „Snacks" gab es Oliven, Nüsse, Kerne oder Rosinen.

Die Menschen waren Bauern, Fischer oder Schafhirten, sie leisteten schwere körperliche Arbeit. Der Energiebedarf dieser Personen war also hoch.

Da der Fettkonsum auf Kreta gleich hoch oder höher lag als in nordeuropäischen Ländern, wurden in den Lebensmitteln schützende Inhaltsstoffe vermutet.

Die mediterrane Kost hatte einen positiven Effekt, typische Zivilisationserkrankungen – Arteriosklerose, Diabetes mellitus und Hypertonie (Bluthochdruck) – traten hier eher selten auf. Die Lebenserwartung war trotz unzureichender medizinischer Versorgung höher. In letzter Zeit wird die mediterrane Kost auch bei uns zur Vorbeugung bzw. als Therapie bei Herz- und Gefäßerkrankungen eingesetzt.

Bewertung der mediterranen Ernährung
Die Kost – Ölsäure aus Olivenöl und Omega-3-Fettsäuren aus Fisch – weist einen geringen Gehalt an gesättigten Fettsäuren und einen relativ hohen Gehalt an einfach und mehrfach ungesättigten Fettsäuren auf. Der Cholesteringehalt ist gering. Hierdurch wird der Blutfettspiegel günstig beeinflusst.

Die Kost enthält reichlich Stärke und Ballaststoffe, da 30 bis 60 % der Gesamtenergie durch Getreide gedeckt werden.

Mit Obst und Gemüse werden viele sekundäre Pflanzenstoffe aufgenommen.

Außerdem enthält die Kost reichlich Folsäure, Kalium, Magnesium und Iod.

Bemerkung: Es gibt heute keine einheitliche mediterrane Ernährung, die Ernährung in den verschiedenen Regionen des Mittelmeers unterscheidet sich erheblich. Außerdem werden die Ernährungsgewohnheiten in dieser Region auch zunehmend an die „western diet" angepasst.

Reduktionsdiät bei Fettstoffwechselstörungen

Menge g	Lebensmittel	Eiweiß g	Fett g	Gesätt. Fett-säuren g	Unges. Fett-säuren g	Choles-terin g	Kohlen-hydrate g	Ballast-stoffe g	Energie kJ	Energie kcal
1. Frühstück										
50	Roggenvollkornbrot	4	1	0	0	0	21	4	428	102
5	Margarine	+	4	0,7	1,2	+	0	0	157	37
50	Hüttenkäse	6	2	1,8	0,1	5	2	0	215	51
10	Kräuter	+	0	0	0	0	1	1	14	3
	Kaffee oder Tee	0	0	0	0	0	0	0	0	0
	Istzufuhr 1. Frühstück	**10**	**7**	**2,5**	**1,3**	**5**	**24**	**5**	**814**	**193**
2. Frühstück										
150	Joghurt, entrahmte Milch	8	0	0	0	2	8	0	255	61
100	Erdbeeren	1	+	0	0	0	7	2	140	33
8	Knäckebrot	1	+	0	0	0	5	1	105	25
4	Margarine	+	3	0,6	1,0	0	0	0	126	0
	Istzufuhr 2. Frühstück	**10**	**3**	**0,6**	**1,0**	**2**	**20**	**3**	**626**	**119**
Mittagessen										
	Rotbarschfilet auf Wirsing									
250	Wirsingkohl	8	+	0	0	0	8	5	250	60
100	Rotbarschfilet	18	4	1,2	1,2	80	+	0	460	110
10	Schnittlauch	+	+	0	0	0	1	1	14	3
4	Sonnenblumenöl	0	4	0,4	2,6	0	0	0	156	37
150	Pellkartoffeln, gegart	3	+	0	0	0	23	3	435	104
	Mineralwasser	0	0	0	0	0	0	0	0	0
	Istzufuhr Mittagessen	**29**	**8**	**1,6**	**3,8**	**80**	**32**	**9**	**1315**	**314**
Kaffeetrinken										
25	Vollkornkekse	3	5	2,5	2,5	0	2	1	439	105
125	Nektarine	1	+	0	0	0	20	3	363	86
	Kaffee oder Tee	0	0	0	0	0	0	0	0	0
	Istzufuhr Kaffeetrinken	**4**	**5**	**2,5**	**2,5**	**0**	**22**	**4**	**802**	**191**
Abendbrot										
40	Roggenbrötchen	3	+	0	0	0	20	2	404	96
10	Margarine	+	8	1,4	2,5	0	0	0	314	75
40	Edamer, 30% i.Tr.	8	5	3,9	0,2	11	1	0	314	75
	Tomatensalat									
100	Tomaten	1	+	0	0	0	3	2	70	17
15	Zwiebeln	+	+	0	0	0	1	+	18	4
3	Sonnenblumenöl	0	3	0,3	1,9	0	0	0	117	28
	Tee	0	0	0	0	0	0	0	0	0
	Istzufuhr Abendbrot	**12**	**16**	**5,6**	**4,6**	**11**	**25**	**4**	**1237**	**295**
Spätmahlzeit										
100	Apfel	+	+	0	0	0	12	2	210	50
	Istzufuhr Spätmahlzeit	**0**	**0**	**0**	**0**	**0**	**12**	**2**	**210**	**50**
	Gesamtistzufuhr	**65**	**39**	**12,8**	**13,2**	**98**	**135**	**27**	**5004**	**1162**

19.8 Gicht – Hyperurikämie

Diese Kompetenzen können Sie erwerben:
- *Das Krankheitsbild bei Gicht kennen*
- *Grundzüge der Diät kennen*

?

1. Ermitteln Sie mihilfe des Berichtes von D.E. Boch (1878) Ursachen für Gicht.

Gewöhnlich kommt Gicht bei übermäßigem Genuss von Fleisch und dergleichen bei sitzender Tätigkeit und reichlichem Genuss starker spirituöser Getränke vor, deshalb in der Regel bei wohlhabenderen Gutessern. Im Blut findet sich bei Gicht eine widernatürliche Menge von Harnsäure. Vorzüglich gern des Nachts erscheinen Anfälle von heftigen Schmerzen in Begleitung von Röte, Geschwulst und Hitze. Der Sitz ist in der Regel in der großen Zehe.

2. Ermitteln Sie mithilfe der Tabelle auf S. 299 Lebensmittel mit
   a) hohem Harnsäuregehalt,
   b) niedrigem Harnsäuregehalt.
3. Begründen Sie die Tatsache, dass
   a) in Milch keine Purine enthalten sind,
   b) Gicht in den Kriegsjahren kaum auftrat.
4. Stellen Sie einen genau berechneten Kostplan für einen 40-jährigen gichtkranken Mann zusammen.

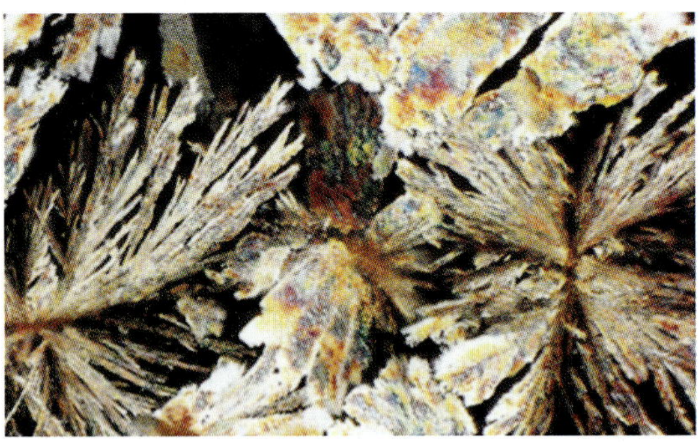

Harnsäurekristalle

Formen der Gicht

Primäre Gicht ist eine angeborene Stoffwechselstörung, deren Ausbruch durch Über- und Fehlernährung begünstigt wird. Personen mit Übergewicht, Diabetes mellitus oder Fettstoffwechselstörungen haben teilweise auch einen erhöhten Harnsäurespiegel. Meist ist die Harnsäureausscheidung gestört. An Gicht erkranken besonders Männer im mittleren und höheren Lebensalter.

Sekundäre Gicht wird durch andere Erkrankungen, z. B. der Niere, hervorgerufen.

Stadien bei Gicht

1. Stadium: Es liegen erhöhte Blutharnsäurewerte vor, Krankheitsanzeichen treten noch nicht auf.

2. Stadium: Es kommt zu Gelenkentzündungen. Ein Gichtanfall tritt meist nach üppigen Mahlzeiten, reichlichem Alkoholgenuss, totalem Fasten oder nach größerer körperlicher Belastung auf. Dabei entstehen unter heftigen Schmerzen Rötung und Schwellung an den betroffenen Gelenken. Da die ersten Beschwerden meist im Grundgelenk des großen Zehs auftreten, hat Gicht auch den Namen „Zipperlein" erhalten. Die Entzündungen dauern ein bis zwei Wochen, vgl. S. 103.

3. Stadium: Chronische Entzündungen führen zur Ausbildung von Gichtknoten im Ohrknorpel und in den Gelenken. Es kommt zu Gelenkdeformationen und im fortgeschrittenen Stadium zur Gichtniere, diese ist bei 25 % der Erkrankten die Todesursache.

Der medizinische Fachausdruck für Gicht lautet Hyperurikämie: erhöhte Konzentration (Hyper-) der Harnsäure (-urik-) im Blut (-ämie).

Die in den Zellkernen enthaltenen Purine werden im Körper zu Harnsäure abgebaut. Im Körper eines gesunden Erwachsenen ist weniger als 1 g Harnsäure vorhanden, d. h. 6,5 mg/100 ml.

Bei einem Anstieg der Harnsäurekonzentration in den Körperflüssigkeiten bzw. bei Verschiebung des pH-Wertes in den sauren Bereich kommt es zur Ausfällung von Harnsäurekristallen, die zu Reizung und Entzündung der Gewebe führen.

Kostplan bei Gicht

1. Frühstück	2. Frühstück	Mittagessen	Kaffee	Abendessen
Mischbrot Butter, Honig 1 Ei Kaffee	Milchmixgetränk	100 g Schweinefilet Paprikagemüse Reis Kompott	Gebäck Tee	Mischbrot, Butter verschiedene Käsesorten Tomatensalat Tee

Diät bei Gicht

Neben einer Behandlung mit Medikamenten kann durch eine Diät die Harnsäurekonzentration im Blut verringert werden.

- Der Puringehalt der Nahrung sollte bei 300 mg pro Tag liegen, hierdurch kann die verringerte Harnsäureausscheidung gemindert bzw. ausgeglichen werden. Der Puringehalt einer normalen Kost kann 700 mg betragen. Purine sind besonders in zellreichen Innereien vorhanden. Milch und Milchprodukte enthalten dagegen keine Purine.
- Alkohol darf nur in kleinen Mengen getrunken werden, da er die Harnsäureausscheidung hemmt.
- Die tägliche Flüssigkeitsaufnahme sollte 1,5 bis 2 Liter betragen, dadurch soll eine Verdünnung der Harnsäure im Blut und so eine bessere Ausscheidung erreicht werden.
- Das Körpergewicht sollte – falls notwendig – langsam durch eine energiereduzierte Mischkost normalisiert werden, hierdurch wird eine Senkung des Blutharnsäurespiegels erreicht. Eine Nulldiät darf nicht durchgeführt werden, da durch den verstärkten Abbau von „Körperzellen" der Blutharnsäurespiegel gefährlich ansteigen kann.

Bei einem Gichtanfall sollte man die Nahrungsaufnahme für eine kurze Zeit ganz einstellen. Ausreichend Flüssigkeit sollte jedoch getrunken werden.

Purinarme Kost
300 mg Harnsäure pro Tag oder 2000 mg Harnsäure pro Woche können gebildet (aufgenommen) werden.

Streng purinarme Kost
Maximal 120 mg Harnsäure können pro Tag gebildet (aufgenommen) werden.

Puringehalt ausgewählter Lebensmittel in 100 g – angegeben als mg gebildete Harnsäure

Aal, geräuchert	115	Gurken	8	Kokosfett	0	**S**ago	0
Ananas	0	**H**ackfleisch	127	Kondensmilch	0	Sauerkraut	12
Anchovis	360	Hammelkotelett	125	Konfitüre	0	Sauermilch	0
Apfel	2	Hammellende	195	Kopfsalat	10	Schellfisch	160
Aprikosen	4	Hase	110	Krabben	168	Schinken, gekocht	118
Austern	90	Haselnüsse	30	Kürbis	0	Schinken, geräuchert	70
Bananen	0	Hecht	140	**L**achs	150	Schnittbohnen, grün	50
Bier	16	Heidelbeeren	0	Leber	336	Scholle	156
Birnen	2	Heilbutt	120	Linsen	185	Schweinefilet	154
Blumenkohl	25	Hering	280	**M**agermilch	0	Schweinekotelett	118
Bohnen, weiß	130	Herz	408	Maiskeimöl	0	Schweineschmalz	0
Bries	1032	Himbeeren	0	Mandeln	30	Seezunge	127
Bückling	318	Hirn	100	Margarine	0	Sellerie	30
Butter	0	Honig	0	Melone	0	Sojamehl	390
Buttermilch	0	Hühnerei	2	Miesmuscheln	370	Sonnenblumenöl	0
Camembert	0	Huhn, Brust	175	Mischbrot	36	Spargel	30
Champignons	20	Huhn, Keule	110	Morcheln	30	Speck	0
Datteln	15	Huhn, gekocht	170	**N**iere	240	Speisequark	0
Eigelb	5	Hummer	175	Nudeln, Teigwaren	38	Spinat	70
Eiklar	0	**J**ohannisbeeren	0	**Ö**lsardinen	560	Sprotten, geräuchert	535
Emmentaler	0	Joghurt	0	**P**fifferlinge	25	Stärke	0
Endivien	20	**K**abeljau	150	Pfirsich	0	Steinpilze	50
Ente	153	Kaffee	0	Pflaumen	0	**T**ee	0
Erbsen, gelb	140	Kakao	0	**R**adieschen	15	Tomaten	10
Erbsen, grün	145	Kalbsfilet	190	Rahm, Sahne	0	Truthahn, Puter	170
Erdbeeren	12	Kalbskotelett	125	Räucherlachs	242	**V**ollkornbrot	40
Erdnüsse	100	Kaninchen	145	Reh	110	Vollmilch	0
Fasan	110	Karotten, Möhren	25	Reis	0	**W**alnüsse	25
Feldsalat	45	Karpfen	150	Rettich	15	Weißbrot	15
Fleischextrakt	3500	Kartoffeln	5	Rhabarber	10	Weizenmehl	20
Forellen	170	Kaviar	144	Rindfleisch, fett	110	Wirsing	20
Gans	240	Kirschen	0	Rinderfilet	130	**Z**ucker	0
Gervais	0	Knäckebrot	60	Rosenkohl	15	Zunge	115
Grieß	55	Knochenmark	100	Rote Bete	15	Zwieback	29
Grünkohl	30	Kohlrabi	11	Rotkohl	25	Zwiebeln	9

19.9 Lebensmittelintoleranzen – Diäten

Diese Kompetenzen können Sie erwerben:

- *Krankheitsauslösende Faktoren kennen*
- *Grundzüge der Diäten kennen*

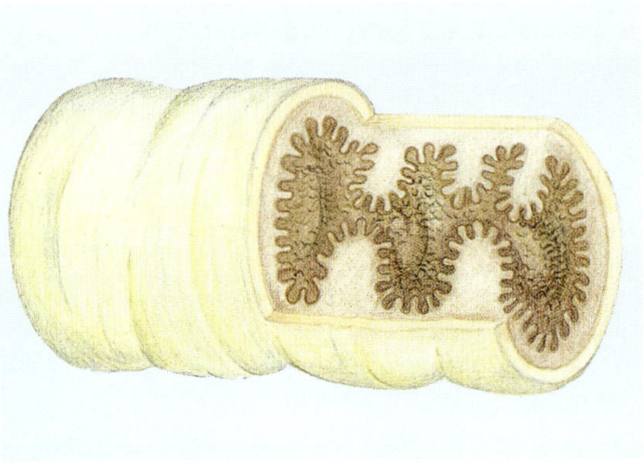

Dünndarm

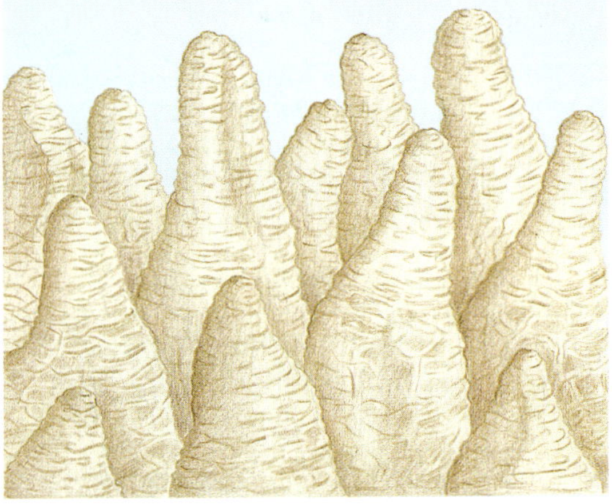

Darmzotten

?

1. Suchen Sie im Internet Informationen zum Thema Sprue/Zöliakie, z. B. bei der Deutschen Zöliakiegesellschaft in Stuttgart.
2. Erkunden Sie die Zutatenlisten von Leberkäse und anderen Fertigprodukten hinsichtlich der Nennung von Weizen bzw. Gluten.
3. Erkunden Sie Rezepte mit glutenfreien Getreidearten für Personen, die an Zöliakie erkrankt sind:
   a) Kleinkinder,
   b) Jugendliche.

Zöliakie – Sprue

Die Zöliakie des Säuglings, des Kindes und die einheimische Sprue des Erwachsenen haben die gleichen Ursachen und das gleiche Krankheitsbild.

Die Krankheit wird durch das Klebereiweiß – Gluten – von Weizen, Roggen, Gerste und Hafer verursacht. Die restlichen Getreidearten, Mais, Reis, Hirse, enthalten kein Gluten.

Durch das Gluten werden die Darmzotten geschädigt, im fortgeschrittenen Stadium gänzlich zerstört.

Krankheitsbild: schwere Verdauungsstörungen, breiige bis wässrige, übel riechende, oft schaumige, fettige Stühle, aufgetriebener Bauch; Abmagerung und verminderte Aufnahme der Nährstoffe, Vitamin- und Mineralstoffmangelerscheinungen. Kinder bleiben in der Entwicklung zurück und zeigen Wesensveränderungen.

Die Anlage für Zöliakie wird meist vererbt. Besonders gefährdet sind Säuglinge und Kleinkinder. Säuglinge sollten daher bis zum 7. Lebensmonat glutenfrei ernährt werden.

Bei einer glutenfreien Ernährung der Erkrankten kommt es meist innerhalb von zwei bis drei Wochen zu einem Verschwinden der Krankheit und zu einer Erneuerung der Darmzotten.

Diät bei Zöliakie

- Stärke enthält kein Eiweiß, also auch kein Gluten. Weizenmehl usw. müssen also in der Diät durch Stärke, Maismehl, Reismehl, Hirsemehl usw. ersetzt werden.
- Zu meiden sind: alle Getreideprodukte aus Weizen, Grünkern, Roggen, Gerste, Hafer wie Grieß, Flocken, Graupen, Grütze, Schrot, Kleie, Brot, Backwaren, Paniermehl, Teigwaren, Süßspeisen, Müsli, Vollkornbreie, Suppen, Soßen, Fleischwaren, Speisegewürze, die Mehl bzw. Gluten enthalten.
- Bei Fleischwaren, Fertigprodukten usw. muss auf die Zutatenliste geachtet werden, z. B. Leberkäse kann Mehl enthalten. Eine Gefahr sind Fertigprodukte, da sie auch Gluten – als Zutat einer Zutat – enthalten können.
- Es sind glutenfreie Lebensmittel im Handel erhältlich, z. B. Mehl, Brot, Backwaren und Teigwaren. Bei der Deutschen Zöliakiegesellschaft in Stuttgart kann eine Lebensmittelliste angefordert werden.
- Säuglingsmilchnahrung ist glutenfrei.
- Auf eine ausreichende Ballaststoff-, Vitamin- und Mineralstoffzufuhr ist bei der begrenzten Lebensmittelauswahl zu achten.

Phenylketonurie

Die essenzielle Aminosäure Phenylalanin, vgl. S. 98, wird durch einen angeborenen Enzymmangel nicht in das normale Stoffwechselgeschehen eingeschleust. Der Gehalt des Blutes an Phenylalanin ist erhöht, es kommt zur Bildung giftiger Ketone, die mit dem Harn ausgeschieden werden. Aus diesem Grunde erhielt die Krankheit die Bezeichnung Phenylketonurie.

Krankheitsbild

Die Krankheit verläuft zunächst ohne merkbare Erscheinungen. Stoffwechselprodukte hemmen aber gleichzeitig die normale Gehirnentwicklung und führen zu Minderwuchs. Früher wurde die Stoffwechselstörung erst etwa im 6. Lebensjahr am Stillstand der geistigen und körperlichen Entwicklung erkannt.

Heute gibt es für Phenylketonurie und für andere angeborene Stoffwechselstörungen Suchtests, die eine Früherkennung in den ersten Lebenstagen ermöglichen.

Ein normaler Intelligenzquotient ist möglich, wenn frühzeitig mit einer Diät begonnen wird. Die Diät sollte lebenslang durchgeführt werden.

Diät bei Phenylketonurie

- Eine phenylalaninreduzierte Diät, mit der so früh wie möglich begonnen werden sollte, führt zu einer normalen Entwicklung des Säuglings.
- Die Diät muss auf die individuell sehr unterschiedliche Phenylalaninintoleranz, den Phenylalaninbedarf abgestimmt werden. Phenylalanin wird als essenzielle Aminosäure zum Aufbau von Körpereiweiß benötigt. Ein Überschuss führt bei erkrankten Personen zur Ketonkörperbildung. Kontrollen des Phenylalaninspiegels im Blut sind daher notwendig.
- Im Säuglingsalter werden 30 bis 50 mg,
  im Kindesalter 20 bis 30 mg
  und im späteren Lebensalter zwischen 10 und 20 mg Phenylalanin pro kg Körpergewicht benötigt. Der Bedarf ist also abhängig vom Gesamteiweißbedarf.
- Da Phenylalanin in allen Eiweißstoffen vorkommt, muss die Zufuhr eiweißhaltiger Lebensmittel eingeschränkt werden. Obst, Gemüse, Bienenhonig, Pflanzenöle sind also besonders geeignet. Ergänzt wird die Diät durch proteinarmes Hirse- oder Reismehl und phenylalaninfreie Aminosäuregemische, die mit Vitaminen und Mineralstoffen angereichert sind. Die Diät muss ständig neu berechnet und zusammengestellt werden.
- Eiweißreiche Lebensmittel wie Milchprodukte, Fleisch, Wurst und Fisch müssen gemieden werden.
- In der Schwangerschaft ist die Diät streng einzuhalten, da es sonst zu einer Schädigung des Ungeborenen kommen kann. Selbst bei Einhalten der Diät kann es zu Missbildungen kommen.
- Der Süßstoff Aspartam ist verboten, vgl. S. 46, denn er wird aus Phenylalanin hergestellt. Zutatenliste z.B. bei Limonaden beachten.

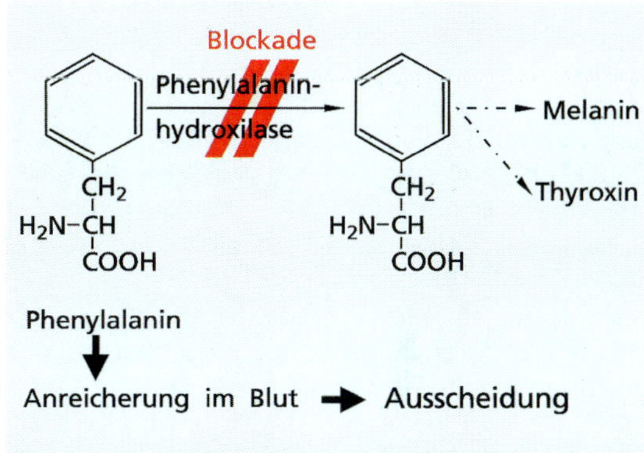

Enzymmangel – gestörter Abbau

Phenylalaningehalt in 100 g Lebensmittel	
Frauenmilch	54 mg
Kuhmilch	180 mg
Fleisch, Geflügel, Fisch	600 bis 900 mg
Eier	1300 mg
Hülsenfrüchte	600 bis 1300 mg
Gemüse	20 bis 100 mg
Butter	36 mg

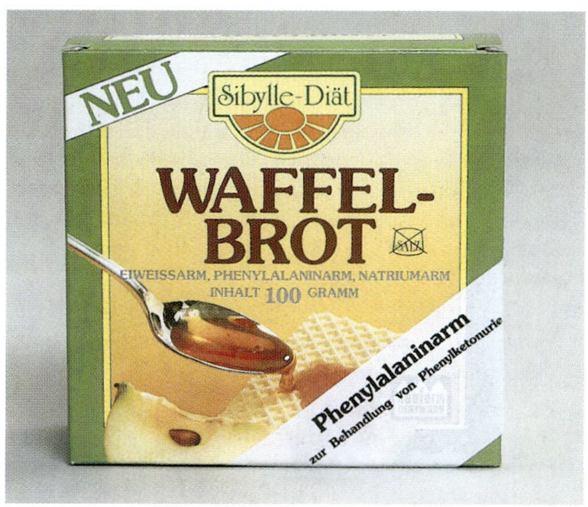

Diätetisches Lebensmittel

Laktoseintoleranz

Laktoseintoleranz beruht auf einem Mangel bzw. einer verminderten Aktivität der Laktase – Enzym, das Laktose spaltet – in der Dünndarmschleimhaut. Man unterscheidet sekundären und primären Laktasemangel.

Bei der **primären Laktoseintoleranz** ist der Laktasemangel angeboren oder wird im Erwachsenenalter erworben. Die angeborene Laktoseintoleranz ist sehr selten. Bei der primären erworbenen Laktoseintoleranz im Erwachsenenalter liegen genetische Unterschiede vor: Die Häufigkeit liegt in Europa bei 10 bis 15 %, bei der schwarzen Bevölkerung in den USA liegt sie dagegen bei 75 bis 95 %. Die Laktoseintoleranz ist auch in Afrika und Asien weit verbreitet.

Die **sekundäre Laktoseintolerenz** ist dagegen z. B. Folge einer Darmerkrankung.

Die Ursache für die Verringerung der Enzymaktivität im Erwachsenenalter ist nicht bekannt. Je nach der Enzymaktivität wird eine geringe Laktosemenge vertragen. Wird mehr Laktose aufgenommen, als Laktase vorhanden ist, kann die Laktose nicht vollständig in Glucose und Galaktose aufgespalten werden. Die Laktose gelangt in tiefere Darmabschnitte und wird hier von Bakterien zu Milchsäure, Essigsäure, Kohlenstoffdioxid u. a. abgebaut. Durch die Stoffwechselprodukte wird die Wassermenge im Darm erhöht. Gleichzeitig fördern organische Säuren die Darmperistaltik. Die Wassereinlagerung und die verstärkte Peristaltik rufen eine Diarrhö hervor.

Diät bei Laktoseintoleranz

- Laktosehaltige Lebensmittel wie Milch und Milchprodukte müssen gemieden werden.
- Nicht erhitzter Joghurt, Kefir, Sauermilch werden trotz des hohen Laktosegehaltes gut vertragen. Die im Joghurt vorhandenen Milchsäurebakterien passieren den Magen und setzen im Dünndarm Laktase frei, die Laktose abbauen kann. Der Verzehr von unerhitztem Joghurt ist also zur Verbesserung der Calciumversorgung zu empfehlen. Auch Käse wird von Personen mit einer Laktoseintoleranz vertragen, da die Laktose während der Käsereifung abgebaut wurde. Bei Menschen mit Laktasemangel kommt es häufig zu Osteoporose.
- In Fertiggerichten, Brot und Backwaren, Süßigkeiten, Fleischwaren u. a. kann ebenfalls Milch – Laktose – vorhanden sein.
- Bei der Ernährung von Säuglingen mit angeborener Laktoseintoleranz müssen laktosefreie Produkte ausgewählt werden. Diese Personengruppe muss meist vollständig auf laktosehaltige Lebensmittel verzichten.

19.10 Lebensmittelallergien

Diese Kompetenz können Sie erwerben:

- *Ernährungsbedingte Allergien und Maßnahmen dagegen kennen*

Schätzungsweise 5 bis 10 % der Bundesbürger reagieren allergisch auf Lebensmittel bzw. auf die darin enthaltenen Zusatzstoffe, vgl. auch S. 194.

Allergene Lebensmittel bzw. Lebensmittelinhaltsstoffe sind nicht giftig, ihre allergene Wirkung entfalten sie nur bei empfindlichen Personen. Bei allergenen Lebensmittelbestandteilen handelt es sich überwiegend um Eiweißstoffe. Nach dem unvollständigen Abbau der Eiweißstoffe können winzige Mengen in den Körper gelangen.

Allergische Reaktion

Eine Allergie ist eine Überreaktion des Immunsystems gegenüber zunächst nicht schädlichen, aber artfremden Stoffen. Artfremde allergieauslösende Eiweißstoffe – Allergene – bewirken beim ersten Kontakt die Bildung von Antikörpern und Gedächtniszellen. In dieser Phase merkt sich der Körper das Aussehen der Allergene, sodass er bei einem erneuten Kontakt sofort reagieren kann. Die Antikörper setzen sich an der Oberfläche der Mastzellen fest. Mastzellen sind eine Art weiße Blutkörperchen, die mit Botenstoffen vollgestopft sind, deshalb Mastzellen. Einer der bekanntesten Botenstoffe ist das Histamin.

Allergen-Antikörper-Reaktion: Bei einem erneuten Kontakt von Allergen und Antikörper ist dies für die Mastzellen das Signal, die Botenstoffe freizusetzen. Die Botenstoffe lösen dann die allergische Reaktion aus.

Gleiche Lebensmittel bzw. Lebensmittelinhaltsstoffe können bei Allergikern unterschiedliche allergische Reaktionen auslösen. Allergische Symptome sind sehr vielfältig. Sie zeigen sich besonders an der Haut, den Schleimhäuten der Atemwege und des Verdauungstraktes, z. B. Nesselfieber, Hautausschlag, Durchfall, Asthma, Schnupfen oder gar ein Kreislaufzusammenbruch. Je nach der Häufigkeit des Kontakts mit dem Allergen treten die Symptome akut oder chronisch auf.

Man unterscheidet nach dem zeitlichen Verlauf des Auftretens der allergischen Reaktion zwischen Sofortreaktion und Spätreaktion. Die meisten Lebensmittelallergien sind dem Sofortreaktionstypus zuzuordnen.

Bei Säuglingen sind Kuhmilchallergien und Hühnereiallergien häufig. Bei Jugendlichen und Erwachsenen treten dagegen vermehrt Allergien auf, die durch Gemüse, Obst, Kräuter, Gewürze, Nüsse und Samen ausgelöst werden. Die Verzehrgewohnheiten bestimmen die Häufigkeit einer Lebensmittelallergie. Naturbelassene Kost kann leichter als denaturierte Lebensmittel zu Allergien führen.

Lebensmittelallergien sind nicht immer ein lebenslanges Schicksal. Kinder haben in den ersten drei Lebensjahren besonders häufig mit Lebensmittelallergien zu kämpfen. Bei 80 % verschwinden die Symptome bis zum dritten Lebensjahr. Später können die Allergien allerdings wieder auftreten.

Wie kann eine Allergie vermieden werden?

- Gestillte Säuglinge – vier bis sechs Monate ausschließliches Stillen – erkranken zumindest in den ersten drei Lebensjahren seltener an Allergien als „Flaschenkinder", vgl. S. 254.
- Stark allergene Lebensmittel – mit potenziell allergenen Proteinen – sollten erst nach dem ersten Lebensjahr eingeführt werden.
- Lebensmittel, die häufig zu Allergien führen, sollten während der Stillzeit nicht verzehrt werden.
- Das Einatmen von Hausstaub und Allergenen von Haustieren sollte möglichst gering gehalten werden und das Rauchen ist zu vermeiden.

Diagnose und Behandlung
Durch Such- oder Additionsdiäten bzw. über Hauttests kann festgestellt werden, welche Lebensmittel bzw. Lebensmittelinhaltsstoffe oder Lebensmittelzusatzstoffe die Allergie ausgelöst haben.

Meiden allergieauslösender Lebensmittel: Für jeden Allergiker muss die Diät individuell zusammengestellt werden. Die einzige sichere Behandlung besteht im Meiden der allergieauslösenden Lebensmittel bzw. der Lebensmittelinhaltsstoffe oder Lebensmittelzusatzstoffe.

Bei Allergien gegen Obst und Gemüse genügt es manchmal, wenn die Lebensmittel erhitzt oder eingefroren werden, dadurch werden die Allergene denaturiert.

Meiden allergieauslösender Lebensmittelbestandteile: Bei Milch, Ei, Getreide, Gewürzen u. a. ist die vollständige Ausschaltung aus der Diät oft schwierig, da die Lebensmittel als Zutat in Spuren in anderen Lebensmitteln enthalten sein können. Hier ist also eine Kenntnis über die mögliche Zusammensetzung der Lebensmittel und das Beachten der Zutatenliste notwendig. Aber es ist zu beachten, dass bei Fertigprodukten Zutaten ab einem gewissen Gewichtsanteil nicht mehr im Zutatenverzeichnis aufgeführt werden. Bei bestehender Sensibilisierung können jedoch geringe, beim Verzehr nicht erkennbare Zusätze schwere allergische Reaktionen auslösen. Oft ist es so für Allergiker notwendig, auf Fertiggerichte und Speisen in Restaurants zu verzichten und die Speisen selbst herzustellen.

Stoffe, die allergische Reaktionen verstärken können, sind ebenfalls zu meiden, z. B. Alkohol.

Ausreichende Nährstoffversorgung: Den Betroffenen müssen Alternativen aufgezeigt werden, wie sie ihren Nährstoffbedarf decken können, z. B. die Calciumversorgung bei einer Kuhmilchallergie.

Pseudoallergische Reaktion, vgl. S. 194.

?

1. Beschreiben Sie die Antigen-Antikörper- Reaktion bei einer Allergie.
2. Nennen Sie Maßnahmen im Säuglingsalter, durch die ein möglicher späterer Ausbruch einer Allergie verringert werden kann.
3. Nennen Sie Lebensmittel, die häufig Allergien auslösen.

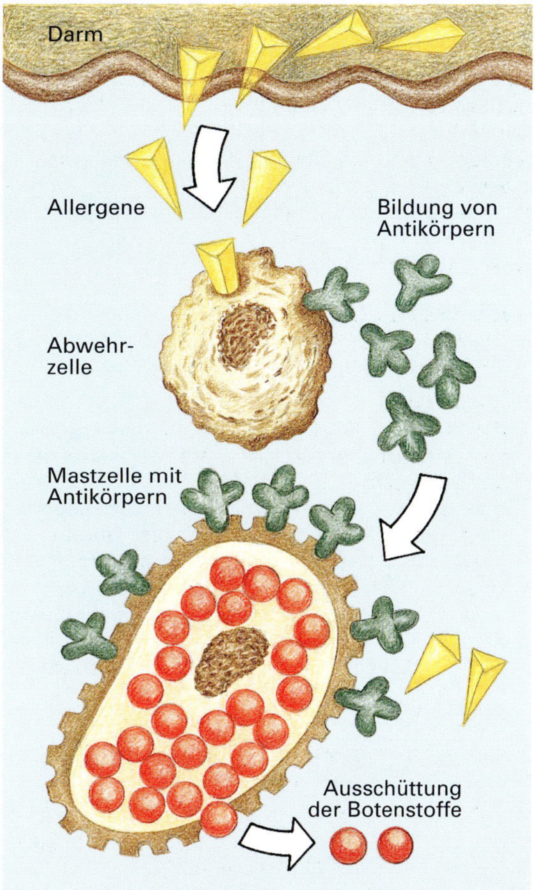

Ablauf einer allergischen Reaktion

19.11 Ernährung und Krebs

Diese Kompetenz können Sie erwerben:

- *Ernährungsbedingte Krebsursachen kennen*

Krebsursachen (nach Weissburger)

Ursachen	Befallene Organe	in %
Tabak	Lunge, Bauchspeicheldrüse, Blase, Niere	21
Nitrat Vitamin-C-Mangel Aflatoxine	Magen, Leber	5
Fettreiche, ballaststoffarme, erhitzte Kost	Dickdarm, Bauchspeicheldrüse, Brust, Prostata	45
Tabak, Alkohol	Mundhöhle, Speiseröhre	5
Tabak, Asbest, Staub, Strahlung	Lunge, Luftröhre	5

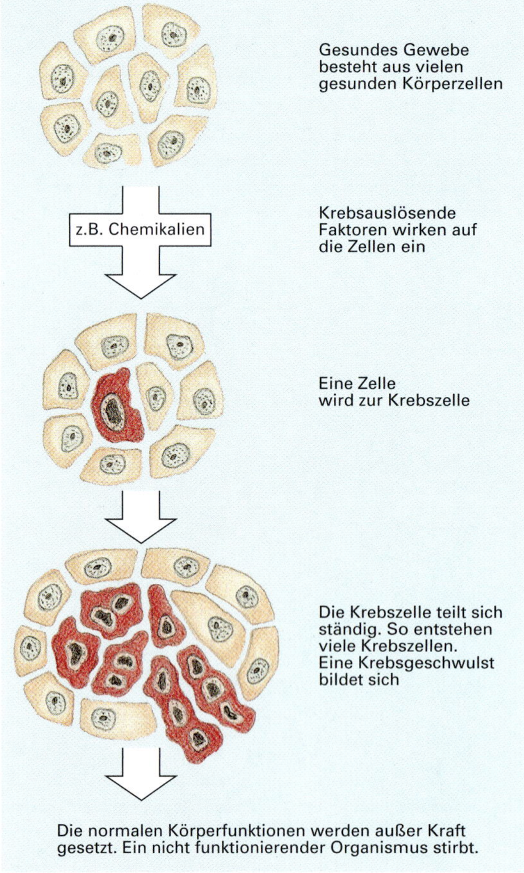

Entstehung von Krebs (Ungerer)

Krebs ist die zweithäufigste Todesursache in den westlichen Industrieländern. 35% aller Krebsfälle könnten durch eine geeignete Ernährung verhindert werden.

In jeder menschlichen Zelle liegen Gene vor, die für die Entstehung von Krebszellen verantwortlich sind. Krebsauslösende Stoffe schädigen die Zellstruktur und fördern die Krebsentstehung. In der letzten Phase kommt es zu ungehemmtem Zellwachstum und zur Ausdehnung auf umliegende Zellen und Gewebe.

Die Entstehung von Krebs ist von inneren und äußeren Faktoren abhängig. 90% aller Krebserkrankungen entstehen an Stellen, die in direktem Kontakt mit der Umwelt stehen – Atemwege, Haut, Verdauungstrakt, Harnwege, Geschlechtsorgane.

Der Zeitfaktor verstärkt die Wirkung der äußeren Faktoren, die Häufigkeit bösartiger Tumore nimmt also mit steigendem Lebensalter zu.

Krebserregende Stoffe in der Nahrung sind z.B. Benzpyrene, Aflatoxine und Nitrat/Nitrosamine.

Überernährung fördert die Krebsentstehung, dabei scheint der Fettgehalt der Nahrung eine Rolle zu spielen. Alkohol gilt ebenfalls als Risikofaktor für die Krebsentstehung. Andererseits hat ein hoher Ballaststoffgehalt eine positive Wirkung, da er den Darmkontakt mit krebserregenden Stoffen verringert. Durch eine ausreichende Zufuhr an Vitamin A, Vitamin C, Vitamin E und sekundären Pflanzenstoffen kann das Krebsrisiko gemindert werden.

Durch diätetische Maßnahmen kann Krebs nicht geheilt werden. Sämtliche Berichte über Heilerfolge beruhen derzeit auf Spekulationen. Wichtig ist jedoch die Erhaltung bzw. Wiederherstellung eines möglichst guten Ernährungszustandes bei Krebskranken. Dies ist besonders wichtig, da es bei Krebs, z.B. aufgrund der Appetitlosigkeit, zu Mangelernährung und so zu einer Verschlechterung des Allgemeinzustandes kommen kann.

Der Nährstoffbedarf des Krebskranken wird durch den Ernährungszustand und die Art der Erkrankung bestimmt. Auf eine ausreichende Vitamin-, Mineralstoff- und Eiweißzufuhr ist zu achten.

Kohlenhydratreiche Mahlzeiten und Fleisch werden häufig schlecht vertragen. Die Nahrung muss ausreichend Flüssigkeit enthalten, da die Speichelbildung verringert ist.

?

1. Informieren Sie sich über die Bildung von krebserregenden Stoffen:
   a) Aflatoxine, vgl. S. 216,
   b) Nitrosamine, vgl. S. 124.
2. Informieren Sie sich über den Zusammenhang zwischen Vitaminversorgung und Krebsrisiko.

20 Welternährung

20.1 Weltbevölkerung

Diese Kompetenz können Sie erwerben:

- *Entwicklung der Weltbevölkerung beschreiben*

All diese Menschen wollen essen, Kleidung, ein Dach über dem Kopf und wenigstens eine Aussicht auf bescheidenen Wohlstand haben. Aber schon die gegenwärtige Weltbevölkerung ist dabei, ihre Lebensgrundlage zu zerstören. Umweltverschmutzung, Abholzung der Tropenwälder, Bodenerosion, Treibhauseffekt und Ozonloch sind beunruhigende Anzeichen dafür.

Die Industrieländer mit ihrem hohen Energiebedarf und ihren riesigen Güter- und Müllproduktionen haben entscheidenden Anteil an der Umweltverschmutzung. Ein Single in einer deutschen Großstadt belastet die Erde mehr als eine Großfamilie in Bangladesch.

In Entwicklungsländern zwingt oft Armut die Menschen, ihre Lebensgrundlage für morgen zu zerstören, z. B. Brennholz für das tägliche Essen.

Wird die Umweltzerstörung dem Wachstum der Menschheit ein Ende bereiten?

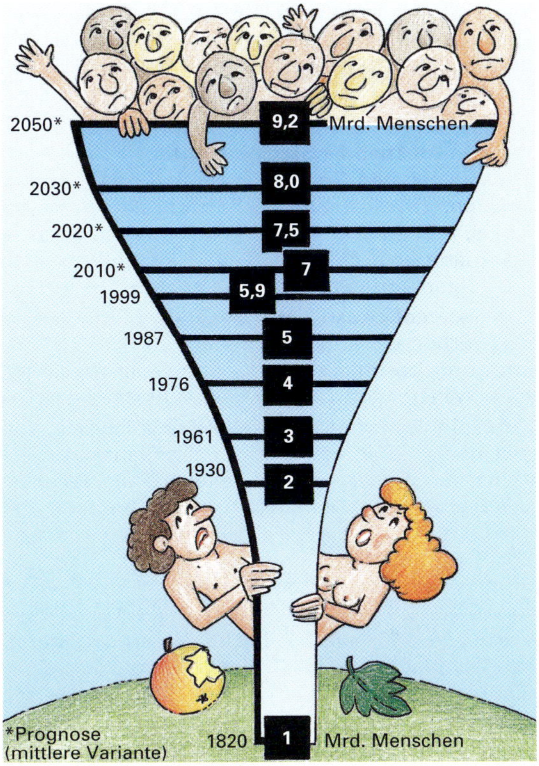

Wachstum der Menschheit

I Wie viel Menschen erträgt die Welt?

Dauerte es 1820 noch 110 Jahre, bis die Menschheit von einer Milliarde auf zwei Milliarden wuchs, so waren es danach nur noch 31 Jahre bis zur dritten Milliarde.

Die Weltbevölkerung, die derzeit 6 Milliarden Menschen zählt, wird die Siebenmilliarden-Marke im Jahr 2010 und die Achtmilliarden-Marke im Jahr 2030 erreichen.

Nach dem Jahr 2030 wird sich dieses bedrohliche Tempo zwar etwas verlangsamen, aber im Jahr 2050 dürften trotzdem knapp neun Milliarden Menschen auf der Erde ihren Platz suchen – fast ein Drittel mehr als heute.

Mehr als 4,9 Milliarden Menschen lebten im Jahr 2000 in Entwicklungsländern und nur 1,2 Milliarden in den Industrienationen.

Hauptursache für die Bevölkerungsexplosion ist die im Zuge des technischen und medizinischen Fortschritts erheblich gesunkene Sterberate: Seuchen, Kindersterblichkeit, Infektionskrankheiten werden immer wirksamer bekämpft.

Die höchste Wachstumsrate weist Afrika auf: Von je 100 Einwohnern sind 42 jünger als 15 Jahre, in Deutschland dagegen 15 von 100.

Die große Kinderzahl garantiert die Versorgung der Eltern im Krankheitsfall und im Alter. Die Mehrheit der Menschen auf dem Lande erhält vom Staat keine oder nur unwesentliche Unterstützung. Wenn der Staat den Eltern also weniger Kinder vorschreibt, muss er ihnen die soziale Sicherheit bieten, die heute die Kinder garantieren.

Insgesamt leben heute fast zwei Milliarden Kinder auf dieser Erde. Sie stellen gut ein Drittel der Weltbevölkerung dar. Die meisten Kinder leben in Asien.

?

1. Diskutieren Sie Ursachen und Folgen der Entwicklung der Weltbevölkerung auf
   a) das Gesundheitswesen,
   b) das Bildungswesen,
   c) den Arbeitsmarkt,
   d) das Wohnungswesen,
   e) die Ernährung,
   f) die Umwelt.
2. Orientieren Sie sich im Internet über geografische, politische und wirtschaftliche Bedingungen in einem Entwicklungsland, z. B. Bangladesch.

20.2 Eiweißmangelernährung – Kwashiorkor

Diese Kompetenz können Sie erwerben:

- *Folgen eines Nahrungs-, Eiweißmangels beschreiben*

I Hungern, Dursten, Darben, Sterben

Die Armen werden immer ärmer, die Reichen immer reicher. Die reichen Nationen stellen 25 % der Weltbevölkerung dar, sie verbrauchen 85 % des Holzes, 75 % der Metalle, 70 % der Energie sowie 60 % der Lebensmittel.

- 40 000 Kinder sterben täglich. Diese Zahl entspricht dem Absturz von 150 Jumbojets pro Tag.
- Für 1,5 Milliarden Menschen fehlt gesundheitliche Betreuung.
- 1,3 Milliarden Menschen leben von weniger als einem Dollar pro Tag.
- 750 Millionen Menschen leiden an akuten Durchfallerkrankungen.
- Ein Viertel der Weltbevölkerung hat nicht genügend Nahrung bzw. einwandfreies Trinkwasser.
- Ca. 1 Milliarde Menschen hungert – z. B. in Asien sechsmal so viel Menschen, wie bei uns leben.
- 160 Millionen Kleinkinder sind mangelernährt.
- 1 Milliarde Erwachsene kann weder lesen noch schreiben.

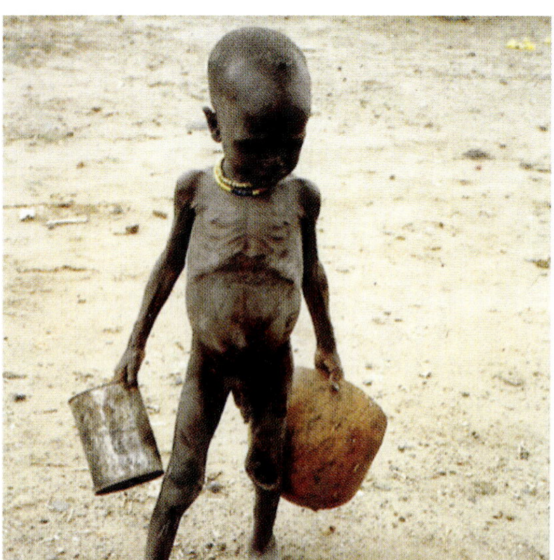

Unterernährung

Reis ist in Asien, Mais und Bohnen in Lateinamerika und Hirse in Afrika Nahrungsgrundlage. Daneben werden Kartoffeln, Maniok und Bananen gegessen. In Gegenden, in denen eiweißreiches Getreide Grundnahrungsmittel ist, kommt es seltener zu Eiweißmangel als in Teilen Lateinamerikas und Afrikas, in denen Knollenfrüchte verzehrt werden. Tierische Lebensmittel sind nur selten Nahrungsgrundlage, z. B. auf Inseln oder in der afrikanischen Steppe.

Mit abnehmendem Einkommen wird weniger gegessen, es werden mehr Kohlenhydrate und weniger Fett und tierisches Eiweiß verzehrt.

In den Entwicklungsländern wird zu wenig Eiweiß aufgenommen.

Außerdem wird der Eiweißbedarf nur zu

- 1/5 durch tierisches Eiweiß und zu
- 4/5 durch pflanzliches Eiweiß gedeckt.

Hierdurch wird die Eiweißunterversorgung noch verstärkt, vgl. S. 98 ff.

Folgen des Eiweißmangels sind
Behinderung der körperlichen Entwicklung, Wachstumsverzögerung, schlechte Wundheilung, Anfälligkeit für Infektionskrankheiten, geringere Leistungsfähigkeit, mangelnde geistige Entwicklung, geistiger Verfall, Wasseransammlungen im Körper, Verfärbung von Haut und Haaren, Fettleber.

Vitamin-A-Mangel – Retinolmangel
Ein Vitamin-A-Mangel steht an erster Stelle unter den Mangelkrankheiten. Jährlich erblinden ca. eine viertel Million Kinder aufgrund eines Vitamin-A-Mangels, vgl. S. 158.

Ursachen für den Eiweißmangel, die Fehlernährung
In vielen Fällen lässt sich die Fehlernährung in den Entwicklungsländern darauf zurückführen, dass das Pro-Kopf-Einkommen zu niedrig ist, um eine angemessene Ernährung zu ermöglichen. Die Menschen mühen sich mit der Hacke auf den kleinen Feldern ab, ohne dass sie einen besseren Lebensunterhalt für ihre Familien erzielen könnten. Der Staat hat die Landbevölkerung – die Bauern – oftmals vergessen. Geringes Einkommen, wenig Nahrung, geringe Leistungsfähigkeit bewirken wiederum schlechtere ärztliche Versorgung, geringere Bildung usw. Unzureichende hygienische Bedingungen verschlechtern oft die Situation.

Der Teufelskreis schließt sich. Unterernährung, der Mangel an Nahrung, ist also Mitursache für die persönliche Armut.

Kwashiorkor bedeutet in der Sprache der Ghanaer „erste" und „zweite". Diese Bezeichnung wurde gewählt, da diese Krankheit das erste Kind befällt, wenn das zweite geboren ist und nun anstelle des älteren Kindes gestillt wird. Die Kinder, die abgestillt wurden, bekommen oft lediglich einen dünnen Getreideschleim. Sie zeigen aufgrund der Mangelernährung bald nur noch wenig Appetit, auch Durchfälle treten auf. Die Mütter schränken daraufhin die Portionen dieser Mangelernährung noch weiter ein, da sie durch diese Maßnahme eine Besserung des Gesundheitszustandes erwarten. Aufgrund der Wasseransammlungen im Körper – Ödeme – bemerken die Mütter die Gewichtsabnahme meist erst spät.

Bei Kwashiorkor kommt es außerdem zu Hautveränderungen – Pigmentierungen – und zum Verlust der Haare. Die Leber ist vergrößert.

Kinder haben einen höheren Eiweißbedarf als Erwachsene, sie sind deshalb von dem Eiweißmangel besonders betroffen. Auch die häufig herrschenden völlig falschen Vorstellungen über eine angemessene Kinderernährung tragen zu einer Mangelernährung bei. In Guatemala gelten z. B. Eier und Milch als „zu schwer" für die kleinen Mägen der Kinder unter fünf Jahren. Die Kinder bekommen ein schmackhaftes süßes, heißes Getränk aus Mais mit Vanille oder ähnlichen Gewürzen, das unweigerlich zu Mangelkrankheiten führt.

Ein anderes Beispiel: In einigen Regionen sind Vitamin-A-haltige Pflanzen vorhanden, sie werden aber aus traditionellen Gründen nicht verwertet bzw. verzehrt. Falsche Ernährungsvorstellungen können neben einer ungenügenden Nahrungserzeugung zu einer Mangelernährung führen.

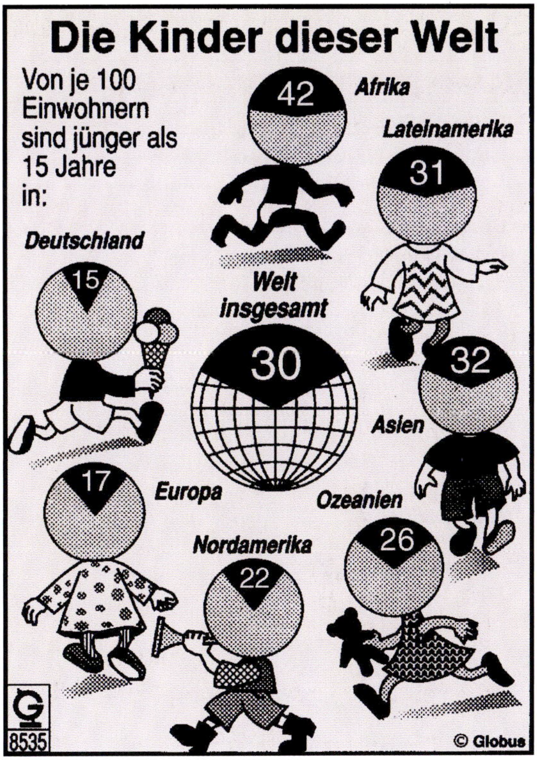

!

Eiweiß-/Nahrungsmangel ist die Folge
- **ungenügender Nahrungsproduktion,**
- **traditioneller Ernährungsvorstellungen.**

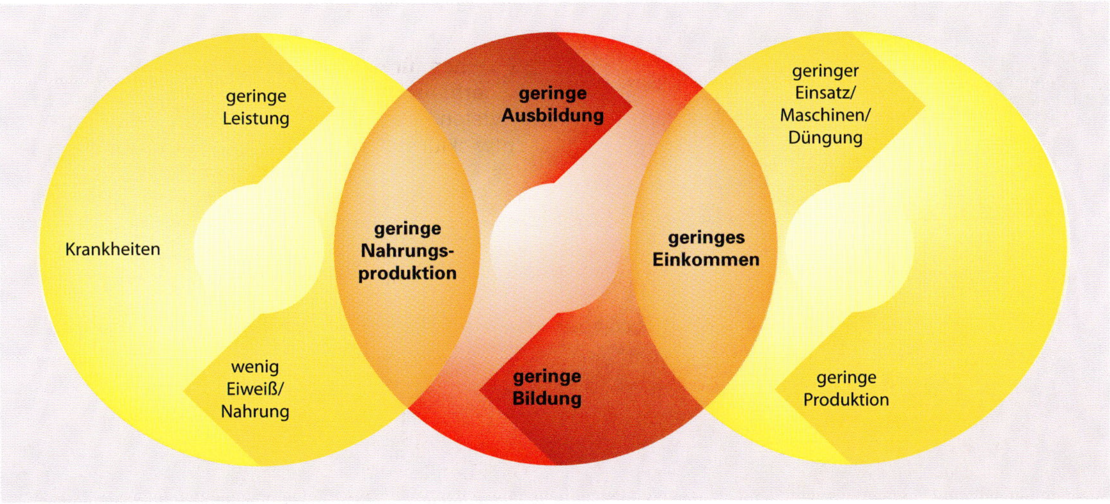

Teufelskreis der Armut

20.3 Hunger und Überfluss

Diese Kompetenzen können Sie erwerben:
- *Mögliche Ursachen für den Nahrungsmangel in Entwicklungsländern kennen*
- *Lebensmittelhilfen für Entwicklungsländer beurteilen*

Die Welternährung hat zwei Gesichter:
Überfluss auf der einen und Mangel auf der anderen Seite. Sie ist also durch zwei Formen der Fehlernährung gekennzeichnet:
- Überernährung in den Industrieländern
- Nahrungsmangel in den Entwicklungsländern

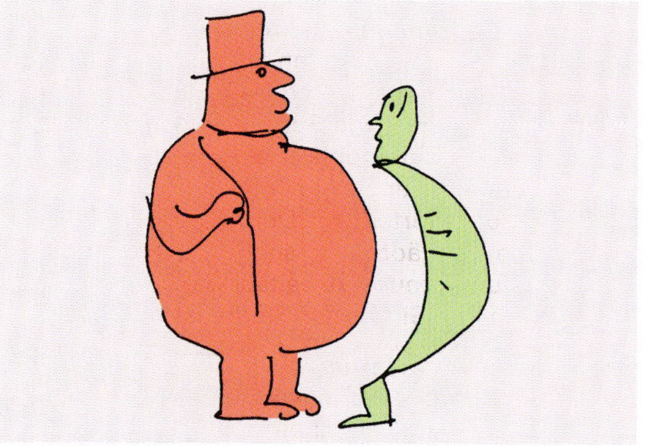

Wir sind arm, weil ihr reich seid

?

1. Diskutieren Sie Ursachen für die ungleiche Nahrungsverteilung in Industrie- und Entwicklungsländern.
2. Führen Sie eine Pro-und-Kontra-Diskussion: „Lebensmittelhilfen für Entwicklungsländer?"
3. Nehmen Sie Stellung zu folgenden Aussagen:
   - Nicht alle, sondern nur die Armen hungern in den Entwicklungsländern.
   - Ihr zwingt uns, mehr für euch zu produzieren und zu exportieren.
   - Entwicklung ist ein neues Wort für Frieden.
   - Entwicklungshilfe muss Hilfe zur Selbsthilfe sein.
4. Erläutern Sie das in der Karikatur dargestellte Ungleichgewicht
   a) im Welthandel,
   b) in der Nahrungsverteilung.
5. Erkunden Sie in Ihrem Wohnort das Angebot an fair gehandelten Lebensmitteln. Stellen Sie Preis- und Qualitätsvergleiche an.

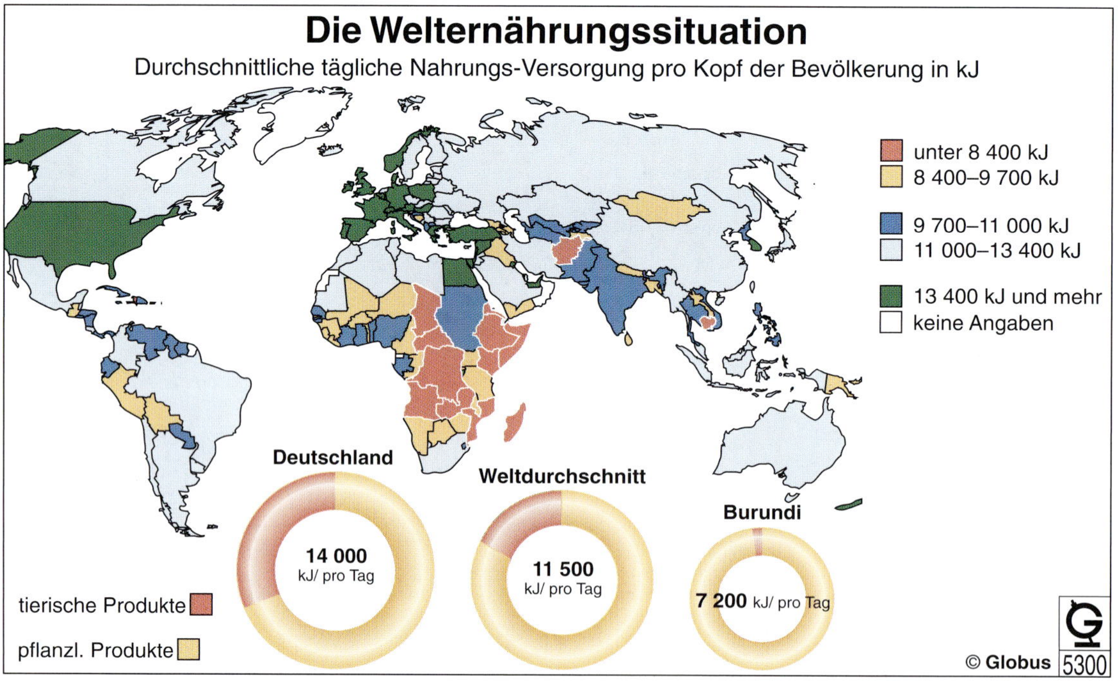

Hungersnöte haben vielfältige Gründe

Lebensmittelproduktion, -verteilung
Die weltweite Lebensmittelproduktion reicht aus, um die gesamte Weltbevölkerung ausreichend zu ernähren.

Die wichtigste Ursache für den Hunger ist die ungerechte Verteilung der Lebensmittel. Dies betrifft nicht nur die ungleiche Verteilung zwischen den Industrieländern und den Entwicklungsländern, sondern auch die Verteilung der Lebensmittel innerhalb der einzelnen Länder.

Der Hunger zieht sich geografisch wie ein Gürtel um die Erde. Besonders betroffen sind die Breitengrade um den Äquator, in Afrika südlich der Sahara und im Fernen Osten.

Die Versorgung in einigen Ländern ist sehr unterschiedlich, besonders in den lateinamerikanischen Ländern ist der Unterschied zwischen Armen und Reichen, Hungrigen und Satten sehr groß. Hunger ist nicht allein ein Problem der Lebensmittelproduktion, sondern auch der unterschiedlichen Verfügbarkeit und Verteilung. Durch die ländliche Armut ist die Verstädterung schneller gestiegen als die Schaffung neuer Arbeitsplätze. Hunger von Millionen in den Slums der Städte ist die Folge.

Ökologische Veränderungen
Extreme Witterungsschwankungen, Dürren in der Sahelzone – die Wüste wächst – und Überschwemmungen in Bangladesch, führen zu Hungersnöten.

Der Mensch wirkt hieran mit durch unüberlegtes Abholzen von Wäldern und Überweiden von Grasland. Boden geht verloren, der Grundwasserspiegel sinkt, die Gefahr von Dürren steigt. Das Ökosystem wird durch Monokulturen zerstört.

Zwei Dinge setzen den tropischen Wäldern zu:
Brandrodung und Abholzung. Aus der Sicht der Entwicklungsländer gibt es zwei Hauptgründe: Zum einen ist es die Notwendigkeit, Exportgüter zu produzieren, um Devisen zu erwirtschaften – z. B. durch Anlage von Plantagen oder Viehweiden für die Rinderzucht oder den Holzeinschlag zur Gewinnung von Bau- und Edelholz.

Der andere Grund ist die Gewinnung von Brennmaterial für den eigenen Bedarf. Die Länder haben meist keine anderen Energiequellen und auch kein Geld, ausreichend Öl oder Kohle zu kaufen.

Um die Tropenwälder zu retten, genügt es deshalb nicht, den Import von tropischen Hölzern in die Industriestaaten zu stoppen. Entscheidend wird der Kampf gegen Armut und Überbevölkerung in den Entwicklungsländern sein.

Wir müssen einfacher leben, damit andere überleben können.

I Der tropische Regenwald ist bedroht

- Der Regenwald bedeckt 7 % des Landes unserer Erde. Er hat eine wichtige Funktion bei der Regulierung des Erdklimas und des Kohlenstoffdioxidgehaltes der Atmosphäre. Er schützt die tropischen Böden vor Überschwemmung und Erosion.
- Im tropischen Regenwald finden sich zwei Drittel aller Pflanzenarten; er ist Lebensraum für 80% aller Insekten und 90 % aller Primaten (Affen u.Ä.). Der Regenwald ist notwendig für die Vielfalt des Lebens.

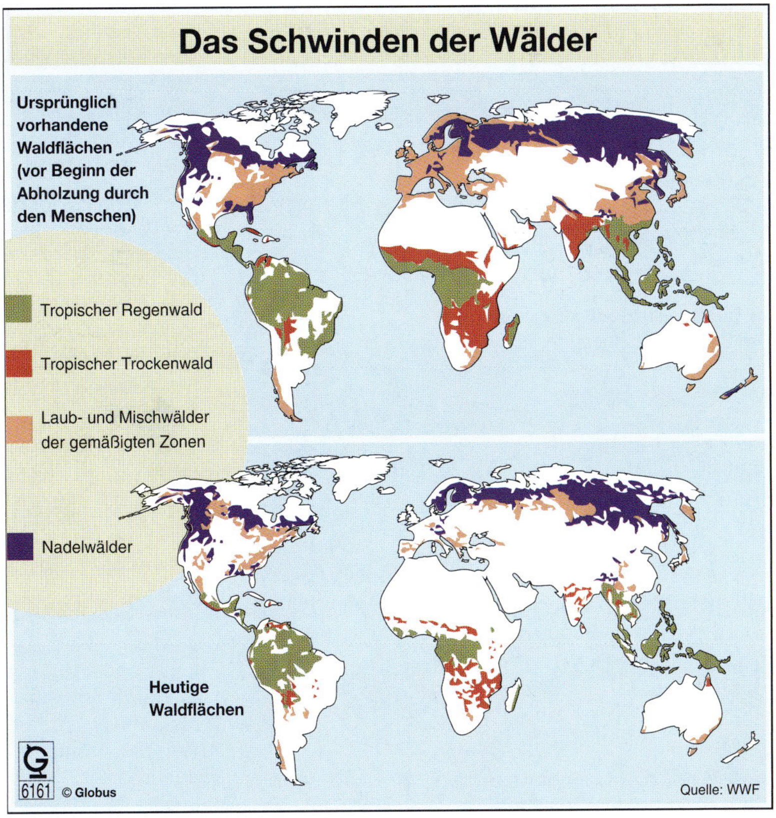

?

Interpretieren Sie die drei Karikaturen:
- Was soll ausgesagt werden?
- Wer soll angesprochen werden?
- usw.

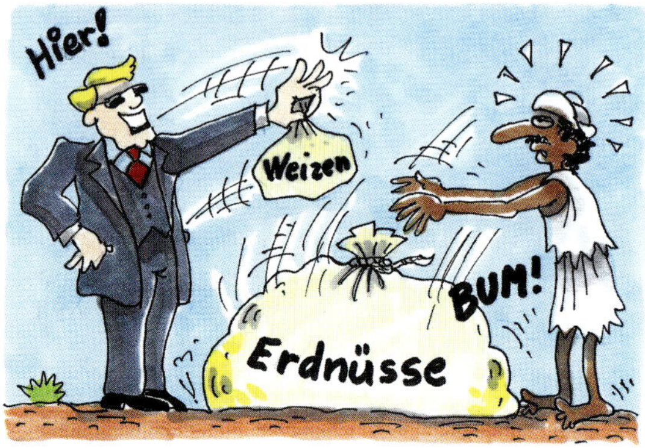

Lebensmittel für wen?

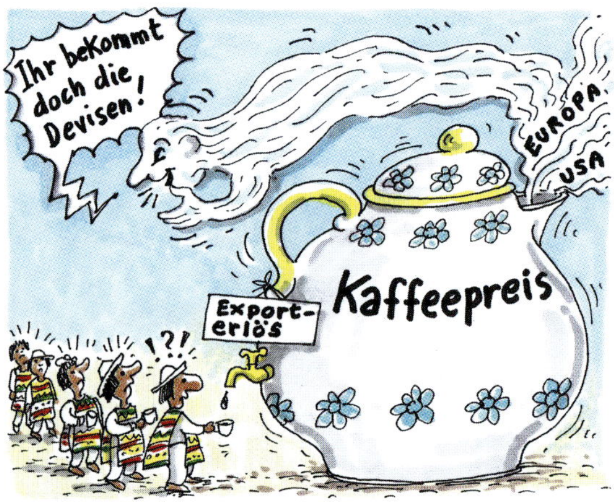

Ihr bekommt doch die Devisen

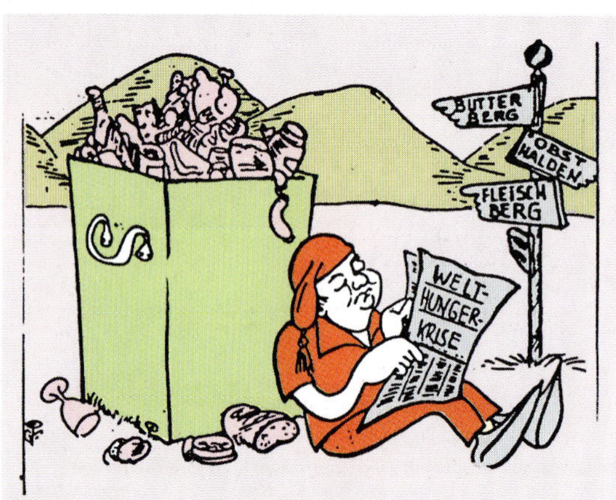

Die wissen nicht, woher nehmen, wir nicht, wohin tun – so hat jeder sein Problem

Erst nehmen – dann geben

Während die Agrarberge in den Industrienationen wachsen, haben Millionen Menschen in den Entwicklungsländern nicht genug zu essen. Die Industrieländer leisten sich auf Kosten der Dritten Welt viel Luxus.

40 % der Weltgetreideernte werden an Masttiere verfüttert. Mit dieser Menge könnte man 2,5 Milliarden Menschen ernähren. Durch den Anbau von Futtermitteln in Entwicklungsländern gehen wertvolle Anbauflächen für die Erzeugung von lebensnotwendigen Lebensmitteln für die einheimische Bevölkerung verloren.

Eine Karikatur beschreibt die Situation: Ein Europäer nimmt einem Bauern die Erdnussproduktion fort und verspricht gleichzeitig eine Lieferung Getreide, die kaum zum Überleben reicht.

Jahr für Jahr werden Millionen Tonnen an Lebensmitteln aus den Industrieländern in die Entwicklungsländer transportiert, vor allem Getreide, Magermilchpulver, Speisefette und Zucker. Durch diese Lebensmittelhilfen werden die Agrarüberschüsse der Industrienationen verringert. Für die Entwicklungsländer haben diese Billiglieferungen schlimme Folgen. Ein Beispiel sei erwähnt:

Die Hungerkatastrophe im Sudan war bereits überwunden. Doch die Lebensmittelhilfe wurde fortgeführt, so fiel der Getreidepreis pro Sack von 230 Pfund auf 6 Pfund. Die Kosten für Ernte und Transport zu den Märkten waren nun höher als der Erlös. Die Bauern ernteten nur für den Eigenbedarf, die nächste Lebensmittelknappheit war so bereits vorprogrammiert.

Kleinbauern, die nur für den eigenen Bedarf produzieren, werden nicht selten von großen Betrieben verdrängt. Die Einkommensgrundlage wird zerstört. Um für die Familie Einkommen zu erwirtschaften, erfolgt häufig eine Abwanderung in die Städte. Die rasche Verstädterung schafft mit den Slums neue Probleme.

Fehlende Straßen und Transportmittel bewirken, dass die Lebensmittellieferungen oft nur bestimmte Regionen erreichen.

Lebensmittelhilfen können Ursachen des Hungers nicht beseitigen. Lebensmittelhilfen berücksichtigen auch nicht die Ernährungsgewohnheiten der Bevölkerung. Milchpulver z. B. kann kaum hygienisch einwandfrei zubereitet werden. Außerdem wird die Laktoseintoleranz der Menschen in Afrika nicht beachtet, vgl. S. 302. Oder Weizen verdrängt die einheimische Hirse. Durch Lebensmittellieferungen kann es also zu einer Veränderung der Verzehrgewohnheiten kommen. Die Menschen kaufen ausländische Produkte, die im eigenen Land nicht ausreichend produziert werden.

Die ungleiche Nahrungsverteilung in der Welt ist eine Herausforderung für alle Menschen. Ein Ausgleich kann nur geschaffen werden, wenn alle Staaten zur Zusammenarbeit bereit sind.

Die Ernährungs- und Landwirtschaftsorganisation der Vereinten Nationen (FAO) erarbeitet einen „Weltleitplan" zur Verhinderung einer Welternährungskrise. Dieser Plan soll eine internationale Agrar- und Ernährungspolitik ermöglichen. Auch andere Organisationen bemühen sich seit Langem um die Bekämpfung des Hungers in der Welt.

Einige Gruppen sollen hier genannt werden:

- **Deutsche Welthungerhilfe** (Nationalkomitee der Welthungerkampagne der FAO)
- **UNICEF** – United Nations International Children's Emergency Fund
- **UNESCO** – United Nations Educational, Scientific and Cultural Organization
- **World Health Organization** (WHO)
- **Kirchliche Hilfswerke:** Brot für die Welt und Misereor

Indira Gandhi formulierte die Verpflichtung der Industrienationen in deutlicher Form:

„Für die entwickelten Nationen heißt die Frage nicht, ob sie es sich leisten können, den Entwicklungsländern zu helfen, sondern ob sie es sich leisten können, ihnen nicht zu helfen."

!

- **Entwicklungshilfe und damit auch Lebenshilfe hat nur als Hilfe zur Selbsthilfe eine Berechtigung und Aussicht auf Erfolg.**
- **Das geringe Pro-Kopf-Einkommen, die fehlende Kaufkraft der Hungernden, ist die Hauptursache für die unzureichende Nahrungsproduktion in den Entwicklungsländern.**
  Niedrige Lebensmittelpreise führen ebenfalls zu einer Verschlechterung der Ernährungslage.
- **Nahrungsmangel ist ein politisches und wirtschaftliches Problem.**
  Die einheimischen Regierungen müssen Voraussetzungen für eine bessere Lebensmittelproduktion und damit eine ausreichende Versorgung der Bevölkerung schaffen, z. B. durch Ernährungsberatung, Ergänzungsspeisung, Verbesserung der sanitären Einrichtungen, Versorgung mit sauberem Trinkwasser, Anhebung von Erzeugung und Verbrauch nahrhafter Lebensmittel.

I Fairer Handel – TRANSFAIR

In Deutschland gibt es etwa 80 Importeure fair gehandelter Produkte aus Entwicklungsländern. Der **TRANSFAIR**-Verein zur Förderung des fairen Handels mit der Dritten Welt e. V. in Köln, der von 38 kirchlichen und entwicklungspolitischen Organisationen getragen wird, kennzeichnet solche Produkte mit einem Qualitätssiegel. Im fairen Handel werden Importprodukte ohne Zwischenhändler direkt vom Erzeuger gekauft, der dafür einen Preis über Weltmarktniveau erhält. Bisher gibt es die Produkte in rund 22 000 Supermärkten und 800 Weltläden.

FAIRTRADE
TRANSFAIR

T

Ich war hungrig,
und ihr habt meine Nahrungsmittel eurem Tier gefüttert.
Ich war hungrig,
und ihr wolltet nicht auf das
Steak aus Südamerika verzichten.
Ich war hungrig,
und eure Konzerne pflanzten
auf meinen besten Böden
eure Wintertomaten.
Ich war hungrig,
aber wo Reis für meine täglichen
Mahlzeiten wachsen könnte,
wird Tee für euch angebaut.
Ich war hungrig,
aber ihr habt aus Zuckerrohr
und Maniok Treibstoff für
eure Autos destilliert.
Ich war hungrig,
aber die Abwässer eurer Fabriken
vergiften die Fischgründe.
Ich war hungrig,
aber mit eurem Geld habt ihr
mir die Nahrungsmittel
weggekauft.
Ich war hungrig,
aber für eure Schlemmer
werden exotische Früchte auf
meinem Land angebaut.
Ich war hungrig,
aber ihr habt mir nicht
zu essen gegeben.

(von Berthold Burkhardt)

Nährwerttabelle

Die Nährstoffangaben beziehen sich auf 100 g käufliche Ware.
Z. B. 100 g Kartoffeln mit Schale ≙ 80 g Kartoffeln ohne Abfall.

* Lebensmittelmenge in Portion, Stück/Scheibe oder EL.

Lebensmittel 100 g eingekaufte Ware	Eiweiß	Fett	Kohlen-hydrate	Ballast-stoffe	Energie		Mineralstoffe		Vitamine				Wasser	Menge*
							Calcium	Eisen	A	B_1	B_2	C		
	g	g	g	g	kJ	kcal	mg	mg	µg	mg	mg	mg	ml	g
Alkoholfreie Getränke														
Apfelsaft	+	+	12	+	205	49	7	0,3	7	0,02	0,02	4	87	200
Apfelfruchtsaftgetränk	+	+	12	+	205	49	3	0,1	3	0,01	0,01	2	87	200
Cola-Getränk	0	0	11	0	185	44	4	0	0	0	0	0	88	200
Cola-Getränk, light	0	0	+	0	10	2	3	0	0	0	0	0	99	200
Früchtetee	0	0	0	0	5	1	10	0,1	0	0,01	0,01	0	99	200
Gemüsesaft	1	+	6	+	120	29	40	0,3	50	0,05	0,05	10	92	200
Grapefruitsaft	1	+	10	+	185	44	8	0,5	2	0,03	0,02	35	88	200
Holunderbeersaft	2	+	8	+	170	40	5	1,0	40	0,03	0,06	26	90	200
Johannisbeernektar, rot	0	+	12	+	205	49	15	0,3	4	0,01	0,01	6	86	200
Karottensaft	1	+	6	+	120	29	27	0,2	437	0,01	0,01	4	92	200
Kirschsaft	1	+	5	+	100	24	8	0,2	1	0,01	0,01	5	93	200
Limonade	0	0	12	0	205	49	5	0,1	0	0	0	0	88	200
Mineralwasser	0	0	0	0	0	0	10	0,2	0	0	0	0	99	200
Multivitaminnektar	1	+	11	+	205	49	20	0,3	220	0,50	0,80	40	87	200
Orangensaft	1	+	10	+	185	44	13	0,3	12	0,08	0,02	44	88	200
Orangennektar	+	+	10	+	170	40	7	0,1	6	0,04	0,01	40	88	200
Tee, schwarz	0	0	0	0	0	0	10	0,1	0	0	0,01	0	99	250
Tomatensaft	1	+	4	+	85	20	15	0,6	90	0,05	0,04	17	94	200
Traubensaft	+	+	18	+	305	73	12	0,4	1	0,04	0,02	1	80	200
Zitronensaft	0	0	8	+	135	32	11	0,1	0	0,04	0,01	53	90	EL 10
Getreide und Mehle														
Amarant	15	9	57	4	1575	375	215	9,0	+	0,80	0,20	0	17	EL 10
Buchweizen	9	2	71	4	1440	343	20	3,2	0	0,25	0,15	0	12	EL 10
Buchweizen, Grütze	8	2	73	3	1455	346	10	2,0	0	0,30	0,08	0	12	EL 10
Cornflakes	7	1	80	4	1520	362	13	2,0	0	0,06	0,06	75	12	30
Gerste	10	2	63	10	1320	314	40	2,8	1	0,45	0,18	0	13	60
Grünkern	11	3	63	9	1375	327	22	4,2	10	0,40	0,15	0	12	60
Hafer	12	7	60	6	1495	356	80	5,8	0	0,52	0,17	0	13	60
Haferflocken	13	7	63	5	1565	373	50	4,0	0	0,65	0,15	0	13	EL 10
Hirse	10	4	69	3	1500	357	25	7,0	0	0,26	0,14	0	11	60
Maismehl	8	3	72	5	1475	351	18	2,4	300	0,44	0,13	0	11	10
Müsli mit Nüssen	12	12	55	7	1605	382	90	4,4	2	0,42	0,10	0	12	EL 10
Nudeln, gekocht	5	1	28	1	600	143	10	0,9	25	0,04	0,04	0	64	150
Vollkornnudeln, gekocht	5	2	24	4	870	207	20	1,0	25	0,10	0,03	0	63	150
Vollkornreis, gekocht	3	1	27	1	550	131	33	0,7	0	0,07	0,02	0	66	150
Reis, poliert, gekocht	2	+	24	+	540	129	9	0,1	0	0,01	0,01	0	73	150
Wildreis	7	2	73	3	1440	343	25	2,0	0	4,00	0,09	0	13	60
Roggen	9	2	61	13	1270	302	65	4,6	60	0,35	0,17	0	13	60
Roggenmehl, Type 1800	10	2	59	13	1250	298	25	2,7	58	0,30	0,14	0	14	EL 10
Roggenmehl, Type 1150	8	1	68	8	1330	317	20	2,4	41	0,22	0,10	0	14	EL 10
Speisestärke	+	+	86	1	1460	348	0	0	0	0	0	0	12	EL 10
Weizen	12	2	61	10	1320	314	44	3,3	3	0,50	0,15	0	13	60
Weizenmehl, Type 1700	11	2	60	10	1285	306	40	3,3	0	0,45	0,15	0	15	EL 10
Weizenmehl, Type 550	11	1	68	4	1380	329	15	1,9	0	0,11	0,10	0	15	EL 10
Weizenmehl, Type 405	10	1	71	4	1415	337	15	1,1	0	0,06	0,03	0	13	EL 10
Weizengrieß	10	1	70	7	1400	333	15	1,0	0	0,12	0,04	0	10	EL 10
Weizenkeime	27	9	24	24	1220	290	70	8,1	10	2,00	0,72	0	12	EL 10
Brot und Backwaren														
Baguette	8	1	55	3	1110	262	18	1,2	0	0,06	0,05	0	31	80
Brötchen (Semmeln)	8	2	50	3	1065	254	27	1,2	0	0,10	0,03	0	36	40
Butterkeks	8	11	74	3	1825	435	45	1,8	135	0,05	0,08	0	3	6
Croissant	6	26	35	1	1710	407	80	1,0	120	0,06	0,05	0	31	30
Erdnussflips	10	35	46	4	2315	551	20	2,7	80	0,35	0,20	0	4	40
Grahambrot	8	1	44	8	925	220	45	1,6	2	0,21	0,20	0	37	50
Knäckebrot	9	1	66	14	1315	313	85	4,7	2	0,20	0,18	0	9	10
Laugenbrezel	8	1	50	2	1025	244	20	0,9	4	0,10	0,10	0	38	55
Mehrkornbrot	8	2	43	9	945	225	25	2,2	0	0,13	0,12	0	36	40
Pumpernickel	8	1	41	10	855	204	55	1,9	0	0,05	0,05	0	40	30
Roggenbrot	7	1	48	6	955	227	30	2,5	0	0,18	0,11	0	38	40
Roggenvollkornbrot	6	1	41	8	855	204	40	3,3	5	0,18	0,15	0	31	50
Roggen-Toastbrot	7	4	48	4	1090	260	35	1,8	25	0,13	0,35	0	36	20
Weizen-Toastbrot	7	4	48	4	1090	260	45	1,4	25	0,10	0,19	0	36	20
Weizenvollkornbrot	7	1	41	8	855	204	60	2,0	5	0,25	0,15	0	42	50
Paniermehl, Semmelmehl	7	2	72	4	1505	358	30	2,6	0	0,20	0,30	0	9	EL 10
Waffeln	12	30	30	1	1750	417	100	0,9	100	0,03	0,11	0	34	40
Zwieback, eifrei	4	4	73	4	1550	369	20	1,0	6	0,11	0,07	0	9	10
Backpulver	+	0	25	0	425	101	1100	0	0	0	0	0	0	EL 10
Hefe	16	1	0	0	310	74	28	4,9	0	1,43	2,31	0	2	40

Lebensmittel 100 g eingekaufte Ware	Eiweiß	Fett	Kohlenhydrate	Ballaststoffe	Energie		Mineralstoffe		Vitamine				Wasser	Menge*
							Calcium	Eisen	A	B_1	B_2	C		
	g	g	g	g	kJ	kcal	mg	mg	µg	mg	mg	mg	ml	g
Kartoffeln														
Kartoffeln, ungeschält	2	+	15	3	290	69	10	0,4	1	0,10	0,05	17	78	250
Bratkartoffeln	3	8	19	2	685	163	12	1,1	1	0,09	0,04	16	66	200
Kartoffelbrei	2	2	12	1	315	75	42	0,6	1	0,07	0,07	9	81	200
Kartoffelchips	6	40	41	4	2360	562	50	2,3	10	0,20	0,10	17	7	30
Kartoffelklöße	4	1	19	1	430	102	15	1,0	10	0,09	0,08	9	73	200
Kartoffelkroketten	2	18	23	1	1125	268	12	1,1	10	0,07	0,10	8	54	150
Kartoffelpuffer	5	21	25	2	1330	317	20	1,4	10	0,10	0,30	13	46	50
Pellkartoffeln	2	+	17	2	290	69	10	0,8	1	0,10	0,04	18	77	200
Pommes frites	4	13	31	4	1100	262	20	1,6	7	0,15	0,20	23	44	150
Salzkartoffeln	2	+	15	2	290	69	20	0,7	1	0,07	0,03	12	79	200
Gemüse														
Auberginen	2	+	3	1	90	21	80	0,4	7	0,04	0,05	5	92	300
Avocados	2	15	4	3	685	163	10	0,6	32	0,08	0,15	13	74	200
Bambussprossen	3	+	5	2	140	33	15	0,7	5	0,13	0,08	7	89	250
Blattsellerie	1	+	4	2	90	21	50	0,5	5	0,03	0,04	7	91	150
Blumenkohl	3	+	3	3	100	24	20	0,6	2	0,11	0,10	73	89	250
Bohnen, dick	6	1	13	2	360	86	25	2,0	50	0,23	0,14	33	76	250
Bohnen, grün	2	+	5	2	120	29	60	0,8	60	0,08	0,12	20	89	200
Brokkoli	3	+	3	3	105	25	105	1,3	145	0,10	0,21	114	89	250
Champignons	3	+	1	2	70	17	20	1,1	2	0,10	0,45	4	92	150
Chicorée	1	+	2	1	55	13	25	0,7	575	0,05	0,03	10	94	150
Chinakohl	1	+	1	2	40	10	40	0,6	70	0,03	0,04	36	94	150
Eisbergsalat	1	+	2	1	55	13	20	0,4	210	0,11	0,01	3	94	150
Endivien	2	+	+	2	40	10	55	1,4	280	0,05	0,12	9	94	150
Erbsen, grün	7	1	13	4	380	90	25	1,8	50	0,30	0,16	25	73	250
Essiggurke	1	+	3	1	70	17	30	1,6	65	0	0,02	5	93	50
Feldsalat, Rapunzel	2	+	1	2	55	13	35	2,0	650	0,07	0,08	35	92	50
Frühlingszwiebel	2	+	3	2	90	21	40	1,9	105	0,05	0,03	26	91	50
Fenchel	2	+	3	3	90	21	100	2,7	785	0,22	0,11	93	90	100
Grünkohl	4	1	3	4	160	38	210	1,9	860	0,10	0,25	105	86	250
Knoblauch	6	+	24	4	515	123	38	1,4	0	0,20	0,08	14	64	10
Kohlrabi	2	+	4	1	100	24	70	0,9	35	0,05	0,05	64	91	250
Kopfsalat	1	+	1	2	40	10	35	1,1	240	0,06	0,08	13	94	100
Kürbis	1	+	5	1	100	24	22	0,8	125	0,05	0,07	12	91	250
Mangold	2	+	1	3	55	13	105	2,7	590	0,10	0,16	39	92	200
Möhre, Karotte	1	+	5	3	105	25	40	2,1	1600	0,07	0,05	7	89	250
Paprikaschote	1	+	3	2	120	29	10	0,8	180	0,06	0,05	139	92	250
Peperoni	3	1	1	2	105	25	30	1,2	80	0,07	0,08	120	91	5
Pfifferlinge	2	1	+	6	75	18	4	6,5	217	0,02	0,20	6	90	150
Petersilie, Kresse	4	+	1	4	90	21	245	5,5	730	0,14	0,30	166	89	EL 5
Porree, Lauch	2	+	3	2	90	21	87	1,0	165	0,10	0,06	30	91	250
Radieschen, Rettich	1	+	2	2	55	13	35	1,5	4	0,03	0,03	29	93	125
Rhabarber	1	+	3	3	70	17	52	0,5	12	0,03	0,03	10	91	125
Rosenkohl	5	+	4	4	155	40	30	1,1	75	0,15	0,14	114	85	250
Rote Bete	2	+	9	3	185	44	30	0,9	2	0,02	0,04	10	86	250
Rotkohl	2	+	4	3	100	24	35	0,5	3	0,07	0,05	50	89	250
Salatgurke	1	+	2	1	55	13	15	0,5	65	0,02	0,03	8	94	150
Sauerkraut	2	+	2	2	70	17	50	0,6	3	0,03	0,05	20	92	125
Schnittlauch	3	+	5	6	135	32	130	1,6	50	0,14	0,15	47	84	EL 5
Schwarzwurzeln	1	+	2	17	55	13	50	3,3	3	0,10	0,50	4	78	250
Sellerieknolle	1	+	5	4	105	25	50	0,4	2	0,05	0,05	6	88	125
Senf	6	6	6	1	440	105	70	2,0	10	0	0,20	3	79	EL15
Spargel	2	+	2	2	70	17	20	1,0	85	0,10	0,10	21	92	250
Spinat	3	+	1	2	70	17	120	4,1	780	0,10	0,20	52	92	250
Steckrübe	1	+	1	2	40	10	50	0,5	50	0,05	0,06	33	94	250
Tomate	1	+	3	2	70	17	15	0,5	85	0,06	0,04	24	92	70
Tomatenketchup	2	+	24	1	445	106	25	1,2	100	0,07	0,06	10	71	EL15
Tomatenmark	2	1	9	1	225	54	27	0,5	102	0,09	0,06	9	85	EL15
Weißkohl	1	+	5	3	105	25	45	0,5	12	0,05	0,04	46	89	250
Wirsingkohl	3	+	3	2	100	24	47	0,9	7	0,05	0,06	45	90	250
Zucchini	2	+	2	1	70	17	30	1,5	30	0,05	0,09	16	93	250
Zuckermais	3	1	16	4	376	90	6	0,6	8	0,15	0,12	12	74	250
Zwiebel	1	+	6	3	120	29	31	0,5	1	0,03	0,03	9	88	55
Hülsenfrüchte														
Bohnen, weiß	21	2	57	17	1405	335	105	6,1	67	0,45	0,15	3	2	60
Bohnensprossen	5	1	2	2	160	38	30	1,0	0	0,37	0,22	20	88	100
Erbsen, gelb, geschält	22	1	59	16	1415	337	51	5,2	13	0,75	0,27	1	1	60
Kichererbsen	20	3	49	21	1290	307	125	6,9	30	0,50	0,20	4	5	60
Kidneybohnen	22	1	44	16	1160	276	100	6,4	1	0,65	0,20	4	15	60
Limabohnen	19	1	45	20	1130	269	85	6,3	1	0,50	0,20	0	13	60
Linsen	24	1	56	11	1400	333	75	6,9	20	0,45	0,25	2	7	60
Saubohnen	24	2	49	22	1320	314	100	6,0	65	0,4	0,20	0	1	60
Sojabohnen	34	18	6	22	1380	329	200	6,6	63	1,0	0,50	0	10	60
Sojadrink	3	2	2	0	165	39	3	0,8	1	0,12	0,04	0	91	200
Sojasprossen	5	1	3	1	175	42	42	0,8	4	0,20	0,12	0	88	100
Tofu	7	4	3	+	325	77	510	1,2	2	0,06	0,02	0	84	100

Lebensmittel 100 g eingekaufte Ware	Eiweiß	Fett	Kohlen-hydrate	Ballast-stoffe	Energie		Mineralstoffe		Vitamine				Wasser	Menge*
	g	g	g	g	kJ	kcal	Calcium mg	Eisen mg	A µg	B_1 mg	B_2 mg	C mg	ml	g
Obst														
Ananas	+	+	20	1	340	81	16	0,4	3	0,08	0,03	20	77	125
Apfel, frisch	+	+	12	2	210	50	7	0,5	4	0,04	0,03	12	86	160
Apfel, getrocknet	1	1	65	10	1160	276	30	1,2	3	0,10	0,11	11	21	10
Apfelsine	1	+	9	2	170	40	42	0,4	11	0,09	0,04	50	86	200
Aprikose, frisch	1	+	11	2	205	49	17	0,6	265	0,04	0,05	10	84	50
Aprikose, getrocknet	5	+	70	9	1275	304	82	4,4	5790	0,01	0,11	12	14	10
Backobst	3	1	57	9	1060	252	50	2,5	265	0,10	0,11	10	27	75
Banane	1	+	16	3	290	69	8	0,6	8	0,05	0,06	11	78	150
Birne	1	+	13	3	240	57	9	0,3	3	0,03	0,04	5	81	150
Brombeeren	1	+	9	3	170	40	44	0,9	45	0,03	0,04	17	85	125
Clementine	1	+	8	2	155	37	30	0,2	11	0,09	0,04	54	87	60
Datteln, frisch	1	+	27	3	475	113	21	0,3	25	0,05	0,06	12	67	30
Datteln, getrocknet	2	+	65	9	1140	248	63	1,9	30	0,04	0,07	3	34	8
Erdbeeren	1	+	7	2	140	33	25	1,0	3	0,03	0,06	62	88	125
Feigen, frisch	1	+	13	2	240	57	54	0,6	8	0,06	0,05	3	82	30
Feigen, getrocknet	4	1	55	10	1040	248	190	3,2	8	0,11	0,10	2	32	20
Granatapfel	+	+	9	6	155	40	8	0,5	0	0,05	0,02	7	86	200
Grapefruit	1	+	7	1	135	32	10	0,2	34	0,05	0,03	44	89	375
Hagebutten	4	0	19	6	390	93	255	0,5	800	0,06	0,07	1250	69	125
Heidelbeeren	1	+	13	5	240	57	13	0,9	6	0,02	0,02	22	79	125
Himbeeren	1	+	8	5	155	37	40	1,0	4	0,03	0,07	25	84	125
Holunderbeeren	3	+	7	7	170	40	37	1,6	60	0,07	0,07	18	81	125
Honigmelone	1	+	5	1	100	24	6	0,2	783	0,06	0,02	32	91	150
Johannisbeeren, rot	1	+	9	4	170	40	30	0,9	4	0,04	0,03	36	84	125
Johannisbeeren, schwarz	1	+	12	7	220	52	45	1,3	13	0,05	0,05	190	78	125
Kirschen	1	+	14	1	255	61	17	0,4	6	0,04	0,04	15	82	125
Kiwi	1	+	12	4	220	52	40	0,8	7	0,02	0,05	71	81	50
Mandarine	1	+	8	2	155	40	33	0,3	71	0,06	0,03	32	87	60
Mango	1	+	11	2	205	49	10	0,4	200	0,05	0,4	37	84	150
Mirabellen	1	+	15	2	270	64	12	0,5	38	0,06	0,04	7	80	35
Nektarine	1	+	16	2	290	69	4	0,5	1	0,02	0,05	8	79	125
Obstcocktail	+	+	15	1	255	61	5	0,3	20	0,01	0,01	5	82	125
Oliven	1	14	2	2	600	143	95	1,7	48	0,03	0,08	0	79	5
Papaya	+	+	8	2	135	32	20	0,4	160	0,03	0,04	80	88	150
Pfirsich	1	+	10	2	185	44	8	0,5	15	0,03	0,05	10	85	125
Pflaume, Zwetsche	1	+	14	2	255	61	15	0,4	65	0,07	0,04	5	81	35
Pflaume, getrocknet	2	+	59	9	1035	246	40	2,3	23	0,15	0,12	4	28	8
Preiselbeeren	+	+	9	3	155	40	14	0,5	4	0,02	0,02	12	86	125
Quitten	+	+	7	6	120	29	10	0,6	6	0,03	0,03	14	85	125
Renekloden	1	+	14	2	255	61	13	1,1	30	0,05	0,04	6	81	35
Korinthen	2	+	63	7	1105	263	95	1,8	30	0,03	0,08	0	25	EL 10
Stachelbeeren	1	+	9	3	170	40	25	0,6	18	0,02	0,02	34	85	125
Sultaninen	2	+	65	7	1140	271	50	1,8	30	0,10	0,08	0	26	EL 10
Wassermelone	+	+	3	2	50	12	11	0,4	87	0,05	0,05	6	93	150
Weintrauben	1	+	15	2	270	64	18	0,5	5	0,05	0,03	4	80	125
Zitronen	1	+	5	4	100	24	10	0,5	1	0,05	0,02	53	88	80
Nüsse														
Cashewnüsse	18	42	30	3	2455	585	30	2,8	10	0,63	0,25	0	5	2
Erdnüsse, frisch	26	48	8	11	2450	583	40	1,8	1	0,90	0,15	0	5	75
Erdnüsse, geröstet	26	49	9	11	2505	596	65	2,3	110	0,25	0,14	0	3	50
Erdnussbutter	28	50	17	1	2715	646	65	2,0	110	0,13	0,13	0	2	EL 10
Haselnüsse	14	62	13	7	2875	685	225	3,8	5	0,40	0,20	3	2	2
Kokosnuss	4	37	5	9	1595	380	20	2,3	0	0,06	0,01	0	43	50
Kokosraspeln	6	62	6	9	2620	624	22	3,6	0	0,04	0,60	2	21	EL 10
Leinsamen	19	31	13	37	1755	418	260	8,2	0	0,17	0,16	0	17	EL 10
Mandeln	18	54	16	10	2685	639	250	4,1	23	0,22	0,60	1	2	2
Maronen, Esskastanie	3	1	42	5	805	191	33	1,4	4	0,23	0,22	20	49	5
Mohnsamen	20	42	4	20	2945	701	2	9,5	10	0,85	0,17	0	12	EL 10
Paranüsse	14	67	7	7	2970	707	130	3,4	3	1,00	0,04	1	3	4
Pekannüsse	9	72	4	7	3030	721	75	2,4	13	0,86	0,13	2	6	4
Pinienkerne	13	60	21	1	2920	695	12	5,2	8	1,30	0,23	1	3	EL 10
Pistazienkerne	21	52	12	7	2590	617	130	7,3	25	0,69	0,20	7	6	1
Sesam-Samen	21	50	1	8	2325	554	785	10,0	6	1,00	0,25	0	17	EL 10
Sonnenblumenkerne	27	49	8	7	2505	596	100	6,3	2	1,90	0,14	0	1	EL 25
Walnüsse	15	63	14	5	2950	702	85	2,1	10	0,35	0,10	3	1	4
Milch und Milchprodukte														
Vollmilch, 3,5 % Fett	4	4	5	0	310	74	120	0,1	31	0,04	0,18	2	85	200
Roh-, Vorzugsmilch	4	4	5	0	310	74	120	0,1	31	0,04	0,18	2	85	200
Milch, fettarm	4	2	5	0	230	55	118	0,1	13	0,04	0,18	2	87	200
Milch, entrahmt	4	0	5	0	155	40	123	0,1	2	0,04	0,17	1	89	200
Buttermilch	4	1	4	0	175	42	110	0,1	9	0,03	0,16	1	89	200
Dickmilch	4	3	4	0	255	61	120	0,1	31	0,03	0,18	1	87	150
Joghurt, Vollmilch	5	4	5	0	325	77	120	0,1	31	0,04	0,18	2	84	150

Lebensmittel 100 g eingekaufte Ware	Eiweiß g	Fett g	Kohlenhydrate g	Ballaststoffe g	Energie kJ	Energie kcal	Mineralstoffe Calcium mg	Mineralstoffe Eisen mg	Vitamine A µg	Vitamine B_1 mg	Vitamine B_2 mg	Vitamine C mg	Wasser ml	Menge* g
Vollmilchjoghurt mit Früchten	4	3	15	1	410	98	120	0,1	20	0,04	0,15	224	76	150
Joghurt, fettarm	4	2	5	0	230	55	115	0,1	13	0,04	0,17	2	87	150
Joghurt, entrahmt	5	0	5	0	170	40	123	0,1	2	0,04	0,17	2	88	150
Kakaotrunk	4	1	10	0	275	65	120	0,3	30	0,04	0,17	1	83	200
Kefir	4	4	5	0	310	74	120	0,1	31	0,04	0,17	3	85	150
Kondensmilch, 10 % Fett	9	10	13	0	765	182	320	0,1	72	0,09	0,50	1	66	EL 15
Sahne, saure	3	18	4	0	820	195	110	0,1	74	0,04	0,16	1	73	EL 15
Schlagsahne	2	30	4	0	1270	302	80	0,1	275	0,03	0,15	1	62	EL 15
Schmand	3	24	3	0	1040	248	93	0,1	200	0,04	0,14	1	68	EL 15
Crème fraîche	2	40	3	0	1645	392	73	0,1	275	0,03	0,11	1	53	EL 15
Käse und Quark														
Brie	21	26	1	0	1390	331	400	0,3	280	0,04	0,52	0	50	30
Butterkäse	17	35	1	0	1670	398	600	0,4	380	0,05	0,30	0	45	30
Chester	25	32	1	0	1690	402	750	0,6	360	0,04	0,45	0	40	30
Camembert, 45 % Fett	21	22	2	0	1250	298	570	0,2	240	0,04	0,50	0	53	30
Camembert, 30 % Fett	23	13	1	0	915	218	600	0,2	140	0,04	0,56	0	61	30
Doppelrahmfrischkäse	15	35	2	0	1655	394	80	0,1	310	0,02	0,20	0	45	30
Rahmfrischkäse	14	24	1	0	1190	283	110	0,4	200	0,04	0,26	0	59	30
Edamer Käse, 45 % Fett	24	26	3	0	1475	351	680	0,6	280	0,05	0,30	0	45	30
Edamer Käse, 30 % Fett	25	15	2	0	1045	249	800	0,6	180	0,06	0,35	0	54	30
Emmentaler Käse	28	30	1	0	1665	396	1020	0,3	330	0,05	0,34	0	39	30
Feta, Schafskäse	17	19	1	0	1045	249	450	0,7	210	0,04	0,30	0	61	40
Goudakäse	24	27	2	0	1495	356	800	0,3	300	0,04	0,30	0	45	30
Mozzarella	20	16	1	0	980	233	450	0,3	200	0,04	0,35	0	61	30
Raclettekäse	23	28	1	0	1500	357	750	0,3	310	0,04	0,30	0	46	30
Harzer-/Korbkäse	27	+	4	0	525	125	125	0,3	10	0,03	0,35	0	67	30
Schmelzkäse, 45 % Fett	14	24	6	0	1275	304	545	0,9	250	0,03	0,38	0	54	30
Schmelzkäse, 20 % Fett	25	9	7	0	895	213	600	0,9	110	0,03	0,38	0	57	30
Schmelzkäse, Scheibletten	22	11	5	0	890	212	700	0,9	120	0,03	0,38	0	60	30
Tilsiter	26	28	1	0	1550	369	800	0,2	280	0,04	0,35	0	43	30
Kräuterquark	10	10	5	1	645	154	90	0,3	200	0,03	0,25	2	73	50
Sahnequark, 40 % Fett	12	11	3	0	720	171	120	0,4	100	0,03	0,24	1	62	50
Speisequark, 20 % Fett	13	5	3	0	485	115	120	0,4	44	0,04	0,27	1	77	50
Speisequark, mager	14	+	4	0	305	73	120	0,4	20	0,04	0,30	1	80	50
Hühnereier														
Hühnerei, Stück	7	6	1	0	370	88	30	1,2	115	0,04	0,17	0	45	60
Eidotter, mittelgroß, Stück	3	6	1	0	300	71	28	1,2	115	0,03	0,10	0	9	20
Eiklar, mittelgroß, Stück	4	+	+	0	70	17	2	0,1	0	0,01	0,07	0	25	30
Rührei	12	14	1	0	765	182	70	1,8	190	0,10	0,28	0	71	50
Spiegelei	13	18	1	0	940	224	50	1,7	190	0,07	0,28	0	66	50
Fisch														
Aal	9	18	+	0	855	204	17	0,6	980	0,18	0,32	2	71	150
Barsch	18	1	+	0	345	82	20	1,0	7	0,08	0,12	1	79	200
Felchen	9	3	+	0	270	64	60	0,5	21	0,08	0,08	1	86	150
Forelle	10	1	+	0	210	50	18	0,7	12	0,08	0,08	1	87	150
Hecht	10	1	+	0	210	50	20	1,1	15	0,09	0,06	1	87	200
Heilbutt	16	2	+	0	350	83	15	0,6	32	0,08	0,07	1	80	200
Hering, Filet	18	15	+	0	890	212	35	1,1	40	0,05	0,25	1	65	200
Kabeljau-, Dorschfilet	17	+	+	0	290	69	11	0,5	10	0,05	0,05	2	81	150
Karpfen	10	3	+	0	285	68	50	1,1	44	0,07	0,05	1	85	200
Lachs	13	9	+	0	570	136	13	1,0	15	0,17	0,17	1	76	150
Makrele	12	8	+	0	515	123	12	1,0	100	0,13	0,36	1	78	200
Rot-, Goldbarschfilet	18	4	+	0	460	110	22	0,7	12	0,11	0,08	1	76	150
Schellfisch	10	+	+	0	170	40	18	0,6	17	0,05	0,17	1	88	200
Scholle	10	+	+	0	170	40	60	0,9	3	0,21	0,22	2	88	200
Seehecht	10	1	+	0	210	50	40	0,8	3	0,10	0,20	1	87	200
Seelachsfilet	18	1	+	0	345	82	15	1,0	11	0,10	0,35	0	79	150
Thunfisch	22	16	+	0	1000	238	20	1,0	450	0,16	0,16	1	60	200
Zander	19	1	+	0	360	86	27	1,4	2	0,16	0,25	1	78	200
Fischdauerwaren														
Aal, geräuchert	14	22	+	0	1095	261	20	0,7	940	0,20	0,36	1	62	50
Bismarckhering	16	15	+	0	855	204	38	1,5	36	0,05	0,21	0	67	100
Brathering	17	15	+	0	875	208	26	1,1	20	0,01	0,13	0	66	100
Fischfrikadelle	12	14	16	2	1070	255	8	0,5	8	0,11	0,15	0	54	50
Fischstäbchen	16	7	20	1	885	211	7	0,4	8	0,13	0,13	0	54	30
Forellenfilet, geräuchert	32	5	+	0	740	176	26	1,2	80	0,07	0,19	10	61	50
Garnelen, ausgelöst	19	1	0	0	360	86	90	1,8	2	0,05	0,03	2	78	50
Heringsfilet in Tomatensoße	15	15	3	0	875	208	50	1,9	10	0,06	0,18	5	66	100
Heringssalat	5	24	+	1	1070	255	30	1,0	10	0,04	0,06	0	65	50
Hummer, ausgelöst	16	2	0	0	350	83	60	1,0	1	0,13	0,09	1	80	50
Krabben	19	2	2	0	435	106	100	1,7	0	0,05	0,04	1	75	50
Lachs, geräuchert	25	5	+	0	620	148	20	0,6	15	0,16	0,17	1	68	40
Matjeshering	16	23	+	0	1170	255	43	1,3	15	0,05	0,21	0	59	80

Lebensmittel 100 g eingekaufte Ware	Eiweiß	Fett	Kohlen-hydrate	Ballast-stoffe	Energie		Mineralstoffe		Vitamine				Wasser	Menge*
							Calcium	Eisen	A	B_1	B_2	C		
	g	g	g	g	kJ	kcal	mg	mg	µg	mg	mg	mg	ml	g
Rollmops	16	15	+	+	855	204	60	2,6	9	0,05	0,14	1	67	50
Scampi	17	1	1	0	345	82	68	1,3	25	0,10	0,08	2	79	50
Schillerlocke	21	24	+	0	1295	308	20	1,1	20	0,05	0,10	0	53	65
Shrimps, ausgelöst	17	1	0	0	330	79	125	2,5	2	0,01	0,02	1	80	50
Tintenfisch	12	1	+	0	245	58	27	1,0	450	0,10	0,10	1	85	125
Thunfisch in Öl	24	21	+	0	1225	292	10	0,6	370	0,05	0,06	1	53	50
Geflügel														
Brathähnchen	15	4	+	0	415	99	10	0,7	35	0,08	0,14	2	79	250
Hähnchenkeule	15	2	+	0	335	80	15	1,8	30	0,10	0,24	0	81	200
Hähnchenbrust	16	1	+	0	310	74	14	1,1	30	0,07	0,09	1	81	125
Ente	15	14	+	0	800	190	11	2,4	50	0,14	0,30	0	69	125
Gans	10	20	+	0	950	226	12	1,9	65	0,12	0,26	0	68	125
Suppenhuhn	20	13	0	0	845	201	11	1,5	50	0,08	0,14	0	65	125
Putenfleisch	23	3	+	0	510	121	10	0,8	10	0,01	0,18	0	72	100
Kalbfleisch														
Filet	21	1	+	0	395	94	12	2,1	0	0,15	0,30	0	75	125
Herz	16	5	+	0	465	111	16	3,7	6	0,60	1,10	5	77	125
Keule	21	2	+	0	435	104	13	2,3	0	0,15	0,27	0	75	125
Kotelett	21	3	+	0	475	113	13	2,1	1	0,14	0,26	0	74	125
Leber	19	4	+	0	480	114	9	7,9	21,9mg	0,28	2,61	35	75	100
Rindfleisch														
Filet	21	1	+	0	395	94	3	2,3	20	0,23	0,26	0	75	125
Hackfleisch	20	9	+	0	690	164	10	2,5	12	0,16	0,16	0	69	90
Hochrippe	20	9	+	0	690	164	4	2,1	15	0,08	0,15	0	69	150
Keule	21	2	+	0	435	104	3	2,6	10	0,09	0,17	0	75	125
Leber	19	4	+	0	480	114	7	6,5	15,3mg	0,30	2,90	31	75	100
Ochsenschwanz	20	12	+	0	810	193	4	2,5	12	0,20	0,16	0	66	125
Roastbeef	22	4	+	0	530	126	3	2,5	15	0,09	0,16	0	72	125
Tatar	22	3	+	0	490	117	10	3,0	5	0,18	0,20	0	73	90
Zunge	17	6	+	0	525	125	10	3,0	0	0,14	0,29	0	75	125
Schweinefleisch														
Eisbein	18	20	+	0	1085	258	11	1,5	8	0,32	0,19	0	60	125
Filet	20	9	+	0	690	164	2	3,0	6	1,10	0,31	0	69	125
Hackfleisch	20	11	+	0	770	183	9	3,0	5	0,80	0,20	0	67	90
Kasseler	21	17	+	0	1020	243	15	1,9	5	0,56	0,14	0	60	125
Keule	18	19	+	0	1045	249	9	1,7	0	0,80	0,19	0	61	125
Kotelett	20	9	+	0	690	164	11	1,8	9	0,80	0,19	0	69	125
Leber	20	6	+	0	575	137	10	15,8	39,1mg	0,31	3,17	23	72	100
Lende	22	2	+	0	450	107	5	1,5	6	0,95	0,28	0	74	125
Schnitzel, mager	21	2	+	0	435	104	9	1,7	6	0,80	0,19	0	75	125
Sonstige Fleischarten														
Hase	17	2	+	0	365	87	14	2,8	0	0,09	0,06	0	79	125
Hirsch	16	3	+	0	390	93	7	2,3	0	0,10	0,25	0	9	125
Kaninchen	21	8	+	0	670	160	15	3,5	0	0,10	0,07	0	69	125
Lammgulasch	16	28	+	0	1365	325	7	1,2	0	0,10	0,18	0	54	125
Lammkotelett	15	35	+	0	1620	386	7	1,2	0	0,09	0,16	0	48	125
Reh	21	1	+	0	395	94	25	3,0	0	0,10	0,25	0	76	125
Wurst, Fleischwaren														
Bierschinken	15	19	+	0	995	237	15	1,5	0	0,31	0,18	20	64	25
Big Mac	14	14	18	1	1090	260	95	1,4	28	0,40	0,13	1	52	80
Blutwurst	14	44	+	0	1955	465	7	6,4	6	0,07	0,13	0	40	25
Bockwurst	12	25	+	0	1180	281	11	0,6	2	0,23	0,06	20	61	100
Bratwurst, Kalb	10	25	+	0	1145	273	5	1,0	3	0,28	0,22	20	63	150
Bratwurst, Schwein	10	29	+	0	1300	310	5	1,0	3	0,28	0,22	20	59	150
Brühe, gekörnt	24	9	+	0	760	181	150	2,0	0	0,20	0,24	0	67	EL 10
Cervelatwurst	17	41	+	0	1890	450	25	1,7	4	0,10	0,20	20	40	20
Corned Beef, deutsch	22	6	+	0	610	145	30	2,5	10	0,03	0,10	20	70	25
Currywurst	19	24	+	0	1260	300	22	1,7	1	0,15	0,14	20	55	100
Fleischwurst	11	30	+	0	1355	323	14	1,7	3	0,50	0,16	20	57	100
Frikadelle	18	10	6	1	800	190	27	1,8	21	0,32	0,20	0	74	50
Geflügelwurst	16	5	+	0	465	111	25	1,9	24	0,18	0,23	20	77	25
Gelatine, Blatt	84	+	+	0	1430	340	10	0	0	0	0	0	14	2
Gelbwurst	12	33	+	0	1490	355	10	2,2	5	0,40	0,15	0	53	25
Jagdwurst	12	33	+	0	1490	355	14	2,9	0	0,11	0,12	20	53	25
Kasseler Aufschnitt	23	18	+	0	1095	261	35	1,7	4	0,91	0,24	0	57	25
Knackwurst	12	28	+	0	1295	308	28	2,0	15	0,20	0,20	20	58	100
Leber-, Fleischkäse	13	23	+	+	1120	267	4	2,0	4	0,10	0,12	0	62	25
Leberwurst, grob	12	40	1	+	1780	424	40	5,3	8300	0,21	0,92	20	45	30
Leberwurst, mager	17	21	+	0	1110	264	9	5,5	1700	0,15	1,10	20	60	30
Lyoner, Breslauer	12	30	+	0	1275	304	14	1,0	3	0,44	0,10	20	56	25
Mettwurst	12	51	+	0	2195	523	13	1,6	3	0,20	0,15	20	35	20
Mortadella	12	32	+	0	1450	345	40	3,1	0	0,10	0,15	20	54	20

Lebensmittel 100 g eingekaufte Ware	Eiweiß g	Fett g	Kohlenhydrate g	Ballaststoffe g	Energie kJ	Energie kcal	Mineralstoffe Calcium mg	Mineralstoffe Eisen mg	Vitamine A µg	Vitamine B_1 mg	Vitamine B_2 mg	Vitamine C mg	Wasser ml	Menge* g
Münchner Weißwurst	11	27	+	0	1240	295	25	2,1	2	0,43	0,13	20	50	80
Pfälzer Saumagen	10	16	6	1	895	213	20	1,9	4	0,29	0,15	5	66	80
Rostbratwurst	30	13	+	0	1015	242	26	2,6	4	0,11	0,21	20	55	100
Salami	17	47	+	0	2120	505	35	2,7	6	0,18	0,20	20	34	10
Schinken, gekocht	19	20	+	0	1105	263	12	2,4	27	0,58	0,20	0	59	50
Schinken, roh	16	29	+	0	1405	335	10	2,0	0	0,50	0,21	0	53	50
Speck, durchwachsen	9	65	+	0	2690	640	5	0,6	0	0,48	0,18	0	24	35
Speck, fett	2	80	+	0	3155	751	10	0,8	0	0,40	0,14	0	16	35
Sülzwurst	23	23	+	0	1290	307	12	2,0	438	0,10	0,18	10	52	25
Teewurst	16	33	+	0	1560	371	17	1,6	6	0,63	0,17	20	49	20
Wiener Würstchen	15	21	+	0	1075	256	15	1,4	3	0,34	1,20	20	62	80
Speisefette, Öle														EL
Butter	1	83	0	0	3100	754	13	0,2	590	0,01	0,02	0	14	10
Butterschmalz	0	100	0	0	3685	897	6	0	850	0	0	0	0	10
Erdnussöl	0	100	0	0	3700	900	0	0,1	0	0	0	0	0	10
Gänseschmalz	0	100	0	0	3700	900	1	0	0	0	0	0	0	10
Halbfettbutter	3	40	0	0	1610	383	20	0,1	380	0,01	0,02	0	55	10
Halbfettmargarine	6	40	0	0	1495	364	12	0	500	0	0	0	52	10
Kokosfett	1	100	0	0	3700	900	2	0,1	1	0	0	0	0	10
Kräuterbutter	1	73	1	+	2880	686	15	0,1	580	0,01	0,02	0	23	10
Maiskeimöl	0	100	0	0	3700	900	0	1,3	23	0	0	0	0	10
Margarine	1	80	0	0	2970	722	10	0,1	500	0	0	0	17	10
Mayonnaise	2	80	3	0	3700	900	18	1,0	60	0,04	0,04	0	13	12
Olivenöl	0	100	0	0	3700	900	0	0,4	120	0	0	0	0	10
Rapsöl	0	100	0	0	3700	900	0	0	0	0	0	0	0	10
Remoulade	1	50	9	0	2120	505	25	0,9	50	0,04	0,05	10	38	12
Rindertalg	1	97	0	0	3680	895	3	0,3	280	0	0	0	1	10
Saflor-, Distelöl	0	100	0	0	3700	900	0	0	5	0	0	0	0	10
Salatmayonnaise	1	52	5	0	2130	507	14	0,4	50	0,01	0,02	0	40	12
Salatsoße, französisch	2	32	12	0	2120	505	30	0,5	25	0	0,01	0	54	10
Salatsoße, Joghurt	2	16	11	0	845	201	122	0,5	40	0,05	0,17	8	69	10
Schweineschmalz	+	100	0	0	3700	900	1	0	0	0	0	0	0	10
Sojaöl	0	100	0	0	3700	900	0	0	583	0	0	0	0	10
Sonnenblumenöl	0	100	0	0	3700	900	0	0	4	0	0	0	0	10
Thousand Island	2	26	14	0	1285	306	45	0,4	1	0,04	0,10	13	56	10
Weizenkeimöl	0	100	0	0	3700	900	0	0	0	0	0	0	0	10
Sonstige Lebensmittel														
Bienenhonig	+	+	81	0	1375	327	5	1,3	1	0,01	0,01	5	17	EL 10
Eiscreme	4	12	21	0	895	213	160	0,1	40	0,04	0,04	1	61	30
Fruchteis	2	2	29	1	605	144	45	0,4	10	0,02	0,02	14	64	30
Fruchtbonbons	0	0	100	0	1700	405	0	0	0	0	0	0	0	5
Fruchtgummi	10	0	80	0	1530	364	2	0,1	0	0	0	0	8	5
Gelee	0	0	65	0	1105	263	10	1,0	0	0,01	0,01	5	33	EL 10
Kakaogetränkpulver, löslich	5	2	81	6	1540	367	33	2,4	0	3,00	4,50	0	4	EL 5
Kakaopulver	20	25	38	12	1960	467	115	11,5	8	0,10	0,10	0	3	EL 5
Kakaopulver, fettarm	24	12	17	6	1165	277	190	12,0	1	0,40	0,40	0	39	EL 5
Kandiszucker	0	0	99	0	1685	401	1	0,2	0	0	0	0	0	5
Kaugummi	0	0	79	0	1345	320	10	0,5	0	0	0	0	2	5
Kinderschokolade	11	31	52	0	2280	543	300	2,1	72	0,13	0,50	1	4	5
Konfitüre	+	0	66	1	1120	267	20	0,5	10	0,01	0,01	5	32	EL 10
Lakritzen	+	+	60	0	1020	243	0	0	0	0	0	0	20	5
Marzipan	8	25	57	3	2080	495	45	0,9	0	0,10	0,45	2	12	50
Milchkaramellen	3	5	84	0	1675	399	15	2,0	0	0,04	0,03	0	6	5
Vollmilchschokolade	9	32	54	0	2320	552	215	2,3	50	0,11	0,37	0	3	5
–, mit Nuss	10	36	48	4	2390	569	240	3,0	45	0,15	0,37	0	4	5
Müsliriegel	8	19	48	5	1695	404	85	2,7	25	0,27	0,14	3	18	30
Mohrenkopf	+	11	74	0	1685	401	45	0,2	2	0,02	0,04	0	13	20
Nugat	5	24	66	1	2145	511	75	3,0	0	0,12	0,06	0	3	50
Nuss-Nugat-Creme	5	35	50	1	2300	548	130	3,0	30	0,12	0,20	1	8	EL 10
Puddingpulver	1	1	92	0	1620	386	15	1,4	0	0	0	0	4	30
Vanillezucker	+	0	97	0	1650	393	0	0,2	0	0	0	0	12	10
Tortengusspulver	+	+	86	0	1460	348	2	0,5	0	0,01	0,01	0	2	20
Weiße Schokolade	8	31	58	0	2330	555	270	0,2	4	0,08	0,49	0	2	5
Zartbitterschokolade	9	34	39	0	2140	510	45	3,6	0	0,04	0,10	0	16	5
–, mit Nuss	10	40	36	8	2340	557	80	3,6	0	0,11	0,12	0	12	5
Zucker	0	0	100	0	1700	405	1	0,3	0	0	0	0	0	5
Alkoholische Getränke														
Apfelwein	+	0	3	0	190	45	8	0,5	0	0	0	0	90	125
Liköre (30 %)	+	+	30	0	700	167	2	0	0	0	0	0	60	20
Malzbier	1	0	11	0	200	48	2	0,2	0	0	0,03	0	80	330
Rotwein	+	0	3	0	280	67	7	0,9	0	0	0,01	2	90	125
Sekt	+	0	4	0	350	83	3	0,5	0	0	0,01	0	93	100
Vollbier	1	0	3	0	200	48	3	0	0	0	0,03	0	90	330
Weißwein	+	0	3	0	290	69	10	0,6	0	0	0,01	0	90	125
Weinbrand	0	0	2	0	1020	243	2	0	0	0	0	0	66	20
Wermut, süß	+	0	1	0	415	99	9	0,1	0	0	0,01	0	88	50

Berechnung des Kohlenhydratgehalts (Mehnert/Standl)

1 Broteinheit (BE) entsprechen jeweils folgende Lebensmittelmengen

Mehle, Nährmittel, Teigwaren

Weizenmehl, Weizengrieß (1 gestr. EL)	15 g
Roggenmehl, Paniermehl (1 gestr. EL)	15 g
Stärkemehle, Puddingpulver	15 g
Sojavollmehl	45 g
Sago, Graupen	15 g
Haferflocken (2 gestr. EL)	20 g
Cornflakes, ungezuckert	15 g
Reis, roh (1 gestr. EL)	15 g
Reis, gekocht	ca. 50 g
Kartoffelknödelmehl, -püreemehl	15 g
Kartoffelknödel	ca. 50 g
Eierteigwaren (Spaghetti, Spätzle), roh	15 g
Eierteigwaren, gekocht	ca. 50 g

Brot

Roggenvollkornbrot	25 g
Mischbrot (ca. 1 dünne Scheibe)	25 g
Weißbrot, Pumpernickel, Steinmetzbrot	25 g
Semmel, Brezel, ca. ½ Stück	20 g
Diabetikerzwieback, 2 Stück	15 g
Knäckebrot, 2 Scheiben	15 g
Salzstangen, Cracker	15 g

Kartoffeln, Hülsenfrüchte, Gemüse

Kartoffel, geschält	65 g
Hülsenfrüchte (Erbsen, Bohnen, Linsen)	20 g
Schwarzwurzeln	75 g
Artischocken	100 g
Erbsen, grün (frisch oder aus der Dose)	100 g
Sojabohnen	45 g
Speisemais	60 g
Maiskolben	170 g

Milch und Milchprodukte

Milch (alle Fettstufen)	250 g
Buttermilch, Sauermilch, Kefir	250 g
Joghurt (alle Fettstufen)	250 g

Obst (frisch oder als Diabetikerkompott)

Ananas, Apfel, Aprikosen	100 g
Apfelsinen ohne Schale	100 g
Apfelsinen mit Schale	ca. 140 g
Banane ohne Schale	50 g
Banane mit Schale	80 g
Birne	90 g
Brombeeren	40 g
Erdbeeren	160 g
Himbeeren	150 g
Grapefruit ohne Schale	130 g
Grapefruit mit Schale	ca. 190 g
Heidelbeeren (Blaubeeren)	90 g
Holunderbeeren	130 g
Honigmelone mit Schale	120 g
Johannisbeeren, schwarz	90 g
Johannisbeeren, rot	120 g
Kirschen, sauer	90 g
Kirschen, süß	80 g
Kiwi	120 g
Mandarinen ohne Schale	110 g
Mandarinen mit Schale	ca. 170 g
Pfirsich ohne Stein	100 g
Pfirsich mit Stein	120 g
Pflaumen ohne Stein	80 g
Pflaumen mit Stein	90 g
Preiselbeeren	120 g
Stachelbeeren	140 g
Wassermelonen ohne Schale	250 g
Zwetschen ohne Stein	60 g
Zwetschen mit Stein	70 g

Obstsäfte und Gemüsesäfte

(unvergoren, ohne Zuckerzusatz)

Apfelsaft, Orangensaft	110 g
Grapefruitsaft	120 g
Johannisbeersaft, schwarz	90 g
Johannisbeersaft, rot	100 g
Karottensaft	200 g
Rote-Bete-Saft	130 g

Zuckeraustauschstoffe

Fruchtzucker (Fructose, Lävulose)	12 g
Sorbit (Sionon)	12 g
Diabetikerkonfitüre	25 g
Diabetikerkonfitüre, energiereduziert	40 g

Sachwortverzeichnis

Literaturverzeichnis

Baltes, W., Lebensmittelchemie, Berlin, Heidelberg 2001

Belitz/Grosch, Lehrbuch der Lebensmittelchemie, Berlin, Heidelberg 2001

Biesalski, u.a. Ernährungsmedizin, Stuttgart 2004

Bundesministerium für Ernährung, Landwirtschaft und Verbraucherschutz (Hrsg.) Statistisches Jahrbuch über Ernährung, Landwirtschaft und Forsten 2005, Münster 2005

Classen/Elias/Hammes, Toxikologisch-hygienische Beurteilung von Lebensmittelinhalts- und -zusatzstoffen sowie bedenklicher Verunreinigungen, Berlin und Hamburg 2001

Cremer u. a. (Hrsg.), Ernährungslehre und Diätetik, Stuttgart 1978 bis 1988

Deutsche Gesellschaft für Ernährung (Hrsg.) u.a.
- Referenzwerte für die Nährstoffzufuhr 2000
- Ernährungsbericht 1984, 1988, 1992, 1996, 2000, 2004
- Infoset, Alternativen der Ernährung

Elmadfa/Leitzmann, Ernährung des Menschen, Stuttgart 2004

Füllgraff, G., Lebensmitteltoxikologie, Stuttgart 1989

Heiss, R. (Hrsg.), Lebensmitteltechnologie, Berlin, Heidelberg 2004

Heiss/Eichner, Haltbarmachen von Lebensmitteln, Berlin, Heidelberg 2002

Holtmeier, H.-J., Diät bei Übergewicht und gesunde Ernährung, Stuttgart 2000

Hutz/Kluthe, Lehrbuch der Ernährungstherapie, Stuttgart 1995

Kasper, H., Ernährungsmedizin und Diätetik, München 2004

Klinke/Silbernagl (Hrsg.), Lehrbuch der Physiologie, Stuttgart 2005

Koerber/Männle/Leitzmann, Vollwert-Ernährung, Heidelberg 2004

Lang, F., Pathophysiologie – Pathobiochemie, Stuttgart 1990

Lebensmittelrecht, Textsammlung, Stand 2005

Lehninger/Nelson/Cox: Prinzipien der Biochemie, Heidelberg, Berlin, Oxford 2005

Leitzmann, C. u. a., Ernährung in Prävention und Therapie, Stuttgart 2003

Maid-Kohnert, U. Red., Lexikon der Ernährung, Heidelberg, Berlin 2001 bis 2002

Michler, W., Weißbuch Afrika, Bonn 1999

Pichhardt, K. Qualitätssicherung Lebensmittel Berlin, Heidelberg 1997

Pudel, V., Die Pfundskur, Stuttgart 2004

Pollmer/Warmuth, Lexikon der populären Ernährungsirrtümer, Frankfurt am Main 2004

Standl, Mehnert, Das große Trias-Handbuch für Diabetiker, Stuttgart 2006

Schauder/ Ollenschläger, Ernährungsmedizin – Prävention und Therapie, München, Jena 2006

Sinell, H.-J., Einführung in die Lebensmittelhygiene, Berlin und Hamburg 2004

Souci/Fachmann/Kraut, Die Zusammensetzung der Lebensmittel 2006

Stryer, L., Biochemie, Heidelberg 2003

Ternes, W., Naturwissenschaftliche Grundlagen der Lebensmittelzubereitung, Hamburg 2007

Zacharias/Dürr, Lebensmittelverarbeitung im Haushalt 1992

Lösungen

S. 47, Getreidearten
① Weizen, ② Roggen, ③ Hafer, ④ Hirse, ⑤ Mais, ⑥ Reis, ⑦ Gerste

S. 78, Pflanzen zur Öl- und Fettgewinnung
① Ölpalme, ② Sonnenblume, ③ Sojabohne, ④ Baumwollpflanze, ⑤ Erdnusspflanze, ⑥ Kokospalme, ⑦ Raps, ⑧ Kürbis

S. 114, Hühnerei
ⓐ Luftkammer, ⓑ Eischale, ⓒ Schalenhaut, ⓓ Hagelschnüre, ⓔ Dottermembran, ⓕ Dotter, ⓖ Eiklar

S. 160, Exotische Früchte
① Mango, ② Kaki, ③ Kiwi, ④ Avocado, ⑤ Cherimoja, ⑥ Guave, ⑦ Granatapfel, ⑧ Rotfleischige Papaya, ⑨ Passionsfrucht

S. 166, Kräuter
① Kerbel, ② Rosmarin, ③ Thymian, ④ Estragon, ⑤ Majoran, ⑥ Petersilie, ⑦ Dill, ⑧ Liebstöckel, ⑨ Basilikum, ⑩ Salbei, ⑪ Schnittlauch, ⑫ Bohnenkraut

S. 168, Gewürze
① Paprika, ② Wacholderbeeren, ③ Zimt, ④ Nelken, ⑤ Ingwer, ⑥ Lorbeer, ⑦ Safran, ⑧ Curry, ⑨ Muskat, ⑩ Kümmel, ⑪ Pfeffer, ⑫ Cayennepfeffer

S. 193, Ökologie
① belastend, langer Transportweg, ② belastend, Einwegflasche, ③ belastend, überflüssige Papp-banderole, ④ umweltfreundlich, kurzer Transportweg, ⑤ belastend, Folienverpackung, ⑥ umwelt freundlich, „Biobauer“, ⑦ umweltfreundlich, artgerechte Tierhaltung, ⑧ umweltfreundlich, Selber-pflücken, ⑨ umweltfreundlich, Mehrwegflasche, ⑩ belastend, langer Transportweg, ⑪ belastend, langer Transportweg, ⑫ umweltfreundlich, wiederverwendbare Verpackung

Bezugsquelle für Teststäbchen:
Macherey-Nagel GmbH & Co. KG, Postfach 101352, 52313 Düren
Tel. 02421-969-0, Fax 02421-969-199, E-Mail: sales@mn-net.com